PATOLOGÍA MOLECULAR

PATOLOGÍA MOLECULAR

J. M. GONZÁLEZ DE BUITRAGO ARRIERO
Catedrático de Bioquímica de E.U.
Departamento de Bioquímica y Biología Molecular
Universidad de Salamanca

Jefe de Sección de Bioquímica
Servicio de Bioquímica
Hospital Universitario de Salamanca

J. M. MEDINA JIMÉNEZ
Catedrático de Bioquímica
Departamento de Bioquímica y Biología Molecular
Facultad de Farmacia
Universidad de Salamanca

Belén Díaz Caicoya
Marzo 2005

McGRAW-HILL • INTERAMERICANA

MADRID • BUENOS AIRES • CARACAS • GUATEMALA • LISBOA • MÉXICO
NUEVA YORK • PANAMÁ • SAN JUAN • SANTAFE DE BOGOTÁ • SANTIAGO • SÃO PAULO
AUCKLAND • HAMBURGO • LONDRES • MILÁN • MONTREAL • NUEVA DELHI • PARÍS
SAN FRANCISCO • SYDNEY • SINGAPUR • ST. LOUIS • TOKIO • TORONTO

PATOLOGÍA MOLECULAR

McGRAW-HILL/INTERAMERICANA DE ESPAÑA S. A. U.
Edificio Valrealty, 1.ª planta
Basauri, 17,
28023 Aravaca (Madrid)

Primera edición: 2001
Primera reimpresión: 2002

ISBN: 84-486-0336-2
Depósito legal: M. 30.925-2002

Compuesto en: FER Fotocomposición, S. A. Bocángel, 45. 28028 Madrid
Impreso en: EDIGRAFOS, S. A. Volta, 2. Polígono San Marcos. 28906 Getafe (Madrid)
Printed in Spain-Impreso en España

Autores

ALMEIDA PARRA, J.
Profesora Asociada de Inmunología
Departamento de Medicina
Facultad de Medicina
Universidad de Salamanca

ARILLA FERREIRO, E.
Catedrático de Bioquímica y Biología Molecular
Departamento de Bioquímica y Biología Molecular
Facultad de Medicina
Universidad de Alcalá de Henares
Madrid

BARBER, T.
Profesora Titular de Bioquímica y Biología Molecular
Departamento de Bioquímica y Biología Molecular
Facultad de Farmacia
Universidad de Valencia

CORRAL DE LA CALLE, J.
Investigador contratado
Fondo de Investigaciones Sanitarias
Centro Regional de Hemodonación
Murcia

GARCÍA SANZ, R.
Facultativo Especialista de Área
Servicio de Hematología
Hospital Universitario de Salamanca

GONZÁLEZ-CONEJERO HILLA, R.
Investigadora Asociada
Departamento de Medicina Interna
Universidad de Murcia

GONZÁLEZ DE BUITRAGO ARRIERO, J. M.
Catedrático de Bioquímica de E.U.
Departamento de Bioquímica y Biología Molecular
Universidad de Salamanca

Jefe de Sección de Bioquímica
Servicio de Bioquímica
Hospital Universitario de Salamanca

GONZÁLEZ DÍAZ, M.
Profesor Asociado de Hematología
Departamento de Medicina
Facultad de Medicina
Universidad de Salamanca

Jefe de Sección de Hematología
Servicio de Hematología
Hospital Universitario de Salamanca

GONZÁLEZ RODRÍGUEZ, C.
Profesora Asociada de Bioquímica y Biología Molecular
Departamento de Bioquímica y Biología Molecular
Facultad de Medicina
Universidad de Salamanca

GONZÁLEZ SARMIENTO, R.
Catedrático de Medicina
Departamento de Medicina
Facultad de Medicina
Universidad de Salamanca

LOZANO ALMELA. M. L.
Profesora Ayudante
Departamento de Medicina Interna
Universidad de Murcia

LÓPEZ PÉREZ, M. J.
Catedrático de Bioquímica y Biología Molecular
Departamento de Bioquímica, Biología Molecular y Celular
Facultad de Veterinaria
Universidad de Zaragoza

MARTÍNEZ MARTÍNEZ, C.
Becario de Investigación
Departamento de Medicina Interna
Universidad de Murcia

MEDINA JIMÉNEZ, J. M.
Catedrático de Bioquímica
Departamento de Bioquímica y Biología Molecular
Facultad de Farmacia
Universidad de Salamanca

MIRALLES, V. J.
Profesor Titular de Bioquímica y Biología Molecular
Departamento de Bioquímica y Biología Molecular
Facultad de Farmacia
Universidad de Valencia

MONTOYA VILLARROYA, J.
Profesor Titular de Bioquímica y Biología Molecular
Departamento de Bioquímica, Biología Molecular
y Celular
Facultad de Veterinaria
Universidad de Zaragoza

ORFAO DE MATOS, A.
Profesor Titular de Inmunología
Departamento de Medicina
Facultad de Medicina
Universidad de Salamanca

PATERNÁIN, J. L.
Profesor Titular de Bioquímica y Biología Molecular
Departamento de Ciencias Médicas Básicas
Facultad de Medicina y Ciencias de la Salud
Universidad Rovira i Virgili
Reus. Tarragona

PRIETO VILLAPÚN, J. C.
Catedrático de Bioquímica y Biología Molecular
Departamento de Bioquímica y Biología Molecular
Universidad de Alcalá de Henares. Madrid

RIVERA POZO, J.
Químico Facultativo
Centro Regional de Hemodonación
Murcia

RODRÍGUEZ RODRÍGUEZ, R.
Profesora Titular de Bioquímica y Biología Molecular
Departamento de Bioquímica y Biología Molecular
Facultad de Medicina
Universidad de Salamanca

RODRÍGUEZ SEGADE, S.
Catedrático de Bioquímica Clínica
Departamento de Bioquímica y Biología Molecular
Facultad de Farmacia
Universidad de Santiago de Compostela

Facultativo del Laboratorio Central
Hospital Universitario de Santiago de Compostela

ROPERO GRADILLA, P.
Técnico
Servicio de Hematología
Hospital Clínico San Carlos
Madrid

SÁNCHEZ DE MEDINA, F.
Catedrático de Bioquímica y Biología Molecular
Departamento de Bioquímica y Biología Molecular
Facultad de Farmacia
Universidad de Granada

SÁNCHEZ POZO, A.
Catedrático de Bioquímica y Biología Molecular
Departamento de Bioquímica y Biología Molecular
Facultad de Farmacia
Universidad de Granada

SANTOS RODRÍGUEZ, I.
Profesor Asociado de Cardiología
Departamento de Medicina
Facultad de Medicina
Universidad de Salamanca

Jefe de Sección de Cardiología
Servicio de Cardiología
Hospital Universitario de Salamanca

TORRES, L.
Profesor Titular de Bioquímica y Biología Molecular
Departamento de Bioquímica y Biología Molecular
Facultad de Farmacia
Universidad de Valencia

VICENTE GARCÍA, V.
Catedrático de Medicina
Departamento de Medicina Interna
Facultad de Medicina
Universidad de Murcia

Jefe de Servicio
Servicio de Hematología y Oncología Médica
Hospital Morales Meseguer
Murcia

VILLEGAS MARTÍNEZ, A.
Profesora Titular de Hematología
Departamento de Medicina
Facultad de Medicina
Universidad Complutense de Madrid

Jefe de Servicio de Hematología
Hospital Clínico San Carlos
Madrid

VIÑA, J. R.
Catedrático de Bioquímica y Biología Molecular
Departamento de Bioquímica y Biología Molecular
Facultad de Medicina y Odontología
Universidad de Valencia

Prefacio

El desarrollo espectacular de la Biología Molecular durante los últimos años ha conducido, no sólo al conocimiento a nivel molecular del funcionamiento normal de los procesos que mantienen la vida, sino también a algo tan importante como ello, es decir, al entendimiento del origen de ciertas enfermedades cuya etiología no sería posible conocer mediante el escrutinio fenomenológico. Es cierto que la Bioquímica, mediante el estudio del metabolismo y de las enzimas que lo regulan, ha abierto el camino, acuñando, incluso, términos tales como «enzimopatías» o «errores del metabolismo», sobre los que hoy se sostiene la Patología Molecular. Sin embargo, han sido las técnicas de biología molecular las que han dado el impulso definitivo para el desarrollo de esta nueva disciplina, la denominada Patología Molecular, que ha permitido acercarse directamente al genoma para buscar con detalle el origen molecular de las enfermedades.

Así, las técnicas de biología molecular permitieron, primero, localizar las enfermedades en sus respectivos cromosomas y, más tarde, la descripción formal de las mutaciones implicadas. Finalmente, mediante la traducción *in vitro* de las formas mutadas, se pudo asociar definitivamente cada mutación con sus fenotipos correspondientes. Se había llegado así al verdadero diagnóstico, al «ortodiagnóstico», en el que la etiología de la enfermedad podía imputarse feacientemente a una alteración genética, la cual podía describirse perfectamente con los paradigmas de la Química.

La identificación de la etiología molecular de las enfermedades está lejos de tener un interés puramente académico. Por el contrario, el conocimiento de las mutaciones individuales ha dado paso a la farmacogenética, disciplina que intenta diseñar fármacos específicos de la idiosincrasia genética de cada enfermo. Sin embargo, este diseño «a medida» de los fármacos requiere un conocimiento profundo de los genes implicados en la enfermedad, así como de sus posibles polimorfismos. Por consiguiente, es necesario desarrollar al máximo la Patología Molecular con objeto de llevar a cabo, no sólo el diagnóstico preciso de la enfermedad, sino también el diseño de la estrategia de su posible curación basada en el conocimiento íntimo de los genes implicados, ya sean genes afectados o «sanos». En el futuro, pues, la Patología Molecular no se limitará al mero estudio del gen o los genes responsables de la enfermedad, sino que necesitará la localización de los polimorfismos de otros genes de cuya interacción con el gen o genes afectados depende el grado de morbilidad de la enfermedad. Sólo tras este minucioso estudio, la Farmacogenética podrá diseñar los fármacos con los que combatir la enfermedad.

Aunque las metas de la Farmacogenética parecen aún muy lejanas, no hay que olvidar que este libro sale a la luz en pleno auge de la Genómica. Así, la reciente secuenciación del genoma humano va a permitir el conocimiento de todos y cada uno de nuestros genes, lo que sin duda dará un impulso definitivo a la Patología Molecular, al facilitar el conocimiento de la etiología molecular de las enfermedades de origen genético, ya sean de carácter monogénico o poligénico. En este sentido, las enfermedades genéticas de más prevalencia y con un impacto social más elevado suelen ser de carácter poligénico. Así, la diabetes, la arteriosclerosis o el cáncer, por citar tres de las enfermedades que más preocupan a nuestra sociedad, son de origen poligénico, es decir, son enfermedades en las que está implicado más de un gen. Este hecho complica extraordinariamente el estudio de tales enfermedades, y no sólo porque obliga a conocer todos aquellos genes responsables, sino, más aún, porque requiere el conocimiento de la interacción entre ellos, posiblemente una de las claves de la etiología y la morbilidad de estas enfermedades.

En algunos casos, sin embargo, deberemos esperar al desarrollo de la Proteómica, con objeto de identificar el producto de expresión de los genes responsables de algunas enfermedades genéticas. En efecto, en la mayor parte de los casos, la identificación del agente responsable de la disfunción ha conducido a la localización y caracterización del gen cuya mutación causa la enfermedad. Sin embargo, en algunos casos, se da el hecho paradójico de que se conoce el gen de cuya mutación depende la enfermedad, pero se ignora la función de su producto de expresión, es decir, de la proteína codificada por el gen y cuya disfunción provoca la enfermedad. Hasta hace bien poco, esto era una tarea similar a buscar una aguja en un pajar. Sin embargo, la proteómica es hoy capaz de localizar la proteína responsable, secuenciarla y descubrir su función, mediante la comparación de la secuencia con las existentes en las bases de datos. Dado que estas bases de datos acumulan a diario nuevas secuencias, la probabilidad de encontrar una proteína equivalente crece de forma exponencial.

El objetivo de esta obra es facilitar el aprendizaje de la Patología Molecular a los estudiantes de las Licenciaturas de Biología, Bioquímica, Farmacia, Medicina y Química. Además, creemos que puede ser útil a los residentes y profesionales de especialidades como Análisis Clínicos, Bioquímica Clínica, Genética y Medicina Interna. Esta obra ha contado con excelentes colaboradores cuya experiencia y esfuerzo ha permitido alcanzar los objetivos que nos fijamos. Asimismo, ha contado con la excelente labor de la editora Marisa Álvarez. A todos ellos, queremos hacer llegar desde estas líneas nuestro más profundo agradecimiento.

JOSÉ MARÍA MEDINA JIMÉNEZ
JOSÉ MANUEL GONZÁLEZ DE BUITRAGO

Contenido

1

Introducción a la Patología Molecular

J. M. GONZÁLEZ DE BUITRAGO

1. INTRODUCCIÓN

La Patología es la ciencia que estudia las enfermedades y la Patología Molecular es la ciencia que estudia las enfermedades producidas por las alteraciones de las moléculas. En los organismos, las principales moléculas funcionales son las proteínas, por lo que la Patología Molecular estudia fundamentalmente las alteraciones de las proteínas.

El ácido desoxirribonucleico (DNA) es la molécula que almacena la información de las células. La información contenida en el DNA se expresa en las proteínas. Cuando se producen alteraciones en el DNA, aparecen proteínas alteradas, con una función deficiente o nula, lo que produce las enfermedades moleculares.

Los factores que dan lugar a las enfermedades (etiológicos) pueden clasificarse, de una forma amplia, en endógenos y exógenos. Los factores endógenos son aquellos que crean una alteración o desequilibrio desde el interior, mientras que los factores exógenos son los que producen la alteración desde el exterior. Las alteraciones del DNA que dan lugar a las enfermedades moleculares pueden considerarse como factores endógenos. Sin embargo, en las enfermedades moleculares existen con mucha frecuencia interacciones entre los factores endógenos y los exógenos, lo que da lugar a diferentes fenotipos con el mismo genotipo.

La Patología Molecular tiene como objetivo el estudio de los genes que codifican las proteínas cuya alteración produce enfermedades, el estudio de la estructura y función de estas proteínas, y el establecimiento de correlaciones genotipo/fenotipo, es decir, tratar de explicar la relación entre las alteraciones de los genes, las alteraciones de las proteínas y la expresión de estas alteraciones. Finalmente, la Patología Molecular trata de establecer técnicas de análisis que permitan realizar el diagnóstico de las enfermedades moleculares.

2. COMPOSICIÓN Y ESTRUCTURA DEL DNA

En las células eucariotas, el DNA se encuentra casi exclusivamente en el núcleo, unido a proteínas básicas, formando la cromatina, que se observa en los cromosomas durante la división celular. El DNA es un polímero de peso molecular elevado cuyas unidades monoméricas son los desoxirribonucleótidos formados por una base nitrogenada, el monosacárido de cinco átomos de carbono desoxirribosa y fosfato. Las bases nitrogenadas que forman parte de los desoxirribonucleótidos derivan de los compuestos heterocíclicos purina y pirimidina. Las bases derivadas del anillo de purina son la adenina y la guanina, y las derivadas del anillo de pirimidina son la citosina y la timina (Fig. 1-1). La unión de la desoxirribosa con la base nitrogenada se produce entre el carbono 1' del monosacárido y el nitrógeno 1 de las bases pirimidínicas y el nitrógeno 9 de las bases púricas. En los desoxirriboinucleótidos, el fosfato esterifica la posición 5' de la desoxirribosa (Fig. 1-2).

La unión mediante un enlace fosfodiéster entre el grupo hidroxilo de la posición 3' del monosacárido de un desoxirribonucleótido y el grupo hidroxilo de la posición 5' del monosacárido de otro desoxirribonucleótido da lugar a un dinucleótido. La unión de varios desoxirribonucleótidos da lugar a oligonucleótidos, cuando su número es pequeño, y polinucleótidos, cuando su número es elevado (Fig. 1-3). La secuencia de un oligonucleótido o un polinucleótido es el orden en que se encuentran situados los nucleótidos en la molécula. La desoxirribosa y el fosfato forman la porción no específica de la molécula, mientras que la secuencia de bases varía de una molécula a otra, e identifica de forma única cada polímero de DNA. Las secuencias se expresan indicando la abreviatura correspondiente a la base nitrogenada y se escriben en el sentido 5'→ 3'. En el Cuadro 1-1, aparece la nomenclatura de las bases nitrogenadas, los nucleósidos y los nucleótidos componentes del DNA.

El DNA se encuentra en las células en forma de cadenas largas no ramificadas. A partir de los datos obtenidos por medio de cristalografía de rayos X, por Wilkins y Franklin, y de la composición de bases del DNA de diversos organismos, obtenida por Chargaff, Watson y Crick elaboraron en 1953 un modelo estructural para el DNA, que se conoce como modelo de la doble hélice. Según este modelo, el DNA de las células se encuentra en forma de dos cadenas de desoxirribonucleótidos enrolladas en espiral. Las bases quedan hacia el interior de la doble hélice, y los grupos fosfato y la desoxirribosa de los nucleótidos hacia el exterior formando el esqueleto de la hélice (Fig. 1-4). Las bases se aparean formando puentes de hidrógeno (adenina siempre frente a timina y guanina frente a citosina), lo que explica que la cantidad de adenina sea igual a la de timina y la de guanina igual a la de citosina.

En la Figura 1-5, se representan los enlaces de hidrógeno que se forman entre las bases en la estructura del DNA. La adenina se complementa con la timina con la formación de dos enlaces de hidrógeno entre las bases y la guanina se com-

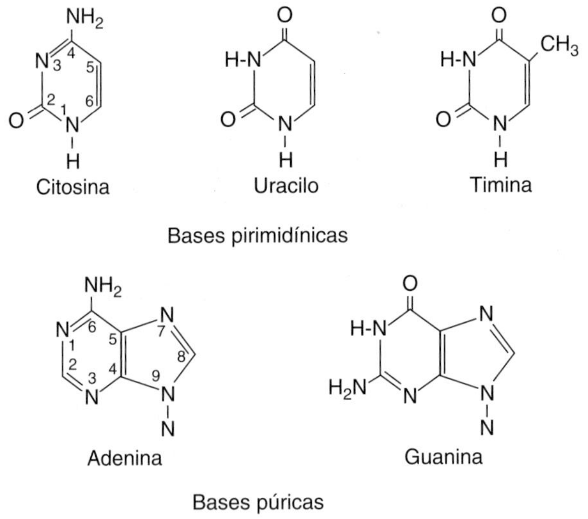

Figura 1-1. Bases nitrogenadas derivadas de los anillos de pirimidina y purina presentes en los ácidos nucleicos.

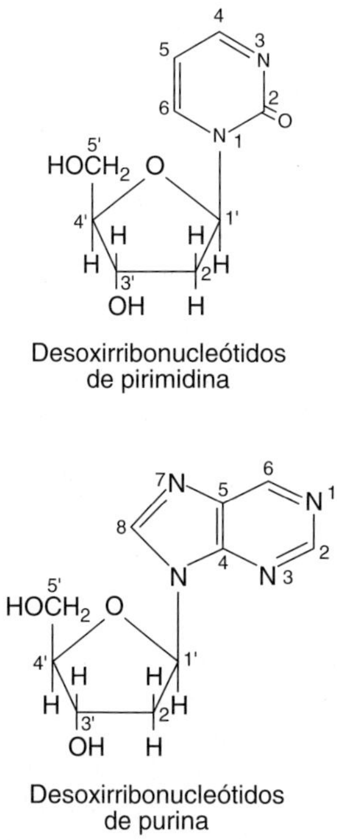

Figura 1-2. Unión entre las bases nitrogenadas y el monosacárido para formar los nucleósidos.

plementa con la citosina con la formación de tres enlaces de hidrógeno entre las bases. Por tanto, el par de bases GC es más estable que el par de bases AT, ya que contiene un enlace de hidrógeno más.

Los esqueletos desoxirribosa-fosfato son hidrófilos, mientras que los pares de bases del interior de la hélice son hidrófobos. Las bases se encuentran apiladas, de forma que no están expuestas al agua, sino unas junto a otras ligadas por las interacciones hidrófobas y por los enlaces de hidrógeno.

El grupo fosfato de los nucleótidos proporciona a las moléculas de DNA un carácter ácido. Al pH celular, el DNA posee carga negativa, encontrándose en forma de sal unido a proteínas básicas, con gran cantidad de grupos con carga positiva. El componente proteico de la cromatina está formado por cinco proteínas básicas denominadas histonas, que se designan H1, H2A, H2B, H3 y H4.

El diámetro de la doble hélice es de aproximadamente 2 nm y da una vuelta completa cada 3.4 nm con 10 pares de nucleótidos; de aquí que la distancia internucleótido sea de 0.34 nm (Fig. 1-6). Cada cadena de la doble hélice posee una composición que es complementaria de la otra, y las dos cadenas son antiparalelas, lo que significa que los enlaces fosfodiéster entre los nucleótidos van en direcciones opuestas: una de las cadenas va en la dirección 5'→ 3' y la otra en la dirección 3'→ 5'.

Intercaladas entre las regiones del DNA de los mamíferos con hélice a derechas, se encuen-

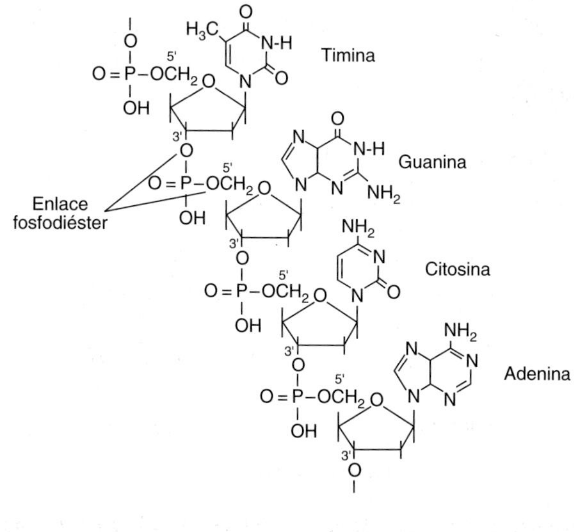

Figura 1-3. Enlace 3'-5'-fosfodiéster entre los nucleósidos para formar las cadenas polinucleotídicas.

Cuadro 1-1. Nomenclatura de las bases nitrogenadas, los nucleósidos y los nucleótidos

Base	*Nucleósido*	*Nucleótido*
Adenina	Adenosina	Ácido adenílico o Adenosina-5'-monofosfato (AMP)
Guanina	Guanosina	Ácido guanílico o Guanosina-5'-monofosfato (GMP)
Citosina	Citidina	Ácido citidílico o Citidina-5'-monofosfato (CMP)
Timina	Timidina	Ácido timidílico o Timidina-5'-monofosfato
Uracilo	Uridina	Ácido uridílico o Uridina-5'-monofosfato (UMP)

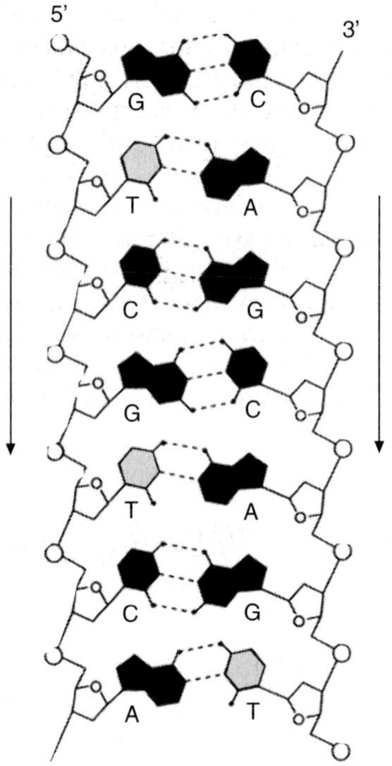

Figura 1-4. Estructura del DNA. La hélice se ha enderezado para mostrar el apareamiento de las bases en el interior, A con T y G con C. Las flechas marcan la dirección 5' → 3' e indican la naturaleza antiparalela de las dos cadenas que, además, se comprueba con las orientaciones opuestas del anillo de desoxirribosa.

tran fragmentos cortos de hélice a izquierdas, denominadas Z-DNA, porque los esqueletos desoxirribosa-fosfato tienen un aspecto en «zigzag». La estructura Z-DNA da una vuelta cada 4.6 nm, con 12 pares de bases por vuelta, por lo que está más extendida que la hélice a derechas. La estructura Z-DNA parece desempeñar funciones en la regulación de la expresión genética.

El DNA se organiza en unidades que se repiten de forma regular, denominadas nucleosomas. Los nucleosomas contienen fragmentos sucesivos de doble hélice de 146 pares de bases de longitud, asociados con un octámero de las histonas H3, H4, H2A y H2B. El DNA está enrollado en dos vueltas alrededor del octámero. En el lugar de entrada y de salida, el DNA está sellado por otra histona, la H1. Estos elementos estructurales que se repiten a lo largo del DNA forman un filamento, que puede enrollarse en una estructura helicoidal o «solenoide» para formar el segundo nivel de doblado (Fig. 1-7). Cada vuelta tiene seis nucleosomas. Los nucleosomas proporcionan un nivel estructural de regulación genética, permitiendo el acceso selectivo a regiones del DNA. Los genes activos están empaquetados en una conformación de cromatina más accesible que la de los genes inactivos en la misma célula.

3. COMPOSICIÓN Y ESTRUCTURA DE LOS ÁCIDOS RIBONUCLEICOS

Los ácidos ribonucleicos (RNA) son polímeros de ribonucleótidos que ejercen funciones muy variadas en las células. En su composición, se diferencian del DNA en que tienen, como monosacárido, la ribosa en lugar de la desoxirribosa, y la base nitrogenada uracilo en lugar de timina. Los RNA pueden agruparse en tres clases generales, de acuerdo con la función que desempeñan: mensajeros, de transferencia y ribosómicos. Desde el punto de vista cuantitativo, la contribución más importante del total de ácidos ribonucleicos de las células es la de los RNA ribosómicos, que representan el 80 % del total; los RNA de transferencia constituyen el 15 % del total, y el otro 5 % corresponde a los RNA mensajeros. Existe un tipo especial de RNA implicado en el procesamiento de los RNA mensajeros. Estas moléculas se denominan U-RNA, por tener abundante uracilo, o RNA pequeños nucleares (snRNA).

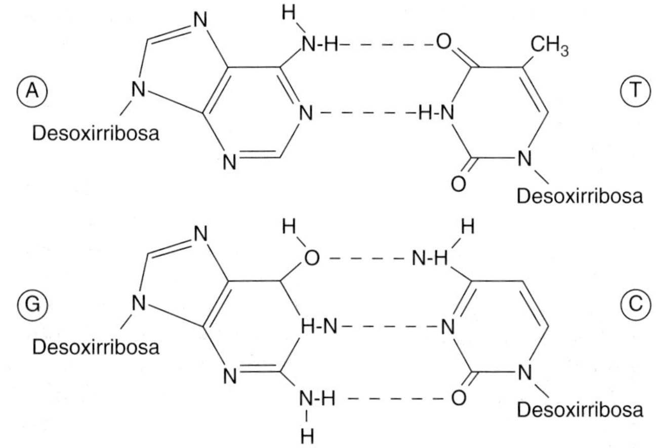

Figura 1-5. Enlaces de hidrógeno que se forman entre las bases en la estructura del DNA.

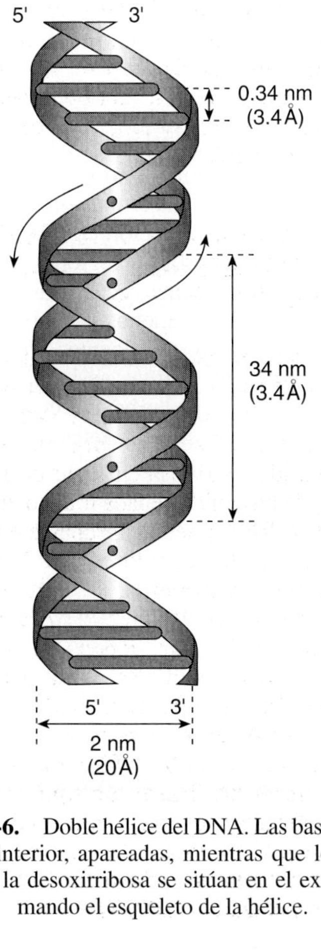

Figura 1-6. Doble hélice del DNA. Las bases quedan hacia el interior, apareadas, mientras que los grupos fosfato y la desoxirribosa se sitúan en el exterior formando el esqueleto de la hélice.

Los ácidos ribonucleicos mensajeros son los encargados de llevar la información contenida en el DNA, desde el núcleo hasta el citoplasma, para la síntesis de proteínas. Son moléculas de cadena sencilla y de tamaño muy variable. En las células eucariotas, cada molécula de mRNA codifica una única cadena polipeptídica. La vida media de los mRNA en el citoplasma es muy breve, ya que se degradan rápidamente una vez sintetizadas las proteínas que codifican. Los ácidos nucleicos ribosómicos son moléculas que se unen a proteínas para formar los ribosomas. Constituyen la fracción más abundante de los ácidos ribonucleicos celulares. Finalmente, los ácidos ribonucleicos de transferencia son moléculas que actúan como transportadoras y activadoras de los aminoácidos en el proceso de

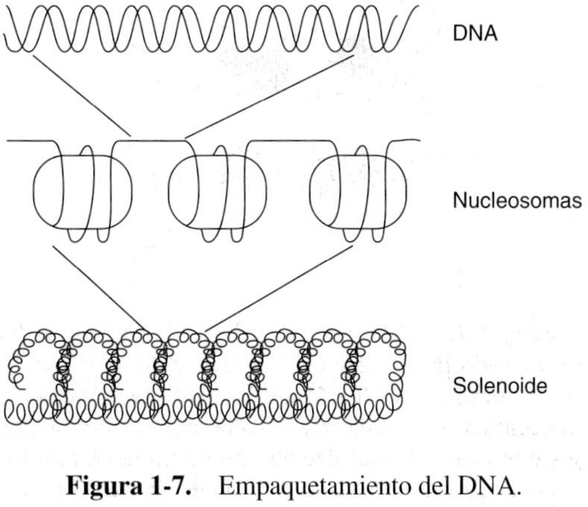

Figura 1-7. Empaquetamiento del DNA.

biosíntesis de proteínas. En cada célula, hay uno o más tRNA específicos para cada aminoácido. Una parte importante de los tRNA es el anticodón, que se aparea con el codón en el mRNA, permitiendo la incorporación de los aminoácidos en la formación de las cadenas polipeptídicas.

4. CROMOSOMAS

En el hombre, el núcleo de cada célula somática contiene 46 cromosomas. Son 23 pares de cromosomas, en los que cada miembro del par deriva de uno de los padres. El número haploide de cromosomas es 23, y como el ser humano tiene dos conjuntos homólogos de cromosomas, es diploide. Las mujeres tienen dos copias homólogas del cromosoma sexual X, mientras que los hombres tienen un cromosoma sexual X y uno Y. Se llama aneuploidía a la desviación numérica de uno o algunos cromosomas.

En las células humanas, cada uno de los 23 cromosomas tiene una longitud característica y una secuencia de bases distintiva. Cada cromosoma (Fig. 1-8) posee dos regiones: los extremos, o telómeros, y el centrómero. Los telómeros son esenciales para la estabilidad de los cromosomas, al proporcionar una cubierta protectora que bloquea las fusiones entre extremos y la degradación del DNA. Asimismo, los telómeros facilitan la replicación de los cromosomas.

El centrómero es la zona del cromosoma a la que se une el huso mitótico durante la división celular. Los dos brazos de cada cromosoma se llaman p y q, siendo q el brazo más largo. En el momento de la división celular, los cromosomas son estructuras duplicadas: cada cromosoma metafásico está formado por dos cromátidas hermanas separadas longitudinalmente excepto en el centrómero. El número, la dimensión y la forma de los cromosomas metafásicos constituyen el cariotipo, serie de rasgos cromosómicos de cada organismo. Se denomina ligamiento a la tendencia de los genes a heredarse juntos como consecuencia de su localización en el mismo cromosoma.

El tratamiento de los cromosomas con diversos colorantes produce un patrón de bandas claras y oscuras característico de cada cromosoma. Entre los análisis citogenéticos más corrientes se encuentra la obtención de bandas con Giemsa (G) y la acción inversa (R). Estas bandas tienen

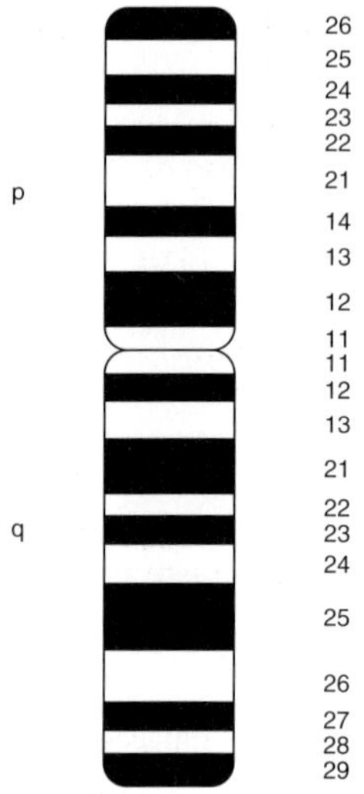

Figura 1-8. Estructura de bandas del cromosoma 3.

determinadas características, que no son necesariamente independientes. Cada brazo cromosómico se encuentra dividido en tres secciones, de las que la sección 1 es la más cercana al centrómero. Cada sección está, a su vez, dividida en subsecciones, definidas por las bandas claras y oscuras. En la actualidad, no se conoce la base molecular de las bandas cromosómicas, aunque se ha sugerido que la tinción con Giemsa (bandas G) pone de manifiesto regiones de los cromosomas con abundantes secuencias A-T, en las que teóricamente hay menos probabilidades de encontrar secuencias codificantes. Por lo tanto, en las regiones no teñidas se localizarían los genes. El hecho de que las bandas cromosómicas no sean visibles con el DNA aislado parece indicar que la formación de las bandas se debe a plegamientos, consecuencia de la interacción entre el DNA y las proteínas. El mapa de bandas de los cromosomas humanos está totalmente definido, y se ha asignado una numeración característica a cada región. Las localizaciones cromosómicas se dan en la forma: 7p 25.3, que representa el cromosoma 7, el brazo p (el corto), la sección 2, la banda 5 y la subbanda 3.

5. ORGANIZACIÓN DEL GENOMA HUMANO

El genoma humano contiene unos 40 000 genes, que están codificados por aproximadamente el

3-5 % del total de los tres mil millones de nucleótidos del DNA nuclear. Sólo alrededor del 3 % del DNA del genoma humano codifica proteínas, mientras que el 97 % restante no lo hace. Durante mucho tiempo, se ha pensado que la mayor parte de esta mayoría genética silenciosa no tenía ninguna función. En la actualidad, se cree que, escondidas en estas secuencias de DNA, se encuentran muchas claves que pueden conducir en un futuro a un mayor conocimiento de las enfermedades, de la reparación y regulación normal del genoma, y hasta de la evolución de los organismos pluricelulares.

Las secuencias de DNA del genoma humano pueden clasificarse en:

- Únicas: aquellas presentes en una o muy pocas copias en cada genoma.
- Moderadamente repetitivas: aquellas presentes en 10^3-10^5 copias por genoma.
- Altamente repetitivas: aquellas presentes en aproximadamente 10^6 copias por genoma.

Las secuencias de DNA del genoma humano pueden también agruparse en tres clases:

1. DNA que codifica genes estructurales.
2. DNA repetitivo.
3. DNA no clasificado o espaciador.

5.1. DNA que codifica genes estructurales

Los genes estructurales codifican proteínas o RNA determinados. Se encuentran en una o, a lo sumo, unas pocas copias por genoma haploide. La mayoría de los genes que codifican proteínas se encuentran presentes en una sola copia en cada uno de los pares de cromosomas. Algunos, como el gen de la α-globina, se encuentran normalmente presentes en dos copias en cada cromosoma 16, de forma que la mayoría de las personas tiene cuatro copias de este gen. Algunos genes presentes en una sola copia contienen copias muy relacionadas, denominadas pseudogenes, que pueden estar cerca o a grandes distancias en el genoma.

Los genes no son secuencias continuas de DNA, sino que constan de secuencias codificadoras, o exones, interrumpidas por secuencias interpuestas, o intrones. Cada cromosoma contiene entre 800 y 2000 genes con una cantidad de DNA de unos 130 millones de pares de bases. Una banda típica de un cromosoma teñido contiene entre 3 y 5 millones de pares de bases, que componen entre 50 y 100 genes. Los genes tienen tamaños muy variados, que oscilan desde los pequeños, como el de la globina, con 15 000 pares de bases (15 kpb), hasta los muy grandes, como el de la distrofina, que tiene 2.5 millones de pares de bases (2500 kpb). Las unidades de transcripción que codifican proteínas funcionales probablemente constituyen menos del 10 % del genoma humano. Además, sólo una porción mínima de cada unidad de transcripción consta de secuencias codificadoras de proteínas.

5.2. DNA repetitivo

Las secuencias repetitivas pueden dividirse, de forma algo arbitraria, en dos categorías, de acuerdo con su organización física: copias de una única secuencia muy dispersa o disposiciones en tándem. Las repeticiones en tándem están formadas por disposiciones de cabeza a cola de unidades cuya longitud está comprendida entre dos y varios miles de nucleótidos. Las repeticiones en tándem suelen ser polimórficas, esto es, el número de la unidad que se repite es muy variable. Frecuentemente, el número de la unidad que se repite es diferente en los dos cromosomas de una célula, lo que produce heterocigosidad del número de unidades repetidas. Existe una clase de repeticiones en tándem mucho más variable que las demás, que son las repeticiones de trinucleótidos con CG.

Las secuencias de DNA con un gran número de copias (10^3-10^6) por genoma haploide que no codifican proteínas conocidas constituyen hasta el 40 % del DNA humano total. Las secuencias altamente repetitivas son cortas (5-10 pb) y repetidas en tándem muchos miles de veces. El genoma humano contiene unas 10 familias de esta clase de DNA y, además, tiene una secuencia repetida más larga, de unos 170 pb, denominada secuencia α.

Las secuencias moderadamente repetitivas pueden ser cortas (150-300 pb) o largas (alrededor de 5 kpb). Se encuentran dispersas por el genoma y no agrupadas en repeticiones en tándem. Una de las principales familias de este grupo es la familia *Alu*, así llamada debido a que la mayoría de sus miembros contiene secuencias de reconocimiento de la enzima de restricción *Alu I*. Las secuencias *Alu* pueden encontrarse tanto en los intrones como en las secuencias que flanquean los genes estructurales.

5.3. DNA no clasificado o espaciador

En el genoma humano, las unidades de transcripción que producen las proteínas se encuentran separadas por grandes fragmentos de DNA (20-100 kpb). El DNA intercalado no codifica proteínas o RNA conocidos, puede contener elementos de secuencias repetidas y parece no tener función.

6. CICLO CELULAR

Todas las células vivas presentan un ciclo celular constituido por dos fases interdependientes: la fase de división celular, en la que se replica y segrega el genoma, y la fase de crecimiento celular o interfase, en la que se duplican las proteínas y los orgánulos de las células. Dentro del ciclo celular se diferencian cuatro fases, denominadas G1, S, G2 y M. Las primeras tres fases constituyen la interfase. Las células pasan la mayor parte del tiempo en estas tres fases, desarrollando sus actividades metabólicas normales. La cuarta fase es la mitosis, el proceso de división celular que es muy breve.

La primera fase del ciclo celular, G1 (la primera fase «hiato»), es la de longitud más variable. Al término de G1, las células se preparan para duplicar sus cromosomas. La replicación del DNA y la síntesis de las histonas para formar los cromosomas se produce durante la fase S. Durante la tercera fase del ciclo celular, la G2 (la segunda fase «hiato»), las células se preparan para dividirse, sintetizando tubulina para la construcción de los microtúbulos del aparato del huso. Finalmente, se produce la división durante la fase mitótica, M. La segregación de los cromosomas tiene lugar durante la fase M o mitosis.

En general, la división celular está acoplada al crecimiento celular en un punto de la fase G1 conocido como punto de restricción o comienzo. Cuando las células no están experimentando activamente la reproducción, salen del ciclo celular y entran en un estado quiescente. Esta salida normalmente se produce durante la fase G1 y el estado quiescente se denomina G0.

7. MITOSIS Y MEIOSIS

La mitosis es la división celular por medio de la cual la célula madre da lugar a dos células hijas idénticas. La mitosis se divide en cinco fases: interfase, profase, metafase, anafase y telofase. La interfase es el período entre las divisiones celulares, e incluye las fases G1, S y G2 del ciclo celular.

La meiosis es la división celular en la que se reduce el número de cromosomas somáticos para dar una célula haploide. Durante la meiosis, una única tanda de replicación del DNA va seguida de dos tandas de segregación cromosómica. La primera tanda es única en la meiosis en que los cromosomas homólogos que se replican se segregan a polos opuestos. La segunda tanda de replicación es análoga a la de la mitosis, con las cromatinas hermanas segregándose una de otra. Durante el período entre la replicación y la metafase I, los cromosomas se condensan, se identifican, y se emparejan uno con otro y experimentan recombinación.

8. PROCESAMIENTO DE LA INFORMACIÓN EN LAS CÉLULAS

Los tres procesos fundamentales que componen el procesamiento de la información en las células son: la replicación, la transcripción y la traducción (Fig. 1-9). En la replicación, el DNA sirve como molde para su propia biosíntesis. La transcripción es el proceso en el que la información codificada en el DNA se traslada al RNA. Finalmente, en la traducción, la información trasladada al RNA se convierte en proteínas.

9. BIOSÍNTESIS DEL DNA. REPLICACIÓN

El DNA celular se sintetiza mediante un proceso que recibe el nombre de replicación, utilizando desoxirribonucleótidos trifosfato, catalizado por la enzima DNA polimerasa. El proceso es semiconservativo, esto es, cada célula hija hereda una molécula de DNA, una de cuyas cadenas procede de la célula madre y la otra se ha sintetizado de nuevo. La replicación en las células eucariotas se inicia en varios puntos de la molécula de DNA y se produce en la dirección 5'→ 3', que

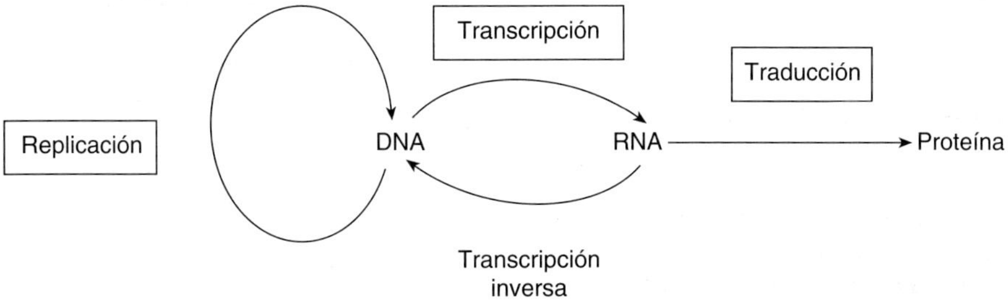

Figura 1-9. Procesos fundamentales que componen el procesamiento de la información en las células.

corresponde a la dirección 3'→ 5' en la cadena madre. En la Figura 1-10 se esquematiza el proceso de replicación en las células eucariotas.

En una primera etapa, actúan las enzimas helicasas, que desenrollan la superhélice y desestabilizan los puentes de hidrógeno entre las bases; esto separa las dos cadenas de la doble hélice y crea las denominadas horquillas de replicación. Además, la acción de otras proteínas específicas permite el mantenimiento de los segmentos de cadena sencilla desenrollados por las helicasas. La síntesis de la cadena complementaria de cada una de las cadenas del DNA en cada horquilla de replicación experimenta un crecimiento diferente. Una de las dos cadenas, denominada conductora, se sintetiza de forma continua, mientras que la otra, denominada retardada, se sintetiza de forma discontinua.

En la cadena conductora, la enzima primasa sintetiza un único RNA cebador en el origen en la horquilla de replicación. La nueva cadena se forma a continuación de forma continua, añadiéndose sucesivamente los desoxirribonucleótidos complementarios por acción de la DNA polimerasa. La síntesis de la cadena retardada se inicia con la formación de pequeños fragmentos de RNA cebador por la primasa en diversos lugares de la cadena en cada horquilla de replicación. A continuación, la DNA polimerasa va añadiendo los desoxirribonucleótidos complementarios y forma pequeños fragmentos de DNA unidos a los RNA, denominados fragmentos de Okazaki, que en las células eucariotas tienen una longitud comprendida entre 100 y 200 nucleótidos. Posteriormente, en ambas cadenas se elimina el RNA mediante una exonucleasa y se rellenan los huecos polimerizando los desoxirribonucleótidos complementarios a los del molde por una DNA polimerasa. Finalmente, los fragmentos de DNA se unen mediante una DNA ligasa.

La síntesis de las dos cadenas, conductora y retardada, se produce simultáneamente en cada

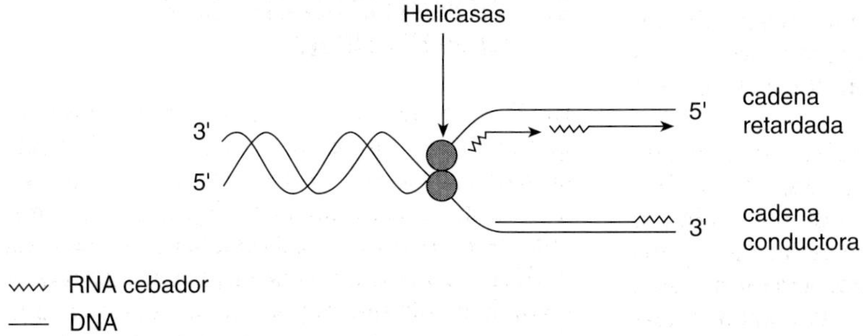

Figura 1-10. Esquema del proceso de la replicación.

horquilla de replicación. La replicación termina cuando el avance de la DNA polimerasa en la horquilla de replicación la lleva hasta otra horquilla, o cuando se alcanza el final del cromosoma. Una vez sintetizada, la doble cadena va adquiriendo su conformación de doble hélice. En las células eucariotas, al mismo tiempo que se va formando la cadena de DNA se sintetizan las histonas y las otras proteínas cromosómicas, uniéndose al nuevo DNA que se va sintetizando.

10. REPARACIÓN DEL DNA

Las células están sometidas a un gran número de circunstancias que pueden alterar la estructura del DNA; entre ellas se encuentran la acción de diversas sustancias químicas, los rayos X y las radiaciones ultravioleta. Las células poseen sistemas que reparan las modificaciones producidas en el DNA, ya que la acumulación de alteraciones puede conducir al deterioro de las funciones celulares. El mecanismo específico que se emplea depende, en gran medida, de la naturaleza del daño.

La radiación ultravioleta produce la dimerización de las timinas contiguas en la doble hélice, lo que impide la replicación. La reparación de esta fotodimerización de las timinas se realiza por un mecanismo denominado fotorreactivación, que cataliza la enzima fotoliasa que restablece las timinas y rompe los enlaces que las unen. Los nucleótidos alterados por sustancias químicas son reconocidos por enzimas de reparación que rastrean continuamente el DNA en su busca. Estas enzimas sustituyen los nucleótidos alterados y devuelven al DNA su estructura normal.

El proceso de reparación del DNA depende de la presencia de una copia de la información genética en cada cadena de la doble hélice del DNA. Existen varios mecanismos de reparación, cada uno de ellos catalizado por un conjunto diferente de enzimas. Sin embargo, todos ellos poseen un esquema análogo. En primer lugar, se produce el reconocimiento de la distorsión en la hélice de DNA y la eliminación, por medio de nucleasas reparadoras, de la porción alterada. En segundo lugar, se rellena el hueco de la cadena dañada por la acción de una DNA polimerasa, que utiliza como molde la cadena no dañada. Finalmente, una DNA ligasa sella la mella de la cadena reparada.

11. BIOSÍNTESIS DE LOS ÁCIDOS RIBONUCLEICOS. TRANSCRIPCIÓN

Los ácidos ribonucleicos se sintetizan mediante un proceso denominado transcripción, catalizado por RNA polimerasas, que utilizan una secuencia de una de las cadenas del DNA como molde para formar una cadena de RNA complementaria. Las células eucariotas contienen, al menos, tres RNA polimerasas distintas que catalizan, cada una de ellas, la síntesis de un tipo diferente de RNA. La polimerasa I cataliza la síntesis de los RNA ribosómicos, la II los RNA mensajeros y los snRNA, y la III los RNA de transferencia. Además, se requieren unos factores proteicos, denominados factores de transcripción generales, para que se produzca la transcripción. El proceso de transcripción puede dividirse en cuatro etapas sucesivas: iniciación, elongación, terminación y maduración. A continuación, se describe cada una de estas etapas en la síntesis de los RNA mensajeros.

Todos los genes tienen una secuencia característica, denominada promotor, que señala el lugar de comienzo de la transcripción. El promotor está formado, en la mayoría de los genes eucariotas, por una secuencia con abundantes T y A, la caja o secuencia TATA (*TATA box*), localizada unos 30 nucleótidos antes del comienzo del gen. La actividad de la RNA polimerasa II se estimula por regiones del DNA, denominadas potenciadoras, que pueden estar lejos del promotor, tanto hacia arriba como hacia abajo, en el DNA. Las regiones potenciadoras parecen intervenir en el control diferencial de la expresión genética de los distintos tejidos.

La iniciación de la transcripción comprende pues la unión de la RNA polimerasa II al promotor, el desenrolle aproximado de una vuelta de la doble hélice, para dejar al descubierto la cadena de DNA que actuará como molde, y la formación del primer enlace fosfodiéster de la nueva molécula de RNA. La doble hélice se va desenrollando y la RNA polimerasa II se va desplazando por la hebra molde en sentido 3´→ 5', mientras que la cadena de RNA se va formando en sentido 5'→ 3', conforme se añaden los ribonucleótidos. A medida que va avanzando la RNA polimerasa II, se va recuperando la configuración inicial de doble hélice del DNA. El proceso finaliza cuando la RNA polimerasa II transcribe la secuencia del DNA molde TTATTTT. Inmediatamente después, actúa una poli A polimerasa que adiciona en el extremo 3' del RNA una cola de poli A con unos 30 a 150 ribonucleótidos de adenina. Esta molécula recién sintetizada se denomina mRNA transcrito primario.

11.1. Procesamiento de los mRNA

Los mRNA de las células eucariotas son monocistrónicos, es decir, codifican una sola cadena polipeptídica. Durante el procesamiento de los mRNA de las células eucariotas, se eliminan las secuencias intermedias no codificantes y se unen las regiones codificantes. Por el proceso de maduración (*splicing*, corte y empalme), se suprimen los intrones de los mRNA transcritos primarios y se unen los exones.

Se ha comprobado que no existe una gran homología o complementariedad entre los dos extremos de un intrón, lo que excluye la posibilidad de que las secuencias intrónicas formen estructuras secundarias amplias, como paso preliminar en la reacción de corte y empalme. Las uniones de corte y empalme son secuencias de consenso cortas muy conservadas. El intrón genérico contiene una secuencia GU en el límite 5´, y una secuencia AG en el límite 3´. Las uniones de corte y empalme 5´ y 3´ se denominan lugares de corte y empalme donador y aceptor, respectivamente. Los lugares de corte y empalme son genéricos, en el sentido de que no muestran especificidad por los RNA precursores individuales, y los precursores individuales no llevan información específica que se requiera para el corte y empalme. En principio, cualquier lugar donador de corte y empalme puede reaccionar con cualquier lugar aceptor de corte y empalme. Sin embargo, en condiciones normales, estas reacciones están restringidas a los lugares donador y aceptor del mismo intrón. El análisis de los intermediarios moleculares que se forman durante el corte y empalme de grandes RNA precursores sugiere que los intrones se eliminan con un patrón definido o a través de una ruta preferida que dicta el orden general de eliminación de los intrones. Esta sugerencia puede implicar un mecanismo en el que la conformación de las moléculas de RNA precursoras limiten la accesibilidad de las uniones de corte y empalme, de forma que se eliminen intrones específicos, la conformación de la molécula cambie y se expongan nuevos lugares de corte y empalme. Sin embargo, son posibles otros mecanismos.

Las secuencias de RNA que se requieren para el corte y empalme son las secuencias de consenso 5´ donadora y 3´ aceptora, así como una secuencia de consenso conocida como lugar de ramificación. El lugar de ramificación se encuentra a una distancia de unos 20-40 nucleótidos por encima del 3´ terminal de la secuencia intrónica, y presenta la siguiente secuencia de consenso: Py-N-Py-Py-Pu-A-Py. La función del lugar de ramificación es la identificación del lugar aceptor de corte y empalme más cercano al lugar donador de corte y empalme. En la Figura 1-11, se muestra un mecanismo simplificado del proceso de corte y empalme. El primer paso de este proceso implica una ruptura de la molécula de RNA en el extremo 5´ del intrón. La molécula intrón-exón resultante forma un bucle, a través de la formación de un enlace 5´-3´ entre el residuo G, localizado en el extremo 5´ del intrón, y el residuo de A del lugar de ramificación. El segundo paso implica la rotura de la molécula de RNA en el lugar de corte y empalme 3´. Esta rotura libera el intrón en forma de bucle, que se degrada posteriormente.

11.2. Corte y empalme alternativo

Algunos transcritos génicos pueden cortarse y empalmarse de distintas formas, de forma que se incluya o se excluya a determinados exones en distintos tejidos o en diferentes etapas del desarrollo. Los diferentes transcritos de un único gen dan lugar a un conjunto de polipéptidos relacionados, o isoformas proteicas, cada una de las cuales posee una capacidad funcional ligeramente alterada. Esta variación sirve como mecanismo útil para incrementar la capacidad de codificación aparente del genoma. Además, el corte y empalme alternativo ofrece otro nivel de regulación de la expresión genética. Se desconocen los factores que determinan la selección del lugar de corte y empalme alternativo, pero probablemente comprenda proteínas reguladoras que reconocen lugares específicos de corte y empalme, así como estructuras secundarias alternativas que se forman dentro del transcrito primario. En la Figura 1-12, se muestra la estructura de un gen, así como el proceso de transcripción y maduración.

12. CÓDIGO GENÉTICO

En el proceso de síntesis de proteínas, que tiene lugar en los ribosomas, la información conteni-

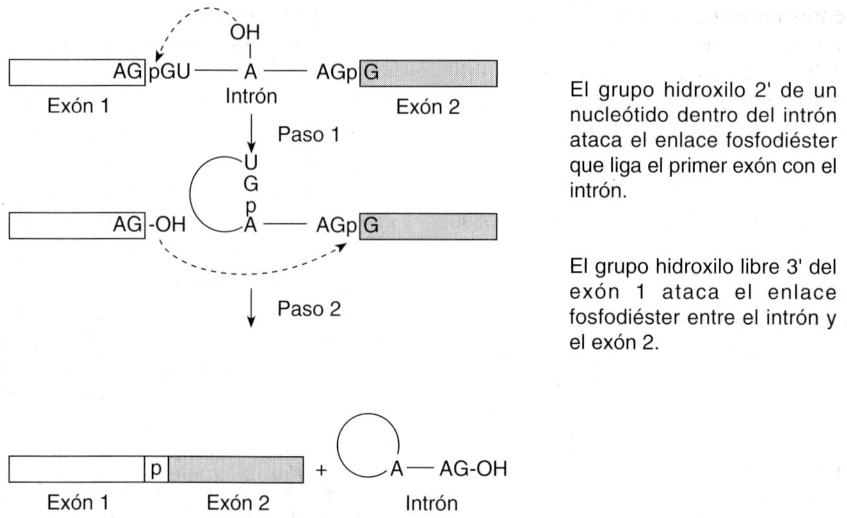

Figura 1-11. Mecanismo simplificado de corte y empalme del mRNA precursor nuclear.

da en el DNA, una vez transferida al mRNA en la transcripción, se traduce a secuencia de aminoácidos en la proteína. El código genético guarda las claves que convierten la información transportada por los mRNA en proteínas. La clave se encuentra en forma de tripletes, que son combinaciones de tres nucleóticos. Con cuatro nucleótidos diferentes, formados por las bases nitrogenadas A,G,C,U, dispuestos en secuencias de tres, existen 64 combinaciones distintas (4^3 =

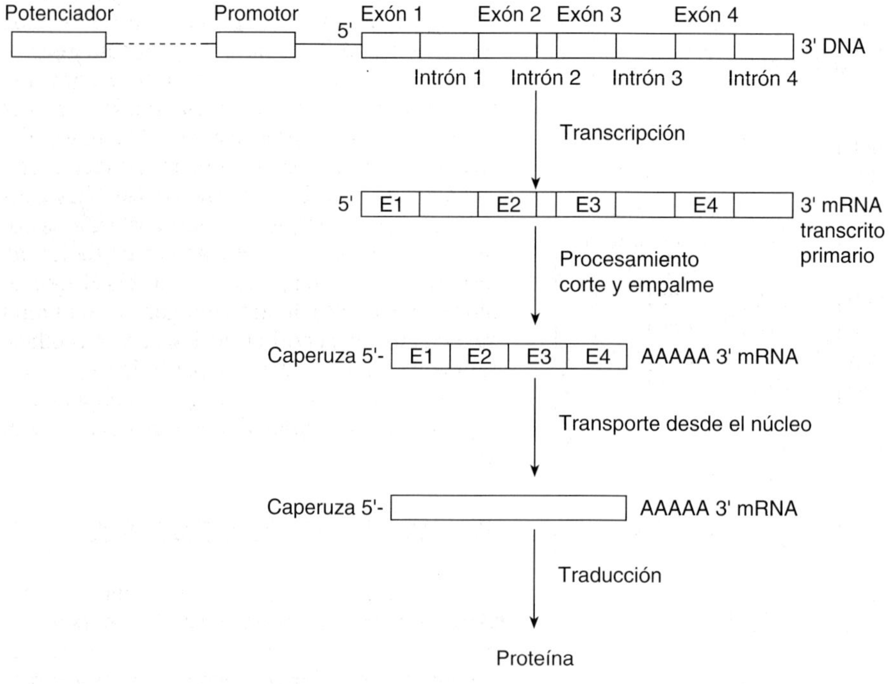

Figura 1-12. Flujo de la información desde el DNA a la proteína.

64), suficientes para codificar los 20 aminoácidos diferentes que aparecen en las proteínas. En el Cuadro 1-2, se presenta el código genético.

Se denomina codón a cada uno de los tripletes de nucleótidos del mRNA que codifica un aminoácido, y anticodón al triplete del tRNA que se aparea con el triplete del mRNA o codón. Las características fundamentales del código genético son:

1. Es universal, es decir, es el mismo para cualquier célula o virus.
2. No tiene señales de puntuación, de forma que los tripletes que codifican cada aminoácido se disponen uno a continuación de otro.
3. No es ambiguo, es decir, ningún codón corresponde a más de un aminoácido.
4. Es degenerado, ya que varios tripletes codifican un mismo aminoácido. En la mayoría de los casos, las dos primeras posiciones son suficientes para especificar un aminoácido determinado.
5. Existe un triplete (AUG), codificador de metionina, que inicia la cadena.
6. Existen tres tripletes (UAA, UAG, UGA) que no codifican ningún aminoácido y que son señales de terminación de la cadena.

Cuadro 1-2. Código genético

Primera posición	Segunda posición: U		C		A		G		Tercera posición
U	UUU	Phe	UCU	Ser	UAU	Tyr	UGU	Cys	U
	UUC		UCC		UAC		UGC		C
	UUA	Leu	UCA		UAA	Parada	UGA	Parada	A
	UUG		UCG		UAG	Parada	UGG	Trp	G
C	CUU	Leu	CCU	Pro	CAU	His	CGU	Arg	U
	CUC		CCC		CAC		CGC		C
	CUA		CCA		CAA	Gln	CGA		A
	CUG		CCG		CAG		CGG		G
A	AUU	Ile	ACU	Thr	AAU	Asn	AGU	Ser	U
	AUC		ACC		AAC		ACG		C
	AUA		ACA		AAA	Lys	AGA	Arg	A
	AUG	Met/comienzo	ACG		AAG		AGG		G
G	GUU	Val	GCU	Ala	GAU	Asp	GGU	Gly	U
	GUC		GCC		GAC		GGC		C
	GUA		GCA		GAA	Glu	GGC		A
	GUG		GCG		GAG		GGG		G

13. BIOSÍNTESIS DE LAS PROTEÍNAS

La biosíntesis de las proteínas recibe el nombre de traducción. En ella, la información contenida en el DNA y transportada hasta el citoplasma, a través del mRNA, se traslada a una secuencia de aminoácidos. La traducción se divide en cuatro fases: activación de los aminoácidos, iniciación, elongación y terminación de la cadena. Los aminoácidos se activan en la fracción soluble de las células por su unión a tRNA específicos. Estas reacciones están catalizadas por aminoacil-tRNA sintetasas, y en ellas se forman los aminoacil-tRNA. El primer paso en la formación de una cadena polipeptídica es la iniciación. En ella, se ensamblan las dos subunidades de los ribosomas sobre el mRNA y se reconoce el codón de iniciación AUG. En las células eucariotas, el proceso requiere la intervención de ocho proteínas, denominadas factores de iniciación. Una vez situado en su lugar el aminoácido iniciador, se produce la elongación de la cadena polipeptídica. Los aminoácidos se unen, uno a uno, por la porción C-terminal de la cadena peptídica en crecimiento. La elongación se produce en tres pasos, que se repiten sucesivamente con la entrada de cada aminoácido: unión específica del aminoacil-tRNA al lugar aceptor, formación del enlace peptídico y translocación del peptidil-tRNA desde el lugar aceptor al lugar del péptido. El proceso de elongación requiere energía, proporcionada por la hidrólisis de GTP, y tres factores proteicos de elongación. Cuando se alcanza alguno de los codones de terminación (UAA, UAG y UGA), cesa la incorporación de un aminoacil-tRNA al lugar aceptor, y en su lugar se incorpora el factor de terminación TF en presencia de GTP, que se hidroliza a GDP y fosfato inorgánico. La unión de TF activa la peptidil transferasa y se produce la hidrólisis de la cadena peptídica en crecimiento en el lugar del péptido. Finalmente, se separan las dos subunidades ribosómicas y el mRNA.

14. REGULACIÓN GENÉTICA

La expresión de los genes se encuentra perfectamente regulada. Todas las células contienen la misma cantidad de DNA, que codifica todas sus proteínas; sin embargo, cada tipo celular expresa de forma distinta la información genética.

Determinados genes se expresan únicamente durante el período fetal y neonatal, y dejan de expresarse en la vida adulta; por el contrario, otros genes sólo se expresan en la vida adulta. La regulación de la expresión de los genes puede producirse en diversos niveles entre el DNA y las proteínas.

El punto clave en la regulación de la expresión genética se encuentra en la transcripción. Para que se produzca la transcripción de un gen, deben unirse proteínas reguladoras, denominadas factores de transcripción específicos, a determinados lugares en las regiones reguladoras del DNA. La acción de los factores de transcripción específicos sobre la expresión genética puede regularse a nivel de su síntesis o de su actividad. La combinación de estos dos procesos permite a los factores de transcripción específicos regular la expresión de numerosos genes diferentes en distintos tipos celulares.

La mayor parte de los factores activadores que regulan la transcripción tienen estructuras formadas por, al menos, dos dominios funcionales: un dominio de unión al DNA y un dominio de activación de la transcripción. Los dominios de unión al DNA pueden agruparse en las cuatro clases siguientes:

1. Módulos que contienen cinc. Existen al menos tres clases de módulos que contienen cinc que actúan como dominios de unión al DNA:
   a) Dedos de cinc.
   b) Módulos de cinc, como los que se encuentran en el receptor de glucocorticoides y otros miembros de este grupo de receptores nucleares.
   c) Módulos que contienen dos iones cinc y seis cisteínas.
2. Homeodominios. Contienen unos 60 aminoácidos con una estructura de hélice-vuelta-hélice.
3. Toneles β.
4. Motivos bZIP y bHLH. Se trata de las cremalleras de leucina y hélice-vuelta-hélice básica.

Los dominios de activación de la transcripción son de tres clases:

1. Dominios acídicos.
2. Dominios con abundante glutamina.
3. Dominios con abundante prolina.

15. RECOMBINACIÓN GENÉTICA

La recombinación genética es un proceso, que tiene lugar de forma natural, mediante el cual se juntan o combinan segmentos de moléculas de DNA diferentes para dar moléculas nuevas, que contienen porciones de las secuencias de nucleótidos de ambas moléculas de partida. La recombinación puede ser de tres tipos: 1) recombinación general, 2) recombinación específica de lugar, y 3) transposición.

La recombinación genética general desempeña un papel esencial en el mantenimiento de la información genética. En primer lugar, promueve la reparación de cromosomas rotos; en segundo lugar, es un medio para generar diversidad biológica. La recombinación general implica el cambio de material entre dobles hélices homólogas.

La recombinación específica de lugar se produce entre secuencias homólogas de DNA relativamente cortas. Estas secuencias unen enzimas que catalizan la rotura de la hebra y las reacciones de unión que producen la recombinación. La recombinación específica de lugar produce la inserción de una molécula de DNA en otra.

Determinados tramos del DNA, denominados transposones o secuencias de inserción, pueden incorporarse en otras moléculas de DNA en lugares donde no tienen homología de secuencia las dos moléculas de DNA. El tamaño de los transposones oscila entre 1 kb y 40 kb. Codifican todas las enzimas requeridas para insertarlos en las secuencias de DNA y pueden contener también otros genes. Los transposones son capaces de desplazarse dentro de un cromosoma, o de un cromosoma a otro.

El efecto global de la recombinación es la introducción de combinaciones nuevas de información genética. La recombinación general que implica isomerización de hebras da lugar al cambio de segmentos de DNA entre secuencias homólogas. En el caso de la recombinación específica de lugar y de la transposición, se inserta información nueva en el segmento de DNA huésped. Este hecho puede afectar de forma significativa al funcionamiento del DNA del huésped. Si la inserción contiene secuencias reguladoras, puede afectarse la expresión de los genes en el DNA huésped. La inserción de DNA en medio de un gen funcional normalmente inactiva el gen interrumpido.

16. POLIMORFISMOS GENÉTICOS

Con frecuencia, el gen que codifica una determinada proteína presenta formas diferentes en los individuos normales. Se denominan alelos a los múltiples genes del mismo *locus* génico que codifican la misma proteína. De cada *locus* génico, cada individuo posee dos alelos, uno del padre y otro de la madre. Si los dos alelos son iguales, el individuo se denomina homocigoto, mientras que si son distintos, se denomina heterocigoto.

La existencia de alelos se debe a los cambios producidos en un alelo precursor durante la evolución de las especies. Por lo general, los alelos suelen diferenciarse en el cambio de una base por otra, generalmente mutaciones de sentido equivocado. En la gran mayoría de los casos, las proteínas producidas por los alelos de un *locus* determinado suelen funcionar de forma análoga, debido a que la diferencia de aminoácidos no suele afectar a la estructura y la función de la proteína.

La mayoría de los *loci* génicos presenta un alelo normal, que es el que posee la mayoría de la población, mientras que los otros alelos alternativos son raros. Sin embargo, existen algunos *loci* génicos que no presentan un alelo con la suficiente frecuencia como para denominarle normal. Esta última situación representa un ejemplo extremo de polimorfismo genético.

En términos estrictos, se dice que existe polimorfismo cuando el alelo más común de un determinado *locus* génico representa menos del 99 % de los alelos de la población. Por definición, cuando existe polimorfismo en un *locus* génico, al menos el 2 % de la población debe ser heterocigota para ese *locus*.

Algunas alteraciones genéticas producen un profundo efecto sobre el fenotipo y causan un estado de enfermedad de forma consistente: son las mutaciones. Los polimorfismos en el DNA se producen aún con mayor frecuencia en regiones no codificantes, lugares del genoma que tienen poca influencia sobre la expresión genética. Así, la mayor parte de los polimorfismos del DNA no están asociados a efectos fenotípicos.

17. MUTACIONES

Las mutaciones son alteraciones estables del DNA que se heredan y se transmiten a la progenie. Algunas mutaciones son letales y no pueden pasar de una generación a la siguiente, mientras que otras son menos deletéreas y son toleradas por los descendientes. Las mutaciones se producen de forma espontánea, aunque también pueden generarlas agentes físicos o químicos. Desde el punto de vista evolutivo, las mutaciones son esenciales para generar la diversidad genética que permite a las especies adaptarse a su ambiente con los mecanismos de la selección natural.

Las mutaciones pueden ser de dos tipos: voluminosas y puntuales. Las mutaciones voluminosas son aquellas que implican alteraciones de millones de pares de bases de la estructura de un cromosoma. Pueden ser de tres tipos: duplicaciones, deleciones y reagrupamientos. Las mutaciones puntuales son las que implican cambios mínimos, normalmente de una sola base en el DNA; pueden ser inserciones, deleciones o sustituciones (Fig. 1-13). Cuando tienen lugar inserciones o deleciones de una sola base en una región codificante, se produce una mutación denominada de desplazamiento de marco, porque alteran el marco de lectura del código genético, de forma que se modifica cada triplete del gen a partir del lugar de la inserción o la deleción. Cuando se produce una sustitución de una base por otra en una región codificante, la muta-

UAC	CAG	CCG	UUA	CCA	A...
Tyr	Gln	Pro	Leu	Pro	

Mutación de sentido equivocado

UAC	CUG	CCG	UUA	CCA	A...
Tyr	*Leu*	Pro	Leu	Pro	

Mutación de desplazamiento de marco
(Inserción de un nucleótido)

UAC	CAC	GCC	GUU	ACC
Tyr	*Glu*	*Ala*	*Val*	*Thr*

Mutación de desplazamiento de marco
(Deleción de un nucleótido)

UAC	CGC	CGU	UAC	CAA
Tyr	*Arg*	*Arg*	*Tyr*	*Pro*

Mutación sin sentido

UAC	CAG	CCG	UAA	CCA	A...
Tyr	Gln	Pro	Parada		

Figura 1-13. Mutaciones puntuales.

ción puntual puede ser de tres tipos: sinónima, de sentido equivocado o sin sentido.

Las mutaciones sinónimas o silenciosas son aquellas en las que el cambio de base no conduce a un cambio del aminoácido. Las mutaciones de sentido equivocado son aquellas en las que el cambio de base transforma el codón en otro que codifica un aminoácido diferente. Finalmente, las mutaciones sin sentido son aquellas en las que el cambio de base da lugar a un codón de terminación.

Otro tipo de mutaciones, recientemente descubierto, es la expansión de trinucleótidos repetidos. En ellas, se pasa a la siguiente generación una secuencia de tripletes repetidos mucho más larga. Las expansiones más largas están directamente relacionadas con una enfermedad más grave o con una enfermedad de comienzo más temprano.

18. IMPRONTA GENÓMICA

Un pequeño número de genes de mamíferos, la mayor parte de ellos agrupados en el genoma, experimentan el fenómeno de la impronta genómica, por medio del cual el nivel de expresión de los alelos del gen depende del origen parental, es decir, de si se hereda del padre o de la madre. Para explicar esto, se ha sugerido la existencia de un fenómeno que marca los cromosomas en su expresión fenotípica. En los mamíferos, la metilación del DNA es un componente del mecanismo de la impronta. No se conoce el estadio del desarrollo en el que se produce la impronta. Entre las enfermedades genéticas con impronta genómica, se encuentran el síndrome de Prader Willi y el síndrome de Angelman.

19. GENOTIPO Y FENOTIPO

Se denomina genotipo a la constitución genética de una persona, y fenotipo a las características observables producidas por los genes. El genotipo representa el conjunto de genes de la persona, que pueden o no expresarse; el fenotipo es el resultado de la interacción de la constitución genética de la persona que se expresa con el ambiente. Los estudios de patología molecular tratan de establecer correlaciones genotipo/fenotipo, de forma que la expresión de los genes pueda explicarse por sus alteraciones.

20. ENFERMEDADES GENÉTICAS

Las enfermedades genéticas pueden clasificarse en las seis clases siguientes.

20.1. Alteraciones cromosómicas

Suponen cambios numéricos o estructurales de uno o más cromosomas.

20.2. Alteraciones mendelianas o monogénicas

Se encuentra afectado un único gen. Se agrupan, de acuerdo con su forma de herencia, en: *a*) autosómicas dominantes, que afectan a heterocigotos para el gen mutado con una copia defectuosa del gen; *b*) autosómicas recesivas, que afectan a homocigotos con dos copias defectuosas del gen; *c*) recesivas ligadas al sexo, que afectan predominantemente a los varones con mutación en la única copia de un gen ligado al cromosoma X; y *d*) dominantes ligadas al sexo (muy raras).

20.3. Alteraciones multifactoriales

Se producen por la interacción entre varios genes y varios factores exógenos o ambientales.

20.4. Alteraciones del DNA mitocondrial

Debido a que el DNA mitocondrial se transmite por vía materna, el patrón de herencia difiere de las alteraciones mendelianas.

20.5. Formas no clásicas

Se trata de un grupo heterogéneo que engloba la impronta genómica o disomía uniparental, las repeticiones de trinucleótidos y diversas formas de mosaicismo.

20.6. Mutaciones de células somáticas diferenciadas

Son alteraciones que tienen importancia en el desarrollo de las neoplasias y, aunque no se heredan, pueden aparecer en personas con una predisposición heredada.

21. ALTERACIONES CROMOSÓMICAS

Las alteraciones de los cromosomas pueden ser cuantitativas, cuando existe un aumento o un descenso del número de cromosomas, o cualitativas, cuando siendo exacto el número de cromosomas existen diferencias en ellos. Las alteraciones cromosómicas cuantitativas suponen la pérdida, el incremento o el agrupamiento anormal de uno o más cromosomas. Las trisomías son las anomalías cromosómicas más identificadas en el ser humano, produciéndose en al menos el 4 % de los embarazos. Las trisomías de los autosomas con mayor incidencia son: la trisomía del cromosoma 21 (1:700), que produce el síndrome de Down; la trisomía del cromosoma 18 (1:3000), y la trisomía del cromosoma 13 (1:5000). En los cromosomas sexuales, las principales trisomías son: la 47,XXY (síndrome de Klinefelter), con una frecuencia de 1 por cada 700 varones; la 47,XYY (síndrome XYY), con una frecuencia de 1 por cada 800 varones; y la 47,XXX (síndrome del triple X), con una frecuencia de 1 por cada 1000 mujeres. En las alteraciones cromosómicas cualitativas, no se modifica el número de cromosomas y, si son equilibradas, no se pierde material genético. Entre ellas, se encuentran los reordenamientos cromosómicos (deleciones, translocaciones).

22. ENFERMEDADES AUTOSÓMICAS DOMINANTES

Son aquellas enfermedades que afectan tanto a los individuos homocigotos como a los heterocigotos, de forma que la enfermedad se manifiesta con tan sólo una copia del gen defectuoso. En la actualidad, se conocen más de 1500 enfermedades de este tipo, siendo ejemplos de ellas la enfermedad de von Willebrand, la hipercolesterolemia familiar, la neurofibromatosis, la distrofia miotónica, la enfermedad de Huntington, la poliposis adenomatosa familiar y la enfermedad poliquística del adulto.

Se denomina penetrancia a la expresión de un fenotipo mutante. Cuando la enfermedad se expresa en menos del 100 % de las personas portadoras del alelo anormal, se dice que tiene una penetrancia incompleta. Asimismo, muchos rasgos dominantes muestran una expresión variable, lo que implica que las personas afectadas con la misma mutación presentarán una afectación clínica diferente. Tanto la penetrancia incompleta como la expresividad variable son el reflejo de la modulación de la expresión fenotípica por otros genes.

Las enfermedades dominantes pueden implicar la pérdida de función de un alelo, si el alelo normal que queda no es capaz de enmascarar totalmente los efectos de la carencia. Sin embargo, las mutaciones dominantes suelen implicar la expresión de un producto proteico con una función alterada o con ganancia de función. Otro tipo de función alterada que puede observarse en las enfermedades dominantes es la denominada mutación negativa dominante. En este caso, se expresan los productos proteicos normal y anormal, pero la proteína anormal interactúa, directamente o indirectamente, con la proteína normal y la impide realizar su función. Estas mutaciones se producen con frecuencia en proteínas estructurales en las que una única subunidad anormal puede inactivar una estructura completa.

23. ENFERMEDADES AUTOSÓMICAS RECESIVAS

Son aquellas que afectan a individuos homocigotos con dos copias defectuosas del gen. Actualmente, se conocen más de 1000 enfermedades de este tipo. Entre otras, se pueden mencionar la fibrosis quística, la anemia drepanocítica, la β-talasemia, la fenilcetonuria, el déficit de α_1-antitripsina y la hemocromatosis.

Las enfermedades recesivas típicamente son consecuencia de la pérdida de función del gen mutado. Así, las personas afectadas con dos copias del gen mutado no poseen un producto proteico activo y muestran el fenotipo consecuente. Muchas de las enfermedades recesivas conllevan la pérdida de una actividad enzimática. Las características clínicas de una enfermedad recesiva pueden ser el resultado de la incapacidad para producir un metabolito requerido más allá del déficit, en la ruta enzimática, o del fallo para eliminar un compuesto producido más atrás en la ruta enzimática. En los portadores de un defecto genético recesivo que no resultan afectados, el alelo normal que queda produce la actividad suficiente como para impedir el desarrollo de los síntomas clínicos. La lesión molecular real que produce la inactivación del gen puede ser cualquiera de los diferentes tipos de alteración, entre ellos deleciones, inserciones, inversiones o mutaciones puntuales, que produzcan alteraciones de las señales normales de corte y empalme del mRNA, que den lugar a un codón de parada prematuro o que produzcan una mutación de sentido equivocado que elimine la actividad del producto proteico. La mayoría de estas alteraciones inactivantes producen un fallo de la expresión de cualquier producto proteico estable.

24. ENFERMEDADES RECESIVAS LIGADAS AL CROMOSOMA X

Afectan casi exclusivamente a los varones. La enfermedad se transmite a través de mujeres portadoras asintomáticas. Una mujer hija de un varón afectado y de una mujer portadora. puede padecer la enfermedad. Son enfermedades de este tipo: la distrofia muscular de Duchenne, las hemofilias A y B, el síndrome del cromosoma X frágil y la ictiosis.

25. ENFERMEDADES DOMINANTES LIGADAS AL CROMOSOMA X

Las enfermedades dominantes ligadas al sexo son bastante raras. Se afectan tanto los varones como las mujeres, con un cuadro variable en las mujeres heterocigotas como consecuencia de la inactivación aleatoria del cromosoma X. Los árboles familiares son parecidos a los de las enfermedades autosómicas dominantes, con la diferencia de la ausencia de transmisión varón-varón y la transmisión de la enfermedad desde un varón a todas sus hijas. Entre las enfermedades dominantes ligadas al cromosoma X se encuentra el déficit de la enzima ornitina transcarbamilasa.

26. ENFERMEDADES MITOCONDRIALES

Son enfermedades en las que existen mutaciones en el DNA mitocondrial. Estas afecciones muestran un patrón característico de herencia, ya que es el óvulo y no el espermatozoide el que proporciona las mitocondrias al cigoto. Así pues, una madre afectada transmitirá la enfermedad a todos sus hijos, mientras que un padre afectado no tendrá hijos con la enfermedad. La situación se complica con frecuencia, debido a que la alteración sólo está presente en algunas mitocondrias, lo que da lugar a una gran variabilidad fenotípica. Las enfermedades mitocondriales suelen producir alteraciones neuromusculares.

27. ENFERMEDADES POLIGÉNICAS

Se trata de enfermedades en las que están afectados varios genes, a los que se añade la interacción de diversos factores ambientales. Los genes individuales pueden inactivarse o, de alguna manera, alterarse por mutaciones que predisponen a la enfermedad, pero que son insuficientes para producir síntomas por sí mismas. En estas circunstancias, el factor de riesgo genético puede ser simplemente una variante polimórfica de un gen. Entre estas enfermedades se encuentran la enfermedad coronaria, la hipertensión esencial, la diabetes mellitus, la epilepsia, la esquizofrenia y la psicosis maníaco-depresiva.

El número de genes implicados en las enfermedades poligénicas es muy variable. Por ejemplo, en la enfermedad coronaria están implicados genes del metabolismo de las lipoproteínas, de la coagulación de la sangre, del metabolismo de las células sanguíneas y del metabolismo de la pared arterial.

28. PROYECTO GENOMA HUMANO

El Proyecto Genoma Humano (PGH), gestado durante la década de los años ochenta, nació en 1990 con tres objetivos generales:

1. Crear mapas genéticos.
2. Desarrollar mapas físicos.
3. Determinar la secuencia completa del DNA humano.

Los mapas genéticos se miden en centimorgan (cM) y se basan en distancias entre los genes, que se estiman mediante las frecuencias de recombinación. El mapa físico es la distancia real en pares de bases de secuencia de DNA entre los genes. Finalmente, la secuencia del genoma humano representa el orden de cada uno de los nucleótidos que lo componen en cada uno de los cromosomas. Está previsto que para mediados del año 2000 se publique un primer borrador del genoma humano, cuyo ensamblaje y conocimiento completo estará antes del 2003. A finales de 1999, se publicó la secuencia completa del primer cromosoma humano, el número 22 y ya se ha publicado también la del 21, junto con las características de organización que comprenden sus contenidos de genes y pseudogenes, la organización de los genes, la naturaleza y frecuencia de las secuencias repetidas con números de copias elevados y bajos, y la relación entre las distancias físicas y genéticas a lo largo del cromosoma.

La secuencia del genoma humano, una vez completada, permitirá acceder a los genes y sus elementos reguladores, lo que será de gran importancia para la clonación de genes de enfermedades humanas y también para el estudio de los polimorfismos, que serán fundamentales en los estudios poblacionales de caracteres comunes complejos. Se dispondrá, además, de una abundante información sobre los agrupamientos y las familias génicas, así como de las repeticiones con pocas copias, que ayudarán a encontrar los reordenamientos y duplicaciones que han dado lugar al conjunto actual de 23 pares de cromosomas, y permitirán identificar enfermedades asociadas con estas regiones repetitivas.

BIBLIOGRAFÍA

ALBERTS, B.; BRAY, D.; LEWIS, J.; RAFF, M.; ROBERTS, K., y WATSON, J. D.: *Biología Molecular de la célula.* Omega, 1998.

BEAUDET, A. L.: «Genética y enfermedad». En: *Harrison. Principios de Medicina Interna.* AS Fauci, *et al.* (eds.). McGraw-Hill Interamericana, 415-449, 1998.

BEAUDET, A. L.; SCRIVER, C. R.; SLY, W. S., y VALLE, D.: «Genetics, Biochemistry, and Molecular Basis of variant human phenotypes». En: *Metabolic and Molecular Bases of Inherited Disease.* 7th ed. Beaudet AL, Scriver CR, Sly WS, Valle D (eds.). McGraw-Hill, 53-118, 1995.

KARP, G.: *Biología celular y molecular.* McGraw-Hill Interamericana, 1998.

MATHEWS, C. K., y VAN HOLDE, K. E.: *Bioquímica*, 2.ª ed. McGraw-Hill Interamericana, 1998.

2

Técnicas de diagnóstico molecular

J. M. GONZÁLEZ DE BUITRAGO

1. INTRODUCCIÓN

Los avances de la Biología Molecular producidos en los últimos años han permitido aislar y caracterizar miles de genes. Con ello, ha sido posible conocer el defecto genético de muchas enfermedades moleculares y establecer, por parte de los laboratorios de diagnóstico molecular, pruebas para detectar las mutaciones de un gran número de estas enfermedades. Sin embargo, el diagnóstico molecular sigue siendo complejo para muchas enfermedades moleculares, debido a la heterogeneidad de las alteraciones genéticas conocidas.

El DNA es una molécula muy grande y con una composición muy poco variable, por lo que hasta hace unos años era muy difícil su estudio y análisis. La utilización de las enzimas de restricción ha posibilitado la obtención de fragmentos de DNA pequeños, más fácilmente abordables para su estudio. Sin embargo, cuando se trata el DNA de una célula humana con una endonucleasa de restricción, se obtiene más de un millón de fragmentos. La concentración de un fragmento específico que contenga entre 1000 y 2000 pares de bases es menor de uno por millón, por lo que es prácticamente imposible obtener fragmentos de DNA puros directamente a partir de las células en las que se encuentran. Para disponer de fragmentos de DNA puros en cantidades elevadas a partir de genomas completos, se utiliza la clonación de moléculas de DNA. Las moléculas de DNA obtenidas en grandes cantidades por clonación pueden emplearse como reactivos, que reciben el nombre de sondas, para hibridar con segmentos complementarios en otras moléculas de DNA y detectar secuencias específicas. Sin embargo, la clonación de moléculas de DNA es un proceso complejo que requiere muchos días de trabajo. La reacción en cadena de la polimerasa (PCR) permite amplificar hasta un millón de veces fragmentos cortos de ácidos nucleicos presentes en las células en cantidades muy pequeñas, lo que hace posible su posterior análisis, sin necesidad de aislarlos y purificarlos.

2. AISLAMIENTO Y CUANTIFICACIÓN DE LOS ÁCIDOS NUCLEICOS

2.1. Muestras

La muestra típica en los estudios de patología molecular es el ácido nucleico, que puede obtenerse a partir de homogeneizados de tejidos o a partir de células sanguíneas. Las muestras de tejidos sólidos deben romperse antes de comenzar cualquier procedimiento de aislamiento de DNA. Esto se realiza, normalmente, sometiendo a la muestra a fuerzas mecánicas que proporcionan células individuales disociadas con un mínimo de lisis. La ruptura mecánica se consigue generalmente con un homogeneizador. Sin embargo, cuando se desea DNA de peso molecular elevado, deben inhibirse las nucleasas manteniendo las muestras de tejido a temperaturas muy bajas. Para ello, inmediatamente tras la escisión, se congela la muestra en nitrógeno líquido, y la ruptura se realiza a continuación pulverizando el tejido, en presencia de hielo seco, utilizando un mezclador eléctrico o un mortero y pistón. Tras sublimar el hielo seco de la mezcla de polvo resultante, pueden suspenderse de nuevo las células, para iniciar el procedimiento de aislamiento del DNA.

Para las muestras de sangre, se recoge sangre con EDTA como anticoagulante. Aunque los leucocitos nucleados son sólo una pequeña porción del total de células sanguíneas, pueden separarse fácilmente del plasma y de los hematíes mediante centrifugación. La capa de glóbulos blancos resultante se separa y se suspende de nuevo en un amortiguador adecuado, para el aislamiento del DNA. El contenido de DNA de las células humanas es de unos 5 pg; a partir de 20 mL de sangre anticoagulada con EDTA, pueden obtenerse entre 250 y 500 μg.

Para el diagnóstico prenatal, se precisa DNA del feto o de tejidos derivados del feto, como las vellosidades coriónicas. Las muestras de biopsia de las vellosidades coriónicas deben diseccionarse para separar el tejido fetal del materno. En algunas ocasiones, se emplea líquido amniótico para el diagnóstico prenatal. Las células se aíslan por centrifugación y de ellas se extrae el DNA.

2.2. Aislamiento del DNA

Existen muchas variaciones en cuanto a los detalles de los protocolos de aislamiento de DNA, pero todos ellos precisan, como primer paso, la lisis de las células y los núcleos. Con este fin, se incuba la suspensión celular con detergentes o enzimas líticas. El paso siguiente consiste en la disociación del DNA de las proteínas que lleva unidas. La mayor parte de los protocolos utilizan una enzima proteolítica fuerte, como la proteinasa K. Este paso inactiva también las nucleasas celulares que degradan el DNA. Las proteínas parcialmente degradadas se eliminan de la disolución mediante la extracción con fenol/cloroformo, la precipitación salina o el paso de la disolución por una columna que retenga el DNA. El DNA se precipita de la solución por medio de etanol. El DNA en forma de grumos puede recogerse con una varilla de vidrio, se seca y se disuelve de nuevo en un amortiguador acuoso adecuado y, de esta forma, permanece estable durante varios años. En la actualidad, existen extractores automáticos de DNA capaces de preparar varias muestras en pocas horas, con lo que la intervención de los operadores es mínima.

2.3. Aislamiento del RNA celular total

A diferencia del DNA, el RNA es de cadena sencilla y relativamente inestable. Durante el aislamiento y almacenamiento del RNA, debe tenerse mucho cuidado para impedir la degradación por las ribonucleasas (RNasas). Para el aislamiento del RNA, las células o los tejidos se homogeneizan en una solución que contenga inhibidores de las RNasas, como el agente caotrópico isotiocianato de guanidinio. Para el paso siguiente, existen muchos métodos, que implican la separación del RNA del DNA genómico. Al igual que en el aislamiento del DNA, el RNA purificado se precipita con etanol durante el paso final de todos los procedimientos. Las soluciones acuosas de RNA deben almacenarse congeladas.

2.4. Aislamiento del RNA mensajero

Existen muchas aplicaciones que no pueden realizarse con RNA total, y por tanto debe aislarse RNA mensajero. Para ello, se aprovecha la circunstancia de que la mayor parte de los RNA mensajeros tienen una cola de poli-A. El RNA celular total se pasa por una columna que contiene poli-dT unido a una fase sólida. El RNA mensajero se une al poli-dT y queda retenido en la fase sólida, eluyendo el resto de RNA, y posteriormente se eluye el RNA mensajero.

2.5. Determinación de la concentración de ácido nucleico

La cantidad total de DNA de una muestra puede determinarse midiendo su absorbancia, a 260 nm y 280 nm, con un espectrofotómetro. La absorbancia a 260 nm se emplea para calcular la concentración de DNA. Una solución con 50 μg/mL proporciona una absorbancia de 1. La relación de absorbancias 260/280 se utiliza para calcular la pureza de la preparación. Una relación inferior a 1.8 indica la presencia de impurezas. La cantidad de RNA en una solución se mide también mediante espectrofotometría. Una solución de RNA de 40 μg/mL presenta, a 260 nm, una absorbancia de 1.

3. TÉCNICAS DE SEPARACIÓN DEL DNA

La electroforesis es la principal técnica de separación de las moléculas de DNA. Como la carga por unidad de longitud en cualquier fragmento determinado de DNA es la misma, debido a los grupos fosfato, todas las muestras de DNA deberían desplazarse hacia el ánodo con la misma movilidad. Sin embargo, la separación en los geles se consigue a causa de la resistencia a su movimiento producida por la matriz del gel. Las moléculas más grandes tienen mayor dificultad para pasar a través de los poros del gel, mientras que las moléculas más pequeñas sufren menos impedimentos. Por lo tanto, la movilidad de las moléculas de DNA durante la electroforesis en gel depende del tamaño, de forma que las moléculas más pequeñas se mueven más rápidamente.

Existen dos tipos de matrices de gel empleadas para los análisis de DNA: agarosa y poliacrilamida. Los geles de agarosa tienen poros de un tamaño comprendido entre 100 y 300 nm^3, mientras que los poros de los geles de poliacrilamida tienen un tamaño menor. Para adecuarse al margen de tamaño de las moléculas que van a separarse, deben elegirse las concentraciones del gel. Los geles que contienen un 0.3 % de agarosa separan las moléculas de DNA de doble cadena de 5 a 60 kb, mientras que los geles con un 2 % se utilizan para las moléculas de 0.1 a 3 kb. Muchos laboratorios usan de forma sistemática geles del 0.8 %, que son adecuados para separar moléculas de DNA en el margen de 0.5 a 10 kb. Los geles de poliacrilamida se utilizan para separar fragmentos de DNA más pequeños, ya que tienen un mayor poder de resolución. Los geles más utilizados son los que presentan una concentración de acrilamida de entre el 5 y el 15 %, y que proporcionan buenas separaciones en el margen de 100-1000 pares de bases. Como los geles separan el DNA de acuerdo con el tamaño, puede determinarse el peso molecular del DNA a partir de su movilidad electroforética, utilizándose patrones estándar de peso molecular conocido.

Los geles de agarosa para la electroforesis del DNA se corren de forma horizontal totalmente sumergidos en el amortiguador, por lo que la electroforesis de DNA recibe con frecuencia el nombre de submarina. Los geles habituales tienen una longitud de unos 25 cm, y una anchura de unos 12 cm, y se corren a un voltaje de 1.5 V/cm durante toda una noche. Para los análisis rápidos, que no necesitan una separación muy grande de las moléculas de DNA, pueden utilizarse minigeles, que tienen menos de 10 cm de longitud. De esta forma, puede conseguirse la separación en unas 2-3 horas. Los geles de acrilamida suelen emplearse de forma vertical. Una vez que ha corrido el sistema, el DNA separado en los geles debe teñirse y visualizarse. El reactivo más empleado es el colorante fluorescente bromuro de etidio.

3.1. Electroforesis en geles de secuenciación de DNA

Independientemente del método de secuenciación de DNA que se utilice, el análisis final supone la separación de moléculas de DNA de cadena sencilla de menos de 1000 nucleótidos y que se diferencian en un solo nucleótido. Para conseguirlo, es necesario contar con un gel con un poro pequeño, por lo que se emplean geles de acrilamida. Se utilizan geles del 3.5 % para separar DNA de 80-1000 nucleótidos y geles del 12 % para resolver fragmentos de entre 20 y 100 nucleótidos. Si se va a analizar un amplio margen de tamaño, es conveniente correr geles con un gradiente de entre 3.5 y 7.5 %. Como se necesitan separar moléculas de DNA que son de tamaño muy semejante, los geles de secuenciación de DNA tienden a ser muy largos (100 cm) para conseguir una buena separación. En la Figura 2-1, se presenta un gel de secuenciación de DNA.

3.2. Electroforesis en gel de campo pulsátil

Generalmente, la electroforesis en gel no permite separar moléculas muy grandes de DNA,

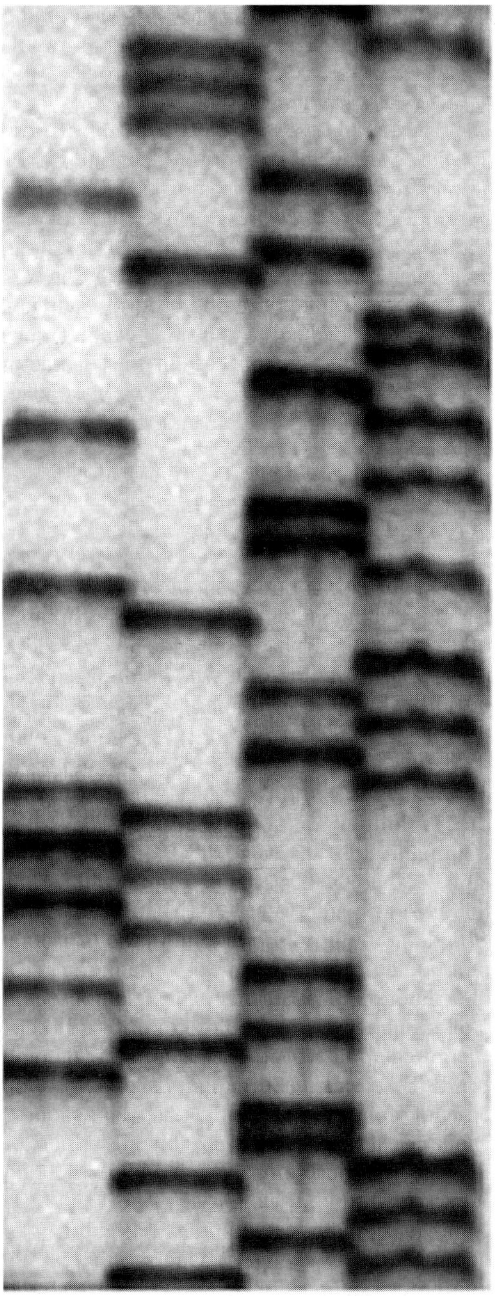

Figura 2-1. Gel de secuenciación de DNA.

debido a que un campo eléctrico estacionario las extiende de forma que se mueven a lo largo del gel con un movimiento serpenteante a una velocidad que es independiente de su longitud. La electroforesis en gel de campo pulsátil (PFGE) permite la separación de estas moléculas de DNA muy grandes. En la PFGE, la dirección del campo eléctrico se cambia periódicamente, lo que obliga a las moléculas a reorientarse antes de continuar su movimiento serpenteante a través del gel. Las moléculas grandes requieren más tiempo para esta reorientación, por lo que se mueven más lentamente.

4. ENZIMAS UTILIZADAS EN LOS ANÁLISIS DEL DNA EN EL DIAGNÓSTICO MOLECULAR

Para los estudios de diagnóstico molecular en los que hay que analizar el DNA se utilizan diversas enzimas. Las más importantes son las endonucleasas de restricción, las DNA ligasas, las DNA polimerasas y la transcriptasa inversa.

4.1. Endonucleasas de restricción

Las nucleasas son enzimas que hidrolizan los enlaces fosfodiéster de los ácidos nucleicos. Las endonucleasas hidrolizan los enlaces internucleotídicos del interior de la cadena, mientras que las exonucleasas hidrolizan los enlaces internucleotídicos del exterior de la cadena.

Las endonucleasas de restricción son enzimas producidas, principalmente, por bacterias que hidrolizan enlaces fosfodiéster del esqueleto de DNA de doble hebra en secuencias específicas. El término endonucleasa de restricción se utilizó originalmente al observar la capacidad que tenían determinadas bacterias para bloquear la infección por algunos virus, destruyendo su DNA. Estas enzimas metilan el DNA de la bacteria para hacerlo resistente a su acción. Las endonucleasas de restricción se dividen en tres tipos generales: las de tipo I, que catalizan tanto la metilación del DNA como la ruptura del DNA no metilado en unas secuencias específicas; las de tipo II, que sólo poseen actividad nucleolítica; y las de tipo III, que combinan también la metilación y la ruptura. De las tres categorías de enzimas de restricción, las de clase II son las más útiles en los métodos de manipulación de DNA, debido a su especificidad de secuencia absoluta, tanto para la reacción de unión como para la de ruptura. Todas las enzimas de restricción que se comercializan son de esta categoría.

Las enzimas de restricción se denominan con tres o cuatro letras, que corresponden a la primera letra del género y a las dos o tres primeras letras de la especie del organismo de procedencia. El número señala el orden cronológico de descubrimiento de esa enzima en esa estirpe. En el Cuadro 2-1, se ofrece una lista de algunas enzimas de restricción y las secuencias de reconocimiento. Casi todas las secuencias nucleotídicas reconocidas por las endonucleasas de restricción poseen un eje de simetría impropio binario; es decir, la lectura de las secuencias en ambas direcciones es idéntica, lo que recibe el nombre de palíndromos. La rotura se produce en ambas hebras del DNA, y es una rotura simétrica respecto al eje de simetría binario. Las endonucleasas de restricción cortan el DNA generando, bien extremos 3' ó 5' monocatenarios, de unos cuatro nucleótidos de longitud, denominados extremos cohesivos, bien extremos romos (Fig. 2-2). Las endonucleasas de restricción más útiles para clonar DNA son las que dejan extremos cohesivos, ya que pueden aparearse con los extremos complementarios del DNA vector tratados con la misma enzima de restricción.

4.2. DNA ligasas

Las DNA ligasas son enzimas que unen dos fragmentos de DNA. La reacción se produce entre el grupo hidroxilo 3´ de una hebra de DNA y el grupo fosfato de la otra hebra. El ATP proporciona la energía necesaria para la reacción. El ligamiento de DNA sólo puede producirse de forma eficaz entre extremos de fragmentos de DNA compatibles y su especificidad proporciona al investigador un control sobre la forma de ligar diferentes fragmentos de DNA en una mezcla de reacción. El uso más corriente de las DNA ligasas es para la incorporación de un trozo de DNA en un vector de clonación y para el método de amplificación de la reacción en cadena de la ligasa.

4.3. DNA polimerasas

Las DNA polimerasas son enzimas que utilizan una cadena de DNA como molde para la síntesis de una segunda cadena. Todas las DNA polimerasas requieren un cebador y todas sintetizan el DNA en la dirección 3´→ 5´. Las DNA polimerasas poseen múltiples usos, entre los que se encuentran la producción de DNA marcado

Cuadro 2-1. Algunas endonucleasas de restricción y sus secuencias de reconocimiento

Enzima	*Microorganismo*	*Secuencia de reconocimiento*	*Extremos*
Aat II	*Acetobacter aceti*	G A C G T|C C|T G C A C	Cohesivos
Bam HI	*Bacillus amyloliquefaciens (H)*	G|G A T C C C C T A G|G	Cohesivos
Eco RI	*Escherichia coli*	G|A A T T C C T T A A|G	Cohesivos
Hae III	*Haemophilus aegyptius*	G G|C C C C|G G	Romos
Hind III	*Haemophilus influenzae*	A|A G C T T T T C G A|A	Cohesivos
Sna BI	*Sphaerotilus natans*	T A C|G T A A T G|C A T	Romos
Taq I	*Thermus aquaticus*	T|C G A A G C|T	Cohesivos

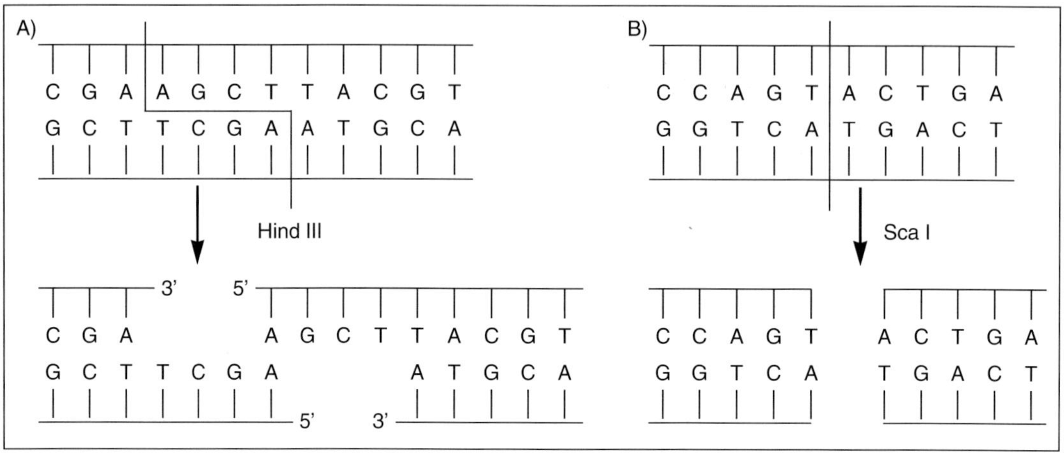

Figura 2-2. Mecanismo de rotura de las enzimas de restricción. *A*) Con formación de extremos cohesivos; *B*) Con formación de extremos romos.

radiactivamente, la reacción en cadena de la polimerasa y la secuenciación de DNA. Una de las DNA polimerasas más utilizadas en los laboratorios de diagnóstico molecular es la DNA polimerasa *Taq*, que se emplea para el proceso de amplificación de la reacción en cadena de la polimerasa (PCR). Sus características principales son que desarrolla su mayor actividad a unos 75 °C, que carece de actividad 3´→ 5´ exonucleasa y que es estable durante incubaciones prolongadas a temperaturas elevadas (95 °C).

4.4. Transcriptasa inversa

Las transcriptasas inversas (RT, del inglés *reverse transcriptase*) son un tipo de DNA polimerasas que utilizan RNA como molde para producir DNA. Se aíslan de los retrovirus, que poseen la capacidad de copiar a la inversa su genoma de RNA para su ciclo vital en las células de los mamíferos. El principal uso de las RT es la copia del mRNA en DNA, que recibe el nombre de DNA complementario o cDNA.

La reacción de una RT sobre un molde de RNA produce una molécula híbrida RNA-DNA. El DNA en este híbrido se denomina «cDNA de la primera hebra» y puede utilizarse para generar otra copia complementaria de DNA, para crear así DNA de doble hebra. De esta manera, se utiliza el cDNA para generar bibliotecas que contienen los genes expresados en un tejido y como sustrato para la reacción en cadena de la polimerasa en el análisis de secuencias de especies de RNA.

5. CLONACIÓN DE DNA

La clonación de DNA consiste en la obtención de un gran número de fragmentos idénticos a partir de uno original. Para ello, se aísla primero el fragmento de DNA y posteriormente se introduce en determinadas células para su producción. La introducción del fragmento de DNA en las células productoras requiere unos transportadores que pueden ser plásmidos, bacteriófagos y cósmidos. Estos transportadores reciben el nombre general de vectores. Todos los vectores deben poseer secuencias que les permitan replicarse dentro de las células huésped. La unión del DNA a los transportadores se lleva a cabo utilizando diversas enzimas de modificación como ligasas, DNA y RNA polimerasas, enzimas fosforilantes y desfosforilantes de DNA, nucleasas y fosfodiesterasas.

En la Figura 2-3, se muestran los pasos principales de la clonación de DNA. Una vez obtenido el fragmento de DNA que se quiere clonar, utilizando una enzima de restricción, se incuba con el plásmido, que previamente se ha tratado con la misma endonucleasa de restricción para obtener extremos cohesivos. A continuación y, utilizando una DNA ligasa, se unen de forma covalente los extremos para formar una molécula circular. Luego, se introduce el plásmido en la célula huésped, por un proceso denomina-

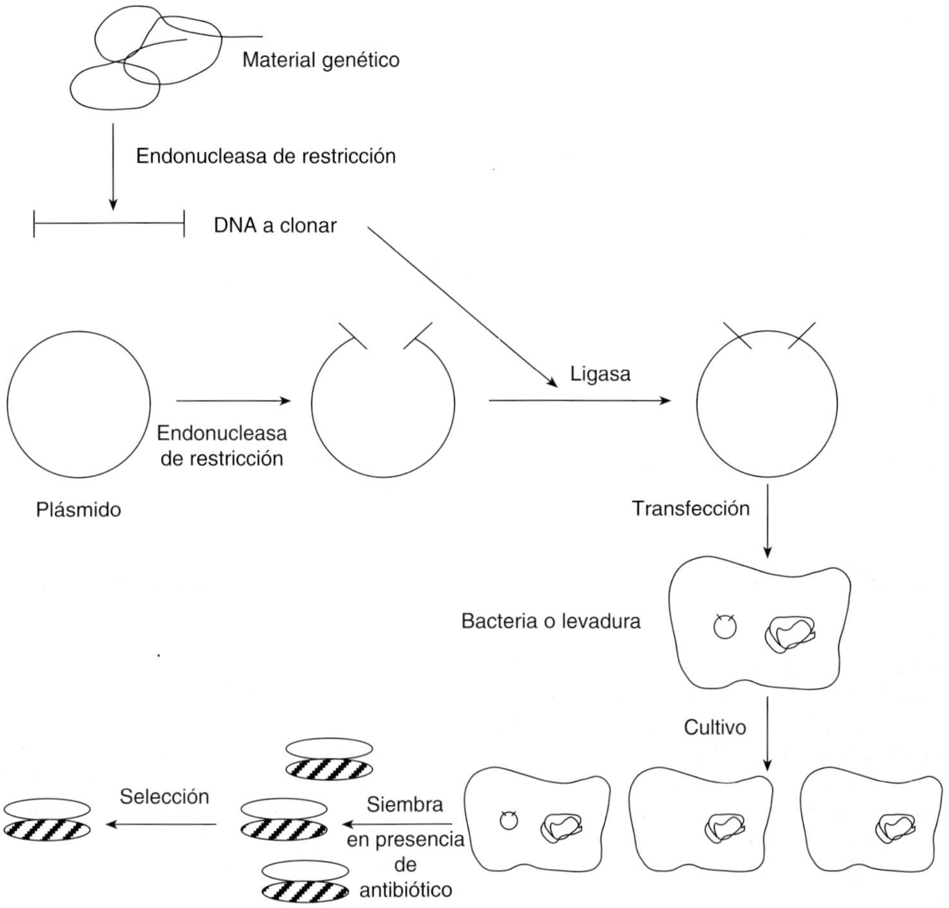

Figura 2-3. Pasos principales en la clonación de DNA.

do transfección, y se cultiva esta célula. No todas las células huésped contienen el plásmido modificado, sino sólo algunas, que se aíslan, haciendo uso de alguna propiedad del plásmido, como la resistencia a algún antibiótico. Para ello, se siembran en presencia del antibiótico, tomándose las colonias que crecen en estas condiciones.

El aislamiento del DNA del plásmido se realiza lisando las células huésped procedentes de cultivos en gran escala y separando las secuencias cromosómicas de las células huésped, lo que es relativamente sencillo debido a las diferencias de tamaño entre los plásmidos y los cromosomas de estas células. Los fragmentos de DNA clonado se aíslan en grandes cantidades, cortando el DNA del plásmido con la misma enzima de restricción utilizada en el procedimiento de clonación y purificando el fragmento de DNA.

Con el DNA clonado se construyen bibliotecas de DNA. Existen dos tipos principales de bibliotecas de DNA: las bibliotecas genómicas, que contienen clones genómicos, y las bibliotecas «cDNA», que contienen clones de DNA complementario. Los clones genómicos contienen fragmentos de DNA genómico con secuencias intrónicas, secuencias repetidas, secuencias codificantes, etc., y son representativos de todo el DNA de la célula. Los clones de cDNA, sin embargo, contienen fragmentos de DNA que se han copiado a partir de mRNA celulares y contienen secuencias codificadoras de proteínas.

6. MÉTODOS DE AMPLIFICACIÓN DE DNA

Como se ha señalado al comienzo de este capítulo, la clonación de moléculas de DNA es un proceso laborioso que, además, requiere bastante tiempo para su realización. Un avance espectacular en los métodos de la biología molecular se produjo con el diseño de reacciones de amplificación, que permiten la obtención en poco tiempo de un número muy elevado de copias de un fragmento de DNA. Los principales métodos de amplificación de DNA son la reacción en cadena de la polimerasa (PCR), la reacción en cadena de la ligasa (LCR) y la replicasa Qβ.

7. REACCIÓN EN CADENA DE LA POLIMERASA

En 1984, un grupo de científicos de la empresa Cetus desarrolló un procedimiento para obtener una gran cantidad de copias de fragmentos de DNA, que denominaron reacción en cadena de la polimerasa (PCR). Con esta técnica, la obtención de un número elevado de copias de un fragmento de DNA se consigue en unas horas, frente a los días, semanas o incluso meses necesarios con las técnicas de clonación.

El fundamento de la reacción en cadena de la polimerasa es la repetición cíclica de tres reacciones simples, que varían sólo en cuanto a la temperatura de incubación. El método emplea una DNA polimerasa, cantidades elevadas de los desoxirribonucleósidos trifosfato (dATP, dGTP, dCTP y dTTP) y dos oligonucleótidos cebadores de hebra sencilla complementarios de secuencias conocidas del DNA diana.

En la técnica original, se utilizaba el fragmento Klenow de la DNA polimerasa de *E. coli*. Esta enzima se inactiva a las elevadas temperaturas que se requieren para la desnaturalización del DNA, por lo que debía añadirse tras el paso de desnaturalización en cada ciclo. Posteriormente, se utilizó la DNA polimerasa de *Thermus aquaticus* (Polimerasa *Taq*), que es resistente al calor, lo que evita la necesidad de volver a introducir la enzima en cada ciclo y, además, se consigue una mayor fidelidad del proceso, ya que la polimerasa *Taq* es más específica.

En la Figura 2-4, se describe de forma esquemática el proceso de la reacción en cadena de la polimerasa. El primer paso consiste en la desnaturalización, por calentamiento a temperatura elevada, del DNA nativo de doble hebra, lo que proporciona hebras sencillas. En el segundo paso, que se realiza a temperatura reducida, los dos oligonucleótidos cebadores se alinean con sus secuencias complementarias en las hebras opuestas del DNA diana. Los oligonucleótidos cebadores se eligen de forma que encierren el material genético que quiere amplificarse. Los dos cebadores no deben alinearse uno con otro y sus lugares de alineación deben encontrarse lo suficientemente alejados uno del otro, de forma que sea posible la síntesis de productos nuevos. La especificidad del método deriva de la precisión, aun con cebadores cortos, de esta reacción de alineación DNA:DNA. La especificidad de la hibridación puede controlarse mediante ajustes de la temperatura, de forma que sea posible la amplificación de las secuencias flanqueadas por regiones similares, aunque no idénticas, en complementariedad con los cebadores. El tercer paso es la síntesis de una segunda hebra complementaria de nuevo DNA, que se produce al extenderse cada cebador utilizando la DNA polimerasa *Taq*, en presencia de un exceso de desoxirribonucleósidos trifosfato, copiando la secuencia de DNA molde adyacente. Por cada cebador se sintetiza una nueva hebra. Las hebras de DNA sintetizadas de nuevo son, ellas mismas, moldes de los cebadores, por lo que los ciclos repetidos de desnaturalización, alineación del cebador y extensión producen la acumulación exponencial del DNA.

Cada uno de los dos cebadores, así como los cuatro desoxirribonucléosidos trifosfato, deben encontrarse inicialmente en cantidades elevadas en relación con la cantidad de DNA diana o sustrato, ya que los cebadores son necesarios para comenzar cada hebra de DNA y los desoxirribonucleósidos trifosfato para la síntesis de cada una de las hebras de DNA.

Tras la extensión de los cebadores, el ciclo se repite, aumentando primero la temperatura, de forma que todo el DNA de doble hebra se convierta en DNA de hebra sencilla y abortando cualquier polimerización que avance, y disminuyendo luego la temperatura, para que puedan tener lugar los pasos de alineación y extensión.

Un ejemplo de las condiciones de un proceso de PCR son:

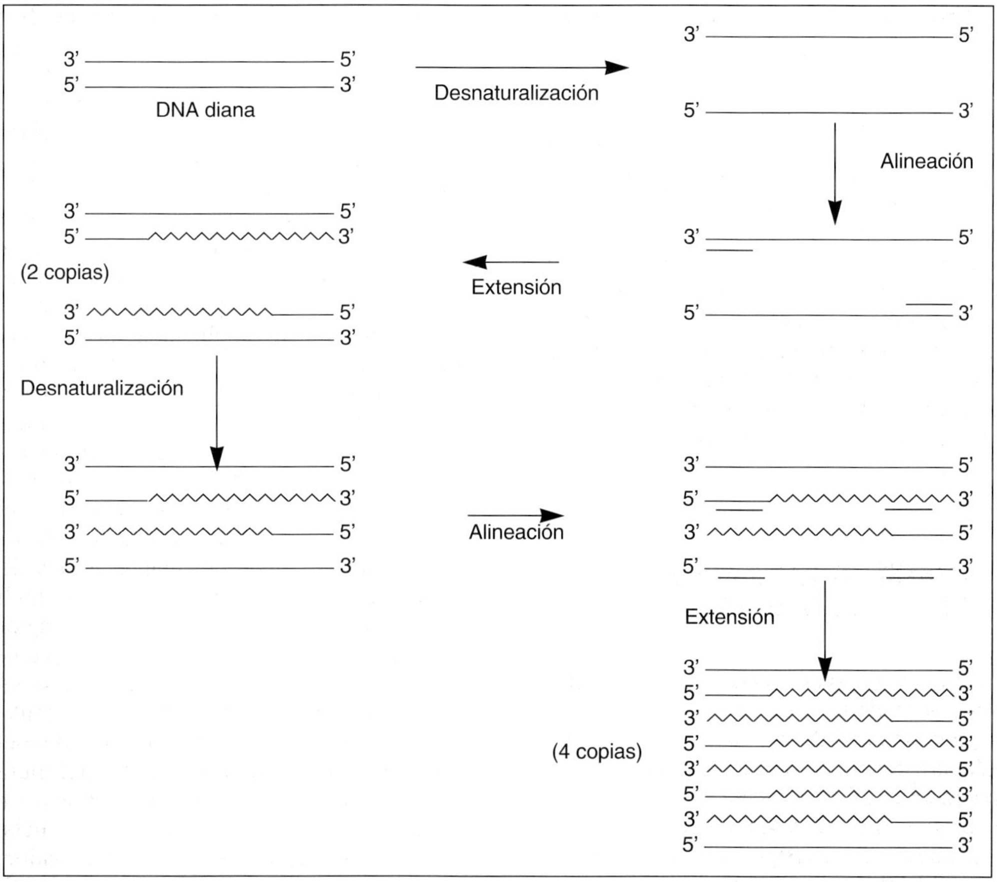

Figura 2-4. Mecanismo de amplificación de la reacción en cadena de la polimerasa (PCR).

Desnaturalización inicial	94 °C/5 minutos
25 ciclos de	
Desnaturalización	94 °C/1 minuto
Alineación	60 °C/1 minuto
Extensión	70 °C/1 minuto
Extensión final	70 °C/10 minutos

En la Figura 2-5, se describen los constituyentes y la realización práctica de un proceso de PCR. El proceso dura unas 2 horas, y el volumen de reacción se mantiene aproximadamente en 100 μL. El proceso de PCR no requiere la purificación del DNA que va a amplificarse. Las proteínas contaminates que pueden interferir se inactivan durante el paso inicial de desnaturalización. El procedimiento requiere también un conocimiento suficiente de la secuencia del DNA diana, al menos la del lugar de alineación de los cebadores, para poder sintetizar los cebadores complementarios adecuados. En la actualidad, se comercializan equipos de reactivos para el desarrollo de procesos PCR, que contienen todos los reactivos necesarios para la amplificación (DNA polimerasa *Taq*, dATP, dTTP, dGTP, dCTP, amortiguadores), excepto el DNA diana y los oligonucleótidos cebadores correspondientes.

7.1. Cantidad de amplificación del proceso PCR

La cantidad de amplificación del proceso PCR viene dada por la fórmula $N = n(1+E)^c$, donde N es la cantidad de producto final, n la cantidad inicial de fragmentos de DNA diana que van a amplificarse, E es la eficacia media y c el número de ciclos. En la Figura 2-6, se muestra la amplificación geométrica del proceso PCR. La

Mezcla de reacción con un volumen de 100 μL

1 mg de muestra de DNA
oligonucleótidos cebadores
1 mmol/L

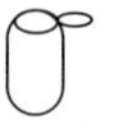

Desoxirribonucleótidos trifosfáto (dATP, dCTP, dTTP, dGTP)
200 mmol/L cada uno

Amortiguador Tris pH 8.3 10 mmol/L
MgCl 1.5 mmol/L
KCl 50 mmol/L
Dimetilsulfoxido 100 mL/L

* Paso inicial de desnaturalización a 94ºC durante 5 minutos
* 25-30 ciclos de los tres pasos siguientes

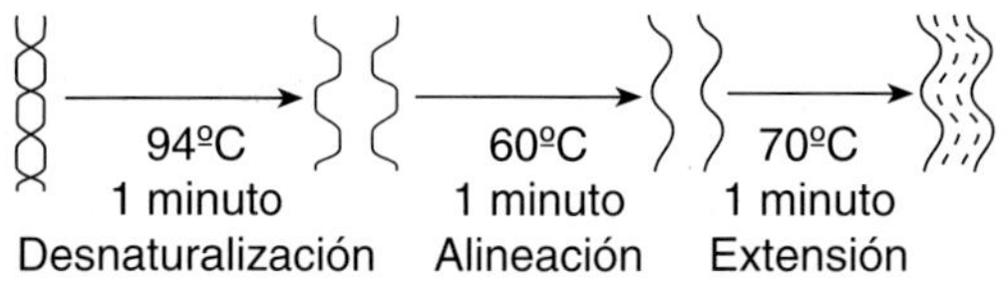

* Paso final de extensión a 70ºC durante 10 minutos

Figura 2-5. Constituyentes y realización práctica de un proceso de amplificación de reacción en cadena de la polimerasa.

visualización de una banda en un gel de agarosa teñido con bromuro de etidio requiere alrededor de 10^{12} pb. Así, en condiciones óptimas, una única molécula de 100 nucleótidos produce una banda adecuada tras 39 ciclos. Sin embargo, 10^5 moléculas de 100 nucleótidos producirán la misma cantidad de DNA tras sólo 21 ciclos.

Una eficacia del 100 % producirá, tras 20 ciclos, $N = (1+1)^{20} = 1048576$ moléculas, mientras que con un 80 % de eficacia sólo se producirán $N = (1+0,8)^{20} = 127482$ moléculas, tras el mismo número de ciclos, es decir, sólo un rendimiento del 12 %. En esta situación, siempre que se tengan 10 copias del molde por reacción, se tendrá un 100 % de casos positivos, mientras que 5 copias producirán un 99 % y 1 copia sólo el 63 % de casos positivos.

7.2. Sistemas automáticos para PCR. Cicladores térmicos

Las tres reacciones del proceso PCR tienen lugar en el mismo tubo de reacción, y todos los componentes (polimerasa *Taq*, cebadores y desoxirribonucleósidos trifosfato) son termoestables, por lo que la técnica se puede automatizar fácilmente. La reacción en cadena de la polimerasa se ha automatizado utilizando el denominado amplificador de DNA o ciclador térmico.

En los cicladores térmicos, el calentamiento se realiza normalmente por transferencia desde un bloque metálico. Otros sistemas utilizan un fluido, como aire o agua. El enfriamiento se realiza por circulación de líquido por el bloque metálico. Alternativamente, pueden utilizarse semiconductores. El proceso puede realizarse en tubos de microcentrífuga, placas de microtitulación o tubos capilares. Los tubos de microcentrífuga tienen la ventaja de su empleo directo tras la amplificación PCR en los pasos que requieran centrifugación. Los tubos de microcentrífuga de pared delgada, que permiten un equilibrado más rápido de la temperatura, tienen el inconveniente de ser más frágiles y pueden estriarse durante la centrifugación con el riesgo de contaminación. Actualmente, se está extendiendo el uso de las placas de microtitulación y de los tubos capilares, que utilizan menores volúmenes de muestra y reactivos, lo que reduce los costes y permite procesos mucho más rápidos.

7.3. Especificidad del proceso PCR

La especificidad del proceso PCR se consigue eligiendo oligonucleótidos cebadores que flanqueen el DNA diana, con una longitud lo sufi-

Ciclo	Cantidas relativa
1	2
2	4
3	8
4	16
5	32
6	64
7	128
8	256
9	512
10	1024
11	2048
12	4096
13	8192
14	16 384
15	32 768
16	65 636
17	131 072
18	262 144
19	524 288
20	1 048 576
21	2 097 152
22	4 194 304
23	8 388 608
24	16 777 216
25	33 554 432
26	67 108 864
27	134 217 728
28	268 435 456
29	536 870 912
30	1 073 741 824

Figura 2-6. Amplificación geométrica del proceso de reacción en cadena de la polimerasa(PCR).

cientemente grande para representar secuencias únicas del genoma. Los productos de amplificación no específicos pueden eliminarse empleando las condiciones denominadas de «comienzo caliente» (*hot start*). Para ello, se mantiene la muestra a una temperatura mayor que la temperatura de alineación del cebador, antes de comenzar la reacción por adición de la polimerasa.

Otra forma de limitar la amplificación al fragmento de DNA deseado es la utilización de la técnica denominada de cebadores anidados (*nested primers*), con dos ciclos diferentes del proceso PCR. Tras la amplificación con un conjunto de cebadores, se toma una alícuota y se amplifica, en un nuevo ciclo, con dos cebadores nuevos internos diferentes a los utilizados en el primer ciclo, o con un cebador interno nuevo y uno de los cebadores originales. De esta forma, si se generan productos no específicos que contengan secuencias del cebador de la primera reacción, no se amplificarán más en la segunda reacción, ya que no contienen secuencias correspondientes al segundo conjunto de cebadores.

7.4. Parámetros que afectan al proceso PCR

Los principales parámetros del proceso PCR que afectan a su funcionamiento son las condiciones del proceso de ciclado (tiempo y temperatura de cada segmento) y las concentraciones de DNA polimerasa, de los cebadores, del Mg^{2+} y de los desoxirribonucleósidos trifosfato.

En cuanto a la temperatura, cuanto mayor sea la temperatura de alineación del cebador, mayor será la especificidad. Por otro lado, la temperatura de desnaturalización debe ser lo suficientemente elevada para desnaturalizar el molde sin inactivar la polimerasa. Los cebadores óptimos para la reacción en cadena de la polimerasa dependen de la aplicación específica y se determinan empíricamente. En cualquier caso, al seleccionar los cebadores han de tenerse en cuenta los siguientes aspectos:

1. Debe colocarse una concentración adecuada de cebador, ya que una cantidad excesiva del mismo produce la amplificación de productos no deseados.
2. Los cebadores deben ser específicos de las secuencias a amplificar. La especificidad de las secuencias cebadoras se comprueba, de acuerdo con su homología, con secuencias conocidas en las bases de datos.
3. Si es posible, los cebadores deben ser complementarios de regiones libres de posibles estructuras secundarias.
4. El contenido de guanina-citosina de las secuencias cebadoras debe ser de alrededor del 50 % del total, ya que las secuencias cebadoras con un escaso contenido de guanina-citosina requieren una temperatura de alineación menor, lo que puede aumentar la amplificación inespecífica. Los cebadores con mayor proporción de guanina-citosina son más resistentes a la desnaturalización.

Los oligonucleótidos cebadores se sintetizan por medio de sitetizadores automáticos, y no es necesaria su purificación. Uno de los cebadores puede marcarse en un extremo para su posterior detección. Por otro lado, puede marcarse el producto PCR incluyendo en la mezcla de reacción los reactivos adecuados.

Se denomina efecto «*plateau*» a la atenuación de la tasa de acumulación exponencial del producto que se observa en los últimos ciclos del proceso PCR con la acumulación de una concentración de producto de alrededor de 10^{-8} M. De forma característica, el proceso PCR primero es exponencial, luego entra en una fase *cuasi*-lineal y, finalmente, alcanza el «*plateau*». Se han señalado varios factores responsables de este «*plateau*»: la inactivación térmica de la polimerasa *Taq*, la concentración limitante de la polimerasa *Taq*, la reducción de la eficacia de la desnaturalización en cada ciclo, la ineficacia en la alineación del cebador por ciclo y la destrucción del producto debido a la actividad 5' → 3' exonucleasa de la polimerasa *Taq*. El «*plateau*» es inevitable y, por tanto, una limitación del proceso PCR.

7.5. Amplificación multiplex

Se denomina así al método que se utiliza para amplificar más de un fragmento simultáneamente durante un proceso PCR. Los cebadores deben elegirse de forma que no hibriden unos con otros y que generen fragmentos de tamaños diferentes para que puedan separarse adecuadamente por electroforesis en gel. Al aumentar el número de fragmentos que se amplifican simultáneamente, es necesario aumentar el tiempo de extensión, que puede llegar a ser de hasta varios minutos por ciclo.

7.6. Contaminación

La gran sensibilidad del proceso PCR lo hace muy vulnerable a la contaminación por cantidades mínimas arrastradas de experimentos anteriores. Cuando se realizan procesos PCR, deben extremarse las precauciones para que la formación de areosoles y otras posibilidades de contaminación sean mínimas. Deben separarse físicamente las áreas del laboratorio donde se realicen las reacciones PCR de aquéllas en las que se analicen los productos PCR. Debe tenerse un gran cuidado con las pipetas, las puntas de pipeta y los reactivos.

Se han desarrollado varios protocolos para eliminar las secuencias de DNA contaminantes arrastradas de reacciones previas. La exposición a la luz ultravioleta de los tubos de reacción puede dañar cualquier secuencia contaminante antes de añadir el DNA molde y la polimerasa. Otra estrategia utiliza dUTP, en lugar de dTTP, para el proceso PCR. Los productos de la PCR son, por tanto, susceptibles de degradación por la enzima uracilo N-glucosilasa, que destruye cualquier producto PCR arrastrado, pero no degrada el DNA molde genómico deseado. Tras la inactivación por calor de la glucosilasa, se realiza el proceso PCR con dUTP.

7.7. Detección y análisis de los productos del proceso PCR

El método más empleado para el análisis de los productos del proceso PCR es la electroforesis en gel. En ella, se utilizan geles de agarosa o poliacrilamida, dependiendo del tamaño de las secuencias de DNA amplificadas. Los productos de amplificación separados en el gel pueden visualizarse directamente con colorantes fluorescentes como el bromuro de etidio. La detección de los productos del proceso PCR se ha automatizado mediante el sistema denominado *Genescanner Fluorescent Fragment Analyzer* de *Applied*. Se trata de un sistema de electroforesis con un láser de detección. La muestra a analizar y un estándar de peso molecular se cargan en el gel y se separan por electroforesis. Tanto el gel como el amortiguador deben contener bromuro de etidio. El programa analiza cada carril y asigna un peso molecular a cada uno de los picos desconocidos, de acuerdo con la curva de calibración generada a partir del peso molecular del estándar. También puede utilizarse un cebador marcado con un compuesto fluorescente. Pueden emplearse diferentes compuestos fluorescentes y diferentes estándar para el análisis de fragmentos de distintos pesos moleculares.

La forma más frecuente de identificar los productos del proceso PCR consiste en el uso de sondas marcadas con las que hibridar, bien en fase sólida, bien en fase líquida. Las sondas pueden marcarse con isótopos radiactivos o con marcadores no radiactivos. El isótopo radiactivo más utilizado para el marcaje de las sondas es el ^{32}P. Para la sistemática de los laboratorios clínicos se prefieren los marcajes no radiactivos. Se han utilizado sondas de oligonucleótidos marcadas con ésteres de acrinidio, peroxidasa, fosfatasa alcalina, digoxigenina, colorantes fluorescentes y quimioluminiscencia.

Los productos del proceso PCR pueden secuenciarse para su detección. Se han descrito varios protocolos para la secuenciación directa de los productos del proceso PCR. Tras eliminar los desoxirribonucleótidos y los cebadores que no se han utilizado, el producto de doble cadena puede secuenciarse por los métodos habituales. Puede obtenerse producto del proceso PCR de una única hebra mediante una técnica denominada reacción en cadena de la polimerasa asimétrica, en la que se utiliza una cantidad mucho menor de uno de los cebadores, mediante digestión enzimática selectiva de una de las hebras o mediante captura selectiva de una de las hebras, marcando un oligonucleótido con biotina e inmovilizando el producto sobre lechos magnéticos recubiertos de estreptavidina.

También se utiliza la cuantificación e identificación del DNA amplificado por la reacción en cadena de la polimerasa mediante HPLC.

8. REACCIÓN EN CADENA DE LA LIGASA

El método de reacción en cadena de la ligasa (LCR) utiliza una ligasa termoestable. En la Figura 2-7, se presenta de forma esquemática el proceso. Se sintetizan dos conjuntos de cebadores, que se alinean en regiones inmediatamente adyacentes al molde diana. Un par de cebadores se alinea con la hebra superior. El segundo conjunto de cebadores es complementario del primer par y se alinea con la hebra diana opuesta. La hibridación entre los cebadores se evita incluyendo DNA portador y una cola 3´ en cebadores opuestos. Estos cebadores se mezclan con el molde y la ligasa termoestable, y se incuban a 95 °C durante 1 minuto para la desnaturalización y a continuación a 65 °C durante 4 minutos para la alineación del cebador y la ligazón. Los pasos de desnaturalización y alineación/ligazón se repiten 10-20 ciclos. La amplificación se produce sólo tras la ligazón de los oligonucleótidos adyacentes. El cebador de delante debe estar fosforilado en el extremo 5',´ ya que la DNA ligasa requiere como sustrato un 5´-fosforilado y un 3´ libre. El cebador 5´ está marcado en su extremo con ^{32}P, y los productos amplificados se observan tras la electroforesis en gel y autorradiografía. Por otro lado, pueden sintetizarse cebadores que lleven biotina para la detección no radiactiva de los productos amplificados.

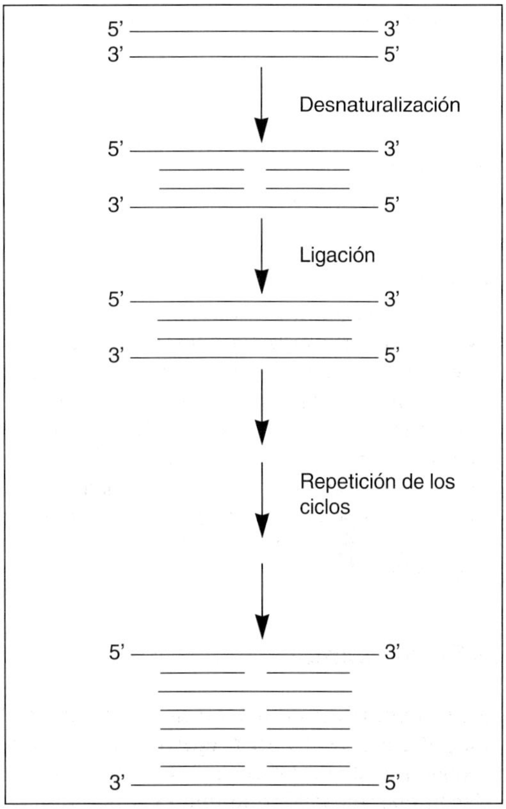

Figura 2-7. Proceso de amplificación de la reacción en cadena de la ligasa (LCR).

9. REPLICASA Q*β*

El bacteriófago Q*β* posee RNA como material genético. Utiliza una RNA polimerasa para replicar *in vivo* su genoma. La replicasa Q*β* no utiliza un oligonucleótido cebador para iniciar la síntesis de RNA, sino que reconoce una región del RNA como lugar de iniciación. El RNA de cadena sencilla replicado es, a su vez, capaz de actuar como molde de la replicasa Q*β*. *In vitro*, este hecho permite un incremento exponencial del número de copias del RNA. No se requiere la desnaturalización para iniciar nuevos ciclos de replicación. La enzima es muy rápida y eficaz: un solo molde puede producir 10^{12} copias en 10 a 15 minutos a 37 °C. En la práctica, la sonda que quiere amplificarse se liga a un molde RNA Q*β*. Tras la hibridación, el RNA Q*β* se utiliza como grupo indicador amplificable. Las limitaciones de la técnica vienen del requerimiento de especificidad absoluta de hibridación de la sonda con la diana, ya que cualquier superposición inespecífica de la sonda (fondo) produce un producto fácilmente amplificable.

10. SONDAS DE ÁCIDOS NUCLEICOS

Una sonda es un fragmento de ácido nucleico que se emplea para el reconocimiento específico de una molécula determinada de ácido nucleico diana de cadena sencilla, en un proceso de hibridación. Existen varios tipos fundamentales de sondas de ácidos nucleicos: DNA de doble hebra, DNA complementario (cDNA), RNA y oligonucleótidos.

10.1. Sondas de DNA de doble hebra

Hasta la llegada de la tecnología del DNA recombinante, las únicas sondas de las que se disponía eran los ácidos nucleicos purificados, que se extraían de las diferentes células u organismos que querían estudiarse. En la actualidad, todavía se usan las sondas genómicas, aunque la mayoría de las sondas se obtienen por síntesis química o técnicas de DNA recombinante.

Las sondas de DNA de doble hebra se obtienen por clonación a partir de material genómico. Son muy útiles como herramientas de rastreo de polimorfismos de longitud de los fragmentos de restricción (véase más adelante).

10.2. Sondas de DNA complementario (cDNA)

Las sondas de DNA complementario (cDNA) se preparan a partir del mRNA correspondiente utilizando una transcriptasa inversa, enzima que requiere un cebador, por lo que debe hibridarse una hebra cebadora corta con los nucleótidos próximos al extremo 3' del mRNA antes de añadir la transcriptasa inversa. Para la mayoría de los mRNA eucariotas, sirve como cebador un oligonucleótido formado por poli-T, ya que todos los mRNA terminan con una secuencia de 50-250 restos de adenina (poli-A).

Una vez sintetizada la hebra de cDNA, se elimina el mRNA por tratamiento con RNasa. A continuación, se alarga el extremo 3' de cada hebra de cDNA añadiendo algunos restos de citosina (poli-C), utilizando una enzima que añade nucleótidos a los extremos 3' libres. Luego se hibrida un poli-G cebador con el poli-C, alargándose el cebador con una DNA polimerasa hasta formar la hebra complementaria del cDNA. El resultado final es un DNA de doble hebra.

10.3. Sondas de RNA

Un tercer tipo de sondas son las ribosondas, o sondas de RNA, preparadas por transcripción de un DNA molde desnaturalizado de hebra sencilla que se ha clonado en un vector de transcripción. Las ribosondas poseen varias ventajas en comparación con otros tipos de sondas. En primer lugar, pueden prepararse sondas con sentido y antisentido, transcribiendo el molde en direcciones opuestas, lo que hace que puedan sintetizarse, a partir del mismo trozo de DNA molde, sondas base (+, o cadenas con sentido), así como sondas señal (–, o anti-sentido), con la misma longitud, composición G:C, etc. Además, estas sondas de RNA pueden hibridarse con dianas de DNA o RNA, y suelen producir híbridos *duplex*, que son más resistentes a las fases de lavado. Finalmente, las sondas de RNA que permanezcan sin hibridar después de la incubación pueden eliminarse por digestión con RNasa, reduciendo además las señales de fondo que originan las sondas residuales unidas de forma no específica.

10.4. Sondas de oligonucleótidos

A diferencia de las sondas de DNA de doble hebra, los oligonucleótidos que se emplean como sondas se sintetizan por métodos químicos, por lo que debe conocerse previamente su secuencia de bases. La información de la secuencia necesaria se obtiene, o bien directamente, a partir del DNA o RNA diana, o bien indirectamente, a partir de la secuencia de aminoácidos asociada.

Entre las sondas de oligonucleótidos sintéticas se encuentran las sondas de oligonucleótidos específicas de alelo (ASO), que son oligómeros de unos 20 nucleótidos. Estas sondas son lo suficientemente largas como para representar secuencias únicas del genoma y lo suficientemente cortas para desestabilizarse por un desapareamiento interno en su hibridación con la molécula diana. Así pues, pueden distinguirse las secuencias que se diferencian en un solo nucleótido utilizando condiciones de hibridación adecuadas, que permitan hibridar sólo los oligonucleótidos que aparean perfectamente.

Los oligonucleótidos se sintetizan mediante sistemas automáticos que emplean el método en fase sólida de la fosforamidita. Para ello, se une el primer nucleótido, por su hidroxilo 3', a la matriz sólida. A continuación, se añade el segundo nucleótido, con un grupo fosforamidita en su hidroxilo 3' y un grupo bloqueante en el hidroxilo 5', con lo que se produce la reacción de unión de los dos nucleótidos. Se elimina el grupo bloqueante del extremo 5' del segundo nucleótido y se añade el tercer nucleótido, con un grupo fosforamidita en el extremo 3' y un grupo bloqueante en el hidroxilo 5', repitiéndose el proceso anterior. De esta forma, se va sintetizando la secuencia programada desde el extremo 3' al 5'. El sintetizador de DNA ensambla oligonucleótidos con una longitud de hasta 200 nucleótidos con una tasa de síntesis de 12 a 15 minutos por ciclo.

Las características más importantes de las sondas de oligonucleótidos sintéticos son su producción rápida y barata y su excelente estabilidad. Sus principales desventajas son que se requiere el conocimiento de la secuencia de nucleótidos con la que va a hibridar, así como unas condiciones de hibridación, y de lavado más rigurosas.

11. MARCAJE DE LAS SONDAS DE ÁCIDOS NUCLEICOS

Las sondas se marcan durante su síntesis o, posteriormente, utilizando isótopos radiactivos o marcadores no radiactivos. La actividad específica de la sonda depende de la actividad del marcaje y de la densidad del marcaje introducido en ella.

Las propiedades ideales que debe tener un marcador para su uso en las técnicas de DNA son:

a) Facilidad de unión a las sondas.
b) Capacidad de ser detectado a concentraciones muy bajas utilizando una instrumentación simple.
c) Estabilidad en las condiciones de hibridación (temperatura elevada, detergentes, disolventes, etc.).
d) Ausencia de efecto sobre las reacciones de hibridación.
e) Posibilidad de adaptación a aplicaciones sobre membranas.
f) Ausencia de poder de destrucción.
g) Posibilidad de adaptación a formatos que no requieran separación (homogéneos).
h) Estabilidad durante el almacenamiento.
i) Compatibilidad con análisis automáticos.

Hasta el momento, ninguno de los marcadores utilizados cumplen todas estas propiedades.

11.1. Marcaje con isótopos radiactivos

El isótopo radiactivo más utilizado para el marcaje de los nucleótidos en la mayor parte de las técnicas de DNA es el ^{32}P, mientras que el ^{3}H y el ^{35}S se usan principalmente para la hibridación *in situ*. La mayor parte de los isótopos utilizados para el marcaje de las sondas de ácidos nucleicos poseen una semivida corta, lo que requiere la preparación frecuente de las sondas. En los laboratorios clínicos, se prefieren de forma sistemática los marcajes no radiactivos.

El método estándar de introducción de los nucleótidos marcados en el DNA es la denominada traslación de mella (*nick translation*) (Fig. 2-8). Según esta técnica, cuando se trata el DNA con DNasa I, en presencia de Mg^{2+}, se rompen los enlaces fosfodiéster, formándose mellas al azar en el DNA de doble hebra. La DNA polimerasa I extiende los extremos 3'-OH en las mellas, sustituye los segmentos de la hebra y rellena los huecos con nucleótidos marcados radiactivamente.

Utilizando la técnica de extensión al azar del cebador (*ramdom primed*) (Fig. 2-9), se pueden obtener actividades específicas significativamente mayores y se pueden marcar fragmentos de DNA muy cortos (100 pares de bases o menos). Tras desnaturalizar el DNA de doble cadena, se fijan al azar oligonucleótidos de 6 pares de bases en las hebras sencillas de DNA. Los hexámeros sirven de cebadores para el fragmento de Klenow de la DNA polimerasa I, que incorpora nucleótidos marcados en los huecos entre los cebadores, utilizando como molde el DNA de cadena sencilla.

Las sondas marcadas con isótopos radiactivos se detectan, de forma cuantitativa, por contaje en centelleo líquido y, cualitativamente, por

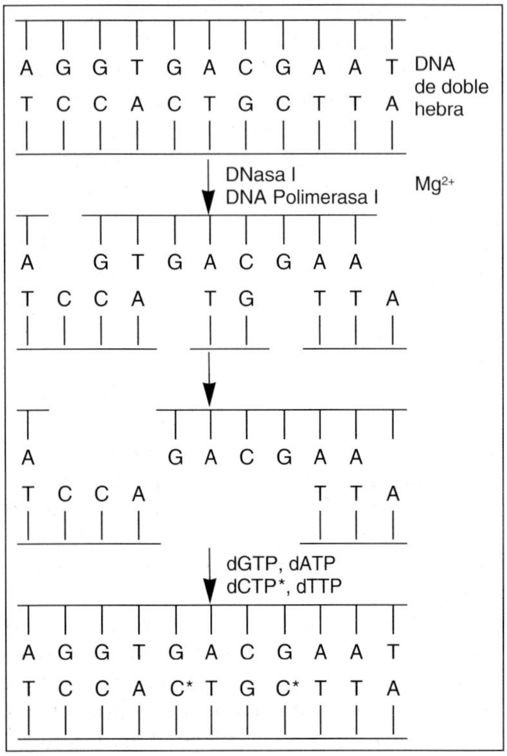

Figura 2-8. Proceso de marcaje de sondas de DNA de traslación de mella.

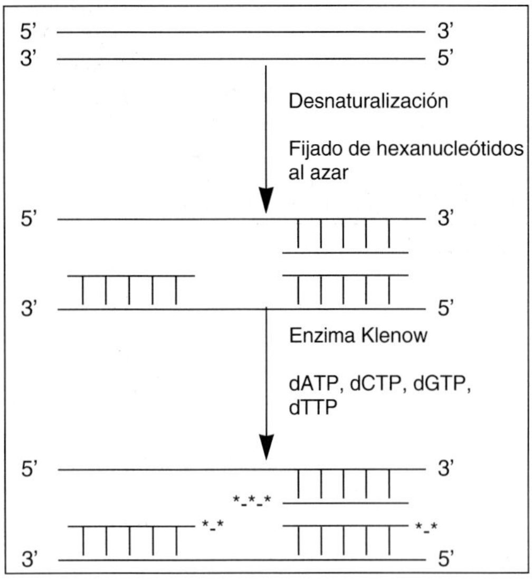

Figura 2-9. Proceso de marcaje de sondas de DNA de extensión al azar del cebador.

autorradiografía por exposición sobre una película fotográfica. El límite de detección es de 0.2 a 1.0 pg de DNA.

11.2. Marcaje no radiactivo

El marcaje puede ser directo, uniendo directamente el marcador al ácido nucleico mediante un enlace covalente, o indirecto, uniendo un hapteno al ácido nucleico que posteriormente se detecta. Se han desarrollado diversos procedimientos para introducir marcajes no radiactivos en las moléculas de DNA de hebra sencilla, entre ellos la biotinilación covalente, la biotinilación enzimática y la poliadenilación, así como la unión directa de enzimas marcadoras, como la fosfatasa alcalina o la peroxidasa.

La estrategia general para el marcaje no isotópico de oligonucleótidos sintéticos implica cinco pasos básicos: 1) síntesis de los oligonucleótidos, 2) funcionalización de los oligonucleótidos, 3) rotura y desprotección en soporte sólido, 4) unión del marcaje, y 5) purificación y análisis.

La síntesis de los oligonucleótidos se realiza, de forma sistemática, con sintetizadores comerciales con el método de la fosforamidita. Los oligonucleótidos sintéticos normales no poseen grupos funcionales que permitan la unión selectiva y eficaz del marcaje. Primero debe modificarse el oligonucleótido con un grupo funcional reactivo, como una amina alifática primaria o un grupo tiol. Este proceso suele realizarse al mismo tiempo que la síntesis del oligonucleótido.

Tras sintetizar y funcionalizar el oligonucleótido, debe separarse del soporte sólido y eliminar todos los grupos protectores que queden, lo que suele hacerse por tratamiento con hidróxido amónico. El oligonucleótido funcionalizado se marca con reactivos que reaccionen con grupos funcionales amina primaria o tiol. También puede unirse directamente la biotina durante el proceso de síntesis.

Las enzimas pueden acoplarse químicamente a las sondas de oligonucleótidos sintéticas. La acción enzimática puede detectarse por el depósito del cromóforo o por la formación de especies coloreadas, fluorescentes o luminiscentes en solución. Los compuestos fluorescentes son moléculas marcadoras muy interesantes, ya que son estables, pueden detectarse directamente y ofrecen la posibilidad de detectar simultáneamente varias sondas utilizando distintos compuestos fluorescentes.

Otra forma de marcaje se obtiene introduciendo un hapteno específico. La incorporación del hapteno puede hacerse de forma enzimática, química o fotoquímica. En cuanto a la detección del hapteno, puede realizarse mediante un sistema que desarrolla color, catalizado por las enzimas marcadoras, con un marcador de fluorescencia o con un marcador de luminiscencia.

Un sistema muy utilizado es el sistema de la digoxigenina, un esteroide que se obtiene de *Digitalis purpurea* y de *Digitalis lanata*. La digoxigenina se une a la desoxiuridina trifosfato (dUTP), en la posición 5 del anillo pirimidínico, mediante un brazo espaciador de 11 átomos (Fig. 2-10). En la desoxiuridina marcada con digoxigenina (DIG-dUTP), el grupo metilo de la dTTP (desoxitimidina trifosfato) se ha reemplazado por este brazo de unión. El marcaje del DNA se realiza con la DIG-dUTP.

La sonda de DNA que va a marcarse debe linealizarse y desnaturalizarse previamente. El DNA se marca, mediante la técnica de extensión al azar del cebador, con hexanucleótidos cebadores, polimerasa de Klenow, dNTP y DIG-dUTP. La polimerasa de Klenow separa el extremo 3' libre de los hexámeros reasociados y sintetiza nuevo DNA. El DIG-dUTP se incorpora periódicamente en lugar de dTTP. Tras marcar la sonda, se precipita con etanol.

La reacción de marcaje por la técnica de extensión al azar del cebador dura alrededor de una hora y su resultado es la incorporación de una molécula de DIG-dUTP cada 20 ó 25 nucleótidos en el DNA que se va a marcar. Esta densidad proporciona una gran sensibilidad en la reacción de detección. Una vez marcada, la sonda es estable y puede almacenarse durante un año a –20 °C.

Tras la hibridación, las sondas de DNA marcadas con digoxigenina se detectan por enzimoinmunoanálisis, utilizando un anticuerpo conjugado con una enzima (antidigoxigenina conjugada con fosfatasa alcalina). La incubación del anticuerpo acoplado a la enzima con el sustrato permite la visualización de los híbridos marcados.

Otra forma de marcaje de las sondas de ácidos nucleicos es la de los quelatos de lantánidos. La sonda hibridada se detecta por fijación de europio al grupo quelante tras la hibridación y luego se mide el europio fijado en un fluorímetro. Aunque puede obtenerse una gran sensibili-

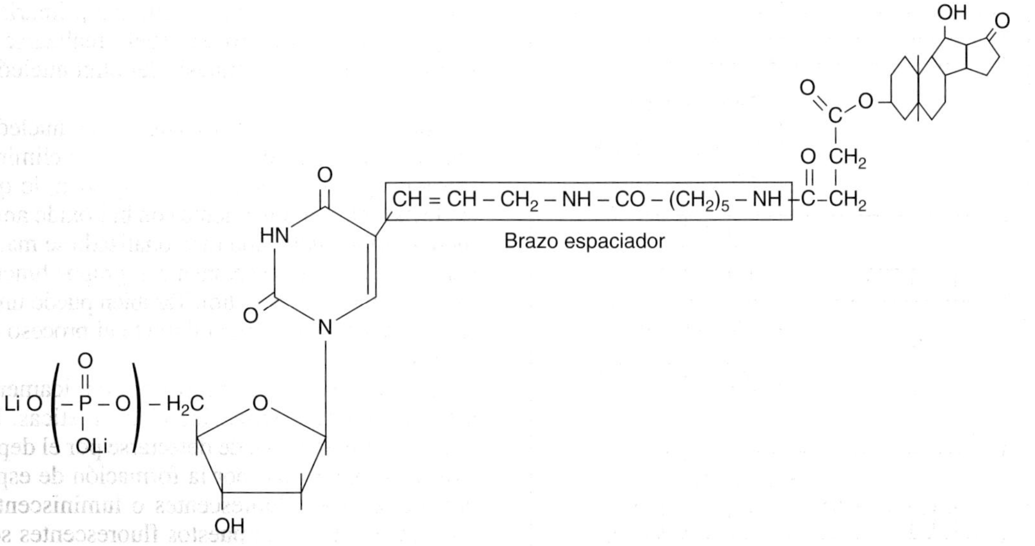

Figura 2-10. Unión de la digoxigenina al dUTP.

dad, este método tiene algunos inconvenientes, ya que se necesita un paso adicional tras la hibridación para quelar el europio a la sonda de DNA. Además, el paso de quelación no se produce completamente, lo que da señales y relaciones señal-ruido bajas.

Debido a la inercia química del DNA, es necesario emplear un procedimiento en dos fases para modificar el DNA con quelatos estables de europio. En primer lugar, el ácido nucleico de hebra sencilla se transamina para introducir grupos amino reactivos. A continuación, empleando un análogo de isotiocianato del quelato de europio, se marca el DNA transaminado. Tras el lavado posterior a la hibridación, se añade la solución de realce. El quelato de europio fluorescente resultante se mide con un fluorímetro. La sensibilidad de las sondas marcadas con europio es comparable a las marcadas con ^{32}P.

12. HIBRIDACIÓN DE ÁCIDOS NUCLEICOS

Como se ha señalado en el Capítulo 1, la hibridación es el proceso de complementación de pares de bases entre dos hebras sencillas de DNA, DNA y RNA, o RNA con y sin sentido. La fuerza de hibridación entre las secuencias de los ácidos nucleicos es proporcional a su grado de homología.

La sensibilidad de las reacciones de hibridación entre un fragmento de DNA y una sonda depende de varios factores. Los más importantes son la longitud y la complementariedad de la sonda, la concentración de la sonda, las condiciones de hibridación, la actividad específica de la sonda marcada y la concentración del DNA que se va a identificar.

En la mayor parte de los casos, el fin principal de la hibridación es conseguir la máxima interacción entre la sonda y la molécula de ácido nucleico que se quiere detectar. Cuando la molécula de ácido nucleico se encuentra inmovilizada sobre un soporte sólido, se establecen unas condiciones de hibridación que hagan máximas las interacciones con la sonda, independientemente de la especificidad de las uniones. A continuación, se establece la especificidad aumentando gradualmente la rigurosidad de las soluciones de lavado, desde condiciones permisivas con bajas temperaturas y fuerzas iónicas elevadas, hasta condiciones muy rigurosas con temperaturas elevadas y fuerzas iónicas bajas.

Como con cualquier técnica analítica, deben procesarse controles positivos y negativos. Los controles positivos contienen secuencias complementarias de la sonda. Se utilizan para establecer que la preparación de la muestra es adecuada para producir la diana para la hibridación y para asegurar que la sonda hibridará con la diana específica en las condiciones de la prueba. La muestra control puede también utilizarse para valorar la sensibilidad de la prueba, cuando se elige un control positivo cercano al límite inferior de detección. El control negativo, es decir, una muestra que no contiene secuencias complementarias a las de la sonda, se utiliza para valorar la especificidad de las interacciones sonda-diana.

Los controles de la sonda incluyen secuencias vector o sondas no relacionadas que se marcan, hibridan y detectan en condiciones idénticas a las de la prueba. Estos controles permiten el seguimiento de la señal de fondo generada por localización de la sonda mediante atrapamiento físico o interacciones de carga de no hibridación.

Existen varias técnicas de hibridación; las más utilizadas son la hibridación en solución, la hibridación directa, la hibridación *sandwich* y la hibridación *in situ*.

12.1. Hibridación en solución

En la hibridación en solución, la sonda y la muestra interactúan en solución. La hibridación puede detectarse por la unión específica de los híbridos a una matriz sólida, como el hidroxiapatito, que une sólo estructuras *duplex*. Una vez unidos los híbridos, la sonda que no ha hibridado puede eliminarse mediante lavado. La detección del marcaje en la sonda unida permite cuantificar la reacción de hibridación.

En las hibridaciones en solución, sólo se desean los híbridos de la sonda con las moléculas de ácido nucleico que quiere detectarse, por lo que en estas técnicas las condiciones de hibridación son mucho más rigurosas. Se establecen las condiciones óptimas de cada variable, como la temperatura y la fuerza iónica, para hacer máximo el número de especies específicas que permanecen tras completarse la hibridación.

12.2. Hibridación directa

Consiste en la reacción de las sondas de cadena sencilla marcadas con el DNA o el RNA de la muestra que se ha desnaturalizado e inmovilizado sobre un soporte sólido. Después de la reacción, la fase sólida se lava y se cuantifica la sonda hibridada. Los métodos de hibridación directa más empleados son la hibridación en filtro, la transferencia Southern y la transferencia Northern.

12.3. Hibridación en filtro

La hibridación en filtro es la técnica de hibridación más simple. Consiste en la colocación de DNA o RNA desnaturalizado, extraído de células o tejidos, sobre una membrana que actúa como soporte inerte del ácido nucleico y lo hace accesible a la hibridación con las sondas marcadas. La modificación más efectiva de esta técnica es el denominado *dot blot*, que permite procesar fácilmente sobre una misma membrana más de 70 muestras diferentes. Las principales ventajas de este método son su rapidez, ya que no requiere tratamiento con enzimas de restricción, ni electroforesis en gel, y la posibilidad de su utilización para muchas muestras simultáneamente. El hecho de que todas las muestras y controles estén expuestos exactamente a los mismos reactivos y condiciones incrementa la consistencia interna de la prueba. La técnica es muy sensible, aunque a veces no muy específica.

12.4. Transferencia Southern

En la transferencia Southern (Fig. 2-11), se separan los fragmentos de DNA obtenidos tras la acción de una endonucleasa de restricción por electroforesis en gel de acuerdo con su tamaño, moviéndose los fragmentos más grandes más lentamente que los pequeños. Una vez separados, los fragmentos se transfieren a una membrana inerte (inicialmente se utilizó la nitrocelulosa y en la actualidad el nailon), permaneciendo la separación producida en el gel. Para la transferencia de los fragmentos de DNA del gel al soporte sólido, generalmente se emplea un tratamiento ácido que elimina las purinas y fragmenta los trozos de DNA separados, haciéndolos más pequeños y fáciles de eluir del gel. Luego se desnaturalizan las bases, ya que las hebras sencillas se unen a las membranas con mayor eficacia, y se neutraliza.

Los primeros métodos de transferencia utilizaban la acción capilar, con la membrana en contacto con el gel. Se colocaba un papel absorbente en la parte superior para embeber el amortiguador de transferencia y el DNA al filtro. Con este sistema, se permitía la producción de la transferencia durante la noche. En la actualidad, se emplean sistemas de vacío o de presión para acelerar este proceso.

Tras la transferencia, el DNA se inmoviliza de forma permanente sobre el filtro, por calentamiento o tratamiento con luz ultravioleta. En este momento, el filtro está listo para la hibridación. Para ello, se sumerge la membrana en una solución de hibridación que contiene la sonda de cadena sencilla marcada. En la membrana se produce la reacción de hibridación con la sonda marcada, fijándose ésta a las secuencias complementarias, por lo que es retenida en el filtro en aquellas posiciones en las que se encuentren fragmentos complementarios de DNA de la sonda marcada. Transcurrido el tiempo suficiente para que se produzca el proceso de fijación, se extrae la membrana de la solución de hibridación y se lava. La localización de los fragmentos que han hibridado se realiza por autorradiografía, si la sonda estaba marcada radiactivamente, o mediante otras técnicas, si se han usado sondas marcadas con compuestos no radiactivos.

La interpretación se realiza mediante la observación de las bandas, por autorradiografía o colorimetría, que indican la presencia de ácido nucleico en la muestra que hibrida con la sonda aplicada. La ausencia de bandas señala la ausencia de secuencias complementarias.

12.5. Transferencia Northern

La técnica de transferencia Northern es similar a la transferencia Southern, pero se utiliza para detectar la presencia de moléculas específicas de RNA. Para ello, se desnaturalizan las moléculas de RNA mediante tratamiento con formamida o glioxal, que rompe los puentes de hidrógeno entre los pares de bases, con lo que se asegura que el RNA se encuentra en forma lineal, sin pliegues. A continuación, se realiza una electroforesis en gel del RNA, y se transfiere luego al filtro de nitrocelulosa o nailon. Se produce la hibridación con una sonda de DNA mar-

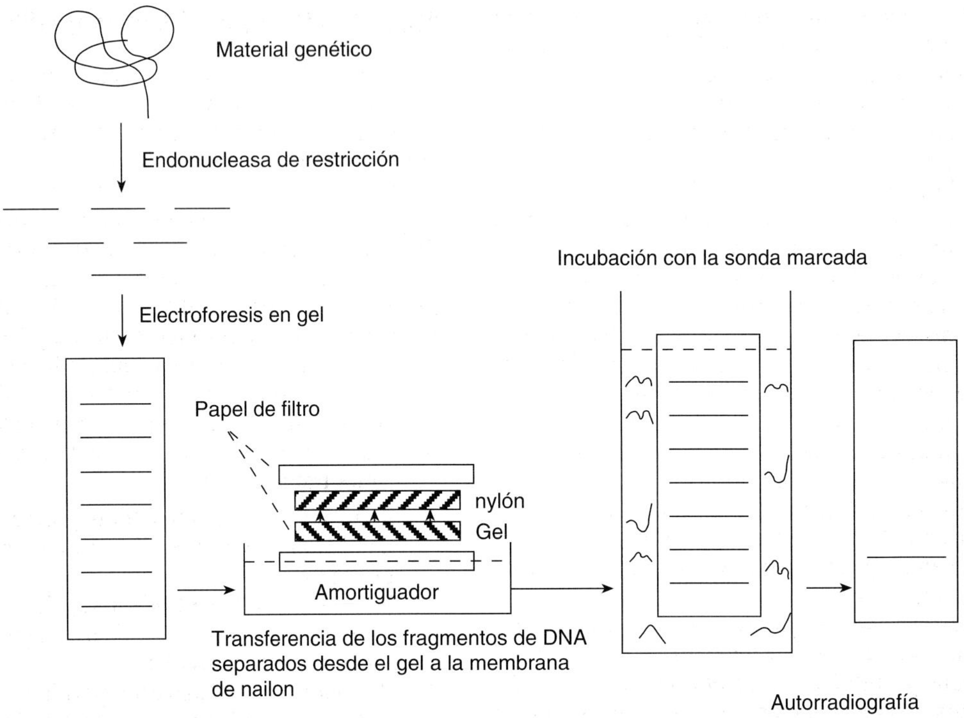

Figura 2-11. Transferencia Southern.

cada complementaria del RNA, y se realiza después la autorradiografía. Las transferencias Southern y Northern no sólo proporcionan información sobre la presencia de moléculas que hibridan, sino que también permiten la determinación del tamaño molecular de las especies que hibridan.

12.6. Hibridación sandwich

En este tipo de hibridación, se requieren dos fragmentos diferentes de ácido nucleico de dos partes adyacentes, aunque no solapantes, del genoma. Utiliza un sistema de tres componentes: una sonda de captura unida a una fase sólida, el fragmento de DNA diana y una sonda generadora de la señal. La sonda de DNA captora de hebra sencilla se inmoviliza sobre un soporte sólido y se añade la muestra junto con la sonda marcada. En caso de un resultado positivo, el DNA de la muestra hibridará con el DNA del filtro y con el de la sonda marcada, uniendo la sonda al filtro. El fragmento de DNA que quiere detectarse actúa como enlace de la sonda sobre el soporte sólido y la sonda generadora de la señal. Debido a que los DNA que se utilizan como reactivos no tienen secuencias comunes, no se formarán híbridos con ácidos nucleicos incorrectos. El resultado de la reacción de unión es un *sandwich* de hibridación con tres DNA componentes.

12.7. Hibridación in situ

La hibridación *in situ* permite detectar secuencias específicas de DNA genómico o de RNA mensajero en secciones de tejidos intactas, células dispersas o preparaciones cromosómicas. Permite la demostración de la información genética dentro de un contexto morfológico, y es análoga a la inmunohistoquímica. La sensibilidad de la hibridación *in situ* está limitada por algunas variables, entre ellas la preservación del ácido nucleico durante la fijación, la accesibilidad de la sonda molecular a los ácidos nucleicos durante la hibridación, la actividad específica de la sonda marcada y la sensibilidad del sistema de detección.

El tejido se trata con una proteasa para que la sonda pueda acceder al DNA nuclear que se desnaturaliza por calor. Se añade la sonda en un amortiguador y se produce la hibridación cuando se encuentra presente DNA complementario diana. Con un lavado se separan la sonda marcada no unida y las secuencias mal apareadas. A continuación, se detecta la sonda por diversos métodos. Se han utilizado sistemas de detección isotópicos y no isotópicos para la hibridación *in situ* con todo tipo de sondas moleculares. Las sondas de cRNA marcadas radiactivamente son las más sensibles para la detección de pequeños números de copias de secuencias específicas de mRNA o DNA en secciones de tejidos. Las sondas de DNA marcadas con sustancias fluorescentes son las más útiles para células intactas en la hibridación *in situ* con detección por citometría de flujo y ofrecen un gran potencial para las preparaciones cromosómicas.

La hibridación fluorescente *in situ* (FISH) utiliza sondas de DNA marcadas con fluorescencia que hibridan con cromosomas «desperdigados», para detectar no sólo la presencia o ausencia de la región cromosómica correspondiente a la sonda, sino también su posición en el genoma. Pueden utilizarse de forma simultánea varias sondas marcadas con diferentes compuestos fluorescentes.

La técnica FISH es particularmente adecuada para detectar aneuploidías, microdeleciones, duplicaciones o reagrupamientos complejos. Se ha combinado la hibridación *in situ* con la inmunocitoquímica para detectar RNA y proteínas víricas en la misma célula. Una modificación de la hibridación *in situ* es la cuantificación de la fluorescencia de la hibridación de secuencias de DNA de núcleos en interfase en suspensión mediante citometría de flujo.

13. SECUENCIACIÓN DE DNA

Como se ha señalado antes, el desarrollo de métodos rápidos de secuenciación de DNA, a finales de los años 70, representó un cambio importante en los estudios sobre el DNA. La secuenciación de DNA es el paso final definitivo para la detección de variantes de secuencia (mutaciones puntuales, deleciones, inserciones). Los dos métodos más empleados se deben a Maxam y Gilbert y a Sanger, Nicklen y Coulson. A continuación, se describen estos métodos.

13.1. Método de Maxam y Gilbert

El método de Maxam y Gilbert, denominado método de rotura química, se basa en la ruptura específica de las moléculas de DNA en las posiciones adyacentes a nucleótidos que se han modificado. Se realiza de la forma siguiente (Fig. 2-12). Se prepara un fragmento específico de DNA, por digestión con una endonucleasa de restricción. Una vez aislado, se trata con una fosfatasa para separar el fosfato de la posición 5'-terminal. A continuación, se añade γ^{32}-P-ATP que, en presencia de la enzima polinucleótido quinasa, fosforila la posición 5'-terminal, que queda marcada. Se preparan cuatro alícuotas del fragmento marcado, que se someten a los siguientes tratamientos:

1. Reacción con dimetilsulfato y piperidina, con lo que se rompen los enlaces tras las guaninas.
2. Reacción con dimetilsulfato, seguida de formiato de piridinio y piperidina, rompiéndose los enlaces tras las purinas.
3. Reacción con hidrazina y piperidina, con lo que se rompen los enlaces tras las pirimidinas.
4. Reacción con hidrazina en NaCl 2M y luego con piperidina, produciéndose la rotura tras las citosinas.

Cada reacción produce fragmentos de diferente tamaño, todos ellos marcados en el extremo 5', con la correspondiente base en cada una de las alícuotas en el otro extremo. Los fragmentos marcados obtenidos en las cuatro reacciones se separan en cuatro calles por electroforesis en gel de poliacrilamida, de acuerdo con su tamaño, en bandas que difieren en un solo nucleótido. Las bandas resultantes se revelan por autorradiografía. Las bandas de cada columna corresponden a todos los fragmentos con un determinado nucleótido. Debido a que los fragmentos de las diferentes reacciones terminan en diferentes nucleótidos, los fragmentos en las diferentes columnas nunca poseen la misma longitud y las bandas no se encuentran nunca en la misma posición en las columnas. De este modo, la disposición de las bandas revela el orden de los nucleótidos en la muestra original.

13.2. Método de Sanger

El método de Sanger, Nicklen y Coulson se denomina también de terminación de cadena

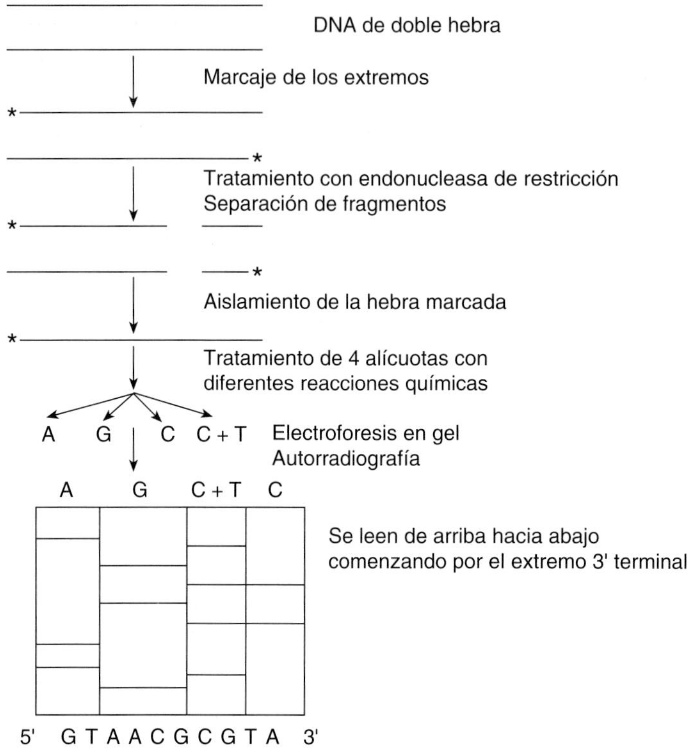

Figura 2-12. Método de Maxam y Gilbert de secuenciación de DNA.

(Fig. 2-13). Es el método más utilizado en la actualidad debido a su simplicidad. A partir de un DNA molde de una sola hebra y de un cebador marcado radiactivamente, utilizando DNA polimerasa de *E. coli* se preparan cuatro sistemas de reacción, cada uno de los cuales tiene los cuatro desoxirribonucleósidos trifosfato y uno de los cuatro desoxirribonucleósidos en cada sistema, en forma de 2',3'-didesoxirribonucleósido. Estos compuestos detienen la síntesis de la cadena ya que no poseen el grupo 3'-OH. La incorporación del análogo tiene lugar al azar, por lo que cada uno de los cuatro sistemas produce una mezcla de cadenas marcadas que terminan con el mismo nucleótido.

Se separan los fragmentos marcados radiactivamente por electroforesis en gel de poliacrilamida en cuatro calles adyacentes, una para cada nucleótido, de acuerdo con su tamaño. Mediante autorradiografía, se obtiene una imagen de los fragmentos separados. La secuencia de nucleótidos del segmento de DNA se deduce a partir del orden de tamaños de los fragmentos de DNA resueltos en las cuatro calles diferentes.

13.3. Secuenciación automática de DNA

Cada una de las cuatro reacciones en el método de Sanger puede también codificarse con un color, utilizando cebadores de secuencia marcados con un compuesto fluorescente diferente. Los productos pueden combinarse y separarse en una sola calle de un gel de poliacrilamida. Con un láser, se dirige el rayo hacia un segmento horizontal de la parte inferior del gel. Al pasar los fragmentos marcados con el compuesto fluorescente, se excitan y producen la fluorescencia. La luz emitida se recoge en un detector tras pasar a través de cuatro filtros fluorescentes sobre una rueda que gira. La identidad del nucleótido terminador de cada fragmento que pasa se identifica por la fluorescencia asociada a él. El orden temporal de las moléculas fluorescentes que pasan se traduce automáticamente en una secuencia lineal de DNA, que se almacena en el ordenador. Con este método se obtienen con facilidad secuencias de hasta 600 nucleótidos.

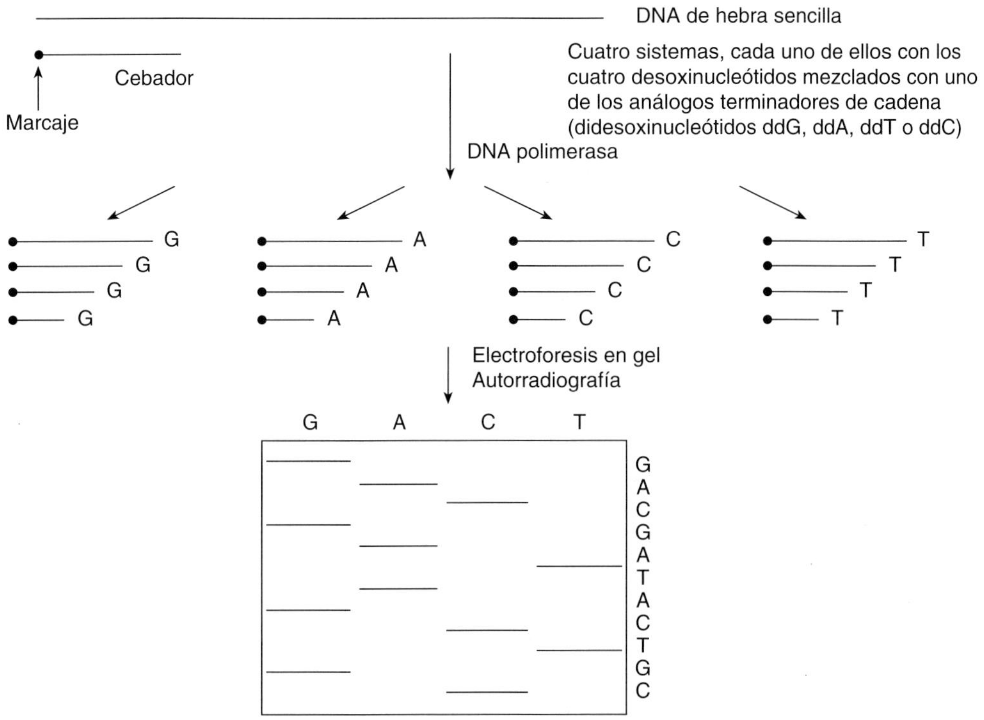

Figura 2-13. Método de Sanger, Nicklen y Coulson de secuenciación de DNA.

14. CONEXIÓN ENTRE GENES Y ENFERMEDADES

Existen dos vías alternativas para conectar un gen específico y una enfermedad. La primera se basa en el conocimiento de la patología molecular de la enfermedad, que se emplea para identificar el gen con una función conocida. Esto también puede realizarse en la dirección opuesta, especialmente en los estudios de asociación de enfermedades complejas, donde se estudia un gen de función conocida como factor de riesgo potencial de una determinada enfermedad. La segunda vía se utiliza cuando no se conoce la alteración molecular o no existen genes candidatos buenos; en estos casos, se emplea la estrategia de la clonación posicional.

Mediante el uso de técnicas de ligamiento genético, puede localizarse la región que contiene el gen entre 1 y 10 centimorgan. Si se estima que el genoma incluye 40 000 genes, habrá alrededor de 12 genes por centimorgan. En el análisis de ligamiento genético, se rastrea la herencia de diferentes regiones cromosómicas en una familia que presenta la enfermedad, hasta encontrar una región cuyo patrón de herencia se correlacione con el del defecto genético. Esta estrategia de búsqueda se basa en la recombinación genética. Como se ha señalado en el Capítulo 1, los entrecruzamientos pueden producirse en cualquier punto a lo largo del cromosoma y la probabilidad de que se produzca un entrecruzamiento entre dos puntos cualesquiera viene determinada por la distancia entre ellos. Por término medio, una probabilidad de recombinación del 1 % entre dos *loci* corresponde a una separación de 10^6 pb en el DNA. Puede detectarse el ligamiento genético para los *loci* que se encuentran dentro de $2 \cdot 10^7$ pb (20 % de recombinación o fracción de recombinación de 0.2). Dos *loci* separados por más de $5 \cdot 10^7$ pb presentan una recombinación del 50 % o una segregación aleatoria, lo que hace que no puedan distinguirse de genes en cromosomas separados, que no están ligados físicamente.

El análisis de ligamiento precisa el conocimiento de marcadores genéticos que actúan como señales durante el rastreo del gen en las transmisiones a las sucesivas generaciones. Esta capacidad la proporciona la variación normal de secuencia del DNA humano. Igual que existe una gran variación de las características visibles de los miembros individuales de la raza humana, existen diferencias normales de la secuencia de DNA. Como media, hay más de una base diferente cada 1000 bases entre dos cromosomas humanos homólogos. Esta diferencia puede emplearse para rastrear la herencia del segmento de cromosoma en el que reside. Los principales marcadores que se emplean en los análisis de ligamiento son los polimorfismos de longitud de los fragmentos de restricción (RFLP) y las disposiones en tándem de repeticiones de dinucleótidos, trinucleótidos o tetranucleótidos, que se denominan repeticiones cortas en tándem (STR), que se encuentran muy dispersas en el genoma y que frecuentemente varían en cuanto al número de unidades repetidas, teniendo algunas veces más de una docena de formas diferentes o alelos (véase el Cap. 1). Cada repetición polimórfica individual puede analizarse utilizando oligonucleótidos complementarios con las secuencias genómicas que flanquean las repeticiones para cebar su amplificación mediante PCR, permitiendo la medida de su tamaño. Estas repeticiones son tan polimórficas que, con frecuencia, es posible diferenciar la región cromosómica correspondiente de los cuatro autosomas (dos paternos y dos maternos) implicados en un emparejamiento determinado.

La evaluación del ligamiento genético de un *locus* marcador con un gen de enfermedad se realiza utilizando el método de la puntuación del logaritmo de la *odds* (LOD). Este método paramétrico implica, en primer lugar, la especificación del número de parámetros, entre ellos, el modo de herencia y la frecuencia estimada del alelo de enfermedad y de los diversos alelos del *locus* marcador en la población. Luego se calcula la probabilidad de observar el patrón específico de herencia de los alelos marcadores en la familia si el marcador y el *locus* están ligados a varias frecuencias de recombinación, desde el 0 % hasta el 40 %. Una puntuación z mayor de 3 es un signo significativo de ligamiento, mientras que una puntuación de z menor de 2 excluye el gen de enfermedad de la vecindad del *locus* marcador. Una vez que se ha observado el ligamiento, la fracción de recombinación (θ) a la que se produce la máxima puntuación LOD es una estimación de la probabilidad máxima de la verdadera frecuencia de recombinación entre el marcador y la enfermedad, y proporciona una guía aproximada de la distancia física que los separa.

Una vez que se ha cartografiado el gen de una enfermedad en una región cromosómica, el paso siguiente es la identificación del propio gen y, a partir de aquí, la predicción de la proteína defectuosa responsable de la patogenia. La identificación del gen de la enfermedad depende de la definición de las mutaciones, dentro del gen candidato, que se correlacionen con la existencia de la enfermedad, y de la demostración, finalmente, del ligamiento directo entre el gen mutante y la función deteriorada.

15. DIAGNÓSTICO DE LAS ENFERMEDADES GENÉTICAS

El principal problema en el diagnóstico molecular es la heterogeneidad de las alteraciones genéticas de las enfermedades hereditarias. La función genética puede modificarse por una gran variedad de cambios, desde la deleción completa de un gen a la sustitución de una base por otra en un nucleótido del DNA. A nivel molecular, algunas enfermedades son relativamente homogéneas, como la anemia drepanocítica, en la que siempre se encuentra la sustitución de A→T en el sexto codón del gen de la β-globina, mientras que otras tienen un gran número de mutaciones diferentes. La posibilidad de una gran variabilidad complica el diseño de una prueba que trate de detectar todas las alteraciones en una misma enfermedad. El diagnóstico de las enfermedades genéticas utilizando técnicas de DNA puede dividirse en dos tipos: detección directa del defecto molecular y detección indirecta del gen anormal.

15.1. Detección directa del defecto molecular

Las alteraciones voluminosas de los genes, como las deleciones, las inserciones o los reagrupamientos de cientos, miles o más pares de bases, y potencialmente muchos genes, pueden detectarse mediante el análisis microscópico de preparaciones de cromosomas en metafase teñidos. Sin embargo, la mayor parte de las pérdidas son demasiado pequeñas para la microscopia óptica, aunque con frecuencia pueden observarse mediante hibridación *in situ* fluorescente (FISH).

La alteración genética más espectacular es la deleción de todo un gen o de una parte importante del mismo. Es difícil detectar estos cambios ya que, como los genes no ligados al sexo se encuentran en dos copias, el gen normal tiende a enmascarar la pérdida de toda o parte de la otra copia. Los genes ligados al cromosoma X son fáciles de detectar, ya que, como el varón tiene un solo cromosoma X, la pérdida de una secuencia de X no deja otra representación de esa secuencia. Por lo tanto, una transferencia Southern tras el tratamiento del DNA con una endonucleasa de restricción mostrará la ausencia de una banda. Un procedimiento más rápido consiste en usar la reacción en cadena de la polimerasa para amplificar la secuencia deseada. El tamaño del producto amplificado puede determinarse por electroforesis en gel de agarosa. También pueden utilizarse diferentes cebadores. El uso de la reacción en cadena de la polimerasa es especialmente útil para las enfermedades ligadas al cromosoma X, en las que sólo hay una copia del gen.

Las mutaciones puntuales pueden detectarse por:

- Análisis con endonucleasas de restricción (con o sin PCR).
- Hibridación con oligonucleótidos (con o sin PCR).
- Análisis de polimorfismos de conformación de cadena sencilla (SSCP).
- Análisis heterodúplex.
- Electroforesis en gel con gradiente desnaturalizante tras PCR.
- Secuenciación de nucleótidos tras PCR.

15.1.1. Análisis con endonucleasas de restricción

Algunas mutaciones puntuales pueden detectarse mediante análisis con endonucleasas de restricción cuando la enzima corte en el lugar de la mutación; es decir, cuando la mutación elimine o cree una secuencia de nucleótidos que reconozca una determinada enzima. Sólo alrededor del 5-10 % de las mutaciones puntuales puede detectarse utilizando los análisis con endonucleasas de restricción. Los dinucleótidos CG son lugares hipervariables del genoma humano, por lo que las enzimas que poseen en su secuencia de reconocimiento estos dinucleótidos, como la *Taq*I y la *Msp*I, son muy útiles para la detección de mutaciones que se producen en estos lugares.

La aplicación de la técnica PCR al análisis con endonucleasas de restricción ha aumentado enormemente su rendimiento. La principal ventaja aportada por la PCR es que pueden usarse enzimas que tengan una secuencia de reconocimiento de cuatro nucleótidos, de forma que se estudian pequeños fragmentos de DNA. Además, el uso de la PCR hace que no sean necesarios isótopos radiactivos.

15.1.2. Hibridación con oligonucleótidos

Otra forma para detectar mutaciones puntuales conocidas es la hibridación con olinogucleótidos. Se utilizan como sondas oligonucleótidos sintéticos, que reconocen específicamente los alelos normal y mutante. La hibridación con oligonucleótidos puede realizarse con DNA genómico o con secuencias de DNA amplificadas por PCR.

15.1.3. Análisis de polimorfismos de conformación de cadena sencilla

El análisis de polimorfismos de conformación de cadena sencilla (SSCP) es una técnica en la que se amplifica, mediante PCR, la región del gen que se quiere estudiar. El producto amplificado de doble cadena se desnaturaliza por medio de calor y se realiza una electroforesis en gel de poliacrilamida no desnaturalizante. Durante la electroforesis, los fragmentos de DNA de cadena sencilla se pliegan en una forma tridimensional de acuerdo con su secuencia. La separación está, pues, en función de la forma de las moléculas de cadena sencilla. Si los productos normal y mutante difieren en algún nucleótido, adoptarán estructuras tridimensionales diferentes y mostrarán distintas movilidades electroforéticas.

15.1.4. Análisis heterodúplex

En esta técnica, se mezcla un fragmento de DNA normal con el fragmento mutante. Se forma un heterodúplex con un mal apareamiento, que proporciona diferente movilidad electroforética.

15.1.5. Electroforesis en gel con gradiente desnaturalizante

La electroforesis en gel con gradiente desnaturalizante (DGGE) se basa en la diferente desnaturalización de las moléculas de DNA de doble cadena, de acuerdo con sus secuencias. Un cambio de la secuencia del DNA de doble cadena, debido a una mutación, cambia la temperatura de fusión del DNA, lo que, a su vez, produce la separación parcial de la cadena de DNA en el lugar de un mal apareamiento y altera la movilidad del DNA mal apareado en un gel desnaturalizante. En esta técnica se amplifican, mediante PCR, fragmentos de DNA de personas normales y afectadas, y se realiza una electroforesis en gel de poliacrilamida con una concentración creciente de agentes desnaturalizantes, como la urea o la formamida. Las moléculas de DNA con un único mal apareamiento de bases presentan una movilidad diferente y pueden detectarse con esta técnica.

15.1.6. Secuenciación del producto amplificado por PCR

La secuenciación del producto amplificado por PCR se está convirtiendo en el método principal para detectar mutaciones. La secuenciación no sólo detecta la presencia de la mutación, sino que también define su naturaleza. El método más utilizado para secuenciar DNA es el método de Sanger automatizado.

15.2. Detección indirecta del gen anormal

En muchas de las enfermedades genéticas no se conoce la naturaleza del producto genético, por lo que no es posible una aproximación directa para clonar el gen. Puede aplicarse una aproximación indirecta, es decir, determinar la localización cromosómica del gen y luego rastrear los genes de esa región hasta encontrar uno que lleve una mutación asociada con la enfermedad. La aplicación sistemática de esta idea requiere «marcar» cada región cromosómica para que pueda trazarse su herencia en las familias afectadas. El gen de la enfermedad debe estar en la misma región cromosómica que los otros marcadores con los que se herede conjuntamente. Debido a su naturaleza indirecta, los análisis de ligamiento tienen una inexactitud inherente por la posibilidad de recombinación entre el alelo enfermo y el alelo marcador. La exactitud del análisis depende de la proximidad entre el *locus* marcador y el *locus* enfermo. La naturaleza de los análisis de ligamiento plantea cuestiones que no se encuentran en la mayoría de las pruebas clínicas, entre las que puede señalarse el requerimiento de muchas muestras para hecer un diagnóstico sencillo (cooperación de los individuos), la necesidad de compartir información médica entre miembros de la familia (confidencialidad) y la posibilidad de detectar paternidades incorrectas.

Una posibilidad, todavía no alcanzada, es la del diagnóstico de DNA de los genes y las variantes de los genes (alelos) asociados con enfermedades comunes, como la enfermedad cardiovascular, la diabetes mellitus, la hipertensión esencial o la demencia senil. Estas enfermedades multifactoriales tienen un gran interés práctico, ya que son bastante más comunes que las enfermedades monogénicas, y su detección haría posible evitar factores de riesgo conocidos a los individuos susceptibles.

En el futuro, cuando se conozca la secuencia completa del genoma humano, será posible identificar prácticamente todos los genes humanos. El mapa físico completo que acompañe al genoma humano servirá para preparar sondas de DNA para cualquier gen humano.

BIBLIOGRAFÍA

BEAUDET, A. L.; SCRIVER, C. R.; SLY, W. S., y VALLE, D.: «Genetics, Biochemistry, and Molecular Basis of variant human phenotypes». En: *Metabolic and Molecular Bases of Inherited Disease*. 7th ed. Beaudet AL, Scriver CR, Sly WS, Valle D (eds.). McGraw-Hill, 53-118, 1995.

COLEMAN, W. B., y TSONGALIS, G. J.: *Molecular Diagnostics for the Clinical Laboratorian*. Humana Press, 1997.

GROMPE, M.; JOHNSON, W., y JAMESON, J. L.: «Recombinant DNA and Genetic Techniques». En: *Principles of Molecular Medicine*. Jameson JL (ed.). Humana Press, 9-24, 1998.

HIGHSMITH, W. E.; STOERKER, J., y SILVERMAN, L. M.: «Molecular biology in the clinical laboratory». En: *Clinical Chemistry: Theory, Analysis and Correlation*. Kaplan LA, Pesce AJ (eds.). Mosby, 969-982, 1996.

LANDEGREN U.: *Laboratory Protocols for Mutation Detection*. Oxford University Press, 1996.

RICHARDS, C. S., y WARD, P. A.: «Molecular Diagnostic Testing». En: *Principles of Molecular Medicine*. Jameson JL (ed.). Humana Press, 83-88, 1998.

UNGER, E. R., y PIPER, M.A.: «Nucleic Acid Biochemistry and Diagnostic Applications». En: *Tietz Textbook of Clinical Chemistry*. Burtis CA, Ashwood ER (eds.). Saunders, 421-443, 1999.

UNGER, E. R., y PIPER, M. A.: «Molecular Diagnostics: Basic Principles and Techniques». En: *Clinical Diagnosis and Management by Laboratory Methods*. Henry JB (ed.). Saunders, 1338-1353, 1996.

3

Alteraciones cromosómicas

J. M.ª Medina Jiménez

1. INTRODUCCIÓN

En este capítulo, se revisan las enfermedades cromosómicas, término impreciso con el que se denomina a las enfermedades que implican la falta o la duplicación de una parte visible o el total de un cromosoma. Las alteraciones cromosómicas pueden deberse a varias causas:

1. Exceso o pérdida de uno o más cromosomas (aneuploidías).
2. Rotura o pérdida de una parte del cromosoma (deleciones).
3. Rotura, transferencia y fusión de fragmentos cromosómicos (translocaciones).
4. Pérdida de un brazo cromosómico y duplicación del otro brazo del mismo cromosoma para formar uno simétrico (isocromosomas), en un proceso que se denomina transposición robertsoniana.
5. Diferencias del cariotipo dependiendo de la línea celular (mosaicismos).

Los cromosomas sexuales X e Y comparten una serie de genes llamados, por esa razón, pseudoautosómicos, que están localizados en los brazos cortos de ambos cromosomas. Estos genes se recombinan durante la meiosis y se expresan siempre en ambos cromosomas, siendo imprescindible su funcionamiento para el desarrollo embrionario normal. En el caso de la mujer, los genes autosómicos de ambos cromosomas X se expresan, a pesar de la inactivación casi total de uno de los cromosomas X, hecho que tiene lugar durante las primeras divisiones somáticas. Los restantes genes no pseudoautosómicos no se recombinan y son específicos de cada uno de los cromosomas sexuales.

Como se sabe, las mujeres se caracterizan por poseer dos cromosomas X. Sin embargo, en los primeros estadios de la fase embrionaria, se produce un fenómeno peculiar, conocido como inactivación del cromosoma X, por el cual uno de los cromosomas X se inactiva (Fig. 3-1). El proceso comienza con la señalización del cromosoma que quedará activo, mediante la metilación de las islas CpG cercanas al gen denominado *XIST* (*X inactivation site*; lugar de inactivación X). El cromosoma X no señalado, sin embargo, expresa el gen *XIST*, desde donde se extiende su propia inactivación. El resultado final es la metilación de las islas CpG adyacentes a los genes que se inactivan, lo que impide el acceso de los factores de transcripción. No se conoce, sin embargo, el mecanismo por el que se propaga la inactivación, aunque es posible que el producto de la transcripción del gen *XIST*, posiblemente el RNA, altere la estructura de la cromatina en zonas discretas, lo que permite la metilación de las islas. De hecho, no se inactivan todos los genes del cromosoma X inactivo, sino que escapan a la inactivación los genes pseudoautosómicos y un número aún impreciso de los restantes. Es más, se cree que la tasa de expresión constitutiva de algunos de los genes inactivados es baja. El cromosoma inactivo suele adoptar una forma circular unido por los telómeros y, generalmente, adyacente a la membrana nuclear. El RNA transcrito del

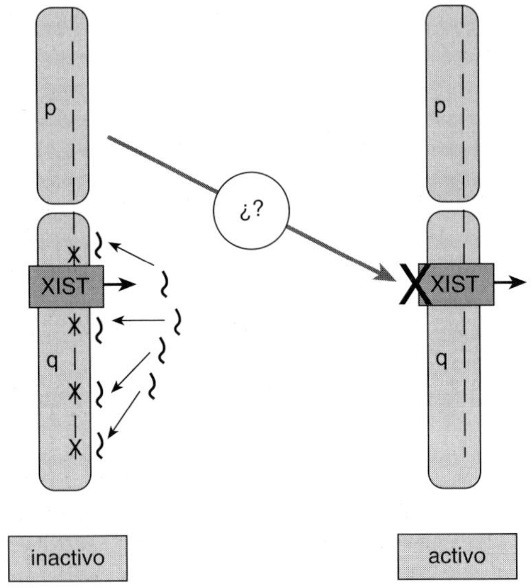

Figura 3-1. Inactivación del cromosoma X. p y q: brazo corto y largo del cromosoma, respectivamente; x: gen inactivado; *XIST*: gen del lugar de inactivación del cromosoma X.

XIST, posiblemente, produce los *locus* heterocromáticos denominados cuerpos de Barr, característicos de los cromosomas X inactivos.

Al contrario que el cromosoma Y, el cromosoma X posee una enorme cantidad de genes (800-2000), muchos de ellos bien conocidos por su incidencia patológica. De hecho, dado que el segundo cromosoma X de las mujeres se inactiva en los primeros estadios del desarrollo embrionario, tanto los hombres como las mujeres disponen de un solo alelo de la mayor parte de los genes codificados en el cromosoma X. Así, se ha descrito más de medio centenar de enfermedades cuyo gen se encuentra en el cromosoma X, algunas tan conocidas como la de Duchenne, la de Charcot-Marie-Tooth, la de Lesch-Nyhan, la de Fabry y el favismo, que se comentarán en los capítulos correspondientes. Aquí sólo se revisarán las enfermedades cromosómicas que, como se ha mencionado, son aquellas que implican a una parte visible o al total de un cromosoma.

2. ALTERACIONES DEL CROMOSOMA Y

Las mutaciones del gen SRY (*sex determining region Y gene*; gen de la región determinante del sexo de Y) producen fenotipos femeninos anormales con cariotipos 46,XY. Por el contrario, la transferencia de este gen del cromosoma Y al brazo corto de uno de los cromosomas X, debido a una recombinación anormal en la meiosis paterna, produce fenotipos masculinos con cariotipos 46,XX (Cap. 14).

Otras inversiones sexuales de origen genético se deben a mutaciones en otros cromosomas, tales como la mutación del gen *AR* del cromosoma X, que codifica el receptor de los andrógenos, el déficit de 5-α- reductasa, enzima necesaria para la conversión de testosterona en dihidrotestoterona, el déficit de 20,22-desmolasa, 3-β-ol deshidrogenasa, 17-cetosteroide reductasa o 17-β-hidroxilasa (Cap. 14).

3. SÍNDROME DEL CROMOSOMA X FRÁGIL

La denominación de esta enfermedad como cromosoma X frágil procede de la observación de que el cromosoma X de estos enfermos parece romperse cuando las células se cultivan en determinadas condiciones. Así, la zona próxima al telómero del brazo largo se desprende, quedando colgada por una fibra cuyo diámetro coincide con el de la fibra mínima de la cromatina. El lugar, denominado *FRAXA*, parece constituir, junto con los otros *FRAX* (B-F), lugares de reordenamiento constitucional del cromosoma. En las personas normales, el *FRAXA* contiene el trinucleótido CGG repetido en tándem unas 60 veces. Sin embargo, los enfermos presentan más de 200 copias del triplete, lo que parece impedir la expresión del gen adyacente, el denominado *FMR1*. En efecto, la repetición excesiva del triplete permite la metilación de las islas CpG anejas al extremo 5' no traducible del gen, lo que impide la unión de los factores de transcripción. El *FMR1* codifica una ribonucleoproteína nuclear heterogénea (hnRNP), que se expresa en todos los tejidos durante la fase embrionaria, y sólo en el cerebro, los testículos y el esófago en el adulto. El diagnóstico molecular se realiza gracias a que la endonucleasa de restricción *EagI* es capaz de hidrolizar los fragmentos de *EcoRI* (5.2 kb), siempre que las islas CpG no estén metiladas.

La etiopatogenia de la enfermedad depende del sexo del paciente. Así, en el varón, los síntomas aparecen en los alrededores de la pubertad, destacando el aumento del tamaño de los testículos. El retraso mental es muy aparente, con un coeficiente intelectual del 30-40 %, a menudo asociado con autismo. En el caso de las niñas, sólo el 50 % de las portadoras de la mutación presenta retraso mental. Esta frecuencia concuerda, obviamente, con las probabilidades de inactivación del cromosoma X, portador de la mutación. Dado que la inactivación del cromosoma X tiene lugar en las primeras divisiones somáticas, se han descrito gemelas univitelinas con cromosoma X frágil de las que sólo una presentaba retraso mental. Hay que destacar que el cromosoma X frágil es responsable de alrededor del 40 % de los casos de retraso mental, tratándose, por lo tanto, de la primera causa de subnormalidad psicosomática.

4. SÍNDROME DE KLINEFELTER

Esta enfermedad se caracteriza por la presencia de un cromosoma X supernumerario, por lo que su cariotipo es 47,XXY. El cromosoma X adicional procede, en un 50 %, del padre o de la madre y muestra cuerpos de Barr, lo que indica que expresa el gen *XIST* y, por lo tanto, está inactivado. En la mayoría de los casos, cuando el cromosoma X supernumerario procede de la madre, su presencia se debe a una disyunción defectuosa en la meiosis I, causada por un incremento de la actividad recombinante. Cuando el cromosoma extra es de origen paterno también procede de una disyunción defectuosa pero, en este caso, por falta de recombinación. Existen casos de cariotipos 48,XXYY, 48,XXXY o incluso 49,XXXXY en los que, a pesar de tener inactivados todos los cromosomas X menos uno, se presentan fenotipos de creciente anormalidad. En este sentido, los pacientes con este síndrome presentan, llegada la pubertad, un claro hipogonadismo, sin desarrollo de los caracteres sexuales secundarios masculinos.

5. TRISOMÍA X

Estos enfermos presentan un cariotipo 47,XXX que, en la mayoría de los casos, tiene un origen materno, debido a una disyunción defectuosa en la meiosis I. Esta trisomía es normalmente asintomática, y las portadoras son capaces de concebir y su descendencia es normal. Sin embargo, en otros casos, se presentan infertilidad y retraso mental. Los casos de tetrasomía (48,XXXX) o pentasomía (49,XXXXX) son más graves, aunque también menos frecuentes.

6. SÍNDROME DE TURNER

Los enfermos con este síndrome presentan un cariotipo 45,X, que tiene su origen en un error en la meiosis paterna. La deficiencia cromosómica es muy grave, puesto que el 90 % de los fetos con este síndrome no llega a término. Dado que en el embrión femenino normal se inactiva uno de los cromosomas X, la existencia de esta enfermedad indica que el cromosoma inactivado es necesario para el desarrollo normal del embrión femenino. Por consiguiente, el gen llamado protector escapa a la inactivación y, posiblemente, pertenece al grupo de genes pseudoautosómicos de ambos cromosomas X o Y. Un probable candidato para ser el gen del síndrome de Turner es el gen que codifica la proteína ribosomal RPS4, que tiene copias tanto en el cromosoma X como en el Y. Los enfermos con síndrome de Turner muestran una amplia patología que se caracteriza por hipogonadismo funcional y numerosas anormalidades anatómicas, aunque sin retraso mental.

7. DEFECTOS DE LA INACTIVACIÓN DEL CROMOSOMA X

Algunos enfermos presentan pequeños cromosomas X de forma anular o con un marcador central, en lugar del segundo cromosoma X (46,X+*ring* y 46,X+*marker*), asociados con retraso mental. Dado que este último no se presenta en el síndrome de Turner (45,X), se ha sugerido que estos cromosomas pequeños son trozos del segundo cromosoma X que han escapado a la inactivación. Su expresión sería la causante del retraso mental, dado que parece seguro que la sobreexpresión de genes puede ser responsable de secuelas neurológicas, tal como ocurre en el síndrome de Down. El escape de la inactivación podría deberse a la deleción del gen *XIST* que, como se ha visto, es el responsable de la inactivación en *cis* de uno de los cromosomas X. De hecho, una mutación puntual de este gen puede ser responsable de la inactivación sesgada de uno de los cromosomas X que se observa en algunas familias, aunque el fenotipo pasa inadvertido, salvo que el cromosoma activo sea el portador de la mutación.

8. SÍNDROME DE DOWN

En la mayor parte de los casos, el síndrome de Down, también denominado trisomía 21, se debe a la presencia de un cromosoma 21 supernumerario, o parte de él; en este último caso, como consecuencia de una translocación robertsoniana. Existen casos de mosaicismo (47,+21/46), lo que sería responsable del diverso grado de afectación que presentan estos enfermos. En la mayoría de los casos, la presencia del cromosoma supernumerario se debe a un error en la disyunción de la meiosis I materna. La incidencia de la disyunción defectuosa aumenta con la edad de la madre (>38 años), estimándose que, a partir de los 40 años, la mayoría de los ovocitos son aneuploides. Sorprendentemente, la meiosis I comienza en la madre durante su propia fase embrionaria, quedando detenida en el estado diploteno de la profase I hasta la pubertad. En el estado diploteno, ya se ha finalizado la recombinación, pero aún no se ha producido la disyunción. De hecho, ésta tiene lugar en la anafase, es decir, una vez finalizadas la profase y la metafase. Podría pensarse, pues, que los ovocitos aneuploides madurasen tardíamente, es decir, en la etapa premenopáusica. Sea como fuere, en la meiosis I la disyunción se lleva a cabo por los quiasmas, por lo que debe tratarse de un entrecruzamiento defectuoso ocurrido durante la recombinación, que impide la rotura del quiasma durante la anafase, arrastrándose un cromosoma extra a una de las células hijas.

El cromosoma 21 es el más pequeño de los cromosomas autosómicos, y contiene alrededor de 51 millones de pares de bases (Fig. 3-2). Se trata de un cromosoma acrocéntrico con un brazo muy corto y otro largo. En este último radica la *DSCR* (*Down syndrom critical region*, región crítica del síndrome de Down), que contiene 5 millones de pares de bases. Sin embargo, el brazo corto puede ser también muy importante en el síndrome de Down, porque en su zona próxima al centrómero presenta las llamadas familias 724 que, aunque comunes a otros cromosomas, pueden ser responsables de la disyunción defectuosa. De hecho, la zona adjunta a estas familias en dirección al telómero, la denominada *NOR* (*nuclear organizer region*, región organizadora nuclear), sin embargo, está duplicada en los padres de los niños con síndrome de Down. Este hecho sigue siendo motivo de fuerte controversia, dado que la disyunción no la realiza el centrómero en la meiosis I, sino los quiasmas.

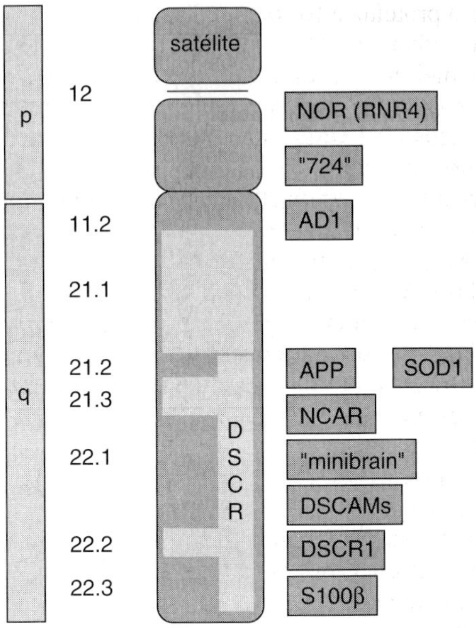

Figura 3-2. Cromosoma 21. Principales genes implicados en el síndrome de Down. *NOR(RNR4)*: región organizadora del nucleolo (codifica el rRNA 4); «724»: familias de DNA muy repetitivo; AD1: enfermedad de Alzheimer 1; APP: proteína precursora del amiloide (A4); SOD1: superóxido dismutasa 1; NCAR: molécula de adhesión neural; «*minibrain*: gen equivalente al del mismo nombre en Drosophila; DSCAMs: moléculas de adhesión celular del síndrome de Down; DSCR1: región crítica del Síndrome de Down-1; S100β: proteína S100β.

La *DSCR* está situada en el brazo largo, en la bandas q21 y q22 y contiene entre 50 y 100 genes (Fig. 3-2). De los genes existentes en esta zona se conocen muchos, aunque la secuencia de la mayoría carece aún de significado, puesto que se desconocen las proteínas que codifican. De los genes existentes en la *DSCR*, dos han merecido un especial interés, debido a su casi obvio efecto en el síndrome de Down. Se trata de la superóxido dismutasa-1, por su participación en la producción de radicales libres, y de la S100, proteína que constituye un factor de crecimiento de las células gliales. Más recientemente, han merecido una atención especial otros genes, como el *«minibrain»*, el *NCAR* (*neural cell adhesion molecule*, molécula de adhesión celular neural), el *DSCAM* (*DS cell adhesion molecule*, molécula de adhesión celular DS) y el *DSCR1* (*DS critical region-1*, región 1 crítica DS), todos ellos situados en las bandas 21 y 22 de la *DSCR*.

La proteína S100*β* es de bajo peso molecular y se activa por el Ca^{2+}, por el que tiene una gran afinidad. Se encuentra en los astrocitos, aunque también se ha detectado en los oligodendrocitos e, incluso, en algunas neuronas. Activa la guanilato ciclasa a través de la producción de óxido nítrico (Fig. 3-3). En este sentido, el óxido nítrico es un neurotransmisor que realiza su función a través de la activación directa de la guanilato ciclasa. Aunque siguen sin conocerse completamente los efectos ejercidos por la guanilato ciclasa y el subsiguiente aumento de cGMP, la S100*β*, cuando se encuentra en bajas concentraciones, protege de la muerte neuronal, mientras que si su síntesis está exacerbada, el efecto es el contrario, es decir, se produce la muerte neuronal por apoptosis. Sin embargo, no parece ser éste el mecanismo por el que se produce el desarrollo anormal del sistema nervioso en el síndrome de Down. En efecto, análisis muy precisos han demostrado que existe un extraordinario aumento (X10) de la concentración cerebral de S100*β* durante los primeros 18 meses después del nacimiento, pero el fenómeno tiene lugar tanto en los niños que padecen el síndrome de Down como en los que no lo padecen. Por consiguiente, la S100*β* es importantísima para el desarrollo del sistema nervioso, pero no existe sobreexpresión de esta proteína en los niños con síndrome de Down.

Durante la vida adulta, sin embargo, la sobreexpresión de S100*β* puede causar la neurodegeneración observada en el síndrome de Down. Se sabe que muchos de los enfermos con síndrome de Down padecen una degeneración neuronal muy parecida a la observada en la enfermedad de Alzheimer. En este sentido, la sola sobreexpresión de la S100*β* podría explicar, por sí misma, la neurodegeneración tardía observada en el síndrome de Down. Este hecho viene corroborado por el descubrimiento de que el *β*-amiloide, que se acumula en las neuronas de los enfermos con Alzheimer, induce la síntesis de la S100*β*, lo que unificaría el mecanismo de neurodegeneración en ambas enfermedades. Es muy importante destacar que el gen del *β*-amiloide (*A4*) se encuentra en la *DSCR* (Fig. 3-2), por lo que también el *β*-amilode puede estar sobreexpresado en el síndrome de Down. Por otro lado, la interacción de la S100*β* con la proteína tau produce la activación de ésta última (Fig. 3-4). En estas circunstancias, la proteína tau se une a la proteína Map-2 de los microtúbulos, provocando el ensamblaje de estos últimos y el estrellado de los astrocitos, es decir, la prolongación en todos los sentidos de sus procesos, lo que les da un claro aspecto estrellado. Asimismo, la S100*β* inhibe la fosforilación de la gap-43, puesto que es un efector negativo de la proteína quinasa C (Fig. 3-4). En este sentido, la gap-43 cumple una función esencial en la generación y progreso de los axones. Sin embargo, la fosforilación de la gap-43 inhibe el crecimiento de los axones y, dado que la S100*β* inhibe su fosforilación, parece que esta última, al mismo tiempo que provoca el estrellamiento de los astrocitos, activa el crecimiento de las conexiones interneuronales. Sin embargo, la fosforilación de la gap-43 parece imprescindible para la potenciación a largo plazo, un fenómeno que, posiblemente, sea el responsable de la memoria. De

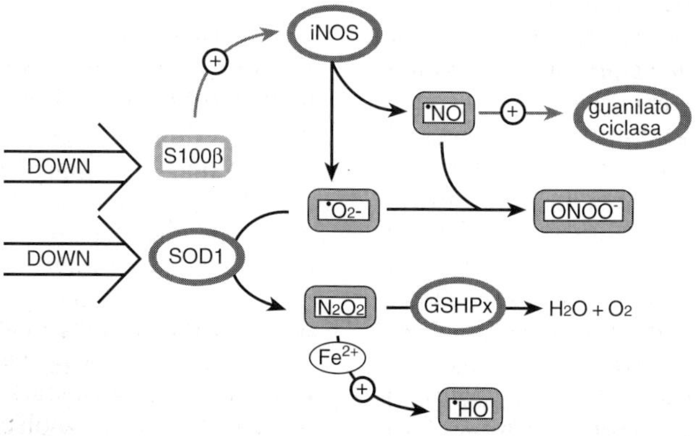

Figura 3-3. Posibles mecanismos de generación de radicales libres en el síndrome de Down. S100β: proteína S100β; iNOS: óxido nítrico sintasa inducible; •NO: óxido nítrico; SOD1: superóxido dismutasa 1; $\bullet O_2^-$: radical superóxido; ONOO-: peroxinitrito; GSHPx: glutatión peroxidasa; •HO: radical hidroxilo.

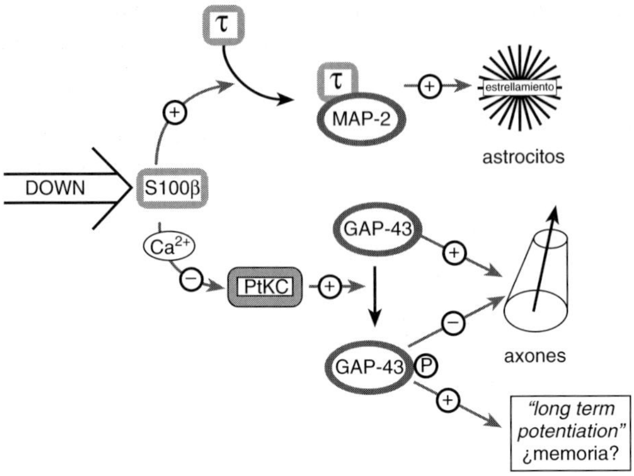

Figura 3-4. Posibles interferencias del síndrome de Down en el desarrollo del sistema nervioso central. S100β: proteína S100β; τ: proteína tau; MAP-2: proteína asociada con los microtúbulos; PtKC: proteína quinasa C; GAP-43: proteína asociada al crecimiento; «long term potentiation»: potenciación a largo plazo, que se produce en determinadas neuronas, relacionada con la memoria.

hecho, durante la vida adulta, es decir, cuando la sobreexpresión de la S100*β* es patológica (véase anteriormente), la gap-43 sólo está presente en zonas discretas relacionadas con la potenciación a largo plazo.

La superóxido dismutasa-1 (SOD-1) también está codificada en la *DSCR*, por lo que se la ha implicado en la etiopatogenia del síndrome de Down (Fig. 3-3). De hecho, un aumento de la actividad de esta enzima podría generar tal cantidad de agua oxigenada (Fig. 3-3) que superase la capacidad de la glutatión peroxidasa. En estas circunstancias, podría generarse, por la reacción de Fenton, radical hidroxilo, el más potente de los radicales libres (Fig. 3-3). Sin embargo, los enfermos con síndrome de Down no presentan cambios de la actividad de la SOD-1 con respecto a las personas sanas de la misma edad.

En resumen, los efectos deletéreos supuestamente causados por la sobreexpresión de la S100*β* y de la SOD-1 pueden influir exclusivamente a largo plazo, contribuyendo posiblemente a la neurodegeneración tipo Alzheimer que se observa en el adulto con síndrome de Down.

El descubrimiento del síndrome de Down tuvo lugar al intentar clasificar a los enfermos con retraso mental. Por consiguiente, se sabe que la trisomía 21 afecta al desarrollo del sistema nervioso central, aunque el grado de la afectación varía extraordinariamente de una persona a otra. Aunque la medición del coeficiente intelectual en los recién nacidos es cuestionable, los datos de Morgan demuestran claramente que el coeficiente intelectual en los niños con síndrome de Down disminuye drásticamente durante los primeros cuatro años, se ralentiza durante los cuatro años siguientes y continúa disminuyendo a partir de los 8 años de edad. Por consiguiente, se puede afirmar que los efectos nocivos de la enfermedad sobre el sistema nervioso central se producen durante el período postnatal. De hecho, el cerebro de estos enfermos presenta un menor número de conexiones interneuronales, lo que de por sí explicaría el retraso mental. Asimismo, la mielina tiene un escaso contenido de ácidos grasos monoinsaturados, especialmente en la esfingomielina.

El diagnóstico prenatal de la enfermedad se realiza mediante la determinación del cariotipo del feto, por amniocentesis o mediante biopsia de las vellosidades coriónicas, en madres con antecedentes o en aquellas en las que se detectan bajas concentraciones de α-fetoproteína durante el embarazo.

9. OTRAS TRISOMÍAS

Las trisomías de los cromosomas 13 y 18 son enfermedades muy graves de corta supervivencia (alrededor de seis meses), que cursan con malformaciones diversas, tales como labio leporino, polidactilia y defectos oculares, o retraso del crecimiento y diversas malformaciones, respectivamente.

10. SÍNDROMES DE LOS GENES CONTIGUOS

Estas enfermedades se deben a deleciones o a duplicaciones que alteran el número de copias de cada gen. El segmento cromosómico que se pierde o se duplica suele incluir múltiples genes, por lo que los fenotipos son muy variados. Sin embargo, algunas deleciones incluyen algunos genes que, por sí solos, son responsables de una enfermedad concreta, tales como la enfermedad de Duchenne o el déficit de esteroide sulfatasa, que se producen por deleciones en el cromosoma X. En algunos casos, la deleción es tan extensa que puede considerarse una monosomía. En otros, sin embargo, la deleción es mínima, es decir, de un solo gen, aunque si se trata del único alelo que se expresa (impronta genómica), se produce la enfermedad. Por otro lado, las duplicaciones producen un aumento de las copias de cada gen, causando trisomías funcionales.

BIBLIOGRAFÍA

ALBERTS, B.; BRAY, D.; LEWIS, J.; RAFF, M.; ROBERTS, K., y WATSON, J. D.: *Biología molecular de la célula*. Tercera edición. Ediciones Omega S.A. Barcelona, 1996.

DE DUVE, C.: *La célula viva*. 1.ª Parte. Prensa Científica. Barcelona, 1988.

SCRIVER, C. R.; BEAUDET, A. L.; SLY, W. S.; VALLE, D.: *The Metabolic and Molecular Bases of Inherited Disease*. Seventh edition. McGraw-Hill. New York, 1995.

4

Enfermedades del metabolismo de los hidratos de carbono

J. M.ª MEDINA JIMÉNEZ

1. Introducción. 2. Déficit de glucosidasas intestinales. 3. Malabsorción intestinal de azúcares. 4. Enfermedades del metabolismo de la fructosa. 5. Enfermedades del metabolismo de la galactosa. 6. Diabetes mellitus. 7. Secuelas de la diabetes. 8. Glucogenosis. Bibliografía

1. INTRODUCCIÓN

La mayor parte de los hidratos de carbono de la dieta se ingieren en forma de almidón, que es una mezcla de amilosa y amilopectina. La primera es un polímero de glucosa con uniones α-1,4, mientras que la segunda, además de estas uniones, tiene ramificaciones α-1,6. Las α-amilasas salival y pancreática hidrolizan con gran rapidez el almidón, dando lugar a maltosa, maltotriosa y algunas dextrinas ramificadas que se degradan, finalmente, por las glucosidasas de la pared intestinal. Sin embargo, un 5-20 % del almidón llega hasta el colon donde, finalmente, se degrada totalmente por la flora intestinal. El recién nacido carece de amilasas luminales, por lo que es incapaz de hidrolizar el almidón hasta pasados seis meses de vida. De hecho, la escasa capacidad de hidrolizar almidón que tiene el neonato se debe al funcionamiento de las amilasas de la pared intestinal.

En la pared intestinal existe un conjunto de actividades glucosidásicas que pueden resumirse (Fig. 4-1):

Lactasa (complejo β-glucosidasa). Su principal sustrato natural es la lactosa de la leche, que hidroliza en glucosa y galactosa.

Sacarasa (complejo sacarasa-isomaltasa). Su principal sustrato es la sacarosa, que hidroliza en glucosa y fructosa. Hidroliza, asimismo, los restos de amilopectina con uniones α-1,6.

Maltasa (complejo glucoamilasa). Hidroliza los restos de amilosa y amilopectina, principalmente las uniones α-1,4, aunque también es capaz de hidrolizar uniones α-1,6.

Trehalasa. Hidroliza la trehalosa, que es un dímero de glucosa (α-1,1) presente en los hongos e insectos.

En el momento del nacimiento, la pared intestinal del niño posee lactasa, maltasa y sacarasa suficientes para realizar la digestión, no sólo de la lactosa de la leche, sino también de otros oligosacáridos foráneos. El transporte de los azúcares al interior de la pared intestinal se lleva a cabo, principalmente, mediante tres transportadores:

GLUT-3: transportador de alta capacidad, aunque de baja afinidad, que se utiliza cuando el suministro de glucosa es suficiente.

SGLT1: transportador de baja capacidad, aunque de alta afinidad, que se utiliza cuando el suministro de glucosa es escaso. También se encarga de la captación de galactosa.

GLUT-5: transportador especializado en la captación de fructosa en el intestino.

Una vez que los azúcares han pasado al interior de las células de la pared intestinal, son recogidos por los terminales arteriovenosos situados en la lámina propia y, desde ellos, se llevan a las venas mesentéricas, que confluyen en la vena porta. De hecho, la circulación portal transporta los nutrientes al hígado que, dada su

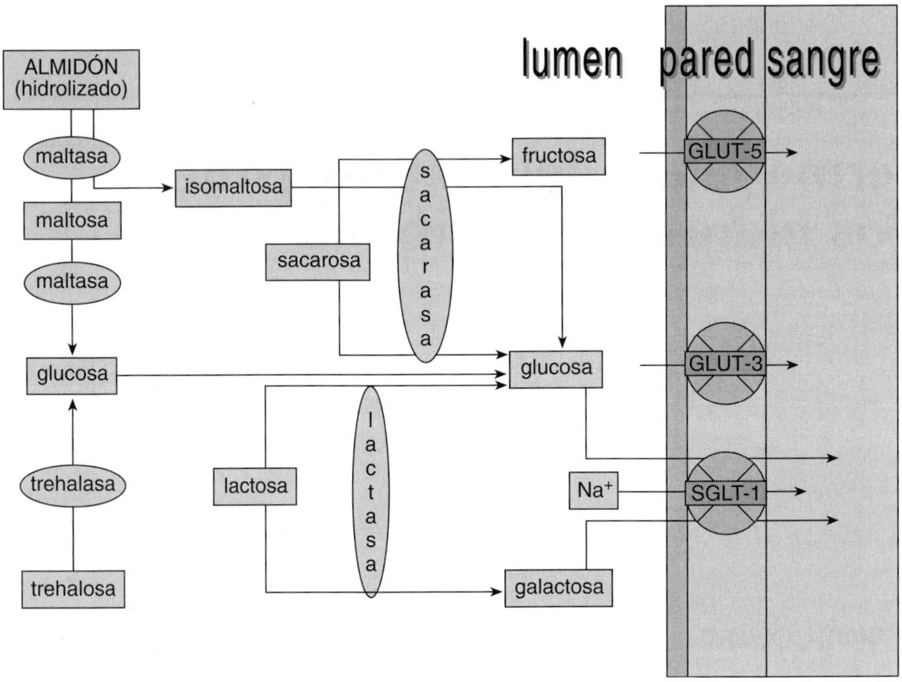

Figura 4-1. Digestión y absorción de los hidratos de carbono. SGLT1: transportador de glucosa dependiente de sodio; GLUT-3: transportador de glucosa; GLUT-5: transportador de fructosa.

situación estratégica como segundo frente ante el exterior, controla el suministro de los sustratos externos. En efecto, una vez atravesada la mucosa intestinal, en donde, por otro lado, se realizan no pocas transformaciones metabólicas, sólo el hígado ofrece «resistencia» a los sustratos glucídicos, de los que se encarga, de una manera especial, de transformar y «repartir» desde el período prostprandial más temprano.

En este sentido, la fructosa se degrada en el hígado por una vía que utiliza sólo parcialmente la glucólisis (Fig. 4-2). Esta vía, denominada vía de Hers, comienza por la fosforilación de la fructosa en la posición 1, mediante la enzima denominada fructoquinasa. La fosforilación en esta posición impide su pronta incorporación a la glucólisis, dado que el compuesto intermedio de la fructosa en esta vía es la fosforilada en 6. El siguiente paso consiste en la hidrólisis de la fructosa en dihidroxiacetona fosfato y gliceraldehído, paso catalizado por la aldolasa B. Por último, el gliceraldehído se fosforila en posición tres mediante la triosa quinasa. Una vez en forma fosforilada, las triosas se incorporan a la glucólisis.

Existen tres isoenzimas de la aldolasa: A, B y C, características del músculo, el hígado y el cerebro, respectivamente. Las dos primeras tienen muy baja actividad hidrolítica sobre la fructosa-1-fosfato, por lo que son incapaces de participar significativamente en la degradación de la fructosa presente en los alimentos. La aldolasa B, sin embargo, hidroliza tanto la fructosa-1,6-bisfosfato como la fructosa-1-fosfato, lo que confiere al hígado la mayor capacidad de transformación de fructosa. En efecto, la capacidad de la vía de degradación de la fructosa es muy alta, puesto que su exceso produce una fuerte disminución de las concentraciones hepáticas de fosfato inorgánico, debido a la fosforilación de la fructosa. La caída de las concentraciones de fosfato desinhibe la AMP desaminasa, provocando la activación de la degradación del ATP. Ésta es la explicación de la hiperuricemia causada por la fructosa, especialmente en aquellas personas predispuestas. Otra consecuencia de la ingestión de grandes cantidades de fructosa es la producción de acidosis láctica, lo que viene condicionado por el hecho de que la fructosa circunvala el principal punto de control de la

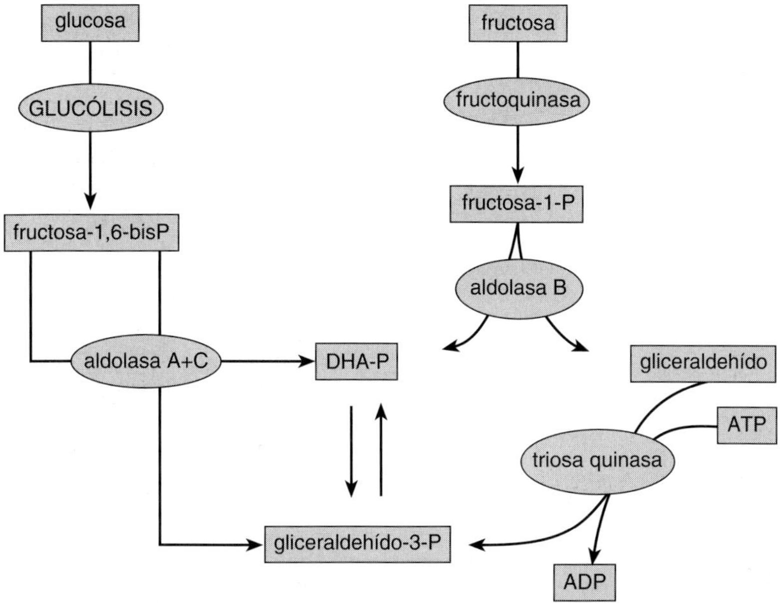

Figura 4-2. Metabolismo de la fructosa. DHA-P: dihidroxiacetona fosfato.

glucólisis, es decir, el catalizado por la fosfofructoquinasa-1. Es más, el siguiente paso regulado, el catalizado por la piruvato quinasa, está activado por la fructosa-1-fosfato, muy aumentada en estas circunstancias. Todos estos hechos llevan a la conclusión de que el exceso de fructosa es tóxico incluso para las personas normales y está contraindicado en los pacientes hiperuricémicos.

El hígado se encarga también del metabolismo de la galactosa, que consiste, básicamente, en la epimerización de la galactosa en glucosa. Sin embargo, el proceso requiere una serie de reacciones (Fig. 4-3) destinadas a preparar a la galactosa para tal epimerización. En primer lugar, la galactosa se fosforila en posición uno mediante una enzima específica, la galactoquinasa, a lo que sigue su transferencia al UDP mediante la galactosa-1-fosfato uridil transferasa. Una vez en forma de UDP-galactosa, se produce la epimerización, mediante la UDP-galactosa epimerasa. La UDP-glucosa resultante se incorpora a la glucólisis mediante su conversión en glucosa-1-fosfato, lo que tiene lugar en la reacción antes mencionada, es decir, la catalizada por la galactosa-1-fosfato uridil transferasa.

En resumen, los hidratos de carbono presentes en los alimentos se digieren en el intestino y se transforman en el hígado, originando, fundamentalmente, glucosa que se distribuye por la sangre sistémica. De hecho, la glucosa constituye la moneda de transacción energética intertisular por excelencia. Por esta razón, existe una extraordinaria estabilidad de la glucemia incluso en las condiciones más extremas, tales como el ayuno o el ejercicio. Es obvio que la importancia de la glucosa como sustrato universal de los tejidos lleve consigo la estabilidad imperturbable de sus concentraciones en sangre, con objeto de evitar alteraciones del suministro de energía a los tejidos. En efecto, para mantener constante la concentración de glucosa en sangre, los seres superiores disponen de mecanismos extremadamente sofisticados. Entre éstos destaca el par insulina/glucagón que, con sus mensajes hormonales, dirige la utilización o liberación de la glucosa por los tejidos. Sin embargo, el par insulina/glucagón constituye el «ajuste fino» del proceso, siendo necesaria la existencia de un mecanismo de macromodulación que evite grandes oscilaciones de la glucosa. Este segundo mecanismo está encomendado al hígado, que posee para ello una serie de vías metabólicas que le permiten utilizar la glucosa cuando ésta llega en cantidades altas o, por el contrario, liberarla en situaciones de ayuno o ejercicio.

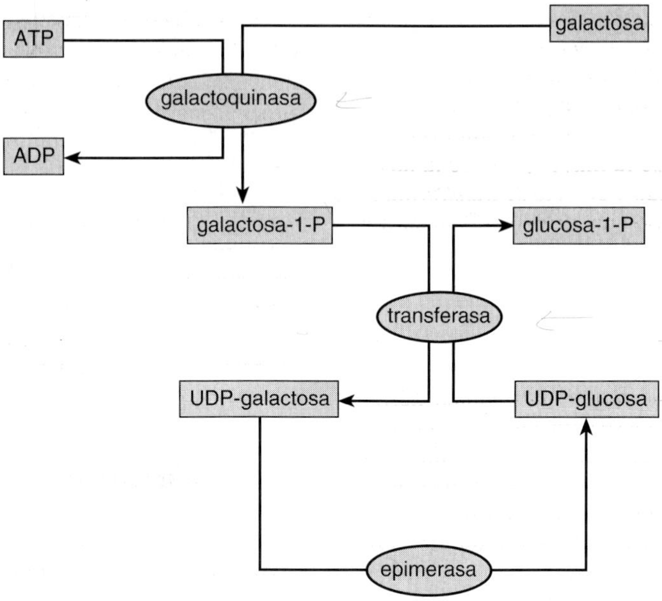

Figura 4-3. Metabolismo de la galactosa.

2. DÉFICIT DE GLUCOSIDASAS INTESTINALES

El déficit de glucosidasas intestinales ocasiona diversas enfermedades metabólicas. Las principales son la hipolactasia, la alactasia, el déficit de sacarasa y el déficit de trehalasa.

2.1. Hipolactasia

Esta enfermedad se denomina también intolerancia a la lactosa del adulto, puesto que se presenta exclusivamente en éste. En efecto, la lactasa (Fig. 4-1) está presente en el momento del nacimiento, siendo su actividad más que suficiente para la degradación de la lactosa procedente de la leche. Sin embargo, una vez pasado el destete, la actividad de la enzima decae hasta alrededor del 5-10 % de la actividad original. En los enfermos con hipolactasia, la actividad de la enzima prácticamente desaparece, lo que impide que durante la edad adulta pueda digerirse la lactosa. Por lo tanto, estos enfermos no manifiestan la enfermedad durante la lactancia, sino más adelante, cuando la enzima tiende a desaparecer, lo que suele ocurrir, dependiendo del origen étnico, entre los 3 y los 20 años de edad. La enzima que desaparece prematuramente en estos enfermos es la misma que la de las personas sanas, por lo que se trata de un defecto en la regulación de la síntesis de la enzima. El *locus* de la lactasa se ha localizado en el cromosoma 2, lo que ha permitido su estudio a nivel molecular. Sorprendentemente, no existen diferencias en la secuencia del DNA de los enfermos, por lo que el déficit debe radicar en los cambios posteriores a la traducción de la enzima. En este sentido, se conoce la existencia de al menos dos alelos: *LAC*R* (*lactase restriction gene*, gen de restricción de la lactasa), responsable de la enfermedad, y *LAC*P* (*lactase persistence gene*, gen de persistencia de la lactasa), el propio de las personas sanas. De hecho, el fenotipo de la hipolactasia se presenta sólo en los individuos homocigóticos para *LAC*R*.

El diagnóstico suele realizarse por la desaparición de los síntomas tras la privación de leche. Sin embargo, este sistema no permite distinguir esta enfermedad del colon irritable, la malabsorción de las grasas o la alergia a la leche. Por lo tanto, el diagnóstico correcto de la enfermedad debe realizarse mediante biopsia intestinal.

La ingestión de lactosa produce en estos enfermos dispepsia, pérdida de apetito, dolores abdominales, vómitos y diarrea. Como consecuencia de estos síntomas, los enfermos consumen pocos derivados lácteos, lo que les produce un déficit de calcio, con la consiguiente osteoporosis. Sin embargo, el tratamiento es sencillo, ya que consiste en privar al enfermo de productos lácteos. Para evitar la osteoporosis es necesario el aporte de calcio por vía farmacológica. Asimismo, el consumo de yogur está muy indicado, puesto que la mayor parte de la lactosa se ha transformado y el resto se transforma en el tubo digestivo, por las propias enzimas que contiene el yogur.

2.2. Alactasia

Esta enfermedad se denomina también déficit congénito de lactasa y se caracteriza por la práctica ausencia de lactasa (Fig. 4-1) en el intestino del niño, manteniéndose el defecto durante la vida adulta. Se trata de una enfermedad muy poco frecuente, pero que puede confundirse con la intolerancia a la lactosa, por lo que el diagnóstico debe realizarse mediante la biopsia de yeyuno. La ausencia de la enzima produce diarrea desde las primeras horas de vida que, si no se corrige, produce malnutrición. La lactosa aparece en las heces y es la causante de la diarrea. El tratamiento mediante una alimentación exenta de lactosa hace remitir los síntomas, y permite un crecimiento y desarrollo psicomotor normales.

2.3. Déficit de sacarasa

Esta enfermedad se denomina también, más adecuadamente, déficit congénito de sacarasa-isomaltasa, y se caracteriza por la existencia de una escasa actividad de la sacarasa intestinal (Fig. 4-1), lo que conlleva un déficit casi total de la actividad isomaltasa. Sin embargo, en algunos casos se encuentran actividades notables de isomaltasa en ausencia de actividad sacarasa. Este hecho sorprende, dado que ambas actividades residen en una misma enzima. Aunque no se conoce la explicación de este fenómeno, se supone que se debe a la deleción de la parte de la enzima en la que reside la actividad sacarasa y que afecta sólo parcialmente a la actividad isomaltasa. En realidad, existe un número variado de mutaciones que pueden afectar a la actividad de la enzima, que van desde la mutación de la enzima o de su promotor, hasta diversos defectos del procesamiento y transporte de la enzima por el aparato de Golgi. El diagnóstico se realiza mediante la sobrecarga de sacarosa y su comparación con otras de glucosa y fructosa, es decir, los productos de la acción enzimática. La primera produce diarrea, mientras que la segunda no causa ningún efecto. La ausencia de actividad sacarasa impide la hidrólisis de la sacarosa, que aparece en las heces. Sin embargo, la enfermedad es mucho más grave cuando no existe actividad isomaltasa, puesto que impide la digestión total del almidón en sus enlaces α-1,6. Sorprendentemente, la tolerancia al almidón aumenta en los primeros años de vida, por lo que el adulto enfermo puede llevar una vida normal si evita ingerir grandes cantidades de sacarosa y almidón.

2.4. Déficit de trehalasa

La única fuente de trehalosa de nuestra alimentación son la setas, por lo que, frecuentemente, la enfermedad pasa desapercibida. Sin embargo, los enfermos presentan diarreas cuando ingieren setas, que son bien toleradas por las personas sanas. La biopsia intestinal indica la ausencia de trehalasa (Fig. 4-1).

3. MALABSORCIÓN INTESTINAL DE AZÚCARES

Existen dos tipos de enfermedades congénitas que presentan malabsorción intestinal de azúcares: la malabsorción de glucosa y galactosa, y la malabsorción de fructosa.

3.1. Malabsorción de glucosa y galactosa

Esta enfermedad se denomina también intolerancia a la lactosa, aunque su etiología molecular no está relacionada con las glucosidasas intestinales, sino con un defecto de la absorción de glucosa y galactosa. Concretamente, existe un defecto del transportador SGLT1 intestinal y renal, específico de la glucosa y galactosa, los productos de la hidrólisis de la lactosa, que transporta estos azúcares en cotransporte con el Na^+ (Fig. 4-1). El déficit del transportador produce vómitos e intolerancia a los alimentos con abundante lactosa. Cursa con lactosuria, aminoaciduria, acidosis y cataratas. Los enfermos que prescindan de la glucosa y la galactosa se desarrollan normalmente.

3.2. Malabsorción de fructosa

Esta enfermedad se caracteriza por presentar síntomas de intolerancia a la fructosa en presencia de actividad sacarasa. Aunque se desconoce la etiología molecular de la enfermedad, todo parece indicar que se trata de un defecto del transporte intestinal de fructosa, posiblemente del GLUT-5 (Fig. 4-1).

4. ENFERMEDADES DEL METABOLISMO DE LA FRUCTOSA

Dos son las principales enfermedades congénitas del metabolismo de la fructosa: la fructosuria esencial y la intolerancia hereditaria a la fructosa.

4.1. Fructosuria esencial

La enfermedad se denomina también, más adecuadamente, déficit de fructoquinasa y se caracteriza por el déficit de la enzima fructoquinasa hepática (Fig. 4-2). La enfermedad se puede diagnosticar por la respuesta a la sobrecarga de fructosa, que produce en estos enfermos una elevada y persistente hiperfructosemia, acompañada por fructosuria. Sin embargo, el diagnóstico definitivo debe realizarse mediante la determinación de la actividad de la enzima en la biopsia. La enfermedad es asintomática y, en la mayor parte de las ocasiones, se descubría cuando los análisis sistemáticos de glucosa en orina se realizaban por métodos reductores. De hecho, esta enfermedad no requiere tratamiento, aunque se recomienda evitar los alimentos con fructosa y sacarosa.

4.2. Intolerancia hereditaria a la fructosa

La enfermedad se conoce por la siglas HFI (*hereditary fructose intolerance*), así como por déficit de aldolasa B. Se caracteriza por el déficit de la actividad aldolasa B (Fig. 4-2), cuyo gen se ha clonado y localizado en el cromosoma 9. Se han descrito tres mutaciones del gen que tienen como fenotipo la enfermedad. Los enfermos, sin embargo, no presentan déficit de las aldolasas A y C, lo que confiere al enfermo una actividad residual, aunque significativa, sobre la fructosa-1-fosfato. La presencia de estas isoenzimas explica, asimismo, el funcionamiento normal de la glucólisis en estos enfermos.

La enfermedad sólo se manifiesta en el momento del destete, apareciendo los primeros síntomas cuando se introduce la fruta en la alimentación. Si se prosigue con los alimentos con fructosa, se producen vómitos, malnutrición y falta de crecimiento. Desde el punto de vista bioquímico, la ingestión de fructosa produce la caída de las concentraciones plasmáticas de fosfato e hipoglucemia. Esta última se debe a la inhibición de la gluconeogénesis y de la glucogenólisis, debido al aumento de la fructosa-1-fosfato, que inhibe la actividad remanente de aldolasa, la de glucosa-1-fosfato isomerasa, así como la de la fosforilasa. Más tarde, aumentan el ácido úrico, el ácido láctico, los ácidos grasos libres, la alanina y el glicerol.

La retirada de la fructosa de la dieta es suficiente, en la mayor parte de los casos, para suprimir los síntomas de la enfermedad, hasta el punto de que puede servir de diagnóstico de la misma antes de recurrir a la biopsia hepática. Actualmente se dispone de oligonucleótidos que permiten un rápido diagnóstico de la enfermedad mediante la localización de las mutaciones del gen.

5. ENFERMEDADES DEL METABOLISMO DE LA GALACTOSA

Las dos enfermedades congénitas conocidas del metabolismo de la galactosa son la galactosuria y la galactosemia.

5.1. Galactosuria

Esta enfermedad se conoció durante un tiempo por el nombre de galactosemia de tipo II, aunque actualmente se denomina déficit de galactoquinasa, puesto que la enfermedad se caracteriza por el déficit en esta enzima (Fig. 4-3). El diagnóstico molecular se realiza mediante la constatación de la ausencia de galactoquinasa, aunque no de la transferasa, en los hematíes. La ingestión de alimentos con abundante galactosa trae consigo la aparición de galactosemia, que puede producir galactosuria. Sin embargo, el resultado más grave es la acumulación de galactitol en los tejidos que poseen aldosa reductasa (Fig. 4-4). El galactitol se acumula en el cristalino, donde produce cataratas. Esta enfermedad no cursa con retraso mental.

5.2. Galactosemia

Esta enfermedad se ha denominado también galactosemia de tipo I y se caracteriza por el déficit de galactosa-1-fosfato uridil transferasa, cuyo gen se encuentra en el cromosoma 21. El diagnóstico se realiza mediante la determinación de la actividad de la enzima en los hematíes. La determinación de UDP-glucosa antes y después de la incubación con el hemolizado del enfermo permite evaluar la actividad enzimática. El déficit de esta enzima produce vómitos y diarrea, lo que retrasa gravemente el crecimiento. La acumulación de galactosa-1-fosfato en el hígado trae consigo la aparición de hepatomegalia e ictericia, mientras que en los hematíes produce una hemólisis grave. La aparición de cataratas es inmediata, mientras que el retraso mental sólo se detecta tras varios meses de vida. En este sentido, se ha observado el incremento de la presión craneal por edema. Estos efectos están causados, presumiblemente, por la acumulación de galactosa-1-fosfato y galactitol, dado que ambos metabolitos son incapaces de salir de las células nerviosas, provocando el encharcamiento del tejido. Estos hechos, por sí solos, pueden explicar el retraso mental, puesto que la reversibilidad de la epimerasa (Fig. 4-3) asegura la síntesis de la UDP-galactosa necesaria para la formación de los galactocerebrósidos. De hecho, el retraso mental es moderado en estos enfermos, siempre que no hayan padecido ictericia grave.

La retirada de la galactosa de los alimentos produce la inmediata regresión de los síntomas, especialmente de los vómitos y la diarrea, incluso de las cataratas, sobre todo si no han sido muy extensas. Sin embargo, el retraso mental, una vez que es evidente, parece insensible a la dieta. La tolerancia a la galactosa no aumenta con la edad, por lo que la prohibición de la ingestión de galactosa debe mantenerse a lo largo de la vida del paciente.

6. DIABETES MELLITUS

La diabetes mellitus es una enfermedad que se caracteriza, desde el punto de vista bioquímico, por la presencia de hiperglucemia. De hecho, la hiperglucemia es el único síntoma común a

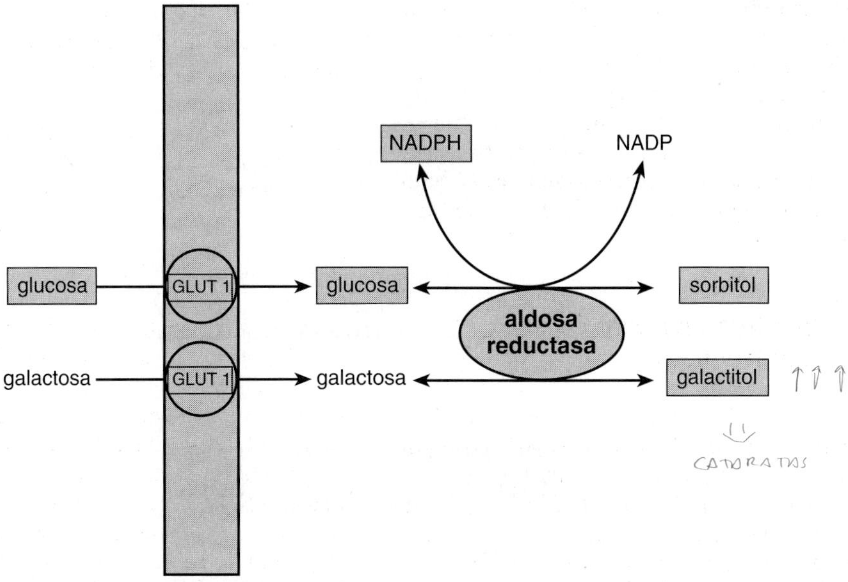

Figura 4-4. Sistema de la aldosa reductasa: GLUT1: transportador de glucosa.

todas las clases de diabetes mellitus, siendo aún el único instrumento válido para definir esta enfermedad. Recientemente, se acepta la existencia de dos tipos de diabetes, denominados 1 y 2. Estos dos tipos de diabetes coinciden con las dos grandes clases de diabetes conocidas hasta el momento: diabetes mellitus de tipo I, también llamada diabetes juvenil, que aparece siempre antes de los 18 años, o diabetes insulinodependiente (DMID), y diabetes mellitus de tipo II, también llamada diabetes del adulto, ya que generalmente aparece a partir de los 40 años, o diabetes no insulinodependiente (DMNID).

6.1. Diabetes mellitus de tipo 1

En la diabetes mellitus de tipo 1, el páncreas presenta unos islotes de Langerhans que contienen numerosas células α, secretoras de glucagón, células δ, secretoras de somatostatina, y células PP, secretoras del polipéptido pancreático, pero escasas o ninguna célula del tipo β, secretoras de insulina. En este sentido, la diabetes de tipo 1 es una enfermedad autoinmunitaria que produce la destrucción paulatina de las células β del páncreas. El fenómeno de autoinmunidad está relacionado con los antígenos de contacto del MHC (*major histocompatibility complex*, complejo principal de histocompatibilidad), que se encuentran en el cromosoma 6, también llamados HLA. Entre estos antígenos, los relacionados con la diabetes son los de la clase II y, dentro de ésta, los de la subclase DR (Fig. 4-5). En efecto, el 90-95 % de los pacientes con diabetes de tipo 1 posee un antígeno HLA de alto riesgo (DR3 y/o DR4) y un alto porcentaje de los antígenos que sólo confieren susceptibilidad, tales como DQa o DQb. En este sentido, la mayoría de los pacientes diabéticos de tipo 1 tiene sustituido el aspartato de la posición 57 de la cadena DQb por un aminoácido poco polar, como la alanina, la serina o la valina. Ese aspartato está asociado a la arginina de la posición 52 de DQa. Por consiguiente, la mayor susceptibilidad se da en DQb asp(–)/DQa arg(+), que posee una gran capacidad para presentar el autoantígeno.

La diabetes de tipo 1 está, pues, causada por una expresión errónea de un antígeno de contacto de la clase II, subclase DR3 y/o DR4, que, en condiciones normales, reconoce una proteína (autoantígeno) de las células β del páncreas. Esta proteína podría ser una proteína integral de la membrana de los gránulos secretores de insulina, que sólo se expone al exterior en el momento de la secreción. Sin embargo, también se ha descrito como autoantígeno una proteína citoplásmica, la glutamato descarboxilasa (GAD). Muy recientemente, se ha descrito que la cadena B de la insulina podía constituir el autoantígeno desencadenante de la enfermedad. Sea como fuere, un error en la zona HLA clase II, DR3/DR4 y DQb asp(–)/DQa arg(+) conllevaría la formación de un antígeno de contacto

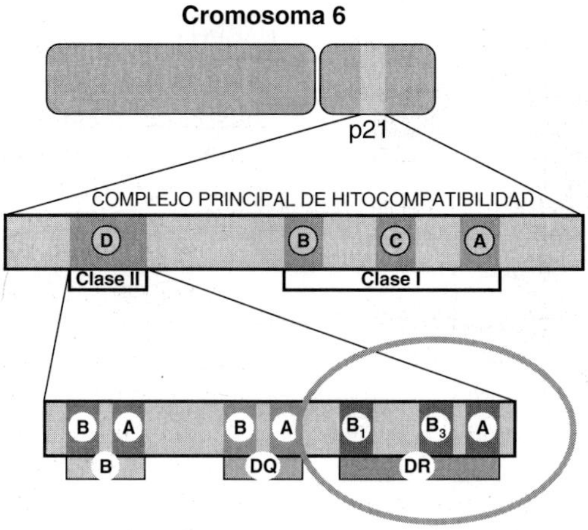

Figura 4-5. Polimorfismo del complejo principal de histocompatibilidad. El óvalo señala las variantes de alto riesgo en la diabetes de tipo 1.

erróneo de la clase II, que no reconocería como propia una o varias proteínas de las células β. Así, durante la fase embrionaria, los timocitos expondrían HLA clases I y II, que reconocerían a las proteínas propias circulantes (Fig. 4-6), presentándolas a los linfocitos. Los linfocitos que las reconocieran serían destruídos por apoptosis, impidiéndose, de esta manera, la lucha contra las proteínas propias. Sin embargo, los HLA erróneos no reconocerían determinadas proteínas de las células β, que al no ser presentadas, no inducirían la apoptosis de los correspondientes linfocitos. El resultado sería la aparición del fenómeno autoinmunitario y, por consiguiente, la lucha contra las células β.

Como ya se sabe, los monocitos penetran en los tejidos y, convertidos en macrófagos, atacan y destruyen todas las células o estructuras proteicas que detectan como extrañas o defectuosas (Fig. 4-7). Por lo tanto, los macrófagos que fagocitaran células β senescentes presentarían las proteínas no reconocidas durante la fase embrionaria como antígenos a los linfocitos TH (CD4+). Como consecuencia de tal presentación, se inicia la secreción de interleucina-2 por los linfocitos TH (*T helper*, T colaboradores), lo que induce la proliferación de los linfocitos TK (CD8+). Una vez efectuada la proliferación del clon de linfocitos específicos para el autoantígeno, los linfocitos TK, al reconocer el autoantígeno, liberan perforina, una proteína que ha recibido este nombre porque perfora la superficie celular. En efecto, los linfocitos TK liberan

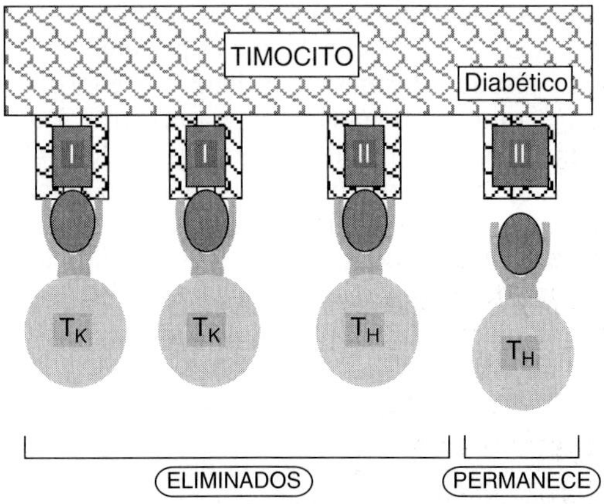

Figura 4-6. Reconocimiento de las proteínas propias por el timo durante la fase embrionaria. I y II: antígenos de la clase I y de la clase II; TK: linfocitos citotóxicos; TH: linfocitos colaboradores.

una proteína que tiene una enorme afinidad para incrustarse en la superficie de la célula atacada, formando poros de estructura poligonal. Por dichos poros se produce la rotura del equilibrio osmótico celular, lo que causa la muerte de la célula. Los TK, para protegerse de la proteína por ellos secretada, sintetizan antiperforina, una proteína que al asociarse a la perforina en la superficie del linfocito evita sus indeseables efectos. Este sistema de inmunidad celular tiene una importancia extraordinaria en la lucha contra las células cancerosas o infectadas con virus. Sin embargo, en el diabético de tipo 1, dicho sistema destruye las células β propias, originando progresivamente el déficit de la secreción de insulina. Por consiguiente, la etiología molecular de la diabetes mellitus de tipo 1 es un fenómeno autoinmunitario que conduce a la destrucción progresiva de las células β de los islotes de Langerhans. Cuando la regeneración de las células β es incapaz de sustituir las células destruidas, la hiposecreción de insulina se hace ostensible (8-10 años), apareciendo los síntomas de la diabetes.

La etiopatogenia molecular de la diabetes mellitus de tipo 1 queda claramente definida por la hipoinsulinemia. Efectivamente, uno de los síntomas más característicos del diabético de tipo 1 es la escasa o nula concentración de insulina en sangre. El déficit de insulina conlleva una serie de fenómenos metabólicos relacionados con la disfunción del ciclo glucosa/ácidos grasos (Fig. 4-8). La disminución de la concentración de insulina produce la inhibición de la entrada de la glucosa en los tejidos con gran consumo de ella, es decir, el músculo y el tejido adiposo. En ambos tejidos, el transportador de glucosa (GLUT-4) es sensible a la insulina, por lo que la ausencia de la hormona supone la inhibición de la entrada de la glucosa en ellos. La primera gran consecuencia de este fenómeno es el aumento de la concentración de glucosa en sangre, es decir, la aparición de hiperglucemia. Pues bien, la inhibición del transporte de glucosa y, por consiguiente, de su utilización no presenta mayores problemas para el tejido adiposo, cuyas necesidades energéticas se reducen al mínimo una vez inhibida la lipogénesis. Sin embargo, la hipoinsulinemia activa extraordinariamente la lipólisis, lo que provoca una masiva liberación de ácidos grasos libres a la sangre. En condiciones normales, estos ácidos grasos salen para sustituir a la glucosa como sustrato metabólico alternativo. Ahora, sin embargo, van

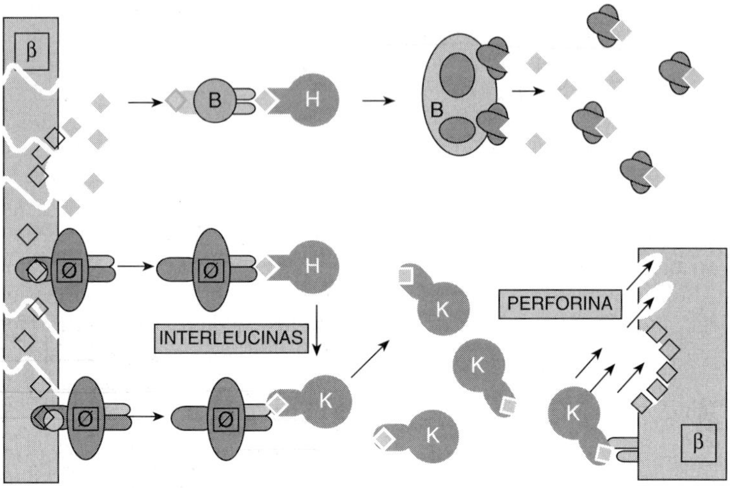

Figura 4-7. Destrucción de las células β del páncreas por el proceso inmunitario. ◊: autoantígeno; ∅: macrófagos; B: linfocitos B; H: linfocitos colaboradores; K: linfocitos citotóxicos.

a sustituir a la glucosa que, aunque está presente, no puede utilizarse.

Por otro lado, el músculo utiliza los ácidos grasos como única fuente de energía, ya que la ausencia de insulina no permite transportar glucosa a su interior. Por lo tanto, la diabetes no le presenta mayores problemas al músculo, si no fuera porque la posterior inducción de la gluconeogénesis va a requerir la degradación de las proteínas musculares, con objeto de suministrar aminoácidos a la síntesis *de novo* de la glucosa. A largo plazo, el adelgazamiento del diabético juvenil también afecta a su reservas musculares.

El hígado, por su parte, tiene una extraordinaria capacidad de utilización de los ácidos grasos, lo que le permite oxidar masivamente estos sustratos. La oxidación de los ácidos grasos mantiene energéticamente la gluconeogénesis que, aunque inútil, mantiene velocidades muy altas en el hígado del diabético. Asimismo, la elevada disponibilidad de acetil-CoA conlleva la activación de la síntesis de cuerpos cetónicos, que actúan como sustratos alternativos de la glucosa y los ácidos grasos.

Como se observa, el metabolismo parece adaptarse *in extremis* a esta situación impuesta por el déficit de insulina. Paradójicamente, el desajuste metabólico no es el responsable directo de la descompensación del diabético. Así, el metabolismo ha conseguido adaptarse a la nueva situación, de manera que la glucosa se sustituye por los ácidos grasos y los cuerpos cetónicos. Sin embargo, el aumento desmesurado de las concentraciones de glucosa y de cuerpos cetónicos en sangre es el responsable de los efectos nocivos de la diabetes. En efecto, tanto la glucosa como los cuerpos cetónicos poseen sistemas de captación renal que evitan su escape por la orina y, por tanto, la pérdida de tan importantes metabolitos. Sin embargo, la concentración de glucosa y de cuerpos cetónicos en la sangre del diabético supera, con mucho, la capacidad máxima del sistema renal de recaptación de estos sustratos, lo que produce la eliminación por la orina de cantidades ingentes de glucosa y cuerpos cetónicos. La primera consecuencia de este hecho es que el paciente diabético pierde enormes cantidades de energía y estructuras carbonadas por vía urinaria. Dado que la glucosa procede, en gran parte, de la gluconeogénesis a partir de los aminoácidos musculares, se cumplen literalmente las palabras de Areteo de Capadocia (30-40 d.C.) cuando afirmaba que en los pacientes diabéticos «la carne y los huesos pasan juntos a la orina». Este hecho es, además, el causante de una de las tres «P» del diabético (poliuria, polidipsia y polifagia), concretamente de la polifagia.

La segunda consecuencia de la pérdida de glucosa y cuerpos cetónicos por la orina es la enorme eliminación de agua. Estos metabolitos, al concentrarse en orina, disminuyen la reabsorción de agua en el asa de Henle, con el consiguiente aumento del volumen de la orina. Así se

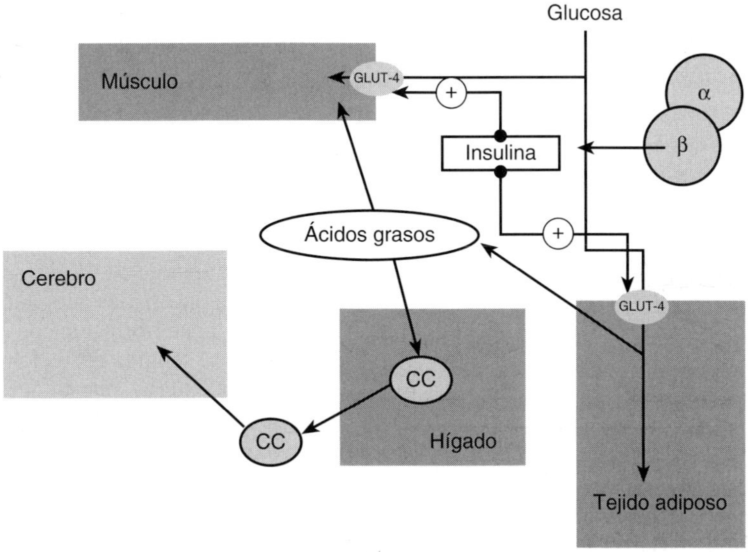

Figura 4-8. Ciclo glucosa/ácidos grasos: GLUT-4: transportador de glucosa; α y β: células secretoras de los islotes de Langerhans. CC: cuerpos cetónicos.

explican las otras dos «P» del diabético, es decir, la poliuria y la polidipsia.

Estos acontecimientos, de por sí graves, podrían soportarse si no fuesen acompañados de otras consecuencias, aparentemente sin importancia, pero que esconden un enorme peligro para la difícil estabilidad del enfermo diabético. Efectivamente, la enorme eliminación de agua altera gravemente la homeostasis salina del organismo, especialmente en lo que se refiere a la pérdida de potasio. Además, los cuerpos cetónicos (acetoacetato y 3-hidroxibutirato) son ácidos, por lo que se hacen acompañar de cationes correspondientes de la reserva alcalina. Como consecuencia, se produce una acidosis de origen metabólico que, junto con la hipopotasemia, es la causa del coma.

6.2. Diabetes mellitus de tipo 2

Los pacientes diabéticos de tipo 2 presentan una morfología de los islotes de Langerhans normal, aunque, en algunos casos, se ha detectado cierta tendencia hacia la hipertrofia insular. De todos modos, la concentración de insulina en sangre en este tipo de diabetes es normal, incluso con cierta tendencia hacia la hiperinsulinemia. La etiología molecular de esta enfermedad es, pues, radicalmente diferente a la del tipo 1, en la que la insulina está prácticamente ausente. En este sentido, la etiología molecular de este tipo de diabetes debe considerarse desde dos vertientes que, aunque íntimamente relacionadas, pueden, en algunos casos, explicar por sí mismas la etiología molecular de la enfermedad. Nos referimos a las denominadas: alteración de la secreción de la insulina y resistencia a la insulina, respectivamente.

La alteración de la secreción de la insulina es, posiblemente, la causa más general de la aparición de la diabetes mellitus de tipo 2, aunque existen otras causas de la enfermedad que se comentarán más adelante. Así pues, aunque la concentración de insulina es prácticamente normal en la mayoría de estos diabéticos, la secreción pancreática de la hormona parece estar alterada, especialmente en lo que se refiere a la respuesta a la hiperglucemia. Para comprobarlo, se somete a los pacientes a un pinzamiento de glucosa, que consiste en mantener constante la glucemia mediante la administración intravenosa monitorizada de glucosa, mientras se sigue la evolución de la secreción de insulina (Fig. 4-9). En estas condiciones, las personas normales presentan dos fases bien distinguibles de la secreción de insulina. La primera fase consiste en una secreción aguda de insulina, que va seguida, inmediatamente, por una segunda fase en la que la secreción de insulina es directa-

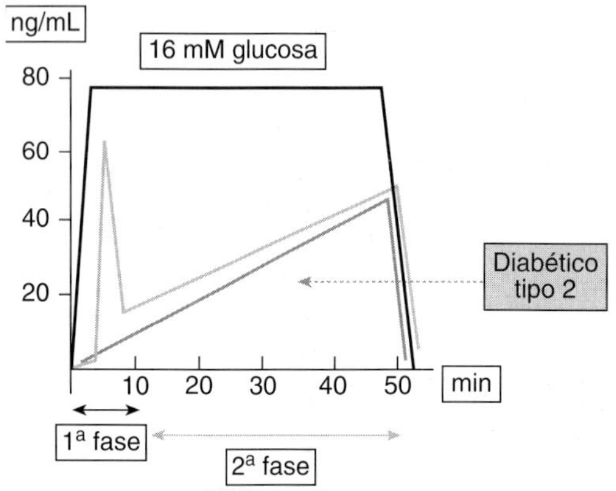

Figura 4-9. Sobrecarga homeostática de glucosa. La sobrecarga de glucosa se lleva a cabo de manera que la glucemia se mantenga constante (*glucose clamp*). Obsérvese que en el individuo sano se aprecian dos fases de secreción de insulina, mientras que en el paciente diabético de tipo 2 tan sólo se observa la segunda fase.

mente proporcional al estimulo glucémico. Los diabéticos de tipo 2 no presentan la primera fase, secretándose la insulina en un proceso tardío, aunque proporcional a la concentración de glucosa en sangre (Fig. 4-9).

La glucosa es el principal secretagogo de la insulina y actúa por un complicado mecanismo que precisa la completa metabolización de la glucosa en el interior de la célula β. De hecho, es la concentración intracelular de ATP la que regula la secreción de la hormona. Para mantener una producción de ATP directamente proporcional a la concentración de glucosa en sangre, la célula β se vale de transportadores de gran capacidad, como el GLUT-2, y mantiene dos enzimas, la hexoquinasa y la glucoquinasa, para que la fosforilación de la glucosa se realice en condiciones óptimas cualquiera que sea la concentración de la glucosa entrante (Fig. 4-10). Asimismo, tanto la glucólisis como la fosforilación oxidativa mitocondrial participan en la síntesis del ATP que, finalmente, regula la secreción de la hormona. En este sentido, el ATP inhibe el canal K^+ATP a través de su unión con la subunidad SUR. De hecho, el canal K^+ATP está formado por una subunidad reguladora, denominada SUR por su afinidad por la sulfonilureas, que controla un canal de K^+, denominado Kir (*K^+ inwardly rectifying channel*, canal rectificador de la entrada de K^+), que recibe este nombre porque está encargado de rectificar el potencial de membrana ante las continuas entradas de solutos cargados positivamente. El ATP inhibe el citado canal, promoviendo el colapso del potencial de membrana. Este hecho dispara la entrada de calcio mediante la apertura de los canales de calcio dependientes del voltaje, lo que promueve la entrada electrogénica de calcio. Los endosomas cargados de insulina, procedentes del aparato de Golgi, se mueven hacia la membrana plasmática activados por el calcio, fundiéndose posteriormente con ella y liberando la insulina a la sangre. Todo el proceso depende de la glucosa externa, puesto que, cuanto mayor sea la glucemia, mayor es la glucosa captada, más activa su fosforilación y posterior glucólisis y, finalmente, mayor la producción de ATP.

Todas la etapas de este proceso son fundamentales para la correcta secreción de la insulina. Así, se ha detectado una mutación del gen de la glucoquinasa en los pacientes diabéticos del tipo MODY (*mature onset diabetes of the young*, diabetes del adulto de inicio en la juventud), una diabetes de tipo 2 que se presenta prematuramente en el joven. En efecto, la glucoquinasa cumple un papel importantísimo en la secreción de insulina, ya que posee una Km elevada para la glucosa, lo que le permite metabolizar la glucosa en proporción directa a su concentración en sangre. Por consiguiente, un déficit de glucoquinasa altera los mecanismos de secreción de la hormona, sobre todo en respuesta a estímulos hiperglucémicos. Asimismo, el déficit de glucoquinasa afecta al hígado, el otro único tejido que posee esta enzima. De hecho, la falta de glucoquinasa en el hígado conlleva la propia hiperglucemia, dado que este tejido deja pasar la mayor parte de la glucosa portal. La hiperglucemia causa paulatinamente la resistencia periférica a la insulina (véase más adelante), que desemboca, irremediablemente, en la manifestación de la diabetes. Se han relacionado también determinados casos de MODY con un defecto mitocondrial. En este sentido, algunos casos de MODY se transmiten exclusivamente por vía materna, del modo que lo hacen las mitocondriopatías que afectan al genoma mitocondrial. Efectivamente, estos enfermos poseen una deleción que afecta al origen de replicación de la cadena ligera del DNA mitocondrial, así como al gen del citocromo b. La gravedad de la enfermedad viene condicionada por el porcentaje de mitocondrias defectuosas que se hereden. Se han encontrado, asimismo, mutaciones en el

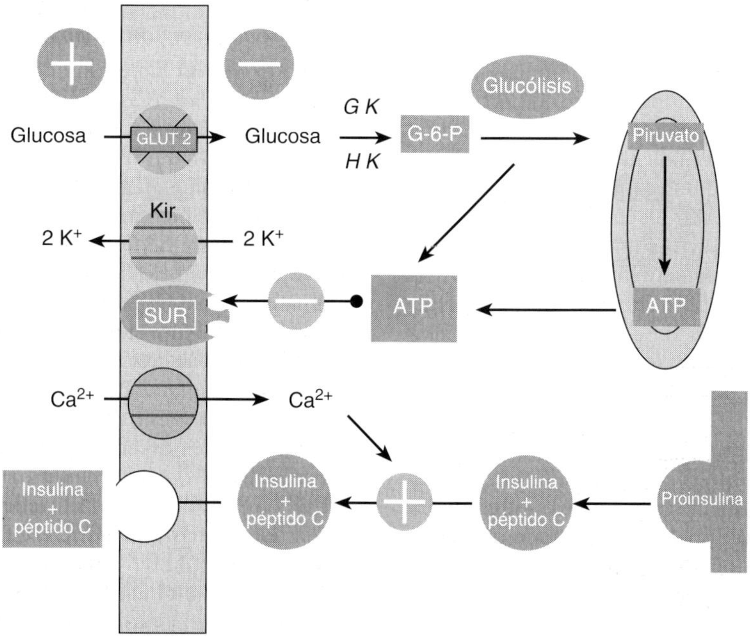

Figura 4-10. Mecanismo de secreción de la insulina. GLUT2: transportador de glucosa; GK: glucoquinasa; HK: hexoquinasa; G-6-P: glucosa-6-fosfato; Kir: canal rectificador de potasio; SUR: receptor de sulfonilureas.

canal K^+-ATP en diversos tipos de diabetes. Por último, las mutaciones del gen del factor nuclear del hepatocito (HNF-4α, MODY1; HNF-1α, MODY3) o del factor promotor de la insulina (IPF-1, MODY 4) producen también un tipo de diabetes clasificable como MODY, aunque se desconoce su etiología molecular.

Basándose en estos casos de MODY, se ha propuesto que la etiología molecular de la diabetes de tipo 2 clásica podría tratarse de un déficit del transportador de glucosa de la célula β (GLUT 2), aunque la ausencia de la primera fase de secreción de la insulina también apunta a un defecto de la hexoquinasa.

Una de las características más destacadas de la diabetes de tipo 2 es la existencia del denominado fenómeno de resistencia a la insulina. De hecho, en esta variante de la enfermedad, la insulina está presente en la sangre, incluso en concentraciones ligeramente superiores a las normales. Sin embargo, la hormona no muestra los efectos deseados; es lo que se denomina resistencia a la insulina. La ausencia de la primera fase de secreción de la insulina en este tipo de diabéticos (Fig. 4-9) explica, por sí misma, la resistencia a la insulina, puesto que el retraso de la secreción de la hormona sería la causa de la hiperglucemia, mientras que la secreción de la segunda fase resulta insuficiente para llevar a cabo la regulación de la glucemia. Sin embargo, no se pueden descartar otras causas de resistencia a la insulina. En este sentido, se han descrito pacientes con una insulina de estructura incorrecta, como la denominada insulina Wakayama, que tiene la valina 3 de la cadena A sustituida por una leucina. Igualmente, en algunos casos de diabetes de tipo 2, se ha detectado la secreción de proinsulina, como resultado de la deficiente hidrólisis de la proteína precursora de la insulina en los endosomas de la célula β. En otros casos de diabetes, se ha detectado la presencia en el plasma de anticuerpos contra el receptor de la insulina. Por otro lado, la resistencia a la insulina se presenta de manera fisiológica en la embarazada. Sin embargo, la resistencia a la insulina de la gestante ha sido identificada como el resultado de la presencia en la sangre de hormonas antiinsulínicas, como el glucagón, la prolactina o la hormona de crecimiento. En principio, la situación del paciente diabético de tipo 2 parece similar a la de la gestante, puesto que su resistencia a la insulina podría deberse a la hiperglucagonemia observada del diabético. Sin embargo, la administración de insulina restablece la glucagonemia normal, lo que parece indicar que no son las hormonas antiinsulínicas las responsables de este tipo de diabetes. Debe mencionarse que la diabetes se ha relacionado también con un posible déficit en GLP-1 (*glucagon-like peptide*, péptido semejante al glucagón), polipéptido que desempeña un papel fundamental en la respuesta secretora del islote de Langerhans a los estímulos gástricos. De nuevo, la ausencia de hipoinsulinemia en el diabético de tipo 2 descarta esta posibilidad.

Por otro lado, la resistencia a la insulina debe mostrarse por igual en todo el metabolismo de la glucosa. Sin embargo, entre los procesos estimulados por la insulina, es decir, el transporte de glucosa, la síntesis de glucógeno y la descarboxilación del piruvato, sólo la síntesis de glucógeno está ostensiblemente inhibida en la diabetes de tipo 2. Para explicar esta paradoja, deben considerarse los efectos de una nueva hormona, la amilina. Se trata de un polipéptido de 37 aminoácidos, que se acumula en el páncreas de los enfermos diabéticos de tipo 2. La amilina se sintetiza en las células β del páncreas y se secreta, junto con la insulina, por acción de los mismos secretagogos. En lo que respecta a sus efectos metabólicos, la amilina inhibe la acción de la insulina, aunque sólo en algunos procesos específicos. Así, inhibe intensamente la síntesis de glucógeno en el músculo, mientras que no afecta a otros destinos de la glucosa en este tejido. Igualmente, la amilina no afecta al metabolismo de la glucosa en el tejido adiposo, aunque parece inhibir la síntesis de glucógeno y la gluconeogénesis en el hígado. Se trata, pues, de una hormona reguladora de los primeros efectos de la insulina, que evita que la glucosa circulante sea rápidamente utilizada en los procesos de instauración no urgente, tales como la acumulación de glucógeno. Por lo tanto, las concentraciones elevadas de amilina en la sangre disminuirían la utilización de la glucosa en el músculo y el hígado, mientras que aumentarían extraordinariamente su captación por parte del tejido adiposo. Estos hechos explicarían, no sólo la hiperglucemia, sino también la tendencia a la obesidad de los diabéticos de tipo 2. Sin embargo, las primeras determinaciones cuantitativas de amilina indican que las concentraciones de la hormona en la sangre de los diabéticos no es mayor que en la de las personas normales, ni en la situación de ayuno ni después de la ingestión de hidratos de carbono. De todos modos, la resistencia a la insulina por parte de los tejidos periféricos en el diabético es evidente, por lo que el papel de la amilina como generadora del tal resistencia debe considerarse posible, aunque siempre a la espera de una investigación más detallada. Por otro lado, la resistencia a la insulina podría deberse a una disminución de los transportadores de glucosa sensibles a la insulina (GLUT-4). De hecho, en los diabéticos de tipo 2, se ha descrito la existencia de una disminución de dichos transportadores en el tejido adiposo, aunque no en el músculo.

Por último, la resistencia a la insulina puede deberse a un defecto de la transmisión del mensaje portado por la insulina. De esta manera, las concentraciones de la hormona son suficientes, pero el receptor es incapaz de transmitir el mensaje al interior de las células. En primer lugar, la enfermedad podría estar causada por una disminución congénita del número de receptores de insulina. Sin embargo, la determinación del número de receptores en los diabéticos presenta serias dificultades, debido a la existencia de la llamada «regulación por disminución» (*down regulation*), que consiste en que la presencia continuada de la hormona disminuye el número de receptores. Este mecanismo es, posiblemente, uno de los sistemas más sofisticados para el control de la acción hormonal, al regular el número de receptores presentes de acuerdo con la presencia continuada de la hormona. Sin embargo, este hecho impide la determinación del número de receptores en circunstancias como las del diabético de tipo 2, en el que las concentraciones de insulina suelen ser superiores a la normal. En este sentido, no se han encontrado diferencias muy significativas en lo que respecta al número de receptores para la insulina, aunque en la mayoría de los enfermos de diabetes de tipo 2 el número de receptores es algo menor, debido a la «regulación por disminución». Sin embargo, no puede olvidarse la posibilidad de que el diabético de tipo 2 posea el mismo número de receptores, pero que éstos tengan una baja afinidad por la insulina. De hecho, se ha descrito una mutación en el gen del receptor, que podría dar lugar a una proteína receptora defectuosa, sin afinidad por la insulina. La caracterización y la clonación del receptor de la insulina ha permitido identificar numerosas mutaciones del mismo, aunque cada una de ellas es característica de una familia de enfermos. Por lo tanto, no existe una mutación común para todos los casos detectados, lo que sugiere que la alteración de la estructura del receptor no puede considerarse como la única etiología posible de la diabetes de tipo 2. Asimismo, no puede descartarse la posibilidad de que el defecto radique en la transmisión del mensaje desde el receptor a la maquinaria metabólica celular, bien por la existencia de inhibidores del receptor, bien por impedimento en la cadena de transmisión del mensaje. En este sentido, en determinados diabéticos de tipo 2, se ha descrito la existencia de una disminución de la actividad tirosina quinasa del receptor de la insulina.

En resumen, no parece existir una etiología molecular común para todas la variantes de la diabetes de tipo 2, aunque la más común puede encuadrarse dentro de la alteración de la secreción de la insulina que, secundariamente, produce la resistencia a la misma a través de la «regulación por disminución». En algunos casos, parece estar relacionada con la secreción de una insulina defectuosa, un defecto del receptor de la hormona o de la cadena de transmisión del mensaje insulínico.

La etiopatogenia de la diabetes mellitus de tipo 2 no es esencialmente diferente a la del tipo 1. En efecto, aunque la insulina está presente, la resistencia a la hormona impide que su mensaje se reciba adecuadamente. Por lo tanto, la disfunción metabólica existente en este tipo de diabetes es similar a la mencionada anteriormente para la diabetes de tipo 1, si bien la magnitud de la disfunción es mucho menor.

6.3. Intolerancia a los hidratos de carbono

La intolerancia a los hidratos de carbono engloba en la actualidad a los términos antiguos de prediabetes, diabetes potencial, diabetes latente y diabetes química. La enfermedad es, en realidad, una forma previa o benigna de la diabetes de tipo 2. De hecho, es difícil de detectar, ya que estos pacientes tienen la glucemia ligeramente aumentada en ayunas y sólo puede diagnosticarse la enfermedad mediante la sobrecarga de glucosa. Dado que la insulinemia es normal, se encuadraría dentro de la diabetes de tipo 2. Sin embargo, como «intolerancia a los hidratos de carbono» se incluyen síndromes de diferente etiología, por lo que la intolerancia a los hidratos de carbono puede ser de origen secundario. En efecto, la hiperuricemia puede originar, secundariamente, una intolerancia a los hidratos de carbono, ya que el ácido úrico inhibe la degradación del glucógeno.

7. SECUELAS DE LA DIABETES

A lo largo de los últimos años, se ha demostrado que los episodios de hiperglucemia que sufre el paciente diabético son los causantes de las secuelas de la diabetes. Así, en principio, cuesta trabajo creer que una sustancia aparentemente tan inocua como la glucosa pueda causar daño a los tejidos. Sin embargo, no debe olvidarse que la glucosa tiene un hidroxilo hemiacetálico muy reactivo que forma con facilidad bases de Schiff, es decir, un enlace covalente muy estable (Fig. 4-11). Asimismo, la glucosa forma puentes entre dos cadenas proteicas, principalmente de colágeno, formando enlaces intercatenales estables (puentes glucosídicos AGE, del inglés *advanced glycosidic end products*, productos glucosídicos finales avanzados). En algunos casos, la glucosilación deforma la proteína, causando la infiltración linfocitaria con la consiguiente inflamación y destrucción del tejido. En otros, la glucosilación afecta a alguna membrana, impidiendo los mecanismos normales de transporte o drenaje. Por último, la glucosilación de proteínas de carácter enzimático provoca la disminución de la actividad de determinadas enzimas con las consecuencias metabólicas correspondientes. En cualquiera de los casos, la glucosilación conduce a la disfunción del tejido, produciendo secuelas casi siempre irreversibles.

7.1. Secuelas hemáticas

Entre las secuelas hemáticas de la diabetes mellitus destaca el fenómeno que ha recibido el nombre genérico de hemoglobinas glucosiladas. En efecto, la hiperglucemia provoca, de manera espontánea, la glucosilación de la hemoglobina. La principal hemoglobina glucosilada es la denominada HbA1c, que llega a constituir el 10 % de la hemoglobina total del enfermo diabético. Dicha hemoglobina es el resultado de la glucosilación de uno o de los dos $-NH_2$ terminales de valina de las dos cadenas β de la hemoglobina. Los residuos de lisina también están glucosilados, aunque esto último no afecta a la carga neta de la hemoglobina. La concen-

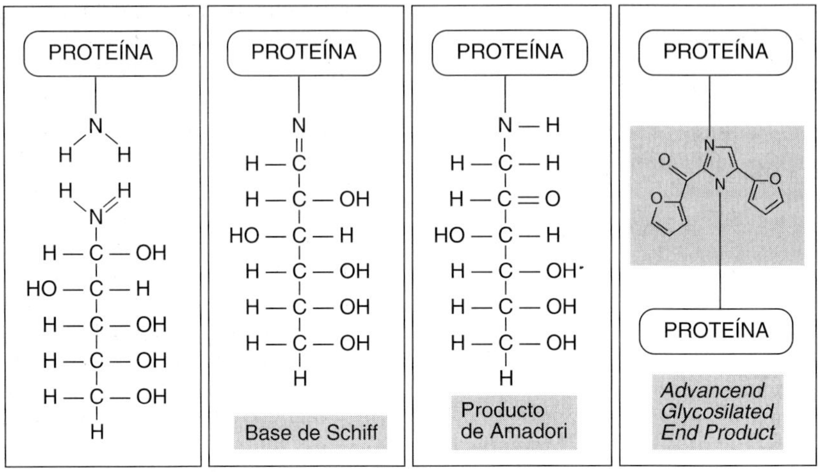

Figura 4-11. Mecanismo de glucosilación de proteínas. Cuando dos proteínas glucosiladas están cercanas, pueden formarse puentes glucosídicos AGE.

tración de la hemoglobina glucosilada es directamente proporcional al número y la duración de los episodios hiperglucémicos, constituyendo un excelente control del curso del tratamiento hipoglucemiante. Dado que la semivida de la hemoglobina en sangre es alta (250 días), la medida de la concentración de hemoglobina glucosilada es un buen índice de la frecuencia y magnitud de los episodios hiperglucémicos producidos en un período de tiempo suficientemente amplio. Se ha detectado, también, otra hemoglobina glucosilada, de carácter minoritario, que está unida a la glucosa-6-fosfato o a una triosafosfato, denominada HbA1b.

Además de su interés en el diagnóstico y seguimiento de la diabetes, la glucosilación de la hemoglobina tiene una gran importancia desde el punto de vista fisiológico. La unión de la glucosa a los $-NH_2$ terminales conlleva pequeños cambios de conformación de la cadena de la globina. Aún más importante, la globina pierde afinidad por el 2,3-bisfosfoglicerato, ya que, una vez glucosilados los $-NH_2$, se pierden las cargas positivas que atraían al 2,3-bisfosfoglicerato (Fig. 4-12). Como se sabe, la unión del 2,3-bisfosfoglicerato a las cadenas de globina aumenta el efecto cooperador del oxígeno, lo que confiere a la hemoglobina las características idóneas para la perfecta dosificación del oxígeno en los tejidos. Así, la presencia del 2,3-bisfosfoglicerato inclina la sigmoide de saturación de la hemoglobina hacia PO_2 más altas, lo que se traduce en una mejor oxigenación de los tejidos. En el caso de los pacientes diabéticos, la glucosilación conduce a la pérdida de la sensibilidad de la hemoglobina por el 2,3-bisfosfoglicerato, lo que hace que la hemoglobina libere oxígeno sólo a PO_2 bajas, disminuyendo el suministro de oxígeno a los tejidos.

Este efecto tiene mayor transcendencia en la gestante que, como sabemos, debe transferir oxígeno al feto a través de la placenta. Para este fin, el feto posee una hemoglobina diferente (HbF) que, gracias a su mayor afinidad por el oxígeno, puede sustraérselo a la hemoglobina materna. Sin embargo, debido a su insensibilidad al 2,3-bisfosfoglicerato, la hemoglobina glucosilada de la madre diabética se comporta de forma muy parecida a la hemoglobina fetal. En estas circunstancias, la transferencia de oxígeno es menos eficiente, puesto que la afinidad de ambas hemoglobinas por el oxígeno es muy similar. Por consiguiente, el feto se desarrolla en condiciones hipóxicas, lo que añade un factor de riesgo adicional a los derivados de la diabetes de la gestación.

Por otro lado, se ha descrito la existencia de un aumento de la fragilidad globular en el paciente diabético. Este hecho es imputable a la glucosilación de las proteínas de la membrana eritrocitaria, hecho que conduce a la pérdida de la flexibilidad de la membrana con el consiguiente aumento de la fragilidad globular.

Igualmente, se sabe que el paciente diabético tiene disminuidas sus defensas inmunitarias, hasta el punto de que es mucho más proclive a

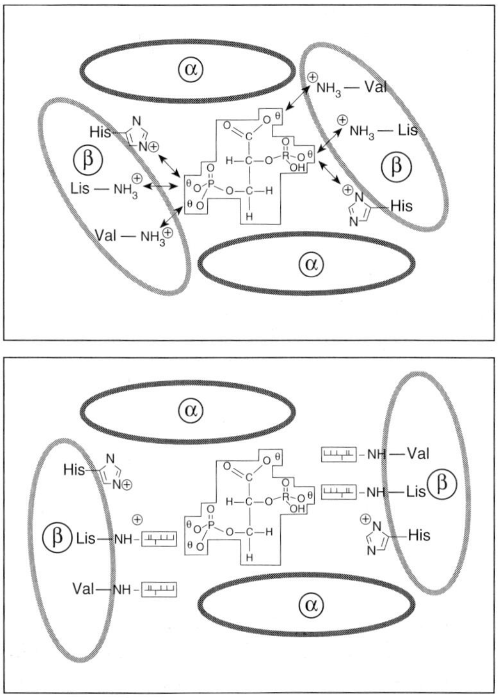

Figura 4-12. Interacción de la hemoglobina con el 2,3-bisfosfoglicerato. Obsérvese, en el panel inferior, que las valinas terminales y algunas lisinas de las subunidades *β* están glucosiladas en los diabéticos.

las infecciones. Los leucocitos del diabético presentan una menor capacidad fagocitaria, aunque se desconocen las causas íntimas de este déficit. Posiblemente se trata de la glucosilación de proteínas vitales para la acción fagocitaria, ya sea de proteínas de membrana o de enzimas de la maquinaria para degradar las estructuras del invasor. Por otro lado, se ha demostrado que los leucocitos de los pacientes diabéticos presentan una pérdida de la respuesta mitogénica y, por consiguiente, responden más lentamente ante la invasión microbiana. Como se sabe, la proliferación de uno o varios de los clones linfocitarios específicos para un antígeno es un paso fundamental en la respuesta inmunitaria, por lo que el retraso de la mitogénesis, como respuesta a un agente extraño, puede dar oportunidad al invasor para reproducirse y producir la infección.

Dentro de la sintomatología del paciente diabético, existe una clara dificultad para la cicatrización de las heridas, hecho que se imputó en un principio a la falta directa de insulina. En efecto, la insulina tiene un gran parecido estructural con algunos factores de crecimiento, actuando ella misma como agente trófico, aunque en dosis elevadas. Sin descartar ese efecto de la insulina, la dificultad para la cicatrización que presenta el paciente diabético parece deberse a un efecto indirecto sobre la coagulación, a través de la glucosilación de algunas proteínas que desempeñan un papel importantísimo en la cicatrización. En este sentido, la posible glucosilación de proteínas esenciales en la acción fagocitaria del macrógafo puede ser importante en el retraso de la cicatrización. Aún más importante es la glucosilación de proteínas relacionadas con la síntesis y el mecanismo de acción de las prostaciclinas. Las prostaciclinas se sintetizan por la prostaciclina sintasa, enzima localizada en la pared vascular. La principal prostaciclina, es decir, la PGI2, interactúa con sus receptores específicos en la superficie de las plaquetas, provocando la disgregación de éstas. Sin embargo, en el paciente diabético, la prostaciclina sintasa está glucosilada, lo que disminuye drásticamente su actividad. Es más, el receptor plaquetario para la PGI2 también está glucosilado, lo que disminuye la afinidad de la PGI2 por las plaquetas y, por consiguiente, sus efectos desagregantes. El resultado es una herida que crece en sus bordes pero que cicatriza difícilmente.

Por otro lado, el déficit de prostaciclinas disminuye el cociente prostaciclina/tromboxano, aumentando el riesgo de trombosis. Los tromboxanos (TXA2) tienen un efecto contrario a las prostaciclinas, promoviendo, entre otros autacoides plaquetarios, la agregación de las plaquetas. Sin embargo, su efecto lo contrarrestan, en condiciones normales, las prostaciclinas, en un sofisticado equilibrio que evita la coagulación indeseada de la sangre. La rotura del equilibrio causada por la glucosilación de la prostaciclina sintasa y de los receptores plaquetarios para las prostaciclinas aumenta el riesgo de trombosis.

La presencia de altas concentraciones de glucosa en sangre provoca, asimismo, la glucosilación de las proteínas plasmáticas, un hecho que conlleva importantes cambios en las características fisicoquímicas del plasma. Así, la glucosilación de las proteínas plasmáticas produce un aumento de la viscosidad de la sangre, lo que desemboca en un aumento del riesgo de trombosis. A estos efectos hay que añadir el del aumento del riesgo de coagulación provocado por la glucosilación de determinados factores que intervienen en el proceso de la coagulación. Como se ve, todo se concita para aumentar extraordinariamente el riesgo de trombosis en el paciente diabético. Por otro lado, se ha descrito un aumento de la proporción de las glucoproteínas plasmáticas, aunque no se conocen las consecuencias patológicas de tal aumento. Tampoco se conoce si tal aumento se debe a un incremento de la síntesis de glucoproteínas o a una inhibición de su degradación.

7.2. Microangiopatías

Como su nombre indica, estas secuelas de la diabetes están relacionadas con la patología de los capilares sanguíneos. En todos los casos, se trata de un engrosamiento de la pared capilar producido por la glucosilación de las proteínas de la pared del endotelio. Esta glucosilación produce compuestos de Amadori, que se unen entre sí con los de las cadenas próximas, produciendo una alteración estructural de la pared capilar, lo que altera las propiedades, tanto estructurales como funcionales, del endotelio capilar. De hecho, la pared capilar se engrosa y endurece, lo que conduce a la pérdida de flexibilidad y de las capacidades filtrantes selectivas de sus membranas.

La glomeruloesclerosis o esclerosis glomerular es, quizás, la secuela más grave de la diabetes, ya que puede llegar a provocar el fallo renal y la muerte del paciente. Consiste, básicamente, en un engrosamiento de la pared glomerular que, tras la infiltración linfocitaria correspondiente, sufre una esclerosis progresiva con pérdida de sus cualidades filtrantes. Desde el punto de vista bioquímico, este fenómeno se produce por glucosilación de las hidroxilisinas, frecuentes en el colágeno, lo que causa la formación de puentes interfibrilares glucosídicos AGE. Estos AGE deforman la proteína, lo que, posiblemente, da lugar a la infiltración linfocitaria. Asimismo, los puentes formados por la hidroxilisina y la glucosa son muy estables, lo que conlleva el engrosamiento de la pared capilar y el cese de la filtración glomerular. El hecho de que la membrana mesangial del glomérulo esté específicamente afectada por la glucosilación parece radicar en el hecho de que sus proteínas tienen una semivida muy alta, por lo que los efectos nocivos de las glucosilaciones no pueden ser reparados a tiempo. La impermeabilidad de la membrana basal del glomérulo, producida por el engrosamiento, impide el paso de las sustancias de desecho, es decir, lo que se denomina fallo o insuficiencia renal. Posteriormente, la presión local aumenta, lo que produce rotura de los capilares y la aparición de proteinuria. El paso de proteínas a la orina conlleva la caída de la presión oncótica de la sangre, con el consiguiente desequilibrio hidrosalino.

La retinopatía del diabético se caracteriza por el engrosamiento de la pared de los capilares que riegan la retina, lo que produce la isquemia del tejido y la consiguiente disminución del suministro de oxígeno y nutrientes a la retina. A este hecho hay que sumar la regresión zonal de la retina, producida por el encharcamiento del tejido debido a la frecuente rotura de los capilares. Efectivamente, la esclerosis del endotelio capilar disminuye la luz y la funcionalidad del vaso y, finalmente, facilita su rotura.

Todos estos factores son más que suficientes para el desarrollo de la retinopatía diabética. Sin embargo, pueden existir factores adicionales, de índole estrictamente bioquímica, que pueden colaborar en la etiología de este tipo de retinopatía. La retina obtiene la mayor parte de su energía de la glucólisis. Por consiguiente, la retina es absolutamente dependiente de la glucosa, y no acepta otro sustrato alternativo. Asimismo, el transporte de glucosa al interior de la retina no depende de la insulina, estando controlado, casi exclusivamente, por la concentración de glucosa en sangre. En los pacientes diabéticos, la retina tiene que soportar cambios drásticos de la glucemia, lo que produce el encharcamiento del tejido durante los episodios hiperglucémicos y la falta del principal sustrato metabólico durante los períodos hipoglucémicos. Estos últimos parecen causar las consecuencias más graves para la retina, dado que la incidencia de la retinopatía ha aumentado considerablemente desde la introducción de la insulina en el tratamiento de la diabetes, hasta el punto de que algunos consideran que la retinopatía tiene un origen iatrogénico.

7.3. Macroangiopatías

La macroangiopatías, como su nombre indica, son las secuelas de la diabetes que afectan a los grandes vasos. Aunque la glucosilación de las proteínas de la pared vascular desempeña un papel importante en el desarrollo de estas secuelas, el origen de la enfermedad es más complejo, interviniendo directamente la hiperlipidemia subsiguiente a la diabetes, así como el aumento de la concentración de lipoperóxidos en sangre. De hecho, las macroangiopatías del paciente diabético pueden encuadrarse en un solo síndrome: la arterioesclerosis. Esta secuela, común a otras enfermedades de muy diverso origen, tiene un rápido desarrollo en los enfermos diabéticos, al coincidir tres factores de riesgo importantes: la hiperlipidemia, la hiperlipoperoxidemia y el aumento de la glucosilación de las proteínas (Cap. 5).

7.4. Neuropatías

El origen de las neuropatías producidas por la diabetes es diverso. Por un lado, los puentes glucosídicos AGE disminuyen la flexibilidad del tejido conjuntivo, lo que provoca neuralgias por razones mecánicas. A estos efectos hay que añadir el posible encharcamiento del tejido nervioso, causado por la entrada masiva de glucosa. En este sentido, el transporte de glucosa al interior del tejido nervioso no requiere insulina, por lo que la capacidad de saturación del transportador de la barrera hematoencefálica es el único paso limitante. Por lo tanto, en los períodos hiperglucémicos, el agua puede acompañar a la glucosa y producir encharcamientos transitorios del tejido que, evidentemente, afectan a la concentración de metabolitos e iones. Por otro lado, las microangiopatías y las macroangiopatías producen isquemia del tejido nervioso, causando gravísimos trastornos en su metabolismo.

Sin embargo, el origen más importante de las neuropatías del paciente diabético es la dismielinización. Como se sabe, las mielinas son sustancias lipoprotídicas que recubren los axones para aislarlos de los tejidos adyacentes. La hiperglucemia disminuye la síntesis de los fosfatidilinositoles que componen la mielina. De hecho, aunque los fosfoinositoles son minoritarios en la mielina, su falta conduce a la formación de una mielina anormal, incapaz de cumplir debidamente con sus funciones y que, al dificultar la transmisión del impulso nervioso, produce dolores intensos. Es más, el descenso de la síntesis de fosfoinositoles parece tener también efectos muy importantes en la regulación de la actividad de la Na^+/K^+ ATPasa. En efecto, la disminución de la síntesis de fosfatidilinositoles puede disminuir la liberación de sus productos: el IP3 (inositol trisfosfato) y el diacilglicerol. Estas sustancias son potentes activadores de la proteína quinasa C que, a su vez, activa la Na^+/K^+ ATPasa. Es innecesario mencionar que la inhibición de la Na^+/K^+ ATPasa conduce a la disminución de la actividad nerviosa, constituyendo la verdadera etiología de la neuropatía.

La disminución de la síntesis de fosfoinositoles observada en el paciente diabético puede tener diversos orígenes. Así, la entrada masiva de la glucosa puede interferir con el transporte de mioinositol al interior del tejido nervioso, dado que la hiperglucemia impide la reabsorción del mioinositol en el riñón, lo que provoca su aparición en la orina. Por otro lado, la inhibición de la Na^+/K^+ ATPasa, antes mencionada, disipa el gradiente de sodio, al que está acoplado el transporte de mioinositol. Por último, la síntesis de sorbitol (véase más adelante) está relacionada con la disminución de mioinositol en el tejido nervioso, puesto que se restablece la concentración normal de mioinositol, así como la actividad de la Na^+/K^+ ATPasa cuando se inhibe farmacológicamente la síntesis de sorbitol.

Por otro lado, la mielina es una proteína de larga vida, por lo que su glucosilación puede conducir, inevitablemente, a la formación de numerosos puentes glucosídicos AGE. Estos puentes deforman la proteína, colaborando a la dismielinización, a la vez que atraen a los macrófagos. Los macrófagos poseen receptores para los AGE, dado que éstos son posibles señales para el recambio de las proteínas. En el caso del enfermo diabético, la formación de puentes glucosídicos AGE está incrementada, lo que, posiblemente, aumenta la destrucción de la mielina por los macrófagos. En este sentido, el recambio normal de mielina no puede reemplazar la mielina dañada, por lo que se produce una progresiva desmielinización del tejido nervioso. Es muy posible, además, que la remielinización, además de insuficiente, sea defectuosa, debido a la falta de fosfatidilinositoles. Sea como fuere, ambos procesos, dismielinización y desmielinización, conducen a un mismo final: la denudación del nervio, con la consiguiente neuralgia.

7.5. Cataratas

Dado que la misión del cristalino consiste en enfocar correctamente la imagen en la retina, su transparencia es una condición obligada. Esa transparencia se ha logrado, a lo largo de la evolución, gracias a la selección de proteínas extremadamente solubles, que permiten el paso de la luz a la vez que dotan al cristalino de un índice de refracción suficiente como para enfocar las imágenes en la mácula retiniana. En este sentido, el cristalino está formado por proteínas, denominadas cristalinas, predominando en el cristalino humano la α-cristalina, seguida de la β-cristalina, con pequeñas cantidades de γ-cristalina. No se descarta la posibilidad de que las cristalinas desempeñen también un papel enzimático, además del puramente fisicoquímico.

Para conseguir su alta solubilidad, las cristalinas tienen un número elevado de sulfhidrilos libres en su superficie. Estos grupos están disociados a pH fisiológico, por lo que las numerosas cargas negativas causan una fuerte repulsión intermolecular que impide la formación de micelas. Sin embargo, de una forma espontánea, las cristalinas se unen molécula con molécula mediante la formación de enlaces disulfuro. Estos enlaces son estables y, al tratarse de uniones covalentes, requieren una acción enzimática para conseguir su lisis. La reparación de las cristalinas está prevista y, gracias a la cristalina reductasa, se rompen sus enlaces disulfuro, retornando las cristalinas a su configuración nativa. La cristalina reductasa requiere, como coenzima, el glutatión, que se recupera con el NADPH generado en el ciclo de las pentosas fosfato. Sin embargo, en el caso de los pacientes diabéticos, el sistema de reparación de las cristalinas está alterado, debido a la inhibición del ciclo de las pentosas fosfato provocada por la hiperglucemia.

Por otro lado, el cristalino posee una enzima, la aldosa reductasa, capaz de convertir la glucosa en sorbitol (Fig. 4-4). El significado fisiológico de esta enzima no está claro, aunque el sorbitol puede desempeñar un papel esencial como sistema de reserva glucídica. Efectivamente, el cristalino tiene un metabolismo exclusivamente glucídico, tan simplificado que sólo posee la dotación enzimática necesaria para llevar a cabo la glucólisis anaerobia y el ciclo de las pentosas fosfato. Por lo tanto, al ser la glucosa el único sustrato metabólico aceptado por el cristalino, el suministro de energía depende de la propia concentración de glucosa en sangre. Aunque, en condiciones normales, las oscilaciones de la glucemia son mínimas, la sensibilidad del cristalino puede ser tan elevada que pequeños cambios de la glucemia alteren seriamente el metabolismo normal del tejido. Es posible, por tanto, que la conversión de glucosa en sorbitol se produzca en condiciones posprandiales, dada la alta Km (12-20 mM) de la aldosa reductasa (Fig. 4-4). En el caso de los enfermos diabéticos, sin embargo, los episodios hiperglucémicos son lo suficientemente largos y agudos como para que se produzca un aumento extraordinario de la síntesis de sorbitol. Para compensar el aumento de la concentración de sorbitol atrapado en el cristalino, se produce la entrada de agua, con la dilución consiguiente de las enzimas y los cofactores necesarios para la reparación de las cristalinas. Este hecho, por sí sólo, puede ser el causante de las cataratas agudas, sin contar con posibles efectos fisicoquímicos directos del agua, que puede causar la rotura de la cápsula del cristalino. No obstante, en el caso de los pacientes diabéticos, el aumento de sorbitol se compensa con una disminución de la concentración de taurina, por un mecanismo de reostasis osmótica. Sin embargo, aunque la síntesis de sorbitol sea muy moderada, el proceso transcurre con un gasto neto de NADPH, que es necesario para la recuperación de las cristalinas. En este sentido, el déficit de NADPH producido por el incremento de la síntesis de sorbitol, junto con la inhibición del ciclo de las pentosas fosfato provocado por la hiperglucemia, impide la recuperación de las cristalinas que, progresivamente, se asocian formando las cataratas. Posiblemente, la irreversibilidad del proceso se debe a la glucosilación de las cristalinas, cuyos compuestos de Amadori se unen formando puentes glucosídicos AGE no degradables. Sin duda, la formación de estos puentes está muy favorecida por la proximidad causada por los enlaces disulfuro intermoleculares. Es más, el oscurecimiento de algunas cataratas puede deberse a la formación de puentes glucosídicos AGE, ya que éstos proporcionan un color marrón a los tejidos en los que se encuentran. Estos puentes, similares a los descritos para el colágeno, son permanentes y, probablemente, tienen una acción pseudocatalítica, al favorecer la formación de nuevos puentes al acercar los grupos reactivos. En este sentido, las cataratas crónicas aparecen lentamente y su característica distintiva es que son discretas, es decir, afectan sólo a algunas partes del cristalino y no a su totalidad. En algunos casos, son acarameladas, dado que el color blanco, característico de la catarata, se torna ligeramente marrón, debido posiblemente a la formación de puentes glucosídicos AGE que absorben en la zona del visible.

7.6. Esterilidad masculina

Los varones con diabetes de tipo 1 presentan esterilidad como secuela de la enfermedad. Este fenómeno se ha asociado con las neuropatías del paciente diabético y se ha considerado una secuela dentro de este grupo. Sin embargo, hay razones para pensar que el metabolismo de los órganos sexuales del varón está alterado a causa de la diabetes. De hecho, se ha observado que existe un aumento de la concentración de fructosa en el semen del paciente diabético, lo que sugiere que el metabolismo de las glándulas seminales está alterado en esta enfermedad. El metabolismo normal de estas glándulas se conoce mal, por lo que difícilmente se puede afirmar que de su mal funcionamiento derive la esterilidad de los diabéticos. En efecto, las glándulas seminales producen una gran cantidad de fructosa libre que, junto con el citrato, sintetizado en la próstata, acompaña a los espermatozoides en el semen. Se conoce la vía metabólica por la que se sintetiza la fructosa en las glándulas seminales, pero no su finalidad. Posiblemente, la fructosa y el citrato son secretados al semen para servir de nutrientes al espermatozoide en su camino hasta la trompa de Falopio. La fructosa puede tener algunas ventajas, dado que su síntesis es relativamente sencilla y puede constituir un nutriente de uso exclusivo para el espermatozoide. En este sentido, el espermatozoide utilizaría la fructosa de forma anaerobia, generando lactato durante su estancia en los conductos seminales y su trayecto vaginal. Una vez en el útero, las disponibilidades de oxígeno aumentarían y el lactato, junto con el citrato de origen prostático, se consumiría en las abundantes mitocondrias del espermatozoide.

Sea como fuere, los diabéticos presentan un aumento de la concentración de fructosa en el semen, hecho que, teóricamente, dotaría de energía extra a sus espermatozoides. Sin embargo, el exceso de fructosa puede generar, por el contrario, glucosilaciones de proteínas del espermatozoide o del óvulo, que impidan la fecundación.

8. GLUCOGENOSIS

El glucógeno es un poliósido de glucosa con uniones α-1,4 con ramificaciones α-1,6. El extremo reductor, es decir, el único hidroxilo hemiacetálico libre, está unido a una proteína, posiblemente a través de un enlace glucosil-tirosina. Las numerosas ramificaciones hacen que el glucógeno sea muy soluble, en comparación con otros poliósidos estructuralmente emparentados con él. Asimismo, desde el punto de vista termodinámico, la formación de los enlaces 1,6, a costa de los 1,4, está muy favorecida, por lo que no es extraña la presencia de uniones 1,6. Sin embargo, las uniones 1,6 constituyen alrededor del 10 % del total, lo que indica que la enzima ramificante tiene un cierto impedimento estérico con respecto a la estructura del glucógeno. La estructura ramificada ofrece considerables ventajas, puesto que puede degradarse fácilmente y su presencia no afecta en absoluto a la presión osmótica intracelular.

El glucógeno forma agregaciones de peso molecular comprendido entre 2 y 5 millones de dalton, es decir, polímeros de hasta 30 000 moléculas de glucosa. Estas estructuras, denominadas partículas β, están muy hidratadas, hasta el punto de que retienen dos veces y media su peso en agua. Se agregan formando rosetas, denominadas partículas α, que pueden alcanzar pesos moleculares muy elevados de hasta mil millones de dalton. El contenido total de glucógeno en el hígado es de 5-7 g/100 g, y en el músculo, de 2 g/100 g. Por lo tanto, no se trata de una reserva masiva, sino más bien de una reserva energética fácilmente utilizable.

8.1. Metabolismo del glucógeno

El glucógeno se sintetiza a partir de la glucosa 6-fosfato (Fig. 4-13) que, como se sabe, constituye el eje central del metabolismo glucídico. La glucosa-6-fosfato se sintetiza a partir de glucosa y ATP, mediante la hexoquinasa, en el caso del músculo, y de la hexoquinasa/glucoquinasa, en el caso del hígado. La glucosa-6-fosfato, en la primera reacción de la síntesis del glucógeno propiamente dicha, se transforma en glucosa-1-fosfato mediante la reacción catalizada por la fosfoglucomutasa. Esta reacción parece destinada a obtener una especie diferente de glucosa, distinguible por las enzimas sintetizadoras de glucógeno. Así pues, la UDP-glucosa pirofosforilasa, primera enzima de la síntesis de glucógeno, utiliza glucosa-1-fosfato como aceptor de UDP procedente de UTP. La UDP-glucosa

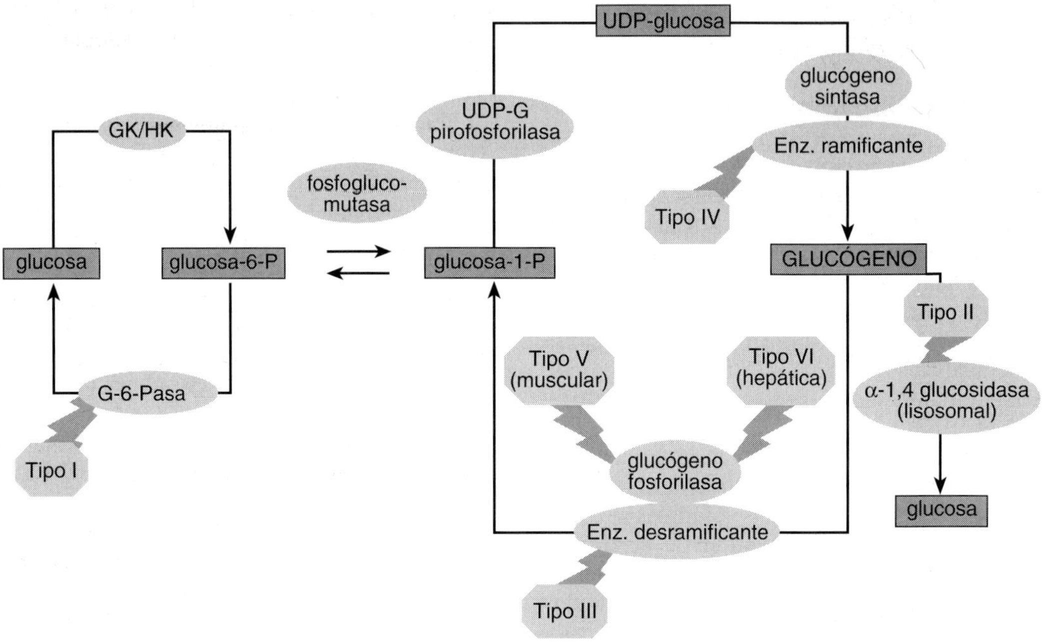

Figura 4-13. Metabolismo del glucógeno. Tipo I-V: déficit enzimático en las principales glucogenosis.

resultante se une a una molécula de glucógeno e incorpora una molécula más de glucosa a las existentes en el glucógeno. Esta reacción está catalizada por la glucógeno sintasa, que incorpora los residuos de glucosa sólo con uniones α-1,4, por lo que tiene que ser ayudada por la enzima ramificante, la α-1,4-glucan, α-1,4-glucan-6-glucosiltransferasa que, al transferir uniones α-1,4 a uniones α-1,6, ramifica el glucógeno (Fig. 4-13). La síntesis del glucógeno está regulada por la actividad de la glucógeno sintasa, que sufre modificaciones por cambios nutricionales y hormonales.

La degradación del glucógeno, o glucogenólisis, requiere sólo tres pasos. El primero de ellos está catalizado por la glucógeno fosforilasa, enzima con la que colabora la enzima desramificante. La primera enzima cataliza la hidrólisis del glucógeno en las uniones α-1,4 para dar glucosa-1-fosfato; la segunda tiene dos actividades, comportándose como amilo-α-1,6-glucosidasa y como oligo-α-1,4-α-1,4-glucan transferasa. Gracias a la acción de la enzima desramificante se transfieren fragmentos oligo-α-1,4-α-1,4-glucan de una rama a otra, dejando un solo residuo de glucosa en las uniones α-1,6. Este último se hidroliza por la actividad α-1,6-glucosidasa de la misma enzima desramificante, liberándose glucosa libre. El segundo paso de la degradación del glucógeno consiste en la transformación de la glucosa-1-fosfato en glucosa-6-fosfato, y está catalizado por la fosfoglucomutasa. De esta forma, la glucosa-6-fosfato se incorpora al metabolismo glucídico y puede utilizarse en la glucólisis. Sin embargo, el metabolismo del glucógeno continúa en el caso del hígado, transformando la glucosa-6-fosfato en glucosa libre, mediante la glucosa-6-fosfatasa. En efecto, mientras que el glucógeno muscular es de uso exclusivo del propio tejido, careciendo éste de actividad glucosa-6-fosfatasa, la glucogenólisis hepática está destinada principalmente a la liberación de glucosa a la sangre, con objeto de que pueda utilizarse por otros tejidos. Por consiguiente, la actividad de la glucosa-6-fosfatasa es imprescindible en el hígado, con objeto de que la glucosa sea desfosforilada y pueda atravesar la membrana plasmática del hepatocito para distribuirse en el torrente circulatorio. La regulación del metabolismo del glucógeno se ejerce, principalmente, sobre la glucógeno fosforilasa y la glucógeno sintasa, enzimas que son sensibles a los cambios nutricionales y hormonales.

8.2. Clasificación de las glucogenosis

Cori clasificó las glucogenosis con números romanos que, cuando se conoce su etiología molecular, preceden al nombre del déficit enzimático correspondiente. A excepción de una variante de la tipo VI, que está codificada en el cromosoma X, las demás glucogenosis tienen un carácter autosómico.

8.3. Glucogenosis de tipo I

Se denomina también enfermedad de von Gierke o glucogenosis hepatorrenal y se caracteriza por el déficit de la actividad glucosa-6-fosfatasa (Fig. 4-14). Posteriormente al descubrimiento de esta glucogenosis, se detectaron algunos enfermos que presentaban los mismos síntomas pero cuya biopsia hepática mostraba una actividad enzimática normal. Esta paradoja pudo resolverse gracias al descubrimiento de que la enzima se encontraba en el interior del retículo endoplásmico, por lo que la glucosa-6-fosfato no puede atravesar la membrana del retículo endoplásmico, salvo que sea transportada por una proteína específica, denominada transportador 1 (T1, Fig. 4-14). Una vez en el interior de la luz del retículo endoplásmico, la glucosa-6-fosfatasa hidroliza el enlace fosfato, produciendo glucosa, que sale del retículo endoplásmico a favor de gradiente. La salida de la glucosa está facilitada por un transportador específico de glucosa (GLUT-7, Fig. 4-14). Sin embargo, el fosfato inorgánico liberado sale a través del transportador 2 (T2, Fig. 4-14). Así pues, existen cuatro variantes de la glucogenosis de tipo I: 1a o déficit de glucosa 6-fosfatasa; 1b o déficit del transportador 1; 1c o déficit del transportador 2; y 1d o déficit del transportador GLUT-7.

El diagnóstico definitivo de la enfermedad se realiza mediante pruebas bioquímicas, que consisten en la determinación de la actividad de la glucosa-6-fosfatasa en muestras procedentes de biopsias hepáticas. Sin embargo, cuando se trata de las variantes b ó c, la actividad de la enzima está presente, por lo que el diagnóstico definitivo de la enfermedad no puede realizarse por este sistema. Por otro lado, existen pruebas funcionales, no tan agresivas, que permiten enfocar el diagnóstico antes de realizar la biopsia. Una de ellas es la prueba de las glucosas radiactivas, que se basa en el hecho de que la ausencia de glucosa-6-fosfatasa impide el reciclaje, a través

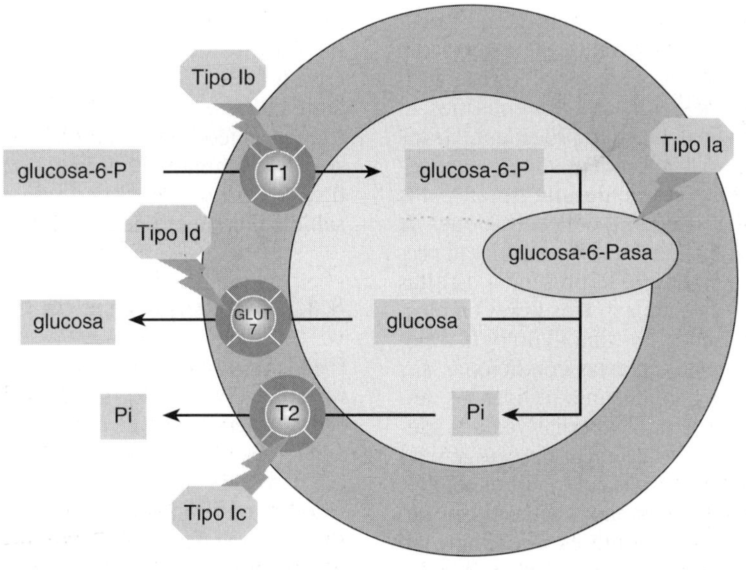

Figura 4-14. Mecanismo de desforilización de la glucosa en el retículo endoplásmico. T1: transportador de la glucosa-6-fosfato; T2: transportador de fosfato inorgánico (Pi); GLUT-7: transportador de la glucosa; Tipo Ia-d: variantes de la glucogenosis tipo I.

de la gluconeogénesis, del lactato producido en la glucólisis. El método consiste en inyectar una mezcla de glucosas marcadas con tritio y ^{14}C. En las personas normales, la radiactividad del tritio y la radiactividad del carbono no desaparecen a la misma velocidad, dado que la del carbono se recupera, en parte, mediante la gluconeogénesis. Sin embargo, en el enfermo con glucogenosis tipo I (cualquiera que sea su variante), la glucosa radiactiva, tanto de tritio como de carbono, desaparece a la misma velocidad, encontrándose transcurrido un cierto tiempo un cociente tritio/carbono próximo a la unidad. En las personas normales, sin embargo, el cociente es de alrededor de 1.6, puesto que la desaparición del tritio es mucho más rápida que la del ^{14}C.

El déficit de glucosa-6-fosfatasa impide que la glucosa-6-fosfato se hidrolice y pase a la sangre. La primera consecuencia de este hecho es la acumulación de la glucosa-6-fosfato y de todos los productos intermedios fosforilados de la glucólisis, hasta el extremo de que el agua de la sangre pasa al interior del hígado y del riñón, produciéndose el aumento del tamaño del hígado (hepatomegalia) y del riñón (nefromegalia). El signo bioquímico más importante de esta enfermedad es la hipoglucemia característica de estos enfermos, que llega a alcanzar concentraciones inferiores a 0.5 mM (10 mg/dL). La hipoglucemia es una consecuencia directa del secuestro de la glucosa por el hígado, al carecer de actividad glucosa-6-fosfatasa. Por otro lado, la ausencia de gluconeogénesis es la responsable de la hiperlactacidemia de estos enfermos, al impedir el reciclaje del lactato procedente de los tejidos periféricos. Sorprendentemente, la hipoglucemia es completamente silente en estos enfermos, a pesar de que las concentraciones de glucosa tan extremadamente bajas debieran producir coma. Sin embargo, la presencia de altas concentraciones de ácidos grasos libres en plasma explica la ausencia de sintomatología hipoglucémica. En efecto, en estas condiciones, los tejidos periféricos comienzan a utilizar los ácidos grasos como sustratos alternativos a la glucosa. Sin embargo, la ausencia de cetogénesis impide suministrar cuerpos cetónicos al cerebro de estos enfermos. Afortunadamente, el cerebro utiliza lactato, sustrato que es abundante en estas circunstancias, dada la acidosis láctica característica de esta enfermedad. Sin embargo, el aumento de la utilización hepática de la glucosa por la vía glucolítica provoca la síntesis masiva de lípidos que, en forma de triglicéridos, se liberan a la sangre en las VLDL, con el consiguiente aumento de las concentraciones plasmáticas de triglicéridos y colesterol. Asimismo, la hipoglucemia disminuye la secreción de insulina, lo que produce una disminución de la actividad de la lipoproteína lipasa. De hecho, estos enfermos presentan una considerable pereza pancreática hacia la secreción de insulina. Posiblemente, la hipoglucemia no sólo disminuye *per se* la acción secretagoga de la glucosa, sino que reprime la síntesis de la glucoquinasa pancreática (Fig. 4-10), produciendo un claro trastorno de la acción secretagoga de la glucosa. Igualmente, la tendencia a la hemorragia que presentan estos enfermos está relacionada con la hipoglucemia, ya que es muy posible que la falta de glucosa disminuya la capacidad de adhesión y agregación de las plaquetas.

Una de las alteraciones bioquímicas más destacadas de esta enfermedad es la existencia de concentraciones elevadas de ácido úrico en sangre. Estos enfermos presentan una actividad normal de hipoxantina-guanina-fosforribosiltransferasa, lo que descarta la existencia de una asociación genética entre los *loci* de la glucosa-6-fosfatasa y la hipoxantina-guanina-fosforribosil transferasa. Posiblemente, la causa de la hiperuricemia sea la activación de la AMP desaminasa, que es muy sensible a las concentraciones de fosfato. En este sentido, la fosforilación de grandes cantidades de productos intermedios de la glucólisis, entre ellos la glucosa-6-fosfato, produce una disminución importante de las concentraciones hepáticas de fosfato inorgánico, que es un potente inhibidor de la AMP desaminasa. Esta enzima regula la síntesis de ácido úrico y, por consiguiente, es la responsable del aumento de la velocidad uricogénica.

8.4. Glucogenosis de tipo II

Esta enfermedad, también denominada enfermedad de Pompe o glucogenosis generalizada, se caracteriza por el déficit de α-glucosidasa ácida (Fig. 4-13), que es una enzima lisosómica (Cap. 6) especializada en la hidrólisis de poliósidos no ramificados con producción de glucosa libre. El gen de la enzima se ha localizado en el cromosoma 17, habiéndose descrito numerosas mutaciones, que afectan al centro activo o al procesamiento del mRNA. La enzima se encuentra en todos los tejidos y parece destinada a degradar el poliósido terminal de glucógeno. De hecho, cada grano de glucógeno está fijado mediante una cadena polipeptídica, que se ha denominado cebador. El poliósido terminal, aún unido a la cadena polipeptídica, se degrada en los lisosomas, donde la α-glucosidasa ácida se encarga del extremo glucídico. Los tejidos de estos enfermos presentan grandes vacuolas, que pueden tratarse de lisosomas engrosados por la presencia de grandes cantidades de glucógeno no degradado. Al parecer, la membrana de la vacuola evita el ataque del glucógeno por la fosforilasa, cuya actividad es normal en estas personas. Para el diagnóstico de la enfermedad se utiliza la biopsia muscular, en la que hay que eliminar la actividad fosforilasa mediante precipitación a pH 5.

La acumulación de glucógeno en el músculo produce trastornos cardíacos muy graves, normalmente a una edad temprana. Sin embargo, existe otra variante de la enfermedad que se caracteriza por una debilidad muscular generalizada sin problemas cardíacos aparentes. No obstante, en la mayor parte de los casos, aparece cardiomegalia en el primer año de vida, siendo muy frecuente la insuficiencia cardíaca antes de que el paciente cumpla el primer año. La concentración de glucógeno es elevada en prácticamente todos los tejidos, especialmente en el músculo, el hígado, el corazón e, incluso, en la lengua y el tejido nervioso. Sin embargo, los parámetros bioquímicos, como la glucemia, la lipemia y la cetonemia, son absolutamente normales.

8.5. Glucogenosis de tipo III

Esta enfermedad se ha denominado también enfermedad de Forbes o de Cori, así como dextrinosis límite. Se caracteriza por la ausencia de actividad desramificante (Fig. 4-13), por lo que la degradación del glucógeno transcurre hasta alcanzar las uniones 1,6, que son infranqueables para la glucógeno fosforilasa. Por consiguiente, después de la actuación de la glucógeno fosforilasa, el glucógeno se convierte en una dextrina que se ha denominado dextrina límite y que no puede degradarse. El gen de la enzima se encuentra en el cromosoma 1. El diagnóstico de la enfermedad es difícil, puesto que la determinación de la actividad desramificante es complicada. Sin embargo, el aumento del contenido total de glucógeno en los eritrocitos es absolutamente evidente, lo que facilita, en cierta manera, el diagnóstico de la enfermedad.

La ausencia de la enzima desramificante produce la acumulación de dextrina límite en diversos tejidos, causando hepatomegalia, esplenomegalia, cardiomegalia y miopatía progresiva generalizada. Desde el punto de vista bioquímico, aparece hipoglucemia, incluso con convulsiones ocasionales, aunque la lipidemia y la uricemia son variables. Por último, las transaminasas aumentan durante la niñez y la adolescencia, aunque remiten durante la vida adulta.

8.6. Glucogenosis de tipo IV

La enfermedad se llama, propiamente, déficit de α-1,4 glucan α-1,4 glucan-6 transferasa, aunque es más conocida como déficit de la enzima ramificante (Fig. 4-13) o con los nombres antiguos de enfermedad de Andersen o amilopectinosis. Se caracteriza por la ausencia de la enzima ramificante, lo que ocasiona la síntesis de un glucógeno plano muy parecido a la estructura de uno de los componentes del almidón, llamado amilopectina. De ahí que esta enfermedad se denomine también amilopectinosis.

La biopsia permite el diagnóstico de la enfermedad, puesto que, aunque la determinación de la enzima ramificante es muy difícil, el glucógeno de estructura amilopectinoide se detecta fácilmente, ya que la amilopectina da un espectro característico con yodo metálico a 525 nm.

El glucógeno acumulado en el hígado de estos enfermos no tiene ramificaciones 1,6, por lo que resulta difícilmente degradable. De hecho, se acumula en los lisosomas, que abordan el lugar correspondiente a otras organelas celulares, con lo que los hepatocitos se hinchan y se destruyen. Por lo tanto, aparecen hepatomegalia y cirrosis, que se detectan precozmente por el aumento de las transaminasas en sangre. Este fenómeno también se observa en el sistema reticuloendotelial, cuyo síntoma más ostensible es la esplenomegalia.

8.7. Glucogenosis de tipo V

La enfermedad se llama también enfermedad de McArdle y se caracteriza por la presencia de bajas actividades de la glucógeno fosforilasa muscular o la ausencia de ellas (Fig. 4-13). Sin embargo, la actividad de la fosforilasa b quinasa muscular, que transforma la fosforilasa b en fosforilasa a, está presente en el músculo, lo que indica que el déficit se debe, exclusivamente, a la fosforilasa. Es más, la fosforilasa presenta diversas isoenzimas (en músculo, hígado y cerebro), codificadas en diferentes genes, lo que explica que en esta enfermedad sólo se vea afectada la fosforilasa muscular. El gen de la fosforilasa muscular se encuentra en el cromosoma 11, habiéndose detectado tres mutaciones puntuales en la mayoría de los enfermos.

Para el diagnóstico de la enfermedad es importante demostrar la ausencia de fosforilasa, puesto que los síntomas de la enfermedad se confunden fácilmente con los de las enfermedades relacionadas con defectos de la vía glucolítica. Existe, sin embargo, una prueba funcional, sencilla y muy discriminadora, que consiste en forzar el ejercicio isquémico de un brazo y determinar el lactato en la sangre venosa. A diferencia de otras glucogenosis, no existe producción de lactato en estos enfermos, lo que constituye un dato de evidente valor semiológico.

La ausencia de fosforilasa produce, en estos enfermos, calambres muy dolorosos cuando intentan realizar ejercicio. Si se fuerza el ejercicio, aparece mioglobinuria y aumentan las actividades séricas de la lactato deshidrogenasa, la aldolasa y la creatina quinasa, de indudable origen muscular. El principal problema de estos enfermos es la mioglobinuria que puede conducir secundariamente a la insuficiencia renal. La mayoría de los enfermos, sin embargo, son capaces de soportar los primeros calambres y continuar el ejercicio. Esto se debe a que, transcurrido un tiempo, los ácidos grasos se liberan del tejido adiposo para sustituir la escasa glucosa disponible. Asimismo, la alanina y el lactato disminuyen durante el ejercicio, debido a la inducción de la gluconeogénesis muscular, ya que aumenta la fosfoenolpiruvato carboxiquinasa, un fenómeno que sólo se observa en estos enfermos.

8.8 Glucogenosis de tipo VI

La enfermedad se llama también enfermedad de Hers, déficit de fosforilasa hepática o déficit de fosforilasa b quinasa, y tiene, al menos, tres diferentes etiologías moleculares: 1) déficit de fosforilasa hepática (poco frecuente); 2) déficit de fosforilasa b quinasa ligada al sexo (cromosoma X), que sólo afecta a la enzima hepática (75 % de los casos), y 3) déficit autosómico de fosforilasa b quinasa, que afecta a ambas enzimas, hepática y muscular, o sólo a la cardíaca (poco frecuente). Para llegar al diagnóstico, se comienza por la determinación de la fosforilasa b quinasa, lo que puede hacerse no sólo en el hígado, sino también en los leucocitos y los hematíes. Si esta actividad es normal, se realiza la determinación de la fosforilasa hepática.

Las tres variantes de la enfermedad tienen una sintomatología común, que recuerda a la de tipo I, aunque mucho más benigna. Se trata pues de una enfermedad benigna, sin retraso del crecimiento. Sólo cuando el déficit es de la fosforilasa b quinasa cardíaca, la expectativa de vida del paciente es muy reducida.

8.9. Déficit de glucógeno sintasa

Esta enfermedad fue descrita por primera vez por Lewis y se caracteriza por la ausencia de actividad de la glucógeno sintasa (Fig. 4-13) en el hígado, aunque está presente en el músculo, los eritrocitos y los fibroblastos. La ausencia de la enzima impide la síntesis de glucógeno en el hígado, por lo que la glucosa pasa directamente a la sangre causando hiperglucemia. La glucosa que consigue transformarse por el hígado da lugar a lactato, apareciendo hiperlactacidemia. Sin embargo, en ayunas, estos enfermos presentan hipoglucemia e hipercetonemia, debido a la incapacidad del hígado para aportar glucosa en estas circunstancias. Para sustituirla, se liberan ácidos grasos y éstos producen los cuerpos cetónicos.

BIBLIOGRAFÍA

Medina, J. M.; Sánchez de Medina, F., y Vargas, A.: *Bioquímica*. Editorial Síntesis. Madrid, 1996.

Mathews, C. K., y van Holde, K. E.: *Bioquímica*. 2.ª ed. McGraw-Hill Interamericana. Madrid, 1998.

Newsholme, E. A., y Leech, A. E.: *Bioquímica Médica*. Interamericana. Madrid, 1986.

González de Buitrago, J. M.; Arilla Ferreiro, E.; Rodríguez-Segade, M., y Sánchez Pozo, A.: *Bioquímica Clínica*. McGraw-Hill Interamericana. Madrid, 1998.

Scriver, C. R.; Beaudet, A. L.; Sly, W. S., y Valle, D.: *The Metabolic and Molecular Bases of Inherited Disease*. 7th edition. McGraw-Hill. New York, 1995.

5

Enfermedades del metabolismo de los lípidos

F. Sánchez de Medina

1. INTRODUCCIÓN

El metabolismo de los lípidos está condicionado por el transporte de colesterol y de triglicéridos entre los distintos tejidos a través de la circulación sanguínea. Dada la escasa solubilidad en el agua de estos compuestos, su transporte se realiza en forma de agregados moleculares a los que se denomina lipoproteínas.

2. LIPOPROTEÍNAS PLASMÁTICAS

Las lipoproteínas plasmáticas están constituidas por triglicéridos, colesterol libre y esterificado, fosfolípidos y proteínas (Fig. 5-1). Los fosfolípidos forman una monocapa en la que las cadenas de los ácidos grasos contactan con el núcleo hidrófobo de triglicéridos y ésteres de colesterol, mientras que los grupos polares se orientan hacia el exterior. El colesterol no esterificado se dispone también en esta monocapa lipídica, de la misma forma que en las membranas biológicas, con el grupo hidroxilo hacia el exterior y el núcleo esteroídico hacia el interior. Las proteínas, denominadas apoproteínas, se sitúan preferentemente en el exterior, aunque pueden ocupar todo el espacio de la monocapa fosfolipídica e incluir parte de su estructura en el núcleo hidrófobo. En estos casos, los aminoácidos más hidrófilos se sitúan hacia el exterior, mientras que los más hidrófobos se orientan hacia el interior. Las partículas lipoproteicas son agregados de moléculas unidas simplemente por interacciones débiles. Por ello, pueden intercambiar sus componentes superficiales, el colesterol, los fosfolípidos y determinadas apoproteínas, entre sí y con las membranas celulares. Estos intercambios son fundamentales para comprender el metabolismo de las lipoproteínas.

Los principales tipos de lipoproteínas son:

a) Quilomicrones.
b) VLDL o lipoproteínas de densidad muy baja *(very low density lipoproteins).*
c) IDL o lipoproteínas de densidad intermedia *(intermediate density lipoproteins).*
d) LDL o lipoproteínas de densidad baja *(low density lipoproteins).*
e) HDL o lipoproteínas de densidad alta *(high density lipoproteins).*

De un modo general, la densidad aumenta desde los quilomicrones a las HDL, a medida que aumenta el contenido proteico y disminuyen los triglicéridos y el tamaño de la partícula. Los quilomicrones y las VLDL tienen abundantes triglicéridos, mientras que las LDL y las HDL contienen mucho colesterol. Las transformaciones metabólicas de las lipoproteínas y su captación por los tejidos son el resultado de una interacción muy compleja entre las apoproteínas, los receptores celulares de lipoproteínas y las enzimas celulares y plasmáticas.

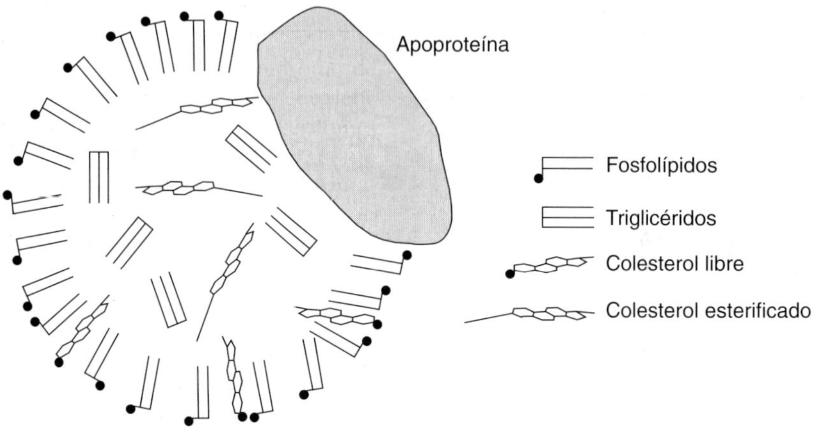

Figura 5-1. Estructura de una lipoproteína.

2.1. Apoproteínas

Las apoproteínas son los componentes más característicos de las lipoproteínas. Algunas, como la apo B-100 y la apo B-48, tienen elevado peso molecular y forman parte de su estructura de manera constante. Las restantes tienen un peso molecular menor y pueden intercambiarse entre los distintos tipos de lipoproteínas.

La apo B-100 es una proteína de 4536 aminoácidos que se sintetiza en el hígado, se incorpora a las VLDL y permanece posteriormente en las LDL con una molécula por partícula. Tiene funciones estructurales, aunque también puede ser reconocida por receptores tisulares. La apo B-48 se sintetiza en la mucosa intestinal y se incorpora a los quilomicrones. Tiene 2152 aminoácidos, que coinciden con los de la región N-terminal de la apo B-100, y que cumplen las funciones de ensamblaje. Por el contrario, carece de los aminoácidos que intervienen en las funciones de reconocimiento. Ambas proteínas están codificadas por el mismo gen, pero en el intestino se produce el procesamiento del mRNA mediante la conversión enzimática de una citosina en un uracilo, de tal modo que un codón de glutamina se transforma en una señal de parada y se obtiene una proteína más pequeña.

Las apoproteínas A, C y E pertenecen a una familia multigénica y tienen regiones helicoidales anfipáticas repetidas, separadas entre sí por residuos de prolina. Se originan así dos superficies opuestas, una hidrófila y otra hidrófoba, que facilitan las funciones de dichas apoproteínas, que están en contacto con los lípidos de las partículas lipoproteicas y con el plasma sanguíneo. Aunque existen intercambios de apoproteínas, con excepción de las apo B, que son muy voluminosas, entre los distintos tipos de lipoproteínas, las apo A (A-I, A-II y A-IV) caracterizan fundamentalmente a las HDL, mientras que las apo C, especialmente la apo C-II, que actúa como un cofactor de la lipoproteína lipasa, se encuentran sobre todo en los quilomicrones y las VLDL. La apo E es la apoproteína que caracteriza a las IDL y remanentes de quilomicrones, y es fundamental para su captación tisular. Otras apoproteínas bien conocidas son la apo D y la CETP (*cholesteryl ester transfer protein*, proteína de transferencia de ésteres de colesterol), que intervienen en las transformaciones de las lipoproteínas en el plasma.

2.2. Enzimas que intervienen en el metabolismo de las lipoproteínas. Transformaciones intravasculares.

2.2.1. Lipoproteína lipasa (LPL)

La LPL se sintetiza en muchos tejidos periféricos, sobre todo en el tejido adiposo, el músculo y la glándula mamaria. Durante su síntesis, la proteína se glucosila con heparán sulfato, lo que la permite exportarse a los capilares vecinos, quedando unida por estos restos glucídicos a las células endoteliales. Su actividad le permite hidrolizar los triglicéridos de las lipoproteínas, especialmente de los quilomicrones y de las VLDL, siempre que las partículas contengan la apo C-II, que actúa como activadora. Los ácidos grasos resultantes de la hidrólisis entran en el tejido vecino, aunque algunos quedan en el plasma, unidos a la albúmina, y pueden ser captados por otros tejidos, mientras que el glicerol permanece en el plasma y es utilizado finalmente por el hígado. La lipoproteína lipasa del tejido adiposo es inducible por la insulina, por lo que aumenta en el período postabsorción, y es la que actúa fundamentalmente sobre los quilomicrones. En cambio, en los períodos interdigestivos y durante el ayuno, cuando desciende la insulina circulante, las VLDL pueden catabolizarse de forma importante por la LPL del tejido muscular. La estimulación de la LPL de la glándula mamaria por la prolactina permite la utilización prioritaria de los triglicéridos circulantes por esta glándula durante la lactogénesis.

Además de su función catalítica, la LPL facilita el reconocimiento de los remanentes de los quilomicrones y de las IDL por el hígado. Así, algunas de las moléculas de la enzima permanecen adheridas a la superficie de estas partículas residuales e interactúan con los proteoglucanos de la superficie hepática cercanos a los receptores.

Las semejanzas estructurales de la fracción glucídica de la LPL (heparán sulfato) y de la heparina permiten la liberación al plasma de la enzima tras la inyección de esta última sustancia, facilitando de este modo su determinación analítica.

2.2.2. Lipasa hepática

Esta enzima se encuentra en las células endoteliales hepáticas y puede actuar como la lipoproteína lipasa sobre las partículas con abundantes triglicéridos, especialmente las IDL. Además, no actúa sólo sobre los triglicéridos, sino que tiene también actividad fosfolipasa, que interviene en el metabolismo hepático de las HDL. Al igual que la LPL, la lipasa hepática contribuye al reconocimiento de los remanentes de los quilomicrones y las IDL por sus receptores específicos. De hecho, la LPL y la lipasa hepática son miembros de una familia multigénica, en la que se encuentra incluida también la lipasa pancreática.

2.2.3. Lecitina-colesterol acil transferasa (LCAT)

La LCAT se sintetiza en el hígado y se libera al plasma. En presencia de apo A-I, que actúa como activadora, cataliza la transferencia del ácido graso situado en la posición 2 desde un fosfolípido, que habitualmente es una lecitina, hasta el colesterol. Tanto la lecitina como el colesterol proceden de la superficie de lipoproteínas o de membranas celulares en contacto con el plasma sanguíneo. La lisolecitina resultante queda en el plasma unida a la albúmina y es captada por los tejidos, mientras que el colesterol esterificado es insoluble y se introduce en la partícula lipoproteica. La desaparición de los productos de la reacción permite la actuación indefinida de la LCAT (Fig. 5-2).

2.2.4. Transformaciones de las lipoproteínas durante la lipólisis

La actividad de la lipoproteína lipasa sobre los quilomicrones y las VLDL hace que disminuya la cantidad de triglicéridos en estas partículas. La pérdida de triglicéridos se traduce en una importante disminución de su tamaño. Como consecuencia de ello, sobran elementos superficiales y la cubierta se arruga. Los fosfolípidos, el colesterol libre y algunas apoproteínas pueden transferirse entonces a otras lipoproteínas, generalmente a las HDL. Así, por ejemplo, la incorporación de los elementos superficiales de los quilomicrones y las VLDL a las HDL_3, muy pequeñas, hace que se conviertan en HDL_2, de mayor tamaño. Esto se consigue porque el colesterol libre, de naturaleza anfipática, y por tanto característico de la cubierta lipoproteica, se transforma en colesterol esterificado, liposoluble, que puede incorporarse al núcleo de la partícula. Esta transformación es obra de la enzima LCAT, que se encuentra en el plasma y que actúa durante estas interacciones al ser activada por la apo A-I de las HDL (Fig. 5-3). Posteriormente, la CETP realiza la transferencia de ésteres de colesterol desde las HDL_2 hasta las lipoproteínas que contienen apoB (VLDL, LDL e IDL), mientras que estas últimas ceden

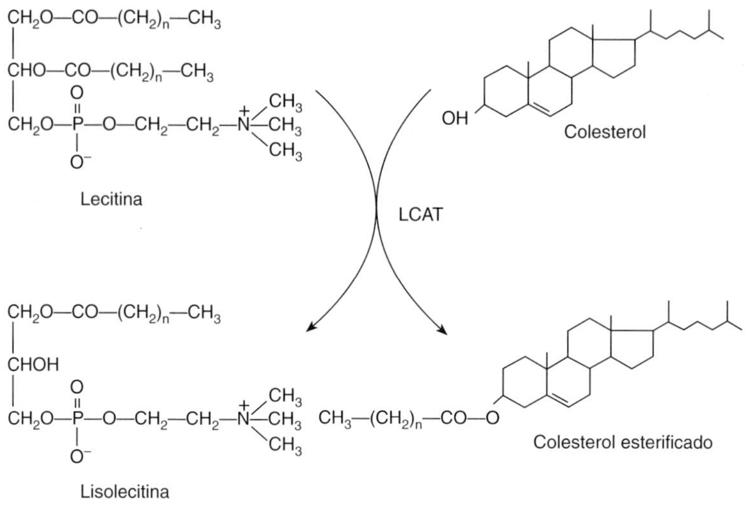

Figura 5-2. Esterificación del colesterol por la LCAT (lecitina-colesterol acil transferasa).

triglicéridos a las HDL_2. Este proceso contribuye al enriquecimiento de las LDL en colesterol.

2.3. Receptores de las lipoproteínas

2.3.1. Receptores E/B-100

Se conocen tradicionalmente como receptores de LDL y son los más estudiados. Se encuentran tanto en el hígado como en muchos tejidos periféricos, especialmente en los ovarios y la corteza suprarrenal. Son capaces de reconocer la apo E y la apo B-100. Están situados en microcavidades de la membrana recubiertas por clatrina. Una vez reconocida la partícula lipoproteica, se produce la invaginación de la membrana plasmática, que luego se fusiona formando una vesícula endocelular. Muchas de estas vesículas se fusionan posteriormente entre sí para formar los endosomas, en los que se origina un pH ácido que produce la disociación de los receptores de las partículas lipoproteicas, lo que permite la reincorporación a la superficie celular de los receptores. Posteriormente, se produce la unión del endosoma con un lisosoma y la destrucción de la lipoproteína. Los productos de la degradación se liberan al citoplasma, entre ellos el colesterol. El aumento de colesterol en el citoplasma produce tres importantes efectos:

- Inhibe la actividad de la hidroximetil-glutaril coenzima A (HMGCoA) reductasa, reduciendo, por tanto, la síntesis de colesterol en la célula.
- Aumenta la actividad de la acil colesterol acil transferasa (ACAT), produciéndose un depósito intracelular de colesterol esterificado.
- Suprime la síntesis de nuevos receptores. De esta forma, se limita la entrada de más partículas cargadas de colesterol.

Esta última característica es la más sobresaliente y justifica la denominación de «regulables» que se aplica a estos receptores (Fig. 5-4). Como ya se ha mencionado, los receptores E/B100 se denominan también receptores de LDL. Estas partículas son reconocidas porque contienen apo B100. Aunque las VLDL y las IDL contienen esta apoproteína, su mayor tamaño condiciona un plegamiento diferente que impide su reconocimiento por dichos receptores. De todas formas, las IDL se reconocen bien por su abundancia de apo E. Igualmente, también son reconocidas las HDL enriquecidas en apo E, incluso mejor que las LDL.

2.3.2. Receptores E

Las lipoproteínas con abundante apo E pueden ser captadas por los receptores que se acaban de describir, pero también pueden ser reconocidas

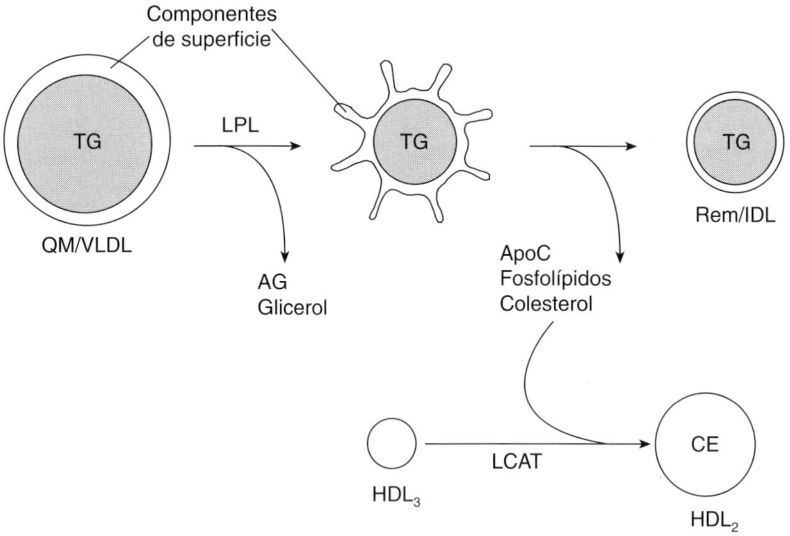

Figura 5-3. Lipólisis de las lipoproteínas con abundantes triglicéridos y transformaciones metabólicas asociadas.

por unos receptores que se encuentran fundamentalmente en el hígado y que se conocen como LRP (*LDL- receptor-related protein*, proteína relacionada con los receptores de las LDL). El reconocimiento de estas lipoproteínas se realiza mediante el concurso de proteoglucanos de membrana vecinos a los receptores. Además, la unión se facilita por la presencia residual en las partículas lipoproteicas de la LPL o de la lipasa hepática.

Estos receptores no son regulables, lo que supone que las partículas con abundante apo E, especialmente las IDL y las remanentes de los quilomicrones, pueden ser captadas por el hígado con gran eficacia. Los LRP se encuentran también en los macrófagos y las células del músculo liso de la pared arterial, lo que puede explicar la aterogenia de estas lipoproteínas en la hiperlipemia posprandial.

2.3.3. Receptores de VLDL

Están relacionados estructuralmente con los receptores que se acaban de describir (E/B100 y E). Se han encontrado, sobre todo, en el tejido adiposo y el músculo, aunque no está establecida todavía su función fisiológica. Es posible que puedan estar implicados en la captación de los triglicéridos endógenos o de los ácidos grasos resultantes de su hidrólisis por los tejidos, que los utilizan para su consumo energético, como el músculo, o su almacenamiento, como el tejido adiposo, mientras que los receptores de las LDL, que son especialmente abundantes en los tejidos esteroidogénicos, utilizan preferentemente el colesterol para la síntesis de ácidos biliares, en el hígado, y de hormonas esteroideas, en los ovarios y la corteza suprarrenal.

2.3.4. Receptores de eliminación ("scavenger")

Se encuentran fundamentalmente en las células del sistema reticuloendotelial. No son regulables por las concentraciones de colesterol celular, y reconocen y captan sobre todo las partículas extrañas, como las LDL modificadas. Estos receptores desempeñan un papel crucial en la aparición de las células espumosas en el foco ateromatoso.

2.3.5. Receptores de HDL

Estos receptores se han descrito recientemente. Se encuentran de manera especial en el hígado y los tejidos esteroidogénicos, y se caracterizaron inicialmente como receptores de eliminación: SR-BI (*«scavenger receptors»* clase B, tipo I). Reconocen la apo A-I (muy abundante en las HDL). A diferencia de los casos anteriores, el reconocimiento de las HDL por estos

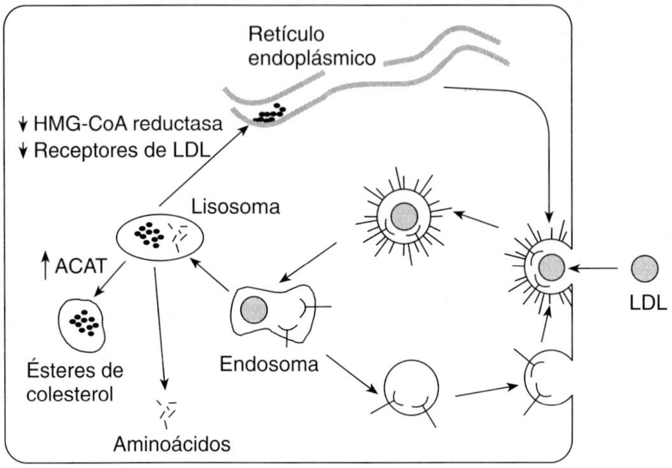

Figura 5-4. Procesos intracelulares tras la captación de las LDL por sus receptores.

receptores no supone la endocitosis de la partícula lipoproteica, sino únicamente la captación específica de colesterol esterificado, que se utiliza para sintetizar ácidos biliares, en el hígado, o los correspondientes esteroides hormonales, en la corteza suprarrenal y los ovarios.

2.4. Metabolismo de las lipoproteínas

2.4.1. Quilomicrones

Los quilomicrones se forman en las células de la mucosa intestinal a partir de los triglicéridos, los fosfolípidos y el colesterol procedentes de la dieta. Los quilomicrones incorporan una serie de apoproteínas, principalmente la apo B-48, así como las apo A-I, A-II y A-IV. Los quilomicrones se vierten a la linfa, desde donde pasan a la sangre por el conducto torácico. Los quilomicrones circulantes interactúan con otras lipoproteínas, sobre todo con las HDL, produciéndose un intercambio de elementos superficiales, especialmente apoproteínas. Las HDL reciben apo A y los quilomicrones adquieren apo C y apo E. Se trata de un proceso que puede considerarse como una verdadera maduración. En efecto, la apo C-II adquirida, que es un efector positivo de la lipoproteína lipasa, facilita la utilización tisular de los triglicéridos, mientras que la apo E permite el reconocimiento de las partículas resultantes de la lipólisis por el tejido hepático y su captación final.

Los quilomicrones enriquecidos con apo C y apo E (maduros) sufren ahora la acción de la lipoproteína lipasa, fundamentalmente en los capilares vecinos al tejido adiposo, de forma que los ácidos grasos resultantes son utilizados por los adipocitos para sintetizar triglicéridos. El proceso lipolítico continúa, mientras que los quilomicrones conservan apo C-II. Al avanzar la lipólisis y disminuir el tamaño de las partículas, los componentes superficiales, entre los que se encuentra esta apoproteína, se transfieren a las HDL. Las partículas residuales reciben el nombre de remanentes de los quilomicrones o, simplemente, remanentes. Conservan la apo B-48 y tienen abundante apo E. Además, la pérdida de la apo C-II facilita el reconocimiento de la apo E por los receptores hepáticos. La captación hepática de los remanentes es prácticamente total, ya que los receptores de las apo E no son regulables por el colesterol. En cambio, si el aporte de éste es grande, sí se suprime la síntesis hepática de colesterol a través de la inhibición de la HMGCoA reductasa. Los acontecimientos que se acaban de describir (Fig. 5-5) transcurren en pocos minutos, por lo que los quilomicrones sólo se encuentran en el plasma inmediatamente después de comer y nunca en ayunas, salvo en circunstancias patológicas.

2.4.2. VLDL

Las VLDL se forman en el hígado en dos períodos distintos. En el período posprandial, el coles-

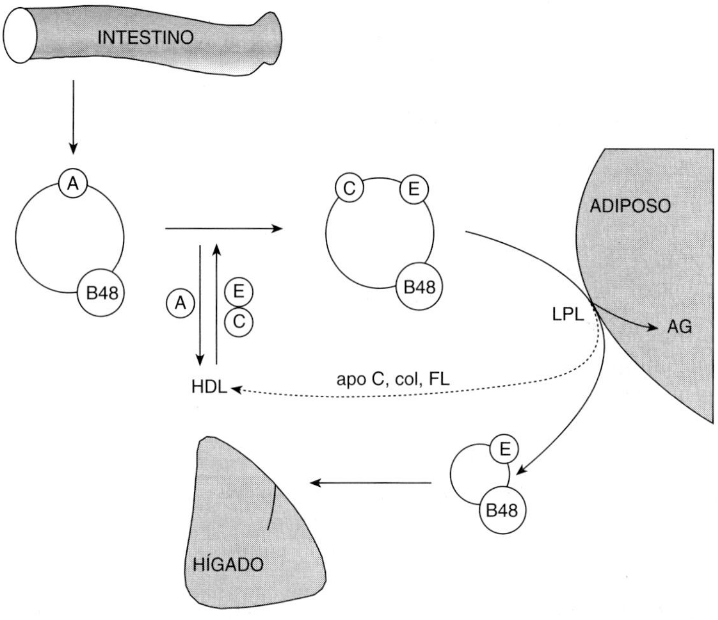

Figura 5-5. Metabolismo de los quilomicrones.

terol, los fosfolípidos y los triglicéridos pueden proceder de la dieta, a través de los remanentes de los quilomicrones, o de la síntesis hepática, a partir de los azúcares o los aminoácidos absorbidos. En los períodos interdigestivos y durante el ayuno, los componentes lipídicos de las VLDL se forman fundamentalmente a partir de los ácidos grasos liberados por el tejido adiposo, procedentes de los triglicéridos almacenados.

Las VLDL van provistas de apo B-100 con una molécula por partícula. Las VLDL contienen también apo C y apo E, aunque en pequeña cantidad. Una vez en el plasma, las VLDL se enriquecen en apo C y apo E al interactuar con las HDL, lo que supone su maduración, tal como ocurría con los quilomicrones. La hidrólisis de los triglicéridos transportados por las VLDL transcurre también de manera análoga a lo descrito para los quilomicrones (Fig. 5-6). Durante el período posprandial, el proceso lipolítico se realiza sobre todo en los capilares vecinos al tejido adiposo, gracias a la actividad aumentada de la lipoproteína lipasa procedente de este tejido debido a las concentraciones elevadas de insulina. En los períodos interdigestivos y durante el ayuno, cuando las concentraciones plasmáticas de insulina disminuyen, la actividad de la lipoproteína lipasa desciende en el tejido adiposo y la actuación sobre las VLDL se realiza en mayor proporción en los capilares vecinos al tejido muscular.

Los remanentes de las VLDL reciben el nombre específico de lipoproteínas de densidad intermedia (IDL). Estas partículas contienen apo B-100 y apo E, lo que les permite ser reconocidas tanto por los receptores E/B-100, como por los receptores LRP. Es probable que las partículas con mayor cantidad de apo E sean captadas por el hígado a través de dichos receptores. El resto, se calcula que alrededor del 50 %, se transforma en lipoproteínas de baja densidad (LDL) por la acción de la lipasa hepática.

La semivida de una partícula de VLDL es de hasta una hora. Como se liberan por el hígado de forma continua, se deben encontrar habitualmente en el plasma en ayunas. En cambio, las IDL no se encuentran en estas condiciones porque su semivida es extraordinariamente corta: o se consumen rápidamente por el hígado o se convierten en LDL.

2.4.3. LDL

Las LDL resultantes del metabolismo de las IDL son partículas con escasa cantidad de triglicéridos y gran cantidad de colesterol. El enriquecimiento en colesterol no es sólo relativo.

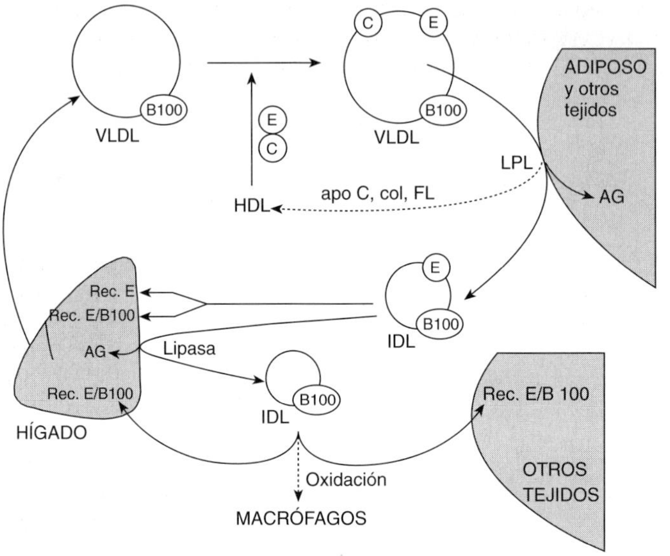

Figura 5-6. Metabolismo de las lipoproteínas de muy baja densidad (VLDL) y de las lipoproteínas de baja densidad (LDL).

Como se ha mencionado anteriormente, existe una transferencia de ésteres de colesterol desde las HDL_2 hasta las LDL. Las LDL carecen ya de apo E y sólo conservan la apo B-100. La mayor parte de estas partículas vuelven a ser capturadas por el hígado, probablemente más del 70 %, a través de los receptores E/B-100. Las LDL restantes son captadas por los tejidos periféricos, fundamentalmente tras su reconocimiento por el mismo tipo de receptores. En todos estos casos, la captación de LDL se realiza de acuerdo con las necesidades tisulares de colesterol, dado el carácter regulable de dichos receptores.

El reconocimiento de la apo B-100 por sus receptores es un proceso lento, por lo que las LDL permanecen mucho tiempo circulando, hasta varios días. Por esta razón, pueden sufrir alteraciones químicas, especialmente por oxidación, originando las denominasas LDL oxidadas. Las LDL modificadas son captadas por los macrófagos a través de receptores no regulables, por lo que estas células pueden cargarse de colesterol, originando las ya citadas células espumosas.

2.4.4. HDL

Las HDL se forman en el hígado y en el intestino. Su apoproteína característica es la apo A-I aunque las HDL de origen hepático suelen llevar también apo A-II, apo C y apo E. Muchas de las partículas iniciales contienen pocos lípidos y tienen una estructura discoidal, es decir, constan de una pequeña bicapa fosfolipídica central rodeada de apoproteínas. La transformación de estas partículas discoidales en esféricas se realiza mediante la captación de colesterol y fosfolípidos a partir de las lipoproteínas con abundantes triglicéridos o de los tejidos y su transformación en colesterol esterificado por la acción de la LCAT. De esta forma, las HDL van también aumentando de tamaño. Las partículas más pequeñas se conocen como HDL_3 y las más grandes, como HDL_2. Como se ha considerado anteriormente, la CETP realiza el intercambio de colesterol esterificado por triglicéridos, de modo que las HDL se enriquecen progresivamente en triglicéridos, mientras que otras lipoproteínas, como las LDL, se enriquecen en colesterol esterificado. Las HDL_2 con abundantes triglicéridos constituyen un buen sustrato para la lipasa hepática, que hidroliza dichos triglicéridos, así como los fosfolípidos superficiales, favoreciendo la cesión de colesterol desde dicha superficie al interior de las células hepáticas, junto a glicerol, ácidos grasos y lisolecitina. De esta forma, las HDL_2 vuelven a originar HDL_3 o incluso se convierten en partículas con pocos lípidos y abundante apo A-I, semejantes a las HDL nacientes. En la Figura 5-7, se esquematizan de forma muy simplificada los principales aspectos del metabolismo de las HDL.

2.5. Transporte del colesterol entre los tejidos

La mayor parte de los tejidos contienen la maquinaria enzimática necesaria para la síntesis de colesterol, pero esta síntesis se realiza preferentemente en la mucosa intestinal y el hígado. El resto de los tejidos utilizan el colesterol hepático que se exporta en las VLDL y llega como LDL. Aunque gran parte de las IDL y de las propias LDL son captadas de nuevo por este órgano, se puede hablar, de hecho, de un transporte neto de colesterol desde el hígado a los tejidos periféricos.

Existe también un transporte de colesterol por medio de las HDL desde los tejidos periféricos al hígado, que incluye su excreción por vía biliar. Este transporte inverso puede explicar, al menos en parte, el carácter antiaterogénico de las HDL. Como se ha considerado anteriormente, estas partículas pueden captar colesterol de otras lipoproteínas, pero también de las membranas celulares y transformarlo en colesterol esterificado. Las partículas más eficaces en la captación del colesterol tisular son las HDL nacientes, formadas casi exclusivamente por apo A-I, que se conocen también como pre-β-HDL por su movilidad electroforética característica, al contrario que la movilidad de las HDL enriquecidas en lípidos, que es de tipo α. El colesterol tisular es cedido a las HDL con la colaboración de unas proteínas, que se encuentran en las invaginaciones de la membrana celular, llamadas caveolinas.

Una vez en las HDL, este colesterol puede acceder al hígado por varios mecanismos:

a) El colesterol esterificado se transfiere a otras lipoproteínas mediante la CETP, en intercambio con triglicéridos. De esta forma, el colesterol esterificado vuelve al hígado cuando se captan las IDL o las LDL.

b) El colesterol no esterificado superficial se transfiere al hígado cuando la lipasa hepática actúa sobre las HDL_2 enriquecidas en triglicéridos (Fig. 5-7).

c) Es posible que los ésteres de colesterol puedan captarse por el hígado a través de los receptores SR-BI. Este mecanismo serviría igualmente para llevar el colesterol de las HDL a los demás tejidos esteroidogénicos, en los que también existen estos receptores.

d) Algunas HDL se pueden enriquecer en apo E por la aportación de otras lipoproteínas y podrían ser captadas por los receptores específicos de esta apoproteína.

2.6. Lipoproteínas y aterogénesis

La acumulación en el plasma de algunas lipoproteínas puede contribuir de forma importante al desarrollo de las lesiones ateromatosas. Por esa razón, antes de estudiar las alteraciones de los lípidos plasmáticos, se describirán los aspectos bioquímicos fundamentales que caracterizan a dichas lesiones.

La aterosclerosis es un proceso inflamatorio crónico que se caracteriza por la formación de

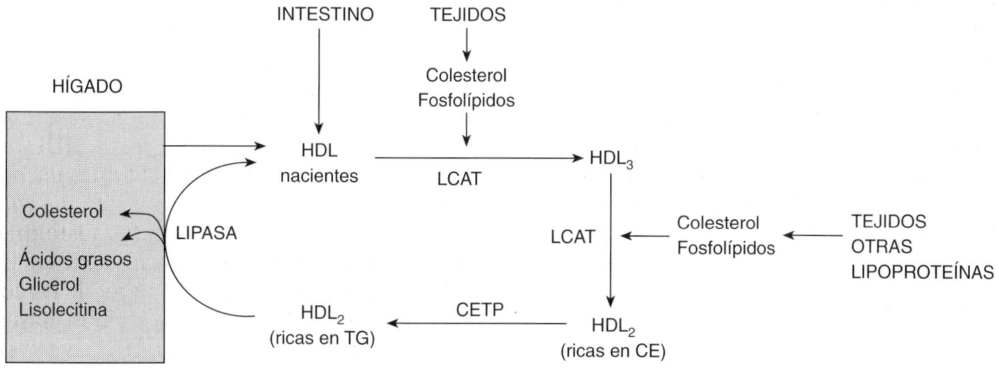

Figura 5-7. Metabolismo de las lipoproteínas de densidad elevada (HDL).

placas fibroadiposas en la íntima arterial (ateromas), especialmente en la aorta, las coronarias y las arterias cerebrales, que pueden producir estenosis. La formación de los ateromas suele ser un proceso lento. Se inicia tras la agresión al endotelio por factores muy diversos, entre los que destacan la hipoxia, el estrés de roce, la hipertensión, los virus, los radicales libres, las citocinas, las lipoproteínas oxidadas y la homocistina. La agresión al endotelio vascular provoca una respuesta inflamatoria crónica, caracterizada por dos mecanismos patogénicos básicos: infiltración lipídica y fibrosis.

2.6.1. *Infiltración lipídica*

La disfunción endotelial aumenta la permeabilidad del endotelio a las lipoproteínas, y facilita la adhesión y la penetración en la íntima de los monocitos y de los linfocitos T circulantes. Los monocitos se transforman en macrófagos y captan, por sus receptores de eliminación, las lipoproteínas aterogénicas, principalmente las LDL modificadas. A su vez, estas lipoproteínas facilitan la entrada de nuevos monocitos y su conversión en macrófagos (Fig. 5-8). Como consecuencia de estos procesos, los macrófagos almacenan colesterol en su interior, adquiriendo el aspecto característico de células espumosas. Cuando el almacenamiento es excesivo, las células pueden llegar a necrosarse, depositándose entonces el colesterol extracelularmente.

Existen varias posibilidades de modificación química de las LDL, tales como la glucosilación, la reacción con los proteoglucanos del tejido conjuntivo y, sobre todo, la peroxidación lipídica. Aunque las LDL pueden modificarse en el plasma, la mayor parte de este proceso se produce en el espacio subendotelial. La peroxidación se realiza fundamentalmente sobre los ácidos grasos poliinsaturados (AGPI) de las lipoproteínas por la acción de lipoxigenasas procedentes de las células endoteliales, las células musculares lisas y los macrófagos. Conviene resaltar que las LDL poco oxidadas no son todavía captadas por los macrófagos, pero ejercen una gran actividad tóxica sobre el endotelio y estimulan la propia transformación de los monocitos en macrófagos. También existe la posibilidad de que se originen anticuerpos contra las LDL modificadas. De esta forma, los complejos resultantes serían internalizados por los macrófagos tras reconocer el fragmento Fc de las inmunoglobulinas.

Las lipoproteínas más aterogénicas son las LDL, con mucho colesterol, lo que justifica la relación epidemiológica entre la hipercolesterolemia y la aterosclerosis. Actualmente, parece estar bien establecido que las partículas LDL más pequeñas (LDL densas) tienen un carácter más aterogénico, porque son atrapadas más

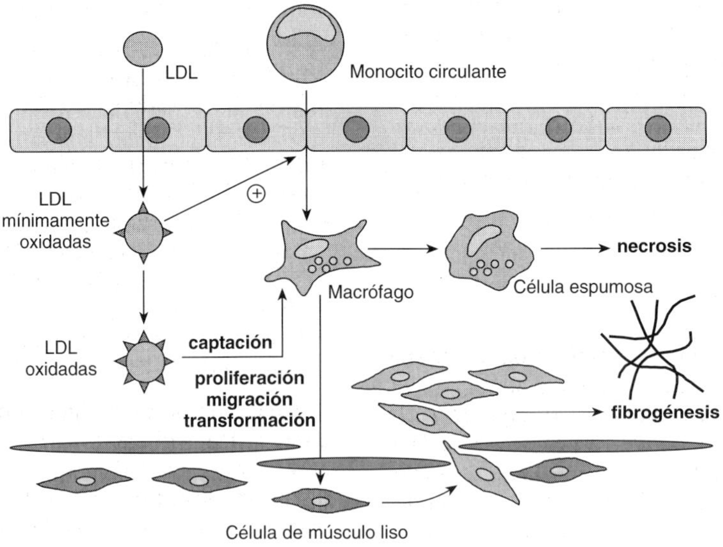

Figura 5-8. Mecanismos básicos de la aterogénesis.

fácilmente por los proteoglucanos de la capa basal, permanecen más tiempo en la íntima arterial y se oxidan en mayor grado. Estas LDL densas se originan cuando el hígado sintetiza mucha apo B. Como la apo B forma parte de las VLDL, a razón de una molécula de proteína por partícula, ante una misma cantidad de lípidos exportables, la cantidad de partículas de VLDL dependerá de la cantidad de moléculas de apo B y serán tanto más pequeñas cuanto mayor sea su número. Una vez transformadas las VLDL en LDL, las LDL densas son, aparentemente, peor reconocidas por los receptores específicos tisulares y mejor atrapadas en el foco ateromatoso.

Otras lipoproteínas aterogénicas son la lipoproteína(a) y las β-VLDL, que se comentarán con detalle más adelante. El carácter aterogénico de las VLDL no está aún bien establecido. Las partículas grandes, con abundantes triglicéridos aunque poco numerosas, que provienen habitualmente de una alimentación hipercalórica, no pueden ser captadas por los macrófagos, aunque se ha descrito que podrían estimular la trombosis porque en su superficie se favorece la activación del factor VII y son capaces de estimular la secreción del inhibidor del activador del plasminógeno (PAI-1) por el endotelio. Sin embargo, es posible que las VLDL pequeñas, que se forman en el hígado en gran cantidad cuando hay exceso de producción de apo B, pudieran ser captadas en el foco ateromatoso, por lo que deberían considerarse potencialmente aterogénicas. Esto es lo que ocurre generalmente en la hiperlipidemia familiar combinada.

En cuanto a las HDL, estas partículas tienen carácter antiaterogénico. Entre otras razones, favorecen la salida del colesterol desde los macrófagos, son antioxidantes frente a las LDL, y frenan el reclutamiento de los monocitos circulantes y su transformación en macrófagos dentro de la placa ateromatosa.

2.6.2. Fibrosis

La infiltración lipídica simple produce estrías grasas poco elevadas. Estas lesiones parecen incluso reversibles mientras no haya depósito extracelular de colesterol. Sin embargo, el daño endotelial y la actividad de los macrófagos estimulan también la proliferación de las células musculares lisas y su migración desde la capa media a la íntima. Estas células adquieren, en estas condiciones, un carácter fibroblástico por lo que producen colágeno y proteoglucanos. Así, además del depósito lipídico, aparecen fibras de colágeno, dando origen a placas elevadas. Los ateromas se caracterizan precisamente por el depósito de colesterol extracelular, con necrosis de la porción central de la placa, rodeada de una estructura fibrosa. En el centro necrosado existen células rotas, cristales de colesterol, ésteres de colesterol y cristales cálcicos. Cuando la necrosis celular va progresando, la lesión se ulcera, se produce la rotura de la pared luminal y se puede producir una trombosis mural oclusiva.

Los ateromas poco elevados suelen ser relativamente estables y no producen síntomas clínicos. La progresión de las lesiones ateromatosas se acelera cuando intervienen procesos de ruptura y trombosis. El depósito de plaquetas estimula intensamente la actividad de las células musculares lisas y se produce una intensa fibrogénesis. Se originan así ateromas de mayor tamaño y mucho más frágiles hasta que, finalmente, la trombosis llega a ser oclusiva y se produce el síndrome agudo.

3. DISLIPIDEMIAS

Los trastornos que afectan a las lipoproteínas se suelen agrupar en hiperlipoproteinemias, hipolipoproteinemias y aparición de lipoproteínas anómalas. Las hiperlipoproteinemias son las más frecuentes, y se clasifican, según criterios analíticos establecidos por Fredrickson y aceptados por la OMS, en seis tipos:

- Tipo I o hipertrigliceridemia exógena: existen quilomicrones en ayunas.
- Tipo IIa o hipercolesterolemia: aumentan las LDL.
- Tipo IIb o hiperlipidemia combinada: aumentan las LDL y las VLDL.
- Tipo III o disbetalipoproteinemia: aparecen lipoproteínas remanentes (β-VLDL).
- Tipo IV o hipertrigliceridemia endógena: aumentan las VLDL.
- Tipo V o hiperlipidemia mixta: aparecen quilomicrones y aumentan las VLDL.

Cada uno de estos tipos comprende muchas enfermedades diferentes, tanto primarias como secundarias, aunque la clasificación es útil a efectos de tratamiento. En este texto, no obstante, parece más lógico agrupar las enfermedades por su mecanismo molecular, aunque las alteraciones se traduzcan en aumentos, disminuciones o anomalías estructurales. Con este criterio, la clasificación sería:

1. Dislipidemias primarias de origen genético.
   A. Alteraciones de las lipoproteínas que contienen apo B.
      a) Alteraciones de la biosíntesis y secreción de las lipoproteínas que contienen apo B.
      b) Alteraciones del metabolismo de las lipoproteínas que contienen apo B.
      c) Presencia de la lipoproteína(a).
   B. Alteraciones de las lipoproteínas que contienen apo A.
      a) Alteraciones de la estructura de las HDL.
      b) Alteraciones del metabolismo de las HDL.
2. Dislipidemias secundarias o adquiridas.

En el Cuadro 5-1, se indican los principales tipos de alteraciones moleculares asociados con la biosíntesis, la secreción y el metabolismo de las lipoproteínas.

Cuadro 5-1. Alteraciones moleculares asociadas con la biosíntesis, la secreción y el metabolismo de las lipoproteínas

1. Mutaciones en los elementos de regulación de la expresión génica: • Déficit de apo B-100 (hipobetalipoproteinemia). • Déficit de receptores de LDL (hipercolesterolemia familiar).
2. Recombinaciones y deleciones de secuencias de apoproteínas: • Déficit de apo A-I (hipoalfalipoproteinemia).
3. Mutaciones puntuales que generan apoproteínas truncadas: • Presencia de apo B-49.6 (abetalipoproteinemia normotrigliceridémica)
4. Mutaciones puntuales que generan apoproteínas con defectos de funcionamiento: • Presencia de apo E3/3 (disbetalipoproteinemia). • Presencia de apo B-100 defectuosa (apo B defectuosa familiar). • Receptores de LDL defectuosos (hipercolesterolemia familiar).
5. Defectos en el plegamiento y/o transporte de apoproteínas: • Déficit de MTP (abetalipoproteinemia). • Defectos en la glucosilación de quilomicrones (hipobetalipoproteinemia con retención selectiva de quilomicrones). • Presencia de apo A-I Milano (hipoalfalipoproteinemia). • Receptores de LDL no reciclables (hipercolesterolemia familiar).

4. ALTERACIONES DE LA BIOSÍNTESIS Y SECRECIÓN DE LAS LIPOPROTEÍNAS QUE CONTIENEN APOPROTEÍNA B

4.1. Abetalipoproteinemia

Es una alteración muy poco frecuente, que se hereda de forma autosómica recesiva y que se caracteriza, desde el punto de vista analítico, por la ausencia casi total de VLDL y LDL en el plasma. Tampoco existen quilomicrones en sangre en el período posprandial, por lo que los triglicéridos de la dieta se acumulan en los enterocitos, produciéndose malabsorción de grasas y vitaminas liposolubles. Como consecuencia de ello, los pacientes homocigotos presentan alteraciones características de la membrana eritrocitaria, que se traducen en formas eritrocitarias extrañas (acantocitosis). También se afectan las membranas neuronales, originándose alteraciones neurológicas (ataxia espinocerebelosa y otras neuropatías), al parecer por la falta, en ambos casos, de vitamina E y su poder protector antioxidante. Los heterocigotos, en cambio, no presentan prácticamente alteraciones, ni bioquímicas ni clínicas.

A pesar de la falta de quilomicrones y VLDL, se pueden encontrar cantidades importantes de apo B-48 en la mucosa intestinal y de apo B-100 en el hígado. El problema no parece residir, por tanto, en la síntesis de la apoproteína. Lo que ocurre es que no se produce adecuadamente el ensamblaje y la secreción de las lipoproteínas. Tanto en los enterocitos como en los hepatocitos, este proceso comienza con la síntesis de apo B en el retículo endoplásmico. A medida que la proteína se va sintetizando, debe translocarse a la luz reticular, para lo que tiene que unirse a la fracción lipídica. En caso contrario, algunos fragmentos de la proteína quedan en la parte exterior, citosólica, del retículo y son hidrolizados. En el crecimiento de la partícula lipoproteica, durante su translocación y posteriormente a ella, se necesita el concurso de una proteína denominada MTP (proteína microsómica transportadora de triglicéridos). Posteriormente, las partículas se glucosilan y se liberan a la sangre.

La MTP es un heterodímero cuya subunidad más pequeña tiene actividad disulfuro isomerasa. Es posible que dicha actividad contribuya al realineamiento de los enlaces disulfuro y, por consiguiente, a los cambios de conformación que deben realizarse según la apo B recibe nuevos lípidos. Algunos casos de abetaliproteinemia se deben a la ausencia de actividad de la MTP por mutaciones puntuales que originan proteínas truncadas. Lógicamente, aunque existan cantidades suficientes de apo B, ni los quilomicrones ni las VLDL pueden formarse en sus orígenes celulares respectivos sin el concurso de esta proteína. Es posible que, en otros pacientes, las alteraciones del ensamblaje y la secreción de los quilomicrones y las VLDL se deba a la falta de otra proteína implicada en estos complejos mecanismos de producción de lipoproteínas.

4.2. Hipobetalipoproteinemia con retención selectiva de quilomicrones

Como en el caso anterior, no aparecen quilomicrones en sangre en el período posprandial, y existe una malabsorción de grasas y de vitaminas liposolubles. Sin embargo, se encuentran en el plasma las lipoproteínas que contienen apo B-100, aunque en concentraciones algo menores que las normales. El hallazgo de quilomicrones en los enterocitos indica que el fallo se encuentra en alguna de las etapas de su secreción, habiéndose observado, en algún caso, que existen defectos de la glucosilación de la apo B-48. Por el contrario, la actividad de la MTP es normal. Se trata también de una alteración muy poco frecuente, que se transmite de forma autosómica recesiva, y que tiene una patología muy semejante a la abetalipoproteinemia, con acantocitosis y alteraciones neurológicas en los pacientes homocigotos.

4.3. Hipobetalipoproteinemia familiar

En este síndrome, un poco más frecuente que los anteriores, los pacientes homocigotos carecen en la sangre de las lipoproteínas que contienen apo B y son indistinguibles desde el punto de vista clínico, de los homocigotos para la abetalipoproteinemia. No obstante, al contrario de lo que ocurre en esta última situación, los heterocigotos son también hipolipidémicos, lo que se acompaña de una transmisión autosómica dominante. Las causas del síndrome radican en la producción de apoproteínas de tipo B alteradas y existen muchas variantes.

Como se ha considerado anteriormente, la apo B-100 es una proteína formada por 4536 aminoácidos. Está codificada por un gen situado en el cromosoma 2, en 2p23-24, con una extensión de 43 kb y 29 exones. En algunos pacientes, se han observado mutaciones en los lugares de regulación o iniciación de este gen, lo que explica la ausencia de las lipoproteínas correspondientes en el plasma. Más frecuentes son las mutaciones que originan proteínas truncadas de diverso tamaño. Estas proteínas se denominan con el subíndice que corresponde al porcentaje de peso molecular en relación con la apo B-100, de manera análoga a la denominación de la apo B-48. Las apoproteínas muy pequeñas, menores que la apo B-27, no llegan a aparecer en el plasma, probablemente porque no se pueden ensamblar las lipoproteínas correspondientes o porque las lipoproteínas formadas son muy inestables. Cuando las apoproteínas son un poco mayores, ya se encuentran en los quilomicrones y las VLDL. Dentro de este grupo merece citarse la apo B-49.6. Como es ligeramente mayor que la apo B-48, puede utilizarse para formar quilomicrones normales, por lo que no se produce retención lipídica en el intestino. También se forman partículas con abundantes triglicéridos en el hígado. Estas partículas son más parecidas, sin embargo, a los quilomicrones que a las VLDL y, por tanto, no pueden transformarse en LDL. Se origina así una alteración denominada abetalipoproteinemia normotrigliceridémica. Las apo B truncadas de mayor tamaño (entre apo B-75 y apo B-89) se caracterizan porque se unen a los receptores de las LDL con extraordinaria afinidad, lo que produce un fuerte descenso de estas lipoproteínas en la sangre.

4.4. Producción de apo B-100 defectuosa

En este caso, se sintetiza una apo B-100 completa pero las mutaciones afectan a la zona de reconocimiento de los receptores de las LDL.

Se produce así un tipo de hipercolesterolemia familar que, desde el punto de vista clínico no puede diferenciarse de la originada por el fallo de los receptores. Se conocen algunas de estas mutaciones, y la que se ha observado con mayor frecuencia es la que se produce en el codón del aminoácido número 3500 (CGC a CAG), que origina un cambio de arginina a glutamina y una alteración de conformación muy importante en la zona de reconocimiento del receptor.

4.5. Hiperlipidemia familiar combinada

Este síndrome es, probablemente, el más frecuente entre las alteraciones genéticas de las lipoproteínas. Se transmite de forma autosómica dominante, afecta al 1-2 % de la población y comporta un importante riesgo aterogénico. Los adultos que padecen este síndrome pueden tener concentraciones elevadas de VLDL, LDL o, más frecuentemente, de ambas lipoproteínas (fenotipo IIb de Fredrickson). Al contrario de lo que ocurre con los valores de las lipoproteínas, que varían mucho entre los miembros de las familias afectadas e incluso en una misma persona, dependiendo del momento, los valores de la apo B-100 permanecen constantemente incrementados en todos lo casos, por lo que es lógico pensar que este aumento constituye el origen de las demás alteraciones. En cualquier caso, y aunque se trata de un síndrome de origen genético, suele estar asociado también con la resistencia a la insulina, lo que puede explicar en parte los valores altos de VLDL (véase Dislipidemias secundarias, más adelante).

Una característica típica de la hiperlipidemia familiar combinada es el tamaño de las partículas que contienen apo B-100. Tanto las VLDL como las LDL son pequeñas y la relación entre la apo B-100 y el contenido lipídico (VLDL y LDL densas) es elevada. La explicación más plausible de esta catacterística sería la hiperproducción de apo B-100, pero hasta el momento no se ha encontrado ninguna mutación que justifique dicha sobreexpresión. Por otra parte, la cantidad de la apo B-100 puede estar elevada, a veces, sin que el paciente sea hipercolesterolémico. Es decir, el colesterol de la fracción LDL es normal pero el número de partículas, que son en este caso muy pequeñas y densas, es muy elevado. Se habla en estos casos de hiperapobetalipoproteinemia.

La hiperlipidemia familiar combinada es un síndrome muy heterogéneo desde el punto de vista genético. Además de la hiperproducción de apo B-100 podrían estar involucrados otros defectos relacionados con la hiperproducción de triglicéridos por el hígado. Así, en algunos pacientes, se han encontrado alteraciones genéticas, aún no bien determinadas, en el tejido adiposo, que producen un desequilibrio metabólico a favor de la lipólisis. Algunas de estas alteraciones afectan al receptor de la ASP (*acyl stimulant protein*, proteína estimulante de los ácidos grasos), proteína que facilita la entrada de los ácidos grasos liberados por la LPL en el adipocito. Se produce entonces un aumento importante de los ácidos grasos en el plasma y, por tanto, un gran aporte de ácidos grasos al hígado, favoreciéndose la síntesis de triglicéridos por los hepatocitos y, en consecuencia, la formación de VLDL. Otra posibilidad es la existencia de una lipoproteína lipasa poco eficaz, lo que causaría una metabolización lenta de las VLDL y una mayor transformación en LDL. En la Fig. 5-9, se esquematizan las alteraciones de la biosíntesis y la secreción de las lipoproteínas que contienen apo B.

5. ALTERACIONES DEL METABOLISMO DE LAS LIPOPROTEÍNAS QUE CONTIENEN APOPROTEÍNA B

Las principales alteraciones del metabolismo de las lipoproteínas que contienen apo B son la quilomicronemia producida por déficit familiar de la lipoproteína lipasa o por déficit de apo C-II, la hipertrigliceridemia endógena, la hipertrigliceridemia de origen mixto, la hipercolesterolemia familiar, la hipercolesterolemia poligénica, la disbetalipoproteinemia y la presencia de lipoproteína (a).

5.1. Quilomicronemia

Este síndrome se corresponde con el fenotipo I de Fredrickson y se caracteriza por la existencia de gran cantidad de quilomicrones en el plasma obtenido en ayunas. Se debe generalmente, al déficit de lipoproteína lipasa o de apo C-II, aunque también está descrita la existencia de un inhibidor de dicha enzima.

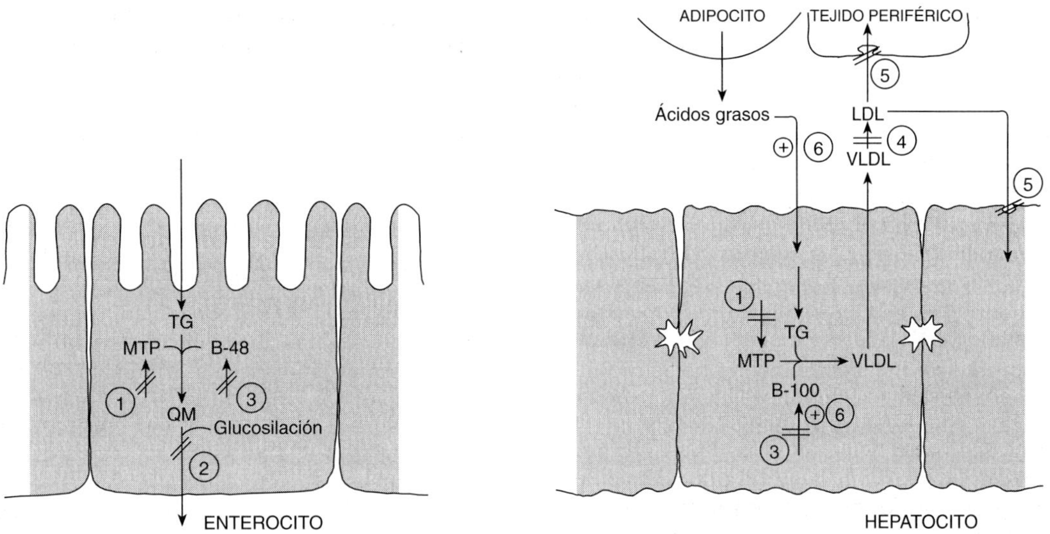

Figura 5-9. Alteraciones primarias en la biosíntesis y secreción de las lipoproteínas que contienen apo B. 1. Abetalipoproteinemia. 2. Hipobetalipoproteinemia con retención selectiva de quilomicrones. 3. Hipobetalipoproteinemia. 4. Abetalipoproteinemia normotrigliceridémica. 5. Síntesis de apo B-100 defectuosa. 6. Hiperlipidemia familiar combinada.

5.1.1. Déficit familiar de lipoproteína lipasa

La lipoproteína lipasa (LPL) está codificada por un gen situado en el cromosoma 8, en 8p22, con 30 kb y 10 exones. Su expresión origina una proteína homodimérica, en la que cada monómero, de 448 aminoácidos, contiene dos dominios a los que se unen los triglicéridos y un lugar de unión para el heparán sulfato y para la heparina, en su caso. El dominio de unión a la apo C-II, su cofactor, se encuentra cerca del aminoácido C-terminal, pero no está todavía bien caracterizado. La LPL se sintetiza en el retículo endoplásmico como una proteína inactiva que necesita glucosilarse posteriormente en el complejo de Golgi, antes de su secreción al endotelio vascular.

Se conocen ya muchas de las mutaciones que explican los distintos casos de déficit de LPL descritos en la literatura científica. Algunas de estas mutaciones originan proteínas truncadas o reordenadas que se encuentran en muy poca cantidad en el plasma. La mayor parte de las alteraciones génicas son mutaciones puntuales que se traducen en la producción de la enzima en cantidad normal pero que no es funcional. El déficit familiar de LPL se transmite de forma autosómica recesiva, siendo muy escasa su incidencia. Los pacientes homocigotos, que representan aproximadamente uno por cada millón de recién nacidos, padecen ya en la infancia dolores abdominales, pancreatitis, xantomas eruptivos, lipidemia retiniana y disnea. No hay, sin embargo, aumento del riesgo aterosclerótico. La hipertrigliceridemia, que suele ser superior a los 2000 mg/dL, se debe exclusivamente a la quilomicronemia, ya que las concentraciones de VLDL no están aumentadas. Las LDL y las HDL suelen estar disminuidas. Las personas heterocigotas suelen estar asintomáticas. Sus valores plasmáticos de triglicéridos y colesterol son muy variables y podrían explicar algunos casos de dislipidemias de tipo IV y IIb.

5.1.2. Déficit de apo C-II

El gen de la apo C-II se encuentra en el cromosoma 19, en 19q13, contiene 3.3 kb, 4 exones y 3 intrones, y origina una proteína de 73 aminoácidos. La apo C-II contiene un dominio para la unión a las lipoproteínas con abundantes triglicéridos, y otro para la unión a la LPL. Se produce en el hígado y el intestino. Las distintas mutaciones estudiadas explican las alteraciones lipoproteicas del síndrome de déficit de apo C-II, que son semejantes, aunque menos intensas, que en el caso del déficit de LPL. La falta de apo C-II altera la actividad de esta enzima, aunque no se pierde por completo. El efecto neto parece ser el aumento de su Km. La patología es también menos grave. Se transmite igualmente de forma autosómica recesiva y es muy poco frecuente.

5.2. Hipertrigliceridemia endógena

Este síndrome se corresponde con el fenotipo IV de Fredrickson y se caracteriza por la presencia de una gran cantidad de VLDL en el plasma. Es, probablemente, el más frecuente de los trastornos del metabolismo de las lipoproteínas, aunque no suele deberse a alteraciones genéticas primarias. Las causas secundarias más importantes son la diabetes de tipo 2, la ingestión calórica excesiva, la obesidad y el consumo crónico de alcohol.

La hipertrigliceridema endógena familiar monogénica tiene una incidencia muy escasa, entre el 0.2 y el 0.3 % de la población, y se transmite de forma autosómica dominante. El fallo bioquímico debe residir, lógicamente, en el aumento de la síntesis de VLDL o en la disminución de su metabolismo, aunque se desconoce el mecanismo exacto. Es posible que, en algunos casos, exista una hiperproducción de la apo C-III, proteína que se comporta como inhibidora de la LPL y de la lipasa hepática. Quizás, lo más característico de esta dislipidemia sea su estrecha relación con la diabetes, incluso en los casos de transmisión familiar. De hecho, la insulina disminuye la cantidad de apo B-100, apoproteína necesaria para ensamblar las VLDL, y la síntesis de la apo C-III, apoproteína inhibidora de la LPL, lo que explicaría el aumento de las VLDL en la diabetes. Es interesante destacar que se conocen mutaciones del promotor del gen que codifica la apo C-III, que impiden la acción de la insulina y originan la sobreexpresión de la apoproteína en cuestión.

Al contrario de lo que sucede en la hiperlipidemia familiar combinada, las VLDL que aparecen en este síndrome son partículas grandes, con abundantes lípidos y, por tanto, poco densas. Los valores de colesterol ligado a las HDL suelen ser bajos, lo que es lógico dado el papel de la lipólisis de las partículas con abundantes triglicéridos en el enriquecimiento de colesterol por las HDL. El riesgo aterogénico de la hipertrigliceridemia endógena no está bien establecido y ha sido ya considerado en una sección anterior. Cuando la concentración de triglicéridos es muy alta, pueden aparecer xantomas eruptivos y dolores abdominales como los que caracterizan a la quilomicronemia.

5.3. Hipertrigliceridemias de origen mixto

Este tipo de dislipidemias se corresponden con el fenotipo V de Fredrickson, tienen una incidencia escasa y comprenden alteraciones muy diversas, tanto primarias como secundarias. Es muy probable que en muchos casos, se trate de personas heterocigotas para el déficit de LPL (tipo I) o que sinteticen muchas VLDL (tipo IV) o mucha apo B-100 (tipo IIb) y en los que coexisten causas secundarias de hipertrigliceridemia, especialmente la diabetes y el alcoholismo crónico.

5.4. Hipercolesterolemia familiar

Este síndrome se caracteriza por la existencia de concentraciones elevadas de LDL en sangre (fenotipo IIa de Fredrickson) y depósito de colesterol en los tejidos (xantomas) y en las arterias (ateromas). Se hereda de forma autosómica dominante y es una de las alteraciones monogénicas más frecuentes, con una incidencia de un heterocigoto por cada 500 personas. Los pacientes homocigotos pueden mostrar signos clínicos en las primeras etapas de la vida. El defecto primario afecta a los receptores de las LDL, y se debe a mutaciones de muy diversos tipos.

El receptor de las LDL (receptor E/B-100) es una glucoproteína de superficie compuesta por 839 aminoácidos (Fig. 5-10). Contiene dos cadenas de N-oligosacáridos, unidas a residuos de asparagina y 18 cadenas de O-oligosacáridos, unidas a restos de serina o treonina. Existen cinco dominios bien caracterizados. Los 292 aminoácidos de la región N-terminal son los responsables de la unión a la apo B-100 y a la apo E. Existen siete zonas repetidas, cada una de ellas con tres enlaces disulfuro y un grupo de aminoácidos cargados negativamente, que parecen ser los responsables de la unión a ambas apoproteínas, ya que, aunque la apo B-100 y la

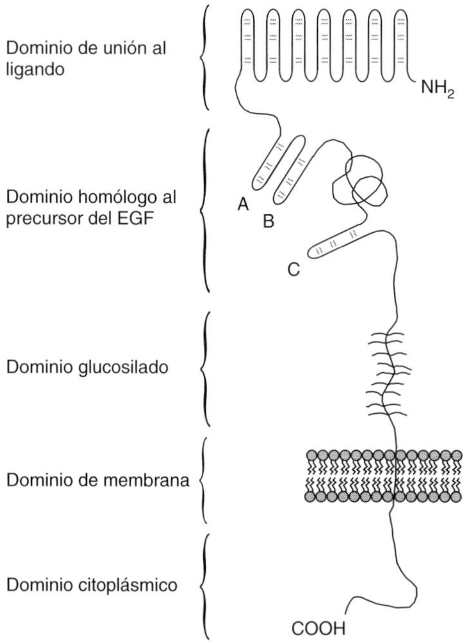

Figura 5-10. Receptor de las lipoproteínas de baja densidad (LDL).

apo E son muy diferentes, las dos contienen secuencias cortas con aminoácidos básicos en sus dominios de reconocimiento. El segundo dominio está constituido por 400 aminoácidos y presenta homología con la proteína precursora del EGF (*epidermal growth factor*, factor de crecimiento epidérmico). Esta región proteica contiene tres zonas repetidas que, aunque diferentes en sus secuencias con las del dominio anterior, también contienen cada una tres enlaces disulfuro. Las dos primeras (A y B) están contiguas y la tercera (C) está muy separada de las anteriores. La función de este dominio es importante. En primer lugar, colabora al mantenimiento de una orientación favorable del dominio de reconocimiento sobre la superficie celular. Además, se necesita para que el ligando se disocie posteriormente del receptor en el endosoma. Como ya se consideró anteriormente, esta disociación está provocada por el pH ácido endosómico y permite el reciclaje del receptor para su incorporación de nuevo a la membrana. El tercer dominio está constituido por 58 aminoácidos, entre los que predominan la serina y la treonina, a los que se unen las correspondientes cadenas de oligosacáridos. El cuarto dominio, con 22 aminoácidos, corresponde a la zona de membrana y tiene abundantes aminoácidos hidrófobos. Finalmente, los últimos 50 aminoácidos, correspondientes al extremo C-terminal constituyen el dominio citoplásmico.

El gen del receptor de las LDL está localizado en el cromosoma 19 en 19p13.2, tiene 45 kb y 18 exones. El exón 1 codifica la secuencia señal. Los exones 2 al 6 codifican el dominio de unión al ligando. Las mutaciones en estos exones repercuten, lógicamente, en la capacidad de unión de los receptores resultantes, que puede quedar muy disminuida. Los exones 7 al 14 codifican el dominio homólogo a la proteína precursora del EGF. El exón 15 codifica el dominio con abundante serina y treonina. Aunque no se conoce bien la función específica de este dominio, las mutaciones en el exón 15 originan hipercolesterolemia, lo que implica que debe ser importante dicha función. El exón 16 y el extremo 5´ del exón 17 codifican el dominio transmembrana. El resto del exón 17 y el exón 18 codifican el dominio citoplásmico.

La región promotora del gen del receptor de las LDL contiene dos lugares de unión para el factor de transcripción Sp1 y un elemento positivo de regulación mediada por esteroles (*sterol regulatory element*), denominado SRE1, que también está presente en el promotor de la HMGCoA sintasa. En ausencia de esteroles, especialmente de colesterol, este elemento es reconocido por la SREBP (*sterol regulatory element binding protein*, proteína de unión al SRE1) y actúa de forma sinérgica con el factor Sp1 para promover la transcripción, mientras que en presencia de esteroles el SREBP permanece anclado al retículo endoplásmico y se deprime la transcripción (Fig. 5-11).

Las mutaciones que afectan a los receptores de LDL y que originan hipercolesterolemia familiar se pueden dividir en cinco clases. Las de clase 1 son las más frecuentes y se caracterizan por la ausencia de proteína (alelos nulos). Algunas son deleciones en el promotor o en el propio gen estructural; otras son mutaciones puntuales que originan mensajes sin sentido. Las mutaciones de clase 2 originan proteínas que se transportan defectuosamente desde el retículo endoplásmico rugoso al complejo de Golgi, de manera completa (clase 2A) o parcial (clase 2B). Se deben a deleciones pequeñas o mutaciones puntuales que impiden la formación de los enlaces disulfuro y, por tanto, el plegamiento adecuado de la proteína. Las mutaciones

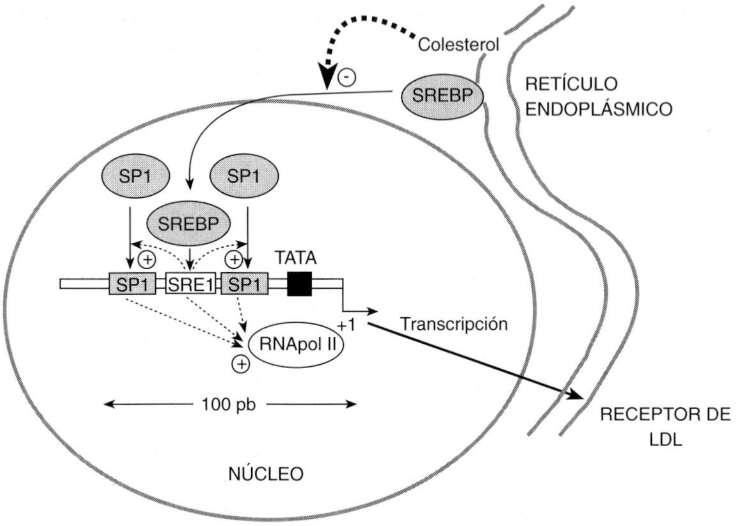

Figura 5-11. Regulación de la síntesis de receptores de las lipoproteínas de baja densidad (LDL) por el colesterol.

de clase 3 originan proteínas con el dominio de unión defectuoso, que se transportan a la superficie celular, aunque no se unen a las lipoproteínas. Dependiendo del tipo de mutación, el receptor resultante puede perder la capacidad de unión con la apo B-100, aunque conservar la afinidad por la apo E. En este último caso, las personas afectadas no metabolizan bien las LDL, aunque sí las IDL. Las mutaciones de clase 4 causan fallos de la internalización de las LDL, una vez reconocidas en la superficie celular. No son frecuentes y afectan al dominio citoplásmico. Por último, las mutaciones de clase 5 se producen en el dominio homólogo a la proteína precursora de EGF y, por tanto, impiden el reciclaje de los receptores. Por supuesto, hay casos en los que se producen mutaciones de varias clases que originan alteraciones de más de una de estas funciones. En general, y de acuerdo con los estudios realizados *in vitro*, las células de los heterocigotos contienen la mitad de receptores funcionales que las células de los no afectados, lo que se traduce en un aumento importante de las LDL. En los homocigotos, lógicamente, la concentración de LDL es aun más alta.

5.5. Hipercolesterolemia poligénica

La hipercolesterolemia es muy frecuente en los países occidentales. Sólo una pequeña parte de las personas afectadas presentan hipercolesterolemia familiar, hiperlipidemia familiar combinada, producción de apo B defectuosa o disbetalipoproteinemia. En la gran mayoría de las hipercolesterolemias de tipo primario las causas son poligénicas y no se conocen bien. Además, en estos casos, los factores secundarios, especialmente los de origen alimenticio, pueden agravar de forma importante la hiperlipemia.

5.6. Disbetalipoproteinemia

La hiperlipoproteinemia que corresponde al fenotipo III de Fredrickson se caracteriza por las elevaciones plasmáticas de colesterol y triglicéridos debidas a la acumulación de las partículas llamadas β-VLDL por tener movilidad electroforética β, como las LDL, aunque densidad de VLDL. También se conoce como enfermedad de la banda ancha porque en el desarrollo electroforético aparece una banda ancha en lugar de las dos bandas nítidas β (LDL) y pre-β (VLDL). Las β-VLDL son una mezcla de remanentes de quilomicrones y de IDL que se acumulan en el plasma, hasta el punto de aparecer en la sangre en ayunas, por la ineficacia del hígado para su captura. Esto se debe a que estas partículas llevan un tipo de apo E que los receptores correspondientes reconocen mal. Las consecuencias clínicas de esta alteración son las esperables del aumento en sangre de las cifras de colesterol y triglicéridos: riesgo cardiovascular y xantomatosis.

El gen de la apo E se encuentra en el cromosoma 19, tiene 4 exones y está estrechamente relacionado con el gen de la apo C-I, el pseudogén de la apo C-I y el gen de la apo C-II. Codifica una proteína de 299 aminoácidos con dos dominios bien diferenciados. El dominio correspondiente al extremo N-terminal contiene la región dc unión al receptor (aminoácidos 136 al 150). El dominio correspondiente al extremo C-terminal contiene la región de unión a los lípidos. Existen tres alelos comunes caracterizados por las variaciones en los aminoácidos que ocupan las posiciones 112 y 158. La apo E2 contiene cisteína en ambas posiciones, la apo E3, cisteína y arginina, y la apo E4, dos argininas. La isoforma más frecuente es la apo E3, siendo la apo E2 la que está asociada con la disbetalipoproteinemia.

Se calcula que el 1 % de la población europea y norteamericana es homocigota para la apo E2 (fenotipo E-2/2). Todas estas personas contienen β-VLDL en el plasma (disbetalipoproteinemia), aunque la mayoría no presenta hiperlipoproteinemia. En realidad, los valores altos de colesterol y triglicéridos debidos a la presencia de β-VLDL (hiperlipoproteinemia tipo III) sólo afectan a una de cada 5000 personas, lo que indica que esta hiperlipidemia está intensamente regulada por otros factores genéticos o ambientales. De hecho, y por motivos todavía no bien establecidos, muchas de las personas con fenotipo E-2/2 o E-3/2 tienen incluso concentraciones bajas de colesterol en sangre, mientras que los que tienen el fenotipo E-4/4 suelen presentar hipercolesterolemia.

Como ya se ha mencionado, las β-VLDL son el resultado de la permanencia excesiva en la sangre de los remanentes de los quilomicrones y de las IDL, debido a la ineficacia de su captura hepática. En esta captura, están implicados tanto los receptores de las LDL como los receptores E (LRP). Ambos tipos de receptores están relacionados estructuralmente y contienen dominios semejantes para el reconocimiento de la apo E, concretamente a través de la interacción con aminoácidos cargados negativamente. El dominio de unión a estos receptores en la apo E3 contiene varios aminoácidos cargados positivamente entre las posiciones 136 y 150. Esta región está conservada en la apo E2, pero hay un cambio de arginina a cisteína en la posición 158. Aunque esta posición está fuera del dominio de unión al receptor, el cambio de aminoácido afecta a la conformación tridimensional de dicho dominio. En efecto, la arginina de la posición 158 en la apo E3 forma dos enlaces iónicos, uno con el aspartato 154 y otro con el glutamato 96. En cambio, en la apo E2, al desaparecer la arginina de la posición 158, el aspartato de la posición 154 establece un puente salino con otro aminoácido, la arginina de la posición 150. Se provoca así un reordenamiento espacial que, en definitiva, dificulta el reconocimiento de este dominio por el receptor. En cualquier caso, esta alteración no es tan importante y explica la necesidad del estado homocigoto para el desarrollo de la hiperlipidemia. Como se ha indicado anteriormente, se necesitan, además, otros factores primarios, como la hipercolesterolemia monogénica o poligénica, la hiperlipidemia familiar combinada, o secundarios, como la obesidad, la diabetes, la dieta hipercalórica o el hipotiroidismo.

Existen otras variantes, menos frecuentes, de la apo E que implican sustituciones de los aminoácidos básicos en el dominio de unión al receptor. En este caso, la transmisión es dominante y la hiperlipidemia se desarrolla sin necesidad de factores adicionales.

La aterogenia de las β-VLDL se debe a que estas partículas son captadas por los macrófagos, probablemente a través del mismo tipo de receptores que se encuentran en el hígado. Aunque, lógicamente, la afinidad está también disminuida, la sobrecarga circulatoria de β-VLDL puede explicar su captación.

5.7. Presencia de lipoproteína(a)

La lipoproteína(a) es una partícula constituida por una LDL a la que se une la denominada apoproteína(a) o apo(a), una glucoproteína muy semejante al plasminógeno. Su concentración es muy variable entre las personas, con valores comprendidos entre menos de 1 mg/dL y más de 100 mg/dL y viene determinada genéticamente. Constituye un importante factor de riesgo independiente para las enfermedades cardiovasculares.

El gen de la apo(a) está situado en el cromosoma 6 y es muy semejante al del plasminógeno. Este último tiene unas secuencias características que codifican unos dominios repetitivos denominados *kringles*, por su semejanza con unos productos daneses de bollería, constituidos por lazos triples estabilizados por enlaces disulfuro. En el gen de la apo(a), una de estas secuencias se repite entre 12 y 51 veces, lo que origina un importante polimorfismo y una gran diversidad del tamaño final de la proteína. Ambos genes codifican también un dominio (C-terminal) con actividad serina proteasa.

La apo(a) se sintetiza en el hígado. No está claro si se ensambla a las LDL en los hepatocitos o en la circulación sanguínea. También se puede encontrar apo(a), aunque menos, en las VLDL y las IDL. En todos los casos, la unión se realiza a la apo B-100 mediante el establecimiento de un enlace disulfuro. Nada se sabe de sus posibles funciones fisiológicas y muy poco de su metabolismo. Concretamente, su captación por los receptores de las LDL es poco eficaz. Aunque su relación con los problemas cardiovasculares está bien establecida, no se conocen bien las bases moleculares de esta relación. El mecanismo más probable es que la apo(a) inhiba la actividad del plasminógeno, dada su similitud estructural. Se impediría, por tanto, su acción fibrinolítica, favoreciendo la trombosis. Está demostrada, por otra parte, su captura por los macrófagos en la placa ateromatosa. Se ha sugerido que la apo(a) podría degradar la apo B-100 sobre la misma partícula gracias a su actividad serina proteasa. De todos modos, está comprobado que los macrófagos poseen lugares con gran afinidad por la lipoproteína(a), de tal modo que se facilitaría su oxidación y posterior captura por los correspondientes receptores de eliminación.

Como se ha indicado anteriormente, la concentración plasmática de la lipoproteína(a) viene determinada sobre todo genéticamente, aunque también puede afectarse por algunas enfermedades o alteraciones hormonales. Por el contrario, es muy poco sensible a los factores alimenticios y parece que puede aumentar por la ingestión excesiva de ácidos grasos *trans* o algunos fármacos.

En la Figura 5-12, se esquematizan las alteraciones primarias del metabolismo de las lipoproteínas que contienen apo B.

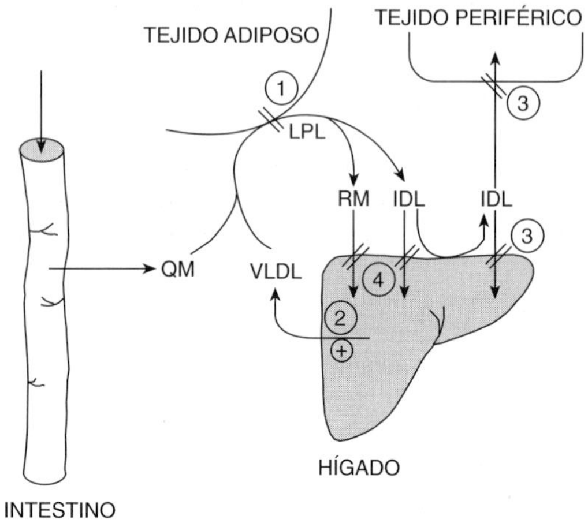

Figura 5-12. Alteraciones primarias en el metabolismo de las lipoproteínas que contienen apo B. 1. Quilomicronemia. 2. Hipertrigliceridemias. 3. Hipercolesterolemia familiar. 4. Disbetalipoproteinemia.

6. ALTERACIONES DE LA ESTRUCTURA DE LAS HDL

Las principales alteraciones de la estructura de las HDL se deben a déficit de apoproteína A-I, producción de apoproteínas A-I anormales y déficit de apoproteína A-II.

6.1. Déficit de apoproteína A-I

La apoproteína A-I es la proteína predominante de las HDL. Está codificada por un gen situado en el cromosoma 11, próximo a los genes que codifican la apo C-III y la apo A-IV, con la particularidad de que el gen que codifica la apo C-III está orientado en sentido contrario a los otros dos. La apo A-I está constituida por 243 aminoácidos, se conocen varios tipos de mutaciones que causan déficit de apo A-I. Los pacientes afectados, la mayoría de ellos homocigotos, presentan una concentración nula o muy pequeña de apo A-I y de HDL. Es frecuente la aparición de opacidad corneal y xantomas planos; sin embargo, las enfermedades cardiovasculares sólo afectan a algunos de los pacientes estudiados.

El primer déficit descrito está producido por una inversión de 5.5 kb en la zona del DNA que incluye parte de los genes de la apo A-I y la apo C-III. Por lo tanto, no se pueden producir ambas apoproteínas completas. En otro caso descrito, una deleción afecta a los tres genes próximos, produciendo défitit de apo A-I, apo C-III y apo A-IV. En los demás casos estudiados, las mutaciones dan lugar a apo A-I muy incompletas.

6.2. Producción de apoproteínas A-I anormales

Existen multitud de casos estudiados en los que se producen apoproteínas A-I alteradas por la existencia de mutaciones puntuales. Los pacientes son heterocigotos y, en general, aunque las concentraciones de HDL pueden estar disminuidas, no hay consecuencias clínicas importantes.

La mejor conocida de estas variaciones estructurales es la denominada apo A-I Milano. La mutación produce un cambio en la posición 173, de arginina a cisteína. Este cambio altera las propiedades físicas de la región helicoidal implicada en la unión a la fracción lipídica. Además, permite la formación de enlaces disulfuro con otras proteínas.

6.3. Déficit de apoproteína A-II

La apoproteína A-II es la segunda apoproteína más abundante en las HDL. Está codificada por un gen situado en el cromosoma 1 y consta de 77 aminoácidos. Tiene una cisteína en posición 6, lo que le permite producir homodímeros por el establecimiento de los correspondientes enlaces disulfuro. También contiene hélices anfipáticas, aunque menos que en la apo A-I. Se han detectado muy pocos casos de déficit. Cursan con valores normales de HDL y carecen de signos clínicos.

7. ALTERACIONES DEL METABOLISMO DE LAS HDL

Las transformaciones de las HDL en el plasma sanguíneo están controladas por las enzimas LPL, lipasa hepática, LCAT y por la CETP. Por lo tanto, las alteraciones de cualquiera de estas proteínas pueden repercutir en el metabolismo de las HDL. En una sección anterior ya se mencionó que el déficit de LPL o de su cofactor, la apo C-II, se traduce, entre otras alteraciones, en un descenso de las HDL. Como se describirá a continuación, los déficit de LCAT también producen descensos semejantes. Por el contrario, los déficit de lipasa hepática o de CETP se traducen en aumentos de las HDL. Las concentraciones plasmáticas de HDL disminuyen también en la enfermedad de Tangier, en la que se produce una captación intensiva de HDL por los macrófagos. En general, las alteraciones del metabolismo de las HDL sólo se traducen en problemas clínicos en los pacientes homocigotos, lo que es muy poco frecuente.

En la Figura 5-13, se esquematizan las alteraciones primarias de la estructura y el metabolismo de las HDL.

7.1. Déficit de LCAT

Existen dos síndromes clínicos causados por esta alteración. El déficit absoluto de LCAT impide la esterificación del colesterol en todas las lipoproteínas. Sin embargo, en el síndrome denominado enfermedad del ojo de pez, no hay actividad esterificante del colesterol en las HDL (actividad α-LCAT), aunque persiste en las lipoproteínas que contienen apo B (actividad β-LCAT). En ambos trastornos, que son recesivos y muy poco frecuentes, aumenta mucho la fracción plasmática de colesterol no esterificado. Mientras que en las personas no afectadas esta fracción es del 30 %, la proporción sube al 40 % en la enfermedad del ojo de pez y hasta un 70-90 % en el déficit total de LCAT. Lógicamente, en este último caso, las alteraciones de las lipoproteínas son más evidentes y afectan a todos los tipos. Las HDL están muy disminuidas y, de acuerdo con la falta de colesterol esterificado, son semejantes a las partículas nacientes. En la enfermedad del ojo de pez, como consecuencia de la actividad LCAT residual sobre las LDL, estas últimas partículas están particularmente enriquecidas en colesterol esterificado.

Las consecuencias clínicas son importantes en los pacientes homocigotos para el déficit total de LCAT. Además de la opacidad corneal, aparecen anemia y problemas renales. En la enfermedad del ojo de pez, la característica distintiva es precisamente la existencia del arco corneal, aunque no hay alteraciones hemáticas ni renales. Sin embargo, sí se han descrito problemas cardiovasculares.

7.2. Déficit de CETP

Se ha descrito exclusivamente en familias japonesas, y comprende diversos tipos de mutaciones. En su conjunto, parece que afecta de forma importante a esa población, calculándose que el 1 % es heterocigoto para dicho déficit. Como resultado, aumentan mucho las HDL_2 con abundante colesterol esterificado, ya que no se intercambia con los triglicéridos de otras lipoproteí-

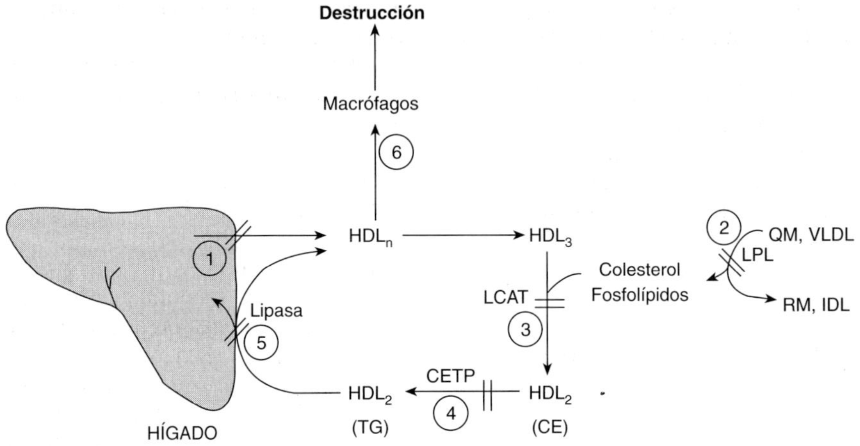

Figura 5-13. Alteraciones primarias de la estructura y metabolismo de las lipoproteínas de densidad elevada (HDL).
1. Alteraciones de la apo A-I y la apo A-II. 2. Alteraciones de la LPL. 3. Alteraciones de la LCAT. 4. Alteraciones de la CETP. 5. Alteraciones de la lipasa hepática. 6. Enfermedad de Tangier.

nas. De esta manera, los homocigotos pueden llegar a tener entre 100 y 250 mg/dL de colesterol ligado a las HDL.

Las consecuencias de este déficit sobre las enfermedades cardiovasculares no están bien definidas. Hay datos que indican una gran longevidad en las personas afectadas, lo que ha llegado a plantear la conveniencia de conseguir la anulación de la CETP por medios farmacológicos. Sin embargo, recientemente, se han observado otros casos en los que se registra una importante incidencia de accidentes cerebrovasculares y coronarios.

7.3. Déficit de lipasa hepática

Como se ha considerado anteriormente, la lipasa hepática desempeña un papel fundamental en la captación del contenido lipídico de las HDL_2, partículas que llegan al hígado enriquecidas en triglicéridos, originando de nuevo partículas pequeñas semejantes a las HDL nacientes. Por ello, el déficit de esta enzima se traduce en un aumento de las HDL_2 con abundantes triglicéridos. Además, la lipasa hepática desarrolla una función importante en el paso de las IDL a las LDL. No es extraño, por tanto, que en estas personas aparezcan partículas semejantes a las β-VLDL, como en la disbetalipoproteinemia. En consecuencia, los pacientes con déficit de lipasa hepática presentan un aumento de las cifras de colesterol y triglicéridos plasmáticos. El riesgo cardiovascular no está bien establecido.

7.4. Enfermedad de Tangier

Se trata de una enfermedad muy poco frecuente que se caracteriza en los pacientes homocigotos por la ausencia total o casi total de HDL en el plasma y por la acumulación de colesterol esterificado en muchos tejidos, especialmente en las amígdalas y en el tejido nervioso. Aunque el contenido plasmático de apo A-I es muy bajo, no hay causas genéticas que indiquen la existencia de problemas en su biosíntesis. De hecho, el mecanismo molecular de esta enfermedad sigue siendo un misterio, aunque probablemente se deba a un consumo excesivo de las HDL por los macrófagos, lo que rompe el transporte inverso del colesterol para estas células. Este proceso implica la internalización de las HDL, la captación del colesterol esterificado celular y su secreción de nuevo al exterior. En la enfermedad de Tangier, los macrófagos parece que captan las HDL con gran eficacia y las internalizan normalmente, pero las degradan en los lisosomas en lugar de volver a secretarlas una vez enriquecidas con el colesterol celular. Así, los macrófagos se cargan de colesterol y las HDL son muy escasas en el plasma. Recientemente, en algunos pacientes con esta enfermedad se han observado mutaciones en el gen que codifica la ABC1 (*ATP-cassette binding protein*, proteína de unión de ATP). Se trata de una proteína implicada en el transporte del colesterol desde el interior de las células hasta las proteínas de membrana, que lo ceden a las HDL. Los defectos de esta proteína podrían contribuir a explicar la patogenia de esta enfermedad. A pesar de los bajos valores de HDL, no hay datos que indiquen que existe un mayor riesgo vascular en los pacientes afectados.

8. DISLIPIDEMIAS SECUNDARIAS

Las alteraciones genéticas son responsables sólo de una parte del total de las alteraciones del metabolismo lipídico. En muchos casos, las dislipidemias son secundarias a otras enfermedades, fármacos o hábitos de vida, especialmente el tipo de alimentación. Es frecuente que en una misma persona existan alteraciones genéticas, generalmente poco importantes, y que el cuadro dislipidémico se agrave por la concurrencia de otras causas adquiridas de la enfermedad.

Las hipolipidemias adquiridas son muy poco comunes. Se deben generalmente a cuadros de malnutrición, insuficiencia hepática, caquexia secundaria a cáncer o hipertiroidismo. Las hiperlipidemias secundarias, mucho más frecuentes, se deben sobre todo a la diabetes, el hipotiroidismo, las enfermedades renales, las enfermedades hepáticas, los fármacos y los hábitos alimenticios. A continuación, se describirán brevemente algunas de estas dislipidemias.

8.1. Dislipidemias secundarias a la diabetes

La diabetes mal controlada, especialmente la de tipo 2, suele acompañarse de hipertrigliceridemia por aumento de las VLDL, presencia de LDL densas y disminución de las HDL. Se sabe que la insulina activa la LPL e inhibe la lipasa del tejido adiposo. Además, y como se ha considerado anteriormente (véase Hipertrigliceridemia endógena), la insulina inhibe la síntesis de apo B-100 y apo C-III (un inhibidor de la LPL) en el hígado. Lógicamente, la falta de actividad insulínica se reflejará en un aumento de la producción de VLDL, debido al mayor aporte de ácidos grasos procedentes del tejido adiposo y a una mayor síntesis de apo B-100 y una menor metabolización, debida a la menor actividad de la LPL (Fig. 5-14).

Otra alteración que aparece en los pacientes diabéticos mal controlados es la glucosilación excesiva de muchas apoproteínas. Concretamente, este proceso se produce intensamente sobre la apo B-100, lo que dificulta su reconocimiento por los receptores correspondientes. Además, puede facilitar la captura de las lipoproteínas por los macrófagos, ya que en estas células existe un receptor específico para los productos avanzados de la glucosilación.

Tanto la diabetes de tipo 2 como la resistencia a la insulina están involucradas en el llamado síndrome plurimetabólico (antiguamente llamado síndrome X), en el que coexisten alteraciones lipídicas como la hipertensión arterial, y un estado procoagulante. Las alteraciones lipídicas son semejantes a las que se acaban de describir y se atribuyen básicamente a la resistencia a la insulina.

8.2. Dislipidemias secundarias a enfermedades renales

En los pacientes con insuficiencia renal, es frecuente la aparición de hipertrigliceridemia (fenotipo IV de Fredrickson), probablemente por la existencia de hiperinsulinemia y resistencia a la insulina. En el síndrome nefrótico, son característicos los fenotipos IIa y IIb debido a la síntesis incrementada de apo B-100. El aumento de su síntesis forma parte de la respuesta generalizada del hígado de sintetizar proteínas grandes frente a la pérdida renal de proteínas pequeñas.

8.3. Dislipidemias secundarias a enfermedades hepáticas

La insuficiencia hepática puede causar déficit de la síntesis de LCAT, lo que originaría un cuadro dislipidémico semejante al del trastorno genético correspondiente. Cuando la insuficiencia es muy grave, se puede alterar la síntesis de todo tipo de lipoproteínas, produciéndose un cuadro general de hipolipoproteinemia. En las enfermedades biliares puede originarse una lipoproteína especial, la LpX, formada casi exclusivamente por colesterol y fosfolípidos, ya que estas dos sustancias se acumulan en el hígado debido a la colestasis.

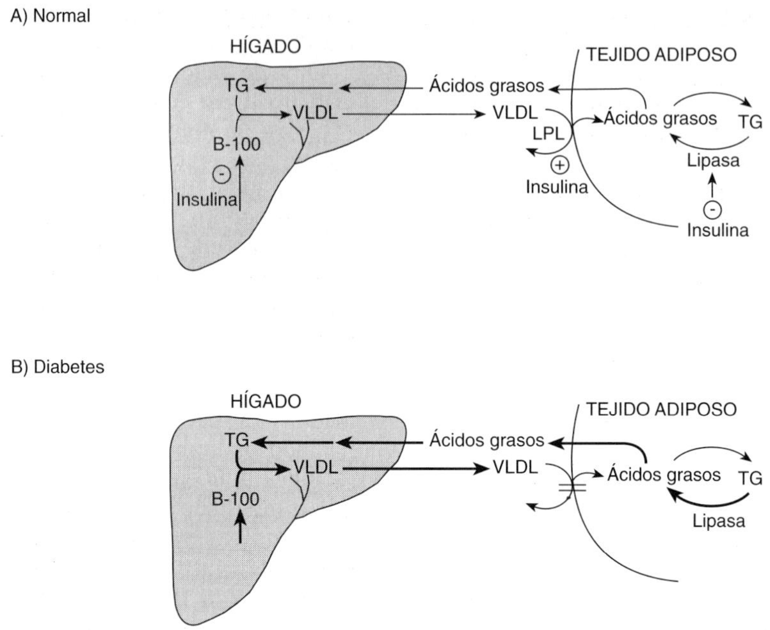

Figura 5-14. Mecanismos del aumento de las lipoproteínas de muy baja densidad (VLDL) plasmáticas en la diabetes.

8.4. Dislipidemias secundarias a enfermedades tiroideas

El efecto principal del hipotiroidismo se produce sobre las LDL, que son catabolizadas más lentamente, probablemente por una menor actividad de sus receptores, originando generalmente un fenotipo IIa. Por el contrario, el hipertiroidismo puede producir hipocolesterolemia. También se ha descrito una disminución de la actividad LPL en los pacientes hipotiroideos, lo que puede explicar la aparición de otros fenotipos.

8.5. Dislipidemias secundarias a la alimentación y otros hábitos de vida

8.5.1. Alimentaciones hipercalóricas

En general, la ingestión crónica de alimentaciones hipercalóricas, unida a la inactividad física, está ligada a la obesidad y a la resistencia a la insulina. Es frecuente encontrar en estas personas concentraciones elevadas de VLDL y bajas de HDL, como consecuencia de la gran hiperproducción de VLDL y de la relativa ineficacia de la LPL. Cuando la ingestión es fundamentalmente abundante en hidratos de carbono, las VLDL son grandes y poco numerosas, lo que no entraña demasiado riesgo aterogénico.

8.5.2. Efecto de las grasas

La ingestión excesiva de grasas saturadas se traduce específicamente en un incremento del número de partículas de VLDL, ya que aumenta la síntesis y la secreción de la apo B-100 y la síntesis de MTP. Existe, además, una inhibición sobre la actividad de los receptores de las LDL, por lo que estas partículas también se acumulan en el plasma (fenotipos IIa y IIb). Es interesante resaltar que los ácidos grasos responsables de estos efectos son los de 12, 14 y 16 átomos de carbono. En cambio, el ácido esteárico, de 18 átomos de carbono, no parece influir en estas alteraciones, probablemente porque se metaboliza rápidamente a ácido oleico. Se desconoce el mecanismo por el que la grasa saturada afecta a la actividad de los receptores de las LDL, aunque se ha sugerido que estos ácidos grasos podrían actuar a través de la alteración de la fluidez de la membrana.

Al contrario que la grasa saturada, los ácidos grasos poliinsaturados se comportan como hipocolesterolémicos. Se ha sugerido que el ácido oleico podría actuar a través de la activación de la ACAT, enzima que cataliza la formación de oleilcolesterol, disminuyendo así la concentración intracelular de colesterol no esterificado. Esta disminución intracelular de colesterol activaría, a su vez, la enzima que rompe la unión al retículo endoplásmico de la SREBP *(sterol regulatory element binding protein)* (Véase Hipercolesterolemia familiar). Una vez liberada de su unión al retículo endoplásmico, esta proteína interactuaría con la región del DNA que contiene el SRE1, promoviendo la síntesis de nuevos receptores. El efecto incluye también la expresión de la HMGCoA sintasa.

Los ácidos grasos poliinsaturados de la serie n-6 hacen descender las LDL y las HDL por mecanismos mal conocidos, aunque podrían estar relacionados con la inhibición de la actividad de la HMGCoA reductasa, que es una enzima microsómica, a través de cambios de la fluidez de las membranas del retículo endoplásmico. Los ácidos grasos poliinsaturados de la serie n-3 influyen sobre todo, en la concentración de las VLDL, que desciende notablemente. El mecanismo molecular parece incluir la inhibición de la síntesis de ácidos grasos y de triglicéridos. Es interesante resaltar que estos ácidos grasos se comportan también como antitrombóticos y antiarrítmicos. Los ácidos grasos insaturados *trans* se comportan, en general, como los saturados. Cuando se consumen en cantidades muy grandes, podrían contribuir también al aumento en plasma de la Lp(a).

8.5.3. Colesterol

Actualmente, parece estar bien establecido que el efecto del colesterol de la alimentación sobre sus valores plasmáticos es menos importante que el producido por el consumo de cantidades excesivas de grasa saturada, aunque ambos nutrientes suelen coincidir en la mayoría de los alimentos. Si no existen disfunciones genéticas (monogénicas o poligénicas), la ingestión de cantidades moderadas de colesterol no modifica la colesterolemia porque funcionan los mecanismos adecuados de control. En efecto, el colesterol ingerido actúa como inhibidor de su síntesis hepática y favorece su excreción por vía biliar. Lógicamente, cuando el consumo excesivo coincide con alteraciones genéticas basales, los procedimientos de control se sobrepasan y se producirá el correspondiente aumento de las LDL. En experimentación animal, se ha podido demostrar un efecto positivo del colesterol sobre la síntesis de triglicéridos, la síntesis de la MTP y la secreción de la apo B-100. Además, lógicamente, el incremento de la concentración de colesterol hepático conduce a la inhibición de la síntesis de los receptores de las LDL.

8.5.4. Alcohol

Tomado en pequeñas cantidades, el alcohol aumenta las HDL, sobre todo las HDL_3, probablemente porque se induce la síntesis de las apoproteínas A. Cuando se consume en cantidades importantes, el efecto característico es la hipertrigliceridemia (fenotipos IV y V), debido al estímulo de la síntesis de VLDL.

8.5.5. Hábitos de vida

Merece destacarse que las HDL suelen aumentar por la actividad física continuada y disminuyen por el hábito de fumar, aunque se desconocen los mecanismos implicados.

8.6. Hiperlipidemia posprandial

En la mayoría de las personas, el metabolismo de los triglicéridos exógenos se completa totalmente tras un período de 12 horas de ayuno, cuando se realizan habitualmente los análisis, por lo que los lípidos sanguíneos resultan normales. Sin embargo, en algunos casos, este metabolismo es muy lento, por lo que si se hicieran los análisis unas 6-8 horas después de la última ingestión de alimento, se obtendrían valores de colesterol y triglicéridos por encima de los normales y se observaría un descenso claro del colesterol de las HDL; es lo que se llama hiperlipidemia posprandial. Puede estar provocada por razones genéticas, como la ineficacia de la LPL, y adquiridas, entre las que se encuentra fundamentalmente la ingestión excesiva de grasas y la resistencia a la insulina. Esto último explica que no sean solamente los triglicéridos exógenos los responsables de las alteraciones lipídicas del plasma, sino que también estén implicados los triglicéridos endógenos. En efecto, parece claro que, en estas condiciones, aumenta la secreción de VLDL por el hígado, como consecuencia de la resistencia a la insulina. Ambas partículas, quilomicrones y VLDL, al metabolizarse más lentamente, se van cargando de colesterol esterificado por la actividad de la CETP, al mismo tiempo que las HDL se enriquecen en triglicéridos. Se originan así remanentes de quilomicrones y de IDL con abundante colesterol esterificado, mientras que las HDL_2, con abundantes triglicéridos, se metabolizan con gran eficacia por la lipasa hepática y producen un descenso de los valores de colesterol-HDL.

Actualmente, se cree que esta hiperlipidemia posprandial es un factor de riesgo aterogénico, ya que tanto los remanentes de los quilomicrones como las IDL ricas en colesterol esterificado pueden captarse excesivamente por los macrófagos en la placa ateromatosa a través de los receptores LRP.

BIBLIOGRAFÍA

ARNER, P.: «Is familial combined hyperlipidaemia a genetic disorder of adipose tissue». *Curr Opin Lipidol, 8*: 89-94, 1997.

BARTER, P. J., y RYE, K. A.: «Molecular mechanisms of reverse cholesterol transport». *Curr Opin Lipidol, 7*: 82-87, 1996.

BEISIEGEL, U.: «Receptors for triglyceride-rich lipoproteins and their role in lipoprotein metabolism». *Curr Opin Lipidol, 6*: 117-122, 1995.

GURA, T.: «Gene linked to faulty cholesterol transport». *Science, 285*: 814-815, 1999.

HUSTEN, L.: «Receptor offers clues to how "good" cholesterol works». *Science, 278*: 1228,1997.

IKONEN, E.: «Molecular mechanisms of intracellular cholesterol transport». *Curr Opin Lipidol, 8*: 60-64, 1997.

KONTULA, K., y EHNHOLM, C.: «Regulatory mutations in human lipoprotein disorders and atherosclerosis». *Curr Opin Lipidol, 7*: 64-68, 1996.

MARENAH, C. B.: «Lipid metabolism, hyper- and hipolipidaemias and atherosclerosis». En: *Clinical Biochemistry. Metabolic and Clinical Aspects* 1.ª ed. Marshall WJ, Bangert SK. Churchill Livingstone, New York, 621-640, 1995.

MEDINA, J. M.; SÁNCHEZ DE MEDINA, F., y VARGAS, A.: *Bioquímica.* Ed. Síntesis, Madrid, 1996.

O'BRIEN, R. M., y GRANNER, D. K.: «Regulation of gene expression by insulin». *Physiol Rev 76*: 1109-1161, 1996.,

ORTOLÁ DEVESA, J. B.: «Lípidos y lipoproteínas.» En: *Bioquímica Clínica y Patología Molecular* 2.ª ed. Fuentes Arderiú X, Castiñeiras Lacambra, M. J.; Queraltó Compañó, J. M. Ed. Reverté, Barcelona, 674-701, 1998.

ROSS, R.: «Atherosclerosis. An inflammatory disease». *N Engl J Med, 340*: 115-126, 1999.

SÁNCHEZ POZO, A.: «Alteraciones de la digestión y absorción intestinal de los lípidos y del metabolismo de las lipoproteínas». En: *Bioquímica Clínica,* 1.ª ed. González de Buitrago, J. M.; Arilla Ferreiro, E.; Rodríguez-Segade, S.; Sánchez Pozo, A. McGraw-Hill Interamericana, Madrid, 161-179, 1998.

SCRIVER, C. R.; BEAUDET, A.L.; SLY, W. S., y VALLE, D.: *The Metabolic Basis of Inherited Diseases 7.ª ed.* McGraw-Hill Inc, New York, 1995.

WHITE, D. A.; BENNETT, A. J.; BILLETT, M. A., y SALTER, A. M.: «The assembly of triacylglycerol-rich lipoproteins: an essential role for the microsomal triacylglycerol transfer protein». *Br J Nut, 80*: 219-229, 1998.

6

Enfermedades lisosomales

J. M. GONZÁLEZ DE BUITRAGO

1. INTRODUCCIÓN

Las enfermades lisosomales constituyen un grupo de más de 40 enfermedades genéticas raras, con una incidencia combinada de un caso por 5000 nacimientos. Cada enfermedad se produce por el déficit de una enzima lisosomal o de una proteína activadora. El déficit conduce a la acumulación de sustancias sin degradar en los tejidos y a la secreción de fragmentos en la orina.

Las personas afectadas por una enfermedad lisosomal pueden presentar un amplio espectro de síntomas clínicos, que depende de la enfermedad específica y del genotipo particular implicado. No se conoce la razón por la que la acumulación de las diferentes sustancias en los lisosomas produce los distintos síntomas de cada enfermedad, ya que las células no parecen disponer de sistemas capaces de detectar la naturaleza química del material que se acumula. Es característico de la mayor parte de las enfermedades lisosomales la disfunción del sistema nervioso central, que oscila desde problemas de comportamiento hasta un retraso mental grave. En algunas, aparecen otros síntomas, como anomalías del esqueleto, aumento de tamaño de las vísceras (visceromegalias), nubosidad de la córnea y características dismórficas.

2. ENZIMAS LISOSOMALES

Los lisosomas son organelas intracelulares en las que tiene lugar la degradación final de la mayor parte de las macromoléculas celulares, lo que se consigue por la acción de diversas enzimas. Estas enzimas se sintetizan en el retículo endoplásmico en forma de proteínas inactivas (proenzimas) a las que posteriormente se unen cadenas cortas de oligosacáridos. Más adelante, se modifican en el complejo de Golgi y se «empaquetan» en los lisosomas. En éstos, la mayor parte de las enzimas sufren una proteólisis limitada, que finalmente da lugar a las enzimas maduras.

La mayor parte de las enzimas lisosomales son exohidrolasas que actúan secuencialmente, de forma que los sustratos iniciales se degradan mediante la eliminación, paso a paso, de los residuos terminales. El déficit de una enzima produce el bloqueo de la ruta, con la consiguiente acumulación anormal de metabolitos en el interior del lisosoma. El almacenamiento de estos metabolitos produce efectos tóxicos sobre la célula, alterando su función y pudiendo conducir a la muerte celular.

3. CORRELACIONES GENOTIPO-FENOTIPO

Las manifestaciones clínicas de las enfermedades lisosomales son consecuencia de la afectación de la enzima o enzimas específicas, de la ruta metabólica en la que participan, de la alteración de la función celular asociada con el almacenamiento lisosomal anormal y de los tejidos en los que las enzimas afectadas actúan normalmente. Los principales órganos afectados son el sistema reticuloendotelial, el sistema nervioso central, el sistema óseo, el tejido conjuntivo y otros tejidos somáticos.

Una de las características de las enfermedades lisosomales es el grado diverso de déficit enzimático, que puede dar lugar a diferentes síndromes clínicos como resultado del mismo déficit enzimático. Casi todas las enfermedades lisosomales muestran variabilidad clínica. La mayor parte de ellas varían en relación con la edad de comienzo y el progreso de los síntomas. Con frecuencia, se distinguen tres tipos de enfermedades: infantil grave, juvenil intermedia y adulta moderada.

Los estudios genéticos de las enfermedades lisosomales han permitido establecer correlaciones genotipo-fenotipo y constatar tres hechos:

1. En la mayor parte de las enfermedades lisosomales, la actividad enzimática residual es un determinante importante de la gravedad clínica.
2. Las actividades enzimáticas residuales bajas son suficientes para mantener un fenotipo normal.
3. Entre los pacientes con genotipo idéntico, la variabilidad clínica sigue siendo notable.

Así pues, deben existir otros factores, genéticos o epigenéticos, que participen en la expresión del defecto genético y sólo su identificación permitirá la total comprensión de la variabilidad fenotípica.

4. CLASIFICACIÓN DE LAS ENFERMEDADES LISOSOMALES

Las enfermedades lisosomales se clasifican normalmente según la naturaleza de la macromolécula que se cataboliza de forma anormal y que, consiguientemente se acumula en el interior del lisosoma. Los tres grupos principales de enfermedades lisosomales son las esfingolipidosis, las mucopolisacaridosis y las oligosacaridosis. En las esfingolipidosis, se acumulan lípidos complejos cuya estructura básica es la esfingosina, un aminoalcohol, de cadena larga. En las mucopolisacaridosis, se acumulan mucopolisacáridos o glucosaminoglucanos. En las oligosacaridosis se acumulan oligosacáridos y glucoproteínas complejas. Existen frecuentes solapamientos de las sustancias acumuladas en los diferentes tipos de enfermedades lisosomales, ya que muchas hidrolasas lisosomales no son específicas de un compuesto determinado, sino de un residuo terminal, que puede encontrarse en diversos compuestos.

5. ESFINGOLIPIDOSIS

Las esfingolipidosis son enfermedades en las que existe un déficit de alguna de las enzimas que degradan los esfingolípidos, con la consiguiente acumulación de estos productos. Debido a la gran cantidad de esfingolípidos que existen en el tejido nervioso, la mayor parte de las esfingolipidosis producen graves daños en el sistema nervioso central.

Los esfingolípidos son un grupo de lípidos que contienen el aminoalcohol esfingosina e incluyen la ceramida (*N*-acilesfingosina), la esfingomielina (*N*-acilesfingosina fosforilcolina) y una familia de moléculas con hidratos de carbono, denominados glucoesfingolípidos, entre los que se encuentran los cerebrósidos y los gangliósidos. La degradación lisosomal de los esfingolípidos se realiza por la acción sucesiva de exohidrolasas ácidas específicas (Fig. 6-1). Algunas de estas enzimas que eliminan grupos de cabeza hidrófilos requieren pequeños cofactores glucoproteicos no enzimáticos, denominados proteínas activadoras de los esfingolípidos (Sap) o saposinas. En el Cuadro 6-1 aparecen las principales enzimas que participan en la degradación lisosomal de los esfingolípidos.

5.1. Gangliosidosis GM1

Constituyen un grupo de enfermedades que se caracterizan por el déficit de la β-galactosidasa, enzima que hidroliza residuos terminales de galactosa, unidos mediante enlace O-glucosídico, de diversos sustratos, entre los que se encuentran el gangliósido GM1, los oligosacáridos con galactosa terminal y los productos intermedios de la degradación del queratán sulfato que contienen galactosa. Se acumula el gangliósido GM1 (Cer-Glc-Gal(NANA)-GalNAc-Gal) (Fig. 6-1) y un mucopolisacárido semejante al queratán sulfato.

Las gangliosidosis GM1, que se heredan de forma autosómica recesiva, pueden aparecer como una enfermedad infantil que progresa con rapidez, en la que dominan los síntomas neurológicos, aunque también se encuentran defor-

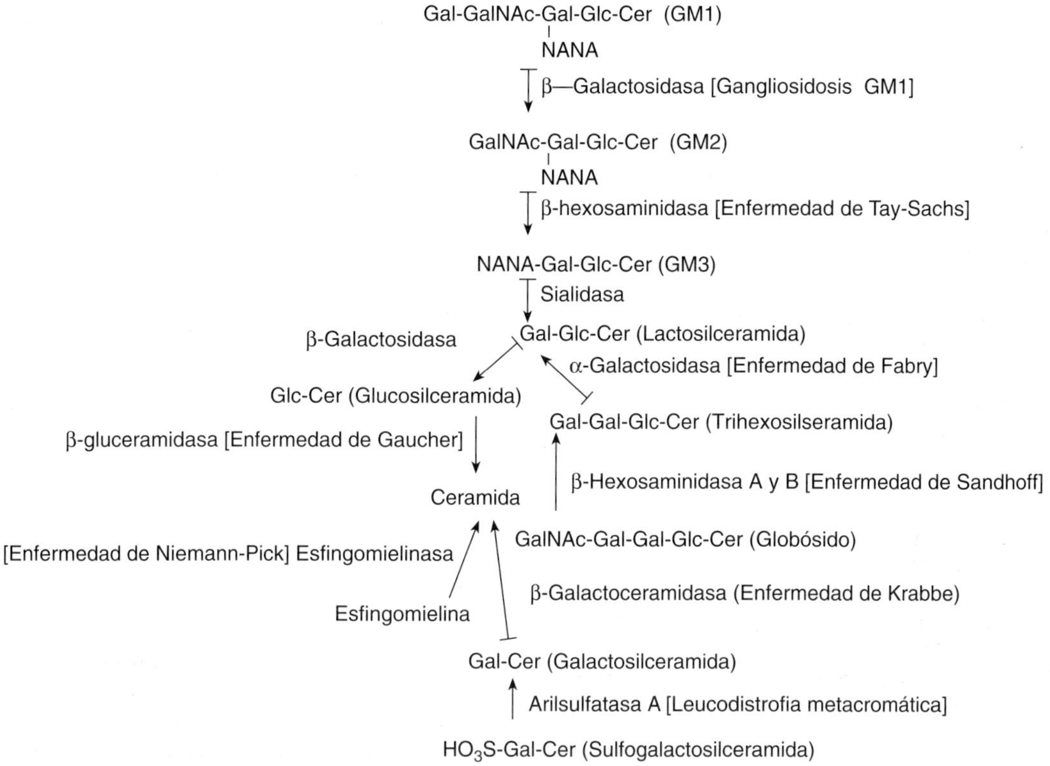

Cer: Ceramida; Gal: Galactosa; GalNAc: N-Acetil-galactosamina; Glc: Glucosa; NANA: N-Acetilneuramínico; GM1: Gangliosido GM1; GM2: Gangliósido GM2; GM3: Gangliósido GM3.

Figura 6-1. Catabolismo de los esfingolípidos. Se señala entre corchetes la enfermedad a la que da lugar el déficit de la enzima correspondiente.

maciones del esqueleto y hepatoesplenomegalia, o como una enfermedad moderada en el adulto, con afectación neurológica de progreso lento y con escasa afectación del esqueleto.

El gen de la *β*-galactosidasa se encuentra en el cromosoma 3, en la región 3p21.33, ocupa un espacio de unas 60 kb y contiene 16 exones. Los alelos defectuosos son heterogéneos y no se ha encontrado una mutación con una incidencia elevada. La mayor parte de las mutaciones son sustituciones, aunque se han detectado también duplicaciones y mutaciones de los lugares de corte y empalme del RNA transcrito primario.

5.2. Gangliosidosis GM2

Se trata de un grupo de enfermedades en las que existe un déficit de la enzima *β*-hexosaminidasa y se acumula fundamentalmente el gangliósido GM2 (Cer-Glc-Gal(NANA)-GalNAc) (Fig. 6-1), aunque también se acumulan otros glucoesfingolípidos y otros metabolitos. En la degradación del gangliósido GM2, participan tres cadenas polipeptídicas codificadas por tres genes diferentes, los correspondientes a las subunidades *α* y *β* y el de la proteína activadora del GM2. La combinación de las subunidades *α* y *β* de la *β*-hexosaminidasa (*β*-N-acetil-hexosaminidasa) da lugar a tres isoenzimas (*α*-*α*, *α*-*β* y *β*-*β*), que se denominan, respectivamente, S, A y B. La isoenzima A elimina la N-acetilgalactosamina terminal del GM2. Para poder hidrolizarse, el gangliósido debe asociarse con un tercer polipéptido, la proteína activadora del GM2, que solubiliza el sustrato para que pueda actuar la enzima. Así pues, el almacenamiento del gangliósido GM2 puede ser consecuencia de mutaciones en tres genes diferentes, los de las

Cuadro 6-1. Esfingolipidosis

Enfermedad	*Enzima defectuosa*	*Producto intermedio acumulado*	*Situación del gen*
Gangliosidosis GM1	β-Galactosidasa	Gangliósido GM1	3p21.33
Tay-Sachs	β-Hexosaminidasa A	Gangliósido GM2	15q23-24
Sandhoff	β-Hexosaminidasa A y B	Gangliósido GM2 y globósido	5q13
Gaucher	β-Glucoceramidasa	Glucosilceramida	1q21
Niemann-Pick A y B	Esfingomielinasa	Esfingomielina	11p15.1-15.4
Niemann-Pick C		Colesterol esterificado	18q11-12
Krabbe	β-Galactoceramidasa	Galactosilceramida	14q31
Leucodistrofia metacromática	Arilsulfatasa A	Galactosilceramida sulfatada	22
Fabry	α-Galactosidasa A	Trihexosilceramida	Xq22

subunidades α y β de la β-hexosaminidasa y el de la proteína activadora. Se conocen más de 20 formas de déficit de β-hexosaminidasa. Entre las gangliosidosis GM2 se encuentran la enfermedad de Tay-Sachs y la enfermedad de Sandhoff. Todas las gangliosidosis GM2 se transmiten de forma autosómica recesiva.

En la enfermedad de Tay-Sachs, la acumulación del gangliósido GM2 dentro del sistema nervioso central se produce como consecuencia de mutaciones del gen *HEXA,* que codifica la subunidad α de la β-hexosaminidasa. El gen, que se encuentra en el cromosoma 15, en 15q23-24, tiene un tamaño de 35 kb y está formado por 14 exones. La enfermedad de Tay-Sachs presenta déficit de hexosaminidasa A y se caracteriza por una degeneración neurológica que progresa rápidamente. Su comienzo se produce entre los 3 y los 5 meses de vida. En la forma juvenil de la enfermedad, el comienzo es posterior y la progresión es más lenta. La forma del adulto es más moderada.

La enfermedad de Tay-Sachs presenta una mayor prevalencia en la población judía Ashkenazi. Tres alelos defectuosos de la subunidad α de la β-hexosaminidasa contienen el 91 % de todos los alelos mutantes en este grupo étnico. Un alelo tiene una inserción de 4 pares de bases en el exón 11, el segundo tiene una mutación en el lugar donador del corte y empalme en el intrón 12, y el tercero es una sustitución Gly(269)→ Ser en el exón 7. El alelo de inserción de cuatro pares de bases representa el 73 % de los alelos mutantes; el alelo con la mutación del lugar donador del corte y empalme en el intrón 12 supone un 15 %; y la sustitución Gly(269)→Ser el 3 %. En la población no judia, el alelo de inserción supone sólo el 16 % de los alelos defectuosos, el alelo con mutación en el lugar del corte y empalme tiene una frecuencia no detectable y la mutación Gly(269)→Ser tiene una frecuencia idéntica a la observada en los judíos Ashkenazi. El estudio de los alelos defectuosos entre los pacientes no judíos reveló la existencia de una mutación en el lugar donador del corte y empalme del exón 9, con una frecuencia del 11 %, siendo así el segundo alelo más frecuente entre los enfermos no judíos. Sin embargo, la enfermedad de Tay-Sachs entre los pacientes no judíos es bastante más heterogénea que en la población Ashkenazi.

La correlación genotipo-fenotipo en los déficit de la subunidad α de la β-hexosaminidasa pueden explicarse por la pérdida completa de la enzima funcional en los casos de inserción de 4 pb y en la mutación del lugar del corte y empalme del intrón 12, y las cantidades reducidas de actividad residual en la sustitución Gly(269)→Ser.

En la enfermedad de Sandhoff se producen mutaciones del gen que codifica la subunidad β. Como la subunidad β forma parte de dos isoenzimas de la β-hexosaminidasa, su déficit produce la pérdida de las isoenzimas A y B. El gen de la subunidad β denominado *HEXB* se encuentra en el cromosoma 5, en la región 5q13, tiene un tamaño de 45 kb y está formado por 14 exones. El defecto más frecuente encontrado en el gen de la cadena β es una pérdida de 16 kb, que elimina el promotor y los exones 1 a 5. Esta pérdida representa el 27 % de los alelos de Sandhoff y lo más probable es que se produzca por un acontecimiento durante la recombinación entre dos repeticiones *Alu*. La homocigosidad del alelo produce la forma infantil tardía grave de la enfermedad. Las formas más moderadas son consecuencia de mutaciones que producen enzimas con algo de actividad residual.

El tercer polipéptido implicado en la degradación del gangliósido GM2 es la proteína activadora de GM2. El déficit de esta proteína es raro y produce una enfermedad semejante, desde el punto de vista clínico, a la enfermedad de Tay-Sachs. Esta pequeña proteína interactúa con la subunidad α de la isoenzima A de la β-hexosaminidasa y solubiliza los lípidos para su hidrólisis. Se ha localizado el gen que codifica este polipéptido y también se han descrito algunas mutaciones, que son principalmente sustituciones.

5.3. Enfermedad de Gaucher

Es un grupo de esfingolipidosis que se caracterizan por el déficit de β-glucoceramidasa, con la acumulación consiguiente de glucosilceramida (Fig. 6-1). La enfermedad es multisistémica y afecta a los macrófagos tisulares del sistema mononuclear fagocítico, principalmente el bazo, el hígado, el hueso y el pulmón. Los macrófagos de estos tejidos se cargan de lípidos, lo que les da un aspecto característico al observarlos con el microscopio óptico (células de enfermedad de Gaucher). Se produce anemia, trombocitopenia y hepatoesplenomegalia. Se distinguen tres tipos de Gaucher, I, II y III, que se heredan de forma autosómica recesiva.

La enfermedad de Gaucher de tipo I es, con diferencia, la enfermedad lisosomal más común. El comienzo de los síntomas puede tener lugar en la infancia o en la edad adulta, y muchos pacientes no llegan a presentar síntomas. En la enfermedad de Gaucher de tipo II, los síntomas aparecen entre los 3 y los 6 meses. La mayoría de los niños mueren al año de vida y prácticamente ninguno vive más de 2 años. La enfermedad de Gaucher de tipo III posee características intermedias entre los tipos I y II. Las complicaciones son semejantes a las del tipo I pero, en general, son más graves.

El gen de la β-glucoceramidasa se encuentra en el cromosoma 1, en 1q21, ocupa una región de unos 8 kb y está formado por 11 exones. Entre las mutaciones se encuentran mutaciones de sentido equivocado, mutaciones de desplazamiento del marco de lectura, una mutación de corte y empalme, y deleciones. Se han caracterizado ya más de 30 mutaciones, la mayor parte raras y limitadas a una sola familia. Sin embargo, cinco de los alelos mutantes representan el 98 % de los alelos defectuosos en los judíos Ashkenazi y el 70 % en los pacientes no judíos. Estos alelos son las sustituciones Asn(370)→Ser, Leu(444)→Pro, Asp(409)→His y la inserción de G en el exón 2 84GG. La sustitución Asn(370)→Ser no produce síntomas neurológicos, tanto en los pacientes homocigotos como en los heterocigotos. Las otras cuatro mutaciones producen síntomas neurológicos y formas graves de la enfermedad.

5.4. Enfermedad de Niemann-Pick

Se trata de un grupo de enfermedades en las que se produce la acumulación anormal de esfingomielina (Fig. 6-1). En dos de las formas de la enfermedad, A y B, que se transmiten de forma autosómica recesiva, existe un déficit de la enzima esfingomielinasa que hidroliza la esfingomielina para dar ceramida y fosforilcolina. El gen de la esfingomielinasa se encuentra en el cromosoma 11 en 11p15.1-15.4, y tiene un tamaño de unas 7 kb con 6 exones. Aunque el hnRNA de la esfingomielinasa tiene cortes y empalmes alternativos, sólo hay un transcrito funcional, que codifica un polipéptido de 629 residuos que se glucosila y procesa para dar una glucoproteína de unos 70 kDa.

La enfermedad de Niemann Pick de tipo A y B se ha detectado en todas las razas, aunque presenta una frecuencia mayor en los judíos Ashkenazi. Tres alelos mutantes son los más frecuentes entre los judíos Ashkenazi. Dos de ellos muestran las sustituciones de aminoácidos Leu(302)→Pro y Arg(496)→Leu. El tercero es una pérdida de C en el codón 330, que produce la terminación prematura de la cadena polipeptídica. Los pacientes homocigotos de las sustituciones padecen la forma aguda de la enfermedad de Niemann-Pick de tipo A.

Se han encontrado tres mutaciones en la enfermedad de Niemann-Pick de tipo B más moderada. En los judíos Ashkenazi con la enfermedad de Niemann-Pick de tipo B se ha identificado la pérdida de un solo codón, que elimina la Arg(608). Se han detectado también las sustituciones Gly(242)→Arg y Ser(436)→Arg.

La enfermedad de Niemann-Pick de tipo C es una lipidosis autosómica recesiva que se caracteriza por un defecto del tráfico celular del colesterol exógeno, lo que da lugar a la acumulación lisosomal de colesterol no esterificado. Aunque se agrupa con la enfermedad de Niemann-Pick de tipo A y B, la enfermedad de tipo C es diferente desde el punto de vista bioquímico. No se conoce el defecto molecular primario de la enfermedad de Niemann-Pick de tipo C, aunque se ha cartografiado el gen defectuoso en el cromosoma 18, en 18q11-12.

5.5. Enfermedad de Krabbe

Recibe también el nombre de leucodistrofia de células globoides. Se caracteriza por el déficit de la enzima β-galactoceramidasa, que libera galactosa de las galactosilceramidas, uno de los principales lípidos de la membrana de las vainas de mielina (Fig. 6-1). Se produce la acumulación de galactosilceramidas, lo que da lugar a una gran desmielinización del sistema nervioso. Los síntomas neurológicos se manifiestan a los 6 meses de vida. La mayoría de los niños afectados mueren a la edad de un año y ninguno sobrevive más de dos años. Se transmite de forma autosómica recesiva.

El gen de la β-galactoceramidasa se encuentra en el cromosoma 14, en la región 14q31, ocupa una extensión de alrededor de 60 kb y posee 17 exones. El DNA clonado tiene 3795 nucleótidos, 2007 de los cuales representan un marco de lectura abierto, que predice una proteína de 669 aminoácidos. Se han detectado diversas mutaciones. La mutación más prevalente, que da lugar a la forma infantil clásica de la enfermedad, es una deleción desde aproximadamente la mitad del intrón 10 a la primera porción de la región no traducida 3´, incluida la secuencia codificante hacia adelante desde el exón 11.

5.6. Leucodistrofia metacromática

Enfermedad en la que existe un déficit de la enzima arilsulfatasa A, o cerebrósido sulfato sulfatasa (Fig. 6-1). La arilsulfatasa A inicia la degradación de sulfátido (cerebrósido sulfato), que es un componente esencial de la mielina. La acumulación lisosómica de galactosilceramida sulfatada hace que el tejido nervioso se tiña de forma metacromática particular. Los principales síntomas clínicos están producidos por la desmielinización progresiva. Los síntomas suelen aparecer a partir del año y la muerte tiene lugar a los pocos años. Se transmite de forma autosómica recesiva.

La arilsulfatasa A está codificada por un pequeño gen situado en el cromosoma 22, y la secuencia codificadora completa de 15 kb está distribuida en 8 exones y cubre poco más de 3 kb de secuencia genómica. Se conocen más de 30 mutaciones, de las cuales dos alelos son particularmente frecuentes (25 %) entre los pacientes de origen caucásico. Uno de estos alelos presenta una mutación en el lugar de corte y empalme del exón/intrón 2, y produce la pérdida completa del mRNA de la arilsulfatasa A. En el otro alelo, la sustitución Pro(246)→Leu produce una enzima catalíticamente activa, pero muy inestable en el lisosoma. Las altas frecuencias de estos alelos han permitido su detección en varios pacientes, así como establecer correlaciones genotipo-fenotipo. Los pacientes homocigotos para la mutación del lugar de corte y empalme padecen la forma infantil tardía grave de la enfermedad, mientras que los heterocigotos para esta mutación y para la sustitución Pro(246)→Leu padecen la forma infantil más moderada; los pacientes homocigotos de la mutación Pro(246)→Leu son adultos ligeramente afectados.

5.7. Enfermedad de Fabry

Enfermedad caracterizada por el déficit de α-galactosidasa A, con la acumulación consiguiente de glucoesfingolípidos con galactosa terminal ligada con un enlace α-glucosídico, como la triaosilceramida, la galactosilceramida y los glucolípidos del grupo sanguíneo B (Fig. 6-1). Estos lípidos se acumulan predominantemente en las células del endotelio vascular, del músculo liso y del miocardio, y producen angioqueratomas de la piel y trastornos viscerales con síntomas renales y cardiovasculares. La enfermedad se inicia en la infancia o la adolescencia, y se transmite de forma recesiva ligada al cromosoma X.

El gen de la α-galactosidasa A se encuentra en la región Xq22, tiene un tamaño de 14 kb y consta de 12 exones. El gen se caracteriza por un contenido excepcionalmente elevado de secuencias *Alu*. Se han identificado 12 secuencias repetitivas *Alu*, que cubren más del 30 % de la secuencia genómica de la α-galactosidasa. Como se detectaron varias pérdidas en alelos mutantes, se supuso que el gen era propenso a las pérdidas debido a acontecimientos de recombinación ilegítimos entre las secuencias *Alu*. Sin embargo, de las seis pérdidas analizadas sólo una prodría explicarse por recombinación *Alu*, mientras que las otras se producen en repeticiones cortas. En una forma concreta de la enfermedad de Fabry, el almacenamiento de lípidos sólo se produce en el miocardio. Estos pacientes pueden desarrollar una miocardiopatía hipertrófica o pueden padecer sólo angina de pecho con funciones hemodinámicas normales.

5.8. Déficit de las proteínas activadoras de los esfingolípidos

Hasta la fecha, se han encontrado dos genes que codifican todas las proteínas activadoras de los esfingolípidos. Uno de ellos se encuentra en el cromosoma 5, consta de 4 exones y lleva la información genética para el activador del gangliósido GM2. El segundo gen, en el cromosoma 15 y con 15 exones, codifica el precursor Sap, que se procesa a cuatro proteínas activadoras homólogas, Sap-A, Sap-B, Sap-C y Sap-D.

El activador de GM2 maduro es una cadena polipeptídica de 162 aminoácidos, con una cadena de hidratos de carbono ligada por N. Como se ha señalado anteriormente, forma un complejo con GM2 o GA2 y los presenta a la β-N-acetilhexosaminidasa A para la eliminación de la β-N-acetilgalactosamina terminal. La proteína activadora une una molécula del glucolípido formando un complejo soluble que puede hidrolizarse por la hexosaminidasa. Se han identificado dos mutaciones del gen de la proteína activadora de GM2, que producen su ausencia completa y dan lugar al almacenamiento en las neuronas del gangliósido GM2 y del glucolípido GA2. Como ya se ha señalado, esta variante de gangliosidosis GM2 presenta unas características clínicas semejantes a las de la enfermedad de Tay-Sachs.

Las saposinas derivan de un precursor de 524 aminoácidos denominado prosaposina, que se procesa para dar cuatro proteínas activadoras homólogas, Sap-A, Sap-B, Sap-C y Sap-D, cada una de ellas con unos 80 aminoácidos y diferentes propiedades. La Sap-A y la Sap-C ayudan a la glucosilceramidasa y la galactosilceramidasa, la sap-B asiste a la arilsulfatasa A, la α-galactosidasa, la α-sialidasa y la β-galactosidasa. El mecanismo de acción es semejante al del activador de GM2, extrayendo parcialmente una molécula de glucolípido fuera de la membrana para formar un complejo que hidroliza la enzima soluble, tras lo cual vuelve a reinsertarse el sustrato en la membrana. La Sap-D y la Sap-B ayudan a la degradación de la esfingomielina por la esfingomielinasa.

La ausencia completa de la prosaposina es mortal en el ser humano. Las mutaciones de la Sap-B producen una forma variante de leucodistrofia metacromática, mientras que las mutaciones de la Sap-C producen formas variantes de las enfermedades de Gaucher y de Niemann-Pick.

6. MUCOPOLISACARIDOSIS

Las mucopolisacaridosis constituyen un grupo de enfermedades lisosomales por depósito en las que existe déficit de alguna de las enzimas que degradan secuencialmente los glucosaminoglucanos, inicialmente denominados mucopolisacáridos. Los glucosaminoglucanos son un grupo de polisacáridos de gran importancia estructural en los vertebrados. Los principales son el condroitín sulfato, el heparán sulfato, el dermatán sulfato y el queratán sulfato. Todos ellos son polímeros de unidades disacárido repetidas en las que uno de los azúcares es la N-acetilgalactosamina, la N-acetilglucosamina o algún derivado.

El condroitín sulfato está formado por unidades de N-acetilgalactosamina sulfatada y ácido glucurónico que se repiten. El dermatán sulfato está formado por N-acetilgalactosamina sulfatada, que se alterna con ácido idurónico, alguno de cuyos residuos están sulfatados; hay también residuos ocasionales de ácido glucurónico. La degradación del dermatán sulfato y del condroitín sulfato se produce secuencialmente, desde el extremo reductor, por la acción de tres glucosidasas (α-iduronidasa, β-hexosaminidasa y β-glucuronidasa) y dos sulfatasas (iduronato 2-sulfatasa y N-acetilgalactosamina 4-sulfatasa) (Fig. 6-2).

El heparán sulfato está formado por residuos de ácido glucurónico y de ácido idurónico, algu-

IdoA2S-GalNAc4S-GlcA-GalNAc4S

↓ Iduronato sulfatasa [Síndrome de Hunter]

IdoA-GalNAc4S-GlcA-GalNAc4S

↓ α-Iduronidasa [Síndrome de Hurler]

GalNAc4S-GlcA-GalNAc4S

↓ N-Acetilgalactosamina 4-sulfatasa [Síndrome de Maroteaux-Lamy]

GalNAc-GlcA-GalNAc4S

↓ β-N-Acetilhexosaminidasa A o B [Síndrome de Sanfilippo B]

GlcA-GalNAc4S

↓ β-Glucuronidasa [Síndrome de Sly]

GalNAc4S

GalNAc4S	: N-acetilgalactosamina 4-sulfato
GalNAc	: N-acetilgalactosamina
GlcA	: ácido glucurónico
IdoA	: ácido idurónico
IdoA2S	: ácido idurónico 2-sulfato

Figura 6-2. Degradación de condroitín/dermatán sulfato. Se señala entre corchetes la enfermedad a la que da lugar el déficit de la enzima correspondiente.

no de los cuales está sulfatado, alternando con α-glucosamina, que está sulfatada o acetilada en el grupo amino y que también puede estar sulfatada en el hidroxilo de la posición 6. El heparán sulfato se degrada secuencialmente por la acción de tres glucosidasas (α-iduronidasa, N-acetilglucosaminidasa y β-glucuronidasa), tres sulfatasas (iduronato 2-sulfatasa, heparán N-sulfatasa y N-acetilglucosamina 6-sulfatasa) y una transferasa (acetilCoA: N-acetiltransferasa) (Fig. 6-3).

El queratán sulfato está formado por galactosa, la mayor parte sulfatada, que se alterna con N-acetilglucosamina sulfatada. El queratán sulfato se degrada secuencialmente por la acción de dos glucosidasas (α-galactosidasa y β-hexosaminidasa) y dos sulfatasas (galactosa 6-sulfatasa y N-acetilglucosamina 6-sulfatasa) (Fig. 6-4).

Así pues, la degradación secuencial de los glucosaminoglucanos requiere cuatro glucosidasas (α-iduronidasa, α-N-acetilglucosaminidasa, β-galactosidasa y β-glucuronidasa), cinco sulfatasas (iduronato 2-sulfatasa, heparán N-sulfatasa, N-acetilglucosamina 6-sulfatasa, N-

IdoA2S-GlcNAcNS-GlcA2S-GlcNAc6S-GlcA

↓ Iduronato sulfatasa [Síndrome de Hunter]

IdoA2S-GlcNAcNS-GlcA2S-GlcNAc6S-GlcA

↓ α-Iduronidasa [Síndrome de Hurler]

GlcNAcNS-GlcA2S-GlcNAc6S-GlcA

↓ Heparán-N-sulfatasa [Síndrome de Sanfilippo A]

GlcNAcN-GlcA-GlcNAc6S-GlcA

↓ AcetilCoA: N-acetiltransferasa [Síndrome de Sanfilippo C]

GlcNAc-GlcA-GlcNAc6S-GlcA

↓ N-Acetilglucosaminidasa [Síndrome de Sanfilippo B]

GlcA-GlcNAc6S-GlcA

↓ β-Glucuronidasa [Síndrome de Sly]

GlcNAc6S-GlcA

↓ N-Acetilglucosamina 6-sulfatasa [Síndrome de Sanfilippo D]

GlcNAc-GlcA

↓ N-Acetilglucosaminidasa [Síndrome de Sanfilippo B]

GlcA

GlcA	: ácido glucurónico
GlcA2S	: ácido glucurónico 2-sulfato
GlcNAC	: N-acetilglucosamina
GlcNAc6S	: N-acetilglucosamina 6-sulfato
GlcNAcNS	: N-acetilglucosamina N-sulfato

Figura 6-3. Degradación del hepatán sulfato. Se señala entre corchetes la enfermedad a la que da lugar el déficit de la enzima correspondiente.

acetilgalactosamina 4-sulfatasa y galactosa 6-sulfatasa) y una transferasa no hidrolítica (acetilCoA: N-acetiltransferasa).

En las mucopolisacaridosis, dependiendo del déficit enzimático puede estar bloqueado el catabolismo del dermatán sulfato, el del heparán sulfato y el del queratán sulfato, independientemente o en combinación; también puede estar implicado el condroitín sulfato. La acumulación lisosomal de moléculas de glucosaminoglucanos da lugar a la disfunción de la célula, el tejido y el órgano. Existen diez déficit enzimáticos conocidos que dan lugar a seis mucopolisacari-

Gal6S-GlcNAc6S-Gal-GlcNAc6S

↓ Galactosa 6-sulfatasa [Síndrome de Morquio A]

Gal-GlcNAc6S-Gal-GlcNAc6S

↓ β-Galactosidasa [Síndrome de Morquio B]

GlcNAc6S-Gal-GlcNAc6S

↓ N-acetilglucosamina 6-sulfatasa [Síndrome de Sanfilippo D]

GlcNAc-Gal-GlcNAc6S

↓ β-N-acetilglucosaminidasa [Síndrome de Sanfilippo B]

Gal-GlcNAc6S

↓ β-Galactosidasa [Síndrome de Morquio B]

GlcNAc6S

Gal : galactosa
Gal6S : galactosa 6-sulfato
GlcNAc : N-acetilglucosamina
GlcNAc6S : N-acetilglucosamina 6-sulfato

Figura 6-4. Degradación del queratán sulfato. Se señala entre corchetes la enfermedad a la que da lugar el déficit de la enzima correspondiente.

dosis distintas (Cuadro 6-2). Todas las mucopolisacaridosis se transmiten de forma autosómica recesiva, excepto el síndrome de Hunter, que está ligado al cromosoma X.

6.1. Síndrome de Hurler (MPL IH)

Se trata de una enfermedad autosómica recesiva en la que existe un déficit de la enzima α-iduronidasa, con acumulación de dermatán sulfato y heparán sulfato (Figs. 6-2 y 6-3). Es la mucopolisacaridosis más grave y la que progresa más rápidamente, produciéndose la muerte antes de los diez años. El gen que codifica la enzima α-iduronidasa se encuentra en el cromosoma 4, en 4p16.3, tiene una longitud de 19 kb, y consta de 14 exones y un gran intrón de unas 13 kb, que separa el segundo del tercer exón. La mayor parte de las mutaciones son sustituciones. Entre los europeos un alelo con un codón de terminación prematuro en la posición 402 representa el 47 % de los alelos, y una mutación de terminación en la posición 70, otro 15 %. Los pacientes homocigotos para estos alelos de terminación prematura padecen la forma más grave de la enfermedad. Como en otras enfermedades lisosomales, los estudios de correlación genotipo-fenotipo señalan que los pacientes homocigotos para los alelos nulos sufren una enfermedad grave, mientras que los alelos asociados con algún tipo de actividad residual presentan un curso más moderado de la enfermedad.

6.2. Síndrome de Scheie (MPL IS)

En el síndrome de Scheie, existe el mismo déficit enzimático de α-iduronidasa, que en el síndrome de Hurler. Se producen mutaciones diferentes del mismo gen estructural.

6.3. Síndrome de Hurler-Scheie (MPL IH/IS)

Se trata de un síndrome por déficit de α-iduronidasa con manifestaciones clínicas intermedias entre el síndrome de Hurler y el de Scheie.

6.4. Síndrome de Hunter (MPL II)

Déficit de iduronato 2-sulfatasa, con acumulación de dermatán sulfato y heparán sulfato (Figs. 6-2 y 6-3), que se hereda de forma recesiva ligada al cromosoma X. Comprende dos entidades clínicas con los dos extremos de un amplio espectro de gravedad. La forma grave posee características semejantes al síndrome de Hurler, con una afectación somática y del sistema nervioso central más lenta. La forma moderada es semejante al síndrome de Scheie, con una mínima afectación del sistema nervioso central y una esperanza de vida larga.

Se ha determinado la estructura del gen que codifica la enzima iduronato 2-sulfatasa, que se encuentra en Xq27-28 y es de gran tamaño, pues abarca unos 24 kb y consta de 9 exones. La secuencia de cDNA predice una proteína de 550 aminoácidos cuya secuencia de aminoácidos presenta una gran homología con otras sulfatasas lisosomales y no lisosomales. El gen es muy propenso a las pérdidas que se presentan en uno de cada cuatro pacientes. En un 8 % de los pacientes, se ha observado la pérdida completa del gen y son éstos los que padecen la forma más grave de la enfermedad. Se han descrito

Cuadro 6-2. Mucopolisacaridosis

Número	*Epónimo*	*Enzima defectuosa*	*Producto acumulado*	*Situación del gen*
MPS I	Hurler Scheie Hurler-Scheie	α-iduronidasa	DS,HS	4p16.3
MPS II	Hunter	Iduronato 2-Sulfatasa	DS, HS	Xq27-28
MPS III	Sanfilippo A Sanfilippo B Sanfilippo C Sanfilippo D	Heparán N-sulfatasa α-N-Acetilglucosaminidasa AcetilCoA:N-acetiltransferasa N-Acetilglucosamina 6-sulfatasa	HS HS HS HS	 12q14
MPS IV	Morquio A Morquio B	Galactosa 6-sulfatasa β-Galactosidasa	KS KS	16q24 3p21-pter
MPS VI	Maroteaux-Lamy	N-Acetilgalactosamina 4-Sulfatasa	DS	5q13-14
MPS VII	Sly	β-Glucuronidasa	DS,HS	7q21.1-22

DS: dermatán sulfato; HS: heparán sulfato; KS: queratán sulfato.

más de 30 mutaciones puntuales, que producen los tipos grave, intermedio y leve de la enfermedad. Todavía no se han descrito relaciones concluyentes entre genotipo y fenotipo, pero el hecho de que, por un lado, las grandes deleciones están siempre asociadas con la forma grave de la enfermedad y que, por otro lado, estas deleciones no se han encontrado nunca entre los pacientes ligeramente afectados, encaja en el patrón de correlación genotipo-fenotipo observado en otras enfermedades lisosomales.

6.5. Síndrome de Sanfilippo (MPS III)

Constituye un grupo de enfermedades clínicamente homogéneas, en las que las enzimas deficientes son: la heparán N-sulfatasa, en el subtipo A, la α-N-acetilglucosaminidasa, en el subtipo B, la acetil CoA: N-acetiltransferasa, en el subtipo C, y la N-acetilglucosamina 6-sulfatasa en el subtipo D (Figs. 6-2, 6-3 y 6-4). El síndrome de Sanfilippo se caracteriza por una grave degeneración del sistema nervioso central, con tan sólo leves alteraciones somáticas. El gen de la N-acetilglucosamina 6-sulfatasa se encuentra localizado en el cromosoma 12, en 12q14.

6.6. Síndrome de Morquio (MPS IV)

Existen dos subtipos de este síndrome, en el que las enzimas deficientes son la galactosa 6-sulfatasa, en el subtipo A, y la β-galactosidasa, en el subtipo B. En ambos casos, se produce una acumulación de queratán sulfato (Fig. 6-4). El gen de la galactosa 6-sulfatasa se encuentra en el cromosoma 16, en 16q24. El cDNA tiene 2339 pb y contiene un marco de lectura abierto que predice una proteína de 522 aminoácidos. Se ha detectado una pérdida de dos nucleótidos con un desplazamiento del marco de lectura, en un paciente que sufría la forma grave de la enfermedad. En un paciente con la forma leve, se observó una sustitución Asn(204)→Lys. Las principales características clínicas del síndrome de Morquio están relacionadas con el sistema esquelético y sus efectos sobre el sistema nervioso central. En el síndrome de Morquio de tipo B, con déficit de la enzima β-galactosidasa, se han encontrado diversos alelos mutantes con sustituciones de sentido equivocado.

6.7. Síndrome de Maroteaux-Lamy (MPS VI)

Se trata de un déficit de la enzima N-acetilgalactosamina 4-sulfatasa (arilsulfatasa B), que cataliza la hidrólisis del éster sulfato de la N-acetilgalactosamina 4-sulfato. Los pacientes no pueden metabolizar el condroitín-4-sulfato ni el dermatán sulfato (Fig. 6-2). Existe un amplio espectro de gravedad clínica. Los pacientes no tienen afectación neurológica, aunque sí múltiples malformaciones del esqueleto, hepatoesplenomegalia y nubosidad corneal. El gen que codifica la enzima se ha localizado en el cromosoma 5, en 5q13-14, y se han identificado en él diversas mutaciones, pero ninguno de los alelos mutantes es frecuente, lo que demuestra la heterogeneidad genética de esta enfermedad.

6.8. Síndrome de Sly (MPS VII)

Déficit de la enzima β-glucuronidasa, que hidroliza los residuos terminales de ácido glucurónico del dermatán sulfato y del heparán sulfato (Figs. 6-2 y 6-3). El cuadro clínico presenta un amplio espectro de gravedad y se asemeja al de las MPS I y II. Los enfermos padecen alteraciones del esqueleto, hepatoesplenomegalia y un retraso mental moderado. Se ha localizado el gen que codifica la enzima β-glucuronidasa en el cromosoma 7, en 7q21.2-22; es un gen que ocupa una extensión de 21 kb, consta de 12 exones y se han descrito varias mutaciones, la mayoría de ellas sustituciones de aminoácidos muy conservados entre las glucuronidasas de diferentes especies.

7. OLIGOSACARIDOSIS

La gran mayoría de las cadenas de oligosacáridos que llegan al lisosoma contiene sólo seis azúcares: β-N-acetilglucosamina, α/β-N-acetilgalactosamina, α/β-galactosa, α/β-manosa, α-fucosa y ácido siálico. Cada uno de ellos debe requerir, teóricamente, sólo una glucosidasa específica del anómero, suponiendo que cada enzima actúe sobre su sustrato cuando está unido a cualquier otro componente. Este número es próximo al número conocido de enzimas en las rutas de degradación, aunque algunos enlaces requieren una enzima específica.

Los oligosacáridos son degradados en los lisosomas por un grupo de exoglucosidasas que actúan sobre los extremos no reductores, por la endo-β-N-acetilglucosaminidasa y por la aspartilglucosaminidasa. El déficit específico de estas enzimas produce enfermedades por depósito (Cuadro 6-3).

7.1. Sialidosis

Las sialidosis constituyen un grupo raro de enfermedades asociadas al déficit de N-acetilneuraminidasa (sialidasa), que cataliza la hidrólisis de residuos terminales de ácido siálico de glucoconjugados, con la acumulación en los tejidos y la excreción en la orina de oligosacáridos y glucolípidos que contienen ácido siálico. La enzima lisosomal humana forma un complejo con la β-galactosidasa y la proteína protectora catepsina A. Sus manifestaciones clínicas son variables y se heredan de forma autosómica recesiva. Se consideran dos variantes clínicas: en la de tipo 1, conocida como síndrome mioclónico de la mancha rojo cereza, los síntomas comienzan en la adolescencia, con un deterioro progresivo de la visión, una mancha macular rojo-cereza y mioclonía intensa; en la sialidosis de tipo 2, los síntomas comienzan en la infancia, con características que sugieren un síndrome de Hurler, disostosis múltiple, hepatomegalia y deterioro intelectual. Ambas formas de sialidosis se heredan de forma autosómica recesiva.

Se ha cartografiado el gen de la sialidasa lisosomal en el cromosoma 6, en 6p21.3. Se han encontrado mutaciones de inserción con desplazamiento del marco de lectura y sustituciones de sentido equivocado.

7.2. Galactosialidosis

Esta enfermedad se caracteriza por el déficit combinado de dos enzimas, la β-D-galactosidasa y la N-acetil-α-neuraminidasa (sialidasa), producido por el déficit de una proteína protectora (catepsina A), que se asocia con estas dos enzimas y forma un complejo de peso molecular elevado (1.27 MDa). En los tejidos del sistema nervioso central se han encontrado diversos lípidos que contienen ácido neuramínico y galactosa en el material de depósito.

Existe una forma infantil y una forma del adulto de esta enfermedad. Los pacientes con la

Cuadro 6-3. Oligosacaridosis

Enfermedad	*Enzima defectuosa*	*Producto intermedio acumulado*	*Situación del gen*
Sialidosis	N-Acetilneuraminidasa	Oligosacáridos y glucolípidos con ácido siálico	6p21.3
Galactosialidosis	β-Galactosidasa y N-Acetilneuraminidasa	Lípidos con ácido neuramínico y galactosa	
Manosidosis	α-Manosidasa	Oligosacáridos con manosa	19p13.2-14
Fucosidosis	α-Fucosidasa	Glucoproteínas, glucolípidos y oligosacáridos con manosa	1p24
Aspartil-glucosaminuria	N-aspartil-β-glucosaminidasa	Aspartilglucosamina	4q32-33
Enfermedad de Schlinder	α-N-acetilgalactosaminidasa	Glucopéptidos sialilados, oligosacáridos con α-N-acetilgalactosamina	22q13.1-13.2
Mucolipidosis II	N-Acetilglucosamina 1-fosfato transferasa		

forma infantil presentan edemas, ascitis, deformaciones del esqueleto, visceromegalias y una afectación variable del sistema nervioso. El fenotipo oscila desde las formas graves mortales, al nacer, hasta las formas infantil tardía y juvenil/adulta. Se heredan, todas ellas de forma autosómica recesiva.

Los fenotipos clínicos de los pacientes, así como la composición de los compuestos que se depositan en los tejidos, indican al déficit de sialidasa como el efecto patogénico subyacente. La sialidasa se sintetiza en forma de un precursor de 45.5 kDa y, tras la ruptura del péptido señal de 47 aminoácidos y la glucosilación, se transforma en la enzima madura de 48.3 kDa presente en el complejo de 1.27 MDa. El mecanismo molecular del déficit de sialidasa en la galactosialidosis está asociado a una ruptura proteolítica anormal y una rápida degradación.

7.3. Manosidosis

Existen dos tipos de manosidosis, la α y la β manosidosis. En la α-manosidosis hay un déficit de la enzima α-manosidasa, con la acumulación de oligosacáridos con abundante manosa. En la β-manosidosis hay un déficit de la enzima β-manosidasa, con la acumulación de un oligosacárido que contiene manosa y N-acetilglucosamina. Ambas manosidosis se heredan de forma autosómica recesiva. El gen que codifica las dos subunidades, A y B, de la α-manosidasa se encuentra en el cromosoma 19, en 19p13.2-14. El gen que codifica la β-manosidasa se ha localizado en el cromosoma 4.

7.4. Fucosidosis

Comprende un grupo heterogéneo de enfermedades raras con déficit de la enzima α-fucosidasa. Se acumulan glucoproteínas, glucolípidos y oligosacáridos que contienen fucosa. En la fucosidosis de tipo I, los síntomas comienzan en la infancia, con retraso psicomotor progresivo, características faciales, hepatoesplenomegalia, disostosis múltiple y convulsiones. En la fucosidosis de tipo II, el comienzo suele producirse en la adolescencia, con demencia progresiva. El gen de la α-fucosidasa se encuentra en el cromosoma 1, en 1p24, ocupa una extensión de 21 kb y consta de 8 exones. Se han detectado más de 12 alelos defectuosos. El alelo más frecuente tiene un codón de terminación prematuro en la posición 422 (Gln→ter) y representa el 20 % de todos los alelos mutantes de la α-fucosidasa. Se han encontrado pocas sustituciones y la mayoría de las mutaciones son deleciones o inserciones que conducen a terminaciones prematuras.

7.5. Aspartilglucosaminuria

Es la enfermedad más común de la degradación de las glucoproteínas en el ser humano. Está producida por la mutación del gen que codifica la enzima N-aspartil-β-glucosaminidasa, con la acumulación consiguiente de aspartilglucosamina y otras glucoasparaginas en los tejidos y los líquidos corporales. La evolución clínica se caracteriza por un desarrollo inicial normal, que progresa lentamente hacia retrasos mental y motor graves en el adulto joven. El fenotipo clínico es uniforme y no se distinguen subtipos clínicos, lo que, en este sentido hacen que esta enfermedad sea única entre las enfermedades lisosomales. La enfermedad, que se hereda de forma autosómica recesiva, se ha descrito en todas las razas, aunque tiene una frecuencia particularmente elevada en la población finlandesa.

El gen que codifica la enzima N-aspartil-β-glucosaminidasa se encuentra en el cromosoma 4, en 4q32-33, ocupa una extensión de 14 kb y contiene 9 exones. Se han descrito diversas mutaciones. El alelo mutante más frecuente en los finlandeses, que representa el 98 % de todos los alelos, posee dos sustituciones de aminoácidos separadas por un codón (Arg(161)→Gln y Cis(163)→Ser). Sólo la sustitución de la Cis(163) es responsable del déficit enzimático, ya que está implicada en la formación de un enlace disulfuro, lo que da lugar a un plegamiento defectuoso de la proteína.

7.6. Enfermedad de Schlinder

Esta enfermedad está producida por el déficit de la enzima α-N-acetilgalactosaminidasa, que hidroliza los residuos de N-acetilgalactosamina ligados mediante enlaces α-glucosídicos de oligosacáridos, glucolípidos y glucopéptidos. Se acumulan glucopéptidos sialilados y asialo y oligosacáridos con residuos de α-N-acetilgalactosamina. Los pacientes muestran diversos síntomas neurológicos. Se trata de una enfermedad con herencia autosómica recesiva.

El gen que codifica la α-N-acetilgalactosaminidasa se encuentra en el cromosoma 22, en la región cromosómica 22q13.1-13.2, tiene una longitud de 14 kb y contiene 9 exones. Se han detectado mutaciones de sentido equivocado, que dan lugar a proteínas inestables.

7.7. Enfermedad de células I (mucolipidosis II)

Se trata de una enfermedad asociada al déficit de N-acetil-glucosamina 1-fosfato transferasa, enzima que cataliza la fosforilación de manosa de las enzimas lisosomales recién sintetizadas. Como consecuencia varias de las enzimas lisosomales son funcionalmente deficientes, al no experimentar la modificación posterior a la traducción. Las enzimas modificadas de forma incompleta se secretan en lugar de incorporarse a los lisosomas. Se produce un estado deficitario de múltiples enzimas lisosomales. Los síntomas se manifiestan durante el primer año de vida, con retraso mental, alteraciones óseas y facies toscas. La muerte se produce, generalmente, antes de los 5 años de edad.

8. DIAGNÓSTICO BIOQUÍMICO Y MOLECULAR DE LAS ENFERMEDADES LISOSOMALES

Los primeros procedimientos bioquímicos para el diagnóstico de las enfermedades lisosomales fueron las determinaciones de los compuestos que se acumulan en la orina, mediante pruebas simples de rastreo, así como pruebas cualitativas y cuantitativas precisas. La acumulación de mucopolisacáridos y oligosacáridos en la orina es obvia en los pacientes con mucopolisacaridosis y mucolipidosis, respectivamente. En las esfingolipidosis, debe utilizarse una muestra de biopsia rectal o una muestra de sangre. Sin embargo, aunque estas determinaciones permitían diferenciar entre las principales clases de enfermedades lisosomales, no eran capaces de distinguir entre los subgrupos.

El diagnóstico definitivo se realiza con la determinación de la actividad enzimática que, dependiendo de la enfermedad, puede hacerse en fibroblastos cultivados, leucocitos, suero o plasma. Deben utilizarse los sustratos naturales para el diagnóstico correcto, así como para el estudio de la naturaleza de la enzima del paciente. Es posible el diagnóstico prenatal de la mayor parte de las enfermedades lisosomales, utilizando cultivos de células de líquido amniótico.

En la actualidad, es posible el diagnóstico genético. En general, no se encuentra siempre el mismo gen mutante en diferentes familias. Es necesaria la confirmación de un gen mutante para cada paciente en una familia, aunque pueden analizarse algunas mutaciones comunes en los pacientes en una población étnica específica. El resultado del análisis génico suele ser claro y proporciona un diagnóstico sólido para cada miembro con riesgo en una familia. El análisis génico y los análisis enzimáticos convencionales deben realizarse de forma simultánea y complementaria.

BIBLIOGRAFÍA

GIESELMAN, V:. «Lysosomal storage diseases». *Biochim Biophys Acta, 1270*: 103-136, 1995.

GRAVEL, R. A.; CLARKE, J. T. R., y KABACK, M. M.; *et al.*: «The GM2 Gangliosidoses». En: *The Metabolic and Molecular bases of inherited disease.* SCRIVER C. R.; BAUDET, A. L.; SLY, W. S.; Valle D (eds.). 7th ed. McGraw-Hill, New York, 2839-2879, 1995.

O´BRIEN, J. F.: «Lysosomal Storage Disease». En: *Tietz Textbook of Clinical Chemistry*, 3rd ed. Burtis, C. A.; Ashwood, E. R.; eds. W. B. Saunders, Philadelphia, 1776-1787, 1999.

SCRIVER, C. R.; BEAUDET, A. L.; SLY, W. S., y VALLE, E. (eds.). *The Metabolic and Molecular Bases of Inherited Diseases.* 7th ed. Part 12. Lysosomal Enzymes. McGraw-Hill, New York, 2427-2882, 1995.

7

Enfermedades del metabolismo de los aminoácidos

J. R. VIÑA, V. J. MIRALLES y T. BARBER

1. INTRODUCCIÓN

En este capítulo, se estudian las alteraciones genéticas, el diagnóstico y los mecanismos fisiopatológicos de las enfermedades hereditarias del catabolismo y transporte de los aminoácidos y del ciclo de la urea. En todos los recién nacidos, antes de la tercera semana de vida se cuantifican los valores de los aminoácidos, en un papel de filtro que contiene sangre seca que se ha extraído del talón. Las técnicas de valoración fueron elementales en los primeros años de implantación del Programa Nacional de Prevención de la Subnormalidad, en la década de los 60, pero en la actualidad se utilizan técnicas, como la espectrometría de masas automática o la cromatografía de alta presión, que permiten la valoración de un gran número de muestras con un elevado grado de fiabilidad. La aparición de los síntomas suele producirse durante el período neonatal, aunque, en algunos casos, los primeros síntomas pueden aparecer incluso durante la edad adulta. Los neonatos con sintomatología clínica producida por alguna de estas enfermedades precisan un tratamiento urgente, que algunas veces se complica al confundirse el diagnóstico con una sepsis o asfixia. El retraso en el diagnóstico y en la implantación del tratamiento correcto es la causa de una elevada mortalidad y morbilidad. El diagnóstico prenatal de las alteraciones genéticas de los aminoácidos se puede realizar mediante amniocentesis o en biopsias de vellosidades coriónicas, junto con análisis bioquímicos o moleculares en células fetales cultivadas.

Las alteraciones monogénicas del metabolismo de los aminoácidos, así como de otros compuestos, son procesos complejos porque, además de afectar al gen y, por lo tanto, a la función de la proteína, conlleva alteraciones del metabolismo de diferentes tejidos, así como en el nivel cognitivo y de la conducta humana. Uno de los principales retos, en la actualidad, es la detección de las alteraciones heterocigotas de los aminoácidos que no producen síntomas en el neonato ni en la infancia o la adolescencia, aunque sí en los primeros años de la edad adulta, que junto con las interacciones ambientales, como el tipo de alimentación, hacen que aparezcan procesos patológicos que pueden afectar a la calidad de vida y a la salud de la persona. Un ejemplo, que se estudiará más adelante, es la alteración heterocigota de la cistationina-β-sintasa y los problemas vasculares relacionados con esta patología.

2. ALTERACIONES DEL CATABOLISMO DE LOS AMINOÁCIDOS RAMIFICADOS. ESTUDIO DE LA ENFERMEDAD DE LA ORINA CON OLOR A JARABE DE ARCE

En condiciones normales, los aminoácidos ramificados, L-leucina, L-valina y L-isoleucina, se transaminan en todos los tejidos, con excepción del hígado. El producto de esta transaminación, los α-cetoácidos correspondientes, entran en la mitocondria, donde se descarboxilan mediante el complejo α-cetoácido deshidrogenasa de los aminoácidos ramificados (BCKD). Este complejo enzimático se expresa en todos los tejidos, incluido el hígado, y tiene tres componentes catalíticos y cinco cofactores. Los componentes se denominan: E1 (descarboxilasa), E2 (aciltransferasa) y E3 (deshidrogenasa). El componente E1 tiene dos subunidades diferentes, denominadas E1α, cuyo gen se encuentra en el cromosoma 19, y E1β, cuyo gen está en el cromosoma 6, y forman el heterotetrámero $\alpha_2\beta_2$. El componente E2, cuyo gen se encuentra en el cromosoma 1, tiene tres dominios diferentes, y el componente E3, cuyo gen está en el cromosoma 7, es una flavoproteína homodimérica. Este complejo enzimático está regulado por los cocientes NADH-H^+/NAD^+, ATP/ADP y acetil-CoA/CoA, y mediante la fosforilación/desfosforilación, que está mediada por la BCKD-quinasa y por la BCKD-fosfatasa, respectivamente. La forma fosforilada es inactiva y la desfosforilada activa.

La enfermedad de la orina con olor a jarabe de arce se debe a alteraciones del complejo BCKD, lo que conlleva una elevación en plasma y orina de los aminoácidos ramificados y sus correspondientes α-cetoácidos. El olor a azúcar quemado de la orina de los neonatos afectados da el nombre a esta enfermedad. La heterogeneidad genética de la misma se explica por las diferentes mutaciones identificadas en los genes E1α (15 mutaciones), E1β (4 mutaciones), E2α (26 mutaciones) y E3α (4 mutaciones). En la BCKD-quinasa y la fosfatasa no se ha encontrado ninguna mutación. La afectación del gen E1α da lugar al fenotipo clínico clásico o al intermediario/intermitente; la afectación del gen E1β da lugar al fenotipo clínico clásico; la afectación del gen E2 da lugar al fenotipo clásico, que responde al tratamiento con elevadas concentraciones de tiamina; y la afectación del gen E3 se acompaña de alteraciones en los complejos de la piruvato deshidrogenasa y la α-cetoglutarato deshidrogenasa.

El patrón de herencia es autosómico recesivo y la frecuencia de la enfermedad varía de un caso cada 760 personas en la población menonita, a un caso cada 200 000 personas, en la población blanca de origen caucásico. La forma clásica se detecta, con las pruebas neonatales, al valorar los aminoácidos en el plasma y la orina. El defecto enzimático se puede demostrar en los leucocitos y los fibroblastos. La vigilancia prenatal se realiza por medios bioquímicos y por estudio de las mutaciones del DNA.

3. ALTERACIONES DEL CATABOLISMO DE LA L-FENILALANINA. ESTUDIO DE LAS HIPERFENILALANINEMIAS

Las hiperfenilalaninemias son enfermedades producidas por el déficit del sistema fenilalanina hidroxilasa, implicado en la transformación de la L-fenilalanina en L-tirosina y que se expresa exclusivamente en el hígado. El sistema de hidroxilación requiere oxígeno molecular y utiliza como cofactor una pteridina reducida, la tetrahidrobiopterina (H_4-biopterina). Se considera que intervienen al menos tres enzimas secuenciales: la fenilalanina hidroxilasa, la trifosfato de guanosina ciclohidrolasa y la 6-piruviltetrahidropterina sintasa. La H_4-biopterina se regenera a partir de la H_2-biopterina por la actuación de la dihidropteridina reductasa (Fig. 7-1). Las hiperfenilalaninemias, definidas como una elevación de la L- fenilalanina en el plasma por encima de 120 μmol/L (2 mg/dL), se transmiten por herencia autosómica recesiva y afectan en Europa a uno de cada 10 000 nacimientos. En un 98 % de los casos, la hiperfenilalaninemia es consecuencia de un déficit de la actividad fenilalanina hidroxilasa, que presenta una gran heterogeneidad de fenotipos. En función del déficit enzimático, las hiperfenilalaninemias se clasifican en 5 tipos: tipo 1 ó fenilcetonuria clásica (PKU clásica), con una actividad residual alrededor del 0.3 %; tipo 2, con una actividad residual alrededor del 2-35 %; tipo 3, también denominada hiperfenilalaninemia media transitoria, que se produce por la inmadurez del sistema fenilalanina hidroxilasa; tipo 4, debida al déficit de la actividad dihidropteridina reductasa (reciclaje de dihidropteridina); y tipo 5, caracterizada por un déficit en la actividad trifosfato de guanosina ciclohidrolasa. Estos dos últimos tipos se conocen como hiperfenilalaninemias malignas.

El diagnóstico precoz de la PKU y el éxito del tratamiento determinan que algunas mujeres con fenilcetonuria tratadas desde el período neonatal hayan logrado alcanzar la vida adulta con normalidad y quedar embarazadas. En este

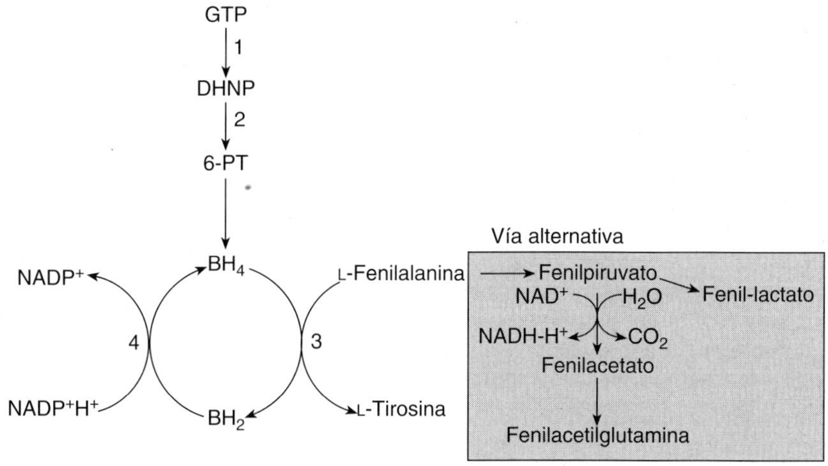

Figura 7-1. Conversión de la L-fenilalanina a L-tirosina. GTP: trifosfato de guanosina: DNHP: trifosfato de dihidroneopterina; BH_4: tetrahidrobiopterina; BH_2: dihidrobiopterina; 6-PT: 6-piruvil-tetrahidropterina; **1,** GTP ciclohidrolasa; **2,** 6-piruvil-H_4-biopterina sintasa; **3,** Fenilalanina hidroxilasa; **4,** BH_2 reductasa.

caso, más del 90 % de la descendencia sufre un retraso considerable y anomalías congénitas, como microcefalia y cardiopatías. Dado que estos niños son sólo heterocigotos para esta mutación, estos síntomas se relacionan con el daño producido por el aumento de la concentración materna de L-fenilalanina durante la vida intrauterina, por lo que es indispensable, en estas situaciones, seguir un estricto régimen dietético, antes de la concepción y durante todo el embarazo, con el fin de mantener las concentraciones de L-fenilalanina durante este período por debajo de 360 μmol/L.

3.1. Diagnóstico: pruebas analíticas

A pesar de la importante contribución actual de las nuevas técnicas metodológicas, el cribado neonatal de las concentraciones de L-fenilalanina en sangre por medio de la prueba de inhibición bacteriana de Guthrie sigue siendo la principal estrategia para el diagnóstico de la fenilcetonuria. A los neonatos con valores patológicos en la prueba microbiológica semicuantitativa se les cuantifica la L-fenilalanina en sangre por HPLC. En la fenilcetonuria, la concentración de L-fenilalanina en plasma sobrepasa los 1000 μmol/L (16.5 mg/dL) cuando al neonato se le alimenta con una dieta normal. Por encima de los valores normales, aunque por debajo de 1000 μmol/L (16.5 mg/dL), se sitúan las hiperfenilalaninemias más benignas. Este diagnóstico diferencial es de gran importancia, ya que la lesión cerebral tiene más probabilidades de producirse y será de mayor gravedad cuanto más elevada sea la concentración de L-fenilalanina en sangre. Las pruebas de sobrecarga con L-fenilalanina no son recomendables en los recién nacidos, y sólo se usan en las personas adultas para poder clasificar, en función de la respuesta obtenida, el fenotipo de la persona. El déficit de H_4-biopterina debe sospecharse en cualquier neonato con hiperfenilalaninemia que presente un trastorno neurológico progresivo a pesar del diagnóstico precoz y del tratamiento dietético. Estas variantes que representan un 1-5 % de los neonatos con hiperfenilalaninemias, pueden diagnosticarse mediante estudio enzimático en los fibroblastos cultivados, y también se puede realizar en otras células. La administración de una sobrecarga por vía oral de H_4-biopterina posee una utilidad, no sólo diagnóstica, sino también terapéutica, ya que permite diferenciar a los niños con fenilcetonuria clásica, que no muestran una respuesta clínica, de los que tienen un déficit de la tetrahidrobiopterina, que presentan una disminución brusca de la L-fenilalanina plasmática tras la sobrecarga. Esta prueba da un falso negativo cuando la H_4-biopterina no puede funcionar como un componente catalítico de la reacción de hidroxilación, como sucede en el déficit de dihidropteridina reductasa. Otras determinaciones posibles, más específicas y complejas, que ayudan a establecer la homeostasia de la tetrahidrobiopterina, son la determinación directa de pteridinas y la determinación de neurotransmisores, ya que las concentraciones disminuidas de los derivados de la L-tirosina y del L-triptófano indican una disminución de la síntesis de H_4-biopterina.

La detección de mutaciones en los diferentes genes responsables de las hiperfenilalaninemias requiere la amplificación del DNA genómico, obtenido normalmente a partir de fibroblastos o de células bucales, utilizando la técnica de la reacción en cadena de la polimerasa (PCR). Los métodos que caracterizan las alteraciones de bases simples se dividen en: métodos de diagnóstico, que permiten la detección de una mutación previamente identificada, y métodos de rastreo, que determinan si un fragmento concreto de DNA contiene una mutación independientemente de la naturaleza de la mutación y de la posición. En esta segunda categoría de métodos, cuando la mutación detectada no se ha descrito antes, es necesaria la secuenciación del DNA, que podría ser el método más adecuado en el futuro para la caracterización de mutaciones puntuales, aunque actualmente no es adecuado para un diagnóstico general, principalmente en los países en desarrollo, donde los programas de diagnóstico neonatal para la prevención de enfermedades metabólicas es todavía demasiado incipiente. Sin embargo, desde un punto de vista práctico, los estudios con DNA pueden constituir, en un futuro próximo, técnicas de diagnóstico accesibles a los laboratorios clínicos.

En las hiperfenilalaninemias el diagnóstico prenatal es importante, y actualmente se realiza con pruebas de DNA, que detectan mutaciones específicas, o mediante polimorfismos de longitud de los fragmentos de restricción (PLFR) que indican un déficit de fenilalanina hidroxilasa. El déficit de la dihidropteridina reductasa y los bloqueos de la síntesis de H_4-biopterina también se diagnostican en el período intrauterino analizando los amniocitos cultivados.

3.2. Estudio de la fenilcetonuria clásica

La fenilcetonuria clásica, o de tipo I (PKU), es la hiperfenilalaninemia más común, ya que representa las dos terceras partes de los casos de hiperfenilalaninemia, y una de las aminoacidopatías homocigotas más frecuentes. Se observa frecuentemente en poblaciones de raza blanca y oriental, y es un trastorno raro en las personas de raza negra. Está producida por mutaciones del gen que codifica la fenilalanina hidroxilasa, que se encuentra en la región q22-24.1 del cromosoma 12. Estas mutaciones producen la desaparición casi completa de la actividad hidroxilasa, con una actividad residual por debajo del 2 %. Existen varios centenares de mutaciones de este gen, que se pueden agrupar en seis posibles tipos diferentes, entre las que se encuentran cambios aleatorios, defectos de corte y empalme, y deleciones parciales. La enfermedad se caracteriza por un aumento de la L-fenilalanina en sangre y de L-fenilalanina y sus metabolitos en orina, principalmente fenilpiruvato, fenilacetato, fenil-lactato, y fenilacetil glutamina, así como por retraso mental. Los portadores heterocigotos tienen una actividad hidroxilasa inferior a la normal, un incremento moderado de la concentración plasmática de L-fenilalanina y se encuentran claramente asintomáticos.

La concentración plasmática de L-fenilalanina es normal al nacer en todas las hiperfenilalaninemias, pero se eleva rápidamente tras iniciar la alimentación proteica y suele ser patológica al cuarto día. De hecho, se requieren dos condiciones para que aparezcan los síntomas clínicos: la mutación y la exposición al aminoácido esencial L-fenilalanina. La acumulación de L-fenilalanina en sangre puede llegar a 1200 μmol/L (20 mg/dL) en la PKU no tratada. La aparición en orina de fenilpiruvato, fenil-lactato y fenilacetato es consecuencia de la activación de vías alternativas para el metabolismo de la fenilalanina, que da lugar a metabolitos que se eliminan fácilmente por el riñón. La concentración plasmática de otros aminoácidos disminuye, probablemente, por inhibición de la absorción intestinal o de la reabsorción tubular renal por el exceso de L-fenilalanina. La afectación cerebral grave no se detecta en el momento del nacimiento, y se produce progresivamente en los neonatos no tratados, como consecuencia de la acumulación de L-fenilalanina, que produce una inhibición competitiva del transporte de otros aminoácidos (a través del sistema L que está presente en los lados luminal y antiluminal de la barrera hematoencefálica), una alteración de la formación o estabilización de polirribosomas, una reducción de la síntesis de mielina, y la formación inadecuada de noradrenalina y serotonina. Esta enfermedad se inicia con hiperactividad y convulsiones al poco tiempo del nacimiento, acompañadas de alteraciones electroencefalográficas, retraso mental grave y otras malformaciones. La disminución de la producción de L-tirosina, precursor de la melanina, junto con la inhibición competitiva que la acumulación de L-fenilalanina provoca sobre la enzima tirosinasa, clave en la síntesis de melanina, explica la hipopigmentación del cabello y la piel en estos enfermos. El cuadro clínico comprende, además, eccemas y un olor a ratón de la piel y la orina, por la acumulación de fenilacetato.

Afortunadamente, los neonatos con fenilcetonuria pueden conseguir un desarrollo normal si son tratados inmediatamente después del nacimiento, antes de las tres semanas de edad, restringiendo la ingestión de L-fenilalanina. Efectivamente, la fenilcetonuria es uno de los mejores ejemplos de control efectivo de una enfermedad grave por medio de la alimentación. Sin embargo, los niños con hiperfenilalaninemia maligna no responden al tratamiento dietético de restricción de fenilalanina en la dieta, mostrando el cuadro clínico de forma temprana, y la mayoría de los enfermos, a pesar del diagnóstico precoz y de un tratamiento intensivo, fallece por infecciones secundarias a los pocos años de vida.

El tratamiento de la fenilcetonuria clásica requiere una dieta especial, en la que la mayor parte de las proteínas se sustituyen por una mezcla artificial de aminoácidos con escasez de L-fenilalanina. En general la concentración plasmática de L-fenilalanina debe mantenerse entre 180-700 μmol/L (3-12 mg/dL). Las formas transitorias y benignas de hiperfenilalaninemia no requieren una restricción dietética prolongada como en la fenilcetonuria clásica.

El control de la concentración de L-fenilalanina en plasma es muy importante para la planificación de la dieta de cada paciente. Los análisis se deben realizar semanalmente o cada dos semanas, durante el primer año de vida, y posteriormente cada mes. La concentración plasmática debe mantenerse entre 182 y 458 μmol/L (3-8 mg/dL), en la etapa preprandial, y entre 309 y 909 μmol/L (5-15 mg/dL), en la etapa postprandial. No hay que descuidar el seguimiento de las concentraciones de vitamina B_{12}, ácido fólico, calcio, cinc y otros micronutrientes, si se utilizan dietas preparadas con un contenido bajo de proteínas animales.

Algunas alternativas experimentales al tratamiento dietético son: la administración de enzimas por vía parenteral, como la fenilalanina hidroxilasa y la fenilalanina amonio liasa, que convierte la fenilalanina en ácido transcinámico, compuesto de baja toxicidad; las técnicas de microencapsulación, que consisten en la administración oral de la enzima fenilalanina amonio liasa microencapsulada, consiguiendo la eliminación de L-fenilalanina de la luz intestinal y la reducción consiguiente de este aminoácido en el plasma y el líquido cefalorraquídeo; las técnicas de inmovilización enzimática, en las que, mediante el uso de reactores con la enzima inmovilizada, se transforma la L-fenilalanina y se difunden sus productos de reacción; esto último requiere la combinación de la técnica de inmovilización enzimática con la de hemodiálisis; y las técnicas de terapia génica: se han estudiado tres tipos de vectores, los derivados de retrovirus recombinantes, los complejos DNA-proteína, que transfieren eficazmente *in vitro* el cDNA de la fenilalanina hidroxilasa hepática a los hepatocitos con déficit de fenilanina hidroxilasa, y los vectores derivados de los adenovirus recombinantes, que pemiten restablecer un 10-80 % de la actividad normal de la actividad fenilanina hidroxilasa en ratones con déficit de L-fenilalanina hidroxilasa y mantener la concentración de fenilalanina en sangre. Sin embargo, debido al desarrollo de anticuerpos que neutralizan el vector, no se puede repetir el tratamiento.

4. ALTERACIONES DEL CATABOLISMO DE LOS AMINOÁCIDOS AZUFRADOS. ESTUDIO DE LAS HIPERHOMOCISTEINEMIAS

4.1. Estudio de la transmetilación/transulfuración

En la Figura 7-2, se describe la relación entre la transmetilación y la transulfuración. En los mamíferos, la primera reacción del metabolismo de la L-metionina es la catalizada por la L-metionina adenosiltransferasa (MAT), que se encuentra en dos genes. Uno de ellos se expresa exclusivamente a nivel hepático y codifica una subunidad encontrada en dos isoformas de MAT, que son un dímero (MAT III) o un tetrá-

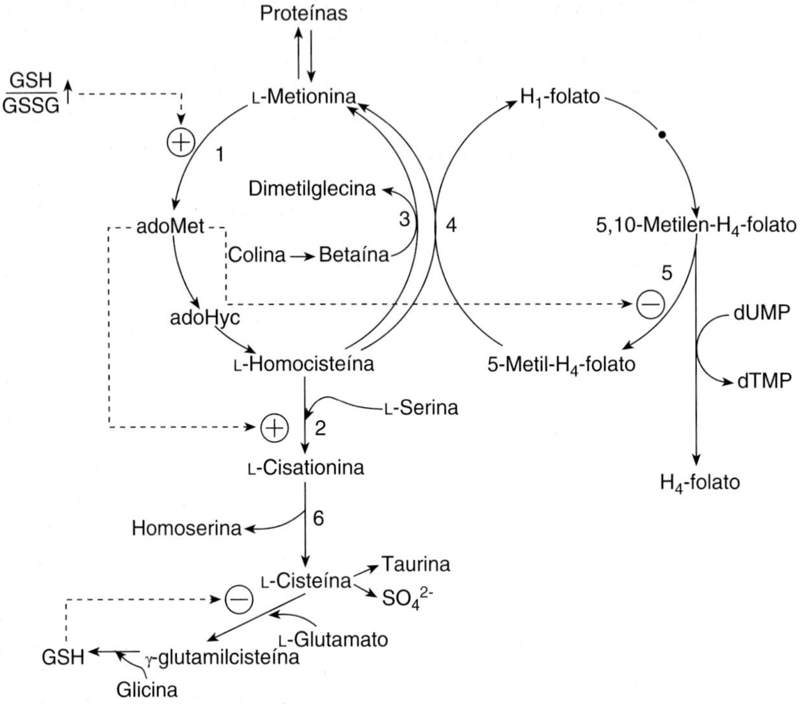

Figura 7-2. Metabolismo hepático de la L-homocisteína. **1,** metionina adenosiltransferasa; **2,** cistationina-β-sintasa; **3,** betaína-homocisteína metiltransferasa; **4,** metionina sintasa; **5,** metilén-H_4-folato reductasa; **6,** γ-cistationasa.

mero (MAT I). La Km de la MAT I para la metionina es de 23 μM-1 mM y la de la MAT III es de 215 μM-7 mM; por lo tanto, la función de la MAT III, que no está saturada en condiciones fisiológicas ya que la concentración hepática de L-metionina se encuentra entre 50 y 80 μM, es depurar la L-metionina sanguínea ante una dieta con abundantes proteínas. En el hígado también se expresa la enzima glicina N-metiltransferasa, cuya función consiste en metabolizar el exceso de S-adenosilmetionina (AdoMet) tras una sobrecarga de L-metionina. El segundo gen se expresa en diferentes tejidos, entre los que se encuentran el cerebro, el riñón, los testículos, los linfocitos y el hígado fetal, y codifica la MAT II.

Esta enzima requiere, para ser activa, que el cociente GSH/GSSG sea elevado y así transfiere el grupo adenosilo del ATP al átomo de azufre de la L-metionina, formando la AdoMet. Por efecto de la carga positiva del átomo de azufre, se produce la activación del grupo metilo de la L-metionina, lo que facilita su cesión a otras moléculas y, por lo tanto, hace que sea más reactivo que el metilo del N^5-metil-H_4-folato.

La producción hepática diaria de la AdoMet es de 8 g y su concentración oscila entre 50 y 100 nmol/g, en el hígado de los mamíferos alimentados con una dieta estándar. Con ello se demuestra la alta tasa de utilización de la AdoMet, que se descarboxila y que sirve para la síntesis de poliaminas, reacción con la que se consume alrededor del 5 % de la AdoMet sintetizada; el 95 % restante se emplea como dador de metilos para las reacciones de transmetilación que emplean las metiltransferasas dependientes de la AdoMet y produce S-adenosilhomocisteína (AdoHcy).

La AdoHcy da lugar a la L-homocisteína mediante la SAH hidrolasa, que se encuentra en un cruce metabólico, ya que puede entrar en la vía de la transulfuración mediante la condensación con L-serina para dar lugar a la L-cistationina, paso catalizado por la cistationina-β-sintasa que requiere vitamina B_6; por otro lado, la L-homocisteína puede volverse a metilar a L-metionina, mediante la 5-metiltetrahidrofolato-homocisteína metiltransferasa (MFMT) o metionina sintasa, que emplea el N^5-metil-H_4-

folato como dador de metilos y que requiere vitamina B_{12}. En el hígado, la nueva metilación también se puede llevar a cabo mediante la betaína-homocisteína metiltransferasa, que utiliza la betaína, que es el compuesto final del metabolismo de la colina, como donador de metilos. La disponibilidad de la AdoMet desempeña un papel importante en el destino de la L-homocisteína, puesto que activa la cistationina-β-sintasa e inhibe la N^5, N^{10}-metilentetrahidrofolato reductasa; así pues, cuando existe un aumento de AdoMet, la L-homocisteína se dirige hacia la vía de la transulfuración, y cuando disminuye, la L-homocisteína se vuelve a metilar. El recambio diario de L-metionina es de alrededor del doble de su ingestión; por lo tanto, el recambio de ésta a partir de L-homocisteína es importante. La transulfuración se completa con la ruptura de la cistationina en L-cisteína y α-cetobutirato por la acción de la γ-cistationasa, que también emplea la vitamina B_6 como cofactor. La transulfuración sólo acontece en el hígado y, en menor tasa, en el riñón, el intestino delgado y el páncreas.

4.2. Alteraciones genéticas del metabolismo de la L-homocisteína

Las hiperhomocisteinemias graves y, por lo tanto, las homocistinurias están causadas por errores congénitos del metabolismo. Los déficit nutricionales vitamínicos (B_6, B_{12} y folatos) y diversas enfermedades, como la anemia perniciosa, el hipotiroidismo, las alteraciones renales, las leucemias linfoblásticas, las psoriasis graves y los carcinomas de mama, ovario y páncreas, también causan alteraciones del metabolismo de la homocisteína. La prevalencia de cualquier tipo de hiperhomocisteinemia es de un 5 %, para la población general, y de un 13-47 %, entre los pacientes con sintomatología de enfermedad vascular aterosclerótica.

Las hiperhomocisteinemias congénitas se deben a un defecto en la vía de la transulfuración, como el déficit de la cistationina-β-sintasa, o a defectos de la metilación de la L-homocisteína, como el déficit de la N^5, N^{10}-metilentetrahidrofolato reductasa, el déficit de la cistationina-β-sintasa y los defectos del metabolismo de la cobalamina. El déficit de la cistationina-β-sintasa es la causa más frecuente de las hiperhomocisteinemias graves. Las formas homocigotas de esta enfermedad, que producen la homocistinuria congénita, se pueden asociar con concentraciones plasmáticas de L-homocisteína por encima de los 400 μmol/L durante el ayuno nocturno. Esta forma de manifestación de la enfermedad es muy rara, con una incidencia de un caso por cada 200 000 nacimientos, y sus manifestaciones son muy graves, entre ellas cataratas, retraso mental, alteraciones esqueléticas, tromboembolias frecuentes, y desarrollo de una aterosclerosis grave y de inicio muy precoz. Las complicaciones aterotrombóticas se desarrollan frecuentemente en la adolescencia en los casos de homocigosis y a menudo presentan un desenlace mortal. Los pacientes heterocigotos son bastantes frecuentes, con una prevalencia de un caso por cada 70 habitantes en la población general. Al menos se han descrito sesenta mutaciones de esta enzima y suelen presentar una hiperhomocistinemia mucho menos intensa y sus concentraciones plasmáticas de L-homocisteína oscilan entre 20 y 40 μmol/L, lo que viene a ser alrededor de dos a cuatro veces los valores normales de la concentración de homocisteína en el plasma de las personas sanas. Estos pacientes también tienen un riesgo elevado de sufrir alteraciones coronarias prematuras, que se pueden exacerbar cuando se ingieren alimentos con abundantes proteínas de forma habitual y no se cubren de forma satisfactoria las necesidades de B_6, B_{12} y folatos.

Un déficit de carácter homocigoto de la N^5,N^{10}-metilentetrahidrofolato reductasa también da lugar a una hiperhomocistinemia grave. Los pacientes con este tipo de déficit suelen tener peor pronóstico que los que presentan el déficit de cistationina-β-sintasa, en parte, debido a la total ausencia de tratamiento efectivo. Estos pacientes parecen presentar una hiperhomocistinemia grave como respuesta al agotamiento de ácido fólico y, por este motivo, puede estar aumentado su riesgo de padecer enfermedades cardiovasculares. Éste es un ejemplo de la interacción gen-nutriente. De hecho, actualmente se están abriendo líneas de trabajo en relación con los suplementos de ácido fólico en la dieta para reducir la concentración plasmática de L-homocisteína, que está con frecuencia aumentada en las enfermedades arteriales oclusivas. Se ha demostrado una variante termolábil de la N^5,N^{10}-metilentetrahidrofolato reductasa, causada por una mutación (C677T), lo que supone la sustitución de L-valina por L-alanina. Esta alteración *per se* no es un factor de riesgo de enfermedad vascular aterotrombótica. Sin embargo, los pacientes con esta variante termolábil y con un déficit de folatos tienen un mayor riesgo de afectación vascular.

4.3. Concentraciones plasmáticas de L-homocisteína, L-metionina y L-cistationina y utilidad de la sobrecarga oral de L-metionina

De forma sistemática en los estudios clínicos en los que se valora la concentración de L-homocisteína se mide la concentración total de L-homocisteína en plasma, que incluye la L-homocisteína libre, los disulfuros mixtos entre L-homocisteína, la L-homocisteína tiolactona y la L-homocisteína unida a proteínas. Esta última forma supone entre el 70 y el 80 % del conjunto total. La concentración normal de L-homocisteína en el período de postabsorción oscila entre 5 y 15 μmol/L.

De acuerdo con las concentraciones plasmáticas, se han clasificado las hiperhomocisteinemias en moderadas (15 a 30 μmol/L), intermedias (30 a 100 μmol/L) y graves (> 100 μmol/L). En los neonatos, el rastreo sistemático realizado para descartar las hiperhomocisteinemias comprende la valoración de la L-metionina, con un valor límite de 2 mg/dL (134 μmol/L). Recientemente, se ha propuesto un valor límite de 1 mg/dL (67 μmol/ L) porque se reducen así los falsos negativos.

En los adolescentes o los adultos con presunta hiperhomocistinemia, aunque con valores normales en el plasma, se realiza una prueba de sobrecarga oral de L-metionina (100 mg por Kg de peso). La L-homocisteína se valora en plasma antes de la sobrecarga y entre cuatro y ocho horas más tarde. Se considera que existe hiperhomocistinemia cuando la concentración de L-homocisteína tras la sobrecarga oral es superior a la media más dos veces la desviación estándar. Esta prueba se ha criticado como instrumento de diagnóstico en los pacientes con la variante termolábil de la N^5,N^{10}-metilentetrahidrofolato reductasa, ya que no se ha observado asociación alguna entre la concentración plasmática de L-homocisteína tras la sobrecarga de L-metionina y la afectación coronaria prematura, aunque sí se observó una asociación significativa entre los valores de la L-homocisteína en ayunas y la afectación coronaria prematura. Esto se puede deber a que la función fisiológica de la N^5, N^{10}-metilentetrahidrofolato reductasa consiste en regular los valores basales de L-homocisteína. Sin embargo, las enzimas de la transulfuración son responsables de revertir el exceso de L-homocisteína tras una ingestión elevada de proteínas. Por lo tanto, la sobrecarga de L-metionina es un instrumento útil para valorar las alteraciones de la vía de la transulfuración.

Es interesante destacar que la determinación de la concentración plasmática de L-cistationina puede ayudar a aclarar, de forma sencilla, la etiología de las hiperhomocisteinemias. Su concentración aumenta de forma significativa en los déficit de vitamina B_{12} y folatos, y no se afecta en las formas homocigotas de la cistationina-β-sintasa. Cuando la concentración de L-cistationina es la única alterada, la enzima deficitaria es la γ-cistationasa, aunque este déficit no acarrea ninguna manifestación clínica grave.

5. ALTERACIONES DEL TRANSPORTE DE LOS AMINOÁCIDOS

5.1. Generalidades

En este apartado, se exponen algunas de las enfermedades del transporte de los aminoácidos a través de la membrana plasmática de las células humanas. El Cuadro 7-1 resume las características más importantes de estas enfermedades y los genes implicados que se conocen actualmente. Todas las enfermedades descritas se caracterizan por una disfunción renal, intestinal o de ambos órganos a la vez. Prácticamente, en todos los casos el tipo de herencia que presentan es autosómica recesiva. A excepción de la iminoglicinuria y la dicarboxilicaminoaciduria, todas las enfermedades poseen implicaciones clínicas importantes.

5.2. Cistinurias

5.2.1. Caracterización de las cistinurias de tipo I, II y III

La cistinuria es una hiperaminoaciduria hereditaria de los aminoácidos L-cistina, L-lisina, L-arginina y L-ornitina. Es el error congénito más

Cuadro 7-1. Enfermedades hereditarias del transporte de aminoácidos

Enfermedad	*Aminoácido implicado*	*Sistema de transporte*	*Gen candidato*	*Locus genómico (OMIM)*
Cistinuria clásica				
Tipo I	Cys, Lys, Arg y Orn	$B^{o,+}$	*SLC3A1*	2p16.3 (104614)
Tipo II	Cys, Lys, Arg y Orn	D	*SLC7A9(?)*	19q13.1
Tipo III	Cys, Lys, Arg y Orn	D	*SLC7A9(?)*	19q3.1 (600918)
Dibasicaminoaciduria				
Tipo II (IPL)	Lys, Arg y Orn	$y^{+}L$	*SLC7A7*	14q11-13 (222700)
Enfermedad de Hartnurp	Aminoácidos neutros	y ATB^{o}	*D*	19q13.3 (234500)
Iminoglicinuria	Gly, Pro e Hip	Gly e Imino (?)	*GLIT-1*	1p31.3(?) (242600)
Dicarboxilicaminoaciduria	Glu y Asp	EAAT	*EAAT1,2 y/o 3*	9p24(?) (222730)

Abreviaturas. OMIM: On-line Mendelian Inheritance in Men (http.//www.ncbi.nlm.nih.gov/omim). D: desconocido; (?): probable.

frecuente del transporte de los aminoácidos y se caracteriza por una alteración de la reabsorción tubular y una eliminación excesiva de los aminoácidos, anteriormente citados. Sin embargo, la concentración plasmática de dichos aminoácidos permanece dentro de los valores de referencia o ligeramente por debajo de éstos. La L-cistina es un aminoácido muy poco soluble (de alrededor de 300 mg/L a pH fisiológico), por lo que una elevada eliminación del mismo puede producir cálculos renales, con la consiguiente obstrucción, infección y, finalmente, insuficiencia renal. Desde el punto de vista funcional, se puede decir que una persona que presenta en orina más de 250 mg de L-cistina por gramo de creatinina padece cistinuria.

La cistinuria clásica es una enfermedad autosómica recesiva descubierta por Wollaston en 1810. En la actualidad, se han descrito tres variantes de la misma, de acuerdo con los estudios de transporte intestinal en los pacientes homocigotos y de la eliminación urinaria en los heterocigotos. A continuación, se comentan estos tres tipos de cistinuria.

En la cistinuria de tipo I, los pacientes homocigotos carecen del transporte intestinal de los cuatro aminoácidos dibásicos, mientras que los pacientes heterocigotos presentan una eliminación urinaria normal de los cuatro aminoácidos. La cistinuria de tipo I es la más frecuente de las tres variantes ya que dos tercios de todas las cistinurias son de este tipo. Se debe a mutaciones del gen que codifica la proteína rBAT. El gen humano denominado *SLC3A1* (*Solute Carrier Family 3, member 1*) codifica la proteína rBAT de 76 kDa, que forma parte del sistema de transporte de los aminoácidos denominado B^{o+}. Este sistema de transporte debe ser, como mínimo, un heterodímero, pues es poco probable que la proteína rBAT, con tan sólo cuatro dominios transmembrana, pueda actuar como un transportador de una única subunidad, ya que la mayor parte de los transportadores de aminoácidos conocidos presentan entre 8 y 12 dominios transmembrana. Son varios los datos experimentales que corroboran la hipótesis de que el sistema de transporte es un complejo formado por dos subunidades diferentes, rBAT y otra proteína de 50 kDa, todavía no identificada, que estaría unida a rBAT por enlaces disulfuro. En este sistema de transporte, la función del transportador consiste en llevar a cabo la reabsorción apical de la L-cistina y de los aminoácidos dibásicos, disipando el gradiente intracelular de los aminoácidos de carga doble. El potencial de membrana negativo y la reducción intracelular de L-cistina a L-cisteína favorece la dirección del intercambio. Los aminoácidos de carga doble liberados a la luz tubular se reabsorben por medio de transportadores activos localizados en la membrana plasmática apical de las células epiteliales tubulares. El hecho de que las mutaciones del gen de la rBAT produzcan cistinuria, y no aminoaciduria de los aminoácidos de carga doble, favorece de forma clara dicho modelo.

Los estudios de las mutaciones del gen *SLC3A1* en los pacientes con cistinuria de tipo I han demostrado la presencia de hasta 25 tipos de mutaciones diferentes y 9 polimorfismos.

Estas mutaciones comprenden mutaciones sin sentido, mutaciones de sentido equivocado, deleciones, inserciones y mutaciones en la región de corte y empalme que afecta al procesamiento del mRNA. El cambio de Thr por Met en la posición 467 o un codón de parada en lugar de L-arginina en la posición 270 son las mutaciones más frecuentes, y representan alrededor de la mitad de los casos de cistinuria en los que se conoce la mutación responsable de la misma. La mayor parte de las mutaciones se producen en el dominio extracelular de la proteína rBAT, en donde, muy probablemente, tiene lugar la unión del aminoácido L-cistina antes de que se produzca el transporte del mismo, con la consiguiente disrupción de la estructura terciaria de la proteína y su capacidad de unión al aminoácido.

Es posible que las mutaciones del gen *SLC3A1* no puedan explicar todos los casos de cistinuria de tipo I. El gen *SLC3A1* se expresa en el segmento S3 de la nefrona y en el intestino, pero gran parte de la reabsorción renal de L-cistina se produce en los segmentos S1 y S2 de la nefrona, una zona en la que no se expresa el gen, por lo que también podrían estar implicados en la cistinuria de tipo I otros sistemas de transporte para la L-cistina. Recientemente, se ha encontrado un sistema de baja afinidad para el transporte de L-cistina en esos segmentos. Mediante análisis genéticos con marcadores específicos, se ha localizado el gen *SLC3A1* en la región 2p16.3 del cromosoma 2.

En la cistinuria de tipo II, los pacientes homocigotos carecen del transporte de la L-lisina a través de las células del intestino, aunque tienen cierta capacidad para el transporte de la L-cistina. Los pacientes heterocigotos presentan un aumento moderado de la eliminación urinaria de los cuatro aminoácidos dibásicos. La cistinuria de tipo II, a diferencia de la de tipo I, es poco frecuente y representa menos de un 5 % de todos los casos de cistinuria.

En la cistinuria de tipo III, los pacientes homocigotos conservan una determinada capacidad para el transporte intestinal de los cuatro aminoácidos, mientras que los heterocigotos muestran un ligero aumento de la eliminación de la L-lisina y la L-cistina por la orina. El gen de la rBAT no está implicado en este tipo de cistinuria. Una amplia búsqueda a través del genoma humano, realizada en pacientes de origen diverso a los que se les había diagnosticado cistinuria de tipo III, sitúan el gen implicado en esta variante en el mismo *locus* que el posible gen responsable de la variante de tipo II, es decir, el *locus* cromosómico 19q13.1. Recientemente, se ha identificado el gen implicado en las cistinurias que no son del tipo I, y se le ha denominado *SLC7A9* (*Solute Carrier Family 7, member 9*). Entre los pacientes con cistinuria que no son del tipo I, se han encontrado, con bastante frecuencia, cuatro mutaciones con cambio de sentido (Gly(105)→Arg, Ala(182)→Thr, Gly(195)→Arg y Gly(295)→Arg).

Como consecuencia del nulo o escaso transporte intestinal, los pacientes homocigotos con cistinuria de tipo I y II no muestran un incremento de la concentración plasmática de L-cistina tras su administración por vía oral. Sin embargo, en los pacientes homocigotos del tipo III sí se aprecia un aumento de la concentración plasmática de L-cistina tras el mismo tratamiento, seguido de un aumento de la excreción urinaria de este aminoácido. Todo ello sugiere que el sistema de transporte de los aminoácidos responsable de la cistinuria de tipo III o bien no se expresa, o bien es poco importante en el tejido intestinal.

La cistinuria es una enfermedad hereditaria bastante frecuente, en la que se observan diferencias entre grupos étnicos, con una media de un caso por cada 7000-10 000 neonatos, siendo más frecuente entre los judíos israelíes de origen libanés, con una incidencia de un caso por cada 2500 nacimientos, y menos frecuente entre los nacidos en Suecia, con un caso por cada 100 000 nacimientos. La variedad más frecuente, como ya se ha mencionado, es la cistinuria de tipo I. Los pacientes homocigotos llegan a eliminar por la orina, diariamente, entre 600 y 1800 mg, por lo que la producción de cálculos renales es muy frecuente. De hecho, los cálculos renales de L-cistina representan entre un 1 y un 2 % de todos los cálculos del aparato urinario. Estos cálculos pueden aparecer desde el mismo momento del nacimiento, aunque normalmente su incidencia es mayor entre los 20 y los 30 años de edad. Los síntomas y signos son los típicos de la urolitiasis y cuando ésta es recidivante puede causar insuficiencia renal grave.

5.2.2. Métodos de análisis en las cistinurias

La presencia de L-cistina en los cálculos renales es un signo patognomónico de cistinuria. Los cálculos de los pacientes diagnosticados de cistinuria tienen en el 50 % de los casos, una composición mixta e incluso, en un número reducido de casos, la L-cistina se encuentra en la parte central del cálculo, lo que hace difícil su detección. La prueba urinaria del nitropusiato se debe realizar a todos los pacientes con urinolitiasis, ya que la orina adquiere un color rojo cereza con concentraciones de L-cistina superiores a 75 mg/L. Esta prueba es inespecífica, ya que da resultados positivos en casos de homocistinuria. Por lo tanto, la determinación mediante HPLC de la excreción de L-cistina, L-lisina, L-arginina y L-ornitina es imprescendible para el diagnóstico correcto, así como para diferenciar los pacientes homocigotos de los heterocigotos. Si la concentración de L-cistina en orina supera los 250 mg/L, se pueden visualizar cristales hexagonales en la orina concentrada y acidificada.

5.3. Aminoacidurias dibásicas

Se caracterizan por un defecto de la reabsorción renal de L-lisina, L-arginina y L-ornitina, aunque no de L-cisteína. La variante más frecuente se denomina intolerancia proteica lisinúrica (IPL) o, también, aminoaciduria dibásica de tipo II. Es una enfermedad hereditaria, autosómica recesiva, en la que alrededor de la mitad de todos los pacientes son naturales de Finlandia, donde la frecuencia de la enfermedad es de un caso por cada 60 000 nacimientos. Los pacientes homocigotos presentan un defecto del transporte intestinal de los aminoácidos dibásicos y grandes pérdidas renales de los mismos. Además de la correspondiente aminoaciduria, los síntomas clínicos de la enfermedad se pueden resumir en: intolerancia a las proteínas, osteoporosis, hiperamonemia, hepatoesplenomegalia, insuficiencia renal, estatura corta y, en algunos casos, retraso mental. La concentración plasmática de los aminoácidos L-lisina, L-arginina y L-ornitina está reducida.

La enfermedad se debe a una alteración en el sistema de transporte de los aminoácidos dibásicos en la región basolateral de la membrana renal y del epitelio intestinal, mientras que no se afecta al transporte luminal de dichos aminoácidos. También se ha observado un defecto del transporte de los mismos aminoácidos en las células no epiteliales, como los fibroblastos y los hepatocitos cultivados. La administración por vía oral del dipéptido L-lisina-glicina a los pacientes con IPL produce un aumento de las concentraciones plasmáticas de glicina, aunque no de L-lisina, lo que indica que no están afectados el transporte del dipéptido y su posterior hidrólisis intracelular, aunque sí lo está el sistema de transporte de la L-lisina y otros aminoácidos dibásicos.

Recientemente, se ha demostrado que la IPL está asociada a mutaciones del gen *SLC7A7*, que codifica el transportador de aminoácidos denominado y^+LAT-1 (*y^+ L-amino acid transporter 1*). El y^+LAT-1, junto con el yLAT-2 y la proteína 4F2hc, que corresponde a la cadena pesada del antígeno de superficie celular 4F2, cuya función biológica se desconoce, conforman el sistema de transporte y^+L. Los pacientes fineses que sufren IPL comparten el mismo tipo de mutación 1181-2(A→T), que no aparece en los pacientes con IPL de otros orígenes. Un análisis de las mutaciones realizado en 20 pacientes no fineses demostró 10 nuevas mutaciones en el gen *SLC7A7*: cuatro eran deleciones, dos, mutaciones sin sentido, dos eran mutaciones de cambio de sentido, una mutación afectaba la región de corte y empalme, y otra era una duplicación en tándem. Experimentos de transporte de aminoácidos utilizando ovocitos de *X. laevis*, a los que se les inyecta el cDNA de los mutantes L334R o G54V, junto con el cDNA del 4F2hc, han demostrado que los aminoácidos L334 y G54 tienen un papel determinante en la función de este transportador. El gen responsable de la IPL está situado en la región 14q11.13 del cromosoma 14.

Existe una aminoaciduria dibásica de tipo I con herencia autosómica dominante de la que sólo se conoce un caso en todo el mundo, en una familia francocanadiense. El paciente presentaba pérdida renal de los aminoácidos dibásicos, aunque mucho menor que en los pacientes homocigotos de tipo II. En la enfermedad de tipo I parece estar implicado el mismo sistema de transporte que en la enfermedad de tipo II, aunque la frecuencia y la gravedad son claramente mucho menores.

5.4. Enfermedad de Hartnup

Esta enfermedad, descrita por primera vez por D.N. Baron y colaboradores en 1956, se caracteriza por lesiones en la piel similares a la pelagra, ataxia cerebelosa, inestabilidad emocional y aminoaciduria de los aminoácidos monoaminocarboxílicos con cadenas laterales neutras o aromáticas. La eliminación urinaria de los aminoácidos con carga doble, excepto la L-cisteína, la glicina, la L-metionina y la L-prolina, es cinco a diez veces mayor que la de referencia. El transporte intestinal de esos aminoácidos también es deficitario. Sin embargo, las concentraciones plasmáticas de dichos aminoácidos se encuentran dentro de los márgenes de referencia. Por lo tanto, la enfermedad de Hartnup se debe a un defecto de la reabsorción renal y, sólo en algunos pacientes, a una malabsorción intestinal de los aminoácidos de carga doble. El defecto del transporte renal e intestinal del triptófano ocasiona un déficit de niacina, porque la ruta principal del metabolismo del L-triptófano da lugar a la síntesis de niacina; aproximadamente la mitad de la demanda diaria de niacina se consigue por dicha vía metabólica.

La enfermedad de Hartnup se hereda con un patrón autosómico recesivo y su frecuencia en los pacientes homocigotos es de uno por cada 25 000 nacimientos. Se ha propuesto que la enfermedad se debe a un defecto en un único gen relacionado con el transporte de los aminoácidos de carga doble, mencionados anteriormente, en el riñón y el intestino, con una variante que afecta únicamente al riñón.

Recientemente, se ha desarrollado un modelo animal de la enfermedad en ratones. Como los pacientes humanos de la enfermedad de Hartnup, los ratones homocigotos presentan una hiperexcreción de los aminoácidos de carga doble, mientras que las concentraciones plasmáticas no están alteradas. También son deficitarios en el transporte de la glutamina dependiente de Na^+ y en el de niacina, aunque este último déficit puede ser reversible según la dieta. Sin embargo, a diferencia de los pacientes humanos, los ratones homocigotos presentan una excreción elevada de arginina, ligeramente elevada de L-triptófano y L-valina y bastante significativa de L-metionina. En los ratones el gen mutado se denominó *hph2* (hiperfenilalaninemia 2) y se encuentra en el cromosoma de ratón equivalente al *locus* del ser humano 11q13, donde también se encuentra el gen de *4F2h*. No obstante, dado que los fenotipos respecto a la aminoaciduria en el ser humano con enfermedad de Hartnup y en los ratones con el gen mutado no son equivalentes, es aventurado afirmar que el correspondiente gen humano del *hph2* sea el reponsable directo de la enfermedad de Hartnup. Los datos experimentales más recientes apuntan al transportador de aminoácidos de carga doble dependiente de Na^+, denominado ATB°, como el mejor candidato responsable de la enfermedad de Hartnup. Este transportador se expresa en las células epiteliales humanas del páncreas, el pulmón, la placenta, el riñón y, probablemente, el intestino. El gen responsable se encuentra en la región 19q13.3 del cromosoma 19. Evidentemente, es necesario realizar un análisis genético adecuado del gen *ATB°* en los pacientes con enfermedad de Hartnup, para concluir que el defecto de dicho transportador es el responsable de la enfermedad. Sólo una pequeña proporción de los pacientes con los rasgos bioquímicos típicos de la enfermedad llegan a desarrollar pelagra. En los pacientes con pelagra, pero sin déficit dietético de niacina, debe sospecharse la presencia de la enfermedad de Hartnup. En general, esta enfermedad es de tipo benigno, y su diagnóstico se establece demostrando la eliminación de los aminoácidos de carga doble por la orina, algo que no sucede en el déficit dietético de niacina.

5.5. Iminoglicinurias

La iminoglicinuria familiar es una alteración que afecta al transporte de glicina, L-prolina e hidroxiprolina, que se excretan de forma excesiva por la orina. Esa mayor excreción urinaria se debe a un defecto del sistema de transporte tubular del riñón y, en algunos casos, del sistema de transporte intestinal. Sin embargo, las concentraciones de glicina, prolina e hidroxiprolina en plasma son normales, en claro contraste con otras enfermedades, como la hiperprolinemia y la hiperhidroxiprolinemia familiar. La iminoglicinuria es una enfermedad hereditaria autosómica recesiva, con una frecuencia de un caso por cada 16 000 nacimientos. Desgraciadamente, por el momento no se dispone de información genética sobre la localización cromosómica del gen o genes responsables de la enfermedad.

Las características de los sistemas de transporte de los aminoácidos implicados en la iminoglicinuria familiar son similares a los sistemas de transporte dependientes de Na^+ denominados Gly e Imino. El sistema Gly transporta glicina y sarcosina (N-metil glicina), y requiere, por cada molécula de sustrato, dos iones Na^+ y un ion Cl^-. El sistema Gly se expresa en diferentes tejidos humanos. El sistema

Imino transporta prolina, hidroxiprolina y derivados metilados de glicina, como la sarcosina; es inhibido por el MeAIB (ácido N-metil aminoisobutírico) y se expresa en el riñón, el intestino y otros tejidos epiteliales. En el sistema nervioso se ha encontrado una posible variante, que se ha denominado Prot, que es un transportador de alta afinidad para la prolina, dependiente de los iones Na^+ y Cl^- y específico del cerebro. Hasta la fecha, se han aislado dos cDNA correspondientes a la actividad del sistema Gly, GLIT-1 y GLIT-2, y uno correspondiente a la actividad del sistema Imino, el denominado PROT.

Los datos experimentales indican que GLIT-2 y PROT son específicos del sistema nervioso central, mientras que GLIT-1 se expresa también en el hígado, el bazo, el pulmón, el estómago, el útero, el páncreas y el riñón. Si los estudios experimentales consiguen demostrar que el GLIT-1 se expresa en el polo apical del epitelio tubular, este transportador sería un buen candidato responsable del fenotipo de la iminoglicinuria familiar. El gen humano *GLIT-1* se encuentra en la región 1p31.3-32 del cromosoma 1. Evidentemente, es necesario realizar estudios genéticos con pacientes que presentan el fenotipo de la iminoglicinuria familiar para afirmar esta hipótesis. De cualquier forma, las personas con iminoglicinuria deben saber que esta enfermedad es benigna y, de hecho, no se han descrito anomalías clínicas importantes en los pacientes homocigotos, que generalmente saben de su enfermedad por los programas de detección selectiva de aminoácidos en la orina.

5.6. Aminoaciduria por aminoácidos dicarboxílicos

Esta aminoaciduria es una rara enfermedad del transporte de los aminoácidos dicarboxílicos L-glutamato y L-aspartato. El primer caso conocido data de 1974, y hasta la fecha sólo se tiene constancia de dos nuevos pacientes, dos niños no emparentados y de países diferentes. Uno de estos dos casos presentaba retraso mental, mientras que el otro, un niño de tres años, se encontraba aparentemente sano. En la dicarboxilaminoaciduria hay una pérdida urinaria selectiva de los aminoácidos L-glutamato y L-aspartato. El transporte intestinal se encontraba alterado en uno de los pacientes estudiados, aunque hay que tener en cuenta que también presentaba hipoglucemia recidivante. En la actualidad, se conocen diversos transportadores de L-glutamato y L-aspartato, que conforman la familia de transportadores dependientes de Na^+ denominada EAAT (*Excitatory Amino Acid Transporter*, transportador de aminoácidos excitadores). Inicialmente, se identificaron los denominados EAAT1 (GLAST) y EAAT2 (GLT-1) y se aislaron sus cDNA a partir del cerebro de rata. Posteriormente, se han identificado EAAT3 (EAAC1), EAAT4 y EAAT5.

Actualmente, se sabe que los genes *EAAT1*, *EAAT2* y *EAAT3* se expresan, además de en el cerebro, en otros tejidos como el corazón, el hígado, el músculo esquelético, el pulmón, el riñón, la glándula mamaria (excepto *EAAT3*) y el intestino delgado (sólo hay datos de *EAAT3* en este tejido). Los otros dos genes, *EAAT4* y *EAAT5*, se han identificado en el sistema nervioso central y la retina, respectivamente. El *EAAT3*, que se encuentra en el *locus* genómico 9p24, es un potencial candidato a ser el responsable del defecto del transporte de los aminoácidos dicarboxílicos, porque se expresa en el riñón y en el intestino delgado, y porque los ratones transgénicos deficientes en EAAT3 desarrollaron esta aminoaciduria. No obstante, no se puede descartar la contribución de los otros miembros de la familia de transportadores de L-glutamato y L-aspartato, puesto que al menos los genes *EAAT1* y *EAAT2* también se expresan en riñón. En este momento, resulta difícil establecer de manera exacta cuál de todos ellos es el gen responsable de esta aminoaciduria, debido al número tan escaso de pacientes conocidos que sufren dicha enfermedad.

6. ALTERACIONES DEL CICLO DE LA UREA

La urea es un compuesto atóxico, hidrosoluble y fácilmente excretable por el riñón, que sirve para eliminar el nitrógeno procedente del catabolismo de los aminoácidos, evitando la acumulación de compuestos nitrogenados tóxicos para el organismo, como el NH_4^+. Se sintetiza en el hígado, a través de un proceso cíclico que consta de 5 reacciones enzimáticas, de las cuales dos de ellas transcurren en el interior de las mitocondrias y el resto en el citoplasma. Consume dos moléculas de nitrógeno (una de las cuales procede del amonio y la otra del aspartato), una molécula de bicarbonato y tres moléculas de ATP por cada molécula de urea sintetizada.

Además, el ciclo de la urea permite la biosíntesis y degradación de L-arginina. El N-acetilglutamato (NAGA) es un activador de la carbamil-fosfato-sintetasa I (CPS-I) y regula la función del ciclo de la urea; el transportador de ornitina permite el reciclaje de ornitina a la mitocondria.

Las enfermedades del ciclo de la urea pueden afectar a cualquiera de las cinco enzimas implicadas en la síntesis de urea y a la N-acetilglutamato sintetasa, que sintetiza el NAGA a partir de L-glutamato y acetil-CoA. Las enzimas del ciclo están todas clonadas y disponibles para definir mutaciones, establecer el diagnóstico prenatal, y efectuar estudios de población. Se calcula que uno de cada 50 000 nacimientos presenta trastornos del ciclo de la urea, y es probable que entre un 2 y un 4 % de la población sea heterocigota para algún defecto del ciclo. La presentación clínica se produce principalmente en los neonatos nacidos a término sin riesgos obstétricos y que permanecen normales hasta las 48-72 horas, en que comienzan a presentar signos de letargo, hipotermia y apnea, con una intolerancia proteica, típicos de una hiperamonemia que desemboca en coma y muerte en un elevado número de casos. Cuando la mutación afecta a la síntesis de arginasa, la hiperamonemia es menos grave y el cuadro clínico comienza con una tetraplejia espástica progresiva y retraso mental. El déficit de NAGA sintetasa y del transportador de la ornitina se asocia a una hiperamonemia sintomática, que sólo está presente en los lactantes. En algunos pacientes, las manifestaciones de estas alteraciones son de aparición tardía. Todos los trastornos se transmiten por herencia autosómica recesiva, excepto el déficit de ornitina transcarbamilasa (OTC), que se transmite por herencia ligada al cromosoma X.

Entre los déficit descritos, el de mayor incidencia es el déficit de OTC, que presenta una frecuencia acumulativa de 1 caso por cada 8000 habitantes. Esta enzima, de estructura homotrimérica, se encuentra en la matriz mitocondrial (Fig. 7-3), y cada subunidad tiene un peso molecular de 36 kDa. Se sintetiza en el citoplasma, en forma de pre-OTC, y se transfiere al interior de la mitocondria mediante un proceso dependiente de energía, en el que sufre una ruptura proteolítica. Por hibridación *in situ*, utili-

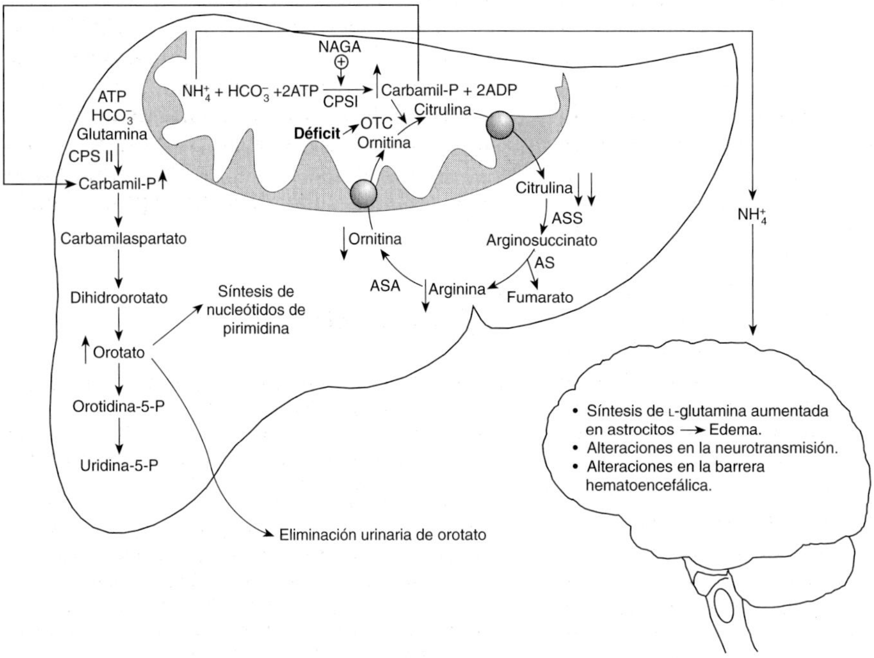

Figura 7-3. Mecanismo fisiopatológico producido por el déficit de ornitina transcarbamilasa (OTC). CPS I: carbamil-fosfato sintetasa mitocondrial; CPS II: carbamil-fosfato sintetasa citoplásmica; ASS: arginosuccinato sintetasa; AS: arginosuccinasa; ASA: arginasa.

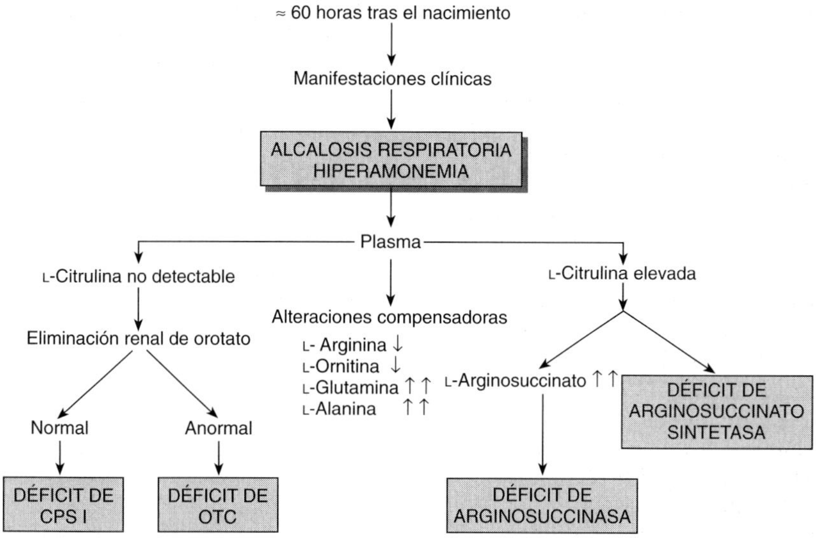

Figura 7-4. Esquema diagnóstico de las alteraciones del ciclo de la urea de aparición neonatal.

zando cDNA del gen humano, se ha localizado el gen *OTC* en el *locus* cromosómico Xp21.1. Se han identificado 90 posibles mutaciones diferentes asociadas con el déficit de OTC. Las mutaciones encontradas en los pacientes con hiperamonemia neonatal se localizan en dominios de importancia estructural o funcional, ya sea del interior de la proteína, del centro activo o de la superficie de unión entre las cadenas. Sin embargo, en los pacientes con déficit tardío de OTC, las mutaciones descritas se encuentran principalmente en la superficie de la proteína. La aparición neonatal de este déficit comienza con síntomas inespecíficos, entre ellos trastornos alimentarios, letargo y dificultad respiratoria, confundiéndose este cuadro con frecuencia con una sepsis. La aparición de alcalosis respiratoria e hiperamonemia son imprescindibles para su diagnóstico y el de cualquier alteración del ciclo de la urea en el período neonatal (Fig. 7-4). Además, en el caso del déficit de la OTC, existe un aumento de la eliminación de orotato y, tras la biopsia hepática, se estudia la alteración de la expresión y las mutaciones del gen.

La citrulinemia grave se debe a un déficit de la arginosuccinato sintetasa (ASS). Existen dos tipos de citrulinemias: la de tipo I, que es de aparición neonatal o infantil, y la de tipo II, que aparece en la edad adulta. La citrulinemia de tipo I se debe a mutaciones de la AAS en el *locus* cromosómico 9q34, mientras que en el tipo II, las mutaciones en la ASS se encuentran en el *locus* cromosómico 7q21.3, sin que existan alteraciones en el mRNA hepático de la ASS ni en el gen. Sin embargo, en estos pacientes, se han encontrado cinco secuencias de DNA alterado en un nuevo gen, *SLC25A13*, lo que explica las diferentes mutaciones. Este nuevo gen codifica un transcrito de 3.4 kb, que se expresa de forma muy abundante en el hígado y que codifica una proteína denominada citrina, que es un transportador mitocondrial dependiente del calcio que participa en el ciclo de la urea.

BIBLIOGRAFÍA

Chuang D. T.: «Maple syrup urine disease: It has come a long way». *J Pediatr* 132: S17-S23, 1998.

De Freitas, O.; Izumi, C.; Lara, M. G., y Greene, L. J.: «New appoaches to the treatment of phenylketonuria». *Nutrition Rev* 57: 65-70, 1999.

Desviat, R. L.; Pérez, B.; García, M. J.; Martínez-Pardo, M.; Balldelló, A.; Arena, J.; Sanjurjo, P.; Campistol, J.; Couce, M. L.; Fernández, A.; Cardesa, J., y Ugarte, M.: «Relationship between mutation genotype and biochemical fenotype in a heterogeneous Spanish phenylketonuria population». *Eur J Hum Genet* 5: 196-202, 1997.

Fauci, A. S.; Braunwald, E.; Isselbacher, K. J.; Wilson, J. D.; Martin, J. B., y Kasper, D.L.: *Harrison. Principios de Medicina Interna* (14.ª ed.). McGraw-Hill/Interamericana de España, 1998.

GITOMER, W. L., y PAK, CH. Y.: «Recent Advances in the Biochemical and Molecular Biological Basis of Cystinuria». *J Urology* 156: 1907-1912, 1996.

KOBAYASHI, K.; SINASAC, D. S.; IIJIMA, M.; BORIGHT, A. P.; BEGUM, L.; LEE, J. R.; YASUDA, T.; IKEDA, S.; HIRANO, R.; TERAZANO, H.; CRAKOWER, M. A.; KONDO, I.; TSUI, L. C.; SCHERER, S. W., y SAHEKI, T.: «The gene mutated in adult-onset type II citrullinemia encodes a putative mitochondrial carrier protein». *Nat Genet* 22: 159-163, 1999.

MAESTRI, N. E.; CLISSOLD, D., y BRUSILOW, S. W.: «Neonatal onset ornithine transcarbamylase deficiency: A retrospective analysis». *J Pediatr* 134: 268-272, 1999.

MALANDRO, M. S. y KILBERG, M. S.: «Molecular Biology of Mammalian Amino Acid Transporters». *Annu Rev Biochem* 65: 305-336, 1996.

MYKKANEN, J.; TORRENTS, D.; PINEDA, M.; CAMPS, M.; YOLDI, M. E.; HORELLI-KUITUNEN, N.; HUOPONEN, K.; HEINONEN, M.; OKSANEN, J.; SIMELL, O.; SAVONTAUS, M. L.; ZORZANO, A.; PALACÍN, M., y AULA, P.: «Functional analysis of novel mutations in y(+)LAT-1 amino acid transporter gene causing lysinuric protein intolerance (LPI)». *Hum Mol Genet* 9: 431-438, 2000.

PALACÍN, M.; ESTÉVEZ, R.; BERTRÁN, J., y ZORZANO, A.: «Molecular Biology of Mammalian Plasma Membrane Amino Acid Transporters». *Physiol Rev* 75: 969-1054, 1988.

PETERSCHMITT, M. J.; SIMMONS, J. R., y LEVY, H. L.: «Reduction of false negative results in rastreo of newborns from homocystinuria». *N Engl J Med* 341: 1572-1576, 1999.

SCRIVER, C. H. R.; KAUFMAN, S. R.; EISENSMITH, R. C., y WOO, S. L. C.: *The Metabolic and Molecular Basis of Inherited Disease*. McGraw-Hill, Inc. New York, 1995.

SCRIVER, C. H., y WATERS, P. J.: «Monogenic traits are not simple. Lessons from phenylketonuria». *TIG* 15:267-272, 1999.

8

Enfermedades del metabolismo de las purinas y las pirimidinas

S. Rodríguez Segade

1. INTRODUCCIÓN

En la época de la Biología Molecular, probablemente las purinas y pirimidinas se conocen más como los constituyentes básicos de los polinucleótidos DNA y RNA. Tienen gran importancia las formas ribonucleotídicas y desoxirribonucleotídicas de las cinco bases púricas y pirimidínicas: adenina, guanina, uracilo, citosina y timina. Sin embargo, las purinas y pirimidinas constituyen la base de, al menos, otros 50 importantes compuestos, que son componentes de los reservorios de nucleótidos intracelulares. De significado particular son los trifosfatos purínicos ATP y GTP, y los difosfatos pirimidínicos UDP y CDP.

Las purinas y pirimidinas celulares provienen casi exclusivamente de fuentes endógenas. La función del metabolismo de las purinas y pirimidinas consiste en mantener el suministro de estos componentes básicos para los diferentes reservorios de nucleótidos, principalmente, a través de un mecanismo, extremadamente eficiente, que implica la degradación y reciclado de los productos de desecho que diariamente se producen a través del recambio celular normal en procesos tales como el envejecimiento de los hematíes, el trabajo muscular y la cicatrización de las heridas.

Aunque la nefrotoxicidad de las purinas se conoce desde hace más de cien años, su toxicidad celular potencial sólo se ha demostrado desde hace unos 25 años, debido a la presencia de manifestaciones clínicas asociadas con el defecto o la ausencia de uno de los pasos implicados en el procesamiento de estos constituyentes. La primera alteración heredada de las purinas que se presentó como una entidad clínica fue el déficit de xantina oxidasa, en 1954. La base bioquímica se identificó en 1959. En la actualidad, se conocen nueve alteraciones de las purinas con una base genética; de éstas, seis se han descrito desde 1970. La primera alteración heredada de las pirimidinas también se identificó en 1959, y en la actualidad se reconocen otros cinco defectos. También se han identificado déficit genéticos de diversas enzimas, pero sin consecuencias clínicas aparentes, bien sea en eritrocitos de personas aparentemente sanas o durante la terapia con análogos de purinas o en el curso de la investigación de otras patologías.

2. RUTAS METABÓLICAS DE LAS PURINAS Y LAS PIRIMIDINAS

Los ribonucleótidos y desoxirribonucleótidos de las purinas y las pirimidinas pueden sintetizarse *de novo*, a partir de moléculas sencillas, a través de vías energéticamente costosas y de muchos pasos (Figs. 8-1 y 8-2). Por otro lado, y de forma más general, estos reservorios de

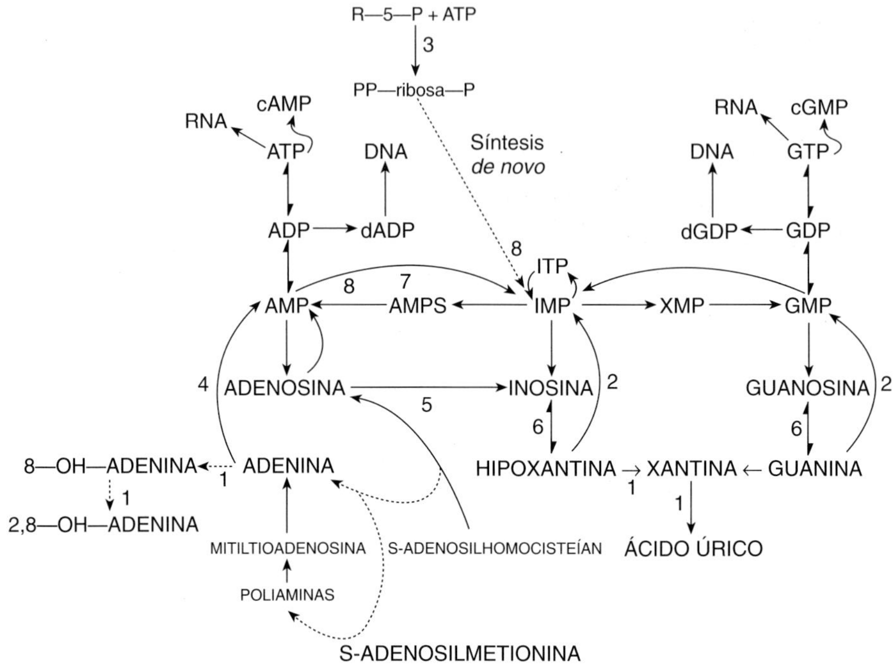

Figura 8-1. Rutas de síntesis, catabolismo y recuperación de los diferentes mononucleótidos y polinucleótidos intracelulares en el ser humano. Las líneas de puntos indican rutas metabólicas alternativas cuando una enzima particular es defectuosa o no existe. 1. Xantina oxidasa (XOD); 2. Hipoxantina fosforribosiltransferasa (HPRT); 3. Fosforribosilpirofosfato sintetasa (PRPS); 4. Adenina fosforribosiltransferasa (APRT); 5. Adenosina desaminasa (ADA); 6. Purina nucleósido fosforilasa (PNP); 7. Mioadenilato desaminasa (AMPDA); 8. Adenilo succinasa (ADS).

ribonucleótidos y desoxirribonucleótidos se sostienen a partir del reciclado de componentes básicos que derivan de su catabolismo durante el proceso normal de recambio celular que es la ruta de salvamento. Desde el punto de vista energético, esta última vía es menos costosa y ejerce un control de retroinhibición sobre la primera; de esta forma, se restringe al mínimo necesario la síntesis *de novo* para reemplazar las bases endógenas que irremediablemente se pierden cada día; en el caso de las purinas, en forma de ácido úrico (2-3 mmol/24 h). Dos tercios de este ácido úrico que se produce cada día se excreta normalmente por los riñones; el resto, por el intestino.

Por el contrario, el metabolismo de las pirimidinas carece generalmente de un producto metabólico final definido; sin embargo, el recambio es de un orden similar al de las purinas. En el hombre, la ruta de salvamento de las purinas tiene lugar a nivel de las bases, mientras que en el caso de las pirimidinas es a nivel de los nucleósidos.

El metabolismo de las purinas y las pirimidinas cumple también funciones cruciales que se asocian con la eliminación de productos de desecho metabólicos de otras rutas. Así, se produce, de forma endógena, una cantidad considerable de adenosina (14-23 mmol/24h) como un producto para la ruta de metilación (S-adenosilmetionina). Una pequeña cantidad de adenina también puede producirse a través de esta ruta, aunque la mayor parte de la adenina que se produce endógenamente lo hace a partir de la ruta de las poliaminas (1 mmol/24h). Algo similar sucede con el metabolismo de las pirimidinas en su asociación con el ciclo de la urea.

El concepto general del metabolismo de las purinas y su control no se aplica a todas las células, ya que existen características específicas en células o tejidos. Así, el hematíe humano carece de adenilosuccinato sintetasa y no puede utilizar la vía de síntesis o de salvamento para mantener las concentraciones de ATP, por lo que necesita adenosina. También carece de guanasa. El aspecto específico de tejido se

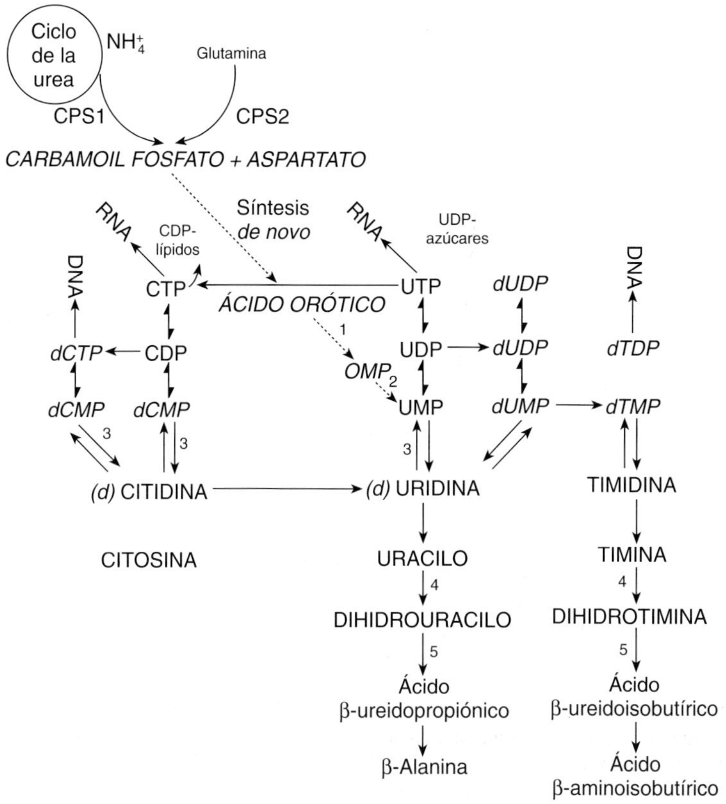

Figura 8-2. Rutas de síntesis, catabolismo y recuperación de las diferentes pirimidinas intracelulares en el ser humano. 1. Orótico fosforribosiltransferasa (OPRT); 2. Orotidina-5'-monofosfato descarboxilasa (ODC); 3. Pirimidina-5-nucleotidasa (UMPH); 4. Dihidropirimidina deshidrogenasa (DHPD); 5. Dihidropirimidinasa (DHPA).

comentará con las diferentes alteraciones heredadas.

3. CONSECUENCIAS CLÍNICAS Y BIOQUÍMICAS

En los recién nacidos, no siempre se aprecian los defectos genéticos del metabolismo de las purinas y las pirimidinas. Aunque la mayor parte se manifiesta en la infancia o en la adolescencia, algunas alteraciones pueden presentarse a cualquier edad, incluso hasta en el octavo decenio. La importancia que el reciclado de bases de las purinas ejerce, como control de retroinhibición, sobre la síntesis de purinas se demuestra por la gran superproducción que existe en las alteraciones en las que existe una enzima defectuosa: déficit de hipoxantina-guanina fosforribosiltransferasa (HPRT), actividad aberrante de la fosforribosilpirofosfato sintetasa (PRPS), déficit de purina nucleósido fosforilasa (PNP) y de adenilosuccinasa (ADS). Los pacientes con sintetasa aberrante y déficit de HPRT pueden manifestar gota, cálculos de ácido úrico o insuficiencia renal. La nefrotoxicidad potencial, como consecuencia de la relativa insolubilidad de las bases púricas, también se demuestra en los déficit de xantina oxidasa (XOD) y adenina fosforribosiltransferasa (APRT), las cuales se pueden manifestar con cálculos renales, insuficiencia renal, o ambas cosas.

En las primeras semanas de vida, la HPRT en su forma más grave, los déficit de PNP y ADS, y la superactividad de la PRPS se presentan con déficit neurológicos de diversa intensidad. En el período neonatal, los ataques son característicos del déficit combinado de XOD y sulfito oxidasa (SO). Por otra parte, el déficit de XOD se puede asociar a miopatía, que es el síntoma de presentación del déficit de mioadenilato desaminasa (AMPDA).

Los pacientes con déficit de PNP también pueden presentar inmunodeficiencia en el período neonatal, como los homocigotos para el déficit de adenosina desaminasa (ADA). En diferentes síndromes de inmunodeficiencia, se ha indicado una baja actividad de la 5'-nucleotidasa (5'-NT) de los linfocitos. Los estudios recientes sugieren que la 5'-NT puede desempeñar una función importante como una «molécula accesoria» para facilitar la interacción de las células T con células presentadoras de antígeno. Las cinco alteraciones pirimidínicas se pueden presentar también en las primeras semanas de vida; todas ellas se asocian a un retraso del crecimiento y del desarrollo, y en tres existe anemia: son los déficit genéticos de uridina monofosfato sintasa (UMP), dihidropirimidina deshidrogenasa (DHPD), dihidropirimidinasa (DHPA) y uridina monofosfato hidrolasa 1 (UMPH). La base genética del déficit de CDP colina fosfotransferasa (CDPC-P), también se ha propuesto, pero no se ha probado. El déficit de UMPS también se caracteriza por una anemia megaloblástica hipocrómica, mientras que el déficit de UMPH1 y el déficit de CDPC-P se manifiestan con anemia hemolítica crónica.

4. HIPERURICEMIA Y GOTA: DEFINICIONES Y EPIDEMIOLOGÍA

Como consecuencia de la sobresaturación de urato en los líquidos extracelulares, se produce el depósito de urato monosódico y cristales de ácido úrico en los tejidos. Este hecho constituye el evento fisiopatológico fundamental que define la gota. Son muchos los factores que pueden promover la sobresaturación de urato; por ello, la gota, o enfermedad por deposición de urato, puede contemplarse como un síndrome clínico que refleja un grupo heterogéneo de aberraciones metabólicas genéticas y adquiridas. El abanico de manifestaciones clínicas de la gota es amplio, y comprende ataques recurrentes de una artritis inflamatoria aguda característica (artritis gotosa aguda), acumulación de agregados cristalinos potencialmente destructivos y deformantes (tofos), especialmente en las estructuras tisulares conjuntivas, urolitiasis de ácido úrico y, de forma muy rara, una alteración renal. En algún momento del curso de la enfermedad, todos los pacientes con gota presentan hiperuricemia, aunque sólo una minoría de ellos experimentan alguna vez un acontecimiento como consecuencia del depósito de urato. La hiperuricemia es el denominador común patogenético necesario que predispone a la gota, aunque esta aberración bioquímica debe diferenciarse del estado de enfermedad.

Se calcula que la incidencia de la gota se encuentra entre 0.20 y 0.35 por cada 1000 personas, con una prevalencia de 2 a 2.6 por 1000, que varía con la edad. Así, en el margen de edades comprendido entre 35 y 44 años, la prevalencia es de 15 por cada 1000 varones. La incidencia es de un 4.9 % para las personas con concentraciones de urato en sangre superiores a 9 mg/dL, de un 0.5 % para concentraciones situadas entre 7.0 y 8.9 mg/dL. y de un 0.1 % para concentraciones inferiores a 7.0 mg/dL.

5. ALTERACIONES DEL METABOLISMO DE LAS PURINAS

En los últimos 20 años, ha aumentado mucho el conocimiento acerca de las alteraciones del metabolismo de las purinas que se asocian con un defecto enzimático específico. Sin embargo, aunque la gota primaria es la alteración de las purinas más prevalente, sigue sin reconocerse una base metabólica. En menos del 1 % de los pacientes que acuden con gota, se ha identificado un defecto genético específico del metabolismo de las purinas.

6. GOTA PRIMARIA

Esta alteración afecta predominantemente a varones de mediana edad. Es una enfermedad que se manifiesta durante los períodos de abundancia, asociándose generalmente con un exceso dietético de purinas, aunque puede implicar otros factores que afectan al aclaramiento renal del ácido úrico. El problema básico consiste en que el riñón gotoso presenta una capacidad muy reducida para excretar el ácido úrico. El aclaramiento fraccional del ácido úrico (FEur) (aclaramiento de ácido úrico dividido por el aclaramiento de creatinina × 100) en los pacientes con gota primaria se reduce alrededor de un 5 %, en comparación con varones control de la misma edad y sexo, que es de un 8 %. En la mayoría de los hombres de mediana edad con gota primaria la tasa de filtración glomerular (GFR) es normal para su edad.

6.1. Gota en alteraciones hereditarias

Dos alteraciones genéticas de las purinas, el déficit de HPRT y la actividad aberrante de la PRPS, se asocian con una superproducción de ácido úrico y gota. Sin embargo, y a diferencia de la gota primaria, se presentan en la niñez o en la adolescencia, y están ligadas al cromosoma X. Al menos, existen otras dos formas raras de gota, que se presentan a una edad joven y que también están ligadas al sexo, aunque en ellas la actividad de las enzimas anteriores es normal. Una de estas formas se caracteriza por un síndrome hemolítico crónico no anémico y compensado, de etiología desconocida. La gota también es una complicación frecuente de la glucogenosis de tipo I. Las glucogenosis de tipo III, V y VII también se asocian a una hiperuricemia inducida por el ejercicio. La hiperuricemia de estas glucogenosis se atribuye a una rápida utilización del ATP durante la actividad muscular, que excede a la capacidad de regeneración.

6.2. Gota juvenil familiar

La nefropatía hiperuricémica familiar y juvenil (NHFJ) se conoce desde hace poco tiempo y, a diferencia de la gota primaria o de las alteraciones ligadas al cromosoma X, se caracteriza por presentarse en varones y en mujeres jóvenes, y tiene una naturaleza potencialmente mortal. La actividad de las dos enzimas que se asocian a la gota juvenil, la HPRT y la PRPS, es normal. Se desconoce el defecto bioquímico y es posible que no sea una alteración única.

El hallazgo clave de la NHFJ es una hiperuricemia que se asocia con una hipoexcreción renal extrema de ácido úrico, siendo el valor medio del FEur de un 4.7 %, incluso más bajo que en la gota primaria. Generalmente, la presentación tiene lugar en la pubertad y hasta el tercer decenio, aunque también se ha detectado en niños más jóvenes. La NHFJ puede distinguirse de la gota primaria o de las alteraciones ligadas al sexo por cuatro factores: 1) la existencia de gota en un grupo de edad joven; 2) el hecho de que se afectan por igual las mujeres jóvenes que los varones; 3) un FEur muy reducido, y 4) una asociación frecuente con una función renal que falla rápidamente y que conduce a la muerte, salvo que se reconozca de forma precoz y se trate adecuadamente.

El defecto se hereda de forma autosómica dominante, y tiene una elevada penetrancia. Existe un intenso debate sobre si se trata o no de una enfermedad renal primaria. Sin embargo, la identificación de niños en familiares de NHFJ con una hiperuricemia asociada a una FEur muy reducida y con una función renal normal es una prueba en contra de esa posibilidad.

En la actualidad, se desconoce la base genética de esta alteración, o de estas alteraciones. Es posible que puedan existir dos defectos separados unidos al mismo gen, o bien un único defecto asociado a un funcionamiento anormal de una ruta, que da lugar a una acumulación de un metabolito nefrotóxico que, a su vez, también reduce el aclaramiento del ácido úrico. Por otro lado, una lesión determinada genéticamente que afecte al transportador de urato, ya sea en la membrana luminal o en la basal del túbulo proximal, puede ser la base de la hipoexcreción del urato renal.

Los hallazgos claves en la NHFJ consisten en una hiperuricemia, que se asocia con una FEur muy reducida, de acuerdo con la edad, sexo y GFR de las personas jóvenes afectadas, generalmente en ausencia de hipertensión. Un acontecimiento fortuito, que puede dirigir la atención hacia esta anomalía, es un ataque de gota único. La hiperuricemia, con o sin alteración de la función renal antes de los 25 años y con importantes antecedentes familiares que afecten a ambos sexos, debe conducir hacia una investigación inmediata de todos los miembros de la familia. De esta forma, se han encontrado, en estadios precoces, personas afectadas de la familia aparentemente sanas. Una hiperuricemia moderada no se detecta salvo que el ácido úrico plasmático se compare frente a controles apropiados para la edad, el sexo, la GFR y el país de origen, ya que la dieta varía considerablemente en los distintos países. Generalmente, la excreción de ácido úrico es normal (2-3 mmol/24 h), así como la actividad eritrocitaria de la HPRT y la PRPS. Es típica la presencia de una capacidad de concentración urinaria muy reducida, que es desproporcionadamente baja para la reducción de la GFR existente. Los pacientes suelen presentar una nefritis intersticial no específica.

6.3. Xantinuria hereditaria

Un déficit heredado de la enzima xantina deshidrogenasa ocasiona una incapacidad para degradar las bases púricas hipoxantina y xantina a ácido úrico (Fig. 8-3). La xantina, y en menor medida la hipoxantina, se acumulan en plasma y orina en lugar del ácido úrico. La excreción preferencial de la xantina se debe a que existe un reciclado muy amplio de la hipoxantina a través de la ruta de salvamento, ruta para la cual la xantina no es un sustrato *in vivo*. El exceso de xantina se debe a que procede del producto final del catabolismo de los nucleótidos de guanina, que se convierte en xantina a través de la guanasa.

En la actualidad, se reconocen dos formas clínicas distintas de xantinuria. En el primer tipo, la xantinuria clásica, los síntomas clínicos se relacionan con la extrema insolubilidad de la xantina y con su elevado aclaramiento renal. Este defecto puede presentarse en la infancia, y ser una causa no sospechada de insuficiencia renal aguda, aunque puede manifestarse a cualquier edad. Se han comunicado más de 100 casos y predominan los varones sobre las mujeres. Alrededor del 40 % de los pacientes con xantinuria clásica presentan cálculos de xantina o síntomas renales asociados, y casi la mitad son niños de 10 años de edad o menos. En, al menos, 9 casos la lesión renal era grave, y condujo en algún caso a una insuficiencia renal terminal, nefrectomía e incluso la muerte. Un 20 % adicional eran casos asintomáticos, identificados a través de estudios familiares. El resto se identificó como hallazgos incidentales durante la investigación de otra enfermedad.

La xantinuria clásica es el resultado de un déficit aislado de xantina deshidrogenasa (déficit de tipo I) o bien de un déficit doble, de xantina deshidrogenasa y de la enzima relacionada aldehído oxidasa (déficit de tipo II). Esta heterogeneidad genética se ha demostrado a través de la capacidad o incapacidad de los sujetos xantinúricos para convertir el alopurinol en oxipurinol, la pirazinamida en 5-hidroxipirazinamida, o la N-metilnicotinamida en 2- y 4-piridoncarboxamidas. Los pacientes con el defecto de tipo II son incapaces de realizar estas conversiones, mientras que esta capacidad permanece intacta en los de tipo I. La aldehído oxidasa es una enzima que contiene molibdeno, y se ha propuesto que, en las personas de tipo II, existe una mutación que implica al ligando de

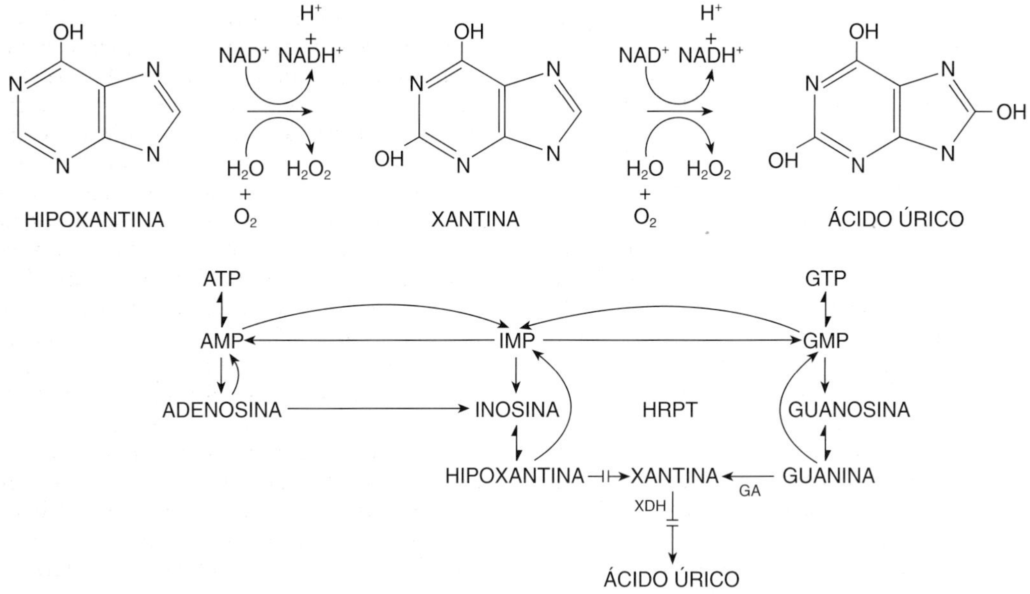

Figura 8-3. Metabolismo de la hipoxantina y la xantina. XO = xantina oxidasa; XDH = xantina deshidrogenasa; HPRT = hipoxantina-guanina fosforribosiltransferasa; GA = guanasa; AMP = adenosina monofosfato; ATP = adenosina trifosfato; GMP = guanosina monofosfato; GTP =guanosina trifosfato; IMP = inosina monofosfato.

sulfito del cofactor molibdeno, lo que altera la actividad de la xantina deshidrogenasa y de la aldehído oxidasa, mientras que deja intacta la actividad sulfito oxidasa.

Los pacientes con el segundo tipo característico de xantinuria se detectan frecuentemente en el período neonatal por crisis intratables. Estos pacientes presentan un déficit de las tres enzimas, xantina deshidrogenasa, sulfito oxidasa y aldehído oxidasa, debido a una ausencia congénita de un cofactor común que contiene molibdeno y que es esencial para las tres. Aparentemente, este triple defecto es el resultado de una incapacidad para sintetizar la mitad pteridil del cofactor y, por otra parte, los rasgos clínicos más graves del déficit de sulfito oxidasa eclipsan a los de la xantinuria clásica.

La enzima humana contiene molibdeno, FAD y hierro. La actividad se concentra principalmente en el hígado y en la mucosa intestinal, y también está presente en la leche humana. *In vivo* la enzima normal existe predominantemente en la forma deshidrogenasa, mientras que *in vitro*, en los tejidos como la mucosa intestinal, la enzima se convierte rápida e irreversiblemente a la forma oxidasa a través de enzimas proteolíticas. En comparación, *in vivo*, es mucho más lenta la conversión a la forma oxidasa en situaciones como la hipoxia y la isquemia.

En la actualidad, no existen estudios de la enzima mutante a nivel molecular. Los estudios en *Drosophila melanogaster* han demostrado mutaciones muy distribuidas a lo largo de toda la secuencia de aminoácidos, la mayor parte de las cuales carecen de la actividad normal. Los genes estructurales de la xantina deshidrogenasa y de la aldehído oxidasa están muy próximos, en el mismo cromosoma en *Drosophila*, algo que pudiera también ocurrir en el ser humano. Por otra parte, no se sabe si el responsable del efecto dual es una duplicación génica o la falta de un ligando de sulfito. En un futuro próximo, será posible el análisis genético ya que se ha clonado el cDNA de la enzima humana.

Tanto en la xantinuria clásica como en el déficit de cofactor, se considera que el defecto se hereda de forma autosómica recesiva. Existe una elevada frecuencia de uniones consanguíneas en los pacientes que tienen el déficit del cofactor. En el material de biopsia, los heterocigotos para el defecto clásico tienen un 50 % de la actividad normal, aunque, generalmente, la excreción de acido úrico y de oxipurinas es normal, excepto en alguna familia estudiada. Se ha propuesto que el *locus* del gen que codifica la xantina deshidrogenasa se encuentra en el cromosoma 2.

6.4. Déficit de adenina fosforribosiltransferasa

La adenina fosforribosiltransferasa (APRT, EC 2.4.2.7) cataliza la conversión de adenina en AMP, una reacción que necesita magnesio y PP-ribosa-P (Fig. 8-4). El déficit heredado de esta enzima produce una incapacidad para recuperar la base púrica adenina. En el ser humano, la adenina, en ausencia de cualquier otra ruta metabólica significativa, se oxida, por medio de la xantina oxidasa a 2,8-dihidroxiadenina (2,8-DHA). La adenina y la 2,8-DHA son secretadas por el riñón, y la 2,8-DHA se encuentra en la circulación unida a proteínas. *In vivo* ambos factores tienden a reducir al mínimo la toxicidad en otros tejidos distintos al riñón. Dado que la 2,8-DHA es extremadamente insoluble, su acumulación puede causar cristaluria y la formación de cálculos urinarios. La adenina exógena es tóxica por sí misma en diferentes sistemas estudiados *in vitro*, y produce nefrotoxicidad en varios modelos animales y en el ser humano, que tienen una actividad normal de APRT, pero que están sometidos a transfusiones masivas de sangre que contiene adenina como conservante.

En los eritrocitos lisados y de acuerdo con el nivel residual de la actividad APRT, se han identificado dos tipos de pacientes homocigotos. Los pacientes de tipo I tienen una actividad indetectable en el lisado, suelen ser de origen caucásico y homocigotos o heterocigotos compuestos para alelos nulos. Los pacientes de tipo II tienen una actividad significativa de APRT, entre el 10 y el 25 % del tipo normal en los hemolizados, y únicamente se han encontrado entre la población japonesa. La enzima de tipo II presenta una disminución de la afinidad por el 5-fosforribosil-1-pirofosfato (PP-ribosa-P), si se compara con la enzima normal. Aproximadamente un 85 % de los pacientes de tipo II son homocigotos para una mutación sin sentido M136T, mientras que el resto son heterocigotos compuestos con un genotipo M136T/nulo. En ambos tipos de déficit, la actividad de la APRT no puede demostrarse en las células intactas y no es funcional *in vivo*. Las células intactas son resistentes a los efectos tóxicos de la 2,6-diaminopurina (DAP) y otros análogos de

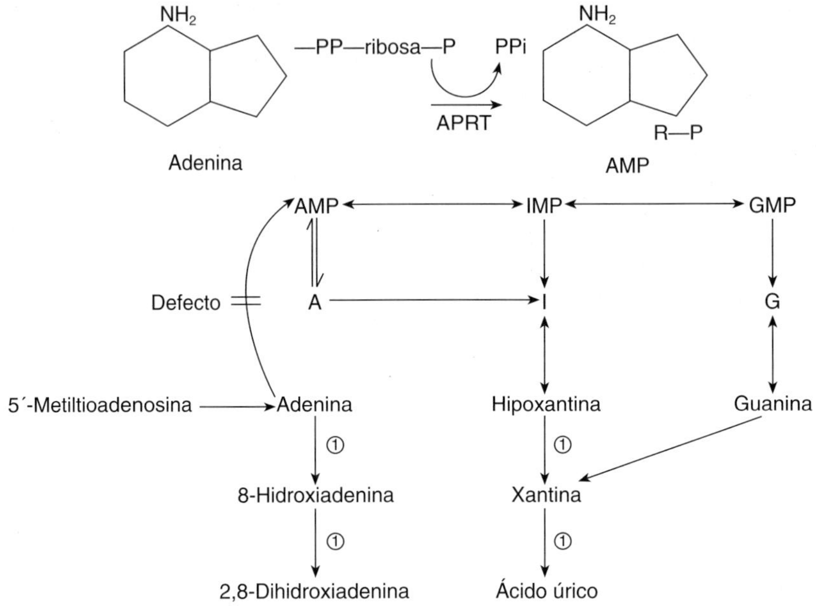

Figura 8-4. Función normal de la adenina fosforribosiltransferasa (APRT).

adenina que dependen de la APRT para su metabolismo.

Desde muchas partes del mundo, se ha comunicado la existencia de unas 100 familias con el defecto de tipo I, de las cuales unas 30 son japonesas. El déficit de tipo II se ha identificado en otras 71 familias japonesas. Los síntomas clínicos, como los cólicos renales, la hematuria, las infecciones del tracto urinario y la disuria, se deben a la formación de cálculos de 2,8-DHA o a la cristaluria, y pueden presentarse desde el momento del nacimiento. Una insuficiencia renal aguda puede ser el síntoma de presentación y puede ser reversible. Algunos pacientes progresaron hacia una insuficiencia renal crónica y necesitaron diálisis y trasplante, lo que indica que existe un amplio espectro de expresiones clínicas para el defecto. Ni en los homocigotos ni en los heterocigotos compuestos existen pruebas de inmunodeficiencia. Alrededor del 15 % de las personas afectadas por ambos tipos de defectos estaba completamente asintomático.

Con la excepción de la excreción de adenina y sus metabolitos, no se ha registrado ninguna otra alteración bioquímica en estos enfermos. La producción y excreción de purinas es normal, lo que indica que la APRT no es esencial para el control total del metabolismo de las purinas en el ser humano. Los metabolitos de la adenina excretados en la orina representan entre un 20 y un 30 % de la excreción total de purinas, incluso con una dieta con pocas purinas. Los alimentos con abundante adenina pueden ser un factor precipitante de la expresión de las manifestaciones clínicas más graves del defecto.

Generalmente, los pacientes heterocigotos para el defecto de tipo I o de tipo II no tienen ninguna alteración clínica ni bioquímica. Las células intactas son sensibles a la DAP, aunque la actividad de la APRT en los hemolizados es de aproximadamente un 25 % el valor normal, en los heterocigotos de tipo I, y entre un 50 y un 70 % del valor normal, en los heterocigotos de tipo II. De esta forma, mediante pruebas en extractos celulares o en células intactas, los heterocigotos de tipo II no pueden distinguirse fácilmente de los heterocigotos de tipo I o de las personas normales. La distinción puede realizarse mediante estudios de mutagénesis o por electroforesis en geles de almidón.

La APRT es un dímero con 179 aminoácidos por subunidad y con una masa molar de 19 481 Da por subunidad. El gen de la APRT se ha clonado y secuenciado, se encuentra en la región 16q24 del cromosoma 16, tiene un tamaño de 2.8 kb, y está formado por 5 exones y 4 intrones.

Los polimorfismos comprenden dos puntos *TaqI*, un punto *BglII* y un punto *SphI*.

La base molecular del déficit en la APRT se ha determinado en muchos pacientes por análisis secuencial del DNA genómico amplificado por PCR. Son tres las mutaciones que representan el 96 % de los alelos mutantes identificadas en 72 familias japonesas: M136T en el exón 5 de los pacientes de tipo II (68 %), la mutación sin sentido W98X en los pacientes de tipo I (21 %), y una duplicación de cuatro pares de bases en el exón 3 (7 %). Además, se han identificado 14 mutaciones en pacientes que no son japoneses: nueve de ellas eran sustituciones de bases únicas, dos eran inserciones de pares de bases únicos, y tres eran pequeñas deleciones (2 a 7 pares de bases); al menos, tres mutaciones parecen tener orígenes ancestrales comunes.

El defecto se hereda de forma autosómica recesiva. La heterocigosidad para ambos defectos es elevada (0.4 a 1.2 %), lo que sugiere que las personas con el déficit pueden ser más frecuentes de lo que en la actualidad se reconoce, algo que, presumiblemente, se debe al amplio espectro de expresión clínica observado, además de a los problemas existentes con el diagnóstico.

Anteriormente, los cálculos de 2,8-DHA se confundían, generalmente, con cálculos de ácido úrico, debido a su idéntica reactividad química. Para una identificación correcta, se requiere UV, IR, o espectrometría de masas o cristalografía de rayos-x. Tanto las personas sintomáticas como las asintomáticas y las que presentan déficit de ambos defectos, pueden identificarse mediante los cristales de 2,8-DHA en la orina; el diagnóstico puede confirmarse a partir de la adenina y la 2,8-DHA excretada, junto con la ausencia de una actividad funcional de la APRT en los eritrocitos intactos. Esto último es imposible de establecer cuando el paciente ha recibido recientemente una transfusión como parte esencial del tratamiento.

6.5. Déficit de hipoxantina-guanina fosforribosiltransferasa

La hipoxantina-guanina fosforribosiltransferasa (HPRT, EC 2.4.2.8) cataliza la transferencia de la mitad fosforribosil de la PP-ribosa-P a la posición 9 del anillo de purina de las bases hipoxantina y guanina, para formar inosina monofosfato (IMP) y guanosina monofosfato (GMP), respectivamente (Fig. 8-5). La HPRT es una enzima citoplásmica de 217 aminoácidos, que se encuentra en prácticamente todos los tejidos, con las actividades más elevadas en el cerebro y en los testículos. En el ser humano, la enzima no reacciona *in vivo* con la xantina. La HPRT es una de las tres enzimas implicadas en el ciclo del inosinato, en el que los nucleótidos que se forman ejercen un fuerte control de retroinhibición sobre la síntesis *de novo*.

La importancia de la HPRT en la relación normal entre las vías de síntesis y de salvamento se demuestra a través de las consecuencias clínicas y bioquímicas del déficit de HPRT. Una producción muy elevada de ácido úrico es el resultado de la incapacidad de reciclar tanto la hipoxantina como la guanina, lo que provoca una interrupción del ciclo del inosinato, que a su vez produce una ausencia de control por retroinhibición de la síntesis, que se acompaña de un rápido catabolismo de estas bases a ácido úrico (Fig. 8-1). La PP-ribosa-P que no se utiliza en la reacción de salvamento del ciclo del inosinato es un estímulo adicional para la síntesis *de novo* y para la sobreproducción de ácido úrico.

El defecto puede presentarse en las primeras semanas de la vida con cristaluria, insuficiencia renal aguda y gota. Existe una considerable heterogeneidad genética, y el déficit de HPRT puede dar lugar a cinco fenotipos clínicos diferentes. La elevada sobreproducción de ácido úrico se observa en todos los casos.

El déficit más extremo se observa en el síndrome de Lesch-Nyhan, incapacitante y muy grave, que se caracteriza por síntomas extraños, entre ellos espasticidad con signos del tracto piramidal, automutilación compulsiva, coreoatetosis y retraso mental. Algunos pacientes presentan anemia megaloblástica y, aunque la inmunodeficiencia no es un problema, son frecuentes las infecciones pulmonares y de las vías urinarias. Las otras cuatro formas varían en cuanto a la presentación clínica y pueden caracterizarse según la gravedad de la afectación neurológica.

El déficit de HPRT es una alteración recesiva ligada al cromosoma X. Aunque rara, su incidencia es más elevada que las otras alteraciones de las purinas. Un tercio de los casos pueden ser nuevas mutaciones. El gen de la HPRT se encuentra en el brazo largo del cromosoma X, en la región Xq26-q27.2, y ocupa 44 kb con nueve exones. La clonación del DNA mutante de diferentes pacientes ha revelado una hetero-

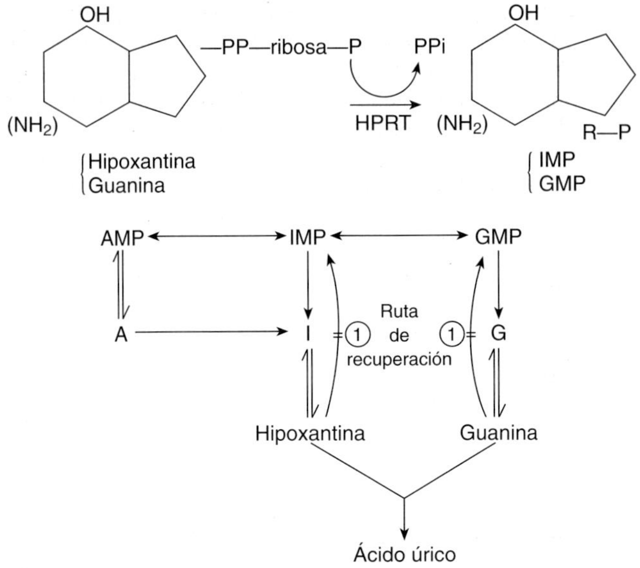

Figura 8-5. Ruta de recuperación de las bases púricas, hipoxantina y guanina, para dar IMP y GMP catalizado por la HPRT 1 en presencia de PP-ribosa-P.

geneidad significativa que supone más de 50 mutaciones puntuales diferentes, sustituciones, deleciones y duplicaciones, que tienen lugar en toda la región codificante de la proteína, y que pueden tener consecuencias estructurales importantes. Como ejemplo, se pueden encontrar interrupciones en el plegamiento proteico, que afectan al dominio de unión de la PP-ribosa-P o que hacen a la enzima más susceptible a la proteólisis.

La región promotora carece de los elementos CAAT y TATAA, y es particularmente abundante en G+C. La hipometilación de los agrupamientos CpG en el primer intrón y la hipermetilación de sitios en la porción 3' del gen, se correlacionan con la actividad del gen. En el genoma humano existen cuatro pseudogenes HPRT autosómicos. En el gen HPRT se han localizado dos polimorfismos de DNA: uno de ellos es fragmento de restricción de tres alelos *BamHI* y el otro es un tetranucleótido repetido muy informativo.

Todos los pacientes con un déficit parcial o completo tienen una elevada sobreproducción y excreción de ácido úrico, aunque éste puede no estar elevado en el plasma hasta la pubertad, debido a que existe una depuración renal muy elevada en los niños. En algunos casos, la única manifestación son los cálculos de ácido úrico.

El déficit de HPRT puede confirmarse por una actividad baja o indetectable de la misma en los hemolizados, que generalmente va unida a una actividad elevada de la APRT. Los pacientes con síndrome de Lesch-Nyhan prácticamente carecen de actividad enzimática detectable en cualquier tipo de célula, intacta o lisada. Los que tienen un déficit parcial, frecuentemente, no presentan actividad detectable en los hematíes lisados, aunque tienen una actividad significativa (5-25 %) en los hematíes intactos o en los fibroblastos, lo que indica que existe una mutación que da lugar a una enzima inestable en las células rotas.

Los pacientes heterocigotos no pueden detectarse adecuadamente a partir de la actividad enzimática de los hematíes lisados, debido probablemente a una lionización al azar de un cromosoma X. El hecho de que hasta el 30 % de los casos puedan ser nuevas mutaciones ocasiona dificultades para la detección de portadores y, así, algunos de ellos no puede reconocerse con certeza a través del cociente HPRT/APRT en raíces de cabello; en la actualidad, sólo el 85 % de los casos puede identificarse utilizando sondas de DNA.

Las concentraciones muy bajas de aminoácidos libres en el cerebro pueden restringir los precursores vitales para la síntesis de neurotransmisores o proteínas, así como contribuir a la disminución de la concentración de catecolaminas en los ganglios basales. En los hematíes de los pacientes con síndrome de Lesch-Nyhan se observa una fuerte disminución del GTP, que se acompaña de una concentración muy elevada de NAD^+. Las concentraciones de GTP en el déficit parcial son normales, y en los tipos intermedios son variables, lo que puede reflejar un déficit similar en los tejidos neuronales. Estos tejidos, de forma similar a los hematíes, sólo dependen de la vía de salvamento para mantener el GTP en una concentración compatible con una síntesis normal de proteínas y DNA. Por otra parte, la restricción del suministro de GTP que normalmente interactúa con el receptor de la dopamina D1 a través de una proteína G reguladora, puede relacionarse con la sensibilidad del receptor dopaminérgico y con la automutilación.

6.6. Superactividad de la fosforribosil pirofosfato sintetasa

La fosforribosil pirofosfato sintetasa (PRPS, EC 2.7.6.1) cataliza la transferencia del grupo pirofosfato desde el ATP a la ribosa-5-fosfato, para formar PP-ribosa-P (Fig. 8-6). La enzima existe como un agregado complejo de hasta 32 subunidades, de las que sólo 16 tienen una actividad significativa. Requiere Mg^{2+}, se activa por el fosfato inorgánico y presenta una regulación compleja, a través de diferentes productos finales nucleotídicos de las rutas en las que la PP-ribosa-P es un sustrato, particularmente el ADP y el GDP.

La PP-ribosa-P actúa como activador alostérico de la primera reacción específica de la biosíntesis *de novo* de las purinas (Fig. 8-1), en la que la interacción de la glutamina y la PP-ribosa-P está catalizada por la amidofosforribosil transferasa, produciendo una lenta activación de la amidotransferasa, cambiando desde un dímero grande inactivo a un monómero activo. Los nucleótidos de purina producen una reversión rápida de este proceso, originando la forma inactiva.

Se han descrito formas variantes de la PRPS, insensibles a las funciones reguladoras normales o bien con una actividad específica aumentada. Esto da lugar a una síntesis continua de PP-ribosa-P, que estimula la producción *de novo* de las purinas, lo que produce una formación acelerada de ácido úrico y una sobreexcreción.

La mayor parte de los casos con esta alteración ligada al cromosoma X presenta gota o cálculos renales en la adolescencia o al inicio de la edad adulta. Existen pacientes que tienen, desde el nacimiento, retraso neuronal e hipotonía, crisis repetidas de bronconeumonía, y algunos mueren al principio de la infancia. Por otra parte, se han identificado familias con alteraciones metabólicas y neurológicas entre estos dos extremos. Las mujeres heterocigotas también tienen una sobreproducción de purinas y, generalmente, presentan gota; en la forma grave, tienen sordera neurosensitiva.

Se trata de una alteración ligada al sexo y extremadamente rara. Se han identificado diversas formas variantes de la enzima, que tienen una sensibilidad reducida a los inhibidores ADP o GDP, una actividad específica aumentada por molécula de enzima, una afinidad elevada por la ribosa-5-fosfato, o bien una combinación de ambas.

En un principio se sugirió la existencia de una herencia ligada al cromosoma X, y el gen

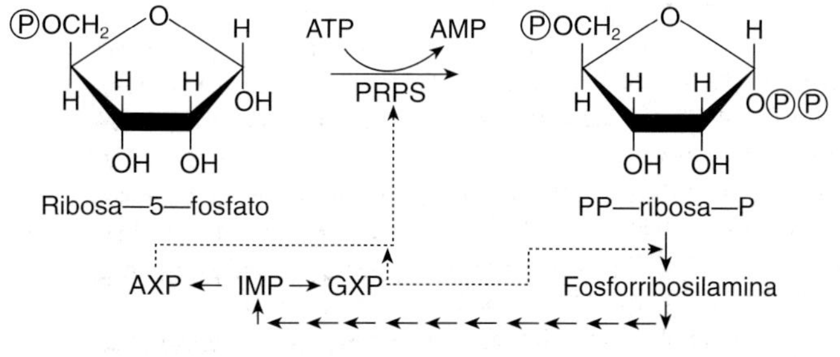

Figura 8-6. Papel de la PP-ribosa-P en la síntesis *de novo* de los nucleótidos IMP, AXP y GXP. Control de estos nucleótidos sobre la síntesis *de novo* de las purinas.

para esta enzima se asignó al brazo largo del cromosoma X en la región Xq22-q26, inmediatamente por encima del gen de la HPRT. Los estudios recientes han identificado dos *loci* distintos ligados al cromosoma X para la PRPS: *PRPS1* y *PRPS2*. El *locus PRPS1* se encuentra en la región Xq21-qter y el *PRPS2* en el brazo corto de X, en la región Xp22.3. También se ha indicado la presencia de dos genes relacionados con el *PRPS1*, asignados a los cromosomas 7 y 9. Los estudios de cDNA de dos pacientes con defectos neurológicos e hiperactividad resistente han revelado que, mientras que *PRPS2* era idéntico al normal, una única mutación puntual, distinta en cada caso, existía en el *PRPS1*, lo que altera la secuencia de aminoácidos.

El defecto debe sospecharse en cualquier niño o adulto joven, de ambos sexos, que presente una hiperuricemia intensa, una hiperuricosuria entre dos y cuatro veces el valor normal, o ambas cosas, aunque con una actividad HPRT y APRT normal en los hematíes lisados. Los pacientes con enzimas variantes tienen una actividad de dos a cuatro veces el valor normal. Las concentraciones eritrocitarias de PP-ribosa-P, también suelen estar aumentadas, aunque en la forma más grave sólo puede demostrarse en los hematíes más jóvenes, debido a la inestabilidad de la enzima. También se han encontrado concentraciones elevadas de PP-ribosa-P en los linfoblastos y los fibroblastos.

6.7. Déficit de purina nucleósido fosforilasa

La purina nucleósido fosforilasa (PNP, EC 2.4.2.1) cataliza la degradación de los nucleósidos inosina, guanosina o sus desoxianálogos a las correspondientes bases. Aunque es una reacción esencialmente reversible, la formación de las bases está favorecida debido a que las concentraciones intracelulares de fosfato suelen superar a las de ribosa-1-fosfato o desoxirribosa-1-fosfato. La enzima es un paso esencial del ciclo del inosinato de la ruta de salvamento de las purinas (Fig. 8-7), y se encuentra en muchos tejidos.

Los pacientes homocigotos con déficit de PNP son incapaces de catabolizar estos nucleósidos o desoxinucleósidos, que, por lo tanto, se acumulan en los líquidos corporales. Así pues, los pacientes con déficit de la enzima presentan un doble defecto, ya que el siguiente paso del ciclo del inosinato en el que participa la HPRT es incapaz de operar, debido a la ausencia de sustrato. Como resultado, aparece una gran sobreproducción de purinas, debido a la falta de formación de los nucleótidos y a la retroinhibición de la síntesis *de novo*, como sucede en el síndrome de Lesch-Nyhan (Fig. 8-1). Los hematíes y los fibroblastos de los pacientes con déficit de PNP incorporan más rápidamente que las células normales la hipoxantina y la guanina en el nucleótido, lo que indica que la HPRT es

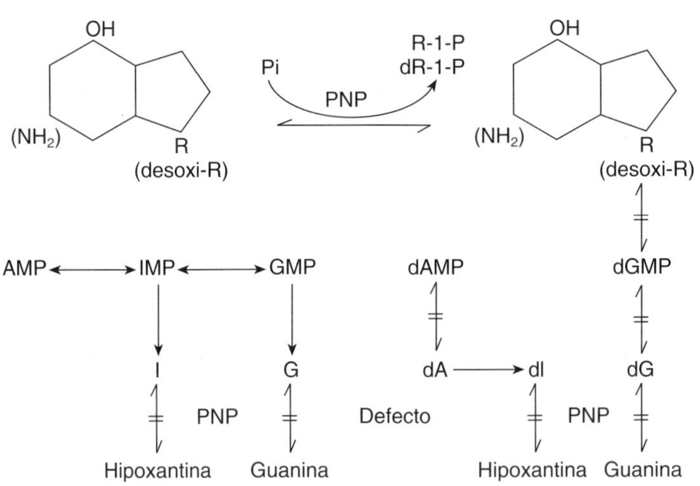

Figura 8-7. Papel de la purina nucleósido fosforilasa (PNP).

activa aunque normalmente no es operativa. Sin embargo, y contrariamente a lo que ocurre en las células normales, el IMP y el GMP se degradan rápidamente a sus nucleósidos, lo que hace plantearse la sugerencia de que el defecto enzimático enmascara un proceso normal cíclico.

La edad de presentación de la enfermedad es variable, aunque generalmente tiene lugar en los primeros cuatro años de vida, asociándose a problemas neurológicos, inmunológicos, o ambos. Los síntomas neurológicos, al igual que en el déficit de HPRT, presentan un amplio espectro, de forma que las situaciones más graves se producen en los pacientes con un déficit completo. Estos pacientes permanecen muy hipotónicos y con retraso del desarrollo, y algunos presentan tetraparesia espástica.

Los pacientes afectados de forma más grave también debutan en el período neonatal, con linfopenia y una inmunidad defectuosa (células T). Aunque el número de células B puede ser bajo, el número total de linfocitos es, en porcentaje, normal. La concentración de inmunoglobulinas es normal o está aumentada. Los que sobreviven a largo plazo presentan alguna actividad de la PNP y carecen de afectación neurológica.

Las infecciones son menos frecuentes que en el déficit de ADA, aunque es muy frecuente la otitis media. Los pacientes son muy susceptibles a la varicela y a las infecciones por citomegalovirus, y la mayoría muere a causa de estas infecciones víricas.

Este defecto se hereda de forma autosómica recesiva y en muchas familias existe consanguinidad. El estudio de la enzima mutante en diferentes familias demuestra cantidades variables de una proteína inmunológicamente reactiva, con alteraciones de los parámetros cinéticos, el punto isoléctrico y la movilidad electroforética. La enzima está codificada por un gen situado en el brazo largo del cromosoma 14, en la región 14q13.1, y comprende seis exones a lo largo de 10 kb. El análisis molecular de las diferentes mutaciones en el déficit de PNP ha demostrado dos hallazgos prinicipales: una repetición no esperable de mutaciones puntuales, que conducen a sustituciones de aminoácidos en pacientes no relacionados, y un nuevo defecto del proceso de corte y empalme.

El defecto puede confirmarse por el hallazgo de una actividad entre baja e indetectable de PNP en los hematíes lisados. Los pacientes heterocigotos presentan valores intermedios y son clínicamente normales. La actividad de la APRT es doble de lo normal. Existen concentraciones aumentadas de PP-ribosa-P en los fibroblastos y los linfoblastos.

6.8. Déficit de adenosina desaminasa

La adenosina desaminasa (ADA, EC 3.5.4.4) cataliza la desaminación de la adenosina y de la 2'-desoxiadenosina a inosina o 2'-desosiinosina, respectivamente (Fig. 8-8). La mayor parte de la adenosina que se forma endógenamente se fosforila más que se desamina, debido a que la Km de la adenosina quinasa (1 μM) es un orden de magnitud menor que la de la ADA (25 μM). En la mayor parte de los tejidos, el AMP normalmente se desamina a nivel de nucleótido a través de la AMP desaminasa, por lo que el flujo que se origina a través de la ruta de degradación de la ADA es generalmente escaso (Fig. 8-1). Sin embargo, a diferencia del AMP, el 2'-desoxi AMP (dAMP) no es un sustrato de la AMPDA, y debe degradarse primariamente a 2'-desoxiadenosina y catabolizarse luego por la ADA.

En los pacientes homocigotos para el déficit de ADA, la 2'-desoxiadenosina se acumula durante el rápido recambio de las células y se convierte en dATP, bien sea a través de la adenosina quinasa, o bien a través de la desoxicitidina quinasa. La acumulación aparentemente selectiva de dATP en los timocitos y las células B de sangre periférica provoca una inhibición de la ribonucleótido reductasa y de la síntesis de DNA, y es probablemente el principal mecanismo que explica la toxicidad específica del sistema inmunitario en el déficit de ADA.

Este déficit se ha identificado como la base metabólica del 20-30 % de los casos con una inmunodeficiencia combinada grave y heredada de forma recesiva. Los niños afectados sufren infecciones recurrentes crónicas por virus, hongos, protozoos o bacterias y, frecuentemente, acuden con una diarrea persistente, problemas de crecimiento y candidiasis. Los casos más graves carecen de linfocitos en la sangre periférica o la médula ósea, y presentan una inmunidad celular y humoral muy defectuosa. Generalmente, no existen células, se observa agammaglobulinemia y no existe respuesta para la formación de anticuerpos específicos. La edad de inicio varía desde el momento del nacimiento

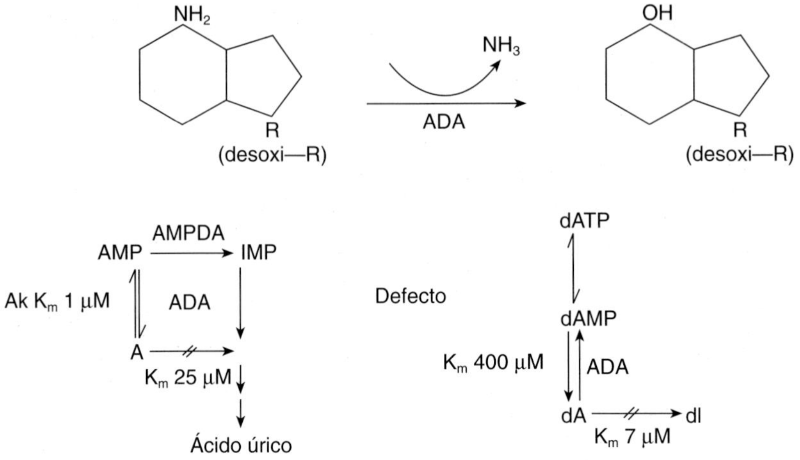

Figura 8-8. Papel de la adenosina desaminasa (ADA).

hasta los cinco años, pero lo más frecuente es que ocurra en los dos primeros años. En los niños en los que se presenta más tardíamente, el defecto no es fácil de reconocer, ya que el número de linfocitos no disminuye, la inmunodeficiencia celular puede no ser tan profunda y las concentraciones de inmunoglobulinas son normales.

El déficit parcial de ADA, debido a mutaciones que conducen a una ausencia de ADA detectable en los hematíes, pero con actividad residual en otros tipos celulares, suele asociarse a una función inmunitaria normal.

El déficit de ADA es una alteración autosómica recesiva. La enzima es genéticamente polimorfa y, en la población normal, se han identificado por electroforesis tres fenotipos, ADA1, ADA2 y ADA2/1, siendo el menos frecuente el fenotipo ADA2. La ADA existe en dos formas que tienen diferentes masas moleculares: la forma pequeña se encuentra en los hematíes y la forma mayor en otras células y tejidos, en los que la ADA se encuentra formando complejo con una proteína de unión de elevado peso molecular, que une dos moléculas de ADA. La forma pequeña se considera la forma catalíticamente activa. Los niños muy afectados no tienen isoenzimas de ADA en ningún tejido, aunque la proteína de unión es normal.

El gen estructural de la ADA está codificado por un único *locus* de 32 kb, que contiene 12 exones, en el brazo largo del cromosoma 20, en la región 20q13.2-qter. Los estudios realizados en pacientes con déficit de ADA indican que el mRNA suele ser detectable en cantidades normales o supranormales. En la mayor parte de los casos con un déficit completo, se han detectado mutaciones puntuales específicas. Una mutación puntual C→T en el exón 11 explica una elevada proporción de ellos, mientras que algunos pacientes son homocigotos para grandes deleciones, incluidas en el exón 1. En algunos pacientes con un déficit parcial de ADA, se ha caracterizado una mutación puntual que da lugar a una ADA lábil para el calor. Esta alteración presenta una prevalencia aparentemente elevada en el Caribe.

Una característica diagnóstica de esta afección es la existencia de concentraciones eritrocitarias de dATP aumentadas. El hallazgo de 2'-desoxiadenosina en orina es también un rasgo característico, encontrándose también en el plasma de los niños afectados de forma grave. La producción de purinas, así como la de ácido úrico, son normales. El déficit de ADA debe considerarse siempre como posible en cualquier niño o adulto que acude con una candidiasis generalizada, particularmente cuando existen pruebas de herencia autosómica recesiva. El defecto puede confirmarse por el hallazgo de actividad indetectable de ADA en los hemolizados. La S-adenosilhomocisteína hidrolasa también suele estar muy reducida en los hemolizados.

6.9. Déficit de mioadenilato desaminasa

La adenilato desaminasa (AMPDA EC: 3.5.4.6) cataliza la desaminación del AMP a

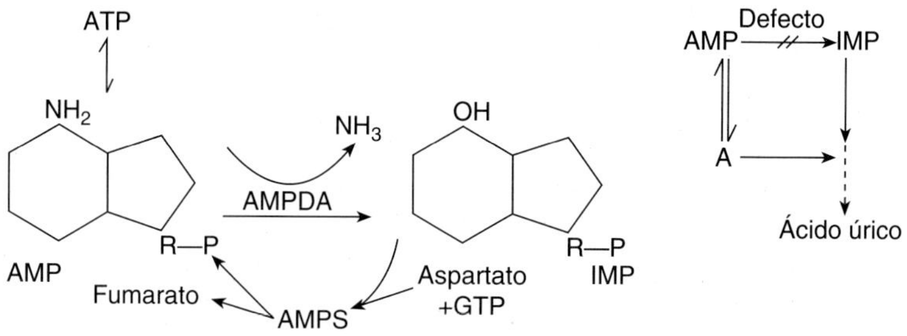

Figura 8-9. Papel de la AMPDA en la desaminación del AMP a IMP, y reconversión del IMP a AMP vía AMPS.

IMP. En los tejidos humanos, existen cuatro isoenzimas de la AMPDA. La enzima consta de cuatro subunidades idénticas, con un peso molecular de aproximadamente 69-76 kDa cada una, y se encuentra en muchos tejidos presentando una actividad máxima en el músculo esquelético. En algunos tejidos la AMPDA se inhibe por el GTP y el Pi, y se estimula por el ATP. En la mayor parte de los tejidos, de los que la principal excepción es el corazón, la ruta predominante del catabolismo del AMP es la desaminación a través de la AMPDA, más que la desfosforilación, y únicamente cuando la carga energética del adenilato desciende por debajo de 0.6, se hace significativa la última ruta.

El déficit muscular de AMPDA presenta una distribución igual entre los sexos, y el modo de herencia en el defecto primario se considera autosómico recesivo, aunque en alguna familia se ha observado un rasgo dominante. Este defecto es específico del músculo esquelético y presenta una heterocigosidad de 1:5. En los pacientes afectados, la actividad AMPDA es normal en otros tejidos y células, entre ellos los hematíes, los leucocitos y los fibroblastos, lo que apoya la existencia de un *locus* genético separado para las isoenzimas de los diferentes tejidos.

La AMPDA está codificada por una familia multigénica que controla el patrón de la expresión, específico del tejido. De las cuatro isoformas de la AMPDA de los tejidos humanos, la E1 y la E2 se encuentran en los hematíes, la forma L en el hígado y la forma M en el músculo. Se ha clonado el gen de la AMPDA1 que codifica la forma predominante en el músculo esquelético del ser humano, y se ha localizado en el brazo corto del cromosoma 1, en la región 1p13-p21. Se han identificado mutaciones puntuales: una de ellas es una mutación sin sentido (Q12X), que afecta al último nucleótido del exón 2 (34C→T); otra consiste en una sustitución en el exón 3 (143C→T). Ambas mutaciones se han identificado en una de dos bibliotecas genómicas. Por otra parte, en un estudio de rastreo aleatorio realizado en pacientes caucasianos, se identificó como heterocigotos para este alelo mutante a 2 de entre 10 voluntarios, lo que sugiere una frecuencia muy elevada en la población normal.

6.10. Déficit de adenilosuccinasa

La adenilosuccinato liasa (adenilosuccinasa ADS: EC 4.3.2.2) cataliza el paso ocho de la ruta sintética *de novo* de diez pasos, y también el segundo paso en la formación de ATP a partir del IMP, en el ciclo de los nucleótidos de adenina (Fig. 8-10). El sustrato de la primera reacción es el succinilaminoimidazol carboxamida ribótido, y el producto es el aminoimidazol carboxamida ribótido. En la segunda reacción, el sustrato es el ácido adenilosuccínico (AMPS) y el producto es el AMP, liberándose en ambos casos fumarato. Un defecto de esta enzima producirá la acumulación de los dos sustratos para estas enzimas en la forma de sus derivados nucleosídicos.

No está claro el mecanismo fisiopatológico relacionado con este déficit. La alteración del ciclo de los nucleótidos de purina puede desempeñar un papel en la patogenia de la disfunción cerebral y en el retraso del crecimiento. El defecto se ha demostrado en el hígado y el riñón, aunque no en los hematíes, los granulocitos ni en el músculo esquelético, lo que sugiere que pueden existir varias isoenzimas en los tejidos humanos.

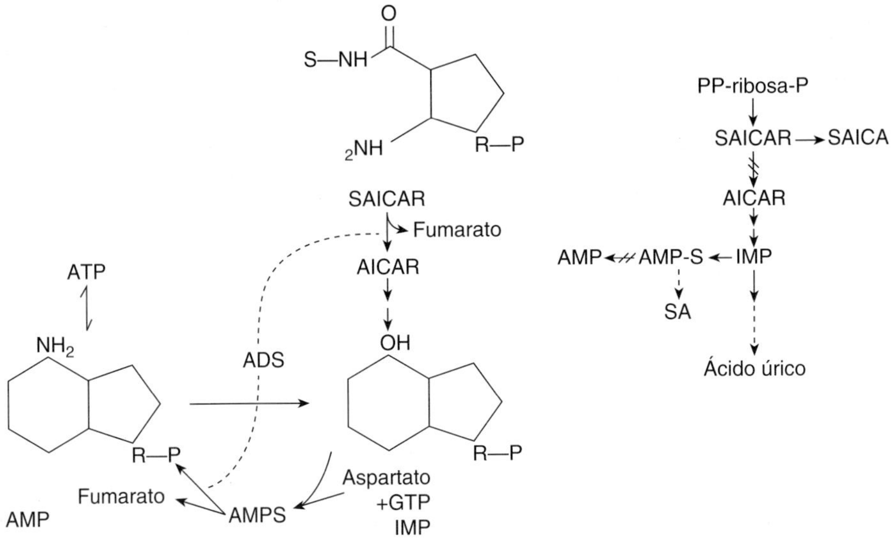

Figura 8-10. Doble papel de la adenilosuccinato liasa (ADS), catalizando la conversión del ribótido de succinilaminoimidazol carboxamida (SAICAR) a ribótido de aminoimidazol carboxamida (AICAR), así como la conversión del IMP a AMP vía ácido adenilsuccínico (AMPS) con liberación de fumarato. Cuando existe un defecto en ADS, tiene lugar la formación de ribósido de succinilaminoimidazol carboxamida (SAICA) y succinil adenosina (SA).

Los niños afectados son normales en el momento del parto, pero se hace evidente en los dos primeros años de vida el retraso psicomotor, que es el síntoma principal de este defecto. Existe una considerable heterogeneidad genética en la expresión clínica. Algunos casos presentan retraso mental, automutilación y movimientos involuntarios de las extremidades, hipertonicidad, desgaste muscular, fallo del crecimiento e hipoplasia cerebelosa.

El déficit de ADS se ha identificado en pacientes de diferentes nacionalidades, principalmente de Holanda y Bélgica y posiblemente su herencia sigue un patrón autosómico recesivo. El gen de esta enzima se localiza en el cromosoma 22. Las investigaciones enzimáticas indican la existencia de isoenzimas en los tejidos humanos. En un niño, se ha identificado una mutación puntual que supone una sustitución de T a C.

El diagnóstico puede sospecharse a partir de la presencia de concentraciones elevadas de ácido aspártico y glicina en los líquidos corporales. El diagnóstico correcto se basa en el hallazgo de dos compuestos que normalmente son indetectables, el succinilaminoimidazol carboxamida ribósido y la succiniladenosina, en el plasma, la orina y el líquido cefalorraquídeo. El ácido úrico en el plasma y la orina es normal. El déficit enzimático puede demostrarse en el hígado, el riñón, el músculo, los fibroblastos y los linfocitos, aunque no en los eritrocitos.

7. ALTERACIONES DEL METABOLISMO DE LAS PIRIMIDINAS

7.1. Aciduria orótica hereditaria (déficit de UMP sintasa)

El ácido orótico es el cuarto intermediario de la ruta de síntesis *de novo* de las pirimidinas, que comienza en el carbamoil fosfato (CP). El CP puede sintetizarse por la CP sintetasa 1 (CPS 1), una enzima que se encuentra en las mitocondrias, que es esencial en el ciclo de la urea, y que está confinada casi exclusivamente en el hígado, con una escasa actividad en el riñón, la mucosa intestinal y los leucocitos. El CP también puede sintetizarse por la CPS 2, una enzima citosólica que se encuentra en muchos tejidos, que forma un complejo multienzimático con las dos siguientes enzimas de la biosíntesis de las pirimidinas, y que está sujeta a un fuerte control regulador por retroacción (Fig. 8-2). Sin embargo, la CPS 1 puede ser una fuente significativa de pirimidinas hepáticas ya que, incluso en condiciones óptimas, un tercio del CP que se sintetiza por esta ruta se exporta al citosol, incorporándose un 80 % a las pirimidinas hepáticas. La cuarta enzima, la dihidroorotato deshidrogenasa, se localiza en la superficie externa de la membrana interna de las mitocondrias.

Las actividades ácido orotico fosforribosiltransferasa (OPRT: EC 2.4.2.10) y orotidina-5'-monofosfato descarboxilasa (ODC: EC 4.1.1.23) se integran en una proteína bifuncional, la UMP sintasa (UMPS). Estas enzimas catalizan la conversión de ácido orótico en UMP, a través del intermediario transitorio OMP, cuyo primer paso necesita PP-ribosa-P (Fig. 8-11).

El déficit de UMPS, anteriormente conocido como aciduria orótica hereditaria, produce la acumulación de ácido orótico que se excreta en gran cantidad. En algunos casos, la depleción de CDP-etanolamina y de CDP-colina, necesarios para la síntesis de fosfolípidos o de UDP-azúcares necesarios para la utilización de galactosa y la formación de glucógeno, son la base de la debilidad del músculo esquelético.

Generalmente, el inicio de los síntomas se observa en los primeros meses de la vida. Todos los pacientes tienen una anemia megaloblástica macrocítica e hipocrómica que no responde a las formas usuales de tratamiento (hierro, ácido fólico y vitamina B_{12}), y algunas veces leucopenia. Otros hallazgos generales son un mal crecimiento, retraso del desarrollo, malformaciones

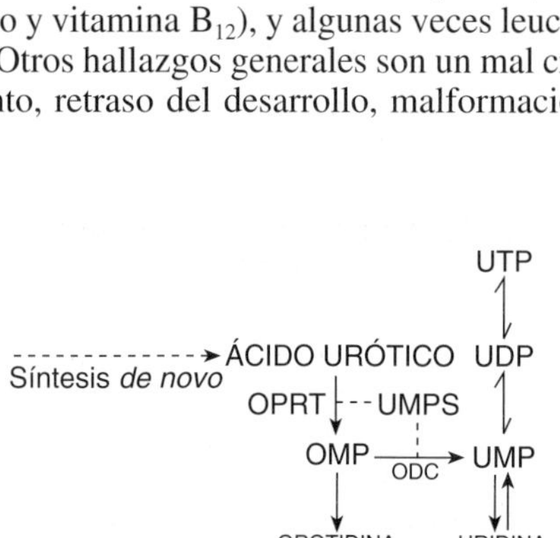

Figura 8-11. Complejo de la UMP sintasa (UMPS), que comprende la orotidina-5'-monofosfato descarboxilasa (ODC) y la ácido orótico fosforribosiltransferasa (OPRT).

cardíacas, estrabismo bilateral, intensa cristaluria y pelo ralo. La función renal suele ser normal. Los pacientes heterocigotos pueden presentar una aciduria orótica moderada, aunque, por lo demás, no se encuentran afectados.

Es una enfermedad muy rara. El defecto enzimático se hereda de forma autosómica recesiva, y se ha demostrado en el hígado, los fibroblastos, los linfocitos, los eritrocitos y los leucocitos de las personas afectadas. Las actividades de la OPRT y la ODC residen en dominios separados de un único polipéptido, codificado por un único gen localizado en el brazo largo del cromosoma 3, en la región 3q13. Se ha clonado el gen de la UMPS y se ha determinado la secuencia nucleotídica de la región codificante completa. En un paciente con aciduria orótica se han identificado dos mutaciones puntuales que producen sustituciones y pérdida de la actividad enzimática.

Los pacientes homocigotos pueden detectarse por la presencia de una anemia megaloblástica grave y concentraciones elevadas de ácido orótico en la orina (unas 1000 veces superior a lo normal). El defecto puede confirmarse por las bajas concentraciones o la ausencia de OPRT y de ODC en los hemolizados. La mayoría de los pacientes tiene una actividad baja, aunque detectable, de OPRT y de ODC en los fibroblastos. El diagnóstico definitivo de la heterocigosidad necesita un bajo nivel de enzima, junto con una excreción urinaria ligeramente aumentada de ácido orótico. El metabolismo de las purinas es normal, mientras que el aclaramiento de ácido úrico es elevado, probablemente debido al efecto uricosúrico del ácido orótico.

Una aciduria orótica secundaria a defectos metabólicos-genéticos que afectan a cuatro de las seis enzimas asociadas con el ciclo de la urea es el resultado de la estimulación de la biosíntesis *de novo* de las pirimidinas, que se sigue de la abundancia de CP derivado de las mitocondrias hacia el citoplasma. La aciduria orótica puede igualar a la de la enfermedad hereditaria, pero puede distinguirse por las concentraciones elevadas de amonio en sangre, y por las concentraciones muy aumentadas de uridina y uracilo en el plasma y la orina. El grado de aciduria orótica que se observa en los defectos del ciclo de la urea también puede observarse en los pacientes con carencias dietéticas de aminoácidos esenciales, el síndrome de Reye, la intolerancia hereditaria a las proteínas y la nutrición parenteral.

7.2. Déficit de dihidropirimidina deshidrogenasa

A diferencia del metabolismo de las purinas, el metabolismo de las pirimidinas carece normalmente de un producto final identificable (Fig. 8-2). Las bases uracilo y timina, que se producen en el catabolismo de los nucleótidos, se degradan normalmente en tres pasos adicionales a los aminoácidos *β*-alanina y ácido *β*-aminoisobutírico, respectivamente, y CO_2 (Fig. 8-12). La enzima dihidropirimidina deshidrogenasa (DHPD: EC 1.3.1.2) cataliza el primer paso en este proceso, que utiliza NADPH y es el limitante de la velocidad, y produce los dihidroderivados del uracilo y la timina. La enzima también es responsable de la degradación del agente antineoplásico 5-fluorouracilo, lo que limita su efectividad.

La DHPD se ha identificado en la mayor parte de los tejidos, encontrándose las actividades más elevadas en los linfocitos, y puede existir en más de una forma isoenzimática. La enzima hepática es un dímero de dos subunidades idénticas, cada una de las cuales contiene cuatro moléculas de FAD y tres moléculas de hierro. El déficit de la DHPD conduce a una hiperexcreción de uracilo y timina en la orina.

Existe una considerable heterogeneidad genética en cuanto a la expresión clínica. El defecto se ha descrito en los niños y en los adultos, siendo la microcefalia un hallazgo consistente. En la forma más grave, existe retraso del desarrollo, epilepsia e hipotonía muscular. Aunque en la mayoría de los pacientes el desarrollo psicomotor se inicia normalmente, pueden producirse posteriormente cambios del comportamiento. En algún caso, se ha podido demostrar una herencia autosómica recesiva. Se desconoce el defecto molecular.

En la orina, se observan concentraciones elevadas de timina y uracilo. Son normales el amonio plasmático, los aminoácidos en plasma y orina y otras pruebas sistemáticas. El déficit de DHPD puede confirmarse demostrando el déficit enzimático en fibroblastos y en leucocitos. Una carga por vía oral con uracilo o timina, que dé lugar a una recuperación de más del 70 % de la carga en la orina, también puede utilizarse para confirmar el defecto.

7.3. Déficit de dihidropirimidinasa

La dihidropirimidinasa (5,6-dihidropirimidina amidohidrolasa DHPA; EC 3.5.2.2), la segunda enzima en la degradación de las bases pirimidínicas, cataliza la degradación del dihidrouracilo y de la dihidrotimina a ácido *β*-ureidopropiónico y ácido *β*-ureidoisobutírico, respectivamente (Fig. 8-12). La DHPA es un tetrámero que se ha aislado a partir del hígado de varias especies. Aunque no es detectable en otros tejidos diferentes al hígado, se ha demostrado que existe una actividad enzimática elevada en todos los tumores sólidos. El déficit de esta enzima se ha

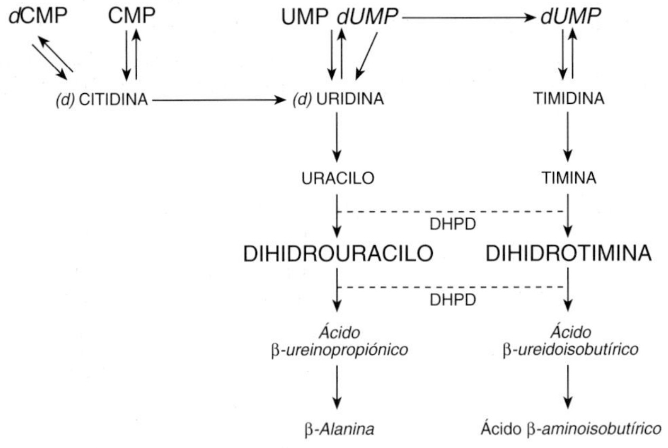

Figura 8-12. La dihidropirimidina deshidrogenasa (DHPD) es la responsable del catabolismo de los productos finales del metabolismo de las pirimidinas (uracilo y timina) para dar dihidrouracilo y dihidrotimina. La dihidropirimidina amidohidrolasa (DHPA) cataliza la conversión de estos productos en aminoácidos.

supuesto a partir de la acumulación y excreción en la orina de los sustratos de la enzima: el dihidrouracilo y la dihidrotimina.

Aunque, en los pocos casos descritos, el embarazo y el parto fueron normales, y el desarrollo inicial fue normal, los dos pacientes varones jóvenes se identificaron a las 6-8 semanas. Los pacientes tienen problemas de desarrollo, convulsiones y bajo nivel de conciencia, y microcefalia. En ambos casos, existía consanguinidad, lo que es compatible con un modo de herencia autosómico recesivo.

La detección en la orina de los componentes no usuales dihidrotimina y dihidrouracilo debe alertar hacia un posible diagnóstico; también se excretan cantidades moderadas de uracilo y timina. El defecto enzimático es difícil de establecer. Los eritrocitos, los leucocitos y los fibroblastos normales están desprovistos de actividad. La detección en el hígado es obligatoria para una prueba definitiva acerca de la presencia o ausencia de la enfermedad.

7.4. Déficit de pirimidina-5'-nucleotidasa (déficit de UMP hidrolasa)

La pirimidina-5'-nucleotidasa (EC: 3.1.3.5) es la primera enzima del ciclo de salvamento de las pirimidinas (Fig. 8-13). Esta enzima cataliza la hidrólisis específica de los nucleótidos 5´ de pirimidina. Es una enzima citosólica que necesita Mg^{2+} para su actividad, mientras que es inhibida intensamente por el plomo, el cobre y el mercurio. La actividad se debe a dos isoenzimas, denominadas uridina monofosfato hidrolasa 1 y 2 (UMPH 1 y 2). La UMPH 1 hidroliza el UMP, el CMP y el dCMP, preferentemente, mientras que la UMPH 2 prefiere el dUMP y el dTMP como sustratos. La mayor parte de la actividad (90-95 %) reside en la UMPH 1.

El déficit de UMPH 1 produce la acumulación de concentraciones elevadas de nucleótidos de pirimidina en los hematíes de los pacientes homocigotos. Aunque sólo los hematíes muestran efectos patológicos en esta alteración, la UMPH 1 de los pacientes también es selectivamente deficiente en las células mononucleares y las linfoblastostoideas.

Los pacientes homocigotos presentan una anemia hemolítica no esferocítica, que se caracteriza por un marcado punteado basófilo en sus hematíes. La edad de presentación es muy variable, con reticulocitosis, anisocitosis, esplenomegalia y algunas veces colelitiasis. También pueden encontrarse concentraciones elevadas de bilirrubina indirecta, concentraciones eritrocitarias aumentadas de glutation reducido, con una actividad reducida de la PP-ribosa-P sintetasa. Los pacientes heterocigotos son normales desde el punto de vista clínico y hematológico. Se trata de una alteración autosómica recesiva.

El defecto enzimático debe sospecharse en los pacientes con una anemia hemolítica no esferocítica. En los hematíes lisados, la enzima presenta una actividad de aproximadamente un 10 % de los valores normales. La mayor parte de la actividad residual, en los pacientes afectados, puede atribuirse, indudablemente, a la UMPH 2. El análisis electroforético, acoplado con la tinción para las diferentes isoenzimas, es una prueba de confirmación muy útil.

En los eritrocitos normales, los nucleótidos de adenina suponen un 90 % del reservorio total de nucleótidos y, además de encontrarse concentraciones bajas de UDP-glucosa, son

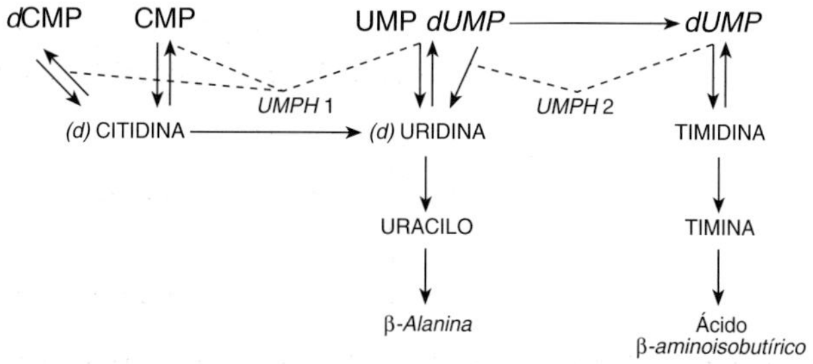

Figura 8-13. Papel de las uridina monofosfato hidrolasas (UMPH) 1 y 2 en el catabollismo del UMP, CMP y dCMP (UMPH 1), y dUMP y dTMP (UMPH 2).

indetectables los nucleótidos. En el déficit de UMPH 1, la concentración de nucleótidos de pirimidina puede superar a la de los nucleótidos de adenina.

La enfermedad es relativamente benigna. La anemia suele ser moderada y es raro que los pacientes requieran transfusión. No se ha demostrado que la esplenectomía sea beneficiosa.

7.5. Déficit de CDP-colina fosfotransferasa

Los últimos dos pasos de la síntesis de lecitina están mediados por la CDP-colina sintetasa (CTP:colinfosfato citidiltransferasa; EC 2.7.7.15) y la colina fosfotransferasa (CDP-colina:1,2-diacilglicerol colinfosfotransferasa; EC 2.7.8.2). El primer paso da lugar a la formación de CDP-colina y pirofosfato (Fig. 8-14). Aunque potencialmente reversible, la presencia en los hematíes humanos de una pirofosfatasa inorgánica activa hace que la formación de CDP-colina sea irreversible.

La acumulación de CDP-colina en los hematíes se ha atribuido a un déficit de la última enzima. Se ha sugerido que la hemólisis crónica que se asocia con el defecto puede relacionarse con una eritropoyesis ineficaz, debida a la destrucción, dentro de la médula, de los precursores eritroides durante la maduración.

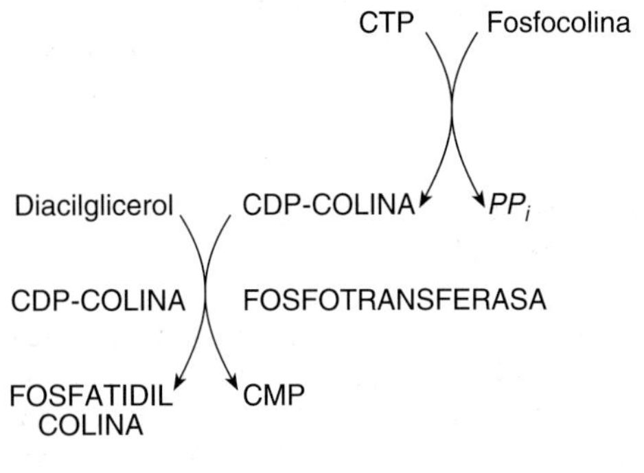

Figura 8-14. La CDP-colina fosfotransferasa cataliza el último paso en la síntesis de la fosfatidil colina.

Invariablemente, los pacientes presentan anemia hemolítica e ictericia, con signos de esplenomegalia. Existe una considerable heterogeneidad de la expresión clínica, que oscila desde su presentación en el parto, con necesidad de transfusión, a una presentación, relativamente benigna al final de la adolescencia. Los hematíes presentan un punteado basófilo significativo, así como policromasia. La reticulocitosis suele ser leve (hasta un 8 %), con una cifra de hemoglobina baja. Los datos sugieren que la herencia es autosómica recesiva.

El defecto puede diagnosticarse a partir de una acumulación selectiva de CDP-colina en los hematíes de los pacientes con una historia de anemia crónica e ictericia. La ausencia de concentraciones elevadas de nucleótidos de pirimidina y una actividad normal de la UMPH 1 distingue esta alteración del déficit de pirimidina-5'-nucleotidasa. Se supone que la acumulación selectiva de nucleótidos se relaciona con un déficit de CDP-colina fosfotransferasa en los precursores eritroides. Sin embargo, no está demostrado que la enzima no se encuentre en los eritrocitos maduros. La producción y la excreción de purinas son normales.

BIBLIOGRAFÍA

GRESSER, U.: *Molecular genetics, biochemical and clinical aspects of inherited disorders of purine and pyrimidine metabolism.* Springer Verlag, Heildelberg, 1995.

SCRIVER, C. R.; BEAUDET, A. L.; SLY, W. S., y VALLE, S.: *The metabolic and molecular bases of inherited disease.* 7th ed. McGraw-Hill, 1995.

SIMMONDS, H. A.; DULEY, J. A., y DAVIES, P. M.: «Analysis of purines and pyrimidines in blood, urine and other physiological fluids». En: Hommes F (ed.). *Techniques in diagnostic human biochemical genetics: a laboratory manual.* Wiley-Liss, New York, 1991.

SIMMONDS, H. A.; FAIRBANKS, L. D.; DULEY, J. A., y MICHELI, V.: «Importance of human erythrocyte in the diagnosis of inherited purine and pyrimidine disorders». *Biomedica Biochimica Acta* 49:259-264, 1990.

STONE, T. W., y SIMMONDS, H. A.: *Purines: basic and clinical aspects.* Stone TW, Simmonds HA. Kluwer, London, 1991.

9

Porfirias

J. C. Prieto Villapún

1. INTRODUCCIÓN

Las hemoproteínas constituyen un grupo de biomoléculas implicadas en un amplio espectro de importantes funciones, tales como la unión del oxígeno (hemoglobina), el metabolismo del oxígeno (oxidasas, peroxidasas, catalasas e hidroxilasas) o el transporte de electrones (citocromos). Por este motivo, el grupo hemo se sintetiza en casi todos los seres vivos. Se trata de una ruta metabólica complicada, cuyos aspectos generales los determinaron, hace ya alrededor de 50 años, los grupos de Shemin y Neuberger. La ruta de biosíntesis del grupo hemo es, probablemente, idéntica en todos los mamíferos y lo mismo ocurre con su compartimentación subcelular. Es de reseñar que las porfirinas libres carecen de utilidad biológica para el hombre y sólo aparecen accidentalmente como productos colaterales de la biosíntesis del grupo hemo.

Las porfirias constituyen un grupo de enfermedades metabólicas de cierta complejidad y con características clínicas y bioquímicas frecuentemente solapadas. La mayor parte de ellas son primarias (heredadas) y muy poco frecuentes, aunque hay también algunas secundarias (adquiridas o inducidas), que son muy comunes en determinados grupos de población. Sean heredadas o adquiridas, todas se caracterizan por presentar un déficit parcial de alguna de las enzimas de la ruta de biosíntesis del grupo hemo. Por otra parte, las porfirias se clasifican como hepáticas o eritropoyéticas, según donde resida principalmente el defecto enzimático en cada caso. De las ocho enzimas que actúan en la biosíntesis del grupo hemo, sólo la primera no se relaciona con ningún tipo de porfiria.

Los primeros casos de porfiria verdadera se describieron en 1874. En 1889, se describió por primera vez una porfiria hepática aguda inducida por fármacos: el caso de una anciana que excretaba orina de color rojo oscuro y que falleció tras tomar sulfonal. Desde entonces hasta hoy, se han sentado las bases de siete afecciones de este tipo, caracterizadas por una producción y excreción excesivas de porfirinas, precursores de porfirinas, o ambos, que originan diversos síntomas neurológicos y fotocutáneos. A continuación, se exponen las distintas etapas de la biosíntesis del grupo hemo y se describen las características de cada tipo de porfiria.

2. BIOSÍNTESIS DEL GRUPO HEMO

En la Figura 9-1, se muestran las etapas de esta ruta de biosíntesis, así como su localización subcelular en la mitocondria o en el citosol. La primera fase consiste en la condensación de precursores hasta formar, por ciclación, el anillo de porfirina. La segunda fase comprende diversas modificaciones de las cadenas laterales y la incorporación final del hierro.

Aunque casi todas las células de los mamíferos sintetizan porfirinas y hemo, la médula ósea y el hígado son especialmente activos en este

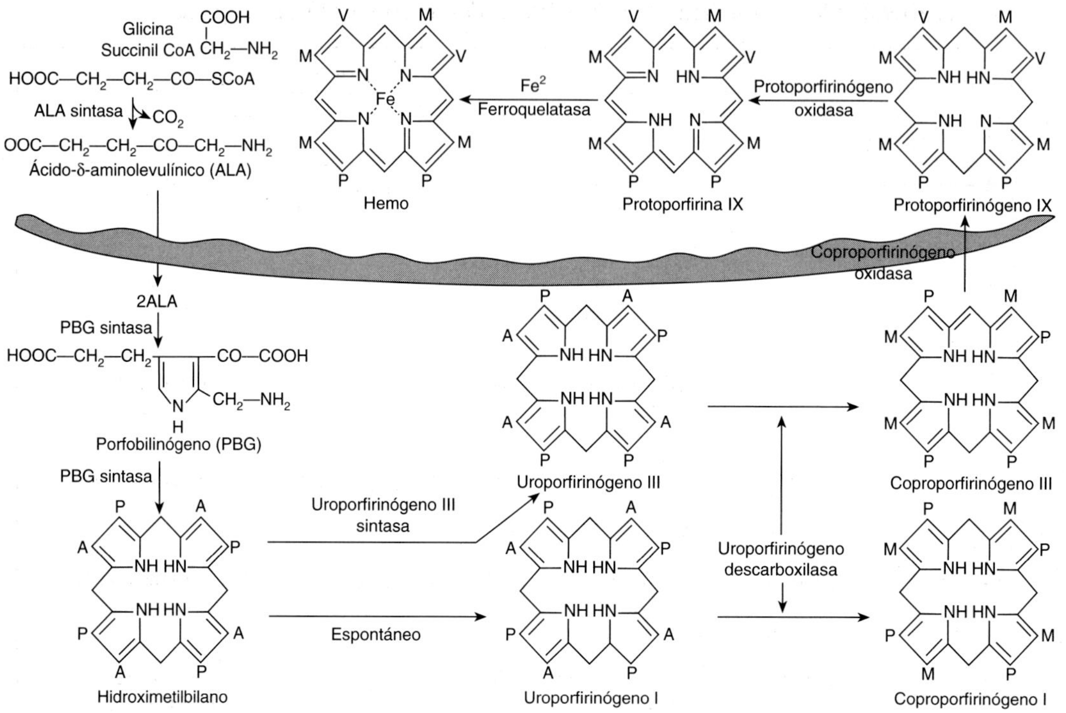

Figura 9-1. Biosíntesis de las porfirinas y del grupo hemo. Se indica la distribución subcelular de las diferentes etapas: A = acetilo; M = metilo; P = propionilo; V = vinilo. Modificado de Prieto, 1998.

sentido. En el ser humano, el 85 % del grupo hemo se sintetiza en las células eritroides y se destina a la producción de hemoglobina, mientras que la mayor parte del hemo restante se sintetiza en el hígado y sirve para su uso como grupo prostético de enzimas dependientes del citocromo P450 y de otras hemoproteínas.

De las ocho enzimas implicadas en la biosíntesis del hemo, la primera y las tres últimas actúan en la mitocondria y las otras cuatro en el citosol. El Cuadro 9-1 es un esquema de la biosíntesis del hemo, en el que se resalta el punto de participación de cada enzima, así como porfirias heredadas asociadas a los correspondientes defectos enzimáticos. Debe destacarse la regulación, por retroacción, que ejerce el producto final, el hemo, sobre la primera enzima de la vía, la ácido δ-aminolevulínico sintasa o ALA-sintasa. Los cDNA de las ocho enzimas del ser humano se han clonado y se conocen las correspondientes estructuras genómicas. Asimismo, se han asignado las localizaciones cromosómicas mediante técnicas de hibridación *in situ* o análisis de células somáticas. En el Cuadro 9-1, aparece, junto a cada enzima, su asignación cromosómica humana, además de su denominación, siguiendo los criterios de la Unión Internacional de Bioquímica, y la porfiria asociada a su déficit. Se describen brevemente, a continuación, las principales características de cada una de las ocho enzimas de esta importante vía de biosíntesis.

2.1. Ácido δ-aminolevulínico sintasa

La ALA-sintasa no sólo es la primera enzima de la vía de biosíntesis de las porfirinas y el hemo, sino que es, normalmente, la que determina su velocidad por medio de la regulación por el producto final, excepto en las células eritropoyéticas. La enzima se encuentra en la matriz mitocondrial, y cataliza la condensación de glicina y succinil CoA, actuando el piridoxal fosfato como cofactor. La ALA-sintasa hepática se ha estudiado con cierto detalle y se conoce su inducción por diversos fármacos, esteroides y

Cuadro 9-1. Enzimas de la biosíntesis del hemo y porfirias asociadas

Biosíntesis del hemo	*Enzimas*	*Localización cromosómica*	*Porfirias*
Glicina + Succinil CoA			
↓	ALA-sintasa (EC 2.3.1.37)	3p21, Xp21-q22	
Ácido δ-aminolevulínico (ALA)			
↓	Porfobilinógeno sintasa (EC 4.2.1.24)	9q34	Déficit de PBG-sintasa
Porfobilinógeno			
↓	Hidroximetilbilano sintasa (EC 4.3.1.8)	11q23-qter	Porfiria aguda intermitente
Hidroximetilbilano			
↓	Uroporfirinógeno III sintasa (EC 4.2.1.75)	10q25.2-q26.3	Porfiria eritropoyética congénita
Uroporfirinógeno I — Uroporfirinógeno III			
↓ — ↓	Uroporfirinógeno descarboxilasa (EC 4.1.1.37)	1p34	Porfiria cutánea tarda
Coproporfirinógeno I — Coproporfirinógeno III			
↓	Coproporfirinógeno oxidasa (EC 1.3.3.3)	3q12	Coproporfiria hereditaria
Protoporfirinógeno IX			
↓	Protoporfirinógeno oxidasa (EC 1.3.3.4)	1q23	Porfiria variegada
Protoporfirina IX			
↓	Ferroquelatasa (EC 4.99.1.1)	18q21	Protoporfiria eritropoyética
HEMO			

otras moléculas. El grupo hemo regula negativamente la concentración de esta enzima, interviniendo tanto sobre la transcripción como sobre la traducción.

Las isoenzimas de la ALA-sintasa están codificadas por dos genes diferentes, cuyos cDNA se han clonado y secuenciado. En el ser humano, el gen *ALAS1* está situado en la región cromosómica 3p21 y es ubicuo, ya que se expresa en todos los tejidos. El gen *ALAS2* es específico de las células eritroides y se encuentra en el cromosoma X, en la región Xp21-q22. Los dos genes humanos presentan una homología del 60 % y parecen haber evolucionado por duplicación de un gen ancestral común con adiciones de secuencias variables. El gen de las células eritroides codifica un precursor de 587 aminoácidos y un peso molecular de 64.6 kDa. Todas las isoenzimas conocidas tienen una vida media corta, inferior a 30 min. La isoenzima eritroide se presenta en dos formas, gracias a un mecanismo de corte y empalme alternativo, y es esencial para sintetizar las importantes cantidades de hemo destinadas a la producción de hemoglobina. La isoenzima hepática es fundamental para la producción del hemo necesario como cofactor para las enzimas dependientes del citocromo P450. De hecho, el etanol, los barbituratos y diversos anticonvulsivos se comportan como agentes porfirogénicos, porque se metabolizan mediante el citocromo P450, con lo que reducen la disponibilidad de hemo y se activa la vía de biosíntesis de las porfirinas.

No existe ninguna porfiria asociada a un defecto de la ALA sintasa, porque en este paso no se acumulan productos intermedios de naturaleza porfirínica. Sin embargo, muchos tratamientos de porfirias agudas de tipo neurológico se dirigen contra esta enzima, con inhibidores de retroacción como la hemina, la hematina o el arginato de hemo. La regulación en las células eritroides es distinta de la hepática, puesto que el tratamiento con hemina se comporta como regulador positivo de la expresión de *ALAS2*.

2.2. Porfobilinógeno sintasa

También denominada ALA-deshidratasa, esta enzima está situada en el citosol y cataliza la condensación de dos moléculas de ALA para dar porfobilinógeno (PBG), un compuesto cíclico de naturaleza pirrólica. La enzima humana tiene cuatro lugares catalíticos distribuidos entre ocho subunidades idénticas de 36 kDa, cada una con un átomo de Zn que protege los grupos sulfhidrilo importantes. El Pb es capaz de desplazar al Zn, por lo que la valoración de esta actividad enzimática es un buen índice de exposición al Pb.

El gen humano se encuentra en el cromosoma 9, en la región 9q34. Los dos primeros exones (1A y 1B) se unen, por un corte y empalme alternativo, al exón 2, que es por donde empieza la región codificadora. El mRNA que contiene el exón 1A es ubicuo, mientras que el que contiene el exón 1B se encuentra exclusivamente en las células eritroides. Es notable el polimorfismo de la enzima, debido a que se expresan dos alelos (*ALAD1* y *ALAD2*), de modo que se distinguen electroforéticamente tres formas enzimáticas (1-1, 1-2 y 2-2), que aparecen en la raza blanca con frecuencias de 80, 18 y 1 %, respectivamente. Ello comporta una susceptibilidad diferente a la intoxicación por plomo. El déficit de actividad ALA-deshidratasa es una porfiria hepática heredada según un patrón recesivo.

2.3. Hidroximetilbilano sintasa

Esta enzima, también denominada porfobilinógeno desaminasa (PBG-desaminasa), actúa en el citoplasma y combina secuencialmente cuatro moléculas de porfobilinógeno para dar hidroximetilbilano, un tetrapirrol abierto. Su actividad es casi tan baja como la de la ALA-sintasa, por lo que puede ser la etapa limitante de la vía, si existe un déficit parcial de ella y un exceso de porfobilinógeno. En la porfiria aguda intermitente, se detecta la mitad de la actividad normal.

Se ha caracterizado un único gen en el ser humano responsable de la síntesis de la enzima, que se encuentra en el cromosoma 11, en la región 11q23-qter, y que sufre un mecanismo de corte y empalme alternativo para dar dos isoformas, una en las células eritroides y la otra común a todos los tipos celulares, con pesos moleculares de 38 y 40 kDa, respectivamente. De los 15 exones con que cuenta el gen, son el 1 y el 2 los que sufren este tipo de procesamiento. Los ratones *knock-out* para este gen presentan características típicas de la porfiria intermitente aguda, con disminución de la actividad de la enzima hepática, excreción urinaria elevada del ácido δ-aminolevulínico tras tratamiento con fenobarbital, y alteraciones motoras.

2.4. Uroporfirinógeno III sintasa

Esta enzima citosólica cataliza la formación del primer macrociclo de la síntesis del hemo, el uroporfirinógeno III. Debe señalarse que, en ausencia de la enzima, puede haber una ciclación espontánea, aunque el producto es el uroporfirinógeno I, un isómero que no conduce a la síntesis del hemo. La URO-sintasa, o cosintasa, invierte el anillo pirrólico D y produce una molécula capaz de ser reconocida estereoespecíficamente por la siguiente enzima de la vía. Al ser su concentración mucho más alta que la de la hidroximetilbilano sintasa en todos los tejidos y especialmente en el sistema eritropoyético, se sintetiza predominantemente uroporfirinógeno III. La enzima que se encuentra en los eritrocitos y el hígado es idéntica, un monómero de 28.6 kDa. El gen se encuentra en el cromosoma 10, en la región 10q25.2-26.3. Se ha clonado el cDNA, comprobándose que codifica una proteína de 265 aminoácidos.

2.5. Uroporfirinógeno descarboxilasa

La URO-descarboxilasa es también una enzima citoplásmica, que cataliza la pérdida secuencial de cuatro grupos carboxilo de las correspondientes cadenas laterales del ácido acético presentes en el uroporfirinógeno III. La reacción de formación de coproporfirinógeno III, un derivado menos hidrosoluble, comienza en el anillo D y sigue el movimiento de las agujas del reloj. La enzima es un monómero de 42 kDa. El cDNA se ha clonado, y el gen se encuentra en el cromosoma 1, en la región 1p34, con una longitud de 3 kb y 10 exones.

2.6. Coproporfirinógeno oxidasa

Ya en la mitocondria, la coproporfirinógeno oxidasa cataliza la descarboxilación de dos de las cuatro cadenas laterales del ácido propiónico (anillos A y B), originando los dos grupos vinilo característicos del protoporfirinógeno IX, un derivado aún menos hidrosoluble. La enzima actúa en el espacio intermembrana de la mitocondria y necesita la presencia de oxígeno. La reacción está acoplada con el transporte del sustrato y del producto a través de las membranas mitocondriales. El cDNA y el gen correspondiente se han caracterizado recientemente; el gen se ha localizado en el cromosoma 3, en la región 3q12, tiene un tamaño de 14 kb y consta de siete exones y seis intrones.

2.7. Protoporfirinógeno oxidasa

En la matriz mitocondrial, esta enzima de la membrana interna cataliza la oxidación del protoporfirinógeno IX a protoporfirina IX, en una reacción en la que se eliminan seis átomos de hidrógeno. La porfirina sintetizada es una forma oxidada, a diferencia de los porfirinógenos anteriores de la ruta, que son moléculas reducidas. El cDNA humano de esta enzima se ha secuenciado recientemente, y se ha clonado el gen, asignándose al cromosoma 1, en la región 1q23. El cDNA humano tiene 1.8 kb y codifica una proteína de 477 aminoácidos. La enzima activa es un homodímero que contiene una molécula de FAD.

2.8. Ferroquelatasa

La última etapa de la biosíntesis del grupo hemo es la inserción del ión ferroso Fe^{2+} en la protoporfirina IX. La reacción de formación del hemo está catalizada por la ferroquelatasa, también denominada hemo sintetasa o protohemo ferroliasa. La enzima está ubicada en la cara interna de la membrana interna mitocondrial, y puede utilizar como sustratos más eficientes que el Fe^{2+}, tanto el Co^{2+} como el Zn^{2+}, dos iones de los que especialmente el segundo se encuentra en concentraciones relativamente altas en el eritroblasto en desarrollo. De hecho, la valoración de protoporfirina-Zn es un índice indirecto de la disponibilidad de hierro en este tipo de células, ya que se encuentra elevado en los déficit de hierro, las anemias y la intoxicación por plomo.

Se ha clonado el cDNA humano, y el gen correspondiente tiene 45 kb y 11 exones, y se localiza en el cromosoma 18, en la región 18q21. La enzima humana tiene un peso molecular de 40 kDa en forma monomérica, aunque parece ser activa como dímero.

3. PORFIRIAS

Es fundamental conocer el tipo de porfiria que presenta un determinado paciente, tanto para aplicar el tratamiento médico conveniente, como para proporcionar un consejo genético adecuado. Antes de establecer todos los detalles de la ruta de biosíntesis del hemo, las patologías de las porfirinas se clasificaban, de acuerdo con la edad de su presentación, con términos como porfiria eritropoyética congénita o porfiria cutánea tarda. Otro criterio de clasificación era el tipo de tejido de origen, en función de que la fuente principal de la hiperproducción de porfirinas fuera el hígado o el sistema eritropoyético. Se utilizaban así denominaciones como porfiria hepatoeritropoyética o protoporfiria eritropoyética. Actualmente, sin embargo, se prefiere clasificar las porfirias en dos grupos: primarias (heredadas) y secundarias (adquiridas). Las porfirias primarias son mucho menos frecuentes que las secundarias. Incluso se ha propuesto el término porfirias para las primarias, pasando a denominar porfirinopatías a las secundarias.

En el Cuadro 9-2, se muestra una clasificación de las porfirias primarias y secundarias, agrupando las primeras, en función de los síntomas clínicos, en porfirias neurológicas (agudas), cutáneas (fotosensibles) y mixtas. En las porfirias neurológicas, los ataques agudos presentan manifestaciones tales como neuropatía periférica, parálisis, psicosis, coma y cólico abdominal; la duración de los episodios es variable, de días a semanas, y puede sobrevenir la muerte. Los

Cuadro 9-2. Clasificación de las porfirias

PRIMARIAS (heredadas)

Neurológicas (ataques agudos)

- Porfiria aguda intermitente (déficit de hidroximetilbilano sintasa).
- Déficit de porfobilinógeno sintasa (sólo en homocigotos).

Cutáneas (fotosensibles)

- Porfiria eritropoyética congénita (déficit de uroporfirinógeno III sintasa).
- Porfiria cutánea tarda (déficit de uroporfirinógeno descarboxilasa).
- Protoporfiria eritropoyética (déficit de ferroquelatasa).

Mixtas (neurológicas y cutáneas)

- Coproporfiria hereditaria (déficit de coproporfirinógeno oxidasa).
- Porfiria variegada (déficit de protoporfirinógeno oxidasa).

SECUNDARIAS (adquiridas)

Coproporfirinuria (p. ej., tirosinemia, intoxicación por plomo, alcoholismo).

Protoporfirinemia (p. ej., quelatos de Zn, ferropenia, intoxicación por plomo, inflamación).

ataques pueden desencadenarse por el etanol o por determinados fármacos como los anticonvulsivos, las dietas hipocalóricas, y las alteraciones hormonales ligadas a la pubertad o la menstruación. En las porfirias cutáneas, aparece una fotosensibilidad cutánea importante, de forma que la luz solar causa fuertes lesiones en la piel, en la que se depositan uroporfirinas, coproporfirinas y protoporfirinas. Estas últimas son las más liposolubles, localizándose en las membranas celulares y causando una sensación dolorosa inmediata, mientras que las demás porfirinas son más hidrosolubles y se depositan en compartimientos acuosos, retrasándose la aparición de lesiones.

En las porfirias adquiridas, se acumulan y excretan diversos derivados porfirínicos. Es frecuente el aumento de la eliminación de coproporfirinas por la orina en casos de intoxicación por etanol, éter, morfina, óxido nitroso, o plomo y otros metales pesados. La causa de ello es la inhibición de la actividad de alguna de las enzimas de la biosíntesis del hemo, a diferencia de las porfirias primarias, que se deben a las bajas concentraciones enzimáticas. Como ejemplo, se encuentra la tirosinemia, en la que la porfobilinógeno sintasa se inhibe por el exceso de producción de succinilacetona. En casos de intoxicación por plomo, éste inhibe la misma enzima, aumentando las concentraciones de ALA y de protoporfirina-Zn. En ambas situaciones, aumenta la concentración urinaria de coproporfirinas.

Muchos de los síntomas clínicos de las porfirias son inespecíficos y similares a los de otras enfermedades, por lo que el diagnóstico suele retrasarse o incluso se diagnostican, incorrectamente, como porfirias afecciones de otro tipo. Es fundamental, por lo tanto, realizar un análisis bioquímico clínico adecuado del paciente y tener un conocimiento profundo de cuáles son los metabolitos principales que se acumulan en cada tipo de porfiria, y si se eliminan por la orina o las heces, inalterados o modificados. De todas formas, para llegar a un diagnóstico preciso y definitivo, debe localizarse el defecto enzimático específico. El Cuadro 9-3 recoge las alteraciones genéticas y metabólicas de las porfirias heredadas.

3.1. Déficit de ALA-deshidratasa

Se trata de la porfiria descrita más recientemente (en 1979). Es una enfermedad muy rara, con poco más de media docena de casos descritos hasta la fecha, y con un patrón de herencia de tipo autosómico recesivo. Los niveles de actividad ALA-deshidratasa en los eritrocitos descienden al 2 % del valor normal, en los pacientes homocigotos, y al 50 %, en los heterocigotos. Aumenta notablemente la excreción de ALA y coproporfirina III en la orina, pero no la de PBG, mientras que se observan concentraciones eritrocitarias elevadas de protoporfirina IX y discretas elevaciones de las concentraciones de otras porfirinas en las heces.

Los pacientes heterocigotos están clínicamente asintomáticos, con un nivel de excreción de ALA normal, por lo que deben diagnosticarse mediante la determinación de concentraciones intermedias de ALA-deshidratasa en los eritrocitos. El ya comentado polimorfismo de la enzima es responsable de las grandes diferencias que existen en cuanto a los síntomas clínicos (neurológicos) de los pacientes homocigotos (neuropatía, dolor abdominal).

Cuadro 9-3. Alteraciones genéticas y metabólicas de las porfirias heredadas

Porfiria	*Herencia*	*Defecto enzimático y % de la actividad normal*	*Principal porfirina o precursor excretado*	*Ruta de excreción*	*Tejido*
Déficit de PBG-sintasa	Recesiva	PBG-sintasa, 1-2 %	ALA, Coproporfirina III	Orina	Hepático
Porfiria intermitente aguda	Dominante	HMB-sintasa, 50 %	ALA, PBG	Orina	Hepático
Porfiria eritropoyética congénita	Recesiva	Uroporfirinógeno III sintasa, 2-5 %	Uroporfirina I	Orina	Eritropoyético
Porfiria cutánea tarda	Dominante	Uroporfirinógeno descarboxilasa, 50 %	Uroporfirina I y III, Porfirina 7-carboxilato	Orina	Hepático
Coproporfiria hereditaria	Dominante	Coproporfirinógeno oxidasa, 50 %	ALA, PBG Coproporfirina III	Orina Heces	Hepático
Porfiria variegada	Dominante	Protoporfirinógeno oxidasa, 50 %	ALA, PBG Coproporfirina III, Protoporfirina IX	Orina Heces	Hepático
Protoporfiria eritropoyética	Dominante	Ferroquelatasa, 20%	Protoporfirina IX	Heces	Eritropoyético

Las intoxicaciones por etanol, plomo o hierro pueden producir porfirias adquiridas, por inhibición de la actividad ALA-deshidratasa. En la tirosinemia heredada sucede lo mismo, debido a que se forma succinilacetona que, por ser un análogo estructural del ácido δ-aminolevulínico, se comporta como inhibidor competitivo de la ALA-deshidratasa.

3.2. Porfiria intermitente aguda

El déficit de HMB-sintasa es la causa de esta enfermedad autosómica dominante. Por su condición de heterocigotos, los pacientes presentan el 50 % de las concentraciones normales de la enzima, aunque sólo el 10 % de ellos tiene síntomas clínicos neurológicos a lo largo de su vida. La incidencia es de 1.5-10 por cada 100 000 personas, aunque es 100 veces superior en los pacientes psiquiátricos. Se conocen incluso familias con más de 100 casos.

Se han caracterizado cuatro tipos principales de mutaciones entre más de 20 conocidas. Esta porfiria es más frecuente en las mujeres, con una relación 2/1 respecto a los hombres, y suele aparecer tras la pubertad. Se trata de una enfermedad ecogénica, de modo que su aparición se desencadena por factores hormonales, metabólicos, dietéticos o microambientales. Por ello, es fundamental el diagnóstico en las familias de riesgo, con el fin de regular el tipo de comportamiento aconsejable para el afectado. Así, deben desaconsejarse las dietas hipocalóricas de reducción de peso o los períodos de ayuno en postoperatorios o en enfermedades recurrentes. Parece que ésta fue la enfermedad que sufrió Van Gogh, quien la adquirió a causa de su contacto habitual con los diferentes componentes de sus útiles de pintura.

Los enfermos con porfiria intermitente aguda eliminan grandes cantidades de ALA y PBG en la orina. Los síntomas neuroviscerales y circulatorios se concretan, sobre todo, en el dolor abdominal, aunque también en las neuropatías motoras y los reflejos cardiovasculares anormales, pudiéndose llegar a la muerte en el 10 % de los casos, muchas veces por parálisis respiratoria.

3.3. Porfiria eritropoyética congénita

El déficit de uroporfirinógeno III sintasa se denomina también enfermedad de Günther. Es un trastorno autosómico recesivo, en el que los pacientes homocigotos presentan menos del 5 % de las concentraciones normales de la enzima, aunque puede ser suficiente para producir cantidades adecuadas de hemo. Se trata de una enfermedad rara, con casi 200 casos descritos, y hay una notable heterogeneidad genética, con más de 20 tipos de mutaciones caracterizadas que se relacionan con la mayor o menor gravedad de los síntomas. En las familias de riesgo, puede detectarse en los cultivos de células de líquido amniótico en el período fetal y, desde el punto de vista clínico, suele manifestarse en el período neonatal.

Los pacientes tienen en la orina concentraciones elevadas, entre 20 y 60 veces los valores de referencia, de las distintas porfirinas, sobre todo de la uroporfirina I. También tienen concentraciones elevadas de coproporfirina I en los eritrocitos y el plasma. Puede conseguirse un aumento de la eliminación de estos metabolitos por las heces con la administración oral de carbón en polvo, remitiendo así la sintomatología. Los enfermos presentan una fotosensibilidad cutánea característica, sobre todo a la luz solar, pigmentándose de color rojizo la orina, los huesos y los dientes, debido a las elevadas concentraciones de porfirinas. Tanto es así que se ha relacionado esta enfermedad incluso con situaciones aparentes de vampirismo. La esperanza de vida puede acortarse por las infecciones o las complicaciones hematológicas, y hay que evitar, en la medida de lo posible, las exposiciones solares prolongadas.

3.4. Porfiria cutánea tarda

Es una enfermedad autosómica dominante, que también se ha denominado porfiria sintomática o idiosincrásica. En realidad, este déficit de uroporfirinógeno descarboxilasa comprende un conjunto de patologías adquiridas (esporádica o de tipo I) o heredadas (familiares, o de tipos II y III). El Cuadro 9-4 recoge la correspondiente clasificación.

La primera mutación se describió en 1989, y consiste en la sustitución de un solo aminoácido, el reemplazo de glicina por valina en la posición 281. A partir de ella, se han descrito diferentes mutaciones en el gen que codifica la uroporfirinógeno descarboxilasa. La enfermedad debe distinguirse de las pseudoporfirias, como la porfiria cutánea urémica, y de diversas sintomatologías del tipo de la porfiria cutánea tarda, que son inducidas por los fármacos. La porfiria cutánea tarda de tipo I es la porfiria mas común, con un 80 % del total y miles de casos descritos. Afecta a los adultos y se debe a la disminución de actividades enzimáticas en el hígado, aunque no en los eritrocitos. La de tipo II es una enfermedad autosómica dominante y se caracteriza por presentar un 50 % de la actividad de la enzima, tanto en los eritrocitos como en el hígado y en otros tejidos, siendo el único tipo para el que se han definido mutaciones en el gen correspondiente. Cuando no afecta a los eritrocitos, se clasifica como de tipo III; ha sido estudiada con detalle en cuatro familias españolas.

La incidencia media de la porfiria cutánea tarda es de 1/25 000 y afecta especialmente a los adultos, aunque la forma familiar también se presenta en niños. La enzima hepática se inactiva en el sitio catalítico por un proceso dependiente del hierro, que requiere un precursor del hemo y que puede acelerarse por inducción de la síntesis del citocromo P450. Los enfermos producen y excretan por la orina cantidades elevadas de uroporfirina I y III y de porfirina 7-carboxilato, así como de isocoproporfirina por las heces.

Los síntomas principales de la porfiria cutánea tarda consisten en fotosensibilidad, sobre todo a la luz solar, que produce lesiones cutáneas, e hipertricosis facial, sin alteraciones neurológicas. El etanol, los estrógenos, el hierro, los compuestos organoclorados y otros agentes favorecen la aparición de estos síntomas. De hecho, durante muchos años, se ha observado una incidencia superior en los varones frente a las mujeres, en relación con un mayor consumo de alcohol por parte de los primeros, situación que se va equilibrando a medida que el consumo

Cuadro 9-4. Tipos de porfiria cutánea tarda

Tipo	*Presentación familiar*	*Herencia*	*Actividad URO-descarboxilasa*	
			Eritrocitos	*Hígado*
I	No	Adquirida	Normal	Disminuida
II	Sí	Autosómica dominante	Disminuida	Disminuida
III	Sí	Autosómica dominante	Normal	Disminuida

alcohólico en la mujer va aumentando. Últimamente se la asocia con frecuencia a infecciones por el virus de la hepatitis C o al síndrome de inmunodeficiencia adquirida. Se consigue cierta mejoría mediante sangrías, gracias a que la retirada de sangre conlleva una disminución de la disponibilidad de hierro y se reducen las concentraciones urinarias de porfirinas.

3.5. Porfiria hepatoeritropoyética

Al igual que la porfiria cutánea tarda, se trata de un déficit de uroporfirinógeno descarboxilasa. Sin embargo, la porfiria hepatoeritropoyética es de tipo autosómico recesivo, por lo que se presenta en los pacientes homocigotos y es, además, muy rara, puesto que sólo se conocen poco más de 20 casos. Se han detectado diversas mutaciones en el gen que codifica la uroporfirinógeno descarboxilasa en estos pacientes. La primera de ellas es el cambio G→A en la posición 860 del cDNA, dando lugar al cambio de glicina a glutamato en la posición 281 de la secuencia de aminoácidos.

Desde el punto de vista clínico, esta enfermedad es idéntica a la porfiria eritropoyética congénita, y se acompaña de los mismos síntomas de fotosensibilidad y fragilidad cutánea, manifestándose principalmente en la infancia. Su denominación no es más que un intento de recalcar que el exceso de producción de porfirinas tiene lugar no sólo en la médula ósea, sino también en el hígado. La actividad de la enzima es tan sólo de un 5-10 % del valor normal, y los datos bioquímicos de los pacientes son similares a los que padecen una porfiria cutánea tarda. El tratamiento de esta enfermedad y de la porfiria cutánea tarda es poco más que preventivo, procurando evitar en lo posible la luz solar, y utilizando cremas y otros filtros adecuados contra ella.

3.6. Coproporfiria hereditaria

Se trata de una porfiria hepática aguda, con un patrón de herencia autosómico dominante, causada por la actividad deficiente de la coproporfirinógeno oxidasa. Se observa en pacientes heterocigotos, con una actividad enzimática de tan sólo el 50 % del valor normal. Se han descrito algunos casos de pacientes homocigotos con una actividad del 10 % del valor normal (harderoporfiria), que acumulan sobre todo harderoporfirina; también, hay casos con tan sólo el 2 % de la actividad normal de la enzima, situación en la que se acumula coproporfirina III.

La coproporfiria hereditaria es poco frecuente, con menos de 200 casos descritos y una incidencia próxima a 2 casos por millón. Se han descrito diversos tipos de mutaciones y polimorfismos en el gen correspondiente, que indican que se trata de una enfermedad genéticamente heterogénea. El coproporfirinógeno III, que se forma sobre todo en el hígado y se elimina en las heces, aumenta su nivel de excreción unas 10-200 veces. Las concentraciones elevadas de coproporfirinas se detectan no sólo en las heces, sino también en la orina y la bilis.

Los pacientes presentan síntomas neuroviscerales, como dolor abdominal, vómitos, estreñimiento y neuropatías, similares a los de la porfiria intermitente aguda; además, el 30 % también presenta fotosensibilidad cutánea. Los ataques se ven favorecidos por situaciones como la gestación, o tras la administración de anticonceptivos orales o fármacos, como los barbitúricos.

3.7. Porfiria variegada

Es una afección heredada de forma autosómica dominante, que se manifiesta generalmente en los pacientes heterocigotos. Se trata de una hepatopatía que cursa con un 50 % de la actividad de la protoporfirinógeno oxidasa, y que recibe el apelativo de variegada porque los enfermos presentan síntomas neurológicos, fotosensibilidad o ambas situaciones. Se calcula que la incidencia es de 1/100 000 personas, aunque llega a 3/1000 en la población sudafricana descendiente de holandeses. Ello se debe, seguramente, a ancestros de una misma familia de finales del siglo XVII. También se han descrito varios casos de pacientes homocigotos con una intensa reducción de la actividad de la protoporfirinógeno oxidasa. Se trata de una enzima cuyo gen presenta polimorfismo, habiéndose caracterizado variaciones tanto exónicas como intrónicas de la secuencia de bases. Una de las mutaciones descritas produce la pérdida del cofactor FAD, debido a que se ha modificado el lugar de la enzima al que se une este dinucleótido.

Los enfermos con porfiria variegada se caracterizan por una excreción elevada de protoporfirinas y coproporfirinas por las heces, donde sufren una transformación por bacterias a distintos derivados, por lo que el diagnóstico se hace preferentemente en la bilis. En los ataques agudos, excretan también gran cantidad de ALA, PBG y coproporfirina III por la orina.

Los síntomas neuroviscerales de esta enfermedad son iguales a los de la porfiria intermitente aguda y la coproporfiria hereditaria. Es muy frecuente la presentación de fotosensibilidad cutánea, en el 85 % de los casos de Sudáfrica, con lesiones que resultan más crónicas que en la coproporfiria hereditaria. La administración de glucosa y hematina suele ser beneficiosa en el tratamiento de los ataques agudos, mientras que las precauciones para proteger la piel frente a la luz solar son fundamentales para contrarrestar la fotosensibilidad.

3.8. Protoporfiria eritropoyética

Se debe a la disminución de la actividad de la ferroquelatasa, la última enzima de la ruta de síntesis del grupo hemo. Es una enfermedad autosómica dominante, generalmente presente en los pacientes heterocigotos, con un 20-50 % de la actividad normal. Se conocen más de 300 casos, y es la porfiria eritropoyética más frecuente. Hay también algunos casos de pacientes homocigotos con tan sólo un 6 % de actividad ferroquelatasa.

Se han descrito varias mutaciones del gen de la ferroquelatasa que indican la heterogeneidad de la enfermedad. Una de ellas es el cambio A→C en la posición 1157, lo que es la causa de un cambio de His a Pro en la posición 386 de la secuencia de aminoácidos, con la introducción de un giro que provoca una profunda alteración de la estructura de α-hélice y una drástica reducción de la actividad enzimática.

La protoporfiria eritropoyética aparece en la infancia, detectándose altas concentraciones de protoporfirina IX tanto en la sangre como en la bilis y las heces. Por el contrario, no aparece en la orina, ya que es muy poco hidrosoluble. Cuando existe alteración hepatobiliar, lo que sucede en el 10 % de los casos, aumenta la excreción urinaria de coproporfirina. Los pacientes presentan fotosensibilidad cutánea, por acumulación de la protoporfirina IX en la piel; los síntomas no son muy graves e incluyen quemaduras, edema, eritemas y prurito, entre los más frecuentes. Se utiliza, con resultados terapéuticos positivos, el tratamiento prolongado con β-caroteno para reducir la fotosensibilidad, así como las pertinentes precauciones frente a la luz solar.

BIBLIOGRAFÍA

BOGARD, C., y DEYBACH, J. C.: «Porphyrines and porphyrias». *Ann Biol Clin (Paris) 56*: 11-22, 1998.

DESNICK, R. J., y ANDERSON, K. E.: «Heme biosynthesis and its disorders: porphyrias and sideroblastic anemias». En: *Hematology*, 2.ª ed. Hoffman, R., Benz. E. J. Jr, Shattil SJ, Furie B, Cohen HJ, Silberstein LE. Churchill Livingstone, Nueva York, 523-545, 1995.

ELDER, G. H.: «Update on enzyme and molecular defects in porphyria». *Photodermat Photoimmunol Photomed 14*: 66-69, 1998.

FONTANELLAS, A.; BENSIDHOUM, M.; ENRÍQUEZ DE SALAMANCA, R.; MORUNO-TIRADO, A.; DE VERNEUIL, H., y GED, C.: «A systematic analysis of the mutations of the uroporphyrinogen III synthase gene in congenital erytropoietic porphyria». *Eur J Hum Genet 4*: 274-282, 1996.

FRANK, J.; NELSON, J.; WANG, X.; YANG, L.; AHMAD, W.; LAM, H.; JUGERT, F. K.; KALKA, K.; POH-FITZPATRICK, M. B.; GOERZ, G.; MERK, H. F., y CHRISTIANO, A. M.: «Erythropoietic protoporphyria: identification of novel mutations in the ferrochelatase gene and comparison of biochemical markers versus molecular analysis as diagnostic strategies». *J Invest Med 47*: 278-284, 1999.

FRITSCH, C.; LANG, K.; VON SCHMIEDEBERG, S.; BOLSEN, K.; MERK, H., y LEHMAN RUZICKA, T.: «Porphyria cutanea tarda». *Skin Pharmacol Appl Skin Physiol 11*: 321-335, 1998.

GROSS, U.; SASSA, S.; JACOB, K.; DEYBACH, J. C.; NORDMANN, Y.; FRANK, M., y DOSS, M. O.: «5-Aminolevulinic acid dehydratase deficiency porphyria: a twenty-year clinical and biochemical follow-up». *Clin Chem 44*: 1892-1896, 1998.

KAPPAS, A.; SASSA, S.; GALBRAIGTH, R. A., y NORDMANN, Y.: «The porphyrias». En: *The Metabolic and Molecular Basis of Inherited Disease*, 7.ª ed. Sriver CR, Beaudet AL, Sly WS, Valle D. McGraw-Hill, New York, 2103-2159, 1995.

MARTASEK, P.: «Hereditary coproporphyria». *Semin Liver Dis 18*: 25-32, 1998.

NUTTAL, K. L.: «Porphyrins and disorders of porphyrin metabolism». En: *Tietz Textbook of Clinical Chemistry*, 2.ª ed. Burtis CA, Ashwood ER. Saunders, Filadelfia, 2073-2106, 1994.

PONKA, P.: «Tissue-specific regulation of iron metabolism and heme synthesis: distinct control mechanisms in erythroid cells». *Blood 89*: 1-25, 1997.

PRIETO, J. C.: «Alteraciones del metabolismo de las porfirinas». En: *Bioquímica Clínica*. González de Buitrago JM, Arilla Ferreiro E, Rodríguez Segade M, Sánchez Pozo A. McGraw-Hill, Interamericana, Madrid, 225-234, 1998.

ROSIPAL, R.; LAMORIL, J.; PUY, H.; DA SILVA, V.; GOUYA, L.; DE ROOIS, F. W.; TE VELDE, K.; NORDMANN, Y.; MARTASEK, P., y DEYBACH, J. C.: «Systematic analysis of coproporphyrinogen oxidase gene defects in hereditary coproporphyria and mutation update». *Hum Mutat 13*: 44-53, 1999.

SCHREIBER, W. E.: «Iron, porphyrin, and bilirubin metabolism». En: *Clinical Chemistry: Theory, Analysis and Correlation*, 3.ª ed. Kaplan L, Pesce AJ. Mosby, San Luis, 696-715, 1996.

SOLÍS, C.; LÓPEZ-ECHANIZ, I.; SEFARTY-GRANEDA, D.; ASTRIN, K. H., y DESNICK, R. J.: «Identification and expression of mutations in the hydroxymethylbilane synthase gene causing acute intermittent porphyria (AIP)». *Mol Med 5*: 664-671, 1999.

10

Hemoglobinopatías y alteraciones de los eritrocitos

A. VILLEGAS MARTÍNEZ y P. ROPERO GRADILLA

1. INTRODUCCIÓN

Las hemoglobinopatías constituyen un grupo heterogéneo de enfermedades autosómicas que se producen por alteraciones hereditarias de la molécula de globina. Se clasifican en dos grandes grupos, según se trate de un trastorno cualitativo o cuantitativo. Así, en el primer grupo hay una alteración estructural de alguna de las cadenas de la globina, lo que da lugar a hemoglobinopatías estructurales, mientras que en el segundo grupo se incluyen trastornos cuantitativos, en los que existe una disminución o ausencia de la síntesis de una o más cadenas de globina, produciéndose las talasemias.

Las hemoglobinopatías constituyen variantes de la cadena de hemoglobina, debido a mutaciones de la secuencia codificante de los genes de la globina (α o β) que alteran la estructura primaria de la cadena de la globina afectada. Se han descrito más de 800 variantes de hemoglobina, de las cuales alrededor de la mitad no causan patología. En los casos patológicos, las mutaciones pueden producir polimerización de la hemoglobina anómala, precipitación de la hemoglobina dentro del hematíe (Hb inestables), cambios de la afinidad por el oxígeno o aumento de la oxidación del hierro del grupo hemo (metahemoglobinas).

Las talasemias constituyen un grupo heterogéneo de anemias hereditarias, desde el punto de vista molecular, clínico y hematológico, que se caracterizan por la disminución o la ausencia total de la síntesis de una o más cadenas de la globina. La cadena que se sintetiza en menor cuantía es por lo general completamente normal en cuanto a su composición y estructura.

En condiciones normales, la producción de cadenas α y β de globina en el adulto se realiza de forma equilibrada, lo que permite la formación de tetrámeros $\alpha_2\beta_2$, que constituyen la HbA. En las talasemias, la producción deficitaria de una o más cadenas conlleva una hemoglobinización deficiente de las células eritroides. La cadena no afectada continúa produciéndose en cantidades normales, y su acumulación excesiva puede alterar la maduración y la función de los eritrocitos. La alteración puede afectar a la síntesis de cualquier cadena de globina aunque, dado el predominio de la HbA en la vida posnatal, los dos principales tipos de talasemia se producen por defecto de la síntesis de las cadenas α (α-talasemia) y β (β-talasemia).

2. ESTRUCTURA, FUNCIÓN Y TIPOS DE HEMOGLOBINA

La hemoglobina es una proteína globular formada por un grupo proteico (globina) y un grupo prostético (hemo). La globina, por su parte, está formada por cuatro cadenas polipeptídicas de dos tipos, con una secuencia específica de aminoácidos. Dos tercios de los aminoácidos se disponen de forma helicoidal, confiriendo rigidez a la estructura, que se estabiliza por enlaces de hidrógeno. La forma helicoidal adopta en el espacio una forma típica debido a varios plegamientos.

La función principal de cada subunidad consiste en proporcionar un ambiente estable para el grupo hemo, en el que pueda producirse la reacción reversible de oxigenación. Este papel lo desempeña la estructura terciaria de cada subunidad, que está compuesta por 8 segmentos helicoidales, replegados sobre sí mismos, formando una estructura globular compacta, en el centro de la cual está situado el grupo hemo, dentro de una bolsa hidrófoba, que mantiene el hierro en estado ferroso.

Los residuos de aminoácidos situados hacia el interior de la molécula son apolares, mientras que los situados en la superficie en contacto con el medio ambiente acuoso tienen cadenas laterales hidrófilas. La exclusión de los residuos hidrófobos del medio ambiente acuoso mantiene fija la estructura globular. Finalmente, la hemoglobina tiene una estructura cuaternaria, resultado de la relación entre las cuatro cadenas polipeptídicas.

La hemoglobina se encuentra en el interior de los hematíes, y su función principal consiste en transportar oxígeno desde los pulmones a los tejidos. Esto se consigue gracias a la unión de la globina con el grupo hemo, que se hace soluble, asegurándose un ambiente hidrófobo para captar de forma reversible el oxígeno. Para la realización de esta función, es esencial el mantenimiento de la estructura y la configuración espacial de la molécula de hemoglobina.

Existen seis tipos de cadenas de globina en el ser humano, alfa (α), beta (β), gamma (γ), delta (δ), épsilon (ε) y zeta (ζ). La cadena α está formada por 141 aminoácidos, al igual que la ζ, mientras que las cadenas β, γ, δ y ε son ligeramente más largas, con 146 aminoácidos. A partir de las combinaciones dos a dos de las cadenas de globina, se forman las diferentes hemoglobinas, en los períodos embrionario, fetal, neonatal y adulto (Fig. 10-1).

Hasta la fecha, se han descrito cinco hemoglobinas embrionarias diferentes: Hb Gower I ($\zeta_2\varepsilon_2$), Hb Gower II ($\alpha_2\varepsilon_2$), Hb Portland I ($\zeta_2\gamma_2$), y Hb Portland II y III. Estas hemoglobinas se corresponden con las adaptaciones evolutivas y los cambios fisiológicos que se producen en el feto durante su desarrollo con objeto de realizar mejor su función principal, que es el transporte de oxígeno y CO_2. Todas ellas presentan una elevada afinidad por el oxígeno.

La Hb Fetal ($\alpha_2\gamma_2$) constituye, en el recién nacido, entre el 60 y el 95 % del total de la hemoglobina. Disminuye progresivamente durante los seis primeros meses de vida, manteniéndose en concentraciones superiores al 1 %, en la mayor parte de los casos hasta los dos años de edad. En los adultos, los valores normales se sitúan por debajo del 1 %.

Desde el punto de vista funcional, la HbF tiene una mayor afinidad por el oxígeno que la HbA, como consecuencia de la incapacidad de la HbF para unirse al 2,3-DPG con la misma

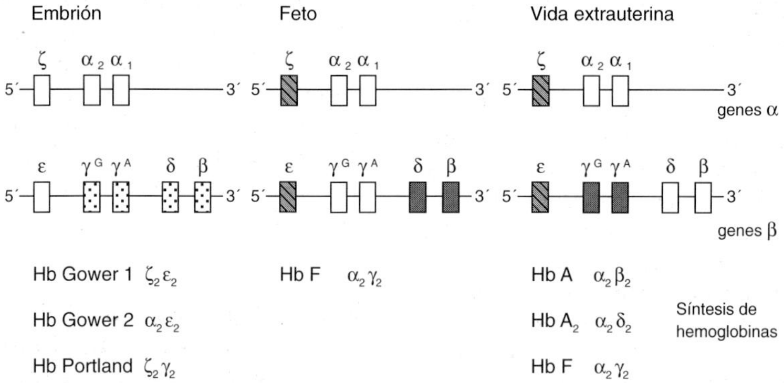

Figura 10-1. Control genético de la síntesis de la hemoglobina humana. En blanco, los genes activos; punteados, los genes pocos activos, sombreados, los genes que aún no son activos; rayados, los genes que han pasado de ser activos a no funcionales.

intensidad que la HbA; esto le confiere una ventaja funcional en la captación de oxígeno a presiones bajas (pO_2 de 45 mm Hg), como sucede en el intercambio placentario.

La HbF se encuentra aumentada en algunas enfermedades hereditarias, como la β-talasemia, la persistencia hereditaria de Hb fetal (PHHF) y la drepanocitosis, y en otras enfermedades adquiridas, como la anemia megaloblástica, la aplasia medular, algunas leucemias y, ligeramente, en los embarazos normales.

Otro tipo de hemoglobina es la Hb Bart (γ_4), que se encuentra en cantidades inferiores al 0.5 % en los neonatos normales. Se trata de un tetrámero, funcionalmente anómalo, que presenta una afinidad aumentada por el oxígeno, ausencia de interacción hemo-hemo y efecto Bohr. Se encuentra ligeramente aumentada en los recién nacidos con α-talasemia y, excepcionalmente en el adulto.

La HbA ($\alpha_2\beta_2$) constituye alrededor del 97 % de toda la hemoglobina del adulto, mientras que en el recién nacido su cuantía es del 20 al 40 %. La HbA_2 ($\alpha_2\beta_2$) representa en el neonato menos del 0.5 % del total de la hemoglobina, mientras que en el adulto puede llegar a alcanzar el 2.5 %. Su trascendencia fisiológica se desconoce, aunque probablemente tenga una función similar a la de la HbA. Aumenta en las β-talasemias y en algunas variantes de hemoglobina, como la HbA/S; también, en casos de hipertiroidismo y anemia megaloblástica. Por el contrario, disminuye en las α, δ-β-talasemias, la Hb Lepore, la PHHF, los estados carenciales de hierro y las anemias sideroblásticas.

3. ORGANIZACIÓN Y ESTRUCTURA DE LOS GENES GLOBÍNICOS

Los genes que codifican las cadenas de globina se encuentran en dos agrupamientos multigénicos. El de los genes de tipo α se encuentra situado cerca del telómero del brazo corto del cromosoma 16, en la región 16p13.3, y el de los genes de tipo β está en la porción distal del cromosoma 11, más allá de la banda p14. En ambos agrupamientos, los genes están dispuestos en la dirección 5'→3', de acuerdo con la secuencia ontogénica de su expresión, es decir, se encuentran primero los genes embrionarios (ζ y ε), seguidos de los fetales (γ^A y γ^G) y, finalmente, de los del adulto (α, β y δ).

3.1. Organización del agrupamiento de los genes de la cadena α de la globina

El agrupamiento α ocupa una región de 36 kb, en la que se encuentran los genes de la cadena α, en dos conjuntos denominados complejo «análogos a α». Este complejo comprende dos genes funcionales α (α_2 y α_1), idénticos en la región codificante, pero que difieren en algunos nucleótidos de los intrones y en la región intergénica, aunque el producto proteico final de los genes α_1 y α_2 es idéntico. Cada ser humano posee dos genes α por cada dotación haploide; un gen embrionario semejante a α (ζ_2) funcional, tres pseudogenes ($\psi\zeta_1$, $\psi\alpha_1$, $\psi\alpha_2$) y un gen de función no determinada (θ_1), ordenados de la siguiente manera:

$$\text{N-5'}-\zeta_2-\psi\zeta_1-\psi\alpha_2-\psi\alpha_1-\alpha_2-\alpha_1-\theta_1-3'$$

Además de este agrupamiento, se ha encontrado un pseudogén en la familia R_0, que son pequeños fragmentos de RNA citoplásmáticos identificados por debajo del gen α_1, así como una copia procesada de la familia ζ ($\psi\theta$), encontrada en el cromosoma 22 (Fig. 10-2).

La distancia intergénica entre los genes ζ_2 y $\psi\zeta_1$ varía considerablemente, debido a la existencia de una zona hipervariable situada entre ambos y constituida por un número variable de copias secuenciales repetidas de DNA de 36 pares de bases (pb).

A lo largo del DNA eritroide, existen siete zonas hipervariables, siendo un rasgo característico de esta región que contengan algunos segmentos de DNA llamados minisatélites. Estos minisatélites se identificaron como regiones polimórficas hipervariables en el extremo C 3' terminal del complejo de globina. Todas las regiones hipervariables son polimórficas, tanto en el individuo normal como en las personas que padecen una α-talasemia, por lo que ha sido de enorme valor en el análisis genético del agrupamiento α globina y, en general, de la región 16p13.3.

3.2. Organización del agrupamiento de los genes de la cadena β de la globina

El agrupamiento β ocupa una región de unas 70 kb, con cinco genes funcionales (ε, γ^G, γ^A, δ y

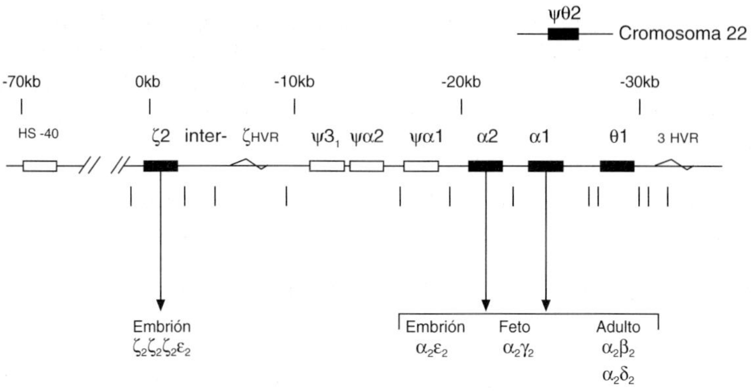

Figura 10-2. Esquema del gen de la globina del ser humano. La posición de los genes se indica con cajas negras, la de los pseudogenes con cajas blancas y la de las regiones hipervariables polimórficas con lineas en zig-zag. También se indican los tipos de síntesis de las cadenas de hemoglobina a lo largo del desarrollo.

β) y un pseudogén $\psi\beta$, dispuestos en el siguiente orden:

$$N–5'–\varepsilon–\gamma^G–\gamma^A–\psi\beta–\delta–\beta–3'$$

separados entre sí por una cantidad variable de pares de bases (pb), conocidas como distancias intergénicas. Este DNA intergénico está constituido por secuencias repetitivas *Alu I* o *Kpn I*, cuya función se desconoce (Fig. 10-3).

Los pseudogenes son estructuras genéticas con un grado elevado de homología con respecto a los auténticos genes, aunque no corresponden a cadenas polipeptídicas conocidas, y en las que se han encontrado anomalías estructurales que pueden impedir su expresión normal.

En el agrupamiento β, se encuentra un solo gen embrionario ε y dos genes que se expresan en la vida fetal (γ^G y γ^A), con una gran homología en sus secuencias, tanto en la región estructural como en las adyacentes. La sustitución de citosina por guanina en el codón 136 produce alanina en vez de glicina como única diferencia entre las dos cadenas, y de ahí su terminología γ^A y γ^G.

Los dos genes δ y β, que se expresan al final de la vida fetal y durante la vida adulta, se localizan en la parte 3' terminal del agrupamiento β. Sus dos productos polipeptídicos son semejantes y se diferencian en tan sólo 10 aminoácidos. La mayor parte de estos cambios se debe a la sustitución de una sola base en un mismo codón. Es probable que las diferencias que existen entre los dos genes influyan en la transcripción de ambos.

3.3. Estructura de los genes globínicos

Los genes globínicos están constituidos por tres dominios fundamentales: el gen estructural, la región promotora, que se encuentra a la izquier-

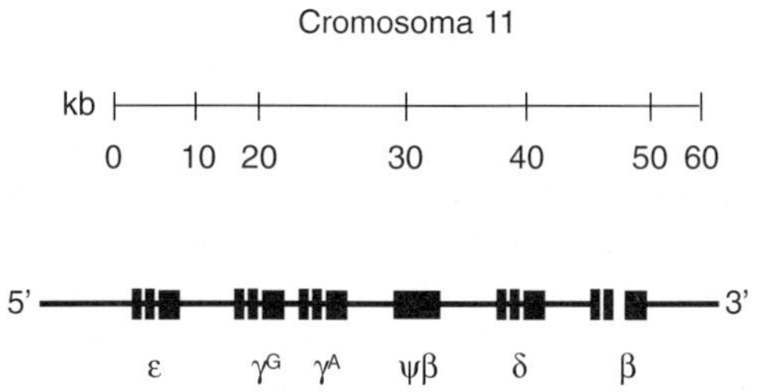

Figura 10-3. Mapa de la agrupación β-globina. Los genes activos ($\beta,\delta,\varepsilon,\gamma^A,\gamma^G$) se indican con cajas negras (exones), los espacios corresponden a los intrones y los pseudogenes se señalan con cajas negras completas.

da (extremo 5') y la región de poliadenilación, que se sitúa a la derecha (extremo 3'). También hay secuencias reguladoras o remotas.

El prototipo de gen estructural de las globinas contiene tres exones separados por dos intrones. En los genes α el primer exón está formado por 93 pb y codifica los aminoácidos 1-31 de la cadena α, el primer intrón (IVS-1) tiene 127 pb; el segundo exón, con 204 pb, codifica los aminoácidos 32 a 99; el segundo intrón (IVS-2) tiene 134 pb y, por último, el tercer exón está constituido por 126 pb, que codifican los aminoácidos 100 a 141. En los genes β, el primer exón está constituido por los codones 1 a 30, el primer intrón (IVS-1) consta de 130 pb, el segundo exón está formado por los codones 31 a 104 y el segundo intrón (IVS-2) consta de 850 pb, para terminar con el tercer exón con los codones 105 a 146.

A pesar de la aparente homología encontrada entre los intrones de los diferentes genes globínicos, existen notables variaciones de sus secuencias, excepto en la región de contacto con los exones. Estas secuencias conservadas en los genes de los organismos eucariotas, son necesarias para el corte y empalme correcto y reciben el nombre de secuencias de consenso. La importancia de estas secuencias se demuestra por el hecho de que mutaciones que alteran las secuencias de consenso normales, o que crean otras parecidas, modifican el procesamiento normal del mRNA y constituyen la base molecular de muchos tipos de talasemias.

En las globinas, los intrones dividen el gen en exones que codifican regiones funcionales diferentes. El exón central codifica los aminoácidos en contacto con el grupo hemo y también la mayor parte de los que constituyen los contactos $\alpha_1\beta_2$, mientras que los residuos que forman los contactos α_1 β_1 están codificados por el tercer exón, por lo que los intrones realmente separan regiones codificadoras bien definidas en la estructura terciaría de la cadena polipeptídica.

El extremo 3' de los genes de las globinas que se transcribe constituye la región de mayor variación en la estructura de los mismos, con excepción de la secuencia AATAAAA, situada a unos 20 pb del lugar donde tiene lugar la escisión del mRNA y la posterior poliadenilación.

Recientemente, en el agrupamiento de α globina se ha descrito una región de 40 kb hacia arriba del ζ_2 que ejerce un control remoto sobre el gen. Es la región denominada HS-40, que es una zona con actividad específica eritroide hipersensible a la DNAasa I. Se ha observado que, en ausencia de dicha región, los genes α no pueden expresarse, hecho que ha sido demostrado en ratones transgénicos. Esta región HS-40 está constituida por 200-300 pb, comprobándose su existencia tanto *in vivo* como *in vitro*. Parece que es importante en la cooperación de la actividad entre proteínas, para una normal y total funcionalidad de las diferentes regiones del agrupamiento.

En el agrupamiento β globina, existe una secuencia, situada entre 6 y 20 kb cadena arriba del gen β, que contiene elementos reguladores activos en *cis*, que controlan la expresión del agrupamiento. Esta región se denomina región de control del *locus* β (β-LCR), y en ella se encuentran las zonas de hipersensibilidad HS1, HS2, HS3 y HS4, a las que se unen los factores de la transcripción específicos del eritrocito (GATA-1 y NF-E2).

4. HEMOGLOBINOPATÍAS ESTRUCTURALES

Este término engloba una serie de trastornos cualitativos de la globina que se originan por la mutación de alguno de los genes que codifican la síntesis de una determinada cadena (α, β, δ ó γ). Se transmiten con carácter autosómico dominante o recesivo, por lo que en el estado heterocigoto coexisten la hemoglobina normal y la anómala.

Cuando la alteración se encuentra en los genes α, el porcentaje de hemoglobina anómala suele ser del 25 %, y el 70 % se corresponde con la hemoglobina normal, debido a que existen cuatro genes α; si la cadena afectada es la β, el porcentaje de hemoglobina normal y anómala es similar (aproximadamente, el 50 %), ya que cada dotación haploide es portadora de un solo gen β.

En la actualidad, se han descrito más de 800 variantes de hemoglobina diferentes, pero sólo aquellas que alteran zonas importantes de la molécula de hemoglobina presentan manifestaciones clínicas. La mayor parte de ellas se ha detectado mediante estudios electroforéticos de cribado, en la población normal, o mediante análisis electroforéticos o de otra naturaleza, en pacientes con anemia hemolítica, poliglobulia o cianosis, que son los cuadros clínicos más frecuentes.

La caracterización estructural de las variantes de hemoglobina ha permitido conocer los diferentes tipos de mutaciones que originan una proteína anómala, como la Hb San Carlos [β8(A5)Lys→Asn], recientemente descrita y caracterizada en el Hospital Clínico San Carlos de Madrid.

4.1. Mutaciones puntuales

Este tipo de mutaciones es la causa más frecuente del origen de variantes de hemoglobinas; alrededor del 75 % de las hemoglobinas anómalas detectadas pertenece a este grupo, en el que se localiza una de las variantes de la hemoglobina mejor conocidas, la HbS β6(A3) Glu→Val.

La secuencia del DNA genómico ha permitido caracterizar las hemoglobinas con más de un aminoácido sustituido. Hasta la fecha, en la cadena α sólo se ha identificado una variante [Hb J-Singapore α78(EF7) Asn→Asp; α79(EF8) Ala→Gly] y más de 16 hemoglobinas diferentes de cadena β. Para la formación de este tipo de variantes, se han sugerido dos mecanismos distintos: bien dos mutaciones puntuales en la misma cadena con los consiguientes cambios de aminoácidos, como ocurre en la Hb Medicine Lake [β98(FG5)Val→Met; β32(B14) Leu→Gln], o bien un entrecruzamiento de dos genes, cada uno de ellos con una mutación distinta.

4.2. Deleción o inserción de nuevos tripletes

Un ejemplo de este tipo es la Hb Natal, variante de la cadena α, en la que se ha producido la sustitución de citosina por adenina en el codón 140 del gen α_2, dando lugar a la deleción de los residuos 140 y 141, también, la Hb Koriyama, en la que se han insertado cinco aminoácidos (15 nucleótidos) entre las posiciones 95 y 96 de la cadena β.

Por otro lado, también puede producirse conjuntamente la deleción e inserción de residuos de aminoácidos, como sucede en la Hb Galicia, en la que la eliminación de las bases ACG entre los codones 97 y 98 de la cadena β origina un nuevo triplete CTG, que codifica el aminoácido leucina.

4.3. Alargamiento de una cadena normal de globina

Generalmente, el alargamiento de la cadena se produce en los extremos carboxilo o amino. Las más importantes son las cinco variantes de la cadena α (Hb Icaria, Hb Koya Dora, Hb Seal Rock, Hb Paksé y Hb Constant Spring), en las que la mutación se localiza en el codón terminal (TAA), dando lugar a un fenotipo de α-talasemia, como por ejemplo la Hb Constant Spring, resultado de una mutación en el codón de terminación (TAA→CAA) que origina un codón para la glutamina, lo que permite el alargamiento en 31 aminoácidos de la cadena α.

Las mutaciones en el primer o segundo codón de los genes de α o β globina pueden afectar al codón de iniciación (ATG); en estos casos, este codón no se elimina durante el procesamiento del mRNA, lo que origina una cadena polipeptídica con un residuo más, como sucede con la Hb South Florida, en la que el aminoácido1 Val (GTG) está sustituido por Met (ATG), expresándose también el codón de iniciación metionina.

4.4. Entrecruzamiento y fusión de parte de dos cadenas normales

Algunas hemoglobinas, como la Hb Lepore, la Hb Miyada o la Hb P-Nilotic, son producto de un gen híbrido resultado de la fusión de dos genes cercanos. La Hb Lepore se debe al entrecruzamiento y fusión de los genes α y β. De acuerdo con la posición del gen en el que se produce la recombinación entre los dos genes α y β, se originan distintos tipos de cadena Lepore, habiéndose descrito hasta el momento tres: Lepore Hollandia (δ22/β50), Lepore Baltimore (δ50/β86) y Lepore Boston (δ87/β116). El tipo más frecuente es el Hb Lepore Boston, en la que los primeros 87 aminoácidos son idénticos a la cadena δ y desde el aminoácido 116 al 146 su secuencia se corresponde con la cadena β.

Dependiendo de las características fisicoquímicas del aminoácido mutado y de su localización en la cadena de globina, las propiedades moleculares y funcionales de las hemoglobinas pueden verse afectadas. Las mutaciones de aminoácidos localizados en la superficie de la molécula únicamente producen alteraciones de la carga, salvo que afecten a la solubilidad de la hemoglobina resultante (HbS, HbC). Por el contrario, las mutaciones de aminoácidos internos producen importantes alteraciones estructurales y funcionales de la hemoglobina (inestabilidad molecular, alteraciones de la afinidad por el oxígeno o metahemoglobinemia), aunque no suelen ir acompañadas de variaciones de la carga (Cuadro 10-1). Si las zonas fundamentales para la función o estructura de la hemoglobina no se han afectado, la mutación, y con ello las variantes de la hemoglobina, tienen escaso interés clínico, aunque pueden ser muy útiles en estudios genéticos de población.

4.5. Hemoglobinopatias por mutación superficial

Prácticamente, todas las mutaciones de este tipo originan variantes de hemoglobinas que, desde el punto de vista clínico, en el estado heterocigoto son asintomáticas, porque se producen en zonas que no son importantes para el funcionamiento normal de la hemoglobina, como es el caso de la HbC. La mutación se localiza en el residuo 6 de la cadena β de la globina, donde el ácido glutámico está sustituido por lisina. El estado heterocigoto no produce síntomas, y la forma homocigota se caracteriza por una ligera anemia hemolítica crónica con esplenomegalia. No se dispone de tratamiento específico y, en conjunto, el pronóstico es excelente.

Existen otras variantes como la HbS, en la que la sustitución del ácido glutámico de la posición 6 de la cadena β por valina induce una profunda alteración de las propiedades fisicoquímicas de la molécula de hemoglobina, que polimeriza a baja presión de oxígeno, formándose largos filamentos que posteriormente se asocian en espiral, distorsionando la estructura del eritrocito y adoptando forma de hoz. Estos eritrocitos aumentan la viscosidad sanguínea y bloquean la circulación capilar en diferentes áreas del organismo, dando lugar a fenómenos de oclusión venosa.

La HbS es la hemoglobinopatía más frecuente en todo el mundo. Su forma heterocigota (rasgo drepanocítico) afecta a un 20-40 % de la población negra africana y, en Estados Unidos, al 8 % de la población negra; también se ha identificado en países de la cuenca mediterránea, como Italia y Grecia, y en algunas zonas del subcontinente indio. La hemoglobinopatía S, al igual que la talasemia, parece conferir protección frente al paludismo, por lo que el gen puede haber resistido a lo largo del tiempo.

El estado heterocigoto se conoce como rasgo drepanocítico y es una alteración que raras veces produce síntomas o alteraciones del hemograma; en ocasiones, los pacientes presentan hematuria e hipostenuria. El diagnóstico se basa en la demostración de drepanocitos con una presión baja de oxígeno y la presencia de HbA y HbS en el paciente, siendo siempre la concentración de HbS ligeramente menor que la de HbA. No precisa tratamiento.

En estado homocigoto, la enfermedad se denomina anemia de células falciformes o anemia drepanocítica. Se caracteriza por una anemia crónica con episodios de crisis hemolíticas, tendencia a infecciones e infartos múltiples que se producen en los diferentes órganos. Estas crisis pueden desencadenarse por infección, fiebre, ejercicio físico, hipoxia y deshidratación, afectándose todos los órganos. Existe hepatoesplenomegalia y pueden aparecer otros síntomas, como úlceras en las piernas, priapismo, amenorrea, cardiomegalia, e infecciones repetidas por neumococos, estafilococos o *Salmonella*. La gravedad depende de la concentración de HbF, de forma que, cuando es superior al 10 %, está disminuida la posibili-

Cuadro 10-1. Tipos de mutaciones que originan variantes de hemoglobina

Tipo de mutación	*Consecuencia*	*Expresión clínica*
Superficial	Cambio de carga eléctrica	Asintomática o hemólisis aguda
Cavidad del grupo hemo	Inestabilidad molecular	Hemólisis crónica
Unión Fe-globina	Metahemoglobinemia	Cianosis
Unión cadenas de globina	Alteración de la afinidad por el oxígeno	Cianosis Eritrocitosis

dad de que el hematíe sufra cambios irreversibles de su forma y función, y por lo tanto el pronóstico es más benigno.

5. HEMOGLOBINAS INESTABLES

Cuando las mutaciones se producen en la cavidad del grupo hemo o en las zonas de contacto con éste, se originan hemoglobinas inestables. Cuando la sustitución es por un aminoácido de diferente tamaño o que introduce un grupo cargado, la molécula de hemoglobina se distorsiona y la variante, a consecuencia de su inestabilidad, provoca una anemia hemolítica grave. Cuando los aminoácidos sustituidos son de tamaño parecido o son ambos hidrófobos, se originan variantes ligeramente inestables y con un cuadro clínico moderado.

Se han observado variantes inestables, tanto de la cadena α como de la β. Pueden alterar los segmentos helicoidales, como la Hb Castilla [β32(B14)Leu→Arg]. En el caso de la Hb Complutense [β127(H5) Gln→Glu], y debido a que el residuo Gln127 de la cadena de β globina intercambia puentes de unión con los aminoácidos Arg31(B12), Cys104(G11) y Val(G14) de la cadena α, se debilitan los contactos $\alpha_1\beta_1$, con la subsiguiente alteración de la estructura terciaria de la molécula y su estabilidad. También se pueden alterar las interacciones de los bolsillos hidrófilos de las subunidades de globina con el grupo hemo, como sucede en la Hb Coimbra [β99(G1) Asp→Glu].

La precipitación en los eritrocitos circulantes produce cuerpos de Heinz, y los hematíes se destruyen en el bazo. El cuadro clínico puede ser muy variable, desde anemias hemolíticas neonatales hasta la ausencia de manifestaciones hematológicas, pasando por cuadros de anemia hemolítica crónica. La hemólisis crónica puede ir acompañada de crisis hemolíticas, como consecuencia de episodios febriles y, en menor medida, por ingestión de medicamentos oxidantes (sulfamidas).

6. METAHEMOGLOBINEMIAS

Son alteraciones congénitas de la hemoglobina, en las que la histidina proximal o distal de la cavidad del grupo hemo está sustituida por tirosina. La tirosina es un aminoácido más grande que la histidina y posee una carga negativa que acepta compartir con el oxígeno y, al unirse al hierro, estabiliza su forma oxidada (Fe^{3+}) e impide la unión reversible al oxígeno molecular, no produciéndose aporte de oxígeno a los tejidos. También se las conoce como HbM, y se denominan metahemoglobinemias porque, debido a la mutación que las origina, presentan un comportamiento similar al de la metahemoglobina, aunque con características distintas, ya que sólo dos de los cuatro átomos de hierro se han oxidado.

Se conocen cinco variantes, tres de la cadena β y dos de la cadena α; todas ellas se deben a la sustitución de la histidina de la cavidad del grupo hemo por tirosina, exceptuando la Hb M-Milwaukee-I, que se forma por la sustitución de valina por glutámico en el residuo 67 de la cadena β de globina.

Desde el punto de vista clínico, se manifiestan por cianosis irreversible [Hb M-Iwate α87His→Tyr]; en algunos casos, hay hemólisis crónica por inestabilidad molecular [Hb M-Hyde Park β92His→Tyr] y, a veces, se observa poligobulia, como compensación a la hipoxia crónica [Hb M-Chicago β63His→Tyr].

6.1. Hemoglobinas con afinidad alterada por el oxígeno

Los contactos $\alpha_1\beta_2$ son muy importantes para el efecto de cooperación entre los grupos hemo durante el proceso de oxigenación. Las sustituciones en esta zona originan variantes con la afinidad por el oxígeno alterada, al igual que las sustituciones en la cavidad central cuando se rompen los puentes salinos que estabilizan la estructura de la hemoglobina o si se alteran los lugares de unión con el 2,3-DPG, cuando las mutaciones tienen lugar en los contactos α_1-β_1.

Cuando la sustitución hace que la curva de disociación del oxígeno se desvíe hacia la izquierda, se obtiene una variante con afinidad elevada por el oxígeno, que no libera oxígeno a los tejidos y que produce hipoxia tisular. Como consecuencia, se produce un aumento de la síntesis de eritropoyetina y una eritrocitosis secundaria. En casos extremos, pueden encontrarse hematócritos del 60-65 %, con síntomas de hiperviscosidad, haciéndose necesaria la realización de una sangría. Una variante de hemoglobina con alta afinidad es la Hb San Diego [β109(G11) Val→Met], que causa una poliglobulia moderada.

Cuando la sustitución desplaza el equilibrio hacia la forma desoxigenada, se trata de una variante con afinidad disminuida por el oxígeno. En general, estos pacientes están asintomáticos. Estas variantes se asocian con suficiente oxígeno a los pulmones, a pesar de su menor afinidad por el mismo, y se saturan por completo. En el caso de variantes con muy baja afinidad por el oxígeno, los pacientes presentan cianosis, debido a la presencia de grandes cantidades de desoxihemoglobina en la sangre arterial, como sucede en la variante Hb Denver [β41(C7)Phe$\rightarrow$Ser].

7. TALASEMIAS

Las talasemias son un grupo heterogéneo de anemias hereditarias, que se caracterizan por un defecto cuantitativo de la síntesis de las cadenas de globina, cuyo resultado es la ausencia o la producción disminuida de una o más cadenas de globina. Se clasifican, según la cadena afectada, en alfa, beta, gamma, delta y épsilon; según su forma de manifestarse, se clasifican en portador silente, rasgo talasémico, talasemias intermedias o talasemias graves (talasemia major). Las talasemias α y β se dividen, a su vez, en formas α^0 y β^0, en las que no se produce la síntesis de la cadena afectada, y en formas α^+ y β^+, cuando la cadena se sintetiza aunque en cantidad reducida.

La repercusión fisiopatológica y las consecuencias clínicas derivadas de estos trastornos vienen determinadas, en primer lugar, por el hecho de que, al sintetizarse menos cantidad de una cadena de globina, se forma menos hemoglobina normal, causando la aparición de una anemia microcítica e hipocroma. Por otro lado, existe otro mecanismo que desempeña un papel fundamental en la anemia que caracteriza a la talasemia, y que consiste en que la cadena producida en cantidad normal, al no poderse aparear con la cadena deficitaria, se agrupa en homotetrámeros más o menos estables o precipita en el interior del eritrocito, produciendo alteraciones en su maduración y supervivencia. En la α-talasemia, el exceso de las cadenas γ y β sin aparear se agrupa en homotetrámeros hemoglobínicos, conocidos como Hb Bart (γ_4) y HbH (β_4), respectivamente. La HbH es bastante estable, y sólo llega a ser insoluble cuando el eritrocito envejece, precipitándose en ese momento, lo que causa la destrucción de los hematíes viejos. Esto es lo que hace que, en este tipo de talasemias, la anemia hemolítica sea leve o moderada, y que el grado de eritropoyesis ineficaz sea mucho menor que en la β-talasemia.

Otra consecuencia importante que deriva de la formación de Hb Bart y HbH es que estas hemoglobinas poseen gran afinidad por el oxígeno, al no presentar el efecto hemo-hemo, lo que las inhabilita para transportar este gas, ya que no pueden cederlo a los tejidos, originándose en el estado homocigoto de la Hb Bart la enfermedad conocida como hidropesía fetal por Hb Bart. Por el contrario, en la β-talasemia, el exceso de cadena α es incapaz de formar un homotetrámero estable, por lo que precipita rápidamente en los precursores eritrocitarios, que se destruyen dentro de la médula ósea (fenómeno conocido como eritropoyesis ineficaz), o lo hace en el eritrocito, causando su destrucción en el sistema reticuloendotelial esplénico. Por lo tanto, en las talasemias, se encuentra una anemia microcítica e hipocroma, a la que se le añade un determinado componente hemolítico. Esta anemia se asocia, en el paciente homocigoto a una sobrecarga férrica, en parte debida al soporte transfusional, así como a un incremento de la absorción de hierro por la eritropoyesis ineficaz.

8. α-TALASEMIA

Dada la gran heterogeneidad de las lesiones moleculares de las α-talasemias, las manifestaciones clínicas pueden ser muy variadas, abarcando desde un estado de portador silente, hasta una enfermedad grave incompatible con la vida, como sucede en la hidropesía fetal. La gravedad del fenotipo de la α-talasemia está relacionada con la pérdida de la síntesis de una cadena de globina α. En ella intervienen dos tipos de factores:

1. El número de genes afectados.
2. El grado en que la mutación específica disminuye la expresión del gen afectado y contribuye a la disminución de la síntesis de la cadena de α globina.

Debido a que el gen de la globina α_2 se expresa con una fuerza unas 2.6 veces mayor que el gen de la globina α_1, la pérdida de un gen α_2 producirá un mayor impacto que la pérdida de un gen α_1. Se distinguen, principalmente, cuatro formas clínicas: portador silente, rasgo talasémico, enfermedad de la HbH e hidropesía fetal por Hb Bart.

8.1. Portador silente

Se aplica esta denominación a las personas heterocigotas para la α^+-talasemia en las que existe una supresión funcional de un solo gen de la globina α. Desde el punto de vista fenotípico, son pacientes asintomáticos, y en la detección por el laboratorio, es difícil diferenciarlos de las personas normales, ya que su volumen corpuscular medio (VCM) puede ser normal o de alrededor de 80 fL, excepto en niños que pueden cursar con volúmenes de alrededor de 70-75 fL, la hemoglobina corpuscular media (HCM) es normal o está en el límite inferior, y el resto de los parámetros hematológicos son normales, aunque puede cursar con cifras elevadas de 1-2 % de Hb Bart, en la sangre del cordón umbilical, o con un discreto descenso de la síntesis de cadenas de globina, en los reticulocitos (relación α/β ligeramente inferior a la unidad). Así pues, son personas que no presentan microcitosis ni anemia, y cuyo diagnóstico se realiza mediante técnicas moleculares, bien con cartografiado genético con enzimas de restricción, bien por PCR.

8.2. Rasgo talasémico

Consiste en la supresión funcional de dos genes de la globina. La causa más frecuente de rasgo talasémico es la deleción de un gen α en cada cromosoma, o α^+-talasemia homocigota (α-/α-). Otra causa, menos frecuente, es el genotipo (−−α/α), denominado α^0-talasemia heterocigota, debido a la pérdida de dos genes en el mismo cromosoma, con ausencia de síntesis de la cadena α. Estos enfermos presentan anemia microcítica (60-70 fL) e hipocroma (20-25 pg), por lo que en muchas ocasiones se confunden con anemias ferropénicas. En la sangre del cordón umbilical, la Hb Bart representa el 5 % del total de la hemoglobina. Su diagnóstico se basa en la observación de un defecto de la síntesis *in vitro* de las cadenas α (cociente α/β de alrededor de 0.7), valores normales de HbA_2 y HbF, ausencia de ferropenia y presencia, en los casos de α^0-talasemia heterocigota, de algunos cuerpos de inclusión de HbH. Este diagnóstico se confirma mediante técnicas moleculares.

8.3. Enfermedad de la HbH

Esta afección se produce por el fallo de la función de tres genes α como resultado de la herencia de un determinante de α^+-talasemia de uno de los progenitores y una α^0-talasemia del otro. Es el más grave de los fenotipos de α-talasemia compatible con la vida. El genotipo más común asociado con la enfermedad de la HbH es (−−/-α); otros genotipos menos frecuentes son la interacción de la Hb Constant Spring con el determinante α^0, la coexistencia de deleción α^0 con α-talasemia sin deleción (−−/$\alpha\alpha^T$), o el defecto homocigoto sin deleción $\alpha\alpha^T/\alpha\alpha^T$.

En la sangre del cordón umbilical, la Hb Bart representa el 20-25 % total de la hemoglobina. En general, el cuadro clínico se manifiesta como una talasemia de evolución clínica intermedia, con anemia microcítica de comportamiento muy variable, concentraciones de hemoglobina entre amplios márgenes, generalmente por debajo de 10 g/dL. Puede exacerbarse durante el embarazo, en relación con infecciones o por la administración de fármacos oxidantes. La electroforesis de hemoglobina confirma el diagnóstico, observándose una banda rápida de HbH (2-20 %) a la que se suma, en ocasiones, una banda más pequeña de Hb Bart. En la síntesis de cadenas de globina *in vitro* en los reticulocitos, la relación α/β oscila entre 0.3 y 0.5.

8.4. Hidropesía fetal por Hb Bart

Se produce por una deleción completa de los cuatro genes α de la globina. El período de gestación suele ser complicado, apareciendo con frecuencia eclampsias y hemorragias durante el preparto y el posparto. Esta forma de α-talasemia es incompatible con la vida. La muerte se produce precozmente intraútero o en el período neonatal. El parto es prematuro, generalmente a las 28-30 semanas de gestación.

El cuadro clínico es similar a la hidropesía fetal originada por la incompatibilidad fetomaterna (sistema Rh). La concentración de Hb al nacer oscila entre 6 y 8 g/dL, y se observa eritroblastosis, incremento de los reticulocitos e intensas alteraciones morfológicas de la serie roja. La cuantificación de la Hb Bart supera el 80 %, puede observarse también Hb Portland, y no existe ni HbF ni HbA, por lo que es fácil su diagnóstico mediante estudios electroforéticos en la sangre de cordón umbilical. El estudio de los progenitores confirma que ambos son portadores del rasgo α^0.

8.5. Patología molecular de las α-talasemias

Las α-talasemias son muy heterogéneas desde el punto de vista genético, al igual que el resto de las talasemias, y su base genética se deduce con el estudio detallado de poblaciones gravemente afectadas. Gracias a las técnicas moleculares, se ha comprobado que parte del genoma encargado de regir la síntesis de las cadenas α se encuentra formado por cuatro *loci*, que es el modelo genético más común para la síntesis de cadenas α y de la interacción de dos determinantes genéticos resultarán los diferentes genotipos.

Para determinar el significado de los reordenamientos que afectan a los genes α de la globina, ha sido necesario caracterizar la estructura del complejo α de la globina y documentar el grado de variación que se observa en un individuo no talasémico. Los estudios moleculares recientes han demostrado que la mayor parte de las α-talasemias se producen por pequeñas deleciones que suprimen un gen α (–α/), y dan lugar a las α^+-talasemias, o dos genes α (– –/), y dan lugar a las α^0-talasemias. La α^+-talasemia se manifiesta por una disminución de la síntesis de las cadenas α, mientras que la α^0 se manifiesta por la abolición de la producción de dicha cadena.

La mayor parte de las α-talasemias, a diferencia de las β, se originan por deleciones genéticas de uno o varios genes α. Sólo una minoría de las mismas se produce por mutaciones puntuales, inserción de oligonucleótidos o deleciones de secuencias que controlan la expresión de los genes α. A este tipo de talasemias se les denomina talasemias sin deleción. Por lo tanto, la patología molecular de las α-talasemias puede agruparse en dos grandes apartados: las α-talasemias con deleción y las α-talasemias sin deleción.

8.6. α-talasemias con deleción

8.6.1. α-talasemias

Constituyen un tipo de talasemias producidas por deleciones que suprimen un solo gen α. Esta deleción puede producirse en un cromosoma (–α/αα) o en ambos (–α/–α); esta última se denomina α^+-talasemia homocigota. Como consecuencia de un entrecruzamiento no homólogo, un cromosoma puede perder material genético que incluya un gen α. Este mecanismo de producción se ve facilitado por el alto grado de homología que existe entre las secuencias de DNA que contienen y delimitan los genes α (unidades X, Y y Z). Los dos genes α ocupan una región de unas 4 kb de longitud, conservando una gran homología. Su divergencia radica en el intrón 2 (IVS-2) y en las secuencias no codificantes 3'. Esta región de 4 kb se divide en dos bloques de segmentos, con tres subsegmentos (X, Y y Z) homólogos y otras tres fracciones no homólogas, I, II y III. La recombinación recíproca entre los segmentos Z produce la deleción de un gen (deleción hacia la derecha ó delección 3.7), con pérdida de 3.7 kb de DNA. Según el lugar en el que sucede el entrecruzamiento, se originan las tres fracciones I, II y III, y se producen las tres variantes de α-talasemia ($-\alpha^{3.7}$). Esta recombinación recíproca puede dar lugar, también, a triplicaciones α ($\alpha\alpha\alpha^{3.7}$).

Por otra parte, la recombinación de los segmentos α puede causar $-\alpha^{4.2}$-talasemia o pérdida de 4.2 kb de DNA, denominada también deleción hacia la izquierda. Pueden, asimismo, producirse triplicaciones de genes $\alpha^{4.2}$ ($\alpha\alpha\alpha^{4.2}$) o incluso cuadruplicaciones, tanto de $\alpha^{4.2}$ como de $\alpha^{3.7}$, u otros reordenamientos más complejos (Fig. 10-4). A estos dos tipos de deleciones se han añadido, recientemente, casos esporádicos con deleción de un solo gen α, con pérdida de 3.5 kb y 2.7 kb de DNA.

La deleción $-\alpha^{3.7}$ es característica de las poblaciones chinas, africanas y mediterráneas, mientras que la mutación $-\alpha^{4.2}$ se observa fundamentalmente en las poblaciones orientales. En estas mismas poblaciones, es frecuente encontrar triplicaciones de genes α. Estas mutaciones pueden ponerse de manifiesto tanto mediante PCR como por transferencia Southern. En el caso de la mutación $-\alpha^{3.7}$, con las enzimas de restricción *BamHI* y *BglII* e hibridación en filtro con sondas α se obtienen fragmentos anormales de 10.5 y 16 kb, respectivamente, mientras que con las mismas enzimas e hibridación con sondas ζ se obtienen fragmentos normales con *BamHI*, y persiste el fragmento anormal de 16 kb con *BglII*. A estos fragmentos anormales se suman los fragmentos normales del cromosoma normal. En el caso de la mutación $-\alpha^{4.2}$, con

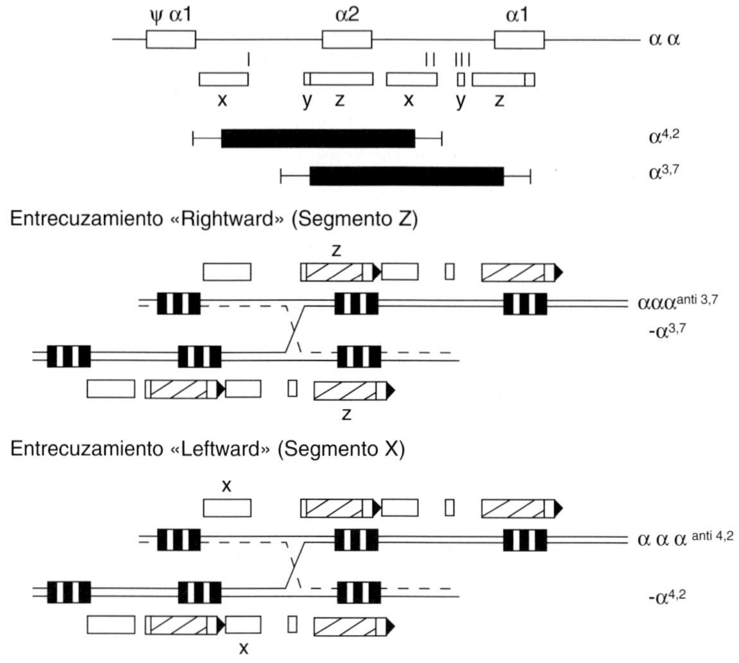

Figura 10-4. Mecanismo de producción de las deleciones $-\alpha^{3.7}$, $-\alpha^{4.2}$ y de las triplicaciones α ($\alpha\alpha\alpha$).

BamHI sonda α, se obtiene un fragmento anormal de unas 10 kb, mientras que con *BglII* (sonda α y ζ) se obtiene un fragmento anormal de 7.8 kb.

8.6.2. α^0-talasemias

La pérdida de dos genes en el mismo cromosoma constituyen las α^0–talasemias. Se producen por deleciones, más o menos amplias, que abarcan desde 5.2 kb a más de 100 kb; así, puede producirse desde la eliminación de tan sólo los dos genes α hasta la pérdida de una gran cantidad de material genético con exclusión de todos los genes adyacentes. La supresión de ambos genes da lugar a un fenotipo más grave que las anteriores, ya que no se sintetiza la cadena α, por lo que se denomina α^0–talasemia. Cuando se produce con el otro cromosoma normal, aparece un fenotipo de α^0–talasemia heterocigota, mientras que cuando se produce con otro cromosoma con deleción, da lugar a una α^0–talasemia homocigota (Fig. 10-5). Son varias las mutaciones que afectan a los dos genes α (α^0) y que han sido muy estudiadas. Entre las deleciones más frecuentes se encuentran:

- Deleción $--^{SEA}/$. Se produce por pérdidas de al menos 17.5 kb, que afectan a ambos genes α y al $\alpha\psi$, dejando intactos los genes ζ. Se observa con frecuencia en el sudeste asiático.
- Deleción $--^{MED}/$. Se produce por pérdidas de 20 kb. En ella está incluida la deleción que afecta a ambos genes α, al $\psi\alpha$ y al ζ. Se observa en las poblaciones mediterráneas, aunque en España tan sólo se ha detectado en 2 ó 3 familias.
- Deleción $--^{BRIT}/$. Se produce por la pérdida de 25 kb, desde la mitad del exón situado entre los dos genes α. Afecta al gen α_2, al α_1 y a los tres pseudogenes.

Estos tres tipos de mutación, que dan lugar a α^0-talasemia, afectan a numerosos pacientes en el sudeste asiático, la población mediterránea y la población del norte de Inglaterra. Se han descrito, hasta el momento, alrededor de 20 mutaciones diferentes que dan lugar a α^0-talasemias que sólo afectan a una familia o a escasas familias en la población mundial. En la Figura 10-5, se especifican estas mutaciones. En España, se han descrito pacientes aislados con las mutaciones $-^{SEA}$, $-^{MED}$ y $-^{CAL}$; sin embargo, la inmensa mayoría de los pacientes presenta mutaciones

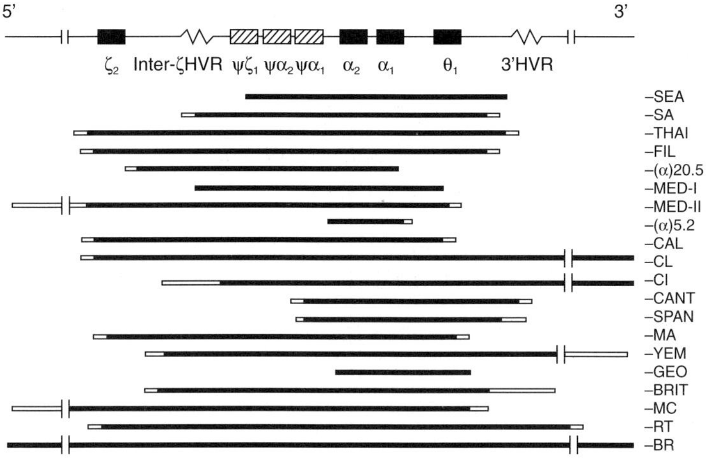

Figura 10-5. Resumen de las principales deleciones que conducen a una α^0-talasemia. Los genes α de globina se indican con cajas negras, los pseudogenes con cajas blancas y las zonas hipervariables con líineas en zig-zag. También, se indican las extensiones de algunas de las deleciones más conocidas (cajas negras). Con cajas blancas se señalan los puntos de ruptura aún no conocidos con certeza.

no descritas en otras poblaciones y propias de la etnia hispánica, como la mutación $-^{SPAN}$, $-^{BR}$, $-^{CANT}$, $-^{MD}$ y $-^{CI}$. En todas ellas, existe pérdida de dos genes α, siendo las deleciones más cortas la $-^{SPAN}$ y la $-^{CANT}$, que suponen la pérdida de 12-13 kb y 14-15.4 kb, respectivamente, mientras que la deleción más extensa hallada, aparte del síndrome del ATRA-X, es la mutación $-^{BR}$, que se extiende hasta el telómero. La detección molecular de este tipo de talasemias necesita un cartografiado genético con diferentes enzimas de restricción y diferentes sondas del grupo de los genes α, habiendo sido necesaria la secuenciación del gen en un gran número de casos.

8.6.3. α-talasemia por deleción del elemento regulador HS-40

Recientemente, se han descrito cuatro nuevas deleciones en las que, aun conservándose intactos los genes α y ζ, se produce un cuadro de α-talasemia, por deleción de la secuencia reguladora HS-40, que es una región muy sensible que se encuentra 40 kb hacia arriba del gen θ_2 que controla la actividad DNAasa.

8.7. α-talasemias sin deleción

Aunque la mayor parte de los casos de α-talasemia se producen por deleciones de los genes α, en una minoría de los casos, sin embargo, no se pierden los genes α, sino que se producen mutaciones puntuales o pequeñas deleciones de una o más bases en los genes estructurales que regulan su expresión, afectando a los procesos de transcripción, procesamiento del RNA y traducción. Se caracterizan por una reducción de la síntesis de la cadena α conservándose intactos ambos genes de la globina. Estas mutaciones no son detectables, generalmente, mediante técnicas de transferencia Southern, conociéndose actualmente que son formas muy heterogéneas a nivel molecular. A continuación, se describen las más importantes.

8.7.1. Mutaciones que afectan al procesamiento del mRNA

El análisis secuencial ha demostrado una deleción que comprende cinco pares de bases de nucleótidos situados en el extremo 5' de la secuencia interpuesta 1 (IVS-1). Esta deleción interfiere con el procesamiento normal del mRNA de α_2, ya que afecta al mecanismo normal de corte y empalme. El mRNA es anómalo y no puede procesarse correctamente (Cuadro 10-2). Puede detectarse con la enzima *HpHI*, y se ha encontrado en varias familias en España. Otra alteración que afecta al procesamiento del mRNA es el cambio de un nucleóti-

Cuadro 10-2. Mutaciones sin deleción que producen α-talasemia

	Gen	*Secuencia afectada*	*Mutación*	*Distribución geográfica*
	α^2	IVS-1	qAqqTqAqq→qAqq—	Mediterráneo
Procesamiento RNA	α_2	POLI-A	AATAAA AATAAG	Mediterráneo
				Oriente Medio
	α_2	POLI-A	AATAAA→AATGAA	Mediterráneo
	α_2	CD INICIACIÓN	CCACCATCGG→CCACCACGG	Mediterráneo
	α_1	CD INICIACIÓN	CCACCATCGG→CCACCACGG	Mediterráneo
	$-\alpha$	CD INICIACIÓN	CCACCATCGG→CCACCACGG	Negro-americano
Transcripción RNA	$-\alpha^{3.7}$	CD INICIACIÓN	CCACCATCGG→CCACCACGG	Magreb mediterráneo
	α_2	CD TERMINACIÓN	α 142 TAA→CAA	Sudeste asiático
	α_2	CD TERMINACIÓN	α 142 TAA→AAA	Mediterráneo
	α_2	CD TERMINACIÓN	α 142 TAA→TCA	India
	α_2	CD TERMINACIÓN	α 142 TAA→GAA	Negro-americano
	α_2	EXÓN III	α 125 Leu→Pro	Sudeste asiático
Inestabilidad postranscripción	α_2	EXÓN III	α 109 Leu→Arg	Sudeste asiático
	α	EXÓN III	α 110 Ala→Asp	Oriente Medio
	$-\alpha$	EXÓN I	α 14 Trip→Arg	Negro-americano

do en la región de Poli-A del gen α_2 (AATAAA→AATAAG), muy frecuente en el mundo árabe.

8.7.2. Mutaciones que afectan a la transcripción del mRNA

Existe un gran número de mutaciones que alteran la transcripción del mRNA y pueden dar lugar a α^+-talasemia (Tabla 10-2). En ellas se encuentra una actividad reducida aunque ambos *loci* son activos. Parece que se deben a mutaciones transcripcionales o a mutaciones sin sentido, que originan cadenas α inestables. Pueden producirse en el codón de iniciación ATG, causando una alteración de la traducción del RNA, y se ponen de manifiesto mediante la enzima de restricción *NCOI*. Este tipo de α-talasemia sin deleción se observa con frecuencia en nuestro país, tanto en el estado homocigoto como en el heterocigoto. También pueden deberse a mutaciones en el codón de terminación 142 TAA de la cadena α, transcribiéndose una cadena α de la globina anómala de 172 aminoácidos. La más importante de ellas es la Hb Constant Spring, que tiene un fenotipo α^+ a causa de que el mRNA de α^{CS} es muy inestable, sintetizándose menos cantidad de cadena α. Otras Hb que, al igual que la Hb Costant Spring, presentan cadenas más largas son la Hb Icaria, la Hb Seal-Rock y la Hb Koya-Dora.

8.7.3. Mutaciones que producen inestabilidad de la transcripción

Entre estas alteraciones, se encuentran las hemoglobinas Quong Size y Suan-Dok.

8.8. Asociación de formas con deleción y sin deleción

En algunos casos, la enfermedad de la HbH es el resultado de la asociación de una talasemia con deleción y una sin deleción, siendo el genotipo más usual el $--/\alpha\alpha^T$.

8.9. Asociación de formas de α-talasemia con β-talasemia o hemoglobinopatías

La asociación de α-talasemia y β-talasemia o hemoglobinopatías produce una variación de la expresión de los genes α. El cuadro es más leve del que cabría esperar, ya que, en lugar de producir un cuadro de talasemia mayor, la asociación de α^+ homocigota o α^0 heterocigota con una β^0-talasemia homocigótica tiende a normalizar el fenotipo, produciendo un cuadro de talasemia intermedia con un aumento de la Hb y del VCM, y un menor desequilibrio en la síntesis de las cadenas de globina. La asociación de α-talasemia con la HbS heterocigota produce una disminución de la concentración de la HbS, proporcional al número de genes perdidos.

8.10. α-talasemia adquirida

Es una forma poco frecuente de aparición de la enfermedad de la HbH, que acompaña a determinadas alteraciones hematológicas como los síndromes mielodisplásicos que han progresado hacia formas leucémicas. Aparece incluso antes de que se presenten alteraciones leucémicas. En estos enfermos, se produce un déficit muy importante de la síntesis de la cadena α de globina, con unas cifras de HbH en torno al 18 % (aunque se tienen registrados valores de hasta el 57 %) y un cociente α/β muy disminuido, con cifras de hasta el 0.05 %. Los estudios moleculares de estos pacientes demuestran que no existen reordenamientos en el agrupamiento α de la globina y que no aparece un efecto compensador de los genes ζ. La cantidad de mRNA de α_2 y de α_1 está reducida, en concordancia con la cantidad extraordinariamente baja de la globina, por lo que se cree que el déficit se debe a un problema de la transcripción de los genes α.

8.11. α-talasemia asociada a retraso mental

En 1981, se describieron tres familias del norte de Europa en las que existía un importante retraso mental asociado a una enfermedad de la HbH, pudiendo distinguirse dos grupos según sus síndromes. El primero presenta una larga deleción de 1-2 megabases en el cromosoma 16, denominado síndrome del ATRA-X, y los pacientes afectados presentan aneuploidía. El otro grupo no presenta deleciones en el agrupamiento α, y tiene un mayor dismorfismo y anomalías genitales.

9. β-TALASEMIA

Aunque la β-talasemia tiene un fenotipo considerado dependiente de factores como la naturaleza de la mutación que la desarrolla, desde el punto de vista clínico se pueden diferenciar tres estados: el rasgo talasémico o talasemia minor, la enfermedad o talasemia mayor, y la talasemia intermedia.

9.1. Rasgo talasémico o talasemia minor

Se corresponde con la forma heterocigota; es decir, la mayoría de los individuos con rasgo talasémico son portadores de un gen β normal (β^A) y otro gen β talasémico (β^T), en el que se localiza la mutación. Se caracteriza por no presentar, en general, un cuadro clínico llamativo y ser muchas veces un hallazgo casual. El diagnóstico se basa en la demostración de microcitosis, con un volumen corpuscular medio entre 60 fL y 75 fL, una morfología anormal de los hematíes, y una concentración de HbA_2 entre 3.5 y 6 %. Se han descrito también, casos de β-talasemia heterocigota con valores normales de HbA_2, que son de dos tipos:

Tipo I o silente. Caracterizada por una morfología de los hematíes normal o mínimamente alterada, e índices eritrocitarios normales. La síntesis de las cadenas, sin embargo, está alterada ($\alpha/\beta = 1.6$). Su interacción con una β-talasemia de HbA_2 elevada da lugar, generalmente, a un cuadro de talasemia intermedia.

Tipo II. Presenta una morfología anormal de la serie roja y un mayor desequilibrio de la síntesis de las cadenas ($\alpha/\beta = 2.5$), con valores normales de HbA_2.

9.2. Talasemia mayor

Se trata de la forma más grave de la enfermedad y las personas que la padecen son portadores de dos genes talasémicos (β^T/β^T), es decir, son homocigotos. La enfermedad se caracteriza por la existencia de hepatoesplenomegalia, deformaciones óseas y anemia hemolítica. La anemia es consecuencia de una eritropoyesis ineficaz, hemólisis y una reducida hemoglobinización de los eritrocitos, lo que les hace depender de transfusiones. La evolución a largo plazo es mortal, debido a la siderosis hepática y miocárdica. En el laboratorio, se reconoce por el aumento de la HbF, que oscila entre el 10 y más del 95 %, con una HbA_2 normal o ligeramente aumentada, y en algunos casos con total ausencia de HbA. El estudio de los padres corrobora el diagnóstico.

9.3. Talasemia intermedia

Esta denominación se reserva para los casos sintomáticos que espontáneamente mantienen concentraciones de hemoglobina entre 7 y 11 g/dL y que nunca, o sólo en ocasiones, reciben transfusiones. Por lo tanto, se trata de una forma clínica de menor gravedad que la talasemia mayor. En general, es el resultado de la combinación de diferentes defectos genéticos:

a) Homocigosis para los genes β^+-talasémicos de menor gravedad.

b) Combinación del gen β^0-talasémico grave con una β^+-talasemia particularmente benigna (como una β-talasemia silente de tipo I).

c) Presencia de factores genéticos que aumentan la producción de cadenas de la globina (persistencia hereditaria de HbF, $\delta\beta$-talasemia o mutaciones de β-talasemia asociadas con un incremento de cadenas γ), que se combinan con el exceso de cadenas α para formar HbF.

d) Otro mecanismo molecular, menos frecuente, responsable de la talasemia intermedia es la herencia de una β-talasemia heterocigota asociada a una triplicación de los genes α ($\alpha\alpha\alpha/\alpha\alpha$) o ($\alpha\alpha\alpha/\alpha\alpha\alpha$) y la presencia de variantes de hemoglobinas inestables en estado heterocigoto (β-talasemia dominante).

e) Se ha demostrado que, en muchas ocasiones, la expresión más leve se debe a la asociación de α-talasemia y β-talasemia, produciendo un equilibrio en la síntesis de las cadenas de globina.

9.4. Patología molecular de las β-talasemias

La mayor parte de los defectos genéticos responsables de las β-talasemias consisten en la mutación de un único nucleótido que afecta a uno de los diferentes procesos moleculares involucrados en la expresión del gen β globina. Al contrario de lo que sucede en las α-talasemias, tan sólo una minoría de las β-talasemias está producida por deleciones en el gen. Los diferentes mecanismos responsables de las β-talasemias representan modelos de inactivación de los genes en los mamíferos y, gracias al análisis de los defectos en las talasemias, se han entendido algunos de los aspectos generales de la expresión de los genes.

En el Cuadro 10-3, se puede observar el número de mutaciones de la β-talasemia y los mecanismos moleculares por los que se altera la expresión del gen de la globina. Se han descrito, hasta el momento, más de 130 mutaciones. Entre las mutaciones puntuales con fenotipo conocido, 69 carecen de síntesis de cadena α (β^0), mientras que en 44 esta síntesis está reducida (β^+). Este gran número de defectos tiene una peculiar distribución entre las diferentes poblaciones, de modo que, en cada población, hay un número limitado de mutaciones, generalmente entre 5 y 8, que representan el 90 % de los defectos moleculares. Los defectos genéticos pueden agruparse en tres categorías:

1. Grandes deleciones: pérdida de un gran fragmento de DNA (entre 300 y más de 2000 nucleótidos) que contiene los genes de globina.
2. Pequeñas deleciones o inserciones: la pérdida y, más rara vez, la inserción de uno, dos o cuatro nucleótidos produce un desplazamiento a lo largo del DNA, de modo que el mensaje transmitido por el mRNA es incorrecto, y no permite la síntesis de una cadena de globina completa y estable.
3. Mutaciones puntuales: caracterizadas por la sustitución de una única base en el DNA.

Generalmente, cada mutación está contenida en un haplotipo específico, o conjunto de polimorfismos definidos por enzimas de restricción en el agrupamiento del gen β globina. La asociación entre una mutación específica y un determinado haplotipo es muy alta, pero no absoluta, y de hecho algunas mutaciones se han detectado con diferentes haplotipos. Este tipo de asociaciones puede explicarse por diferentes mecanismos, como la recombinación durante la meiosis, la conversión del gen o las mutaciones recurrentes.

9.5. Mutaciones del proceso de transcripción

Se ha descrito un gran número de alelos que afectan a las secuencias conservadas en la región promotora del gen β globina (Cua-

Cuadro 10-3. Mecanismos y número de mutaciones que producen β-talasemia

Mecanismos	*Número*	*Tipo*	*Fenotipo*
1. TRANSCRIPCIÓN	19	β^+	Leve
2. PROCESAMIENTO DEL mRNA			
a) Sitio CAP	1	β^+	Leve
b) Proceso de corte y empalme			
• Zonas de consenso	10	β^+	Leve/grave
Zonas de empalme (*Splice junction*)	15	β^0	Grave
• Exones	4	β^+	Leve
• Intrones	2	β^0	Grave
c) Escisión y poliadenilación	6	β^+	Leve
3. TRANDUCCIÓN			
a) Codón de iniciación	3	β^0	Grave
b) Terminación prematura			
• Mutación sin sentido	14	β^0	Grave
• Desplazamiento del marco	35	β^0	Grave

dro 10-3). Siete se encuentran en la caja TATA, nueve en la zona proximal de la caja CACC y una en la zona distal de la caja CACC. Todas ellas producen una reducción del mRNA y generalmente están asociadas a un fenotipo leve. Dos mutaciones están localizadas en el extremo 5' del mRNA transcrito. Seis de estos tipos de mutaciones se han localizado en el Mediterráneo (Cuadro 10-4) y, en todos los casos, la mutación es puntual, exceptuando la localizada en China, que es una consecuencia de la deleción de 4 pb.

9.6. Mutaciones que afectan al procesamiento del mRNA

Los complejos mecanismos implicados en la modificación del pre-mRNA son esenciales para que la traducción del mRNA maduro sea eficaz. Esta complejidad queda reflejada en la patología molecular de las mutaciones durante el procesamiento. El estudio de algunas de estas mutaciones ha permitido obtener información sobre los mecanismos del procesamiento y conocer la importancia de las secuencias conservadas que participan en él. El efecto de estas mutaciones es variable, desde una talasemia leve (β^+) hasta la completa ausencia de producción de la cadena de β globina (β^0).

9.6.1. Mutación en el lugar de unión de la caperuza

Se ha encontrado una única mutación, en un paciente homocigoto, en el lugar de unión de la caperuza: la sustitución A→C en el nucleótido 1 (Cuadro 10-3). El paciente presentaba una talasemia leve, mientras que el estado heterocigoto muestra un VCM y una HbA_2 dentro de los límites de referencia. Esta mutación puede actuar en la transcripción o en el proceso de formación de la caperuza, con un efecto secundario sobre la traducción, aunque no está bien definido el mecanismo por el que esta mutación origina este fenotipo.

9.6.2. Mutaciones del proceso de corte y empalme

Mutaciones en las secuencias consenso del corte y empalme

Los dinucleótidos no variables del extremo donador 5' (GT) y los del extremo aceptor 3' (AG) son absolutamente necesarios para el proceso de corte y empalme. Su sustitución o deleción inactiva completamente el proceso normal de corte y empalme, causando una β^0-talasemia. Existen, además, otros lugares presentes en el mRNA, normalmente no usados y denominados lugares crípticos de corte y empalme, que pueden utilizarse para generar moléculas de mRNA anómalas o no funcionales. Así, se ha observado que el cambio del nucleótido del extremo donador (nucleótido 1) del intrón 1 (IVS-1) activa dos zonas crípticas localizadas en el exón 1 y una tercera zona situada en el primer intrón. En el caso de la mutación IVS-2-nt1 (G→A), se activa una zona críptica donadora situada en el segundo intrón, y como zona críptica aceptora se activa la posición 579 del IVS-2. Estas mutaciones están asociadas a una β^{0}-talasemia grave, a excepción de la IVS-2-nt1 (G→A), que presenta un comportamiento de talasemia intermedia en estado homocigoto, debido a la asociación con la mutación en la posición –158 (C→T) del gen γ^{G}, el cual, en una situación de eritropoyesis de estrés parece producir la cadena en la vida adulta.

Por otro lado, las mutaciones en las zonas de consenso, reducen la eficacia del proceso de corte y empalme, y tienen un efecto variable en la producción de la cadena β, dando lugar a un fenotipo β^{+}, que puede variar desde leve a grave. Así, la sustitución G→C o G→A en el nucleótido 5 del IVS-1 origina una forma grave de β^{+}-talasemia, mientras que la sustitución G→T, en la misma posición, y la mutación T→C, en el nucleótido 6 del mismo intrón, producen tan sólo una ligera reducción de la síntesis de la cadena β. Las mutaciones de estas secuencias de consenso, al igual que se producen en los dinucleótidos no variables, activan las zonas crípticas del pre-mRNA. Todas estas mutaciones se han detectado en la cuenca del Mediterráneo (Cuadro 10-4).

Mutaciones en los exones que originan un lugar alternativo de corte y empalme

La secuencia que comprende los codones 24 al 27 (GTGGTGAGG) es similar al extremo donador implicado en el proceso de corte y empalme. Cualquier sustitución en esta zona puede modificarla y hacerla tan similar al extremo donador

Cuadro 10-4. Mutaciones encontradas en el Mediterráneo

Mecanismos	*Tipo*	*Mecanismos*	*Tipo*
1. TRANSCRIPCIÓN		• Intrones	
–92 (C→T)	+	IVS-1-nt110 (G→A)	+
–90 (C→T)	+	IVS-1-nt116 (T→G)	+
–87 (C→G)	+	IVS-2-nt4.5 (A→G)	0
–87 (C→T)	+	IVS-2-nt705 (T→C)	+
–86 (C→A)	+	IVS-2-nt745 (C→G)	+
+22 (G→A)	+	*c*) Escisión y poliadenilación	
		AATAAA→AATGAA	
2. PROCESAMIENTO DEL mRNA			
a) Sitio CAP. Ninguna		3. TRADUCCIÓN	
b) Proceso de corte y empalme		*a*) Codón de iniciación. Ninguna	
• Zonas consenso y *splice junction*		*b*) Terminación prematura	
IVS-1-5'extremo (–44bp)	0	• Mutación sin sentido	
IVS-1-nt1 (G→A)	0	CD 15 (TGG→TGA)	0
IVS-1-nt2 (T→G)	0	CD 37 (G→T)	0
IVS-1-nt5 (G→T)	+	CD 39 (C→T)	0
IVS-1-nt5 (G→A)	0	• Desplazam. del marco de lectura	
IVS-1-nt6 (T→C)	+	CD 1 (–G)	0
IVS-1-nt130 (G→A)	0	CD 5 (–CT)	0
IVS-1-3' extremo (G→C)	0	CD 6 (–A)	0
IVS-2-nt1 (G→A)	+	CD 8 (–AA)	0
IVS-2-nt844 (C→G)	+	CD 8/9 (+G)	0
IVS-2-nt850 (–G)	0	CD 11 (–T)	0
• Exones		CD 76 (–C)	0
CD 27 (G→T) [HB Knossos]	+	CD 94 (+TG)	0
		CD 126 (–T)	+

auténtico que se crea un lugar alternativo para que se lleve a cabo el proceso de corte y empalme. Son cuatro las mutaciones descritas en esta región que, como se comentó anteriormente, activan las zonas crípticas. Una de ellas es una mutación «silente», en el sentido de que la sustitución en el codón 24 (GCT→GGA) no produce el cambio de aminoácido en la cadena de globina, sino que disminuye un 75 % la acumulación del mRNA normal, causando una β^{+}-talasemia grave. Las otras tres mutaciones descritas se sitúan en los codones 19 (A→G), 26 (G→A) y 27 (G→T), dando lugar, todas ellas, a hemoglobinas anómalas: Hb Malay, HbE y Hb Knossos (propia del Mediterráneo, Cuadro 10-4), respectivamente. Como consecuencia del cambio en el codón, el rendimiento de la cadena de β globina se encuentra reducido, debido a la activación de las zonas crípticas, y por lo tanto el proceso de corte y empalme no se produce con normalidad; todas ellas dan lugar, pues, a una β^{+}-talasemia leve.

Mutaciones en los intrones que originan un lugar alternativo de corte y empalme

En los intrones del gen de la β globina existen secuencias que se parecen mucho a las regiones de consenso del proceso de corte y empalme. La sustitución de nucleótidos en estas regiones las hace más similares a las verdaderas zonas de corte y empalme, y activan las zonas crípticas. Se han descrito un total de seis mutaciones, de las cuales cinco se han detectado en el Mediterráneo (Cuadro 10-4). La sustitución G→A en el nucleótido 110 del primer intrón produce la activación de una zona aceptora críptica, ya que se ha creado un nuevo dinucleótido no variable AG. Alrededor del 90 % del pre-mRNA se une a esta zona alterada, originando un mRNA maduro anómalo, mientras que el 10 % restante es normal, dando lugar a un fenotipo de β^{+}-talasemia grave. Cuando la sustitución tiene lugar en la posición 116 del IVS-1 (T→G), se crea una nueva zona de corte y empalme tan eficaz que no se utiliza el aceptor normal, originándose una β^{0}-talasemia.

Las mutaciones en el segundo intrón (C→T nt654, T→C nt705, C→G nt745) crean una nueva zona donadora en la misma posición que la mutación y, al mismo tiempo, se produce la activación de una zona críptica aceptora, localizada tras el nucleótido 579, obteniéndose así dos mRNA anómalos: uno de ellos se produce por el corte y empalme que ha utilizado el donador normal y el aceptor de la zona críptica, mientras que el otro emplea el nuevo donador y el aceptor normal. En cualquier caso, se produce una β^{0}-talasemia grave.

9.7. Mutaciones que afectan a la escisión y poliadenilación

Se han descrito varias mutaciones que afectan a la escisión y a la señal de poliadenilación del extremo 3' (Cuadro 10-3), aunque sólo una de ellas en el Mediterráneo (Tabla 10-4). No están claros los mecanismos por los que la síntesis de la cadena β, aparece reducida, aunque se cree que, probablemente, la poliadenilación se produce en la siguiente señal (AATAA), situada 1 kb cadena abajo, y que dicha unión es inestable.

9.8. Mutaciones en el proceso de traducción

9.8.1. Codón de iniciación

En el gen β, el nucleótido 49 situado a la izquierda del lugar CAP, aparece un codón AUG, que corresponde a la señal para iniciar la traducción. Las posibles mutaciones que se produzcan en este codón suprimen la traducción y causan una β^{0}-talasemia. Tres son las anomalías localizadas en este codón, hasta la fecha (Cuadro 10-3), y ninguna de ellas en el Mediterráneo.

9.8.2. Terminación prematura

Las mutaciones que dan lugar a un codón de parada producen una β^{0}-talasemia. Las dos más frecuentes son la sustitución CAG→TAG, en el codón 39, y la sustitución, AAG→TAG en el codón 17. La primera mutación es una de las que presenta una mayor prevalencia en la población mediterránea (Cuadro 10-4), mientras que la segunda es la primera mutación sin sentido descrita en 1979 en la población china.

En este tipo de mutaciones se observa una pequeña cantidad de mRNA en el núcleo y en el citoplasma de los precursores eritroides. Esta reducción depende, probablemente, de la degradación intranuclear del mRNA mutado, lo que sugiere que el control de la traducción del mRNA se realiza en el núcleo, durante el procesamiento del mRNA o durante el transporte del mismo al citoplasma.

Un segundo tipo de mutaciones de terminación prematura se produce por inserciones o deleciones de uno, dos o cuatro nucleótidos en la región codificadora del gen de la β globina. Al modificarse el marco normal de lectura, se origina, en primer lugar una secuencia de aminoácidos anómala y, a unos 50 nucleótidos de esta mutación, se forma un codón de terminación. El resultado final es una β^0-talasemia grave, aunque existen excepciones, como la mutación del codón 6 (–A) en la población mediterránea, que se comporta como una talasemia intermedia en el estado homocigoto. En estos casos, lo más probable es que vaya asociada con la sustitución C→T en el nucleótido –158 del promotor del gen γ^G. Con 35 defectos diferentes pertenecientes a esta categoría (28 % del total de las β-talasemias son mutaciones puntuales), el tipo de desplazamiento marco representa el más común de los mecanismos de mutación en la β-talasemia (Cuadros 10-3 y 10-4).

10. OTRAS ALTERACIONES DE LOS ERITROCITOS

Los grandes avances de los últimos años, con la aplicación de las técnicas de biología molecular, se han extendido no sólo a las talasemias y las hemoglobinopatías, sino también a un gran número de enfermedades monogénicas eritrocitarias. A continuación, se analizará brevemente la patología molecular de algunas de estas enfermedades hereditarias.

10.1. Esferocitosis hereditaria

Se trata de una anemia hemolítica con moderada esplenomegalia, cuyo patrón de herencia es, generalmente, autosómico dominante, y que se caracteriza por la existencia de esferocitos en la sangre periférica y por un aumento de la fragilidad osmótica de los hematíes. Las alteraciones moleculares de esta enfermedad son muy heterogéneas, afectando fundamentalmente a la espectrina, la ankirina, la banda 4.2 y la proteína 3.

Entre las espectrinas α y β, se han demostrado mutaciones puntuales de nucleótidos que producen un defecto de la interacción de la espectrina con la proteína 4.1 o que dan lugar a una cadena β de espectrina inestable. Se han descrito, también, otras anomalías, como las inserciones, las deleciones y las duplicaciones.

10.2. Eliptocitosis hereditaria

Es una anemia hemolítica congénita con una gran heterogeneidad clínica, que oscila desde pacientes totalmente asintomáticos a otros con una anemia hemolítica grave. La enfermedad se caracteriza por presentar en la sangre periférica más de un 15 % de hematíes helicoidales, denominados eliptocitos.

Las lesiones moleculares son muy variables, y afectan a la síntesis de las proteínas que forman parte del citoesqueleto de la membrana eritrocitaria. Se ha descrito un gran número de alteraciones fenotípicas, que generalmente corresponden a mutaciones puntuales por cambio de un nucleótido por otro en los exones que codifican la α o la β espectrina. Otras alteraciones son la deleción de nucleótidos y la truncación de la región C terminal, que causa la síntesis de cadenas β de espectrina prematuras. En algunos pacientes, la mutación afecta a los genes que codifican la proteína 4.1, dando lugar a una proteína anómala que no interactúa con la espectrina.

10.3. Anemia aplásica constitucional de Fanconi

En 1927, Guido Fanconi describió, en tres hermanos, la coexistencia de aplasia medular y múltiples anomalías congénitas. Desde entonces, se han descrito cientos de pacientes similares, aplicándose el término de anemia aplásica constitucional a todos los casos en los que existe la sospecha de un origen hereditario.

Clásicamente, se considera que la anemia de Fanconi es una enfermedad hereditaria, transmitida por un patrón de herencia autosómico recesivo, y caracterizada por la presencia de múltiples alteraciones musculoesqueléticas y cutáneas, fracaso de la médula ósea y predisposición al cáncer, sobre todo a la aparición de leucemia mieloide aguda. Existe, sin embargo, hasta un 30 % de pacientes en los que no hay pruebas de malformaciones congénitas, y con una amplia variabilidad en cuanto a la evolución y el desarrollo de la enfermedad, por lo que su diagnóstico puede ser muy difícil.

El diagnóstico de la anemia de Fanconi se basa en la sensibilidad celular a los agentes de entrecruzamiento, como la mitomicina C o el diepoxibutano, presentando un incremento de la fragilidad cromosómica espontánea, que lo diferencia de otros síndromes de fragilidad cromosómica.

En el último decenio, y gracias a los avances de la biología molecular y la ingeniería genética, se han identificado (por análisis de complementación) al menos ocho genes implicados en la enfermedad, clasificándose la anemia de Fanconi, a su vez, en ocho subtipos genéticos: del FAA al FAH. Se han clonado y secuenciado cuatro de ellos, el gen *FAC* en 1992 y el *FAA* en 1996, el FAG en 1998, y el FAF en el año 2000, y se han identificado las mutaciones más frecuentes.

El subtipo genético FAC corresponde al 12-14 % de todos los enfermos con anemia de Fanconi. El gen *FAC* está localizado en la región cromosómica 9q22.3, consta de 14 exones y da lugar a una proteína de 558 aminoácidos, de 63 kDa, hidrófoba y de localización citoplásmica, cuya función hasta el momento se desconoce. Se han identificado las mutaciones más frecuentes, llegando a establecerse una correlación entre el tipo de mutación y la evolución clínica de la enfermedad. Así, las mutaciones que se producen en los exones 4 y 14 dan lugar a una forma clínica más grave, mientras que las mutaciones en el exón 1 producen formas más leves de la enfermedad. De las diez mutaciones descritas, las más frecuentes son la IVS4+4 A→T y la 322delG, abarcando entre las dos el 80-90 % de las mutaciones de este gen.

El subtipo genético FAA corresponde al 60-66 % de todos los enfermos con anemia de Fanconi. El gen *FAA* se encuentra en la región cromosómica 16q24.3, consta de 43 exones, y da lugar a una proteína de 1455 aminoácidos, de 162 kDa y de localización nuclear, que parece participar en la reparación del DNA. Las mutaciones en este gen son muy heterogéneas, y hasta la fecha, se han descrito 45, casi una por cada familia estudiada. Para la detección molecular de estas mutaciones es necesaria la secuenciación (Celia Benavente Cuesta).

10.4. Diseritropoyesis congénitas

Constituyen un grupo de enfermedades congénitas hereditarias que se caracterizan por presentar anemia y eritropoyesis ineficaz, junto con alteraciones morfológicas de los eritroblastos en la médula ósea y en sangre periférica. Clásicamente, se han descrito tres tipos de anemias diseritropoyéticas congénitas (ADC), denominadas tipo I, Hempas o ADC tipo II y tipo III. En el tipo II, los eritroblastos presentan núcleos diploides y se produce la hemólisis de los hematíes con suero acidificado. En el tipo III, existen en la médula ósea, fundamentalmente, eritroblastos gigantes multinucleados.

Recientemente, se ha identificado el gen responsable de estas enfermedades (denominado *CDAN1*), en la región cromosómica 15q15.1-15.3 (ADC tipo I). Se ha cartografiado el gen *CDAN2*, y se ha sugerido que las mutaciones del mismo causan la diseritropoyesis congénita de tipo II. Este gen se encuentra localizado en el brazo largo del cromosoma 20 (20q11.2). En esta región cromosómica, se han identificado microsatélites (D15S778 y D15S779) ligados al gen *CDAII*. También se ha cartografiado el gen *CDAIII*, que se encuentra localizado 20 centimorgan telomérico al *locus CDAI*. Es posible que, en un futuro próximo, puedan demostrarse las lesiones genéticas de estas raras enfermedades hematológicas.

BIBLIOGRAFÍA

AMSELEM, S.; NUNES, V.; VIDAUD, M.; ESTIVILL, X.; WANG, C.; D'AURIOL, L.; VIDAUD, D.; GALIBERT, F.; BAIGET, M., y GOOSSENS, M.: «Determination of the spectrum of β-thalassaemia genes in Spain by use of dot-blot analysis of amplified β-globin DNA». *Am J Hum Genet, 43*: 94-100, 1988.

BENITO, A.; VILLEGAS, A.; PÉREZ-CANO, R., y BERNAL, R.: «β-thalassaemia in South-western Spain: High frequency of G→A (IVSI-1) mutation». *Br J Haematol, 92*: 336-338, 1996.

CALERO, F.; VILLEGAS, A.; PORRES, S.; VALVERDE, F.; DEL POTRO, E.; LUQUE, J. M., y ESPINÓS, D.: «Hematologic data in 825 cases of β-thalassaemia trait in Spain». *Nouv. Rev. Franc. Hematol, 32*: 265-270, 1990.

EFREMOV, G. D.; HUISMAN, T. H. J.: «Diagnóstico de laboratorio de las hemoglobinopatías». En: *Hemoglobinas anormales* (Versión española). Ed. Weatherall DJ. Salvat Editores, S.A. Barcelona, 317-360, 1976.

FLINT, J.; HILL, V. S.; BOWDEN, K.; OPPENHEIMER, S. J.; SILL, P. R.; SERJEANSTON, S. W.; BANA-KOIRI, J.;

BATHIA, K.; ALPERS M. P.; BOYCE, A. J.; WEATHERALL, D. J., y CLEGG, J. B.: «High frequencies of α-thalassaemia are the results of natural selection by malaria». *Nature, 321*: 744-750, 1986.

GALANELLO, R.: «Molecular basis of thalassaemia major». *Int J Pediatr Hematol Oncol, 2*: 383-396. 1995.

GALANELLO, R.; RUGGERI, R.; PAGLIETTI, E.; ADDIS, M.; MELIS, M. A., y CAO, A.: «A family with segregating triplicated α globin loci and β thalassaemia». *Blood, 62*: 1035-1040, 1983.

GONZÁLEZ-REDONDO, J. M.; DÍAZ-CHICO, J. C.; MALCORRA-AZPIAZU, J. J.; BALDA AGUIRRE, M. I., y HUISMAN, T. H. J.: «Characterization of a newly discovered -thalassaemia-1 in two spanish patients with HbH disease». *Br J Haematol, 70*: 459-463, 1988.

HATTON, C. S. R.; WILKIE, A. O. M.; DRYSDALE, H. C.; WOOD, W. G.; WICKERS M. A.; SHARPE, J.; AYYUB, H.; PRETORIUS, I. M.; BUCKLE, V. J, y HIGGS, D. R.: «α-thalassaemia caused by a large (62 kb) deletion upstream of the human α-globin gene cluster». *Blood, 76*: 221-227, 1990.

KAZAZIAN, H. H. JR.: «The thalassaemia syndromes: Molecular basis and prenatal diagnosis in 1990». *Semin Hematol, 27*: 209-228, 1990.

MELIS, M. A.; GALANELLO, R., y CAO, A.: «α-Globin gene analysis in a Sardinian family with interacting α and β thalassaemia genes». *Br J Haematol, 53*: 667-671, 1953.

MOLINA, M. A.; ROMERO, M. J.; ABRIL, E.; DELGADO, I.; CANO, R. M.; GARRIDO, F.; DE PABLOS, J. M., y GARRIDO, M. L.: «Frecuencia de las alteraciones moleculares de la β-talasemia heterocigota en el Sur de España y su relación con el fenotipo hematológico». *Sangre* (Barc) *39*: 253-256, 1994.

OLD, J. M.; VARAWALLA, N. Y., y WEATHERALL, D. J.: «Rapid detection and prenatal diagnosis of β-thalassaemia: Studies in Indian and Cypriot populations in the U.K». *The Lancet, 336*: 834-837, 1990.

ROPERO GRADILLA, P.: *Heterogeneidad molecular de la β-talasemia en España*. Tesis Doctoral. Madrid, 1998.

SAIKI, R. A.; CHANG, C.; LEVENSON, C. H.; WARREN, T. C.; BOEHM, C. D.; KAZAZIAN, H. H., y ERLICH, H. A.: «Diagnosis of sickle cell anaemia and β-thalassaemia with enzimatically amplified DNA nonradiactive allele-specific oligonucleotide probes». *N. Engl. Med, 319*: 537-541, 1998.

THEIN, S. L.: «Dominant β-thalassaemia. Molecular basis and pathophysiology». *Br J Haematol, 80*: 273-277, 1992.

THEIN, S. L.; AL-HAKIN, I., y HOFFBRAND, A. V.: «Thalassaemia intermedia. A new molecular basis». *Br J Haematol, 56*: 333-337, 1984.

VILLEGAS, A.: «Análisis de un programa de microcitosis familiares atípicas. Base molecular de talasemia α». *Sangre, 35*: 277-288. 1990.

VILLEGAS, A.; CALERO, F., y ASENJO, S.: «Síndromes talasémicos y hemoglobinopatías estructurales». *Medicine, 6*: 470-484, 1992.

VILLEGAS, A.; CALERO, F.; VICKERS, M. A.; AYYUB H., y HIGGS, DR.: «α-thalassaemia in two spanish families». *Eur J Haematol, 44*: 109-114, 1990.

VILLEGAS, A.; MUÑOZ, J. A.; RISUEÑO, C. F.; CASTRO, J. M.; SÁNCHEZ, J.; ROPERO, P., y GONZÁLEZ, F. A.: «Asociación de α y β talasemia con triplicación de genes en una misma familia». *Med Clin* (Barc), *108*: 781-783, 1997.

VILLEGAS, A.; PÉREZ-CLOUSELL, C.; SÁNCHEZ, J., y SAL DEL RÍO, E.: «A new case of thalassaemia intermedia: Interaction of a triplicated α-globin locus and β-thalassaemia trait». *Hemoglobin, 16*: 99-101, 1992.

VILLEGAS, A.; SÁNCHEZ, J.; PORRES, A., y CALERO, F.: «Estudio epidemiológico y datos hemocitométricos y moleculares de la α-talasemia». *Sangre, 36*: 139-143, 1991.

VILLEGAS, A.; SÁNCHEZ, J., y SAL DEL RÍO, E.: «Alpha globin genotypes in a spanish population». *Hemoglobin, 16*: 427-429, 1992.

WAINSCOAT, J. S.; KANAVAKIS, E.; WOOD, W. G.; LETSKY, E. A.; HUEHNS, E. R.; MARSH, G. W.; HIGGS, D. R.; CLEGG, J. B., y WEATHERALL, D. J.: «Thalassaemia intermedia in Cyprus: The interaction of α and β thalassaemia». *Br J Haematol, 53*: 411-416, 1983.

WEATHERALL D. L. «The thalassaemias molecular pathogenesis». En: *Hemoglobin Molecular, genetic and clinical aspects*. Ed. HF. Bunn y BG. Forget. WB. Saunders Company Philadelphia, 223-379, 1986.

11

Bases moleculares de las diátesis hemorrágicas congénitas y estados de trombofilia primaria

V. VICENTE, M. L. LOZANO, J. RIVERA, R. GONZÁLEZ-CONEJERO,
C. MARTÍNEZ y J. CORRAL

1. INTRODUCCIÓN

El sistema hemostático es un mecanismo de defensa del organismo que tiene varios cometidos: mantener permeable la luz vascular, establecer el tapón hemostático en caso de lesión vascular, y finalmente, en caso de obstrucción vascular, generar la lisis del coágulo de fibrina. Este sistema tiene dos compartimientos: uno de carácter celular, integrado fundamentalmente por las plaquetas y el endotelio, y otro de carácter plasmático, en el que participan proteínas procoagulantes generadoras de fibrina, proteínas inhibidoras que ejercen una regulación sobre el sistema procoagulante, y otras con función fibrinolítica. Cuando se produce un desequilibrio entre estos sistemas, clínicamente aparece un cuadro hemorrágico o un proceso trombótico.

En la década de los años ochenta se fue desvelando la estructura y función de gran parte de las proteínas implicadas en el sistema hemostático, así como el papel de los receptores de adhesión plaquetarios y sus mecanismos de interacción con el subendotelio vascular. Este avance está siendo mucho más espectacular con el conocimiento de los genes que codifican las diferentes proteínas, lo que está permitiendo establecer una base molecular que defina las enfermedades hereditarias que afectan al sistema hemostático, las trombopatías y coagulopatías congénitas, por una parte, y los estados de trombofilia hereditaria.

En este capítulo, se abordarán las bases moleculares tan sólo de algunas de las enfermedades más representativas del sistema hemostático, tales como el síndrome de Bernard-Soulier y la tromboastenia de Glanzmann (dos trombopatías), las coagulopatías congénitas, como la hemofilias A y B, así como la enfermedad de von Willebrand, y finalmente los cuadros más representativos de los estados trombofílicos hereditarios: las anomalías de las proteínas C y S, la antitrombina III, el Factor V Leiden y la protrombina 20210A.

2. PATOLOGÍA MOLECULAR DE LOS RECEPTORES ADHESIVOS PLAQUETARIOS

Los complejos glucoproteicos (GP) Ib/IX/V y IIb/IIIa son dos receptores de adhesión plaquetaria que desempeñan un papel determinante en la hemostasia, ya que participan en la generación del tapón hemostático plaquetario en el lugar de la lesión vascular. El primero es responsable de la adhesión de las plaquetas al factor de von Willebrand (FvW) del subendotelio expuesto en el vaso lesionado, iniciando la activación global de las plaquetas. El complejo IIb/IIIa, tras su activación, une el fibrinógeno plasmático, permitiendo así la formación de los puentes intercelulares que soportan la formación de los agregados plaquetarios que taponan la lesión. El déficit o la alteración funcional congénita de estos dos receptores causará los trastornos hemorrágicos graves conocidos como síndrome de Bernard Soulier y tromboastenia de Glanzmann.

3. SÍNDROME DE BERNARD SOULIER

3.1. Definición

El síndrome de Bernard Soulier (SBS) es una diátesis hemorrágica congénita, que se caracteriza por la presencia de trombocitopenia, plaquetas de gran tamaño, tiempo de hemorragia prolongado y retracción normal del coágulo. El principal defecto funcional de las plaquetas en este síndrome es su nula o escasa capacidad de adhesión al subendotelio vascular, debido a la ausencia o disfunción del complejo Ib/IX/V.

3.2. Herencia y prevalencia

El SBS se transmite de forma autosómica recesiva, aunque se ha descrito una familia con un modo de transmisión dominante. Con frecuencia, existe consanguinidad en los antecedentes familiares de las personas afectadas. Considerando el número de casos publicados, se calcula que la prevalencia del SBS es de menos de un caso por cada millón de personas. En general, sólo los pacientes homocigotos manifiestan la enfermedad, mientras que los pacientes heterocigotos son asintomáticos.

3.3. Manifestaciones clínicas

Los síntomas característicos del SBS comprenden episodios de hemorragia, fundamentalmente de localización cutaneomucosa, que se presentan desde la infancia. La intensidad de los procesos de sangrado es variable, pudiendo aumentar o disminuir con la edad y, frecuentemente, se asocian con situaciones de riesgo, como las intervenciones quirúrgicas, las extracciones dentales o los traumatismos. Sin embargo, no son infrecuentes las equimosis, las epistaxis y las gingivorragias espontáneas, así como la hemorragia gastrointestinal.

3.4. Proteínas y genes implicados

El SBS se caracteriza por la ausencia o disfunción del complejo de glucoproteínas Ib/IX/V. Las funciones reconocidas de este complejo, del que existen unas 25 000 copias/plaqueta, son: constituir el receptor principal para el FvW y, también, unir trombina con alta afinidad. Estas funciones son determinantes para la hemostasia normal, y presumiblemente también desempeñan un papel importante en la trombosis en situaciones patológicas, como la aterosclerosis. El complejo está formado por las GP Ibα (143 kDa), Ibβ (22 kDa), IX (20 kDa) y V (83 kDa), que se asocian según una relación estequiométrica 2α:2β:2IX:1V. Estas cuatro GP pertenecen a la familia de proteínas con dominios con abundante leucina. La expresión del receptor en la membrana plaquetaria está sujeta a un estricto control fisiológico, precisando para ello de la coexpresión de Ibα, Ibβ y IX; la GP V puede expresarse individualmente, pero en menor proporción que cuando está presente el resto de las cadenas.

Cada componente proteico del complejo Ib/IX/V es el resultado de la expresión de un gen diferente. En la Figura 11-1, se presenta un esquema de la estructura de estos cuatro genes, que son relativamente simples y muy similares a otros genes que codifican proteínas con dominios con abundante leucina. La secuencia codificante está contenida en un único exón no interrumpido por intrones, salvo en el caso del gen de la Ibβ, que presenta un pequeño intrón de 10 pares de bases inmediatamente después de la secuencia ATG que codifica la metionina inicial. Además del exón codificante, los cuatro genes del complejo Ib/IX/V contienen uno o dos pequeños exones no leídos en su extremo 5´, cuya función, en analogía con otros genes, es posiblemente la de regular y facilitar el inicio de la transcripción al aumentar la estabilidad del

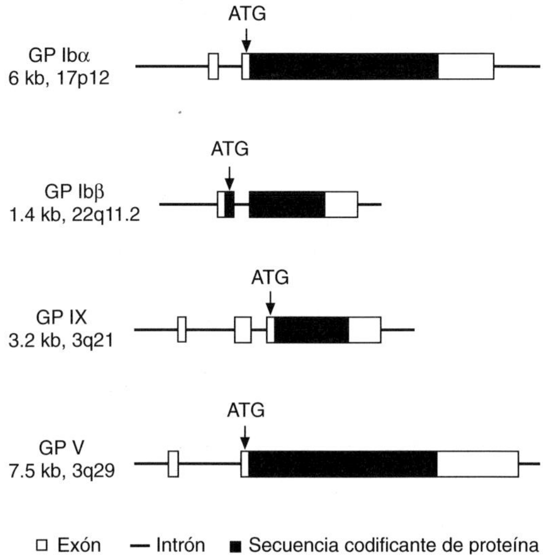

Figura 11-1. Estructura de los genes del complejo Ib/IX/V.

mRNA maduro. A pesar de su similitud estructural, los genes del complejo Ib/IX/V no están agrupados en una región única del genoma humano. El gen de GP Ibα se encuentra en el cromosoma 17, en la región 17p12; el de GP Ibβ, en el cromosoma 22, en la región 22q11.2; y los genes de GP IX y GP V, en el brazo largo del cromosoma 3 (bandas q21 y q29, respectivamente). Existe una sola copia de cada uno de estos cuatro genes en el genoma humano y, hasta la fecha, no se han identificado pseudogenes.

La expresión de los genes del complejo Ib/IX/V está restringida casi exclusivamente a los megacariocitos y a las plaquetas, aunque se ha observado también su expresión en las células endoteliales, pero en mucha menor proporción. Las regiones promotoras de los genes del complejo Ib/IX/V no contienen secuencias TATA o CAAT (secuencias reguladoras muy frecuentes en otros genes eucariotas), sino lugares de unión para factores de transcripción de las familias GATA y ETS. Estas secuencias de unión GATA y ETS, aunque no son exclusivas de los megacariocitos, son muy frecuentes en los genes que se expresan en estas células, lo que puede determinar la especificidad de la expresión. La importancia de estas secuencias para la expresión del complejo se refleja en el hallazgo de que las mutaciones puntuales en la región promotora de los genes de GP Ib y GP IX, dentro de GATA y ETS, impiden o reducen la expresión de estos genes en las células que han sufrido transfección. Igualmente, se ha identificado un enfermo con SBS que tenía una mutación en la secuencia promotora GATA del gen de GP Ibβ, lo que impide la síntesis de esta proteína (véase más adelante).

3.5. Alteraciones genéticas

Aunque sólo en una minoría de los pacientes con fenotipo de SBS descritos hasta la fecha se ha identificado la alteración molecular subyacente, parece claro que los defectos genéticos responsables de esta enfermedad son muy heterogéneos, con deleciones, cambio de la fase de lectura o sustitución de nucleótidos. Aún no existe un consenso universal para la clasificación de estos defectos, pero se tiende a agruparlos de acuerdo con dos criterios. El primero es la localización del defecto en el gen: a) GP Ibα; b) GP Ibβ; c) GP IX, y d) GP V. El segundo es el tipo de alteración genética: 1) defecto de la síntesis, el procesamiento o la expresión del complejo Ib/IX/V (formas clasicas del SBS), o 2) expresión de un receptor no funcional (formas variantes del SBS). Así, un paciente con SBS de tipo 1a tendría una alteración molecular del gen de la GP Ib producida por un fallo de la biosíntesis de la cadena.

Hasta la fecha, todas las alteraciones moleculares en los pacientes con el SBS clásico (defectos cuantitativos) o con formas variantes (defectos cualitativos) se han localizado en los genes de GP Ibα y GP IX, con la excepción de un caso atribuido a un defecto doble en el gen de GP Ibβ. La mayor parte de estas deleciones/mutaciones se localiza en las regiones con abundante leucina, lo que indica la importancia de estas regiones para la expresión y funcionalidad del receptor Ib/IX/V. El Cuadro 11-1 muestra las alteraciones genéticas descritas hasta el momento en los pacientes con este síndrome. La identificación de estas alteraciones moleculares y su reproducción en modelos celulares experimentales está ayudando enormemente a comprender la fisiopatología del SBS, los mecanismos que regulan la síntesis y la expresión del complejo Ib/IX/V, y la relación entre la estructura del complejo y su función. Así, por ejemplo, las plaquetas de la variante Bolzano expresan concentraciones normales de una GPIbα mutante por la sustitución Val→Ala en la posición 156 incapaz de unir FvW, pero que une

Cuadro 11-1. Alteraciones genéticas descritas en el síndrome de Bernard-Soulier

Gen	*Defecto genético*	*Efecto de la alteración*
GP Ibα	TGG/TGA, Trp343	Terminación prematura de la lectura del gen por aparición de un codón de terminación. Ausencia de síntesis de la proteína.
	TGG/TGA, Trp498	«
	TCA/TAA, Ser444	Terminación de lectura en Ser444.
	AAG/AGA y cambio Lys19/Arg por deleción	Aparición de codón de parada. Fallo de lectura y ausencia de síntesis.
	Deleción TG en 972-975	Aparición de codón de parada. Fallo de lectura Thr294.
	Inserción T en 1418; deleción A en 1438-44	Terminación de la lectura. Fallo de síntesis.
	Deleción de 1 base en sec. de poliadenilación	«
	TGC/AGC, Cys209/Ser	Imposibilidad de GP Ibα para formar enlace disulfuro con GP Ibβ.
	CTC/CCC, Leu 129/Pro	Defecto función. Unión de FvW en un 40 %.
	GCT/GTT, Ala156/Val	Variante Bolzano. Fallo en la unión de FvW. Unión normal de trombina.
	CTC/TTC, Leu57/Phe	GP Ib especialmente sensible a la acción de proteasas.
	Deleción CTC, Leu179	Variante Nancy I. Defecto en la unión de FvW.
GP IX	TGG/TGA, Trp126/stop	Fallo de síntesis por aparición de codón de parada.
	GAG/GGC, Asp21/Gly	Fallo en el acoplamiento de GP IX con GP Ibα y GP Ibβ.
	TGT/TAT, Cys73/Tyr	«
	TTT/TCT, Phe55/Ser	«
GP Ibβ	TAC/TGG, Tyr88Cys GCC/CCC, Ala108/Pro	Fallo en la asociación de Ibα con Ibβ.
	Mutación C133/G Deleción de un alelo β en el cromosoma 22 q11.2	Defecto de transcripción de Ibβ.

trombina normalmente. La identificación de esta variante Bolzano del SBS ha sido clave para conocer que las funciones de GP Ibα como receptor de FvW y de trombina son independientes.

3.6. Métodos de análisis

El diagnóstico de laboratorio del SBS se establece con la determinación de un tiempo de hemorragia prolongado, una trombocitopenia entre moderada y grave, y unas plaquetas con una morfología normal, pero de tamaño aumentado entre 2 y 3 veces. La clave del diagnóstico del SBS es la deficiente aglutinación plaquetaria inducida con el antibiótico ristocetina, proceso mediado por la interacción del FvW con la GP Ibα, mientras que la agregación plaquetaria inducida por otros agentes (ADP, adrenalina o colágeno) es normal o está mínimamente alterada. El análisis de la expresión de GP de membrana, mediante citometría de flujo u otras técnicas, ayuda a confirmar la alteración del complejo Ib/IX/V. Las plaquetas de los pacientes con SBS presentan menor reactividad a la trombina, lo que sugiere que la GP Ibα tiene un papel como receptor al agonista; también, la composición fosfolipídica de la membrana es anormal, lo que se asocia con una menor actividad procoagulante. En el análisis molecular del SBS, no hay una estrategia aceptada. Un enfoque racional puede ser el algoritmo de la Figura 11-2.

4. TROMBOASTENIA DE GLANZMANN

4.1. Definición

Se conoce como tromboastenia de Glanzmann (TG) a una enfermedad hemorrágica congénita que se caracteriza por un tiempo de hemorragia prolongado, con un recuento de plaquetas normal y un profundo defecto de agregación en respuesta a múltiples agonistas plaquetarios (ADP, colágeno, ácido araquidónico y trombina, aunque no ristocetina). En la actualidad, está bien establecido que la TG se debe a la patología molecular del complejo glucoproteico IIb/IIIa (integrina $\alpha 2\beta 3$).

4.2. Herencia y prevalencia

Al igual que el SBS, la TG se transmite de forma autosómica recesiva y es más frecuente en comunidades con alto grado de consanguinidad. Su prevalencia en la población general es también muy baja (1-2 casos por millón de habitantes) y la enfermedad la manifiestan claramente sólo los pacientes homocigotos.

4.3. Manifestaciones clínicas

Las manifestaciones clínicas de la enfermedad de Glanzmann son similares a las del SBS. Suele presentarse con sangrado cutaneomucoso desde el período neonatal, y son frecuentes las epistaxis, las gingivorragias, las metrorragias y las hemorragias gastrointestinales. La intensidad de la hemorragia varía considerablemente de unos pacientes a otros y puede modificarse con la edad.

4.4. Proteínas y genes implicados

La TG está causada por el déficit cuantitativo o cualitativo del receptor de membrana GP IIb/IIIa. El complejo IIb/IIIa es un heterodímero, dependiente de la presencia de calcio, formado por las GP IIb (136 kDa) y IIIa (110 kDa), asociadas de forma no covalente. Este receptor es el más abundante en las plaquetas, con 50 000 copias en la superficie de las células no activadas y una cantidad similar en el interior de las plaquetas (sistema canalicular y gránulos α). Estas GP tienen una estructura y una secuencia de aminoácidos homóloga con otros miembros de la familia de las integrinas con estructura α/β heterodimérica. El complejo IIb/IIIa actúa como receptor plaquetario para proteínas de adhesión como el FvW, la fibronectina, la vitronectina y, en especial, el fibrinógeno. Todas estas proteínas contienen en su estructura la secuencia de aminoácidos Arg-Gly-Asp (RGD), que reconoce la integrina GP IIb/IIIa. Los lugares de unión RGD son crípticos en circunstancias normales, pero se exponen durante el proceso de la activación plaquetaria. La unión del fibrinógeno al complejo IIb/IIIa desencadena la transmisión de señales de activación hacia el interior de la plaqueta, que comprende la fosforilación de múltiples tirosina quinasas, y la reorganización del citoesqueleto.

La GP del complejo IIb/IIIa está codificada por dos genes distintos que, a diferencia de lo que ocurre con los del complejo Ib/IX/V, están agrupados en una misma región del genoma humano, en concreto, en el brazo largo del cromosoma 17 (gen de GP IIb en la banda q21 y gen de IIIa en la banda q23). Además, estos dos genes, a diferencia de los que codifican las subunidades α y β de otras integrinas, muestran un desequilibrio de ligamiento, lo que posiblemente favorece su expresión coordinada durante la megacariocitopoyesis. Se conoce la secuencia completa de los genes de GP IIb y de GP IIIa.

El gen de GP IIb, con un tamaño de 17 kb, consta de 30 exones que tienen entre 46 y 220 pares de nucleótidos. El gen se encuentra en una región con abundantes repeticiones *Alu*, conteniendo al menos siete repeticiones completas y tres incompletas. Un aspecto llamativo de este gen es que la organización de sus exones no refleja la distribución de los dominios funcionales de la proteína que codifica, con la excepción de los dominios de unión del calcio. El extremo

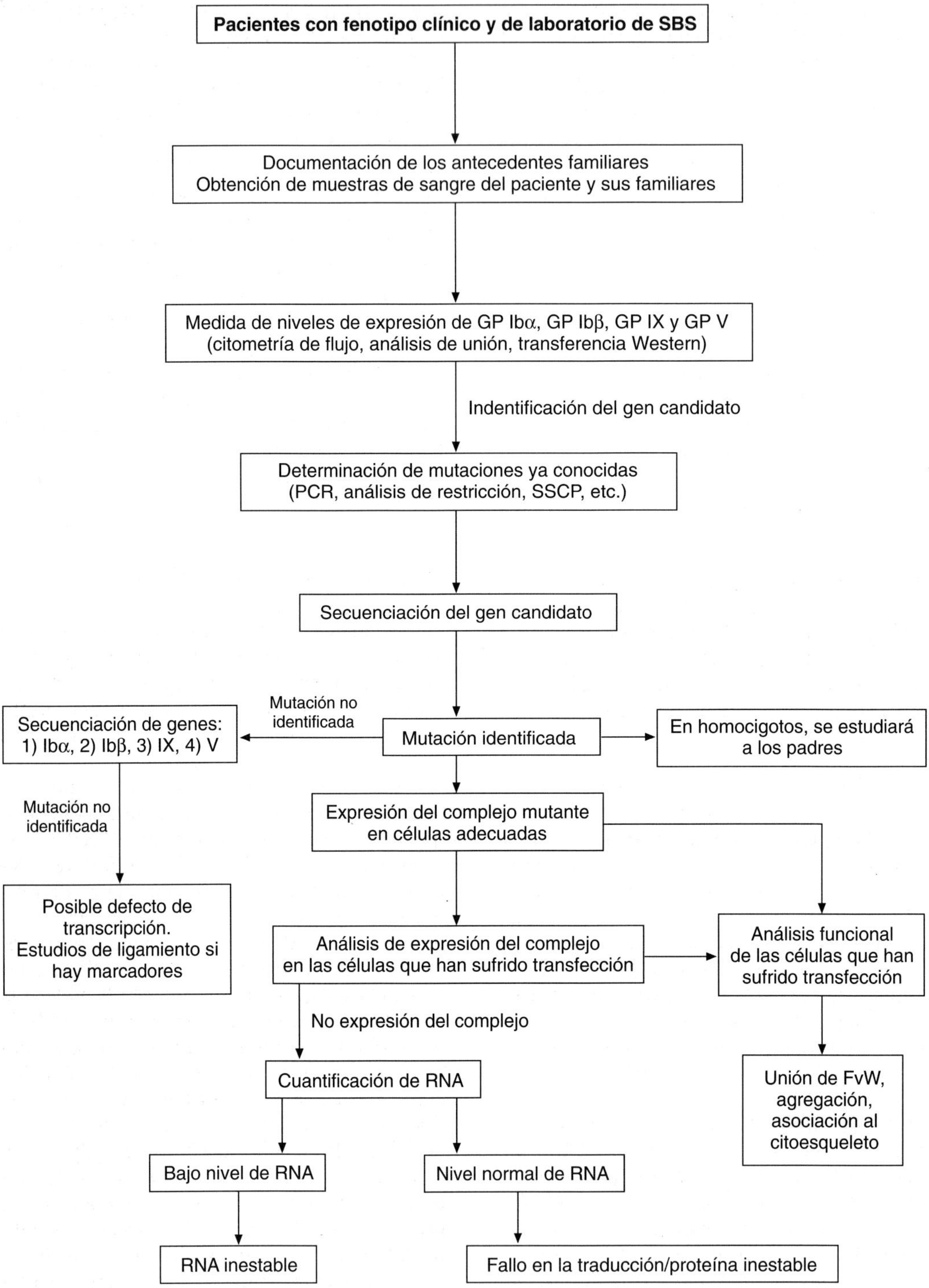

Figura 11-2. Estrategia de identificación de las alteraciones genéticas subyacentes en el síndrome de Bernard-Soulier.

5' del gen contiene la región promotora que carece de secuencias TATA o CAAT, comunes en otros genes eucariotas. En su lugar, se identifican secuencias de unión GATA y ETS, aspecto estructural compartido con otros genes que se expresan de forma específica en los megacariocitos, como los genes del factor plaquetario 4 (PF4), GP Ibα, GP IX o β-tromboglobulina. Las mutaciones puntuales dentro de esta secuencia GATA reducen significativamente la expresión del gen de GP IIb.

El gen de GP IIIa tiene un tamaño de 46 kb y consta de 15 exones (Fig. 11-3). A diferencia del gen de GP IIb, la organización de los exones de GP IIIa está relacionada con la distribución de los dominios funcionales en la proteína codificada. Otra diferencia importante con la GP IIb, es que la expresión del gen de GP IIIa no es específica de los megacariocitos, sino que se produce en otros muchos tejidos, entre ellos las células endoteliales, los fibroblastos o los macrófagos. No obstante, se han identificado alteraciones genéticas del gen de GP IIIa como responsables de TG (véase más adelante). No se sabe aún si estas alteraciones moleculares en el gen de GP IIIa también afectan al comportamiento de otras células distintas a las plaquetas, que también expresan esta integrina.

4.5. Alteraciones genéticas

A semejanza con el SBS, la TG es una afección producida por una gama muy heterogénea de alteraciones genéticas, como deleciones, inserciones, inversiones y mutaciones puntuales. En la Figura 11-3, se presenta un esquema de los genes de GP IIb y de GP IIIa, con el espectro de las alteraciones genéticas responsables de la TG que se han identificado hasta la fecha. Como puede apreciarse, estos defectos genéticos se presentan indistintamente en ambos genes y en cualquier región de los mismos. Entre estas alteraciones genéticas, algunas afectan al procesamiento de las proteínas. Así, en varias familias árabes se ha identificado una deleción de 13 bases en el inicio del exón 4 del gen de GP IIb, lo que impide el procesamiento de la proteína. Igualmente, en el gen de la GP IIIa el primer defecto identificado fue la deleción de 11 bases en el exón 13. Este cambio, encontrado en seis familias judías de Iraq, provoca la terminación de la lectura de la GP IIIa inmediatamente antes del dominio transmembrana, impidiendo la inserción de la proteína mutada en la membrana plaquetaria. Otras alteraciones en estos genes no provocan fallos de la expresión, sino que dan lugar a formas variantes de TG, con plaquetas que expresan un receptor IIb/IIIa no funcional. Un ejemplo ilustrativo de este tipo de defectos de función es el cambio T→G en la posición 453 del exón 3 de la GP IIIa. Esta mutación produce la sustitución Asp→Tyr dentro del dominio de identificación del ligando RGD, lo que impide la interacción de la GP IIb/IIIa con las proteínas de adhesión.

Todas estas alteraciones moleculares identificadas como responsables de los distintos tipos de TG son modelos idóneos para el estudio profundo de la biosíntesis del complejo IIb/IIIa, la dependencia estructural de su funcionalidad y los mecanismos reguladores de la interacción plaqueta-plaqueta, así como con otras células (del endotelio, monocitos, etc.).

4.6. Métodos de análisis

En el análisis de laboratorio de las personas con TG, se observa un tiempo de hemorragia prolongado, con recuentos de plaquetas y una morfología plaquetaria normal. El patrón de reactividad plaquetaria es clave para el diagnóstico de la TG. Genéricamente, este patrón muestra que los agonistas ADP, adrenalina, colágeno, ácido araquidónico y trombina causan el cambio de forma y la secreción del contenido de los gránulos plaquetarios, pero son incapaces de inducir la agregación de estas plaquetas. Por el contrario, la aglutinación inducida por el FvW y el antibiótico ristocetina es normal en los pacientes con TG, demostrando la ausencia de alteración funcional en el complejo Ib/IX/V. En el estudio diagnóstico, se debe incluir el análisis detallado de la expresión de GP. Estos análisis de laboratorio han conducido, tradicionalmente, a la diferenciación de dos tipos de TG. La TG de tipo I se caracteriza por la total ausencia (<5 %) de GP IIb/IIIa en la membrana plaquetaria, la carencia de fibrinógeno acumulado en los gránulos plaquetarios y la falta de retracción del coágulo. En la TG de tipo II, existe un contenido residual de GP IIb/IIIa (10-20 %), determinada cantidad de fibrinógeno granular y se produce la retracción del coágulo, aunque está disminuida. Además de estos dos tipos clásicos de TG, las personas con el fenotipo de TG con un nivel de expresión de GP IIb/IIIa normal o

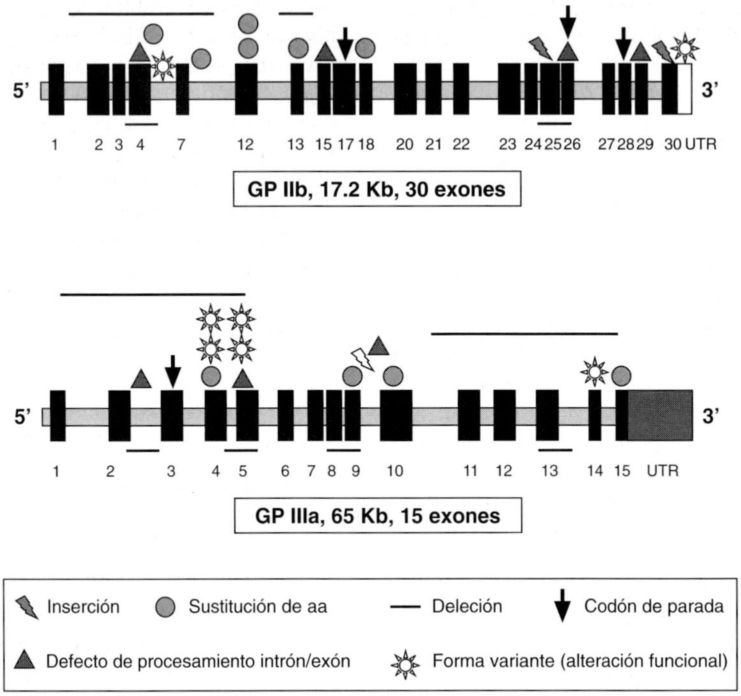

Figura 11-3. Alteraciones genéticas subyacentes en la tromboastenia de Glanzmann.

casi normal representan formas variantes de la TG, en las que el déficit de GP IIb/IIIa es cualitativo y no cuantitativo.

Para el análisis molecular de los defectos subyacentes en la TG no existe una estrategia claramente definida. En grupos étnicos con alta consaguinidad, puede ser útil analizar la existencia de mutaciones ya conocidas, mediante procedimientos de valoración rápida (PCR, SSCP). En general, un enfoque similar al propuesto para el SBS podría ser adecuado para la identificación de alteraciones no conocidas en enfermos con TG (véase Fig. 11-2).

5. BASES MOLECULARES DE LAS COAGULOPATÍAS CONGÉNITAS. HEMOFILIAS

La hemofilia A, producida por el déficit de factor VIII, y la hemofilia B, producida por el déficit de factor IX, son enfermedades hereditarias de la coagulación que tienen muchas características en común. Ambas tienen una herencia ligada al cromosoma X, por lo que afectan exclusivamente a los varones. Desde el punto de vista clínico, son indistinguibles de las hemorragias de los tejidos blandos, musculares, del sistema nervioso central, y sobre todo, de las hemorragias articulares (hemartrosis), que pueden dejar graves secuelas. En general, la gravedad clínica se relaciona con el grado de déficit de los factores: los enfermos con concentraciones de factores VIII o IX inferiores al 1 % presentan episodios hemorrágicos espontáneos y de inicio en edades tempranas.

La hemofilia es un trastorno relativamente frecuente, cuya incidencia es de aproximadamente 1/10 000 habitantes, para la hemofilia A, y de 1/50 000, para la hemofilia B. Dependiendo del defecto genético, los déficit de los factores VIII o IX pueden deberse a anomalías cuantitativas o cualitativas del factor de la coagulación. Los defectos importantes en uno de los dos factores alteran la capacidad de generar fibrina y, por lo tanto, de la formación del trombo hemostático.

La prevalencia de hemofilia grave con actividad del factor inferior al 1 % es mayor en la hemofilia A (60 % de los pacientes) que en la hemofilia B (40 % de los enfermos), al igual que el porcentaje de enfermos que desarrollan anticuerpos inhibidores contra el factor infundido, entre un 15-25 % y un 2-5 %, respectivamente.

5.1. Hemofilia A

5.1.1. Proteína y gen

El factor VIII circula en el plasma unido a la proteína de adhesión multimérica FvW, que actúa como un transportador para el factor VIII en la circulación. El hígado es el principal lugar de producción de factor VIII, aunque otros tejidos también contienen cantidades detectables de su mRNA; se calcula que la concentración plasmática de factor VIII oscila entre 100 y 200 ng/mL. La proteína madura consiste en una secuencia de 2332 aminoácidos, con un peso molecular calculado de 265 kDa (sin los hidratos de carbono). El análisis de la secuencia ha mostrado una estructura con repetición de dominios Al-A2-B-A3-C1-C2, con gran homología con el factor V de la coagulación (Al-A2-B-A3-Cl-C2) y la proteína plasmática ceruloplasmina (Al-A2-A3).

La función del factor VIII consiste en actuar como cofactor esencial para la activación del factor X por el factor IXa, en la reacción central de la cascada de factores de la coagulación. El procesamiento proteolítico media tanto la generación como la destrucción de esta actividad. Así, para participar en la reacción, el factor VIII plasmático debe fragmentarse primero en dos lugares distintos, situados entre los dominios —*tras* Arg372 (unión Al/A2) y *tras* Arg1689 (unión B/A3)—, este último liberándolo del FvW. La proteólisis, por la proteína C activada, la trombina, el factor IXa o el factor Xa, puede inactivar de forma específica el factor VIIIa, por escisión *tras* Arg336, lo que parece ser el principal mecanismo de regulación negativa de su actividad.

El gen del factor VIII se encuentra en la banda más distal del brazo largo del cromosoma X, en la región Xq28, y tiene un tamaño de 186 kb. Este gen, uno de los mayores descritos, contiene 26 exones, con dos de ellos, el 14 y el 26, con 3106 y 1958 pb, respectivamente. El intrón que separa los exones 22 y 23 contienen una isla CpG asociada con dos transcritos, llamados F8A y F8B. El F8B, de 2.5 kb, se transcribe en la misma dirección que el gen del factor VIII, usando un exón privado más los exones del factor VIII 23-26. El F8A no contiene intrones y se transcribe en la dirección opuesta al gen del factor VIII. Se han encontrado dos copias adicionales de F8A a una distancia de 400 kb teloméricas al gen del factor VIII. Estas copias de F8A están implicadas en casi la mitad de los casos de hemofilia A grave, por un mecanismo de inversión parcial. El mRNA tiene una longitud aproximada de 9 kb y los intrones tienen seis de ellos, más de 14 kb.

5.1.2. Alteraciones genéticas

Los defectos del gen del factor VIII se pueden clasificar en varias categorías: (1) reordenamientos de las secuencias de DNA; (2) mutaciones únicas de una base, que dan lugar al cambio de un aminoácido, a un codón de parada o a defectos del procesamiento intrón/exón; (3) deleciones de una secuencia genética, y (4) inserciones.

1. *Reordenamientos de secuencias de DNA.* Los reagrupamientos genéticos descritos consisten, casi exclusivamente, en una inversión única, responsable de más del 40 % de los casos graves de hemofilia A (Fig. 11-4). Se trata de una gran inversión y translocación de los exones 1-22, junto con los intrones, que los separa de los exones 23-26, por un mecanismo de entrecruzamiento desigual entre la secuencia F8A en el intrón 22 y una de las dos copias extragénicas de F8A 400 kb 5' al gen del factor VIII. Aunque en estos casos la amplificación por PCR de los 26 exones es normal, la PCR inversa del mRNA del factor VIII no consigue la amplificación entre los exones 22 y 23, y se produce una proteína truncada, presumiblemente inestable. Los estudios familiares muestran que el origen de estas inversiones es casi exclusivamente *de novo* durante la espermatogénesis, por un gameto proporcionado por un varón normal.
2. *Sustituciones de una única base.* Se han descrito más de 300 mutaciones, de las cuales el 85 % predice un cambio de un único aminoácido y el 15 % da lugar a la creación de un codón de parada. Alrededor de 40 mutaciones están implicadas en defectos del procesamiento intrón/ exón del mRNA. Estas mutaciones pueden causar la ausencia de la proteína, concentraciones reducidas o

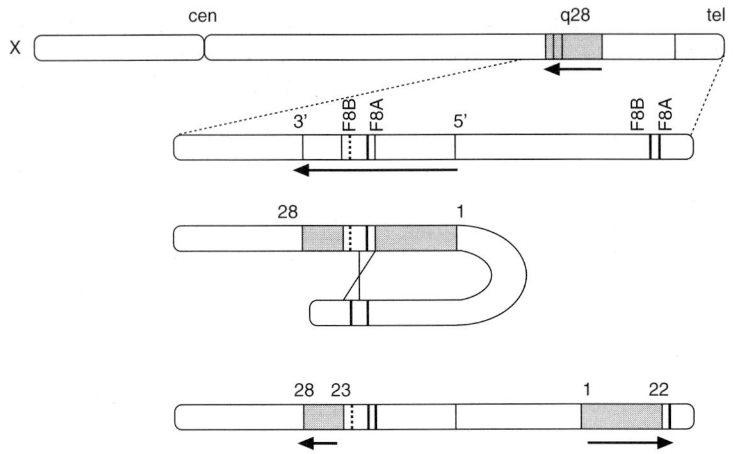

Figura 11-4. Representación esquemática de la inversión del gen del factor VIII debido a la recombinación intracromosómica entre las secuencias homólogas F8A.

concentraciones normales con actividad disminuida.

3. *Deleciones de secuencia.* Se dividen en deleciones grandes (>100 pb) y pequeñas (<100 pb). Las deleciones grandes, resultado de una recombinación no homóloga, son responsables del 5 % de los casos de hemofilia A grave. Alrededor de un 40 % de estos pacientes desarrolla inhibidores contra el factor VIII. Las deleciones pequeñas generalmente producen cambios del marco de lectura y la abolición de la expresión del factor VIII. Una proporción mucho menor de pacientes (<10 %) desarrolla anticuerpos y suele presentar hemofilia moderada.
4. *Inserciones.* La mayor parte de las inserciones son de 1 pb, a menudo una A en una secuencia de residuos A. También pueden producirse inserciones de grandes secuencias retrotransponibles en el exón 14. En general, las inserciones se asocian con una enfermedad grave.

5.2. Hemofilia B

5.2.1. *Proteína y gen*

El factor IX plasmático es una proteína de 415 aminoácidos, con un peso molecular de 55 kDa, del que un 20 % son hidratos de carbono. La síntesis se realiza en el hígado, y la concentración circulante aproximada es de 4 µg/mL. La proteína madura contiene una región con abundante ácido γ-carboxiglutámico en la posición aminoterminal. Esta región es necesaria para la unión, dependiente del calcio, a los fosfolípidos y a las células endoteliales. El factor IX también contiene dos dominios con similitud a los factores de crecimiento epidérmico EGF-1 y EGF-2. Aunque las funciones de estas regiones no están plenamente aclaradas, el dominio EGF-1 parece ser necesario para que se produzcan los cambios conformacionales para interactuar con los factores VIII y X. El EGF-2 parece ser necesario para la incorporación del factor IXa al complejo tenasa (factor VIII, fosfolípidos y calcio). La proteína contiene un péptido activador, entre los residuos 145 y 180, cuya escisión provoca la unión de Val181 con Asp364, y así se expone la serina de la posición 365 en una conformación óptima parar interactuar con el sustrato (factor X). La primera reacción, la escisión del péptido activador, la lleva a cabo el factor VIIa-factor tisular-calcio o el factor XIa-calcio, dando lugar a la generación de factor IXa. En la segunda reacción, el factor IXa, en presencia de los cofactores factor VIIIa, calcio y fosfolípidos, escinde el factor X para generar factor Xa.

El gen del factor IX se encuentra también en el brazo largo del cromosoma X, en la región Xq27.1, tiene un tamaño de 38 kb, y contiene ocho exones y siete intrones. El principal lugar de comienzo de la traducción se encuentra a 26-29 pb por encima del primer ATG. La estructura de otras proteínas de la coagulación dependientes de la vitamina K, como los factores VII, IX y X, es muy parecida, tanto en cuanto a la proteína como a la organización genómica. Al igual que con los factores VII y X, cada uno de los ocho exones del gen del factor IX corresponde a un dominio de la proteína: el exón 1 codifica el péptido señal; el exón 2, el dominio amino terminal con abundante ácido glutámico; el exón 3, una región con abundantes aminoácidos aromáticos; el 4 y 5, los dominios con similitud EGF; el exón 6, el péptido activador; y los exones 7 y 8, la región catalítica.

5.2.2. Alteraciones genéticas

Se han descrito más de 800 defectos en el gen del factor IX (Cuadro 11-2). La gran mayoría corresponde a mutaciones puntuales, principalmente en los exones 7 y 8, que codifican la región catalítica. Entre un 2 y un 5 % de los casos se justifica por grandes deleciones; la mayor descrita elimina 23 kb. También tienen lugar deleciones e inserciones pequeñas que afectan a cualquier dominio de la molécula de factor IX y también a la zona promotora. Destacan dos variantes de hemofilia B, la variante Leyden y la Bm. El fenotipo Leyden, debido a defectos en la zona promotora del gen, se caracteriza por concentraciones muy bajas de factor IX durante la infancia, que aumentan gradualmente a lo largo de la pubertad, probablemente en relación con la existencia de un elemento de unión de los andrógenos en la región –36 a –22, que tan sólo ejerce efecto si se altera, por mutaciones, el lugar de unión en la zona promotora del factor de transcripción hepático. La variante de hemofilia Bm se caracteriza porque, al contrario de lo que sucede en los pacientes con hemofilia B clásica, que presentan exclusivamente un alargamiento del tiempo de tromboplastina parcial activada (TTPA), se observa también una prolongación del tiempo de protrombina (TP), utilizando como fuente de factor tisular cerebro de buey, no de conejo ni del ser humano. Las variantes moleculares que producen este fenotipo comprenden mutaciones en el extremo carboxilo terminal del péptido activador (Arg180) o en la región amino terminal del dominio catalítico (Val181, Val182). La razón para la prolongación del tiempo de protrombina se debe a que el factor IX anómalo compite como sustrato, en la activación del factor X, por el factor tisular-factor VIIa.

5.3. Métodos de análisis

El diagnóstico de la hemofilia comienza con una historia detallada de problemas hemorrági-

Cuadro 11-2. Defectos moleculares del factor IX en la hemofilia B

Pacientes analizados		
Mutaciones puntuales		82 %
Cambios de aminoácido	83 %	
Codón de parada	17 %	
Mutaciones pequeñas (< 30 nt)		8 %
Deleciones	76 %	
Inserciones	18 %	
Deleciones e inserciones	6 %	
Otros		10 %
Mutaciones en regiones del factor IX		
Promotor		2 %
Péptido señal		8 %
Propéptido		5 %
Dominio con abundante ácido glutámico		9 %
Dominio EGF-1		9 %
Dominio EGF-2		8 %
Péptido activador		7 %
Dominio catalítico		52 %

cos, tanto personal como familiar. El hallazgo inicial de laboratorio es la prolongación del TTPA en las personas con concentraciones menores del 30 % del factor de la coagulación. El TP es normal, excepto en los pacientes con hemofilia Bm cuando se utiliza factor tisular de cerebro de buey. El diagnóstico se realiza con la dosificación específica del factor, y asegurando, en el caso de la hemofilia A, la normalidad cuantitativa y funcional del FvW.

El estudio molecular de la hemofilia A se puede realizar mediante DNA genómico con amplificación, utilizando cebadores específicos de la secuencia del gen. Sin embargo, el gran tamaño de la región codificadora (9 kb con 26 exones) y la dificultad de dicha estrategia para detectar reagrupamientos genéticos en los que la secuencia exónica no se modifica, han hecho adoptar otras formas de detección de los defectos. Así, para la detección de la inversión parcial del gen, la alteración genética responsable del 40 % de las hemofilias graves, se realiza un estudio mediante transferencia Southern con DNA genómico digerido con *BcLI*, utilizando como sonda la región F8A del intrón 22. El diagnóstico exacto del defecto molecular en el resto de los enfermos es complejo, debido a la enorme variedad de mutaciones existentes, y se suele realizar mediante detección indirecta, utilizando análisis de los fragmentos de restricción polimórficos dentro y fuera del gen.

En la hemofilia B, se puede realizar una secuenciación directa del DNA o del cDNA. Sin embargo, este método no suele aplicarse hasta realizar un análisis preliminar, como los estudios de polimorfismos de conformación de cadena sencilla (SSCP) o la electroforesis en gel de gradiente desnaturalizante (DGGE). Con estas técnicas, se pueden detectar diferencias entre secuencias normales y alteradas del gen, secuenciándose posteriormente los fragmentos de DNA.

Para la determinación de portadoras de la enfermedad, se pueden realizar métodos de análisis directos, como la transferencia Southern o los análisis de restricción, si la alteración conlleva un cambio que permite la digestión por enzimas específicas. En el caso de desconocerse la mutación genética concreta, se realiza el estudio de polimorfismos que se asocian con una elevada frecuencia con las hemofilias A y B. Para la detección de la hemofilia A, se han descrito 10 polimorfismos útiles, y 8 para la hemofilia B. Los dos más utilizados para el seguimiento del gen del factor VIII defectuoso son el del número variable de repeticiones en tándem $(CA)_{16\text{-}24}$ en el intrón 13, y p482.6 (XbaI/KpnI) en el intrón 22. En el análisis de segregación de los polimorfismos para el gen del factor IX, resultan especialmente provechosos los marcadores intragénicos *DdeI*, que es una inserción-deleción de 50 pb (intrón 1), *TaqI* (intrón 4) y *XmnI* (intrón 3). No obstante, hay que tener en cuenta que, aunque los estudios genéticos indirectos pueden ser útiles en el estudio de las portadoras y en el diagnóstico prenatal, existen limitaciones, como la falta de información en determinados casos, la variabilidad en función de la raza, y el hecho de que la tercera parte de los defectos genéticos de la hemofilia se producen por mutaciones *de novo*.

6. ENFERMEDAD DE VON WILLEBRAND

6.1. Definición, prevalencia y aspectos clínicos

La enfermedad de von Willebrand (EvW) es una diátesis hemorrágica congénita, causada por un déficit o anomalía cualitativa o cuantitativa del factor de von Willebrand (FvW), que se transmite con carácter autosómico dominante o, con menos frecuencia, recesivo. Los pacientes con EvW constituyen un grupo heterogéneo, con diferentes fenotipos y sintomatología clínica de gravedad variable. Más adelante, se detallan las variedades definidas de la enfermedad, dependiendo de la anomalía molecular detectada. En conjunto, la EvW con todos sus diferentes fenotipos constituye el trastorno hemorrágico hereditario más frecuente en el ser humano, con una prevalencia estimada, en determinadas poblaciones, de entre el 1 y el 2 %.

Los síntomas clínicos más frecuentes de la EvW son la expresión de una disfunción de la interacción endotelio-plaqueta, siendo las manifestaciones más comunes: las epistaxis, las gingivorragias y las hemorragias gastrointestinales.

6.2. Proteína y gen

El FvW es una molécula compleja, tanto desde el punto de vista estructural, como del funcional. La relación entre su estructura y la capacidad funcional se ha podido ir aclararando en los últimos años, al poder clonar el cDNA del FvW. El FvW se encuentra en el plasma, habitualmente ligado al F VIII, así como en el endotelio, el subendotelio y las plaquetas. Su peso molecular es elevado y se presenta en el plasma en disposición multimérica. Los oligómeros son heterogéneos en cuanto a su composición, oscilando su masa molecular entre 500 y 10 000 kDa. Los oligómeros se asocian en un número variable de subunidades de 275 kDa. El proceso de la multimerización depende de un gran polipéptido, conocido como antígeno II del FvW, que se separa del FvW multimérico antes de la secreción celular. Se ha concedido gran importancia biológica al grado de multimerización del FvW, pues se acepta que las formas con mayor número de multímeros tienen mayor capacidad de adhesión (hemostática). En este sentido, hay que indicar que las formas del FvW de mayor peso molecular están almacenadas en los cuerpos de Weibel Palade del endotelio y en las plaquetas, y sólo en determinadas circunstancias, generalmente en respuesta a una lesión tisular, salen a la circulación.

No se ha aclarado aún la función *in vivo* del FvW II. Los estudios experimentales *in vitro* sugieren que esta molécula podría participar en la regulación del crecimiento del trombo en los lugares de la lesión vascular y, de esta forma, podría controlar el efecto protrombótico del FvW.

El gen del FvW, con un tamaño de 180 kb, se encuentra en el cromosoma 12 y está formado por 52 exones. Su material genético se transcribe en un RNA mensajero de 9 kb, que codifica también a su péptido precursor, denominado prepro-FvW. Esta gran molécula, de 360 kDa, comprende un péptido señal de 22 aminoácidos, un propolipéptido de 741 aminoácidos (100 kDa) y una subunidad madura de 2050 aminoácidos (260 kDa). El FvW contiene, tanto en su subunidad madura como en el propolipéptido, la secuencia de adhesión arginina-glicina-aspártico (Arg-Gly-Asp, RGD), lo que le capacita para interactuar con β3 integrinas, como el complejo glucoproteico plaquetario IIb/IIIa.

El FvW desempeña dos papeles fundamentales en la hemostasia: permite la adhesión de las plaquetas al subendotelio y transporta el F VIII, protegiéndolo de la degradación proteolítica prematura. El FvW interactúa con el colágeno, la heparina y, al menos, dos GP plaquetarias, la GPIb y la GPIIb/IIIa a través de distintas áreas funcionales que se encuentran en los distintos módulos que componen cada monómero (Fig. 11-5).

Existe un pseudogén, en el cromosoma 22, que presenta diversas mutaciones y diverge en un 3 % de su secuencia de nucleótidos con respecto al gen del FvW. El pseudogén corresponde a los exones 22-34 del gen del FvW. El hallazgo de la presencia de mutaciones que impiden la transcripción y el procesamiento exón/intrón del mRNA sugieren que este pseudogén no se expresa en ninguna célula. No obstante, su existencia dificulta la búsqueda de mutaciones e interfiere en los análisis de transferencia Southern.

Las anomalías genéticas del gen del FvW han producido diferentes formas moleculares de la proteína que, a su vez, han propiciado las bases para la clasificación de la EvW.

1. Enfermedad de von Willebrand de tipo 1. La distribución de multímeros es normal, aunque con una disminución cuantitativa plasmática de todas sus formas moleculares. Generalmente, su expresividad clínica es moderada. En la actualidad se han registrado ocho mutaciones asociadas al tipo 1, de las cuales siete son sucesos únicos que dan lugar a sustituciones de aminoácidos y la otra es una deleción. La herencia es fundamentalmente autosómica dominante, aunque existen casos recesivos. Varios casos de EvW de tipo 1 son hijos heterocigotos de pacientes con la EvW de tipo 3 (mutación de cambio en la fase de lectura del exón 18). Recientemente, se han descrito mutaciones puntuales (Cys386→Arg, Cys367→Phe) en la región D3, implicada en la formación de enlaces disulfuro, que influye en la dimerización de los monómeros de FvW y afecta a su secreción (efecto negativo dominante).

2. Enfermedad de von Willebrand de tipo 2. Este grupo comprende todas las anomalías moleculares cualitativas del FvW, también conocidas como formas variantes de la enfermedad. Se distinguen cuatro subtipos: 2A, 2B, 2M y 2N.

— Subtipo 2A. Es una anomalía cualitativa asociada a una disminución de la funcionalidad del FvW plaquetario, que se manifiesta con una ausencia de multímeros de alto peso molecular del FvW plasmático. Generalmente, los pacientes presentan una diátesis hemorrágica moderada-grave. Es el tipo de EvW más estudiado y su herencia es autosó-

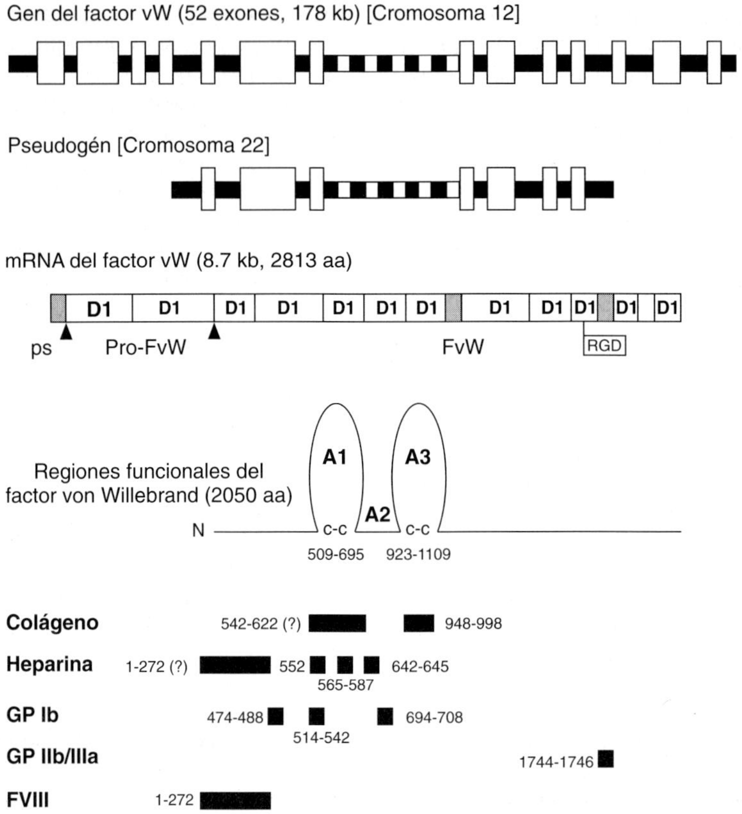

Figura 11-5. Esquema del gen, del mRNA y de la proteína del factor de von Willebrand. En la parte superior, están representados el gen y el pseudogén del FvW. El mRNA que codifica el pre-pro-FvW está representado debajo del pseudogén. En los recuadros, se indican las distintas regiones del FvW [D1-D2-D´-D3-A1-A2-A3-D4-B(B1-B2-B3)-C1-c2-CK]. Las flechas indican la localización de los lugares de corte del péptido señal (ps) y del propéptido (pro-FvW). La proteína madura está representada con sus dos lazos característicos (regiones A1 y A3). Abajo, se indican las localizaciones de las regiones de unión a las proteínas del FvW. Los números indican los aminoácidos implicados en la unión. RGD es el tripéptido Arg-Gly-Asp.

mica dominante, aunque se han descrito casos de recesividad. La mayor parte de las mutaciones, todas ellas puntuales excepto una inserción y una deleción, se han detectado en la región A2 (entre Gly742 y Glu875). Existen unas 50 mutaciones descritas, de las cuales un tercio corresponden a la mutación puntual Arg834→Trp. Los experimentos con FvW mutante han permitido clasificar las formas variantes del tipo 2A en dos grupos. En el grupo 1, existe un transporte intracelular defectuoso de los polímeros de mediano y alto peso molecular, que impide su ensamblaje. El grupo 2 muestra la presencia de todas las formas de FvW en las plaquetas y no en el plasma debido a una degradación proteolítica en la región A2 (Tyr842-Met843). Entre otras mutaciones, cabe destacar una (Cys2010→Arg), que se ha identificado recientemente y que es responsable de un defecto de la formación de dímeros de FvW.

— Subtipo 2B. Constituye la anomalía cualitativa definida por un aumento de la afinidad del FvW por la GPIb/IX/V. Este hecho puede condicionar una agregación plaquetaria *in vivo*, induciendo una trombocitopenia y la pérdida de los multímeros plasmáticos de alto peso molecular. El estudio de las mutaciones responsables de este subtipo se centró en el exón 28, que codifica la región de union del FvW a la GPIb/IX/V. Se han detectado más de 40 mutaciones, que dan lugar a un cambio de aminoácido. Cuatro de esas mutaciones son muy frecuentes (80 % de los casos) y están agrupadas en una región de 35 aminoácidos (Arg543→Trp, Arg545→Cys, Val553→Met y Arg578→Gln). También se ha descrito una inserción.

— Subtipo 2N. La variante 2N de la EvW se caracteriza por una reducción de la afinidad del FvW por su ligando plasmático, el FVIII. Esto comporta una proteólisis exacerbada del FVIII plasmático libre y, por tanto, una reducción de su actividad (menos del 5 %), adquiriendo de ese modo un fenotipo parecido al de una hemofilia A moderada. La EvW tipo 2N se transmite de forma autosómica recesiva, aunque existen casos de heterocigosidad compuesta. Los estudios se han centrado en la búsqueda de mutaciones en la región de unión del FvW al FVIII (concretamente, entre Thr78 y Thr96). Actualmente, se han identificado más de 10 mutaciones en esa región, siendo la más común Arg91→Gln. En determinadas poblaciones, esta mutación está presente hasta en el 1 % de forma heterocigota. Se ha observado la presencia de esta mutación en varios pacientes con una síntomatología de EvW de tipo 1

— Subtipo 2M. Esta modalidad de EvW se caracteriza por una disminución de la capacidad funcional del FvW a nivel plaquetario, que no está causada por la ausencia de multímeros de alto peso molecular. La presencia de un patrón multimérico normal indica que la función de los multímeros es anormal. Se han descrito nueve mutaciones que condicionan cambios de aminoácidos en la región A1. Algunas de estas mutaciones se asocian a sustituciones de dos residuos: Arg611 (Arg611→Cys, Arg611→His, Arg611→Leu) y Gly561 (Gly561→Ala, Gly561→Ser).

3. Enfermedad de von Willebrand de tipo 3. Forman parte de este grupo todos aquellos enfermos con un déficit cuantitativo prácticamente completo de FvW. La EvW tipo 3 se manifiesta por hemorragias muy graves (hemartrosis y hemorragias de tejidos blandos), debido a la escasa concentración de FVIII. La herencia de la EvW de tipo 3 es autosómica recesiva, y los padres de los enfermos suelen ser heterocigotos y fenotípicamente normales. Actualmente, se registran 33 mutaciones, de las cuales 11 son deleciones implicadas en el desarrollo de aloanticuerpos anti-FvW. El tamaño de las deleciones es variable y oscila desde 2.3 kb (exón 42) a 100 kb (situadas en 3' del gen). El análisis molecular de las demás mutaciones, al igual que para el tipo 1, es más dificil de determinar porque no está implicada ninguna región funcional concreta y las mutaciones pueden estar situadas en cualquier punto. Se han descrito 2 inserciones y 11 cambios de base, que dan lugar a 6 codones de parada y a 5 sustituciones de aminoácidos. Varios pacientes son heterocigotos compuestos para mutaciones con cambio de aminoácido y con cambio en la fase de lectura, lo que puede dar lugar a una proteína truncada o a la ausencia de expresión del FvW. La mutación más común es una deleción de una citosina en el exón 18, ocasionando un cambio en la fase de lectura, que da lugar a un FvW que posee el propéptido y los primeros 48 aminoácidos, seguidos de 30 residuos mal codificados. Esta mutación es la responsable de la EvW descrita inicialmente por EriK Adolf von Willebrand en 1926.

6.3. Métodos de análisis

El diagnóstico y la caracterización de la EvW puede llegar a ser bastante complejo. Junto a las pruebas de una historia clínica hemorrágica, el diagnóstico se establece: tiempo de hemorragia, estudio de la respuesta plaquetaria al antibiótico ristocetina, dosificación del cofactor plasmático de la ristocetina, cuantificación del antígeno del FvW plasmático o plaquetario, análisis multimérico de la proteína y, finalmente, valoración de la capacidad de unión del FvW al FVIII.

Dada la estructura genómica del FvW, la caracterización molecular de la EvW es compleja. La búsqueda de mutaciones se puede realizar en el DNA genómico o en el DNA complementario. Como ya se ha señalado, la mayoría de los pacientes con EvW de tipo 2A, 2B o 2M son portadores de mutaciones puntuales en los dominios A1 y A2. En la EvW de tipo 2N, se suelen detectar las mutaciones más frecuentes, como la Arg854→Gln. En ocasiones, no es posible hallar variaciones genéticas en el DNA complementario en la EvW de tipo 3, debido a que algunas mutaciones dan lugar a un mRNA inestable. Para el diagnóstico prenatal, se han descrito 33 polimorfismos a lo largo del gen, que pueden proporcionar información. El más utilizado es una región polimórfica en el intrón

40, que es una secuencia con repeticiones en tándem de hasta 8.

7. PATOLOGÍA MOLECULAR DE LOS ESTADO DE TROMBOFILIA PRIMARIA

El término trombofilia, utilizado para describir la tendencia a desarrollar episodios de trombosis venosa en diferentes miembros de una misma familia, fue establecido por primera vez en 1956 por Jordan y Nandorff. No obstante, hasta 1965 no se caracterizó el primer defecto del sistema hemostático, un déficit de la antitrombina III (AT-III), asociado con el desarrollo de episodios trombóticos en distintos miembros de una familia. La propia definición de trombofilia implica necesariamente la existencia de alteraciones genéticas y, por lo tanto, hereditarias que, afectando a distintos elementos del sistema hemostático, incrementan el riesgo de sufrir trastornos trombóticos venosos. El desarrollo de los métodos de la biología molecular ha permitido la caracterización de un amplio número de alteraciones genéticas asociadas no sólo a los trastornos trombofílicos, sino también al desarrollo de diferentes episodios de trombosis venosa. Junto a la anomalía de la AT-III, en los dos últimos decenios, se han identificado otros déficit hereditarios, tanto cuantitativos como cualitativos, de proteínas inhibidoras del sistema hemostático, consideradas como factores importantes que participan en la génesis de los episodios trombóticos en territorio venoso, como son la proteína C (PC) y la proteína S (PS). Más recientemente, se han identificado algunos factores plasmáticos cuya presencia también establece un claro riesgo de padecer una enfermedad tromboembólica venosa. Estas proteínas son el factor V Leiden, factor de coagulación con una especial resistencia a la digestión por la proteína C activada, y la protrombina 20210A.

Todos estos hallazgos pueden llegar a relacionarse con el 30 % de los primeros episodios trombóticos venosos que sufre la población no seleccionada. Al estudiar poblaciones seleccionadas, como las que tienen el primer episodio trombótico en edades jóvenes, los enfermos con episodios recidivantes trombóticos o los pacientes procedentes de familias con clara historia de trombosis venosa, la identificación de estas anomalías se eleva muy considerablemente.

Las manifestaciones y características clínicas de todas estas alteraciones son similares: episodios trombóticos en territorio venoso, preferentemente de inicio en edades jóvenes, sin estar precedidas, la mayor parte de ellas, por factores desencadenantes y con un carácter familiar manifiesto.

7.1. Déficit de antitrombina III

7.1.1. Proteína y gen

Diferentes proteínas anticoagulantes ejercen su función en la prevención de un proceso de coagulación inadecuado o desproporcionado, inhibiendo la actividad serína proteasa de diversos factores procoagulantes. El inhidor de este tipo que abunda más en el plasma es una glucoproteína de 60 kDa denominada antitrombina III (ATIII). La actividad anticoagulante de esta proteína es grande, dado que es capaz de inhibir múltiples serina proteasas de la cascada de la coagulación: la trombina, los factores IXa, Xa, XIa y XIIa, la calicreína y la plasmina. La ATIII puede considerarse un sustrato de las serina proteasas indicadas, de forma que la ruptura proteolítica que la proteasa ejerce sobre la ATIII impide su disociación y estabiliza el complejo proteasa-ATIII. Este efecto es relativamente lento en ausencia de heparina o de heparán sulfato, pero la adición de estos cofactores induce un cambio de conformación en la ATIII que incrementa miles de veces el efecto inhibidor del anticoagulante.

El gen que codifica la ATIII se encuentra en el brazo largo del cromosoma 1, y se organiza en siete exones y seis intrones que ocupan más de 13 kb. La transcripción de este importante anticoagulante está limitada al tejido hepático, si bien se conoce poco sobre la regulación de la transcripción de este gen. Destaca la ausencia de secuencias características TAATA o CCAAT en su región promotora. La estructura primaria de la proteína muestra un péptido señal de 32 aminoácidos y una proteína madura de 432 residuos con cuatro lugares de consenso de glucosilación en N. En cuanto a la presencia de dominios funcionalmente importantes, destacan dos de unión a la heparina y un dominio de unión a la trombina (Fig. 11-6A).

7.1.2. Alteraciones genéticas

El déficit heterocigoto de ATIII es un defecto poco frecuente en los pacientes con trombosis

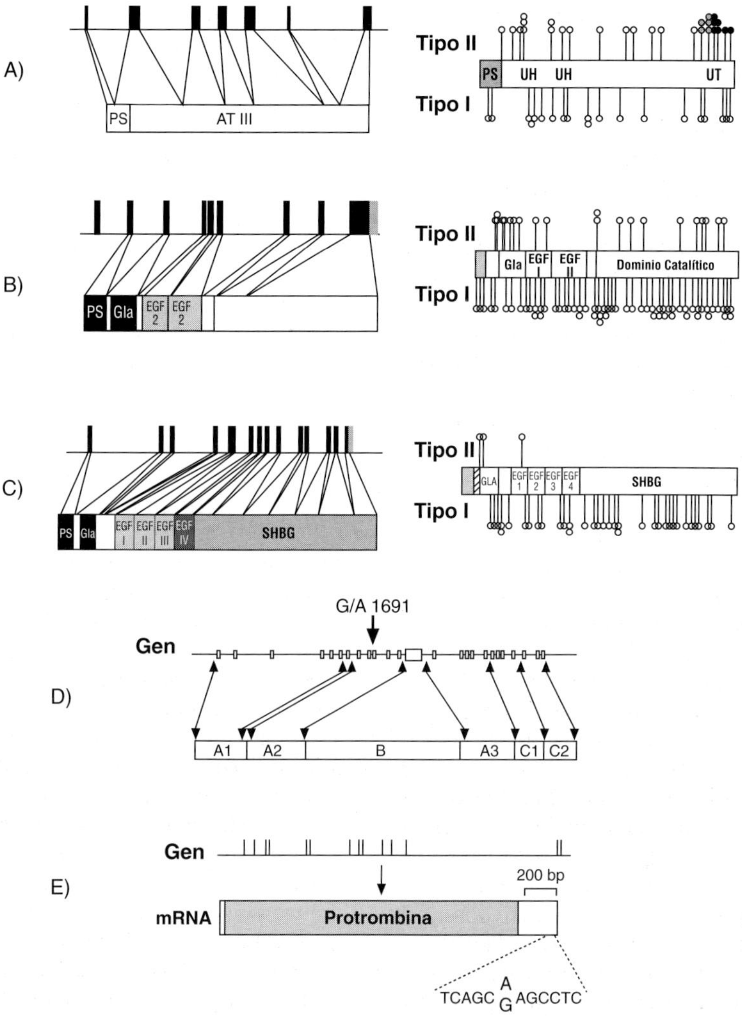

Figura 11-6. Organización genética y proteica de la antitrombina III (A), la proteína C (B) y la proteína S (C), el factor V (D) y el factor II (E). Se muestra el espacio y el tamaño relativo de exones (cuadrados negros) e intrones. Los diferentes dominios funcionales de la proteína se indican con distinto patrón. PS, péptido señal, UH, unión a heparina; UT, unión a trombina; Gla, domino con ácido γ-carboxiglutámico de unión a fosfolípidos; EGF, dominio homólogo al factor de crecimiento epidérmico; SHBG, dominio homólogo a la globulina de unión a la hormona sexual. Para la antitrombina III, la proteína C o la proteína S, sólo se indican las mutaciones puntuales que suponen un cambio de la secuencia de aminoácidos con relevancia en los niveles o funcionalidad de las tres proteínas y, por lo tanto, causantes de déficit de tipo I ó II.

venosa (1-2 %), aunque su efecto trombótico es elevado, ya que su frecuencia en la población normal es realmente baja (0.05-0.02 %). El déficit homocigoto de ATIII es incompatible con la vida. Como sucede en los déficit de proteína S o proteína C que se comentan más adelante, existen dos grandes tipos de déficit de ATIII: el tipo I se caracteriza por la reducción de las concentraciones funcionales y antigénicas de la proteína, mientras que el tipo II se caracteriza por un defecto sólo funcional. Desde el punto de vista genético, se ha caracterizado un número importante de déficit de ATIII, identificándose más de 40 alteraciones genéticas distintas (Fig. 11-6A). Las responsables de los déficit de tipo I son de índole muy diversa: mutaciones puntuales, deleciones o inserciones, localizadas hasta el momento sólo en la región codificante del gen. Estas alteraciones genéticas producen cambios en la fase de lectura del gen, la aparición de codones de parada o cambios de un aminoácido por otro. También, se han descrito alteraciones genéticas que suponen la pérdida completa o parcial del gen, pero son muy poco frecuentes. Las modificaciones nucleotídicas descritas en el déficit de tipo II suelen ser mutaciones puntuales que causan el cambio de un aminoácido por otro. Se han definido tres grupos: las que modifican la capacidad de unión a la heparina (generalmente identificadas en los pacientes con episodios trombóticos menos graves), las que afectan al lugar de unión a la trombina y las que tienen un efecto pleiotrópico (Fig. 11-6A).

7.2. Déficit de proteína C

7.2.1. Proteína y gen

El sistema de la proteína C (PC) es la ruta de anticoagulación natural, y regula la actividad de los factores Va y VIIIa activados, cofactores claves de la formación de trombina y, por lo tanto, del proceso de coagulación. La propia trombina, una vez generada, es capaz de activar el sistema de la PC en la superficie de las células endoteliales, mediante una acción proteolítica que provoca la generación de la forma activada de la PC (APC). La APC inhibe la coagulación gracias a su actividad proteasa, que inactiva los cofactores Va y VIIIa. Las reacciones proteolíticas catalizadas por la APC se ven potenciadas por otra proteína clave del sistema de la PC, la proteína S, que actúa como cofactor no enzimático.

La PC es una proteína que depende de la vitamina K, con un peso molecular de 62 kDa y que se sintetiza principalmente en el hígado, aunque también en las células endoteliales. El gen que codifica esta proteína se encuentra en el cromosoma 2, en la región 2p13-14, ocupa más de 11 kb, y consta de 9 exones y 8 intrones. Su organización genética y la estructura de la proteína son muy parecidas a las de otras proteínas dependientes de la vitamina K. El segundo exón contiene el codón iniciador y codifica el péptido señal. El tercer exón codifica la región del propéptido y todo el dominio Gla, con ácido γ-carboxiglutámico; este dominio es fundamental para la unión de la PC a los fosfolípidos aniónicos en la superficie celular, donde la PC se activa por la trombina y donde la APC ejerce su función anticoagulante. Finalmente, los exones 5 y 6 codifican los dos dominios similares, homólogos al factor de crecimiento epitelial (EGF), importantes en la interacción de la PC con otras proteínas, y los exones 8 y 9 contienen la información genética del dominio catalítico con actividad serína proteasa (Fig. 11-6B). Es llamativo el elevado número de polimorfismos identificados en el gen de la PC (representantes de la variabilidad genética de la población), que en su mayor parte son silenciosos, sin efecto alguno sobre la estructura o la tasa de síntesis de la proteína.

7.2.2. Alteraciones genéticas

El déficit congénito de PC es una de las causas más frecuentes de enfermedad tromboembólica. La forma heterocigota de este déficit se encuentra en el 2-5 % de los pacientes con trombosis venosa, y en el 0.3-0.5 % de las personas sanas, lo que supone que los portadores de esta alteración tienen un riesgo 10 veces mayor de sufrir este tipo de trastornos. Es importante destacar que, hasta el momento, se han identificado más de 160 alteraciones genéticas diferentes, de características muy diversas, asociadas al déficit de PC. Las alteraciones más abundantes son mutaciones puntuales que producen el cambio de un aminoácido por otro en la proteína madura, aunque también se han descrito mutaciones en la región promotora del gen, asociadas con una menor tasa de transcripción; en las regiones de procesamiento intrón/exón, responsables de un procesamiento erróneo del mRNA; deleciones e inserciones que mantienen o no la fase de lectura, y mutaciones que generan codones de parada. La mayor parte de las alteraciones genéticas (más del 90 %) se ha descrito en los déficit de PC de tipo I con déficit antigénico y funcional, mientras que sólo un 10 %, localizados principalmente en los exones que codifican los dominios Gla y catalítico (exones 3, 8 y 9), se ha encontrado en los déficit de tipo II, asociados con moléculas de PC funcionalmente anómalas (Fig. 11-6B). El déficit homocigoto o heterocigoto compuesto, que produce un defecto completo de PC, es un trastorno genético muy poco frecuente, y se asocia con coagulopatías neonatales que ocasionan una púrpura fulminante con lesiones en la piel, coagulación intravascular diseminada y, posiblemente, lesión cerebral irreversible.

7.3. Déficit de proteína S

7.3.3. Proteína y gen

La proteína S (PS) es otra proteína dependiente de la vitamina K, con un tamaño molecular de 75 kDa, que se sintetiza fundamentalmente en el hígado, aunque también lo hace en las células endoteliales, los megacariocitos, las células de Leydig y los osteoblastos. La PS plasmática se encuentra en dos formas: libre (40 %) y asociada con la proteína de unión C4b, un regulador del sistema del complemento. Sólo la forma libre de la PS puede actuar como cofactor y potenciar la actividad anticoagulante de la proteína C activada.

El gen que codifica la PS humana se encuentra en el cromosoma 3, en la región 3p11.1-q11.2, ocupa más de 80 kb, y contiene 15 exones y 14 intrones (Fig. 11-6C). El exón 1 codifica el péptido señal y el exón 2 codifica el dominio Gla. En la PS se identifican cuatro dominios similares al EGF, codificados por los exones 5-8 y, finalmente, la región homóloga a la globulina de unión de las hormonas sexuales (SHBG) está codificada por los últimos siete exones (9-15).

7.3.4. Alteraciones genéticas

Al igual que en el déficit de PC, el déficit heterocigoto de PS se ha identificado en el 2-5 % de los pacientes con trombosis venosa. Curiosamente, aún no se conoce con precisión la prevalencia de esta alteración en la población general, por lo que no se puede definir exactamente el riesgo trombótico asociado a este defecto, si bien se sugiere que podría ser similar al del déficit de PC (alrededor de 10). El déficit de PS de tipo I se caracteriza por la reducción de las concentraciones de PS libre y total. La disminución significativa de PS libre, asociada con concentraciones normales de PS total, podría constituir una nueva entidad de déficit de PS, denominada de tipo III. Sin embargo, la reciente demostración de la coexistencia de los tipos I y III en varias familias con déficit de PS sugiere que estos dos tipos pudieran ser variantes fenotípicas de las mismas alteraciones genéticas. Se han descrito muy pocos casos de defectos cualitativos (tipo II) de PS, que podrían ser tan sólo el reflejo de la dificultad diagnóstica de los sistemas disponibles para evaluar la actividad de la PS. Hasta el momento, se han caracterizado más de 80 alteraciones genéticas diferentes asociadas al déficit de PS, la mayor parte déficit de tipo I (Fig. 11-6C).

8. ALTERACIONES GENÉTICAS PROTROMBÓTICAS EN ELEMENTOS DEL COMPLEJO PROTROMBINASA

El complejo protrombinasa es un elemento fundamental en el proceso de la coagulación, que transforma la protrombina en trombina en la superficie fosfolipídica aniónica en presencia de calcio. El elemento catalítico de este complejo multimolecular es el factor Xa, mientras que el factor Va actúa como un cofactor esencial que incrementa la velocidad de la reacción proteolítica. Recientemente, se han descrito dos alteraciones genéticas que afectan al complejo protrombinasa; se localizan en los genes de la protrombina y del factor V, e incrementan el riesgo de sufrir trastornos trombóticos venosos.

8.1. Factor V Leiden

8.1.1. Proteína y gen

El gen que codifica el factor V (FV) humano se encuentra en el cromosoma 1, en la región 1q21-25, y consta de 25 exones y 24 intrones, que codifican una proteína madura de 2196 aminoácidos con un péptido señal de 28 aminoácidos. La proteína madura contiene varios tipos de repeticiones internas organizadas con la siguiente estructura: A1-A2-B-A3-C1-C2 (Fig. 11-6D).

El FV es una proteína que se sintetiza en el hígado y que circula en el plasma como una GP de cadena sencilla, con un peso molecular aproximado de 33 kDa. Como tal, no tiene actividad procoagulante, pero la ruptura proteolítica catalizada por la trombina, en las posiciones Arg709-Ser710, Arg1018-Thr1019 y Arg1545-Ser1546, genera el FV activado (FVa), un heterodímero dependiente del calcio y constituido por una cadena pesada (dominios A1 y A2) y otra ligera (dominios A3, C1 y C2). El dominio B, muy glucosilado, no es necesario para la actividad procoagulante y se elimina durante la activación por la trombina. Además de la trombina, otro activador del FV bien caracterizado es una proteína aislada del veneno de la víbora *Vipera russelli* (RVV-V), capaz de activar completamente el FV por una simple ruptura proteolítica (Arg1545-Ser1546). También el FXa parece tener capacidad para activar el FV, en una reacción dependiente de los fosfolípidos aniónicos. La inactivación del FVa también se realiza mediante reacciones proteolíticas, esta vez catalizadas por la proteína C activada (APC). La proteólisis del FVa por la APC requiere la forma activa del cofactor, se acelera con la presencia de fosfolípidos aniónicos y produce la fragmentación tanto de la cadena pesada (residuos 306 y 506) como de la cadena ligera (residuo 1765); la proteólisis de la cadena pesada se produce mucho más rápidamente que la de la cadena ligera. La inactivación proteolítica del FVa se asocia a la pérdida de la capacidad procoagulante de este cofactor (Fig. 11-7).

8.1.2. Análisis y defecto genetico

Los defectos del FV que interfieren con las rutas de anticoagulación tienen gran importancia en la patogenia de la trombosis. Dahlbäck y cols. desarrollaron una técnica que permite identificar alteraciones relacionadas con la APC, basada en la prolongación del tiempo de coagulación. La presencia o la ausencia de APC en la prueba que determina el tiempo de tromboplastina parcial activada permite identificar la existencia de resistencia a la APC. Cuando se realizó esta prueba en 104 pacientes con trombosis venosa, se constató una elevada prevalencia de la resistencia a la APC (33 %), en comparación con las personas sanas (8 %). En 1993, el grupo del Dr. Bertina, en Leiden, demostró que el fenotipo de resistencia a la APC se asocia, en el 88-100 % de los casos, a una mutación puntual A1691→G, en el exón 10 del gen del FV. Este cambio de nucleótido causa la sustitución de arginina por glutamina en la posición 506, y se conoce como FV Leiden (FVL). Este cambio afecta al residuo más importante en la inactivación del FVa por la APC. De hecho, la ruptura proteolítica de la arginina 506 del FVa se produce a una velocidad 10 veces mayor que la paralela en los residuos 306 ó 1765. La aparición de glutamina en la posición 506 impide la acción de la APC en esta posición y, en consecuencia, el FVa Leiden es inhibido por la APC a una velocidad 10 veces menor que el FVa normal. Este descenso del nivel de inactivación del FVa se traduce en un aumento de la generación de trombina.

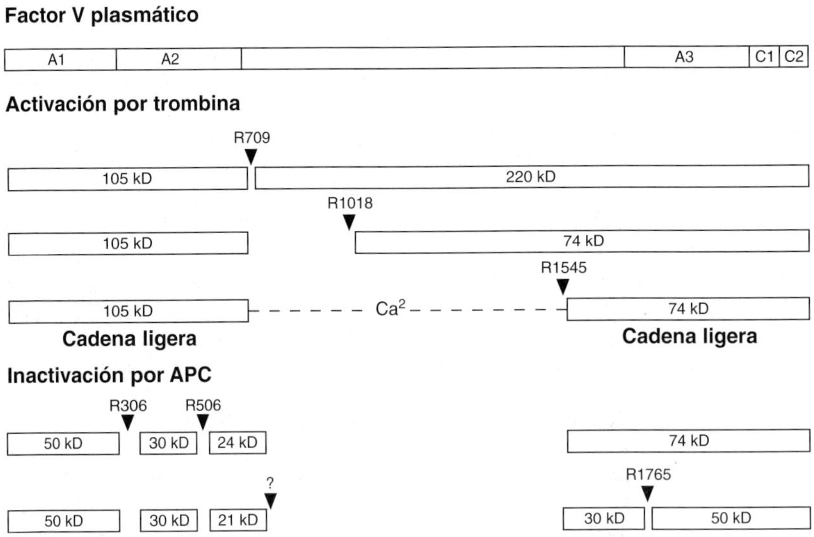

Figura 11-7. Procesos proteolíticos de activación e inactivación del factor V.

8.1.3. Herencia, prevalencia y manifestaciones clínicas

La alteración genética responsable del FVL debe considerarse como un polimorfismo representante de la variedad genética de la población, ya que se encuentra en más del 1 % de la población sana. Curiosamente, este cambio genético se ha observado sólo en la población caucasiana y no se ha descrito en las poblaciones indígenas de Asia, África, América o Australia. En la población caucasiana, se ha calculado que la prevalencia de este polimorfismo es del 5 %, si bien varía de unas regiones a otras. Así, en las regiones del norte de Europa, este polimorfismo se identifica hasta en el 12 % de la población, mientras que en las regiones del sur de Europa, la frecuencia en la población sana desciende al 4 %. La alta incidencia de tromboembolia venosa en Occidente, en comparación con la observada en Asia o África, se debe, al menos en parte, a la elevada prevalencia del FVL. El estudio del haplotipo del gen del FV en portadores homocigotos de FVL demostró que el cambio Arg506→Gln se produjo hace 21 000 a 34 000 años, y fue introduciéndose en la población caucasiana hasta alcanzar la frecuencia que tiene en la actualidad. La elevada prevalencia del FVL en la población sana sugiere que esta mutación puede conferir alguna ventaja selectiva a los portadores. El estado de hipercoagulabilidad asociado a este polimorfismo podría proteger a los portadores de este alelo en circunstancias de riesgo hemorrágico, tales como las guerras, las complicaciones hemorrágicas en los partos, o las carencias de hierro en épocas de hambre.

La principal manifestación clínica de la resistencia a la APC es la trombosis venosa profunda y, de forma secundaria, la embolia pulmonar. Los estudios familiares calculan que la incidencia anual de tromboembolia es de alrededor del 0.18 %, para las personas con genotipo normal, del 0.37 % para los heterocigotos, y del 1.0 % para los homocigotos de FVL. Mediante el diseño de estudios casos/controles, se ha calculado que el riesgo de trombosis venosa aumenta entre 5 y 10 veces en las personas heterocigotas, y hasta 50-100 veces en las homocigotas. Aunque entre los homocigotos la penetrancia de los síntomas es elevada, algunas personas homocigotas permanecen asintomáticos toda su vida.

8.2. Protrombina 20210A

8.2.1. Proteína, gen y defecto genético

La protrombina, también denominada factor II (FII), es una proteína dependiente de la vitamina K que se sintetiza en el hígado. El gen de 21 kb que codifica esta proteína se encuentra en el cromosoma 11, en la región 11p11-q12, y consta de 14 exones separados por 13 intrones. Una característica peculiar es que más del 40 % de este gen está formado por secuencias repetitivas del tipo *Alu* en su región 5´ no codificante, cuya función se desconoce. La proteína circulante en la sangre contiene 579 aminoácidos, con varios dominios estructurales y funcionales: un dominio Gla, dos estructuras con tres enlaces disulfuro que forman los denominados *kringles* (implicados supuestamente en la interacción con otras proteínas como el factor Va) y, por último, un dominio carboxilo terminal catalítico con actividad serina proteasa, inactivo en la protrombina. El factor Xa cataliza la ruptura proteolítica en dos posiciones, liberando los fragmentos I y II de la protrombina, y forma la principal proteasa de la coagulación, la trombina. El FII activo, o trombina, carece de las regiones Gla y *kringle* de la protrombina, aunque tiene un dominio catalítico funcional.

Se han descrito varios polimorfismos del gen de la protrombina humana; cinco de ellos, en los residuos –42, 13, 31, 274, y 389, producen sustituciones silenciosas, sin efecto alguno en la secuencia de aminoácidos de la proteína madura. En 1996, Poort y cols., también en Leiden, secuenciaron todos los exones, las zonas de regulación del procesamiento exón-intrón, y las regiones 5´ y 3´ no codificantes del gen de la protrombina, en 28 pacientes seleccionados con antecedentes familiares documentados de trombosis venosa. En el 18 % de los pacientes, y sólo en un 1 % de las personas sanas, se identificó un cambio heterocigoto (G por A) en la posición 20210, el último nucleótido del extremo 3´ no codificante.

8.2.2. Prevalencia

Diversos grupos han estudiado el significado y la frecuencia de esta alteración genética en la enfermedad tromboembólica venosa. El alelo 20210A se encuentra en un 4 a 8 % de los pacientes con un primer episodio de trombosis venosa, y en un 1 a 2 % de las personas sanas, lo que representa un riesgo relativo de trombosis venosa de entre 2 y 7 veces en los portadores heterocigotos de la variante de protrombina. Así, los datos obtenidos en los estudios realizados en diferentes países confirman que el alelo 20210A de la protrombina, un polimorfismo de este gen, es un factor de riesgo para la trombosis venosa. Al igual que sucede con el FVL, la presencia del polimorfismo 20210A de la protrombina se limita a la población caucasiana, sin grandes variaciones geográficas en este caso.

8.2.3. Manifestaciones clínicas

Las manifestaciones clínicas del genotipo heterocigoto de la protrombina 20210A son las típicas de la tromboembolia venosa: trombosis venosa profunda de los miembros inferiores, embolia pulmonar y tromboflebitis superficial; la trombosis venosa orgánica es poco frecuente, aunque se han descrito casos de trombosis venosa mesentérica. Asimismo, se ha observado que este polimorfismo está relacionado con el riesgo de oclusión venosa retiniana. Por último, hasta un 20 % de los pacientes con trombosis venosa cerebral idiopática son portadores del genotipo 20210A/G.

Tan sólo se han descrito algunos casos de pacientes homocigotos para este polimorfismo, por lo que se dispone de poca información sobre las manifestaciones clínicas en estos pacientes. Si bien parece asociarse a episodios trombóticos en edades tempranas, en cualquier caso, éstos resultan ser menos graves que los de los déficit homocigotos de la ATIII, la PC, la PS o el FVL. En resumen, los datos disponibles sugieren que el alelo 20210A del gen de la protrombina es un factor de riesgo moderado de diátesis trombóticas venosas.

No se conoce con exactitud el mecanismo final por el que el alelo 20210A puede contribuir al desarrollo de una trombosis. La presencia de este alelo se asocia significativamente a concentraciones más elevadas de FII en el plasma, lo que también se ha relacionado con el riesgo de trombosis venosa. Queda por aclarar si el cambio G→A en la posición 20210 del gen de la protrombina es el responsable directo del incremento de proteína en el plasma, o si esta mutación se asocia con otra variación de la secuencia que regule el control de la transcripción o la traducción del gen del FII.

9. DIAGNÓSTICO DE LAS ALTERACIONES GENÉTICAS ASOCIADAS A LOS TRASTORNOS TROMBOFÍLICOS

El método de análisis más empleado para el diagnóstico de los déficit de AT III, PC o PS es la prueba funcional que determina defectos tanto cualitativos como cuantitativos de estas proteínas. Las pruebas inmunológicas sólo permiten detectar déficit de tipo I y, por tanto, son menos útiles. En el caso de la ATIII plasmática, las pruebas funcionales apropiadas son las que determinan la actividad de la proteína en presencia de heparina. Entre los estudios funcionales de la PC, los estudios de coagulación ofrecen una evaluación más completa de la actividad funcional de la molécula que las pruebas amidolíticas. La determinación de PS debe valorar la concentración de PS libre, dado que existen casos con déficit hereditario de PS con concentraciones bajas de PS libre, aunque normales de PS total. Existen diferentes circunstancias, como el embarazo, el período neonatal, las enfermedades hepáticas, la coagulación intravascular diseminada, las trombosis agudas o los tratamientos anticoagulantes, que causan un déficit adquirido de PC, PS o AT III, y que deben tenerse en cuenta a la hora de realizar estas pruebas. También, la presencia de FV Leiden puede conducir a un diagnóstico erróneo de déficit de PC o PS.

El diagnóstico genético prenatal y la detección de mutaciones que causan déficit de PC, PS o ATIII no suele emplear técnicas de análisis de DNA como la transferencia Southern, dado que no son frecuentes las alteraciones genéticas de gran tamaño asociadas a estos trastornos. Tampoco se emplea el análisis del RNA, por la dificultad para la obtención de una muestra hepática, que es donde se transcriben estos genes. Por ello, se suele emplear la PCR genómica para amplificar las regiones de interés y determinar la alteración genética mediante diferentes técnicas, como la SSCP, la secuenciación o el tratamiento con enzimas de restricción. La determinación genética de los dos polimorfismos protrombóticos, el FV Leiden y el alelo 20210A del gen de la protrombina, se realiza mediante análisis de restricción del producto de

PCR genómica, en un proceso sencillo, rápido y económico.

10. CONSIDERACIONES FINALES EN LOS ESTADOS DE TROMBOFILIA

10.1. Efecto de las alteraciones genéticas protrombóticas en la trombosis arterial

Aunque la mayor parte de las alteraciones genéticas descritas en las proteínas de la coagulación se han asociado claramente a trombosis de etiología venosa, se han observado defectos hereditarios, aparentemente relacionados con el desarrollo de trombosis arterial, que afectan a proteínas como el fibrinógeno, el FVII o la homocisteína. Sin embargo, no está claro el efecto sobre estos procesos de los déficit de ATIII, PC, PS o los polimorfismos 20210A del gen de la protrombina o el responsable del FVL. Los resultados de los distintos estudios son contradictorios, dependiendo básicamente de la selección de los pacientes o las personas sanas incluidas, y los factores de riesgo seleccionados en estas personas. En general, estas alteraciones genéticas sólo suponen un riesgo moderado de trombosis arteriales en el caso de los pacientes jóvenes.

10.2. Variabilidad fenotípica en la trombofilia. La trombofilia como una enfermedad multifactorial

Las alteraciones genéticas identificadas en los pacientes con trombofilia se heredan de forma autosómica dominante y se asocian con el desarrollo de trombosis venosa. Sin embargo, las manifestaciones clínicas son muy variables, tanto en la gravedad como en la edad de aparición del primer episodio trombótico. En términos generales, los déficit de las proteínas anticoagulantes ATIII, PC y PS suponen un riesgo importante para el desarrollo de episodios precoces de trombosis venosa. No obstante, existen familias en las que este tipo de déficit supone un importante factor de riesgo, mientras que en otras, incluso con la misma mutación, el riesgo asociado es muy leve. Esta observación pone de manifiesto la participación de diversos factores genéticos en la determinación del riesgo global de la persona para sufrir un episodio de trombosis.

De esta forma, y especialmente tras el descubrimiento de los polimorfismos protrombóticos del FV y la protrombina, frecuentes en la población caucasiana, se ha comprobado que la combinación de los diferentes factores genéticos de riesgo incrementa, de forma significativa, el riesgo de sufrir episodios trombóticos, reduce la edad del primer episodio y aumenta el riesgo de recurrencia. Así, el FV Leiden aumenta más de tres veces el riesgo asociado al déficit de PC y más de 10 veces el asociado al déficit de PS. También el cambio 20210 A/G de la protrombina duplica el riesgo del FV Leiden cuando se combinan en una misma persona. Estos datos, junto con la existencia de un elevado número de familias con trombofilia (más de un 20 %) y pacientes no seleccionados con trombosis venosa (más del 60 % en nuestra población) en los que no se ha identificado ningún trastorno genético, hace pensar que deben existir otras alteraciones genéticas que, afectando a diferentes elementos del sistema hemostático, contribuyan positiva o negativamente al riesgo trombótico. Finalmente, se ha demostrado que diferentes factores ambientales, como el embarazo, la cirugía, la inmovilización o los anticonceptivos orales, también potencian el riesgo trombótico asociado a las alteraciones genéticas. Por lo tanto, la consideración de la trombofilia como una enfermedad multifactorial, en la que diferentes factores genéticos y ambientales determinan el riesgo de cada persona para sufrir un episodio de trombosis venosa, debe condicionar distintos aspectos del tratamiento del paciente trombofílico, desde el diagnóstico, en el que deben buscarse diferentes alteraciones genéticas en cada paciente, a la prevención que hace que se eviten las situaciones de mayor riesgo ambiental para cada persona, especialmente si presenta alteraciones genéticas, la profilaxis y, posiblemente, el tratamiento.

BIBLIOGRAFÍA

BATLLE, J., y LÓPEZ FERNÁNDEZ, M. F.: «Enfermedad de von Willebrand (EvW): un concepto en constante evolución». *Haematologica* (ed. española) 84 (supl.1): 121-148, 1999.

CASAÑA, P., y ESPINÓS, P.: «Caracterización de bases moleculares en hemofilia y enfermedad de von Willebrand». *Haematologica* (ed. Española) 84 (supl.1): 309-318, 1999.

FRENCH, D. L.: «The molecular genetics of Glanzmann´s thromboasthenia». *Platelets 9*: 5-20. 1998.

GIANELLI, F., y GREEN, P. M.: «The molecular basis of haemophilia A and B». B*aillieres Clin Haematol 9*: 211-218, 1996.

GOODEVE, A. C.: «Laboratory methods for the genetic diagnosis of bleeding disorders». *Clin Lab Haem 20*: 3-19, 1998.

HIGH, K. A., y ROBERTS, H. R.: *Molecular basis of thrombosis and hemostasis*. Marcel Dekker, New York, 1995.

LÓPEZ, J. A.; ANDREWS, R. K.; AFSHAR-KHARGHAN, V., y BERNDT, M. C.: «Bernard-Soulier Syndrome». *Blood 91*: 4397-4418, 1998.

LÓPEZ, J. A., y DONG, J. F.: «Structure and function of the glycoprotein Ib-IX-V complex». *Curr Opin Haematol 4*: 323-29, 1997.

NAIK, P. U., y PARISE, L. V.: «Structure and function of platelet αIIbβ3». *Curr Opin Haematol 4*: 317-22, 1997.

NICHOLS, W. C.; COONEY, K. A.; GINSBURG, D., y RUGGERI, Z. M.: «Von Willebrand disease». En: *Thrombosis and Hemorrhage*, 2 ª ed., Loscalzo, J., Schafer, A. I. Williams & Wilkins, Baltimore, 729-755, 1998.

VICENTE, V.; GONZÁLEZ-CONEJERO, R.; RIVERA, J., y CORRAL, J.: «The prothrombin gene variant 20210A in venous and arterial thromboembolism». *Haematologica 84*: 356-362, 1999.

ZÖLLER, B.; GARCÍA DE FRUTOS, P.; HILLARP, A., y DAHLBÄCK, B.: «Thrombophilia as a multigenic disease». *Haematologica 84*: 59-70, 1999.

12

Enfermedades del metabolismo del hierro y del cobre

R. GONZÁLEZ SARMIENTO y R. RODRÍGUEZ RODRÍGUEZ

1. METABOLISMO DEL HIERRO

El hierro es un elemento versátil y muy reactivo que existe en la naturaleza como ion ferroso (2^+) o ion férrico (3^+) y desempeña dos importantes funciones en las células de los mamíferos; por una parte, fija reversiblemente el oxígeno para transportarlo o almacenarlo y, por otra, acepta y libera electrones para generar energía, desempeñando un papel fundamental en la respiración celular. Las reacciones de formación de radicales libres en las que participa el hierro son necesarias para múltiples procesos, entre los que destacan la respuesta contra los tumores y la destrucción de agentes infecciosos. No obstante, estos productos son también tóxicos, y cuando existe un exceso de hierro, los tejidos se lesionan y aparecen reacciones fibróticas.

Todas las células de los mamíferos requieren hierro para su funcionamiento normal. La mayor parte del hierro se encuentra formando parte de proteínas que contienen el grupo hemo (Fig. 12-1). El grupo hemo sirve como grupo funcional al que se une el oxígeno, en el caso de la hemoglobina y la mioglobina; además, el grupo hemo actúa como grupo prostético en enzimas que intervienen en reacciones en las que se transfieren electrones, como la fosforilación oxidativa, la degradación del peróxido de hidrógeno, y la destoxificación de agentes químicos y fármacos. El hierro también se puede encontrar formando parte de proteínas que contienen, además, una molécula de azufre, denominadas ferrosulfoproteínas, que participan en el transporte de electrones, en la fosforilación oxidativa que tiene lugar en las mitocondrias y en el catabolismo de las purinas. Finalmente, el hierro también forma parte de otras proteínas, como la ribonucleótido reductasa, que intervienen en el metabolismo de los aminoácidos y en la síntesis de DNA.

1.1. Distribución del hierro en el organismo (Fig. 12-2)

La dotación de hierro de un organismo adulto es de unos 4 g, repartidos en tres compartimientos: 1) el hierro activo, que supone alrededor de 2.5 g y está, en su mayor parte, como componente del grupo hemo; 2) el hierro circulante, que

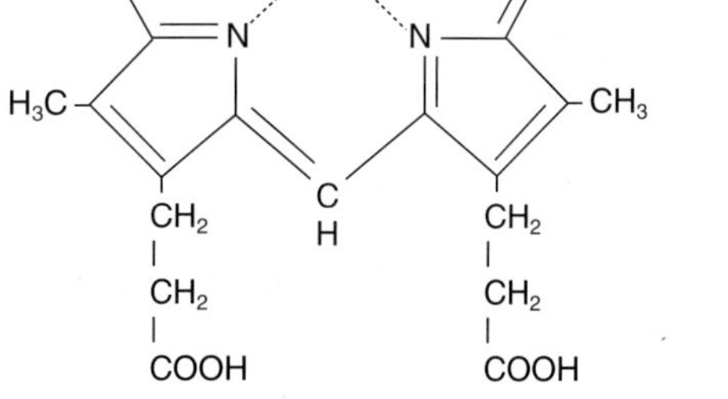

Figura 12-1. Representación esquemática del grupo hemo.

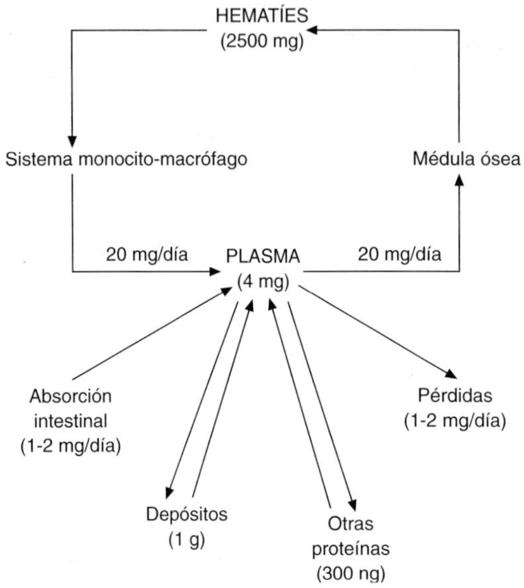

Figura 12-2. Representación esquemática del metabolismo del hierro en el ser humano.

supone 3-4 mg y es el resultante del equilibrio entre el hierro que se absorbe de la dieta y el que se incorpora hacia la médula ósea y los tejidos; 3) el hierro de los depósitos (bazo, médula ósea y sistema monocito-macrófago), cuya función consiste en garantizar el suministro de hierro en estados carenciales; este hierro supone unos 800 mg en los varones adultos y la mitad en las mujeres. Se ha descrito también un cuarto compartimiento, denominado hierro intracelular en tránsito, que no es mensurable, y se desconocen las moléculas a las que está ligado, aunque se ha sugerido que son compuestos de bajo peso molecular, como aminoácidos, azúcares, nucelótidos, etc. Este hierro se conoce también como hierro quelatable, por ser el que fijan los quelantes como la desferroxiamina.

Sólo una pequeña proporción de hierro entra y sale del organismo diariamente. La mayor parte del hierro utilizado por el organismo procede de la rotura de los hematíes por las células del sistema monocito-macrófago.

2. PROTEÍNAS QUE PARTICIPAN EN EL METABOLISMO DEL HIERRO

El hierro circula en el plasma unido a una proteína denominada transferrina, una glucoproteína de 80 kDa constituida por una única cadena de 679 aminoácidos, cuya estructura cuaternaria le proporciona la forma de dos lóbulos con un alto grado de homología interna. Cada lóbulo tiene un lugar de unión para un átomo trivalente de hierro, por lo que cada molécula de transferrina puede transportar dos átomos de hierro, teniendo más afinidad por el hierro en estado férrico que ferroso. La transferrina está codificada por un gen que se encuentra en el cromosma 3, en la región 3q21-23, formado por 17 exones separados por 16 intrones.

La transferrina se sintetiza principalmente en el hígado, aunque también se ha detectado en los linfocitos, las células de Sertoli, el músculo, el cerebro y el tejido glandular mamario. La síntesis de la transferrina está regulada por la concentración de hierro. Aunque se han observado variaciones de la concentración de transferrina en diferentes enfermedades, como la ferropenia o las enfermedades inflamatorias, se desconoce la causa de esta variación. La transferrina tiene una semivida de 7-10 días, pero cuando se une al hierro, esta semivida disminuye a 2 horas, lo que sugiere que una molécula de transferrina puede utilizarse para liberar hierro unas 100 veces. La transferrina adquiere el hierro, por mecanismos desconocidos, tanto de las células intestinales como de las del sistema monocito-macrófago, y lo libera a través de otra proteína presente en la membrana de las células, denominada receptor de la transferrina. Al menos el 80 % del hierro ligado a la transferrina se libera en la médula ósea, pero cuando la capacidad de unión de hierro de la transferrina está saturada, el exceso de hierro no unido a la transferrina se deposita en el hepatocito y en otras células.

El hierro entra en las células por un mecanismo de endocitosis mediado por un receptor. El receptor de la transferrina es un polipéptido de 760 aminoácidos, con un tamaño aproximado de 90 kDa. El receptor funcional está formado por dos monómeros unidos por puentes disulfuro. Cada cadena tiene una parte intracelular de 61 aminoácidos y otra extracelular de 671, mientras que el dominio transmembrana consta de 28 aminoácidos. El receptor de la transferrina está codificado por un gen que se encuentra en el cromosma 3, en la región 3q26, y que está constituido por 19 exones.

La transferrina monoférrica y diférrica se une a los receptores de transferrina que se encuentran en la superficie de las células, y penetra rápidamente a través de vesículas de endocitosis, cuyo interior está acidificado, permitiendo la liberación del hierro. A diferencia de otros procesos de endocitosis, las vesículas que contienen la transferrina y su receptor no se fusionan con los lisosomas y, por lo tanto, estas proteínas no se degradan, sino que, formando un complejo transferrina-receptor, vuelven a la membrana, donde la transferrina se libera y se reutiliza. Sin embargo, este sistema no lo emplean las células intestinales, en las que los receptores de transferrina se encuentran en la zona basolateral de los enterocitos, principalmente en las células de las criptas, y disminuyen a medida que las células se diferencian a células del epitelio de absorción, por lo que no se cree que el receptor de la transferrina participe directamente en la absorción de hierro en las células intestinales. Es posible que los receptores de la transferrina presentes en las células intestinales sean importantes para proporcionar hierro a los precursores de los enterocitos, o pueden servir para transducir señales que comunican a las futuras células de absorción las necesidades corporales de hierro.

El estudio de ratones *mk*, portadores de una variedad de anemia microcítica secundaria a un defecto autosómico recesivo que altera la absorción intestinal de hierro, ha puesto de manifiesto recientemente la existencia de una proteína transportadora de hierro en el borde apical de las células de la mucosa intestinal. Hoy se sabe que el hierro se absorbe en los enterocitos mediante un transportador de cationes divalentes (DCT1), que está codificado por el gen *NRAMP2*, miembro de una familia de genes que codifican, entre otros, proteínas macrofágicas asociadas a la resistencia natural a las infecciones, cuyo representante más conocido es el gen *NRAMP1*. El gen *NRAMP2* se encuentra en el cromosoma 12, en la región 12q13, y codifica una proteína transmembrana de 504 aminoácidos que contiene 12 dominios transmembrana. A diferencia del gen *NRAMP1*, que se expresa sólo en los macrófagos, el gen *NRAMP2* se expresa de manera ubicua, aunque su expresión es mayor en la mucosa proximal del intestino delgado. La proteína codificada por este gen transporta no sólo hierro, sino también otros metales pesados, como el cobre, el cinc y el cobalto. Además, la proteína NRAMP2 desempeña, también, una función importante en el manejo del hierro en los eritrocitos.

La protección de los efectos nocivos del hierro se produce a través de un proceso de secuestro del mismo por una proteína denominada ferritina; se trata de una proteína que se encuentra en todas las células y que está muy conservada en todos los vertebrados. La ferritina está compuesta por 24 subunidades de apoferritina, que forman estructuras esféricas en las que se secuestran hasta 4500 átomos de hierro. Existen dos tipos de subunidades de apoferritina que tienen diferente estructura y función. La de mayor tamaño se denomina H, tiene 182 residuos y un peso molecular aproximado de 21 200 Da; está codificada por un gen en el cromosoma 11, en la región 11q12, y se han descrito 14 pseudogenes homólogos. La subunidad de menor tamaño se denomina L, está codificada por un gen situado en el cromosoma 19, en la región 19q13, y se han descrito cuatro pseudogenes. El gen de la subunidad L codifica una proteína de 174 aminoácidos, con un peso molecular aproximado de 19.7 kDa. No se conocen los mecanismos por los que se libera el hierro de la molécula de ferritina.

La expresión de los receptores de la transferrina depende de dos factores fundamentales: la presencia de transferrina circulante y la concentración de hierro intracelular. La regulación de la concentración de los receptores de la transferrina por el hierro intracelular está íntimamente ligada a la síntesis de ferritina, de manera que el número de receptores es inversamente proporcional al contenido celular de hierro. Esto se debe a que tanto el gen del receptor de la transferrina como los genes de la apoferritina presentan, en su mRNA, unas secuencias específicas denominadas IRE (*iron response elements*, elementos de respuesta al hierro). En el caso del receptor de la transferrina, la secuencia IRE se encuentra en el extremo 3' del mRNA; en el caso de la ferritina, se localiza en el extremo 5'. La unión a las secuencias IRE de unas proteínas reguladoras del hierro, denominadas IRP (*iron regulatory proteins*, proteínas reguladoras del hierro), que corresponden a la aconitasa citoplásmica, regula la traducción de uno u otro mRNA, de manera que cuando la concentración de hierro es baja, la proteína IRP bloquea la traducción de la ferritina y estabiliza el mRNA del receptor de la transferrina, aumentando la concentración del receptor; al contrario, cuando la concentración de hierro es elevada, se forman cúmulos de hierro-azufre que activan la IRP e impiden su unión a las secuencias IRE, favoreciendo así la síntesis de ferritina y la degradación del mRNA del receptor de la transferrina

(Fig. 12-3). Por otra parte, la isoforma más abundante del mRNA del gen *NRAMP2* también contiene una secuencia IRE en el extremo 3', que permite su regulación post-transcripción en relación con la concentración de hierro, aumentando su expresión en condiciones de ferropenia.

Actualmente, se conocen cuatro nuevos genes que participan en la regulacón intestinal del hierro: el gen *HFE*, responsable de la hemocromatosis hereditaria y del que se expondrán sus características más adelante; el gen *DMT1*, que codifica la proteína transportadora responsable de la entrada de hierro desde la luz del intestino a los enterocitos; el gen que codifica la hephaestina, proteína que facilita el transporte de hierro desde el enterocito al plasma, pero que no actúa como un transportador de membrana; y el gen de la ferroproteína 1, localizada en la superficie basolateral de los enterocitos y que participa en el transporte de hierro al plasma.

2.1. Enfermedades hereditarias del metabolismo del hierro

La principal enfermedad hereditaria del metabolismo del hierro es la hemocromatosis hereditaria (HH) o hemocromatosis del adulto. Este síndrome constituye la enfermedad hereditaria más frecuente en los adultos descendientes de las poblaciones del norte de Europa. Se trata de un trastorno autosómico recesivo que produce una absorción inadecuada del hierro, lo que se traduce en una elevación de la concentración tanto del hierro sérico como del hierro de los depósitos. El aumento de la concentración de hierro tisular se va desarrollando lentamente, y las manifestaciones clínicas no aparecen hasta la edad adulta. Entre las manifestaciones más frecuentes de hemocromatosis se pueden citar: la cirrosis, la diabetes, el hipogonadismo, la artritis y la miocardiopatía. Aunque es una enfermedad autosómica, las manifestaciones clínicas son más frecuentes en los varones que

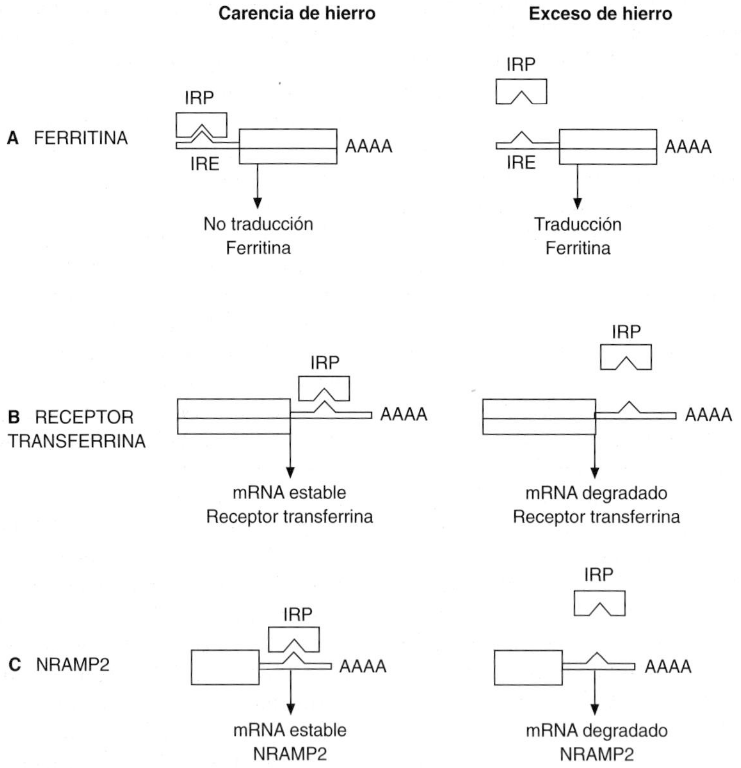

Figura 12-3. Regulación de las proteínas implicadas en el metabolismo del hierro que poseen secuencias IRE en su mRNA en situaciones patológicas.

en las mujeres debido a que las pérdidas menstruales y los embarazos reducen la concentración de hierro de los depósitos. Además, existe una variación en la expresión clínica de la hemocromatosis (que parece ser consecuencia de la influencia de factores ambientales, como la dieta y el consumo de alcohol), sobre el genotipo de los portadores de la enfermedad. La HH no tratada es una enfermedad mortal, aunque las sangrías periódicas realizadas antes de que se desarrolle la cirrosis hacen que la supervivencia de estas personas sea semejante a la de las personas sanas.

Aunque, durante muchos años, se pensó que la hemocromatosis era consecuencia de toxinas ambientales, principalmente el alcohol, los estudios llevados a cabo en la década de los 80 demostraron que se trataba de una enfermedad heredada de forma autosómica recesiva, ligada al alelo HLA A3 del complejo principal de histocompatibilidad (MHC). Actualmente se sabe que la mayor parte de los casos de HH en los pacientes occidentales se debe a las mutaciones de un gen que se encuentra 4 Mb hacia el telómero respecto a la región del cromosma 6 que contiene los genes del complejo HLA. Este gen, denominado *HFE*, ocupa 12 kb de la región 6p22 y consta de 7 exones, que codifican una proteína de 343 aminoácidos que tiene homología con proteínas atípicas del complejo HLA-I. La proteína HFE, como otras proteínas del complejo HLA-I, consta de tres dominios extracelulares α e interactúa con la β_2-microglobulina a través del dominio α_3, similar a la región constante de las inmunoglobulinas (Fig. 12-4). Aunque la proteína HFE podría unir hierro directamente, hasta el momento no se ha podido aislar el complejo HFE-hierro. Los transcritos del gen HFE se encuentran en todos los tejidos, entre ellos el epitelio sinusoidal, las células de Kupffer hepáticas y la superficie basolateral de las células de la mucosa gástrica. En el intestino delgado, se detecta en el fondo de las criptas, aunque no en los enterocitos que absorben el hierro. La proteína HFE interactúa con los homodímeros del receptor de la transferrina y con la β_2-microglobulina, y se piensa que forman un complejo en la superficie de las células. El hecho de que los ratones que carecen de β_2-microglobulina desarrollen una enfermedad similar a la hemocromatosis refuerza la hipótesis de que el complejo formado por estas proteínas desempeña una función importante en la entrada de hierro al interior de la célula. La reciente demostración de que los ratones que carecen del gen *HFE* desarrollan hemocromatosis y que un porcentaje elevado de pacientes con hemocromatosis son portadores de una mutación en este gen, ha confirmado su implicación en esta enfermedad.

Hasta el momento, se han descrito cinco mutaciones diferentes en el gen *HFE* en los pacientes con hemocromatosis. De ellas, la más común se localiza en el exón 4 y es un cambio del nucleótido G por A en la posición 845 (G845A), que produce un cambio de cisteína por tirosina en el aminoácido 282 (C282Y). Esta mutación impide la formación de un enlace disulfuro con la β_2-microglobulina y la unión de la proteína HFE con el receptor de la transferrina, lo que impide la localización de este último en la membrana celular. Dependiendo de los estudios, entre el 64 y el 100 % de los pacientes con hemocromatosis son homocigotos para esta mutación, habiéndose demostrado la prevalencia más elevada en las poblaciones que descienden de los países del norte de Europa, menor en los italianos y casi nula en los africanos. Por otra parte, también se han descrito homocigotos para esta mutación que no desarrollan la enfermedad, si bien recientemente se ha demostrado que una gran parte de estos casos se debe a una interpretación errónea de los resultados.

La segunda mutación más frecuente se sitúa en el exón 2, y consiste en un cambio del nucleótido C por G en la posición 187 (C187G), que implica un cambio de histidina por aspartato en el nucleótido 63 (H63D). Esta mutación no afecta a la unión de la proteína HFE con la β_2-microglobulina, y no se ha podido asociar por sí sola con la presencia de hemocromatosis, aunque parece que, en un 3-5 % de los casos, puede actuar de forma sinérgica con la mutación C282Y en pacientes que desarrollan hemocromatosis. Recientemente, se han caracterizado tres nuevas mutaciones en el exón 2 del gen HFE (A193T/S65C, G277C/G93R y T314C/I105T), en pacientes con hemocromatosis que no presentan la mutación G845A/C282Y.

La posibilidad de detectar las mutaciones del gen HFE, mediante la técnica de PCR asociada a la digestión del producto amplificado con endonucleasas de restricción que reconocen el lugar donde se produce la mutación (Fig. 12-5), está modificando los criterios diagnósticos de la enfermedad; así pues, actualmente, junto con los estudios bioquímicos clásicos, que comprenden la determinación de la sideremia, la

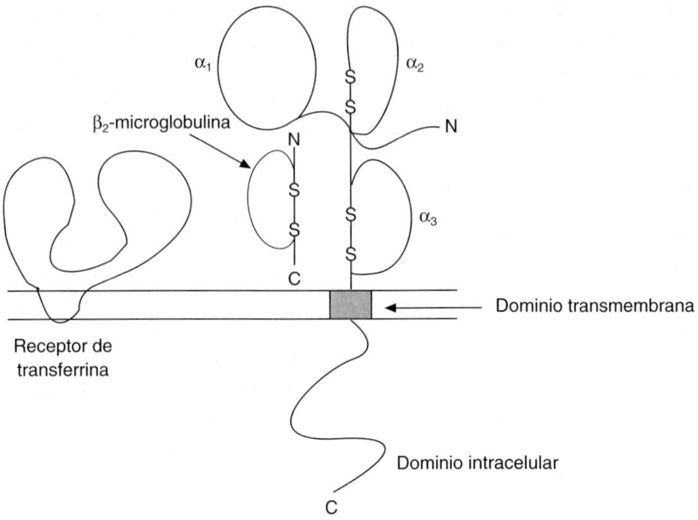

Figura 12-4. Representación esquemática de la relación entre las proteínas HFE, la β_2-microglobulina y el receptor de la transferrina en la membran celular.

capacidad de fijación de la transferrina, el índice de saturación de la transferrina y la concentración de la ferritina sérica, se incluyen los estudios genéticos. No obstante, dado que existen portadores de la mutación C282Y que no padecen la enfermedad y que, por el contrario, existen personas que padecen la enfermedad pero que no tienen alteraciones en el gen *HFE*, el estudio genético no debe sustituir a las técnicas clásicas de diagnóstico de hemocromatosis hereditaria, como la biopsia hepática.

Finalmente, cabe señalar que la caracterización de nuevos genes y proteínas implicadas en el metabolismo del hierro, y la caracterización de alteraciones en los mismos, permitirá, en un futuro no muy lejano, modificar las actitudes terapéticas ante estos pacientes.

Además de la hemocromatosis hereditaria, hay enfermedades que cursan con un aumento de los depósitos de hierro sérico, entre las que se pueden citar: a) la hipotransferrinemia, trastorno en el que se heredan, de manera autosómica

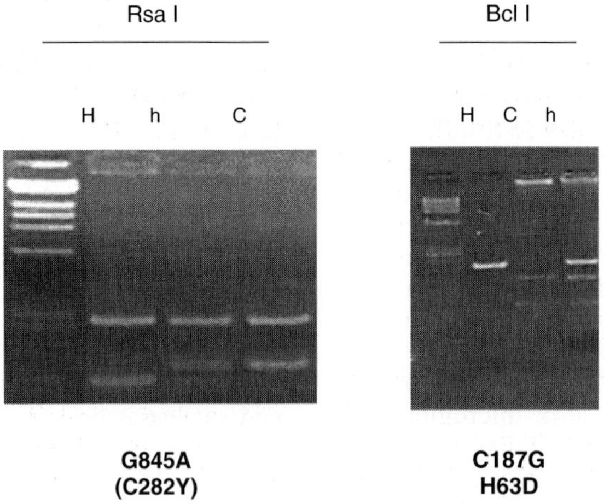

Figura 12-5. Gel de agarosa en el que se observa la presencia de las mutaciones C282Y y H63D. C: control; H: homocigoto mutado; h: heterocigoto.

recesiva, alteraciones en el gen de la transferrina, y que se caracteriza por la presencia de anemia hipocrómica, aumento de la absorción de hierro por las células intestinales, depósito anómalo de hierro en el corazón y el hígado, y presencia de concentraciones elevadas de ferritina sérica; b) la ausencia de ceruloplasmina (aceruloplasminemia), que, además de ser la principal proteína transportadora de cobre en el plasma, cataliza la oxidación del hierro ferroso a férrico, da lugar a un síndrome, que se hereda de forma autosómica recesiva, caracterizado por la presencia de una concentración disminuida del hierro sérico, elevación de la ferritina y depósitos de hierro en los ganglios basales y en el hígado, lo que da lugar a la aparición de un cuadro clínico caracterizado por disartria, distonía, ataxia, demencia y diabetes; c) la sobrecarga de hierro africana, que se hereda de manera autosómica dominante, se asocia con cirrosis y cáncer hepático, y tiene un importante componente nutricional; d) la hemocromatosis juvenil, enfermedad familiar que se hereda de forma autosómica recesiva, cursa con concentraciones elevadas de ferritina en el suero, y sus manifestaciones clínicas predominantes, es decir, la cardiopatía, el hipogonadismo y la artritis, se manifiestan antes de los 30 años de edad, afectándose ambos sexos de manera similar, probablemente como consecuencia de la rápida acumulación de hierro. La base genética de este tipo de hemocromatosis es diferente a la del adulto, y se ha asociado recientemente con un gen situado en el cromosoma 1, en la región 1q; e) la hemocromatosis neonatal, heredada como rasgo autosómico recesivo, se caracteriza por concentraciones elevadas de ferritina sérica, depósito generalizado de hierro en los tejidos e insuficiencia hepática neonatal. La mayoría de los niños afectados fallece en los primeros días de vida, aunque algunos casos han sobrevivido tras un trasplante hepático.

3. METABOLISMO DEL COBRE

El cobre es un oligoelemento esencial para los seres vivos, ya que forma parte de proteínas muy importantes, entre las que se pueden citar la citocromo oxidasa, la monoamino oxidasa, la superóxido dismutasa, la ceruloplasmina y la tirosinasa. Además, interviene en la movilización de las reservas de hierro y en su oxidación, permitiendo la síntesis de hemoglobina. El cobre también es necesario para el mantenimiento de la integridad del colágeno y la elastina, así como para el funcionamiento normal del sistema nervioso central.

La ingestión diaria de cobre supera, habitualmente, las necesidades del organismo y, de hecho, los seres vivos han desarrollado sistemas que les permiten eliminar el exceso de este oligoelemento. El cobre se absorbe de manera activa en la región proximal del tubo digestivo y su absorción depende, entre otros, del contenido de ácido ascórbico, cinc y fructosa de la dieta. El cinc induce la producción de metalotioneína, una proteína con abundante cisteína, que retiene cobre en la células de la mucosa intestinal. La mayor parte de este cobre se pierde cuando las células intestinales se desprenden.

El cobre absorbido por el intestino se detecta en el plasma unido principalmente a un tripéptido aminoterminal (Asp-Ala-His) de la albúmina, en el que la histidina desempeña un papel central, y, en menor porcentaje, unido a aminoácidos y pequeños péptidos. El 90 % del cobre plasmático circula, no obstante, en el plasma unido a la ceruloplasmina.

La albúmina y otras proteínas transportan el cobre desde las células de la mucosa intestinal hasta el hígado, que internaliza la mayor parte de este elemento en forma de complejos con aminoácidos, principalmente histidina, por un mecanismo no bien definido, pero diferente del de la histidina aislada. En el hígado, el cobre puede almacenarse ligado en parte a la metalotioneína o puede secretarse unido a la ceruloplasmina. El cobre se elimina por la bilis, de donde no puede reabsorberse, aunque hasta el momento se desconoce el mecanismo de excreción. El riñón desempeña un papel totalmente secundario en el metabolismo del cobre, de modo que la eliminación de cobre por la orina es mínima.

Se desconoce el método por el que el cobre se transfiere desde el hígado a otros tejidos, aunque, dada la abundancia de ceruloplasmina en el plasma, se ha sugerido que esta proteína estaría implicada en la transferencia de cobre principalmente al cerebro, al hígado, al corazón y al riñón, donde se almacena en la metalotioneína. No obstante, en los hematíes el 60 % del cobre está unido a la superóxido dismutasa.

Las metalotioneínas constituyen una familia de proteínas de bajo peso molecular, con un elevado contenido en cisteína y ausencia de aminoácidos aromáticos, que unen metales pesados, pudiendo llegar a contener entre 7 y 12 átomos de cobre. En el ser humano, existen entre 10 y 12 genes de metalotioneína separados en dos grupos: *MTI*, que contiene dos genes funcionales, y *MTII*, en el que se ha descrito un único gen funcional. La mayor parte de los genes de la metaloneína están agrupados en el cromosma 16, en la región 16q13, aunque también se han descrito genes de la metaloneína en los cromosomas 1, 18 y 20.

La ceruloplasmina es una glucoproteína monocatenaria de 132 kDa, que contiene seis átomos de cobre y, además de transportar cobre, una de sus funciones es la oxidación de Fe(2^+) a Fe(3^+), permitiendo la liberación de la ferritina y su unión a la transferrina. La ceruloplasmina está codificada por un gen que se encuentra en el cromosoma 3, en la región 3q21, que ocupa 50 kb, y que está formado por 19 exones y 18 intrones. Las mutaciones del gen de la ceruloplasmina se asocian a déficit de la proteína, aceruloplasminemia y un cuadro clínico autosómico recesivo en el que destaca la hemosiderosis.

Las dos enfermedades hereditarias más frecuentes asociadas al metabolismo del cobre son la enfermedad de Menkes y la enfermedad de Wilson, ambas causadas por alteraciones del transporte de cobre.

La enfermedad de Menkes es un trastorno heredado de forma recesiva, ligado al cromosoma X, que se caracteriza por retraso del crecimiento, queratinización y pigmentación defectuosa de la piel y los cabellos, cambios degenerativos de la elastina aórtica, retraso mental y alteraciones esqueléticas similares a las del escorbuto, de manera que la muerte suele producirse en los cinco primeros años de vida. El cuadro clínico es secundario a un trastorno de la salida del cobre de diferentes tejidos y su acumulación intracelular en la metalotioneína. La ausencia de cobre interfiere con la actividad de diversas enzimas tales como: la tirosinasa, resposable de la palidez de la piel y los cabellos; la lisina oxidasa, responsable de la formación de enlaces en los que interviene la lisisna en la elastina, el colágeno y la queratina, lo que explica la aparición de cambios degenerativos en la aorta y los defectos de la piel; la citocromo oxidasa, que es responsable de la hipotermia que suelen presentar estos pacientes; la ascorbato oxidasa, cuyo mal funcionamiento es responsable de la inadecuada mineralización ósea, etc.

En la enfermedad de Menkes, el cobre se absorbe normalmente por las células intestinales, pero no puede transportarse fuera de ellas, lo que provoca su déficit. El gen defectuoso se localizó inicialmente en la región Xq12-13 y los estudios de clonación posicional permitieron aislar y caracterizar un transcrito de 8.5 kb, que codifica una proteína de 1500 aminoácidos con una gran homología con las ATPasas de tipo P, una familia de proteínas de membrana que utilizan un aspartilo para transportar cationes a través de la membrana.

La enfermedad de Wilson es una enfermedad hereditaria, autosómica recesiva, que se caracteriza por la presencia de elevadas concentraciones de cobre en diferentes tejidos y por el déficit de la ceruloplasmina plasmática. Las manifestaciones clínicas de la enfermedad aparecen con más frecuencia en la adolescencia, siendo las más importantes: la hepatitis aguda, que puede evolucionar a cirrosis, las manifestaciones neurológicas motoras y las manifestaciones psiquiátricas, habitualmente trastornos de la conducta que escapan a cualquier clasificación. Tanto las manifestaciones neurológicas como las psiquiátricas se acompañan siempre del depósito de cobre en la córnea, dando lugar a la aparición del denominado anillo de Kayser-Fleischer. Las manifestaciones clínicas se deben a la toxicidad resultante de la pérdida de la capacidad para transportar el cobre desde el hígado a la bilis y de incorporarlo a la ceruloplasmina.

Ambas enfermedades están producidas por mutaciones en dos genes que codifican ATPasas transportadoras de cobre de tipo P, que presentan una homología del 54 %. Estas proteínas son las únicas ATPasas que se sabe participan en el transporte de metales pesados. Mientras que la expresión del gen responsable de la enfermedad de Menkes, que se encuentra en el cromosma X, se detecta en muchos tejidos, aunque no en el hígado (lo que explica la asuencia de manifestaciones clínicas que afectan a este órgano), el gen responsable de la enfermedad de Wilson, denominado *ATP7B*, se encuentra en el cromosoma 13, en la región 13q14.3, está formado por 21 exones, y el RNA sufre procesamientos alternativos de corte y empalme que dan lugar a proteínas con diferencias en la secuencia de aminoácidos.

BIBLIOGRAFÍA

BULL, P. C.; THOMAS. G. R.; ROMMENS, J.; FORBES, J. R., y COX, D. W.: «The Wilson disease gene is a putative copper transporting P-type ATPase similar to the Menkes gene». *Nat Genet 5*: 327-337, 1993.

BURKE, W.; PRESS, N., y MCDONNELL, S. M.: «Hemochromatosis: genetics helps to define a multifactorial disease». *Clin Genet 54*: 1-9, 1998.

FEDER, J. N.; GNIRKE, A., y THOMAS, W. *et al.*: «A novel MHC class I-like gene is mutated in patients with hereditary haemochromatosis». *Nat Genet 13*: 399-408, 1996.

KAPLAN, J., y KUSHNER, J. P.: «Mining the genome for iron». *Nature* 2000 *403*: 712-713, 2000.

PIPERNO, A.: «Classification and diagnosis of iron overload». *Haematologica 83*: 447-455, 1998.

RIFFITHS, W. J. H.; KELLY, A. L., y COX, T. M.: «Inherited disorders of iron storage and transport». *Mol Med Today 5*: 431-438, 1999.

SALTER-CID, L.; BRUNMARK, A., y LI, Y. *et al.*: «Transferrin receptor is negatively modulated by the hemochromatosis protein HFE: Implications for cellular iron homeostasis». *Proc Natl Acad Sci* USA *96*: 5434-5439, 1999.

TAVILL, A. S.: «Clinical implications of the hemochromatosis gene». *N Engl J Med 341*: 755-756, 1999.

VULPE, C.; LEVINSON, B.; WHITNEY, S.; PACKAMAN, S., y GITSCHIER, J.: «Isolation of a candidate gene for Menkes disease and evidence that it encodes a copper-transporting ATPase». *Nat Genet 3*: 7-13, 1993.

13

Enfermedades endocrinológicas

A. Sánchez Pozo

1. Introducción. 2. Conceptos básicos en «hormonología» clínica. 3. Trastornos endocrinológicos y patología molecular. 4. Patología molecular de la biosíntesis y la secreción hormonal. 5. Patología molecular del transporte y el metabolismo periférico. 6. Patología molecular de los receptores y transducción de señales.

1. INTRODUCCIÓN

El estudio de las hormonas y sus alteraciones se ha considerado un área específica dentro del campo clínico de la Bioquímica y la Biología Molecular. No obstante, desde el punto de vista molecular, presenta enormes similitudes con cualquier otro campo de la materia, lo que resalta el valor de la Biología Molecular como eje para el conocimiento de las enfermedades. En este capítulo, se intenta proporcionar una visión general de la patología molecular de las hormonas, ilustrando los aspectos de mayor relevancia con ejemplos bien conocidos. Como resultado de este enfoque unificador, se puede echar en falta una descripción sistemática de las alteraciones, que puede encontrarse en textos clínicos especializados. Asimismo, se comentarán brevemente aquellas hormonas cuyo estudio se aborda en otros capítulos de esta obra.

2. CONCEPTOS BÁSICOS EN «HORMONOLOGÍA» CLÍNICA

Las hormonas ayudan al organismo a adaptarse a las circunstancias cambiantes de la vida, controlando no sólo el metabolismo, sino también el crecimiento y la diferenciación. Algunas hormonas, como la insulina o la paratirina (PTH), responden a cambios de la homeostasis interna y actúan directamente sobre los tejidos diana, mientras que otras, como las hormonas hipofisarias, responden tanto a los cambios internos como a los estímulos externos que, a través de los sistemas sensitivos, se integran en el sistema nervioso.

Las hormonas cumplen una misión de comunicación entre los distintos tejidos. Son fabricadas por unas células y actúan sobre otras. Los lugares de producción son las glándulas endocrinas, aunque también puedan sintetizarse en otros tejidos. Las células diana son todas aquéllas que disponen de receptores específicos. Así pues, además de la producción, la respuesta tisular mediada por la interacción con el receptor es el otro elemento clave a considerar en la patología hormonal.

Existen muchas relaciones entre los distintos tejidos productores de hormonas (Fig. 13-1). Algunas hormonas actúan a través de una segunda hormona. Así, la TSH hipofisaria actúa sobre el tiroides controlando la producción de tiroxina. De igual forma, la hormona de crecimiento (GH) hipofisaria actúa sobre el hígado y otros tejidos, controlando la producción de factores de crecimiento insulinoides (IGF). La PTH de las paratiroides actúa sobre el riñón, controlando la producción de 1,25-dihidroxicolecalciferol (1,25-DHCC). La renina del riñón y la enzima convertidora de angiotensina del pulmón son enzimas proteolíticas que actúan sobre el angiotensinógeno producido por el hígado, originando angiotensina, que actúa sobre la corteza suprarrenal controlando la producción de aldosterona. La existencia de estas interacciones hace que las alteraciones hormonales puedan clasificarse en primarias o secun-

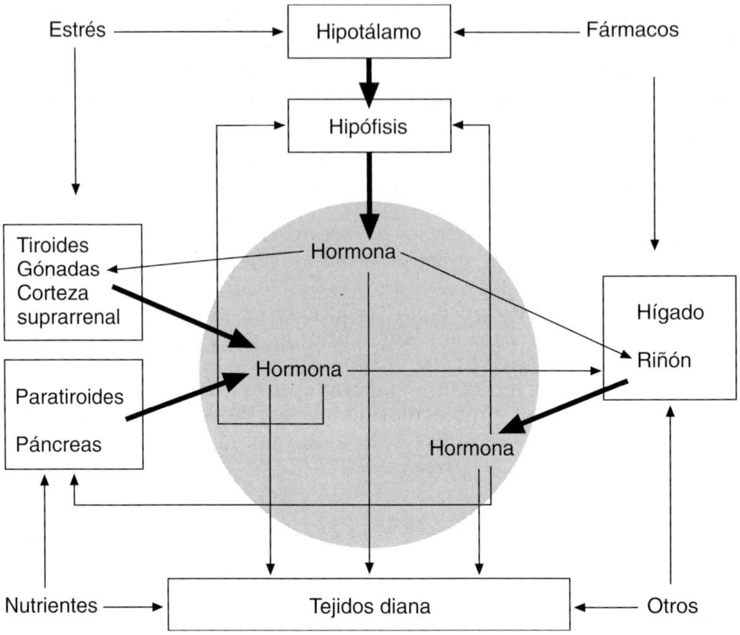

Figura 13-1. Relaciones entre los órganos endocrinos. Las flechas gruesas indican producción. Las flechas finas indican efectos. Obsérvese en los vértices algunos factores a los que responden las hormonas.

darias, según se afecte la glándula productora de la hormona o los tejidos o glándulas que la controlan.

En los casos en los que el origen sea un foco ectópico se pueden denominar alteraciones terciarias. Aunque algunas hormonas hipofisarias requieren de hormonas hipotalámicas, se suele considerar al hipotálamo y la hipófisis, como un conjunto, de ahí que no se denominen terciarias a las enfermedades que se deban a un trastorno hipotalámico.

La producción hormonal está controlada, de forma general, por un mecanismo de retroacción negativo, de modo que no se forme más cantidad de la necesaria. En las hormonas que no dependen del eje hipotálamo-hipófisis, es el producto de la acción hormonal el que inhibe directa o indirectamente la secreción. Así, la hipercalcemia inhibe la secreción de PTH, o la hipoglucemia inhibe la liberación de insulina, directamente o a través de una elevación del glucagón. En las hormonas dependientes del eje, la elevación de la segunda hormona inhibe la secreción de la hormona trófica hipofisaria y, a veces, también de la hormona trófica hipotalámica. En estos casos, proporciona más información para el diagnóstico la determinación no sólo de la hormona en cuestión, sino también de la hormona trófica o reguladora.

Asimismo, las hormonas hipotalámicas están sujetas a un control neuronal, que explica las variaciones circadianas de la secreción de algunas hormonas y la relación entre los cambios hormonales y los estados emocionales. Otra importante consideración es la interferencia de muchos fármacos, que modifican los neurotrasmisores y alteran la respuesta hormonal.

Además de la producción, los aumentos y las disminuciones de las hormonas circulantes pueden obedecer a trastornos de su transporte o de su metabolismo. La mayor parte de las hormonas se transportan en la sangre unidas a proteínas específicas producidas por el hígado. Por lo tanto, cabe esperar la observación de alteraciones hormonales en las enfermedades hepáticas o durante el embarazo, situaciones en las que se modifica la síntesis hepática de proteínas. La hormona ligada al transportador aumenta su semivida, aunque disminuye su actividad. Por ello, en los estudios diagnósticos, se prefiere la determinación de la hormona libre a la de la hormona total (libre y unida a proteína).

El metabolismo hepático y periférico pueden inactivar o activar una hormona. En hormonas como la tiroxina o la testosterona, su actividad es muy reducida hasta que el metabolismo periférico las transforma en triyodotironina y dihidrotestosterona (Fig. 13-2). Estas transformaciones periféricas están sujetas a trastornos generales y a los efectos de la nutrición, por lo que el conocimiento de las alteraciones generales y las nutricionales tiene gran interés en los estudios hormonales.

Como se indicó anteriormente, la acción hormonal depende de la adecuada interacción con el receptor específico (Fig. 13-2). Algunas hormonas interactúan con receptores localizados en la membrana celular, mientras que otras lo hacen con receptores intracelulares. Al unirse a la hormona los receptores de membrana, producen la activación de proteínas quinasas citoplasmáticas, que pueden activar factores de transcripción, así como modificar enzimas. En algunos casos, como la insulina, la activación puede realizarla el propio receptor activado; en otros, como la TSH, se realiza a través de un segundo mensajero, como el AMP cíclico. Los receptores intracelulares pueden actuar sobre factores de transcripción o bien unirse directamente al DNA para promover los cambios.

Se necesita muy poca cantidad de hormona para conseguir un gran efecto. La mediación de enzimas en cascada permite la amplificación de la respuesta, al transformar multitud de moléculas de sustrato. Esto hace que las concentraciones de hormonas en el plasma sean bajas, requiriéndose, pues, técnicas de gran sensibilidad para su medida.

La interacción hormona-receptor es específica, mientras que los mecanismos que siguen a la interacción suelen ser generales y estar conectados entre sí. Aunque existen notables diferencias en los productos intermedios que reciben y trasladan la información, las hormonas promueven cambios de la maquinaria celular, bien por activación, bien por inducción de proteínas, lo que influye sobre numerosos aspectos, tanto metabólicos como de crecimiento.

Los productos intermedios de estos procesos de transducción de señales hormonales son los mismos que intervienen en los procesos tumorales, en los que, como se sabe, las células inician los cambios incluso sin que exista ninguna señal. Por el contrario, la inoperancia de los productos intermedios explica por qué muchos de los trastornos hormonales se pueden producir en presencia de concentraciones plasmáticas casi normales de la hormona; esto hace que se prefieran,

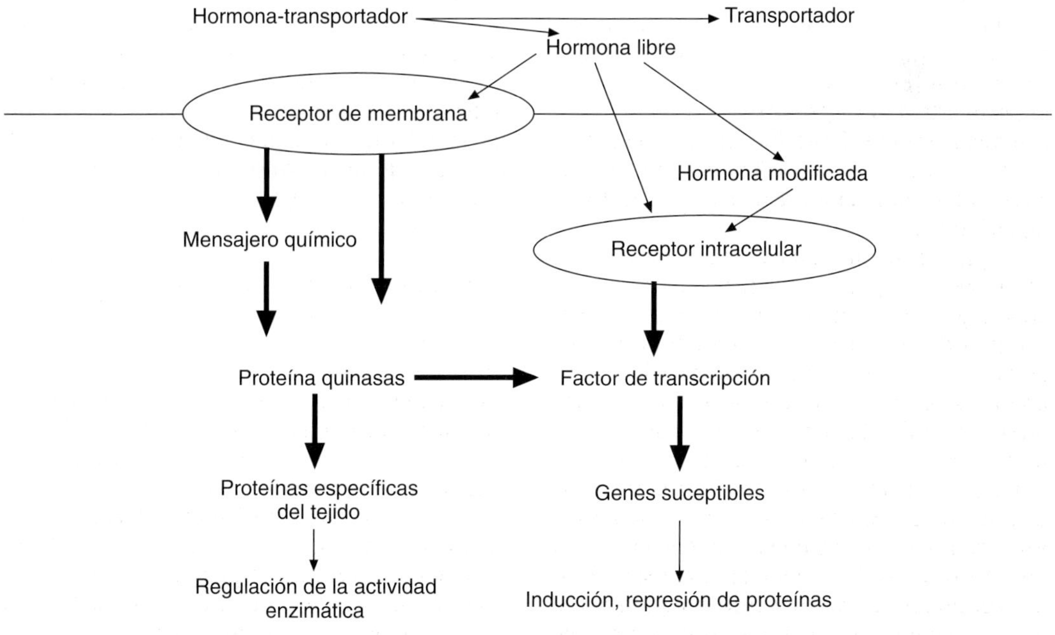

Figura 13-2. Transporte, metabolismo periférico y acción hormonal. Las flechas gruesas indican los procesos de transducción de señal.

en muchos casos, pruebas funcionales en lugar de determinaciones estáticas de las hormonas.

El efecto de una hormona sobre el organismo varía en función de la distribución de los receptores y de las proteínas modificadas por la señal. Cada tejido, fruto de su diferenciación, responde según su contenido proteico. Así, el 1,25-DHCC promueve la absorción de calcio en el intestino, por su efecto sobre la calbindina, o la liberación de calcio del hueso, por la activación de la fosfatasa ácida. De igual modo, el estado de diferenciación explica las diferencias en las respuestas hormonales en función de la edad. Así, una alteración de las gónadas puede causar esterilidad, si se produce a una edad temprana, o sólo manifestaciones secundarias, como hirsutismo, si se produce más tarde. Asimismo, la aparición de gigantismo o acromegalia irá en función de si se ha cerrado o no la epífisis ósea.

Dada la multiplicidad de respuestas, la mayor parte de los trastornos endocrinos causan síndromes con múltiples sintomas. A ello hay que unir los diferentes grados de afectación de cada enfermo, lo que hace que muchos trastornos endocrinos no se detecten en el diagnóstico sistemático. En este sentido, el papel que desempeña el laboratorio de Bioquímica y Biología Molecular es imprescindible para su diagnóstico.

3. TRASTORNOS ENDOCRINOLÓGICOS Y PATOLOGÍA MOLECULAR

Habitualmente, los trastornos endocrinológicos se describen en términos de hipofunción o hiperfunción. Esta división operativa es útil, pero hay que ser consciente de que un trastorno puede ser consecuencia de cualquiera de los múltiples acontecimientos que tienen lugar en la síntesis y en la acción de la hormona. El aumento o la disminución de la biosíntesis de una hormona, y la insensibilidad o resistencia debida a defectos de los mecanismos de transducción de señales, son los principales trastornos endocrinos. Desde el punto de vista funcional, tanto la disminución de la hormona como la resistencia a la misma producen efectos similares. No obstante, la diferencia es vital para el tratamiento, pues la disminución puede resolverse con la administración exógena, mientras que la resistencia no siempre.

Muchos pacientes con enfermedades endocrinológicas pueden presentar estadios de hiperfunción e hipofunción. En casos como la tiroiditis de De Quervain, la estimulación continua del tiroides conduce al agotamiento de la glándula para producir tiroxina, por lo que puede existir un cuadro de hiperfunción, seguido de otro de hipofunción. En casos como el bocio simple, una hipofunción puede conducir a la aparición de una secreción descontrolada, al no haber concentraciones suficientes de la hormona que frenen la producción.

Los trastornos hormonales se deben, en general, a trastornos estructurales de la glándula productora, bien como resultado de una alteración en su desarrollo, bien como consecuencia de un tumor. En segundo lugar, se encuentran los trastornos autoinmunitarios, que afectan tanto a la producción como a la resistencia. En tercer lugar, se pueden englobar los trastornos de los mecanismos de regulación y los efectos farmacológicos, que afectan fundamentalmente a la resistencia. Finalmente, estos trastornos pueden deberse a defectos biosintéticos. Estos últimos, a los que se engloba en la denominación de dishormonogénesis, suelen ser los menos frecuentes (Cuadro 13-1).

Muchos trastornos hormonales son múltiples. Así, los adenomas hipofisarios pueden aumentar la producción de un tipo de hormona y, al mismo tiempo, disminuir la producción de otras, que se ven afectadas al ser invadido su espacio en la glándula. En muchos procesos tumorales, se afectan varias glándulas. Así, en las neoplasias endocrinas múltiples (MEN) de tipo 1 (síndrome de Wermer) se afectan las paratiroides, los islotes pancreáticos y la hipófisis. En las MEN de tipo 2 (síndrome de Sipple) se afectan el tiroides, la médula suprarrenal y las paratiroides. De la misma manera, muchas afecciones autoinmunitarias pueden afectar a varias glándulas.

La base molecular de las alteraciones tumorales y autoinmunitarias que afectan a las hormonas no se diferencia de la que afecta a otros sistemas y se describe en otros capítulos de este texto. En este capítulo, se analizarán las alteraciones relacionadas con la biosíntesis, el transporte y el metabolismo periférico, y los receptores y la transducción de señales.

En el caso de los tumores, se han descrito alteraciones tanto de los protooncogenes como de los antioncogenes conocidos. Merecen destacarse los protooncogenes *Pit-1* y *RET*, como

Cuadro 13-1. Etiología de los trastornos endocrinos y enfermedades más frecuentes

Glándula	*Causas más frecuentes*	*Enfermedad*
NEUROHIPÓFISIS		
Hipofunción	Adenomas, traumatismo craneoencefálico, infecciones	Diabetes insípida central
	Resistencia	Diabetes insípida nefrogénica
Hiperfunción	Tumores, neumopatías, alteraciones del SNC	Síndrome de secreción inadecuada de ADH
ADENOHIPÓFISIS		
Hipofunción	Adenomas, infarto posparto	Panhipopituitarismo
	Tumores	Defectos del crecimiento, enanismo
Hiperfunción	Antidopaminérgicos, tumores	Hiperprolactinemia
	Adenoma hipofisarios	Acromegalia, otras alteraciones hormonales
TIROIDES		
Hipofunción	Autoinmunitaria	Hipotiroidismo idiopático
	Disembriogénesis	
	Déficit de organificación	Síndrome de Pendred
	Resistencia, adenoma secretor de TSH	Síndrome de secreción inadecuada de TSH
	Virus	Tiroiditis de De Quervain
	Exceso de yodo	Wolff-Chaikoff
	Déficit de yodo	Bocio simple
Hiperfunción	Autoinmunitaria (pluriglandular)	Enfermedad de Graves (tirotoxicosis)
		Tiroiditis de Hashimoto
	Bocio simple de larga duración	Bocio tóxico multinodular
	Hipersecreción de TSH	TSHomas
	Adenomas	Adenoma papilar folicular de células de Hurtle
	Carcinomas (MEN II)	Cáncer papilar folicular anaplástico medular de tiroides
PARATIROIDES		
Hipofunción	Aplasia	Hipoparatiroidismo congénito
	Autoinmunitaria (pluriglandular)	Síndrome de Schmidt
	Resistencia	Pseudohipoparatiroidismo
		Osteodistrofia de Albright
Hiperfunción	Adenomas, hiperplasia (MEN I), Carcinoma	Hiperparatiroidismo primario
	Insuficiencia renal crónica	Hiperparatiroidismo secundario
	Tumor ectópico	Hiperparatiroidismo terciario
SUPRARRENAL (Corteza)		
Hipofunción	Autoinmunitaria (pluriglandular)	Enfermedad de Addison
	Panhipopituitarismo	
	Déficit de biosíntesis	Hipoaldosteronismo selectivo
	Adenoma	Síndrome de Conn
Hiperfunción	Hiperplasia	Hiperaldosteronismo idiopático
	Síndrome nefrótico, estenosis renal	Hiperaldosteronismo secundario
	Déficit de biosíntesis	Hiperfunción mineralocorticoide no aldosterónica

Cuadro 13-1. *(Continuación)*

Hiperfunción	Adenoma hipofisario Tumores ectópicos Tumores suprarrenales Déficit de biosíntesis	Síndrome de Cushing Hiperplasia suprarrenal congénita
SUPRARRENAL ((Médula)		
Hiperfunción	Tumores (MEN II)	Feocromocitoma
PÁNCREAS		
Hipofunción	Autoinmunitaria (pluriglandular) Resistencia, déficit de biosíntesis Tumores (MEN I)	Diabetes mellitus de tipo I Diabetes mellitus de tipo II Insulinoma, gastrinoma, glucagonoma, somatostatinoma
Hiperfunción	Tumores	Insulinoma, glucagonoma, somatostatinoma
GÓNADAS		
Hipofunción	Alteraciones anatómicas Resistencia Tumores cerebrales	Pubertad retrasada Pseudohermafroditismo Pubertad precoz central
Hiperfunción	Quistes, hiperplasias gonadales	Pubertad precoz periférica
Otras	Alteraciones cromosómicas	Síndrome de Klinefelter, Turner, hermafroditismo

característicos de los tumores de las glándulas endocrinas. Ambos codifican factores de crecimiento comunes a varias células endocrinas. La alteración de *Pit-1* es muy frecuente en los tumores hipofisarios que causan hipofunción (panhipopituitarismo), mientras que la alteración de *RET* es una característica de las neoplasias endocrinas múltiples (MEN).

Muchos tumores endocrinos, además de secretar hormonas, secretan otras moléculas que pueden servir para el diagnóstico. Por ejemplo, los tumores hipofisarios secretan un tipo de proteínas, denominadas secretograninas, que son diferentes según el tipo de tumor. En los tumores ectópicos, a veces se forma una variante de la hormona que, como la PTHrp, interactúa con los receptores al presentar homología N-terminal, causando un trastorno denominado hipercalcemia humoral maligna.

En el caso de las alteraciones autoinmunitarias, los datos sugieren que se deben fundamentalmente a defectos del sistema de presentación de antígenos. Así, por ejemplo, la enfermedad de Graves se asocia con el fenotipo HLA B8 DR3, la tiroiditis de De Quervain con HLA B35 y la tiroiditis de Hashimoto con HLA DR5.

4. PATOLOGÍA MOLECULAR DE LA BIOSÍNTESIS Y LA SECRECIÓN HORMONAL

4.1. Hormonas de naturaleza polipeptídica

Las hormonas más abundantes son las de naturaleza polipeptídica, entre ellas: la insulina, la hormona adrenocorticotropa o corticotropina (ACTH), la bradiquinina, la calcitonina, la gonadotropina coriónica, la hormona estimulante de los folículos (FSH), la hormona estimulante del tiroides (TSH), la gastrina, el glucagón, la hormona de crecimiento (GH), la hormona luteinizante (LH), la prolactina y la somatostatina.

En todas las hormonas polipeptídicas el proceso de biosíntesis y secreción es similar (Figura 13-3). Son proteínas de secreción, y como tales, contienen un péptido señal que las dirige al retículo endoplásmico, donde se procesan por un mecanismo proteolítico. Posteriormente, se dirigen al complejo de Golgi, donde se modifican antes de secretarse o almacenarse en ve-

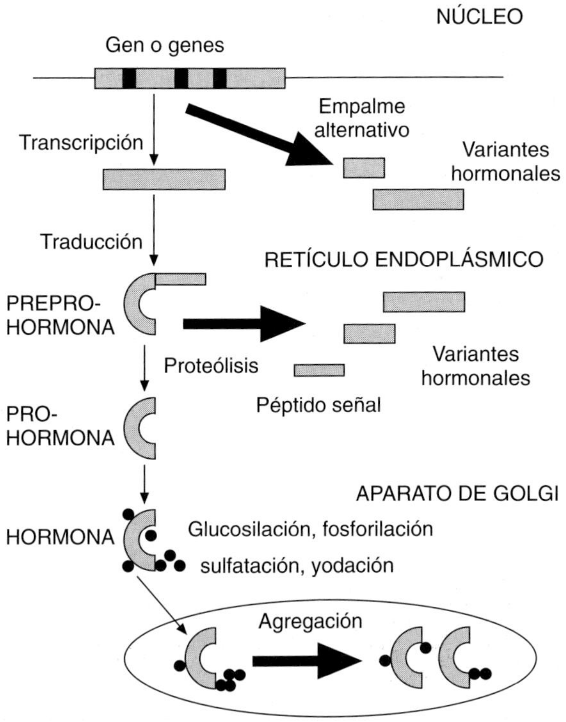

Figura 13-3. Biosíntesis de las hormonas polipeptídicas. Las flechas gruesas indican las variantes hormonales.

sículas de secreción. El polipéptido resultante de la transcripción se denomina preprohormona, la cual, al perder el péptido señal, se convierte en prohormona, que una vez modificada da lugar a la hormona circulante.

No es frecuente que se produzcan trastornos que impidan totalmente la síntesis o el proceso de secreción, ya que son vitales para el organismo. En los casos en que se ha descrito la falta del gen, como en el déficit aislado de GH tipo IA, se sabe que existen otros genes muy emparentados que lo sustituyen. Así, se sabe que la GH está codificada por los genes *GH1* y *GH2*, muy parecidos, que se encuentran junto a los genes del lactógeno placentario. La falta del gen *GH1* puede suplirse por los otros, especialmente por los de la placenta, que se expresan durante la vida fetal, razón por la que muchos trastornos del crecimiento no se observan hasta el final del primer semestre de vida.

Los defectos del procesamiento de las proteínas son más corrientes. La primera fuente de alteraciones procede del procesamiento nuclear, en el que, por corte y empalme alternativo dc los diferentes exones que componen los genes que las codifican, se pueden originar formas anómalas de la hormona con diferente grado de actividad. Así, en el caso de la GH, se producen, además de la proteína de 22 kDa, otras proteínas de 20 y 17.5 kDa.

La segunda fuente de alteraciones se encuentra en la proteólisis en el retículo endoplásmico. Aquí, siempre se produce la escisión del péptido señal, así como otras escisiones que habitualmente suceden en las regiones de aminoácidos básicos y arginina. Las alteraciones proteolíticas originan formas anómalas o incluso pueden bloquear la síntesis. Así, en el caso de la GH, se puede originar una proteína de 24 kDa, cuya actividad es lactogénica. En el caso de la diabetes insípida familiar, se produce la falta de la proteólisis de la preprohormona en sus dos polipéptidos: la vasopresina (ADH) y la neurofisina II. La proteólisis de las hormonas polipeptídicas es específica de cada tejido, por lo que los defectos pueden ser muy variables. Un ejemplo de esta ruptura específica la tenemos en la preproopiomelanocortina, que en la hipófisis origina ACTH y lipotropina, y en el cerebro origina hormona estimulante de los melanocitos (MSH) y endorfina. Muchos de los péptidos que se producen en la proteólisis se utilizan para el diagnóstico, como el péptido C, resultante de la proteólisis de la preproinsulina.

La tercera fuente de alteraciones se localiza en las modificaciones posproteolíticas. La mayor parte de estas reacciones tienen lugar en el extremo C-terminal y pueden entenderse como una forma de protección frente a las carboxipeptidasas y otras proteasas. Estas alteraciones acortan la vida de la hormona en la circulación. Algunas hormonas como la GH, no sufren glucosilación, por lo que su semivida plasmática es muy corta.

Una vez formada la hormona, puede secretarse o almacenarse hasta el momento de su liberación. Un caso particular lo constituye la ADH, que circula desde los núcleos hipotalámicos hasta las terminaciones de las neuronas hipofisarias, donde se almacena. Durante el almacenamiento, se pueden producir agregados que alteran el peso molecular, algo de gran interés para el diagnóstico.

La síntesis de una hormona está controlada, normalmente por los efectos de otra u otras hormonas, que a través de la interacción con receptores estimulan o inhiben la producción. La regulación puede ejercerse sobre la transcripción, así como sobre el procesamiento postranscripcional. Así, la transcripción de la TSH está controlada por las hormonas tiroideas, mientras que el procesamiento postranscripcional está controlado por la tiroliberina y la somatostatina de origen hipotalámico. En la mayor parte de los casos, la liberación requiere una señal externa, que puede ser un metabolito, otra hormona o un impulso nervioso.

Muchas alteraciones de la síntesis hormonal se deben a la ausencia de la hormona controladora. Por ejemplo, en el enanismo, el defecto se produce en la formación de los IGF-I que depende de la GH. Dado que durante el desarrollo fetal existe otro IGF (IGF-II) no sensible a la GH, se entiende por qué los defectos del crecimiento sólo se observan tras el nacimiento.

4.2. Hormonas tiroideas

La biosíntesis de las hormonas tiroideas presenta analogías con las hormonas polipeptídicas y muchos elementos singulares que requieren especial atención. Las hormonas triyodotironina (T3) y tetrayodotironina o tiroxina (T4) se forman por yodación de la tiroglobulina, una proteína secretada por el tiroides. Esta proteína es secretada a la luz folicular en lugar de al plasma. Desde allí, es captada e hidrolizada por el tirocito, para originar los derivados de aminoácidos con actividad hormonal, que se liberan al plasma. Los elementos clave, en este caso, son: la disponibilidad de yodo, la producción de la tiroglobulina y la acción enzimática de la tiroperoxidasa (Fig. 13-4).

El yodo procedente de la dieta es captado activamente y transportado a la luz folicular. El proceso de captación requiere la integridad de la Na^+/K^+ ATPasa, sistema que se encuentra aumentado en los casos de hiperplasia. Se cree que el transporte se produce por un sistema similar al canal de cloruros, lo que explica el efecto activador de la TSH a través de las proteínas G, como ocurre en la fibrosis quística.

La tiroglobulina es una proteína de gran tamaño (2748 aminoácidos), que se encuentra como homodímero en la luz folicular del tiroides, donde se libera de forma continua desde el tirocito, tras la glucosilación y sulfatación en el retículo. En este sentido, se comporta como cualquier proteína de secreción. Aunque se han detectado alteraciones, éstas permiten que la proteína siga siendo funcional. La yodación

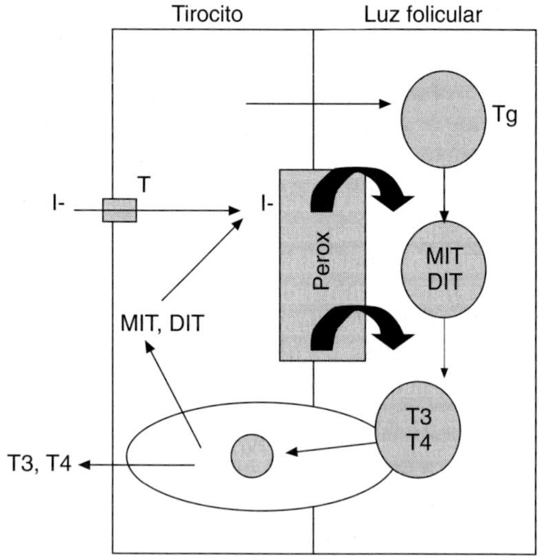

Figura 13-4. Biosíntesis de las hormonas tiroideas. I-: yodo; T; transportador; Trg; tiroglobulina; Perox: peroxidasa tiroidea; MIT: monoyodotirosina; DIT: diyodotirosina; T3: triyodotironina; T4: tiroxina.

tiene lugar, cuando alcanza la membrana apical, por la acción de la tiroperoxidasa.

La tiroperoxidasa es otra glucoproteína de secreción, como la tiroglobulina, de la que existen dos isoformas, aparentemente con la misma función. También, se han descrito formas truncadas de la proteína, sin actividad catalítica, responsables de hipotiroidismo. En el denominado síndrome de Pendred, el hipotiroidismo se acompaña de sordera, sin que se conozca la relación entre ambos procesos. La enzima tiene dos centros de unión. En uno de ellos se une el yodo y en el otro una tirosina de la tiroglobulina, que resulta yodada. Cuando los dos centros están ocupados por yodo, se inhibe obviamente el proceso, lo que explica la falta de hormonas cuando existe un exceso de yodo (efecto Wolff-Chaikoff).

La enzima es también responsable de la formación de las yodotironinas, uniendo tirosina yodada en un centro, y en el otro yodo. De las 144 tirosinas que contiene la tiroglobulina, la yodación se produce sólo en 40 y, de ellas, sólo 8-10 son capaces de originar yodotironinas. Estas tirosinas se encuentran en el dominio amino terminal de la proteína. Cuando la disponibilidad de yodo es escasa, la yodación sólo se produce en esa zona, mientras que si la disponibilidad es grande, se yodan otras zonas. Esto es lo que permite mantener una síntesis normal incluso con un aporte muy limitado de yodo.

La tiroglobulina actúa no sólo como sustrato, sino también como almacén de hormonas tiroideas. La secreción tiene lugar por un proceso de pinocitosis del coloide que contiene la tiroglobulina yodada. Una vez engullida por el tirocito, se degrada en los lisosomas, liberándose la tetrayodotironina (T4). Asimismo, por la acción de las desyodasas microsomales, se puede formar T3 a partir de la T4, y se han descrito alteraciones microsomales responsables de hipotiroidismo. Finalmente, se cree que la salida de las hormonas tiene lugar a través de un transporte facilitado, que resulta inhibido por un exceso de yoduros (efecto Job-Basedow).

En muchas afecciones autoinmunitarias, se encuentran anticuerpos frente a distintas proteínas del tirocito, especialmente frente a las proteínas de secreción tiroglobulina y tiroperoxidasa, que causan hipotiroidismo. Esto puede deberse a que las proteínas escapen al plasma en el proceso de secreción.

4.3. Hormonas derivadas del colesterol

Las hormonas derivadas del colesterol constituyen el otro gran grupo de hormonas, después de las polipeptídicas. Son ejemplos los esteroides cortisol, aldosterona, testosterona, progesterona y estradiol. También deriva del colesterol la hormona 1,25-dihidrocolecalciferol, a la que se suele denominar vitamina D.

El proceso de síntesis de los esteroides en la corteza suprarrenal puede servir como prototipo de este tipo de hormonas, ya que origina los principales grupos activos: glucocorticoides, mineralocorticoides y andrógenos (Fig. 13-5).

La hormona se forma por una serie de modificaciones químicas del colesterol, catalizadas por enzimas específicas. Debido a la naturaleza insoluble del sustrato, muchas de ellas se encuentran asociadas con las membranas del retículo y de la mitocondria. La mayor parte son complejos proteicos que contienen citocromo P450 (CYP).

La síntesis de la hormona conlleva el trasiego de colesterol o de productos intermedios hormonales entre el retículo y la mitocondria, así como entre distintas zonas de la corteza suprarrenal. Así, la síntesis de aldosterona requiere el trasiego de pregnenolona desde la mitocondria al retículo de la zona reticular; una vez transformada en desoxicorticosterona, va de nuevo a la mitocondria y, finalmente, pasa a la zona glomerulosa.

La mayor parte de los trastornos de la biosíntesis se debe a los déficit enzimáticos y a los déficit de las proteínas STAR, que sirven para facilitar el trasiego de los productos intermedios entre las enzimas. El déficit de una enzima bloquea la vía metabólica y desvía la producción hacia otros productos hormonales. Un buen ejemplo lo constituye el síndrome androgenital. En este caso, el defecto de la enzima CYP21 (21 hidroxilasa) impide la formación de cortisol y aldosterona, y desvía el flujo hacia la producción de dehidroepiandrosterona y androstenodiona (andrógenos), lo que se traduce en masculinización en las niñas. El defecto de la CYP17 (17 hidroxilasa), por el contrario, hace aumentar la concentración de aldosterona, lo que causa hipertensión y un descenso de los andrógenos, apareciendo hipogonadismo.

Los déficit de las enzimas CYP11B1 y CYP11B2 producen hipocortisolismo e hipoaldosteronismo. Es interesante señalar que ambos genes son contiguos y, así, se pueden producir reordenamientos durante la meiosis. La coloca-

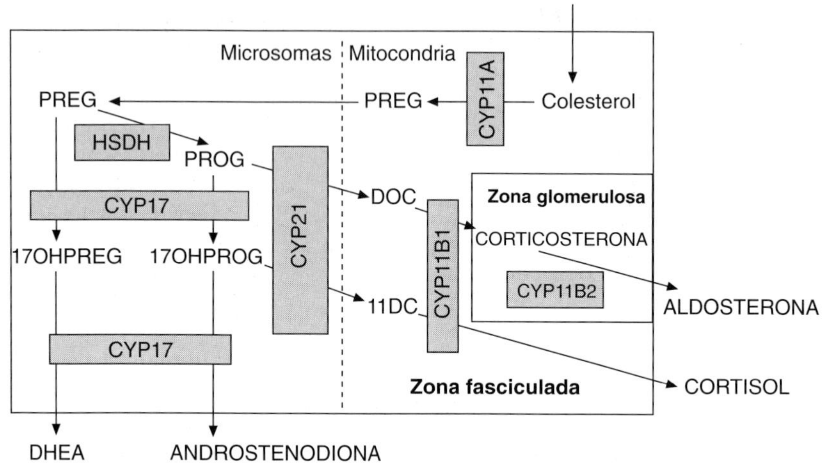

Figura 13-5. Biosíntesis de las hormonas de la corteza suprarrenal. PREG: pregnenolona; PROG: progesterona; DHEA: dihidroepiandrosterona; DOC: desoxicorticosterona; DC: desoxicortisol; HSDH: hidroxiesteroide deshidrogenasa; CYP: enzimas citocromo P450.

ción del promotor de los glucocorticoides delante del de los mineralocorticoides puede explicar el curioso caso del hipoaldosteronismo sensible a los glucocorticoides.

En los trastornos en los que falta el cortisol, se estimula la producción de ACTH hipofisaria, la que estimula el crecimiento de los adrenes originando hiperplasia. Un caso especial se produce cuando la causa es el déficit de CYP11A, en el que la ausencia de utilización del colesterol causa su acumulación (hiperplasia suprarrenal lipoidea).

La biosíntesis de 1,25-DHCC (Fig. 13-6), como la de los esteroides de la corteza suprarrenal, tiene lugar por modificaciones enzimáticas del colesterol en distintos lugares. En este caso, la transformación a colecalciferol se produce en la epidermis, la hidroxilación hasta 25-HCC, en el hígado y, finalmente, la hidroxilación a 1,25-DHCC tiene lugar en el riñón. Los trasiegos, en este caso, van de unos tejidos a otros a través del plasma y en ellos participan globulinas denominadas transcalciferoles. Además de los defectos enzimáticos, la falta de radiación solar puede ser también la causa del déficit.

5. Patología molecular del transporte y metabolismo periférico

La mayor parte de las hormonas polipeptídicas circulan libres, y dado su pequeño tamaño, se metabolizan muy rápidamente. Como se ha indicado anteriormente, algunas formas alteradas pueden producir una mayor respuesta, pues aunque tienen menor afinidad por el receptor, son más resistentes a la degradación. En el caso de los IGF, existen varias proteínas transportadoras (IGFBP) que controlan las concentraciones plasmáticas.

Las hormonas tiroideas y las esteroideas circulan fundamentalmente unidas a proteínas. Existen proteínas específicas, como la globulina de unión a la tiroxina (TBG), la transtiretina, la CBG, y la SHBG e inespecíficas, como la albúmina y las inmunoglobulinas.

No se conocen trastornos hormonales derivados del transporte, aunque tienen interés, ya que las proteínas transportadoras actúan como un almacén de rápida disposición y también como una salvaguarda de los efectos de unas concentraciones elevadas de la hormona libre activa. El IGFBP3 tiene una actividad proteasa, pudiendo liberar la hormona del complejo inactivo que forma con el transportador; esta actividad sirve pues como regulador de la liberación. Además, los niveles de estas proteínas descienden en casos de malnutrición, lo que supone un control adicional. Se ha descrito un trastorno no hormonal (polineuropatía amiloidótica) debido al déficit de transtiretina relacionado con su capacidad de formar complejos con la proteína enlazante de retinol.

Las hormonas polipeptídicas no atraviesan

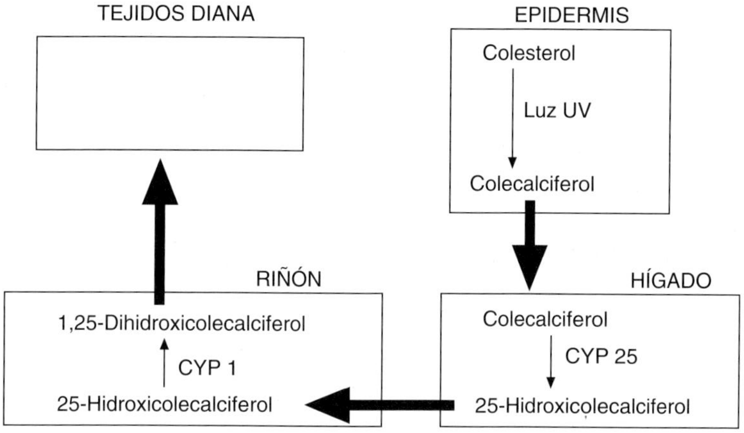

Figura 13-6. Biosíntesis de la forma hormonal de la vitamina D. CYP: enzimas citocromo P450.

las membranas, y son degradadas en el plasma o en el sistema reticuloendotelial por los macrófagos. Por el contrario, las hormonas tiroideas y las esteroides penetran en los tejidos y pueden sufrir modificaciones.

La tiroxina (T4) se transforma en los tejidos en triyodotironina (T3), antes de su interacción con el receptor. La desyodación puede producirse en la posición 5, originando una forma inactiva denominada triyodotironina inversa (rT3), o en la posición 5´, originando la T3 activa. Existen dos isoformas de la 5´desyodasa: el tipo I, que tiene una Km alta y se expresa fundamentalmente en el hígado, siendo responsable de la mayor parte de la transformación de T4 en T3, y el tipo II, que tiene una Km baja y se expresa en el cerebro. La desyodasa I puede verse inhibida en caso de enfermedades generales y de déficit de glúcidos (síndrome del enfermo tiroideo). La desyodasa II se activa en casos de hipotiroidismo, lo que unido a su baja Km, permite que este tejido sobreviva en condiciones de escasez, evitándose el cretinismo.

En el caso de la testosterona, las enzimas implicadas son las esteroide-5-α-reductasa I y II. El déficit del tipo II causa un pseudohermafroditismo incompleto familiar, debido a la falta de respuesta androgénica (Cap. 14).

6. PATOLOGÍA MOLECULAR DE LOS RECEPTORES Y TRANSDUCCIÓN DE SEÑALES

Todos los receptores hormonales se pueden considerar pertenecientes a una familia de proteínas de señalización, que se ubican en distintos compartimientos celulares: membrana, citoplasma, núcleo. Desde este punto de vista, las hormonas actúan en distintos niveles, según su afinidad por estas proteínas y la capacidad de acceder a ellas. Con este enfoque, la resistencia a las hormonas puede analizarse de acuerdo con la diferente complejidad del sistema. En primer lugar, se expondrán aquellos receptores que presentan menor complicación.

6.1. Receptores intracelulares

Las hormonas tiroideas, la vitamina D, el ácido retinoico, los glucocorticoides y otras hormonas esteroideas son capaces de penetrar en la célula, y ejercen su acción a través de la interacción con receptores intracelulares que modulan la expresión génica (Fig. 13-7). La progesterona y la testosterona pueden actuar también sobre receptores de membrana, aunque éstos no se han caracterizado. En el caso del 3OHDHP, un derivado de la progesterona, sí se ha demostrado que interactúa con un receptor de membrana: el del ácido γ-aminobutírico (GABA).

Los receptores intracelulares son proteínas de unos 500 aminoácidos. Su estructura es muy similar en todos los casos, con un dominio de unión al DNA, separado del dominio de unión a la hormona, que se encuentra cerca del extremo carboxilo terminal. El dominio de unión al DNA presenta dos zonas de una decena de aminoácidos, separadas por pares de cisteínas que interactúan con el cinc, creando dos lazos. Estas proyecciones o dedos de cinc interactúan

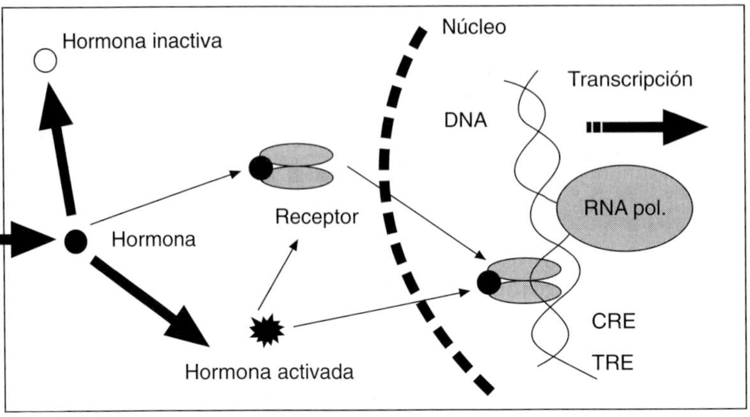

Figura 13-7. Mecanismo de acción de las hormonas que actúan sobre receptores intracelulares. CRE y TRE: secuencias reconocidas por el receptor; RNA pol: RNA polimerasa II.

específicamente con secuencias del DNA localizadas cerca del punto de transcripción de los genes susceptibles. El dominio de unión a la hormona contiene aminoácidos hidrófobos, que forman una especie de bolsa para la hormona.

El complejo hormona-receptor puede unirse directamente al DNA o puede interactuar con otras proteínas que se unen al DNA, como las proteínas *fos* y *jun* y otros factores de transcripción. En el caso de la hormona tiroidea, el gen del receptor (TR) genera dos polipéptidos, que se fijan a las correspondientes secuencias del DNA de cada cadena. Los monómeros pueden formar dímeros, gracias a la disposición de los aminoácidos en la zona de unión a la hormona, que crea una cremallera de leucina. La unión de la hormona impide la posibilidad de esta dimerización, lo que permite la entrada de la RNA polimerasa y otras proteínas auxiliares, que inician la transcripción génica.

La mayor parte de las alteraciones de este tipo de receptores se debe a mutaciones del dominio de unión a la hormona. Un buen ejemplo es el que origina resistencia a la hormona tiroidea. Existen dos genes que codifican los receptores de las hormonas tiroideas. El gen α origina los polipéptidos α-1 y α-2. El α-2 carece de la zona de unión a la hormona y es inactivo. En muchos casos, se ha observado que la falta de expresión de uno de los genes induce la expresión del otro, lo que explica por qué muchos casos de resistencia no muestran signos de hipofunción. La expresión diferencial, en diversos tejidos, de estos polipéptidos explica por qué, ante algunas alteraciones tiroideas, se pueden producir tirotoxicosis en unos tejidos e hipotiroidismo en otros. Resulta interesante destacar que, en el caso de la resistencia a la hormona tiroidea, este trastorno siga un patrón de herencia dominante en lugar de recesiva, como cabría esperar. Este hecho es significativo, ya que indica que no basta con que se afecte la cantidad, sino que también se interfiere sobre la función del receptor.

6.2. Receptores de membrana

Los receptores de membrana son más complicados. Se pueden establecer tres tipos: los que tienen un único segmento transmembrana, los que contienen varios segmentos transmembrana y los que resultan de la asociación de varias subunidades con varios segmentos transmembrana. Estos últimos son canales iónicos y se comentan en el capítulo dedicado a los neurotrasmisores.

6.2.1. Receptores con un segmento transmembrana

Los receptores con un segmento transmembrana son proteínas que presentan un dominio extracelular de unión a la hormona, el segmento transmembrana y otro dominio intracelular con actividad enzimática tirosina quinasa (TK) o guanilato ciclasa (GC) (Fig. 13-8). El receptor de la GH presenta algunas particularidades dignas de mención. Es una proteína con diez dominios, de los cuales uno es transmembrana, dos

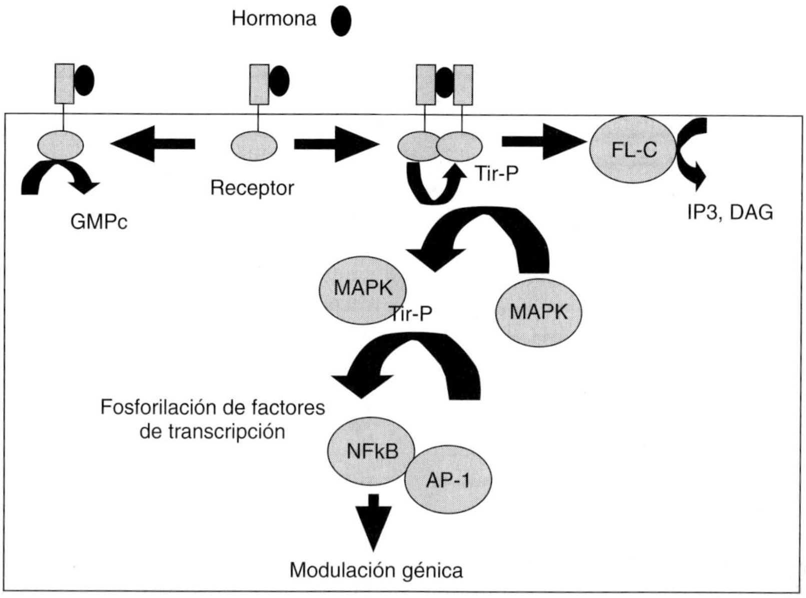

Figura 13-8. Mecanismo de acción de las hormonas que actúan sobre receptores de un segmento transmembrana. Tir-P: tirosina fosforiladas; FL-C: fosfolipasa C; IP3: inositol trisfosfato; DAG: diacilglicerol; MAPK: quinasas inducibles por mitógenos; NFkB y AP-1: factores de transcripción.

son citoplásmicos y siete son extracelulares. En este caso, la porción externa del receptor puede desprenderse, dando lugar a una proteína fijadora de la hormona, que actúa como transportador sanguíneo. A esta proteína se la ha denominado GHBP y su determinación puede ayudar al diagnóstico de la resistencia a la GH.

Las hormonas como la insulina, la hormona de crecimiento, y otros factores de crecimiento y citoquinas interactúan con receptores con actividad TK. El péptido natriurético auricular lo hace con receptores con actividad GC. Es interesante señalar que existen proteínas intracelulares con actividad tanto TK como GC; también transmiten señales e ilustran lo que antes se ha denominado una gran familia de proteínas señalizadoras. Muchas de ellas se estudian como mediadoras de procesos tumorales, como la proteína TK del sarcoma de Rous (src). Otras proteínas con actividad GC son receptoras de señales de alarma, como el óxido nítrico.

El complejo hormona-receptor induce un cambio de conformación que pone en marcha la actividad enzimática. En los receptores con actividad TK, se produce, asimismo, la autofosforilación del dominio intracelular. En el caso del receptor de la insulina, se produce un cambio de conformación que acerca las dos subunidades que lo componen, de modo que el dominio catalítico de una fosforile una tirosina en el otro. En el caso del factor de crecimiento epidérmico o de las citoquinas, se agrupan dos monómeros del receptor, de forma que uno fosforile al otro.

La autofosforilación es un paso importante, pues es la señal que atrae a otras proteínas hasta el receptor para ser fosforiladas. Así, se sabe que existen dominios proteicos con gran afinidad por proteínas fosforiladas en tirosina, como por ej., los dominios SH2, PTB, SH3, WW y PDZ. Las proteínas con tales dominios se unen al receptor TK y se fosforilan. Muchas de ellas presentan actividad TK, por lo que la señal puede viajar desde la membrana a otras partes de la célula. Ejemplo de estas proteínas son las quinasas activadas por mitógenos (MAPK), capaces de trasmitir el mensaje al núcleo, donde la fosforilación de determinados factores de transcripción origina la expresión o represión de genes susceptibles.

Esta última fase es similar a la vía descrita anteriormente para las hormonas que actúan sobre receptores intracelulares. A diferencia de éstas, estos receptores permiten una mayor diversidad. Así, al actuar sobre otras proteínas como la fosfolipasa C (isoenzima γ), conectan la señal del receptor con otros mecanismos de transducción de señales que se describen más adelante.

Las proteínas fosforiladas en tirosina se inactivan por la acción de fosfatasas, tanto citoplásmicas como integrantes de la membrana. Estas últimas presentan una estructura similar a los receptores TK con varios dominios extracelulares, que son similares a los de las moléculas de adhesión (CAM).

La mayor parte de las alteraciones descritas en los receptores de un segmento afectan precisamente a la porción extracelular, produciendo resistencia a la hormona. Las alteraciones que afectan al dominio intracelular catalítico suelen originar tumores o enfermedades degenerativas como la de Hungtinton. En esta enfermedad, se produce un mediador anómalo muy sensible a la actividad de las enzimas caspasas (cisteína proteasas). La hidrólisis de la hungtintina origina péptidos neurotóxicos.

6.2.2. Receptores con varios segmentos transmembrana

Estos receptores son proteínas de alrededor de 600 aminoácidos, con siete dominios transmembrana, que originan una topografía típica con tres lazos a cada lado de la membrana más dos colas, la amino terminal exterior y la carboxilo terminal intracitoplásmica. Constituyen el sistema más complejo de transducción de señales.

La interacción de la hormona con el receptor produce un cambio de conformación que activa una o varias de las proteínas G, que a su vez activan o inhiben enzimas como la adenilato ciclasa y la fosfolipasa C. Estas últimas producen productos intermedios, como el AMP cíclio, el inositol trisfosfato (IP3) y el diacilglicerol (DAG), que promueven la activación de proteínas quinasas sensibles (Fig. 13-9). Llegado a este punto, la transducción de señales puede seguir una vía similar a la descrita para los receptores de un solo segmento transmembrana. La mediación de las proteínas G y de los mensajeros químicos amplifica muy notablemente la señal y, al tratarse de un mecanismo común, permite efectos aditivos o de sustracción de varias hormonas a la vez.

Los pequeños cambios del receptor explican la heterogeneidad y las diferentes afinidades. Se han descrito fallos que originan resistencia hormonal cuando se pierden dominios transmembrana, como en el caso del receptor de la ADH V2, que causa la diabetes insípida nefrogénica. Se ha descrito también que la pérdida del tercer lazo intracitoplásmico implicado en su interacción con las proteínas Gs-α produce una inactivación de la transducción. Así ocurre en el hipotiroidismo no autoinmunitario o en la retinitis pigmentosa. Asimismo, la aparición de un receptor anómalo puede producir una respuesta autoinmunitaria que, o bien bloquee, o bien estimule, como sucede en la enfermedad de Graves.

Las hormonas como la PTH, el glucagón, la LH, la FSH y la TSH actúan a través de proteínas Gs estimuladoras de la adenilato ciclasa, la cual origina el segundo mensajero, el AMP cíclico. Las hormonas como la adrenalina actúan a través de proteínas Gi inhibidoras de la adenilato ciclasa. Las hormonas como la ADH o la bradiquinina actúan a través de proteínas Gq estimuladoras de la fosfolipasa C, que origina IP3 y DAG. Recuérdese que algunas fosfolipasas C (isoenzima γ) se activan por receptores de un segmento transmembrana (véase anteriormente). Todo esto incide de nuevo en el parentesco de toda la familia de proteínas señalizadoras.

Las proteínas de unión a la guanina (llamadas por ello proteínas G) son heterotrímeros. La subunidad α une GTP cuando se activa por el receptor, y muestra actividad GTPasa que acaba desactivándola. Las subunidades β y γ permiten el anclaje al receptor en condiciones nativas y se sueltan cuando el receptor liga la hormona. Las subunidades α son capaces de activar enzimas como la adenilato ciclasa, la fosfolipasa C y otras proteínas de membrana, como las implicadas en los canales de calcio, o inhibir enzimas, como sucede en el caso de las Gi. Mientras la subunidad contenga GTP, la acción se mantiene.

Las subunidades α de las proteínas G son, por tanto, elementos clave en la transducción de señales, y sus alteraciones tienen grandes consecuencias. Una ribosilación permanente es la causa de trastornos como el cólera o el botulismo, en los que se mantienen Gs activas y Gi inactivas, respectivamente. El oncogén *ras* codifica una proteína con escasísima actividad GTPasa, lo que mantiene como en el caso del cólera, una actividad permanente. La falta de proteínas G es la causa de la denominada osteodistrofia de Albright, un trastorno en el que existe resistencia a muchas hormonas (PTH,

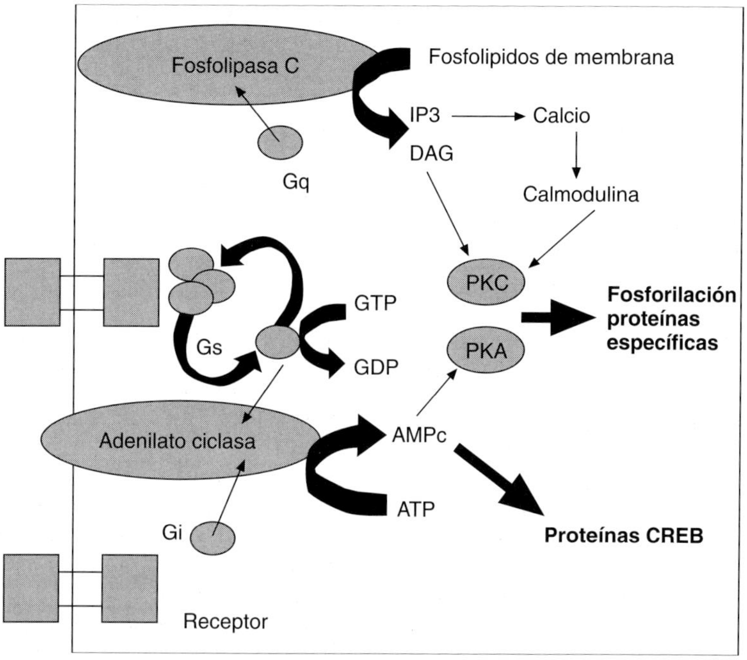

Figura 13-9. Mecanismo de acción de las hormonas que actúan sobre receptores de varios segmentos transmembrana. Gs,Gq,Gi: proteínas de unión de nucleótidos de guanina; IP3: inositol trisfosfato; DAG: diacilglicerol; PKC: proteína quinasa C; PKA: proteína quinasa A; CREB: proteínas de respuesta nuclear al AMP cíclico.

TSH, GH, FSH, LH) que comparten este mecanismo.

Los ejemplos antes mencionados, que comprenden trastornos tumorales, infecciosos y hormonales, ilustran la estrecha relación de afecciones muy diversas con una base molecular común.

BIBLIOGRAFÍA

ANDERSON, S. C., y COCKAYNE, S.:«*Química Clínica.* McGraw-Hill/Interamericana, 1995.

BOLANDER, F. F.: *Molecular Endocrinology*. Academic Press, 1994.

COHEN, R. D.; LEWIS, B.; ALBERTI, K. G. M. M., y DENMAN, A. M.: *The Metabolic and Molecular Basis of Acquired Disease*. Baillière Tindall, 1990.

GONZÁLEZ DE BUITRAGO, J. M.; ARILLA, E.; RODRÍGUEZ SEGADE, S., y SÁNCHEZ POZO, A.: *Bioquímica Clínica.* McGraw-Hill/Interamericana, Madrid, 1998.

GREENSPAN, F. S. (ed.): *Basic and Clinical Endocrinology.* Appleton & Lange, 1991.

NAVARRO MORENO, M. A. (ed.): *Avances en hormonología*. SEQC, Barcelona, 1996.

SCRIVER, C. R.; BEAUDET, A. L.; SLY, W. S., y VALLE, D. *The Metabolic and Molecular Bases of Inherited Disease*. McGraw-Hill, New York, 1995.

WEINTRAUB, A.: *Molecular endocrinology. Basic Concepts and Clinical Correlations*. Raven Press, 1995

WILKS, A. F., y HARPUR, A. G.: *Intracellular Signal Transduction.* Springer-Verlag, 1996.

WILSON, J. D., y FOSTER, D. W. (ed.): *William´s Textbook of Endocrinology*. Saunders, 1992.

ZILVA, J. F.; PANNALL, P. R., y MAYNE, P. D.: *Clinical Chemistry in Diagnosis and Treatment*. Arnold, Londres, 1992.

14

Enfermedades de la determinación del sexo y la diferenciación sexual

J. M. GONZÁLEZ DE BUITRAGO

1. INTRODUCCIÓN

En los mamíferos, el desarrollo sexual comprende tres procesos secuenciales. El primero de ellos consiste en el establecimiento del sexo genético que se produce en el momento de la fertilización con la herencia de un cromosoma X o Y del padre. El segundo es el proceso de determinación del sexo, que se pone en movimiento durante el período de organogénesis, cuando se transforman las gónadas indiferenciadas en testículos y ovarios. Finalmente, el tercer proceso consiste en la diferenciación de los genitales internos y externos de acuerdo con el sexo gonadal. Los procesos de determinación del sexo y de diferenciación sexual suponen una compleja interrelación de genes, hormonas, factores de transcripción y receptores.

El embrión permanece sexualmente indiferenciado hasta el momento de la determinación del sexo, que tiene lugar entre la sexta y la séptima semana de gestación, en el feto masculino, y alrededor de la décima y la undécima semana de gestación, en el feto femenino. En la diferenciación sexual de los mamíferos, las rutas de desarrollo masculina y femenina están controladas por la presencia o ausencia de hormonas, que se producen por las gónadas masculinas o femeninas en el feto que se desarrolla.

En 1959, se descubrió que en el ser humano los portadores de un único cromosoma X son hembras, mientras que los que tienen dos cromosomas X y uno Y son varones. Estos hechos señalaban que el cromosoma Y debe contener un determinante dominante para el desarrollo de los testículos. Como se desconocía la naturaleza de este determinante y no se sabía si era el producto de un único *locus* génico o de varios *loci*, se le dio el nombre de factor determinante de los testículos (TDF, *testis determining factor*). En 1966, se localizó el TDF en el brazo corto del cromosoma Y, y en 1990 se descubrió el gen *SRY* que es el factor determinante de los testículos.

2. DESARROLLO GONADAL

Las gónadas de los mamíferos se forman dentro del sistema urogenital en desarrollo, el cual deriva del mesodermo intermedio, que discurre a lo largo del embrión a ambos lados de las estructuras de la línea media. Antes de la secreción hormonal, los embriones XX y XY desarrollan dos pares de conductos genitales asociados con las gónadas indiferenciadas: los conductos de Wolff y los conductos de Müller. Los conductos de Wolff pueden transformarse en los componentes principales del tracto reproductor masculino, mientras que los conductos de Müller tienen la capacidad de diferenciarse en los componentes fundamentales del tracto reproductor femenino. Por consiguiente, para que se produzca el desarrollo normal masculino y femenino, uno de los sistemas debe diferenciarse mientras que el otro debe retraerse.

Existen, esencialmente, tres estirpes celulares diferentes en las gónadas, así como en las células germinales. Cada estirpe posee un destino bipotencial, dependiendo del sexo del órgano en el que se encuentran. La estirpe celular de soporte da lugar a las células de Sertoli, en los testículos, y a las células foliculares, en los ovarios. Estas células rodean las células germinales y proporcionan un ambiente apropiado de crecimiento. La estirpe de células esteroidogénicas produce las hormonas sexuales, que contribuyen al desarrollo de las características sexuales secundarias del embrión. En el varón, estas células son las células de Sertoli y en la mujer, las células de la teca. Finalmente, la estirpe de células conjuntivas contribuye a la formación de la gónada como un todo.

En los embriones masculinos (XY), la expresión del gen regulador maestro *SRY,* ligado al cromosoma Y, hace que las células epiteliales somáticas del primordio gonadal bipotente se diferencien en las células de Sertoli y que éstas, a su vez, desencadenen el desarrollo de los testículos. A partir de la octava semana de gestación, las secreciones hormonales de los testículos fetales inducen la masculinización de las estructuras genitales internas. La testosterona producida por las células de Leydig de los testículos induce la diferenciación de los conductos de Wolff en los órganos reproductores masculinos, formándose los conductos deferentes, el epidídimo y las vesículas seminales. Simultáneamente con la masculinización, se produce la retracción de la ruta femenina, por un proceso de apoptosis, que tiene lugar por la acción de la hormona anti-mülleriana (HAM) secretada por las células de Sertoli testiculares.

En los embriones femeninos (XX), no se producen cambios en el momento de la expresión de *SRY* en los varones, al no poseer este gen. Algún tiempo después, en ausencia de testículos y, por tanto, en ausencia de las secreciones testiculares de testosterona y HAM, los conductos de Wolff se retraen de forma pasiva, creando un ambiente permisivo para la diferenciación de los conductos de Müller y, por tanto, los organos reproductores femeninos. La porción superior de los conductos de Müller forma las trompas de Falopio, y las porciones inferiores se fusionan para formar el útero, el cuello uterino y la parte superior de la vagina. El seno urogenital permanece patente en ausencia de acción androgénica, formando la parte inferior de la vagina.

Por lo tanto, la testosterona y la HAM imponen un patrón de desarrollo masculino sobre un programa femenino inherente. Como el fenotipo masculino está controlado por las hormonas testiculares, la diferenciación testicular es el primer paso identificable en la ruta de determinación del sexo masculino.

Los estrógenos y su receptor no parecen desempeñar funciones significativas en la determinación del sexo y la diferenciación sexual de los mamíferos en ninguno de los dos sexos, ya que se ha observado que, durante el desarrollo fetal normal, los machos y las hembras están expuestos a las mismas concentraciones elevadas de estrógenos maternos. Además, no se ha encontrado ningún fenotipo asociado a déficit de estrógenos ni a incapacidad para responder a éstos.

3. GENES QUE PARTICIPAN EN LA DETERMINACIÓN DEL SEXO Y LA DIFERENCIACIÓN SEXUAL

Se han identificado varios genes, que se encuentran tanto en los cromosomas sexuales (X e Y) como en los autosomas, que participan en la determinación del sexo y en la diferenciación sexual. El gen *SRY*, que se encuentra en el cromosoma Y, ocupa una posición central en la vía de determinación del sexo masculino. El gen *DAX-1*, que se encuentra en el cromosoma X, actúa de forma antagonista al *SRY* y desempeña una función esencial en el desarrollo del aparato reproductor femenino.

Otros tres genes, que se encuentran en los autosomas, parecen desempeñar funciones reguladoras en el desarrollo de las gónadas indiferenciadas. Se trata de los genes *SF-1*, *SOX9* y *WT1*. Cada una de las proteínas que codifican estos genes posee un dominio, específico de secuencia, de unión al DNA y un dominio de interacción proteína-proteína, atributos que sugieren que estas proteínas regulan la transcripción. El gen *SOX9* participa en el desarrollo de los testículos.

El gen *SF-1* parece desempeñar una función estratégica en la inducción del desarrollo del aparato reproductor. Finalmente, el gen *WT1* también induce el desarrollo bipotencial en ambos sexos.

3.1. Gen *SRY* y proteína SRY

El gen *SRY* se encuentra en el cromosoma Y, en la posición Yp11.3. Tiene un tamaño de 1 kb y no contiene intrones. Codifica la proteína SRY, que pertenece a la superfamilia HMG (*high mobility group*, grupo de movilidad elevada) de proteínas de unión al DNA. Esta proteína actúa como el inductor dominante del desarrollo de los testículos en los mamíferos. La proteína SRY tiene 203 aminoácidos, con tres regiones, cada una de ellas con unos 80 aminoácidos. El dominio central es el de unión al DNA, y la mayoría de las mutaciones de *SRY* que invierten el sexo se producen en este dominio. SRY se une específicamente a la secuencia AACAA (A/T)(G/C)· en el DNA, lo dobla más de 70° y activa la transcripción. Se ha propuesto que este doblado del DNA, inducido por SRY, activa o reprima la expresión de los genes diana.

La capacidad de SRY para alterar significativamente la estructura del DNA sugiere que posee una función arquitectónica en la diferenciación testicular, impulsando el ensamblaje de complejos de orden superior de la proteína y el DNA a través del doblado del DNA. Es probable que estos complejos estén formados por una o más secuencias adicionales específicas de proteínas de unión al DNA, que juntas formen una unidad reguladora funcional.

El promotor del gen que codifica la HAM es una diana potencial de la regulación de la transcripción por SRY. SRY se une de forma específica al DNA que codifica la hormona antimülleriana, en el surco menor de la hélice, intercalando el residuo de isoleucina de la posición 68 entre las cadenas de DNA, produciendo un desenrollamiento de las cadenas y un doblado del DNA de 70-80°. Otro posible gen diana de SRY es el *CYP11*, que codifica la enzima de la esteroidogénesis 17α-hidroxilasa/17,20 liasa. También SRY se une al DNA de una forma independiente de la secuencia.

3.2. Gen *DAX-1* y proteína DAX-1

El gen *DAX-1* se encuentra en el cromosoma X, en la región Xp21.3, ocupa un espacio de 5 kb, y contiene dos exones y un intrón. Este gen codifica una proteína de 470 aminoácidos que pertenece a la subfamilia de receptores nucleares hormonales huérfanos. La región amino terminal, codificada por el primer exón del gen contiene el dominio de unión al DNA, que posee escasa homología con los otros miembros de la familia. Sin embargo, el dominio de unión al ligando, codificado una parte por el primer exón y otra parte por el segundo exón del gen, posee una gran homología con otros receptores.

El gen *DAX-1* se expresa en los testículos y la corteza suprarrenal de los adultos, en el hipotálamo, la hipófisis y, en menor medida, en el ovario y el hígado. El promotor del gen *DAX-1* contiene un lugar de unión para SF-1, que enlaza los dos factores de transcripción en el control del desarrollo de los tejidos esteroidogénicos y sugiere que SF-1 puede regular directamente al gen *DAX-1*.

3.3. Gen *SF-1* y proteína SF-1

El gen *SF-1* se encuentra en el cromosoma 9, en la región 9q33. Codifica la proteína SF-1 (factor esteroidogénico 1), que es un miembro de la subfamilia de receptores nucleares huérfanos para los que no se ha encontrado un ligando activador claro. Este factor de transcripción posee un dominio de unión al DNA, compuesto por dos dedos de cinc, que se encuentra muy conservado, desde el punto de vista evolutivo, entre los mamíferos. También está conservado un dominio en el carboxilo terminal de la región del dedo de cinc, que es semejante al encontrado en un subconjunto de receptores nucleares que interactúan, en forma de monómeros, con el motivo AAAAGGTCA del DNA.

SF-1 se identificó, en un principio, como un activador de genes implicados en la biosíntesis de esteroides en diferentes células productoras de hormonas esteroideas, pero también desempeña funciones importantes en la diferenciación de las glándulas suprarrenales y de las gónadas. Además de regular el desarrollo gonadal y de las suprarrenales, SF-1 también controla las células secretoras de gonadotropinas, así como la expresión de tres enzimas esteroidogénicas clave: la enzima que fragmenta la cadena lateral del colesterol, la esteroide 21-hidroxilasa y la 11β-hidroxilasa.

3.4. Gen *SOX9* y proteína SOX9

El gen *SOX9* se encuentra en el cromosoma 17, en posición 17q24-25, en una región denominada autosómica 1 de inversión de sexo. Su cDNA tiene un tamaño aproximado de 3.9 kb. El gen *SOX9* codifica una proteína de 509 aminoácidos, con características de regulador de la transcripción, miembro de la superfamilia HMG de proteínas de unión al DNA, que contiene un dominio de unión al DNA, que comparte casi un 50 % de identidad de secuencia con el dominio de unión al DNA de SRY, y un dominio con abundantes prolinas y glutaminas en su tercio carboxilo terminal. La semejanza de los dominios HMG de unión al DNA de SOX9 y SRY sugiere que estos productos génicos desempeñan una función común en la regulación de la transcripción.

El gen *SOX9* se expresa en las células de Sertoli que se diferencian en los embriones masculinos, lo que sugiere que este gen tiene una función esencial en el desarrollo de los testículos, posiblemente, actuando como un factor crítico de diferenciación de las células de Sertoli.

3.5. Gen *WT1* y proteína WT1

El gen asociado al tumor de Wilms (*WT1*) es un gen complejo que se encuentra en el cromosoma 11, en la región 11p13, y que codifica diversos productos proteicos con diferentes funciones. El gen *WT1* está formado por 10 exones; existen cuatro especies principales de RNA generadas por dos posibles procesos de corte y empalme alternativos. Además, existen dos puntos alternativos de inicio de la traducción, y la modificación posterior a la traducción del RNA conduce a isoformas que difieren en un residuo. Por lo tanto, existen 16 formas posibles de la proteína.

La proteína WT1 contiene, en el dominio del carboxilo terminal, cuatro dedos de cinc homólogos con los de la familia de factores de transcripción de la respuesta del crecimiento temprana. Las isoformas, que son por otro lado idénticas, excepto por la presencia o ausencia, a través del corte y empalme alternativo, de tres aminoácidos (lisina, treonina y serina) entre el tercer y cuarto dedo de cinc, poseen diferente afinidad por el DNA.

La proteína WT1 parece actuar como un factor de transcripción y regula la transcripción de diferentes formas. En determinados contextos, se une al DNA y puede actuar como represor o como activador; en otros casos, puede actuar como coactivador donde no se requiera la unión al DNA. En la actualidad, no se ha identificado ningún gen candidato implicado en la diferenciación gonadal cuya expresión esté regulada directamente por WT1.

4. PROCESO DE DETERMINACIÓN DEL SEXO Y DIFERENCIACIÓN SEXUAL

En la Figura 14-1, se presentan los procesos de la determinación del sexo y los genes que participan en cada uno de ellos. Para inducir el desarrollo bipotencial en ambos sexos, se requiere la expresión de los genes *SF-1* y *WT1*. Una vez que se ha formado esta estructura rudimentaria, comienzan a actuar genes específicos determinantes del sexo. En el varón, se requiere la expresión de *SOX9* para el desarrollo de la célula de Sertoli y la diferenciación testicular, mientras que en la mujer, está suprimida la expresión del gen *SOX9* por DAX-1. En el varón, SRY reprime la expresión del gen *DAX-1*, que se encuentra en una única copia en el varón normal, permitiendo la expresión de SOX9 y la subsiguiente determinación testicular. En la mujer, el gen *DAX-1* parece desarrollar la formación de los ovarios.

5. MUTACIONES Y CORRELACIONES GENOTIPO/FENOTIPO

5.1. Gen *SRY*

Las mutaciones del gen *SRY* dan lugar a inversiones de sexo 46,XY y 46,XX. Las translocaciones de todo o parte del extremo distal del cromosoma Y que contiene el gen *SRY* al brazo corto de un cromosoma X, durante la meiosis de los gametos paternos dan lugar a una inversión de sexo 46,XX.

Las mutaciones dentro del gen *SRY* conducen a inversiones de sexo 46,XY. En el Cuadro 14-1, se presentan las principales mutaciones puntuales de *SRY* que producen inversión

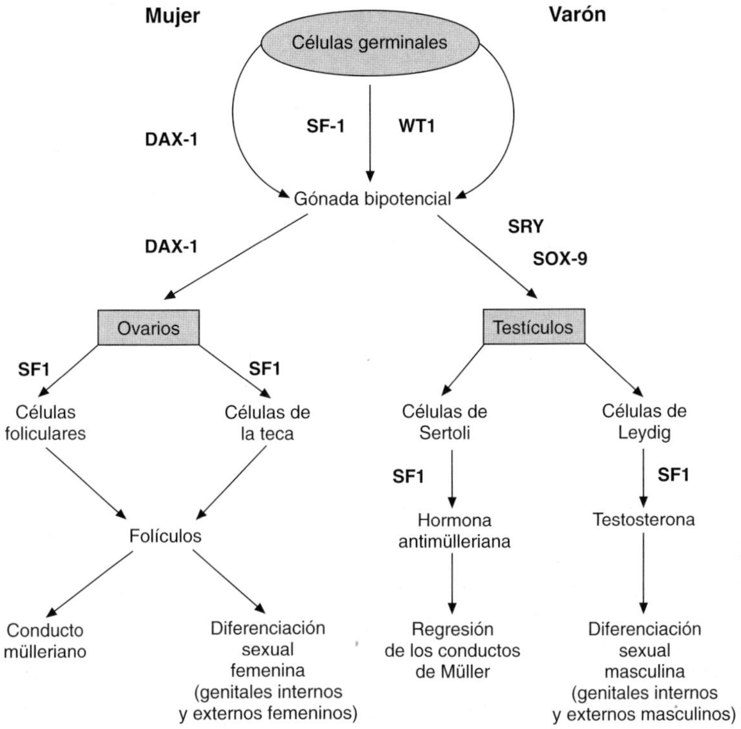

Figura 14-1. Proceso de la determinación sexual.

de sexo 46,XY. La mayor parte de las mutaciones del gen *SRY* encontradas hasta la fecha son sustituciones de aminoácidos no conservadas en lugares muy conservados dentro del dominio HMG. Estas mutaciones producen una unión al DNA y un doblado de éste anormales. Las mutaciones importantes de *SRY*, que producen una expresión fallida de la proteína, comprenden un desplazamiento del marco de lectura, debido a una deleción de cuatro pares de bases, y una mutación sin sentido, que introduce un codón de terminación prematuro en el mensaje. Sólo se ha encontrado una mutación fuera de la región codificante de la caja HMG, siendo ésta una mutación sin sentido en la región 3´ del gen, que produce la pérdida de 42 aminoácidos del extremo carboxilo de la proteína.

Los defectos más graves son los que surgen de *novo*, mientras que los más leves son compatibles con la fertilidad y, por lo tanto, con la transmisión a los descendientes. Las mutaciones de sentido equivocado menos drásticas producen una disgenesia gonadal parcial, en lugar de completa, lo que indica que la proteína SRY mutada retiene parte de la función de activación de la transcripción. Se ha descrito una variación fenotípica en las personas con la misma mutación, tanto dentro de una misma familia como en familias diferentes. Para explicarlo se ha sugerido la existencia de una penetrancia variable.

5.2. Gen *DAX-1*

Las duplicaciones de *DAX-1* producen inversión de sexo, con desarrollo de ovarios en personas 46,XY. Sin embargo, las mujeres portadoras de una duplicación de este gen pueden ser fértiles, lo que indica que la producción de mayor cantidad de DAX-1 no daña la diferenciación de los ovarios.

5.3. Gen *SOX9*

Se han identificado mutaciones inactivantes en el alelo *SOX9* en personas 46,XY con displasia campomélica e inversión de sexo. No se han observado pacientes con mutaciones en ambos alelos *SOX9*. En general, las mutaciones de

Cuadro 14-1. Mutaciones puntuales de *SRY* que producen inversión de sexo

Mutación	*Defecto estructural*
De novo	
Arg (62) → Gly	Elimina el puente salino con el esqueleto de DNA.
Met (64) → Ile	Distorsiona la cuña hidrófoba intercalante.
Ile (68) → Thr	Distorsiona la cuña hidrófoba intercalante.
Met (78) → Thr	Desestabiliza el centro proteico.
Gly (95) → Arg	Distorsiona la cuña hidrófoba intercalante e introduce una oposición con el esqueleto de DNA.
Leu (101) → His	Desestabiliza el centro proteico.
Ala (113) → Thr	Desestabiliza el centro proteico.
Tyr (127) → Cys	Desestabiliza el centro proteico.
Lys (133) → Trp	No se conoce.
Heredadas	
Val (60) → Leu	Desestabiliza el centro proteico.
Ile (90) → Met	Desestabiliza el centro proteico.
Phe (109) → Ser	Desestabiliza el centro proteico.
Origen desconocido	
Lys (106) → Ile	Desestabiliza el centro proteico.

SOX9 parecen producirse *de novo*, lo que proporciona una prueba importante de la naturaleza autosómica dominante de la afección. Las mutaciones encontradas hasta la fecha probablemente destruyen la función proteica, y comprenden desplazamientos del marco de lectura y mutaciones sin sentido, que conducen a la terminación prematura de la cadena y a la pérdida de grandes porciones de la proteína.

5.4. Gen *WT1*

Las mutaciones del gen *WT1* están implicadas en tres síndromes diferentes, aunque relacionados. Las deleciones heterocigotas del gen producen malformaciones genitourinarias ligeras y predisponen a la aparición de tumores renales en la infancia. En el síndrome de Denys-Drash, las mutaciones de sentido equivocado heterocigotas en el dedo de cinc del dominio de WT1 de unión al DNA conducen a malformaciones urogenitales graves y más frecuentes. Se cree que estas formas mutantes de la proteína actúan como negativas dominantes que no pueden unirse al DNA e interfieren con la acción de la proteína de tipo silvestre. Las personas XY con síndrome de Denys-Drash están más afectadas que las personas XX, y algunas veces tienen genitales ambiguos o femeninos, lo que sugiere que el gen está implicado en el desarrollo urogenital masculino. En el síndrome de Frasier, los pacientes XX se desarrollan como hembras y muestran malformaciones urogenitales. Los pacientes tienen mutaciones en el lugar donador de corte y empalme, con la pérdida de una isoforma.

6. ENFERMEDADES DE LA DETERMINACIÓN DEL SEXO

Las alteraciones de la determinación del sexo producen inversión de sexo y hermafroditismo verdadero (Cuadro 14-2).

6.1. Inversión de sexo

Se denomina inversión de sexo a aquella afección en la que el sexo genético de la persona es el opuesto al sexo gonadal, y por lo tanto, gene-

Cuadro 14-2. Enfermedades de la determinación del sexo

- **Inversión de sexo 46,XY**
  Cariotipo 46,XY con ovarios o gónadas.
  Mutaciones de *SRY, SOX9, DAX-1, WT1*.
- **Inversión de sexo 46,XX**
  Cariotipo 46,XX con testículos.
  XX^{Y+}: translocación *SRY*.
  XX^{Y-}: probable mutación de un regulador anterógrado del desarrollo de los testículos.
- **Hermafroditismo verdadero**
- **Anomalías cromosómicas**

ralmente al sexo fenotípico. La forma más común de inversión de sexo es la masculinidad 46,XX. Se produce con una frecuencia de uno por cada 20 000 varones. Los pacientes presentan testículos estructuralmente normales, y los genitales internos y externos son masculinos. La inversión de sexo 46,XX se produce por translocaciones del gen *SRY* (XX^{Y+}) y por probables mutaciones del regulador anterógrado del desarrollo de los testículos (XX^{Y-}).

La mayoría de los pacientes con masculinidad 46,XX completa son XX^{Y+}, a consecuencia de la translocación de todo o parte del extremo distal del cromosoma Y, que contiene *SRY*, al brazo corto del cromosoma X durante la meiosis de los gametos paternos. Estos acontecimientos de la recombinación se producen con una mayor frecuencia en dos puntos «calientes» que contienen áreas de elevada homología de secuencia X-Y. Por otro lado, la mayoría de los pacientes con hermafroditismo verdadero son XX^{Y-} (Cap. 4).

La inversión de sexo 46,XY, o disgenesia gonadal 46,XY, es mucho menos frecuente y se observa en una por cada 100 000 mujeres. Las personas afectadas poseen gónadas alteradas, con genitales internos y externos femeninos. Se han detectado mutaciones de los genes *SRY, SOX9, DAX-1* y *WT1* que producen esta alteración.

6.2. Hermafroditismo verdadero

El hermafroditismo verdadero es aquella afección en la que coexisten tejidos ováricos y testiculares en la misma persona, normalmente en la misma gónada (ovotestículo) y, menos frecuentemente, en las gónadas opuestas. Las causas de hermafroditismo verdadero son el mosaicismo y el quimerismo. Alrededor del 70 % de las personas afectadas posee el cariotipo 46,XX. Asimismo, dentro de una misma familia pueden coexistir el hermafroditismo verdadero y la inversión de sexo completa. Un 20 % de las personas con hermafroditismo verdadero posee un mosaicismo cromosómico 46,XX/ 46,XY o, con menor frecuencia, 46,XX/ 47,XXY, y un pequeño número posee un cariotipo puro 46,XY. Aunque la mayoría de los hermafroditas verdaderos XX presentan secuencia Y negativa, algunas excepciones poseen secuencias específicas de Y, incluyendo el gen *SRY*.

7. ENFERMEDADES DE LA DIFERENCIACIÓN SEXUAL

Las principales enfermedades de la diferenciación sexual son los pseudohermafroditismos 46,XY y 46,XX (Cuadro 14-3). Se trata de anomalías de la morfogénesis genital en presencia de gónadas adecuadas para el cariotipo.

8. PSEUDOHERMAFRODITISMO MASCULINO 46,XY

Los varones pseudohermafroditas 46,XY poseen un cariotipo masculino, con testículos normalmente formados y una masculinización anormal de los genitales internos, o externos, o ambos. El pseudohermafroditismo masculino 46,XY se debe a defectos de la producción o respuesta a la testosterona, así como a defectos de la producción o respuesta a la hormona antimülleriana.

8.1. Defectos de la producción o respuesta a la testosterona

Las personas 46,XY con un déficit notable de la producción o de la acción de los andrógenos tienen un fenotipo totalmente femenino, mientras que los que tienen algún grado de producción de andrógenos poseen un amplio espectro de fenotipos genitales. Entre los defectos de la producción o respuesta a la testosterona se encuentran los defectos del receptor de LH, los defectos de la síntesis de testosterona y los síndromes de resistencia a los andrógenos.

Cuadro 14-3. Enfermedades de la diferenciación sexual

Pseudohermafroditismo 46,XY

Cariotipo 46,XY, con testículos y genitales femeninos o internos o externos ambiguos.

- Alteración de la testosterona.
  - — Defecto del receptor de LH/CG.
  - — Defectos de la síntesis de testosterona.
    - Defecto de la proteína reguladora aguda de la esteroidogénesis.
    - Déficit de 3β-hidroxiesteroide deshidrogenasa.
    - Déficit de 17α-hidroxilasa.
    - Déficit de 17,20-liasa.
    - Déficit de 17β-hidroxiesteroide deshidrogenasa.
- Alteración de la respuesta androgénica.
  - — Déficit de 5α-reductasa.
  - — Síndromes de insensibilidad a los andrógenos.
- Alteración de la producción o acción de la hormona antimülleriana.

Pseudohermafroditismo 46,XX

Cariotipo 46,XX, con ovarios y genitales masculinos o internos o externos ambiguos.

- Exceso androgénico fetal.
  - — Hiperplasia suprarrenal congénita.
    - Déficit de 21-hidroxilasa.
    - Deéficit de 11β-hidroxilasa.
    - Déficit de 3β-hidroxiesteroide deshidrogenasa.
  - — Déficit de aromatasa.
- Exceso androgénico materno.
  - — Fármacos.
  - — Tumores suprarrenales/ováricos.

8.1.1. Defectos del receptor de LH

La hipoplasia de las células de Leydig es una causa rara de pseudohermafroditismo, en la que están alteradas la diferenciación de las celulas de Leydig y la producción de testosterona, debido a la ausencia o a un funcionamiento defectuoso de los receptores de LH en los progenitores de las células de Leydig. La alteración del receptor de LH se hereda de forma autosómica recesiva limitada a los varones.

El gen que codifica el receptor de LH se encuentra en el cromosoma 2, en la región 2p21, tiene una extensión de 60 kb, y está formado por 11 exones y 10 intrones. El receptor pertenece a la clase de receptores acoplados a las proteínas G. Se han observado, en tres familias, mutaciones del receptor de la LH, que son dos mutaciones de sentido equivocado y una mutación sin sentido. En una de ellas, la Ala(593)→Pro, no está impedida la unión de la hormona, aunque sí la producción del segundo mensajero, el AMP cíclico, mientras que en otra, la Ser(616)→Tyr, se produce la pérdida total de unión de la hormona y, en consecuencia la producción de AMP cíclico. La tercera mutación identificada, que es Arg(554)→Parada, causa la interrupción prematura de la traducción del mRNA del receptor de la LH, lo que elimina una gran parte del receptor.

8.1.2. Defectos de la síntesis de testosterona

En la Figura 14-2, se muestra la ruta de síntesis de testosterona a partir de colesterol. Se han descrito varias enfermedades genéticas asociadas a una alteración de la actividad en cada una de las cinco enzimas: la enzima P450 fragmentadora de la cadena lateral del colesterol, la 3β-hidroxiesteroide deshidrogenasa, la 17α-hidro-

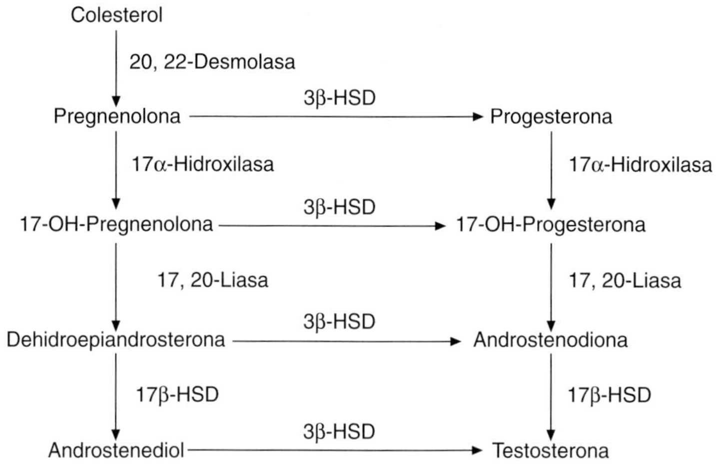

Figura 14-2. Síntesis de testosterona. 3*β*-HSD: 3*β*-hidroxiesteroide deshidrogenasa; 17*β*-HSD: 17*β*-hidroxiesteroide deshidrogenasa.

xilasa/17-20 desmolasa y la 17*β*-hidroxiesteroide deshidrogenasa. Todas ellas se heredan de forma autosómica recesiva.

8.1.3. Déficit de la enzima P450 fragmentadora de la cadena lateral del colesterol (P450 SCC)

La P450 SCC cataliza la transformación de colesterol en pregnenolona. El gen que codifica la enzima, denominado *CYP11A*, se encuentra en el cromosoma 15, en la región 15q23-24, ocupa una extensión de 20 kb y está formado por 9 exones. Este gen se expresa en los tejidos esteroidogénicos, como la corteza suprarrenal, las células de la granulosa de los ovarios, las células de Leydig de los testículos y la placenta. No se han observado, hasta la fecha, defectos moleculares del gen *CYP11A*. Sí se han observado, sin embargo, mutaciones en la proteína StAR (proteína reguladora aguda de la esteroidogénesis), que causan una hiperplasia suprarrenal lipoide congénita (CAH). La proteína StAR media la transferencia de colesterol desde la membrana mitocondrial externa a la membrana interna, que es el paso limitante de la esteroidogénesis gonadal y suprarrenal. El gen que codifica la proteína StAR se encuentra en el cromosoma 8, en la región 8p11.2, y tiene 7 exones. La proteína StAR, de 285 aminoácidos, contiene una región amino terminal hidrófoba, típica de una secuencia de direccionamiento mitocondrial.

8.1.4. Déficit de 3β-hidroxiesteroide deshidrogenasa (3βHSD)

La 3*β*-hidroxiesteroide deshidrogenasa cataliza la conversión de Δ^5-3*β*-hidroxiesteriodes (pregnenolona, 17-OH-pregnenolona, dehidroepiandrosterona y androstenodiol) en los correspondientes Δ^4-3-cetoesteroides (progesterona, 17-OH-progesterona, androstenodiona y testosterona), respectivamente. Esta enfermedad se transmite de forma autosómica dominante.

Existen dos genes que codifican dos isoenzimas con actividad 3*β*-HSD, y que se expresan en diferentes tejidos. La isoenzima II se transcribe exclusivamente en las las glándulas suprarrenales, los testículos y los ovarios. El gen que codifica esta isoenzima II, que se denomina *HSD3B2*, se encuentra en el cromosoma 1, en la región 1p11-13, ocupa una región de 7.8 kb y tiene cuatro exones. Se han detectado más de 20 mutaciones diferentes del gen *HSD3B2*, entre las que se encuentran mutaciones sin sentido, de sentido equivocado y de desplazamiento del marco de lectura. Existe una buena relación entre el daño de la actividad producido por cada mutación y las alteraciones clínicas de los pacientes.

8.1.5. Déficit de 17α-hidroxilasa/ 17,20 liasa (P450 C17)

La enzima 17α-hidroxilasa/17,20 liasa cataliza la hidroxilación en 17α de la pregnenolona y la progesterona, para dar 17-hidroxipregnenolona y 17-hidroxiprogesterona, respectivamente. Estos esteroides se transforman en dehidroepiandrosterona y androstenodiona, por acción de la liasa.

El gen de la P450 C17 (*CYP17*) se encuentra en el cromosoma 10, en la región 10q24-25, ocupa una región de 6.5 kb y consta de 8 exones. Se han publicado los análisis molecular y funcional de 20 mutaciones del gen *CYP17*, que muestran que las lesiones genéticas del déficit de 17α-hidroxilasa son circunstancias aleatorias y que no existen características estructurales del gen que predispongan a anomalías específicas. Los análisis funcionales de estas mutaciones señalan que dañan ambas actividades, 17α-hidroxilasa y 17,20-liasa, lo que demuestra que el gen codifica una proteína que posee ambas actividades enzimáticas.

8.1.6. Déficit de 17β-hidroxiesteroide deshidrogenasa (17β-HSD)

La enzima 17β-hidroxiesteroide deshidrogenasa cataliza la conversión de dehidroepiandrosterona y androstenodiona en androstenediol y testosterona, respectivamente. Se han aislado cinco isoenzimas diferentes con actividad 17β-HSD, denominadas 1 a 5, que se expresan en diferentes tejidos. La isoenzima 3 se expresa casi exclusivamente en el testículo.

Los enfermos con este déficit presentan a veces genitales externos femeninos, no poseen conductos de Müller, poseen los derivados normales de los conductos de Wolff y testículos sin descender. En la pubertad, se produce virilización y feminización simultáneamente. La virilización se debe a la producción de grandes cantidades de androstenodiona, que deriva de la síntesis de testosterona fuera del testículo por otra isoenzima de la 17β-HSD.

El gen de la 17β-HSD de tipo 3 se denomina *HSD17B3*, se encuentra en el cromosoma 9, en la región 9q22, ocupa una extensión de unas 60 kb y contiene 11 exones. Se han identificado 14 mutaciones que comprenden 10 mutaciones de sentido equivocado, 3 anomalías de corte y empalme, y una pequeña deleción que produce un desplazamiento del marco de lectura.

8.1.7. Síndromes de resistencia a los andrógenos

Los síndromes de resistencia a los andrógenos se producen por mutaciones del receptor de éstos. El gen del receptor de andrógenos se encuentra en el cromosoma X, en la región Xq11-12, y está formado por 8 exones. El receptor de andrógenos es un receptor nuclear de 917 aminoácidos, con un dominio de unión al DNA evolutivamente muy conservado, un dominio en el carboxilo terminal de unión de la hormona, mucho menos conservado, y un segmento amino terminal. En la Figura 14-3, se muestra un esquema del receptor de andrógenos. El dominio de unión al DNA está formado por dos dedos de cinc que participan en la unión del receptor al DNA. El segmento amino terminal contiene tres zonas de aminoácidos repetidos, una de glutamina, otra de prolina y otra de glicina. La expansión de la repetición de glutamina en el receptor de andrógenos ocasiona la atrofia muscular espinal y bulbosa (Cap. 20).

Los receptores de andrógenos se encuentran en el núcleo predominantemente en un estado sin unión, de forma que la unión de los ligandos produce su transformación en un estado con una mayor afinidad por secuencias específicas del DNA en las regiones promotoras de los genes diana.

Se han observado deleciones e inserciones, que oscilan desde uno a varios nucleótidos hasta la pérdida del gen completo en un 5-10 % de los pacientes. Estos pacientes no forman un receptor de andrógenos intacto y muestran un fenotipo de feminización testicular completa. Las sustituciones de un único nucleótido son mucho más frecuentes y representan la mayoría de los pacientes con resistencia a los andrógenos. Se engloban aquí sustituciones de un único nucleótido (que dan lugar a cambios de un único aminoácido), alteraciones de los lugares de corte y empalme del mRNA o introducción de codones de terminación prematuros. Las sustituciones que producen el cambio de un único aminoácido pueden producirse en el dominio del receptor de unión al DNA o en el de unión de la hormona. Estas sustituciones en el dominio de unión de la hormona se encuentran, predominantemente, en dos cortos segmentos y sus efectos son muy variables. Las mutaciones que disminuyen de forma importante la abundancia del receptor, la función del receptor, o ambas, pro-

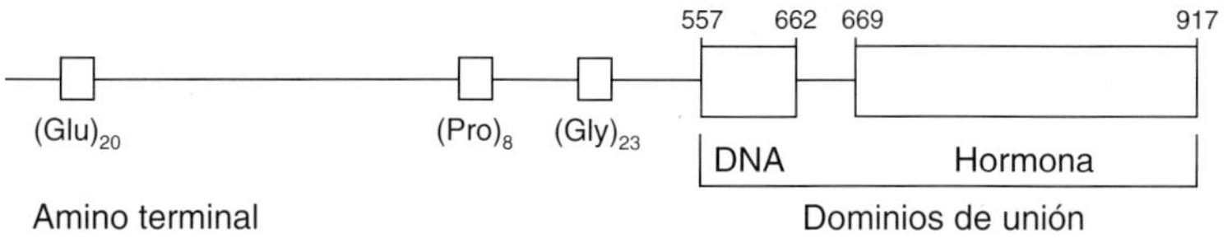

Figura 14-3. Esquema de la estructura del receptor de andrógenos.

ducen feminización testicular completa, mientras que las que tienen efectos menores sobre la cantidad y la función del receptor producen feminización testicular incompleta. En la mayor parte de los casos, los fenotipos de los pacientes con la misma mutación o mutaciones semejantes producen una resistencia a los andrógenos similar.

8.1.8. Déficit de 5α-reductasa de tipo 2

La 5α-reductasa cataliza la conversión de testosterona en dihidrotestosterona en el interior de la célula. La dihidrotestosterona y la testosterona se unen al mismo receptor de afinidad elevada. Sin embargo, los dos complejos hormona-receptor desempeñan diferentes funciones fisiológicas. El complejo receptor-testosterona es responsable de la virilización de los conductos de Wolff durante la diferenciación fenotípica del sexo masculino, mientras que el complejo receptor-dihidrotestosterona promueve el desarrollo de los genitales masculinos externos durante la embriogénesis.

Se han aislado dos isoenzimas de la 5α-reductasa, de las que la isoenzima 2 es la que está relacionada con las alteraciones de la diferenciación sexual. El gen que codifica la isoenzima 2 de la 5α-reductasa se denomina *SRD5A2*, se encuentra en el cromosoma 2, en la región 2p23, y contiene 5 exones. La proteína 5α-reductasa contiene 254 aminoácidos y es muy hidrófoba. Se cree que se encuentra embebida en la membrana nuclear de las células.

El déficit de 5α-reductasa de tipo 2 se hereda de forma autosómica recesiva. Se ha observado una amplia variedad de mutaciones, que oscilan desde la deleción completa del gen hasta mutaciones de una sola base, que se distribuyen por toda la secuencia codificante del gen. Existe una buena correlación entre la afectación de la actividad enzimática y la expresión clínica de la enfermedad.

8.2. Defectos de la producción o acción de la hormona antimülleriana

La hormona antimülleriana (HAM) es una glucoproteína, producida por las células de Sertoli del testículo, que induce la regresión de las estructuras de los conductos de Müller durante la embriogénesis masculina. El déficit de esta hormona o la alteración de su receptor hace que permanezcan los conductos de Müller, lo que da lugar a la forma más moderada de pseudohermafroditismo masculino.

El gen que codifica la HAM se encuentra en el cromosoma 19, en la región 19p13.3-13.2, y contiene cinco exones. La HAM es un polipéptido de 560 aminoácidos, miembro de la familia de factores de crecimiento FGF-β. Se produce en las células de Sertoli, no sólo durante el período en el que se induce la regresión de los conductos de Müller, sino también posteriormente, durante la embriogénesis, tras el nacimiento e incluso en la edad adulta.

Las mutaciones del gen de la HAM producen el síndrome de persistencia de los conductos de Müller (PMSD), que se caracteriza por la existencia de útero y trompas de Falopio en personas XY que tienen un fenotipo manifiestamente masculino. Entre las mutaciones, se encuentran las de terminación prematura, las de desplazamiento del marco de lectura y las sustituciones de sentido equivocado.

El gen que codifica el receptor de la HAM se encuentra en el cromosoma 12, en la región 12q13, y contiene 11 exones. Codifica una proteína unida a la membrana con actividad serina-treonina quinasa. Se han detectado mutaciones del gen del receptor de la hormona antimülleriana, entre las que existen deleciones y alteraciones de los lugares de corte y empalme. Las mutaciones del receptor de la hormona antimülleriana también causan, como se ha señalado antes, pseudohermafroditismo masculino.

9. PSEUDOHERMAFRODITISMO FEMENINO 46,XX

Las mujeres pseudohermafroditas 46,XX poseen un cariotipo femenino, con ovarios y genitales internos y externos masculinos o ambiguos. Los principales defectos que conducen a este tipo de pseudohermafroditismo son los excesos de andrógenos fetales o los excesos de andrógenos maternos. La causa más habitual de la producción de un exceso de andrógenos por el feto es la hiperplasia suprarrenal congénita debida al déficit de 21-hidroxilasa, 11β-hidroxilasa o 3β-hidroxiesteroide deshidrogenasa. El déficit de aromatasa es una causa mucho más rara de pseudohermafroditismo femenino.

9.1. Déficit de 21-hidroxilasa

La 21-hidroxilasa cataliza la hidroxilación de la progesterona a desoxicorticosterona y de la 17-hidroxiprogesterona a 11-desoxicortisol. La función corticosuprarrenal comienza en el feto, en el tercer mes de gestación. La pérdida o reducción de la actividad 21-hidroxilasa en este momento produce la acumulación de 17-OH-progesterona, que es un precursor de la testosterona, lo que conlleva un exceso de andrógenos. Este exceso de la producción de andrógenos suprarrenales coincide con el momento del desarrollo sexual del feto, y causa diversos grados de ambigüedad genital en las niñas recién nacidas. Sin embargo, los genitales internos son normales, con un desarrollo también normal de los ovarios y de las estructuras müllerianas.

El gen que codifica la 21-hidroxilasa se denomina *CYP21*, se encuentra en el cromosoma 6, en la región 6p21.3, y tiene 10 exones. El déficit de 21-hidroxilasa se hereda de forma autosómica recesiva, con una incidencia aproximada en la población general de 1 por cada 5000. Las principales mutaciones detectadas son sustituciones de sentido equivocado, de parada prematura, de modificación de corte y empalme, y deleciones del gen. Se han realizado estudios de correlación genotipo/fenotipo con la medida de la actividad enzimática.

9.2. Déficit de 11β-hidroxilasa

La 11β-hidroxilasa es una enzima con citocromo P450 que cataliza el paso final de la síntesis de cortisol en las glándulas suprarrenales, la hidroxilación en 11β del 11-desoxicortisol para dar cortisol. El déficit de 11β-hidroxilasa produce hiperplasia suprarrenal congénita. Las mujeres afectadas presentan una virilización genital variable semejante a la del déficit de la 21-hidroxilasa.

Existen dos genes que codifican isoenzimas de 11β-hidroxilasa. La isoenzima de las suprarrenales está codificada por el gen *CYP11B1*, que se encuentra en el cromosoma 8, en la región 8q21, ocupa una extensión de 6.5 kb y contiene 9 exones. Este gen es homólogo del *CYP11A*, que codifica la enzima P450 SCC. El gen *CYP11B1* se expresa en la zona fasciculada de las glándulas suprarrenales, bajo control de la ACTH. Al igual que otros genes que codifican otras enzimas esteroidogénicas, el promotor de *CYP11B1* contiene un lugar de unión para SF-1.

Se han detectado mutaciones de *CYP11B1* con déficit de 11β-hidroxilasa, entre las que se encuentran inserciones, deleciones, introducción de codones de parada y sustituciones de sentido equivocado. La mayor parte de las mutaciones se localizan en los exones 6-8 del gen *CYP11B1*, lo que indica que esta región codifica residuos que son esenciales para la actividad enzimática. Se han observado variaciones clínicas entre individuos con la misma mutación. Las mutaciones encontradas hasta la fecha son mutaciones de *novo*.

9.3. Déficit de 3β-hidroxiesteroide deshidrogenasa (3β-HSD)

Ya se han comentado anteriormente los detalles del déficit de esta enzima. En las mujeres, se produce una ligera virilización genital. La androgenización de las mujeres se debe a las concentraciones elevadas de dehidroepiandrosterona.

9.4. Déficit de aromatasa

La aromatasa, una enzima con citocromo P450, cataliza la conversión periférica de los andrógenos en estrógenos. El gen que codifica la aromatasa, que se denomina *CYP19*, se encuentra en el cromosoma 15, en la región 15q21.1, ocupa una extensión de 70 kb y contiene 9 exones. El déficit se hereda de forma autosómica recesiva. Se han detectado mutaciones de lugares de corte y empalme y sustituciones.

10. DIAGNÓSTICO MOLECULAR DE LAS ENFERMEDADES DE LA DETERMINACIÓN DEL SEXO Y DE LA DIFERENCIACIÓN SEXUAL

En la actualidad, el diagnóstico de las anomalías del desarrollo sexual se realiza mediante evaluaciones clínicas, ecografía y radiografía. Sin embargo, a pesar de un examen cuidadoso, es casi imposible diferenciar muchas de las enfermedades de la determinación del sexo y de la diferenciación sexual basándose en los datos clínicos; los análisis hormonales ayudan en el diagnóstico. El diagnóstico molecular sigue estando poco desarrollado en la actualidad, si bien en pocos años se impondrá.

BIBLIOGRAFÍA

JIMÉNEZ, R., y BURGOS, M.: *Mammalian sex determination: joining pieces of the genetic puzzle*. BioEssays, *20*: 696-699, 1998.

QUIGLEY, C. A.: «Disorders of sex determination and differentiation». En: *Principles of Molecular Medicine*. J. L. Jameson, ed. Humana Press Inc., Totowa, NJ, USA, 527-559, 1998.

RAMKISSOON, Y., y GOODFELLOW, P.: «Early steps in mammalian sex determination». *Curr Opin Genet Develop*, *6*: 316-321, 1996.

SWAIN, A., y LOVELL-BADGE, R.: «Mammalian sex determination. A molecular drama». *Genes Develop*, *13*: 755-767, 1999.

VAIMAN, D., y PAILHOUX, E.: «Mammalian sex reversal and intersexuality: deciphering the sex-determination cascade». *TIG*, 16. 488-494, 2000.

WERNER, M. H.; HUTH, J. R.; GRONENBORN, A. M., y CLORE, M.: «Molecular determinants of mammalian sex». *TIBS*, *21*: 302-308, 1996.

15

Enfermedades musculares

J. L. PATERNÁIN

1. INTRODUCCIÓN

El músculo esquelético es el tejido que, en los animales, transforma la energía química en energía mecánica y que, convenientemente estimulado, permite producir movimiento. Las alteraciones que afectan al músculo en sus estructuras celulares modificando su funcionalidad causan enfermedades musculares conocidas como miopatías o distrofias musculares (DM). Estos trastornos musculares están determinados genéticamente, y se caracterizan por una degeneración de las fibras musculares que da lugar a una atrofia y debilidad muscular progresiva en diferente grado. El cuadro clínico común de los pacientes con DM es la debilidad muscular progresiva, con predominio de la musculatura proximal y afectando de manera variable la musculatura axial y facial. La musculatura más dañada es la esquelética, pero también se aprecian casos, aunque en menor proporción, con afectación del músculo cardíaco y del músculo liso. De modo general, el tejido muscular suele atrofiarse, pierde volumen y consistencia, y acaba sustituyendo la fibra muscular por grasa y tejido conjuntivo, lo que conlleva la pérdida de su capacidad funcional y la aparición de la enfermedad.

2. ORGANIZACIÓN MOLECULAR DEL SARCOLEMA MUSCULAR

El músculo esquelético es un tejido especializado en generar movimiento como respuesta a estímulos nerviosos. Para ello dispone de una estructura celular muy particular. Las células musculares o miofibrillas son de gran tamaño, formadas durante el desarrollo fetal a partir de sus precursores mioblastos. Las miofibrillas se originan de manera sincitial, coincidiendo dentro de un mismo citoplasma gran número de núcleos. Los impulsos nerviosos generan en la fibra muscular despolarizaciones de la membrana con movimiento del calcio intracelular que, junto con los miofilamentos actina y miosina, permiten la contracción de la fibra y la generación de energía en forma de movimiento.

En este conocido esquema de acontecimientos, la membrana plasmática de las miofibrillas musculares o sarcolema precisa de una estructura especialmente estable y resistente. La membrana tiene que ser capaz de soportar los movimientos internos de los miofilamentos y la transducción de la fuerza interna de los mismos con respecto a la matriz extracelular del tejido muscular o lámina basal. Para ese fin, la membrana muscular se ha dotado de una serie de proteínas que la refuerzan y protegen del estrés cinético a que se ve sometida la célula muscular. Este complejo de membrana y proteínas es lo que se conoce como complejo de glucoproteínas asociadas a la distrofina (DGC) (Fig. 15-1).

El complejo DGC constituye un tendido continuo de proteínas entre el citoesqueleto interno de la célula muscular (F-actina) y la matriz extracelular (lámina basal) (Cuadro 15-1), formando varios complejos de proteínas, cuya nomenclatura y características se señalan en la

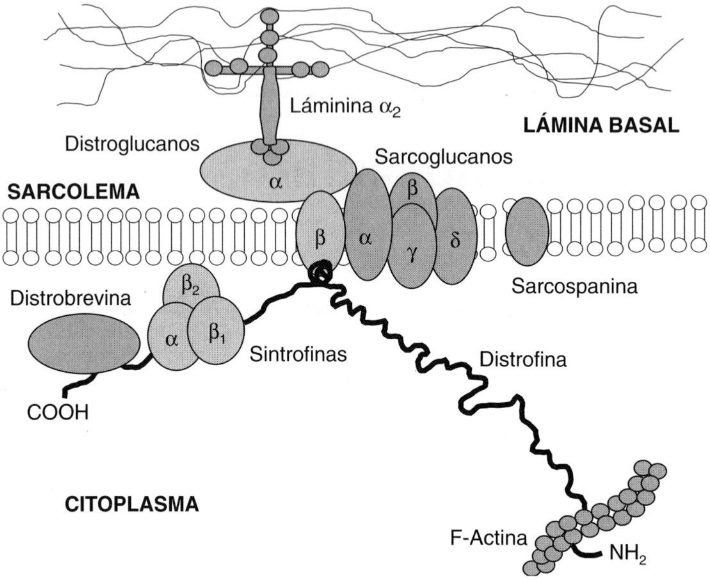

Figura 15-1. Complejo de proteínas DGC del sarcolema de la fibra muscular.

Cuadro 15-2. Las proteínas integrantes del complejo DGC son:

- Distrofina: situada en la superficie interna de la membrana plasmática de las fibras musculares y unida a la F-actina del citoesqueleto.
- Sintrofinas (DAP, *Dystrophin Associated Proteins*, proteínas asociadas con la distrofina): formadas por tres proteínas (α, β_1 y β_2) y unidas a la distrofina por el dominio C´-terminal.
- Glucoproteínas transmembrana (DAG, *Dystrophin Associated Glycoproteins*, glucoproteínas asociadas con la distrofina): estas DAG se dividen, a su vez, en dos subcomplejos, el complejo sarcoglucano y el complejo distroglucano. Las proteínas del primer complejo, denominadas también sarcoglucanos, están glucosiladas en el extremo N, tienen un corto dominio intracelular, un dominio transmembrana y un amplio dominio extracelular con varios residuos de cisteína. Se distinguen cuatro sarcoglucanos diferentes: α-sarcoglucano, β-sarcoglucano, γ-sarcoglucano y δ-sarcoglucano.

  Las proteínas del complejo distroglucano son dos: el β-distroglucano, unido al dominio III de la distrofina, que tiene abundantes cisteínas, y el α-distroglucano de la superficie externa de la membrana, que sirve de puente entre el DGC y la matriz extracelular a través de su unión a la laminina-α_2 y el β-distroglucano.

La ausencia o la alteración de alguno de estos componentes compromete la integridad de la membrana de la fibra muscular, causando debilidad de la misma, lo que produce un aumento del flujo del calcio extracelular, la activación de proteasas intracelulares y, finalmente, la necrosis de la fibra muscular.

Cuadro 15-1. Proteínas del complejo DGC del sarcolema

Intracelulares	*Transmembrana*	*Extracelulares*
Distrofina	α-sarcoglucano	α-distroglucano
α-sintrofina	β-sarcoglucano	α_2-laminina
β_1-sintrofina	γ-sarcoglucano	β_1-laminina
β_2-sintrofina	δ-sarcoglucano	γ_1-laminina
Distrobrevina	β-distroglucano	
	Sarcospanina	

Cuadro 15-2. Proteínas y genes relacionados con las distrofias musculares

Proteína (sinónimos)	*PM (kDa)*	*Gen*	*Localización cromosómica*	*Distrofia*
Distrofina	427	*DMD*	Xp21.2	DMD, DMB
α-sintrofina (59DAP, αA1)	59	*SNT1*	20q11.2	
β_1-sintrofina (59DAP, βA1)	59	*SNT2B1*	8q23-q24	
β_2-sintrofina (59DAP, βA1)	59	*SNT2B2*	16q22-q223	
Distrobrevina (A0)	77	*DTNA*	18q12.1	
Sarcospanina (25DAP, A5)	25	*SPN2*	12p11.2	
α-sarcoglucano (50DAG, A2, adalina)	50	*SGCA*	17q21	LGMD-2D
β-sarcoglucano (43DAG, A3b)	43	*SGCB*	4q12	LGMD-2E
γ-sarcoglucano (35DAG, A4)	35	*SGCC*	13q12-q13	LGMD-2C
δ-sarcoglucano (35DAG)	35	*SGCD*	5q33-q34	LGMD-2F
α-distroglucano (156DAG)	156	*DAG1*	3p21.1-p31.1	
β-distroglucano (43DAG, A3q)	43	*DAG1*	3p21.1-p31.1	
(α_2-laminina) Merosina	342	*MAMA2*	6q22-q23	CMD
Calpaina-3	95	*CAPN3*	15q15.1	LGMD-2A
Disferlina	240	*DYSF*	2p12-p14	LGMD-2B
Caveolina-3	17	CAV3	3p25	LGMD-1C

DMD: distrofia muscular de Duchenne; DMB: distrofia muscular de Becker; LGMD: distrofia muscular de cinturas; CMD: distrofia muscular congénita.

3. CLASIFICACIÓN DE LAS DISTROFIAS

Dentro del grupo de las enfermedades conocidas como distrofias musculares, se han caracterizado más de 30 entidades patológicas diferenciadas, repartidas en algunos grupos representativos (Cuadro 15-3). La clasificación de las DM ha cambiado con el paso del tiempo y también con el conocimiento que se tiene de su causa genética. En un principio, eran las características fenotípicas y clínicas las que definían los criterios de clasificación; posteriormente, se intentó sistematizar las distrofías mediante criterios de herencia.

Históricamente, las DM semejantes desde el punto de vista clínico a la distrofia muscular de Duchenne, pero con un patrón de herencia diferente se denominaron SCARMD (*severe childhood autosomal recesive muscular dystrophy*, distrofia muscular autosómica recesiva grave de la infancia). Las distrofias de tipo SCARMD eran, en realidad, un cajón de sastre que reunía todas las DM que no presentaban la herencia recesiva ligada al sexo característica de la DM de Duchenne.

Cuadro 15-3. Principales distrofias musculares

Distrofia (siglas)	*Nombres propios*	*Herencia, cromosoma*	*Comienzo enfermedad (años)*
Duchenne (DMD)	Duchenne	R, Xp	2-6
Becker (DMB)	Becker	R, Xp	5-60
Cinturas (LGMD)		tipo 1-D, 5q tipo 2-R, 2p, 4q 13q, 15q, 17q	5-20
Congénitas (CMD)	Fukuyama, Ullrich	R, 6q, 9q	0-1
Miotónica (MD)	Steinert	D, 19q	5-20
Facioescapulohumeral (FSHD)	Landouzy-Déjerine	D, 4q	5-30
Oculofaríngea (OPMD)	Barbeau	D, 14q	20-40
Muscular distal (DD)	Welander, Nonaka Miyoshi	D, 14 R, 2p	40-60
Emery-Dreifuss (EDMD)	Emery-Dreifuss	R, Xq	2-20

R: recesiva; D: dominante.

Actualmente, cada tipo de distrofia se caracteriza mediante el análisis integrado de criterios clínicos, distribución de la musculatura afectada, aspectos histopatológicos y mecanismos genéticos. El conocimiento de los genes o regiones génicas de las proteínas que se encuentran en el complejo DGC está muy avanzado, y sirve para definir los distintos tipos de DM (Cuadro 15-2). Dada la complejidad molecular del citoesqueleto y del sarcolema muscular, es comprensible que las mutaciones de los genes que codifican las proteínas del complejo DGC, sean responsables de los anteriormente denominados fenotipos SCARMD.

Las posibilidades diagnósticas actuales permiten discriminar entre las proteínas y los genes responsables del mal funcionamiento de la fibra muscular, y definir así coherentemente los grupos de distrofias. En el Cuadro 15-3, se pueden observar los nueve grupos principales de distrofias musculares, agrupados según su patrón de herencia y el alcance de la enfermedad. Por otra parte, los genes del complejo DGC no son los únicos implicados en la etiología de las DM, y existen otros genes que son causa de distintas distrofias, como, por ejemplo, el gen de la calpaína *LGMD2A*, el de la caveolina *LGMD1C* o la expansión de tripletes que se produce en un gen del cromosoma 9, en la región 9q13.3, en la distrofia miotónica.

4. DISTROFIAS MUSCULARES DE DUCHENNE Y BECKER

Más de dos terceras partes de las DM se deben a alteraciones de la distrofina. Estas alteraciones producen dos fenotipos patológicos: uno grave, como el de la distrofia muscular de Duchenne (DMD), y otro más benigno, la distrofia muscular de Becker (DMB). La enfermedad se caracteriza por una progresiva debilidad y degeneración del tejido muscular esquelético. La DMD y la DMB son enfermedades musculares con un característico patrón de transmisión mendeliano recesivo ligado al sexo. Ambas se manifiestan en los varones, mientras que las mujeres son portadoras y transmisoras. En las mujeres, rara vez se observa la enfermedad, salvo en algunos casos, como en el síndrome de Turner (X0), o en el caso de translocaciones del cromosoma X.

La DMD, conocida también como distrofia muscular pseudohipertrófica, es la más frecuente, con una incidencia de aproximadamente un caso por cada 3500 varones nacidos. Los primeros síntomas clínicos se observan entre los dos y los tres años de vida, en forma de un retraso del desarrollo motor y del inicio de la marcha, como caminar equino, la rotación externa de los pies, la dificultad para levantarse del suelo y subir escaleras, y el balanceo de las caderas.

La debilidad muscular afecta, de manera progresiva y simétrica a la musculatura proximal, tanto en las extremidades inferiores, como en las superiores, así como a los músculos flexores del cuello. Los pacientes con DMD deben utilizar una silla de ruedas a partir de los 12 años. Con el progreso de la enfermedad, aumentan las contracturas musculares y aparecen deformidades asimétricas de la estructura musculoesquelética, con cifoescoliosis, hiperlordosis y contracturas articulares. Estos pacientes tienen hipertrofia de las pantorrillas y presentan, de manera característica, el signo de Gowers, levantándose de las sillas con el apoyo de las manos en las rodillas.

Los pacientes con DMD presentan también, en diferente grado, lesiones cardíacas, con alteraciones del electrocardiograma (bloqueos de la conducción), motivadas por la sustitución del tejido miocárdico degenerado por tejido fibroso. Una tercera parte de los pacientes con DMD muestra un retraso mental, que es independiente de sus limitaciones físicas y que puede estar relacionado con la carencia de distrofina en el sistema nervioso central. La enfermedad es mortal y muchos pacientes no superan la edad de 20 años, falleciendo a causa de neumonías y problemas derivados de una insuficiencia respiratoria crónica.

La DMB presenta una frecuencia diez veces menor que la DMD, es decir, 1 de cada 30 000 varones nacidos, y cursa con un cuadro clínico semejante, aunque más benigno, con una evolución más lenta que la de la DMD. A pesar de la afectación de los músculos proximales, como las extremidades inferiores, los pacientes con DMB pueden andar hasta los 16 años o incluso más y sobrevivir más de 30 ó 40 años. El retraso mental que se observa en la DMD es menos frecuente en la DMB mientras que en la DMD apenas hay distrofina en la DMB la encontramos alterada y poco funcional. En ambas distrofias, la ausencia y el mal funcionamiento de la distrofina altera el citoesqueleto de la fibra, causando su degradación y la correspondiente atrofia muscular.

4.1. Estructura de la distrofina

La distrofina es una proteína que se encuentra en la membrana interna del sarcolema, o membrana plasmática de la fibra muscular esquelética y cardíaca, así como en el sistema nervioso central, ejerciendo funciones de estabilización de la membrana plasmática y del citoesqueleto interno (Fig. 15-1). La distrofina constituye el 5 % de las proteínas asociadas a la membrana muscular. Se trata de una proteína de 427 kDa, con 3685 aminoácidos y una estructura fibrilar en forma de bastón, dispuesta como un dímero antiparalelo. La distrofina está organizada en cuatro dominios (Fig. 15-2):

1. Dominio I, amino terminal (240 residuos), que establece la unión con la F-actina del citoesqueleto (dominio codificado por los exones 1-8).
2. Dominio II, central (2700 residuos), también denominado dominio *rod*, con un motivo de residuos repetidos 26 veces en tándem, organizando una estructura helicoidal de triple hélice, y con homología con la proteína citoesquelética α-espectrina y otras proteínas del citoesqueleto (dominio codificado por los exones 10-60).
3. Dominio III, con abundantes cisteínas (15 Cys en 271 residuos), con homología con una región de la α-actinina y por el que se une a 43 DAG (dominio codificado por los exones 65-67).
4. Dominio IV, carboxilo terminal (325 residuos), con el que se une a las sintrofinas y a la distrobrevina (dominio codificado por los exones 68-79).

4.2. El gen de la distrofina

El gen de la distrofina es uno de los genes más grandes identificado hasta el momento, con más de 2.4 Mb. Este tamaño representa el 1.6 % del cromosoma X y casi la mitad del genoma de *E. coli*. En su estructura el gen de la distrofina contiene 79 exones, con tamaños muy variables,

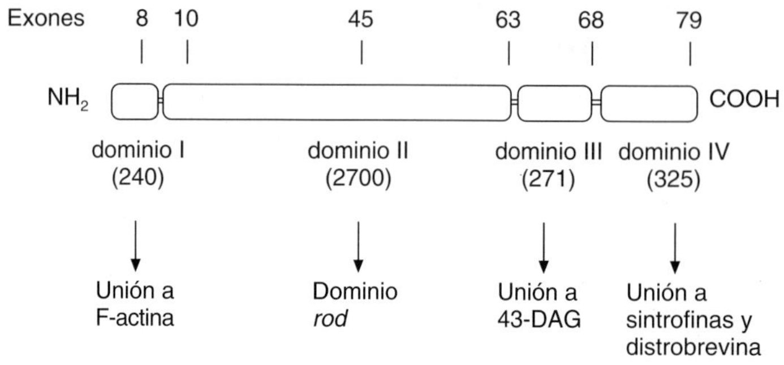

Figura 15-2. Dominios estructurales de la distrofina. Las cifras entre paréntesis indican el número de residuos de cada dominio. Las cifras superiores señalan los exones codificantes.

que oscilan desde unas pocas decenas de pb hasta los 3 kb del último exón (Fig. 15-3). Por su parte, los intrones ocupan la mayor parte del gen, con más de 2 Mb (99 %), y presentan un gran polimorfismo. La secuencia codificante del gen tiene unas 11 kb (0.5 % del gen). A pesar de esta compleja organización, el gen parece bastante conservado filogenéticamente y tiene una gran homología entre las variantes de diferentes vertebrados.

Este gen codifica un transcrito de 14 kb que dirige la síntesis de la distrofina. Dado el tamaño del gen, su transcripción tarda más de 24 horas en producirse. El gen de la DMD está relacionado con otros genes, como el que se encuentra en el cromosoma 6, en la región 6q24, que codifica una proteína parecida, en cuanto al tamaño y la secuencia, la DRP (*dystrophin related protein*, proteína relacionada con la distrofina), también denominada utropina, y que parece formar parte de una familia multigénica relacionada con proteínas del citoesqueleto.

En la DMD, el gen alterado se descubrió antes que la proteína mediante clonación posicional. Hasta 1980, sobre las causas de la DMD sólo se conocía su herencia recesiva ligada al cromosoma X. Las primeras pistas para la localización del gen de la DMD fueron citogenéticas. En determinados casos de DMD en mujeres, originados por translocaciones entre el cromosoma X y los autosomas, se descubrió que la rotura cromosómica afectaba a Xp21 y se relacionaba con la aparición de la enfermedad. Más tarde, en 1985, el estudio del ligamiento genético de marcadores en Xp21 con sondas extragénicas, en varones con DMD, proporcionó pruebas de la presencia de grandes deleciones en la región Xp21.2, detectables citogenéticamente. Utilizando sondas intragénicas, se identificaron y aislaron pequeñas secuencias de DNA pertenecientes a las regiones perdidas. Mediante técnicas de paseo cromosómico y de rastreo, se aislaron y clonaron secuencias vecinas expresadas en el músculo esquelético. En 1985, dos grupos diferentes aislaron e identificaron el gen causante de la distrofia muscular humana. Posteriormente, en 1987, se secuenciaron algunos exones, lo que permitió en su momento el desarrollo de anticuerpos frente a péptidos de síntesis, con los que se identificó y aisló finalmente la proteína distrofina, en 1988.

4.3. Isotipos de distrofina y proteínas relacionadas

La distrofina se expresa principalmente en los músculos esquelético, cardíaco y liso, aunque también lo hace en regiones de la corteza cerebral y del cerebelo. La expresión del gen de la distrofina da lugar a diferentes transcritos, que codifican distintas isoformas de longitud y segmentos de la secuencia básica de la proteína. Los distintos mRNA de distrofina se pueden producir por tres mecanismos distintos:

1. Existencia de diferentes promotores específicos del tejido.
2. Un patrón alternativo de corte y empalme de los exones.
3. Existencia de diferentes señales de modificación con poliA de los transcritos.

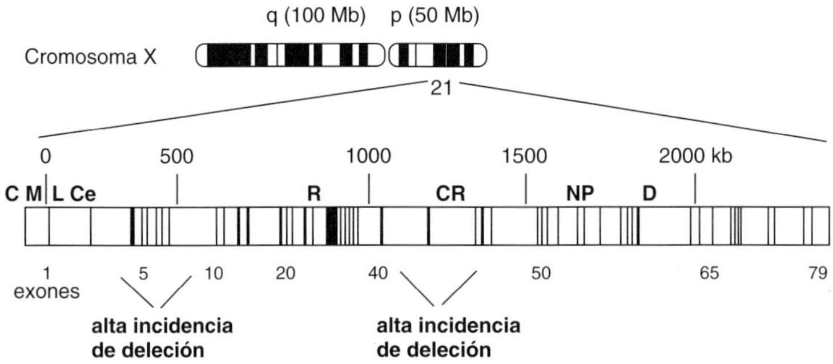

Figura 15-3. Esquema del gen de la distrofina (2.4Mb) en el brazo corto del cromosoma X con la distribución de sus 79 exones. Se indican las zonas con elevada mutación por deleción y las posiciones relativas de los promotores (C: cerebro; M: músculo; L: célula linfoblástica; Ce: cerebelo; R: retina; CR: cerebro-riñón; NP: nervio periférico; D: distal).

Se conocen, en la actualidad, ocho promotores específicos de tejido diferentes dentro del gen (Fig. 15-3), que dan lugar a distintas isoformas de la distrofina (Fig. 15-4):

- El promotor muscular, que da origen, en el músculo, a la distrofina de 427 kDa.
- El promotor neuronal, situado unas 130 kb hacia arriba delante del promotor muscular, que introduce un cambio en el primer exón, en comparación con la distrofina muscular (3 aminoácidos en lugar de 11).
- El promotor linfoblástico, situado en el exón 1, que produce una isoforma con 30 residuos menos que la muscular.
- El promotor cerebeloso, situado entre el primer y el segundo exón muscular, que se expresa en las células de Purkinje.
- El promotor retiniano, situado en el intrón 29, que da origen a una distrofina retiniana de 260 kDa (Dp260).
- El promotor cerebrorrenal, situado en el intrón 44, es con el exón 51 el primero que se expresa y da lugar a una distrofina de 140 kDa (Dp140).
- El promotor del nervio periférico (células de Schwann), situado entre los intrones 55-56, que da lugar a una distrofina de 116 kDa (Dp116).
- El promotor distal, situado entre los exones 62 y 63, que da origen a una proteína de 71 kDa (Dp71) y que se expresa en todos los tejidos salvo en el músculo.

Existen más isotipos de distrofina, derivados del corte y empalme diferencial dependiendo del tejido y la célula, así como del patrón alternativo de adición de colas de poliA (Dp40). Este patrón diferencial de las isoformas de la distrofina dependiente del tejido es un ejemplo de una de las características de la regulación de la expresión génica en los eucariotas. Un mismo gen puede dar lugar, en diferentes tejidos, a varios mRNA y, por lo tanto, a diferentes proteínas.

Además de los diferentes fenotipos de distrofina generados por un mismo gen, existe una familia de proteínas parecidas y relacionadas con la distrofina. La utropina (DRP1), codificada por un gen que se encuentra en el cromosoma 6, en la región 6q24, es una proteína de 394 kDa, que tiene 3433 aminoácidos y que presenta numerosas homologías con la distrofina muscular (Fig. 15-5). Posee, al igual que ésta, una región amino terminal que reconoce la actina, un dominio central típico de las proteínas del citoesqueleto con una hélice triple y un dominio en el extremo carboxilo terminal, capaz de reconocer los complejos de distroglucanos del sarcolema. La utropina se expresa en diferentes tejidos, como el tejido muscular y el nervioso, y parece desempeñar funciones de anclaje del citoesqueleto a la membrana, de manera similar a la distrofina.

Recientemente, se ha identificado un gen en el cromosoma X, en la región Xq22, que codifica la DRP2, una proteína formada por 956 aminoácidos que es homóloga, en la región carboxilo terminal y en el dominio de repetición de la espectrina, a la distrofina y a la utropina. Es probable que participe en las interacciones citoesqueleto-membrana.

4.4. Mutaciones

Dado el gran tamaño y la compleja estructura del gen de la distrofina (2.4 Mb y 79 exones), no

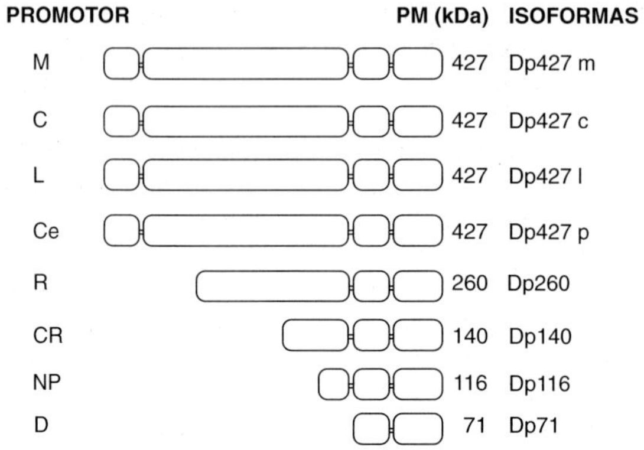

Figura 15-4. Isoformas y peso molecular de las distrofinas producidas por diferentes promotores (M: músculo; C: cerebro; L: linfoblasto; Ce: cerebelo; R: retina; CR: cerebro-riñón; NP: nervio periférico; D: distal).

es extraño que la tasa de mutación sea mayor que la de otros genes. Esto explicaría la mayor incidencia de las DMD y DMB dentro de las DM (67 %). Un 65 % de los pacientes con DMD y DMB presenta deleciones, mientras que el resto de los casos son duplicaciones (5 %) y nuevas mutaciones puntuales (30 %).

Utilizando sondas de cDNA, se ha podido constatar que las dos terceras partes de los casos de DM se deben a deleciones producidas en el gen de la distrofina. Como se aprecia en la Figura 15-3, la distribución de las deleciones observadas en las poblaciones con DMD estudiadas no es aleatoria, sino que estas deleciones se producen principalmente cerca del comienzo y en el centro del gen, siendo más escasas en los extremos.

Las deleciones se agrupan, principalmente, en dos regiones de puntos calientes de mutación, que son regiones del cromosoma con una mayor frecuencia de mutación o recombinación. Estas regiones del gen de la distrofina corresponden a los exones 3-9 (dominio de unión a la actina) y a los exones 44-58 (dominio II rod). La presencia de numerosos exones con motivos repetidos en la región central explicaría los numerosos errores de alineamiento (punto caliente de roturas en el intrón 44). En cuanto a las mutaciones puntuales, se han descrito más de 80, con una distribución uniforme a lo largo del gen, sin lugares favoritos de ubicación.

4.5. Relaciones genotipo/fenotipo

Se aprecia una clara correlación entre el cuadro clínico y el análisis de alteraciones de la distrofina. Se ha observado que los pacientes con DMD y DMB tienen alteraciones cuantitativas y cualitativas de la distrofina. En las DM graves, como la DMD, no existe distrofina, mientras que en las más benignas, como la DMB, la distrofina se encuentra disminuida o tiene un tamaño alterado.

La diferente expresión fenotípica de las mutaciones que afectan a un mismo gen se debe a las características de la mutación y a su localización en el gen. Aparentemente, no existe relación alguna entre el tamaño o la localización de la deleción y la gravedad de la DM. La mayor deleción identificada corresponde a una región de 35 exones y se ha descrito en una DMB. Con frecuencia, las deleciones en la DMD y la DMB se solapan.

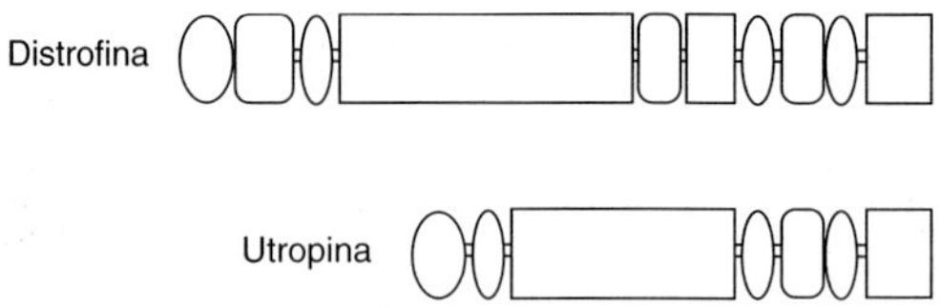

Figura 15-5. Homología entre los dominios de la distrofina y la utropina.

El factor decisivo en la gravedad de la deleción parece ser su efecto sobre el marco de lectura. Las mutaciones que respetan el marco de lectura pueden originar una proteína alterada, más corta, pero parcialmente funcional, mientras que las mutaciones que rompen el marco de lectura imposibilitan la síntesis de la proteína. Parece que las deleciones que rompen el marco de lectura producen alteraciones importantes de la cantidad de distrofina sintetizada, como sucede en la DMD, mientras que en la DMB se mantendría el marco a pesar de las deleciones «en cuadro», produciéndose una distrofina con cierta capacidad funcional (Fig. 15-6).

La región que presenta las deleciones mejor toleradas corresponde a los dominios centrales de la proteína (exones 17 a 48). En cuanto a la localización de las alteraciones en la molécula de distrofina y los efectos fenotípicos que producen, caben señalar los siguiente puntos:

- Las alteraciones en el dominio I suelen estar asociadas con las formas graves.
- Las alteraciones en la parte proximal en el dominio II (exones 10 a 44) corresponden a lesiones moderadas y personas con alteraciones atípicas.
- Las deleciones frecuentes en el dominio II (exones 45 a 47) están asociadas con las formas benignas con poca disminución de la distrofina.
- Las alteraciones en el dominio IV son escasas y están asociadas con las formas graves.

En algunos pacientes afectados de DMD y con retraso mental, se ha estudiado la expresión cerebral de las isoformas de distrofina, las mutaciones genéticas y su posible participación en el desarrollo mental. Se ha constatado que no existe relación entre el promotor cerebral y el desarrollo mental normal, al igual que no se aprecia una región del gen de la distrofina que esté ligada al desarrollo mental normal. Para una misma alteración genética, se observa una heterogeneidad fenotípica de la afectación mental, y existe una asociación entre las deleciones que implican al exón 52 (Dp140) y el retraso mental, así como las alteraciones que afectan a la Dp71.

5. OTRAS DISTROFIAS

5.1. Distrofias de las cinturas

Las distrofias de las cinturas (LGMD, *limb girdle muscular dystrophy*) son aquellas miopatías que cursan con atrofia y debilidad de la musculatura proximal (cintura pélvica y cintura escapular). Las LGMD componen un amplio grupo de distrofias y miopatías con afectación predominantemente proximal. En este grupo, se encuentran síndromes que difieren entre sí por el patrón de herencia y por la evolución del cuadro clínico. Tienen una incidencia escasa, de unos 6 casos por 100 000 habitantes, afectan tanto a mujeres como a hombres y aparecen en

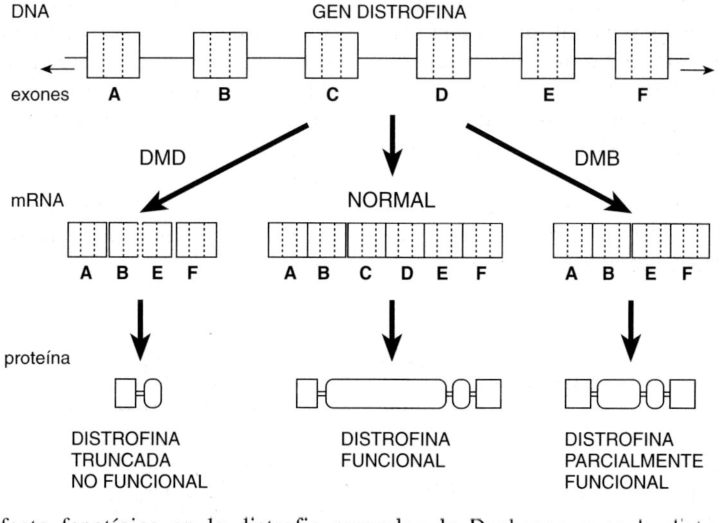

Figura 15-6. Efecto fenotípico en la distrofia muscular de Duchenne y en la distrofia muscular de Becker de las deleciones del gen de la distrofina por cambios del marco de lectura.

la adolescencia. El cuadro clínico es similar, pero su etiopatogenia corresponde a defectos de proteínas musculares diferentes. Estos pacientes presentan una evolución que les conduce a la silla de ruedas a una edad que oscila entre los 30 y los 40 años. La función intelectual de estos enfermos es normal. La transmisión de la miopatía puede ser tanto autosómica recesiva (LGMD 2) (2p, 4q, 13q, 15q, 17q), como autosómica dominante (LGMD 1) (5q) (Cuadro 15-3).

5.2. Distrofias musculares congénitas

Las distrofias musculares congénitas (CMD) constituyen un conjunto de entidades que tienen en común la atrofia y debilidad muscular características, con una histomiopatía no clasificable y con un origen genético diverso. El patrón de herencia de las CMD sigue un modelo autosómico recesivo. Los pacientes afectados presentan, en los primeros meses de vida, hipotonía y debilidad de la musculatura proximal de las extremidades, con aparición de contracturas. En los enfermos se observan graves deficiencias motoras, y algunos de ellos presentan graves problemas respiratorios.

En un 50 % de los casos de CMD, se han identificado mutaciones del gen de la α_2-laminina (situado en el cromosoma 6, en la región 6q22-q23), que comprometen la estabilidad del complejo distrofina-glucoproteínas. Existen cuatro variantes o subgrupos diferentes de CMD; en tres de ellas, además de los signos ya comentados, se observan alteraciones del sistema nervioso central. En la distrofia muscular congénita de Fukuyama, los pacientes sufren retraso mental y convulsiones, y fallecen antes de los 20 años de edad. Esta distrofia presenta alteraciones genéticas en el cromosoma 9.

5.3. Distrofia miotónica

La distrofia miotónica (MD) se conoce también con el nombre de enfermedad de Steinert. Los síndromes miotónicos se caracterizan por una lenta relajación del músculo tras una contracción voluntaria (miotonía de acción) o pasiva (miotonía de percusión). Es la distrofia más frecuente de los adultos, con una incidencia de 13 casos por cada 100 000 nacidos, y se manifiesta por igual en varones y mujeres. La enfermedad afecta a otros sistemas, además del muscular. Los pacientes presentan atrofia y debilidad de la musculatura facial, del cuello, de los músculos extensores de la mano, de los dedos y de los flexores dorsales del tobillo (pie en péndulo). El cuadro clínico varía según el paciente, y algunos de ellos tienen problemas de deglución, disartria y otros insuficiencia respiratoria. La mayoría de los pacientes sufren trastornos cardíacos, con bloqueos y afectación del sistema de conducción.

La causa de esta enfermedad se encuentra en las alteraciones que se originan en la membrana muscular, en los canales iónicos y en una proteína quinasa modificada. Esta distrofia sigue un patrón de herencia autosómico dominante. La enfermedad se transmite por una expansión inestable del triplete CTG en el extremo 3' no codificante de un gen que se encuentra en el cromosoma 19, en la región 19q13.3. La gravedad de la enfermedad está relacionada con el aumento de las repeticiones del triplete. La mutación es similar a la que se produce en el síndrome del cromosoma X frágil.

5.4. Distrofia muscular facioescapulohumeral

La distrofia muscular facioescapulohumeral (FSHD), también denominada distrofia muscular de Landouzy-Déjerine, afecta principalmente a la musculatura de los hombros y la cara. Su incidencia es escasa, de alrededor de un caso por 20 000 nacidos. En esta miopatía, la enfermedad se inicia al principio de la adolescencia, apreciándose una debilidad de la musculatura facial que incapacita para sonreír, silbar o cerrar los ojos. Se observa debilidad de la musculatura de la cintura escapular, que dificulta la elevación de los brazos. En un 20 % de los pacientes puede afectarse la musculatura pélvica, con lo que el enfermo se verá confinado a una silla de ruedas.

La herencia de esta distrofia sigue un patrón autosómico dominante, afecta a ambos sexos y muestra una penetrancia completa. Aunque no se conoce el gen ni el producto que codifica, se sabe que la enfermedad está ligada a deleciones en la zona telomérica 4q35, afectando, posiblemente, a genes homeodominio encargados de la activación secuencial de otros genes durante el desarrollo. Existe relación entre el tamaño de la deleción y la gravedad de la enfermedad.

5.5. Distrofia oculofaríngea

La distrofia oculofaríngea (OPMD), también denominada enfermedad de Barbeau, es una distrofia de aparición tardía (entre el cuarto y el sexto decenio de la vida), con síntomas de ptosis progresiva, limitaciones de la movilidad ocular y disfagia. Los pacientes tienen dificultades de la deglución, produciéndose episodios de aspiración. En algunos casos, existe debilidad de la musculatura del cuello y de las extremidades.

Esta distrofia sigue un patrón de herencia autosómico dominante, con penetrancia completa. El gen está situado en el cromosoma 14, en la región 14qs, donde se encuentran los genes de las cadenas pesadas α y β de la miosina cardíaca. En los casos afectados por ptosis la cirugía puede ayudar a mejorar la visión con la colocación de unos dispositivos palpebrales.

5.6. Distrofia muscular distal

La distrofia muscular distal (DD) constituye un grupo de miopatías con debilidad progresiva de los músculos distales de los brazos, las manos, las piernas y los pies, y que aparece en los adultos. La DD presenta diferentes tipos de patrón de herencia, siendo éste autosómico dominante en la distrofia de Welander o de Nonaka, mientras que en la distrofia de Miyoshi se aprecia un patrón recesivo ligado a defectos de genes del cromosoma 2. Las distrofias de este grupo son menos graves, y su progresión es más benigna y lenta.

5.7. Distrofia de Emery-Dreifuss

La distrofia de Emery-Dreifuss (EDMD) es una distrofia que cursa, desde la infancia, con debilidad en los brazos y las piernas, extendiéndose después a los músculos pectorales y de la pelvis. Los enfermos suelen sufrir problemas cardíacos, por alteraciones de la conducción eléctrica, que pueden resolverse con la implantación de un marcapasos. El patrón de herencia es recesivo ligado al cromosoma X, y parece estar relacionado con el gen de la emerina.

6. DIAGNÓSTICO MOLECULAR

El diagnóstico molecular presenta dos estrategias diferentes, dependiendo de si se conoce o no la mutación. En las distrofias musculares, el análisis molecular permite detectar deleciones en un 65 % de los pacientes; el resto de los casos se debe a mutaciones puntuales (30 %) y a duplicaciones (5 %). Las deleciones se analizan mediante estrategias directas, mientras que en la tercera parte de los casos hay que recurrir a estrategias indirectas de análisis de marcadores ligados a los genes de estudio (Cuadro 15-4).

El análisis directo de las mutaciones en las distrofias musculares utiliza dos métodos principalmente: la transferencia Southern y la PCR «multiplex». En la transferencia Southern, se requiere una batería de sondas cDNA para tipificar las principales regiones con deleciones. En el caso de la DMD (en la que el gen afectado es grande y los exones pequeños), resulta interesante utilizar sondas de cDNA que sólo hibriden con los exones. Los pacientes con deleciones se reconocen por la ausencia o el movimiento de la banda correspondiente. Cuando la mutación supone una duplicación, la banda correspondiente presenta una mayor intensidad. Para la detección de deleciones o duplicaciones en pacientes portadores, hay que adaptar la transferencia a condiciones cuantitativas.

Cuadro 15-4. Técnicas diagnósticas utilizadas en las distrofias musculares

Funcionales	*Histológicas*	*Bioquímicas*	*Genéticas*
EMG	Observación Inmunohistoquímica	CK, AST Transferencia Western	Mutación conocida: – PCR «multiplex» – Transferencia Southern Mutación desconocida: – SSCP, DGGE – PTT – STRP, RFLP

En la PCR «multiplex», se amplifican simultáneamente varios exones de diferentes regiones sensibles del gen. Los amplicones producidos se pueden distinguir por sus diferentes tamaños, gracias a la distancia diferencial entre sus cebadores. Combinando los cebadores adecuadamente para evitar artefactos e inhibiciones en tres procesos de PCR, se puede analizar hasta un 98 % de las deleciones conocidas, dos puntos calientes o lugares de mayor incidencia (exones 3-13 y 42-53) (17 exones y región de promotores). En los pacientes con DM, las regiones con deleción no pueden amplificarse, y se reconocen por la ausencia o el movimiento de la banda correspondiente.

Otra técnica de detección de macrolesiones en el DNA es la transcripción inversa seguida de PCR (RT-PCR), en la que el mRNA se transforma en cDNA, que se amplifica posteriormente por PCR. La existencia de deleciones o duplicaciones da lugar a productos de diferente tamaño, mientras que los portadores muestran dos amplicones de tamaño diferente.

Para la detección de microlesiones o mutaciones puntuales se utilizan diferentes métodos. La técnica de polimorfismos de conformación de cadena sencilla (SSCP) analiza las alteraciones de la conformación en las cadenas monocatenarias de DNA que contienen la mutación y que se expresa en una movilidad electroforética alterada. Parecido principio sigue la electroforesis en gel con gradiente desnaturalizante (DGGE). Las bandas con una movilidad diferente de la del patrón contienen mutaciones puntuales, que habrá que constatar mediante secuenciación del DNA, identificación de la mutación e interpretación etiopatogénica.

La prueba de truncación de la proteína (PTT, *protein truncation test*) informa sobre las mutaciones que introducen codones de parada e interrumpen la traducción del mRNA. La técnica es compleja y consiste en amplificar, en forma de DNA, el mRNA correspondiente al gen analizable mediante RT-PCR. Posteriormente, se procede a la transcripción y traducción *in vitro*, con análisis de transferencia Western de los productos sintetizados. Los DNA con mutaciones de parada originan unas proteínas de menor peso molecular, indicando la posición de la mutación.

Para el análisis indirecto o diagnóstico de ligamiento, no se examina la presencia o la ausencia de alteraciones genéticas, sino la existencia de marcadores polimórficos que permiten identificar haplotipos del cromosoma afectado con los de supuestos portadores o transmisores. Se utilizan sondas y marcadores polimórficos, como RFLP o STRP (microsatélites de la repetición CA), tanto intragénicos como extragénicos. En el caso del gen de la distrofina, se conocen más de 43 *locus* polimórficos, 10 de los cuales son microsatélites de la repetición CA.

Debido a la ausencia de un tratamiento en las distrofias musculares, el consejo genético y el diagnóstico prenatal son muy importantes para conseguir una adecuada planificación familiar. Como se ha comentado anteriormente, la identificación de deleciones en el gen de la distrofina de un paciente no sólo confirma el diagnóstico, sino que permite detectar a los portadores de una familia afectada, detalle de sumo interés en las distrofias con un patrón de herencia recesiva.

La condición de portadora se contempla mediante dosificación genética, en la que se detecta la disminución de un 50 % de la hibridación de la región perdida, siempre que se cuide la aplicación de las mismas cantidades de DNA por muestra en el análisis. Incluso las madres en las que los estudios de dosificación genética dan un resultado negativo para la existencia de deleciones en sus células somáticas pueden ser portadoras, debido a mosaicismo de la línea germinal. Estas madres no presentan la mutación en las células somáticas y, sin embargo, han tenido un hijo afectado, con lo que no se les puede garantizar la ausencia de transmisión en descendientes posteriores. En estos casos, se aconseja realizar un diagnóstico preimplantación, en el que se aíslan una o dos células de los preembriones tres días después de la fertilización *in vitro*. Con riesgo de no obtener respuesta, por la escasez de material, se determinará el sexo y se analizarán unos exones diana del gen en estudio.

BIBLIOGRAFÍA

ABBS, S.: «Prenatal diagnosis of Duchenne and Becker muscular dystrophy». *Prenatal Diagnosis, 16*: 1187-1198, 1996.

BROWN, S. S.; LUCY, J. A., y BROWN, S. C.: *Dystrophin: Gene, Protein and Cell Biology*» Cambridge Univ, 1997.

BYRON, K.; MCCHOWELL, J., y ROSES, A. D.: «*Duchenne Muscular Dystrophy: Animal Models and Genetic Manipulation.* Raven Press, 1992.

CULLIGAN, K. G.; MACKEY, A. J.; FINN, D. M.; MAGUIRE, P. B., y OHLENDIECK, K.: «Role of dystrophin isoforms and associated proteins in muscular dystrophy». *Int J Mol Med, 2*: 639-648, 1998.

EMERY, A. E. H.: *Muscular Dystrophy*. Oxford University Press, 1994.

INFANTE, J. P., y HUSZAGH, V. A.: «Mechanisms of resistance to pathogenesis in muscular dystrophies». *Milecular & Cellular Biochemistry, 195*: 155-167, 1999.

MILLER, R. G., y HOFFMAN, E. P.: «Molecular diagnosis and modern mangement of muscular dystrophy». *Neurol Clin, 12*: 699-725, 1994.

OZAWA, E.; NOGUCHI, S.; MIZUNO, Y.; HAGIWARA, Y., y YOSHIDA M.: «From dystrophinopathy to sarcoglycanopathy: evolution of a concept of muscular dystrophy». *Muscle Nerve, 21*: 421-438, 1998.

PARTRIDGE, T.: *Molecular and Cell Biology of Muscular Dystrophy (Molecular and Cell Biology of Human Diseases, No 3)*. Chapman & Hall, 1993.

SVENSSON, E. C.; TRIPATHY, S. K., y LEIDEN, J. M.: «Muscle-based gene therapy realistic possibilities for the future». *Molecular Medicine Today, 2*: 166-172, 1996.

TEIJEIRA-BAUTISTA, S.; GARCÍA-GARCÍA, D.; TEIJEIRO-FERREIRA, A.; FERNÁNDEZ-HOJAS, R.; FERNÁNDEZ-RODRÍGUEZ, J. M., y NAVARRO-FERNÁNDEZ-BALBUENA, C.: «Dystrophinopaties, congenital muscular dystrophy, limb-girdle dystrophies update classification». *Revista de Neurología, 26*: 1021-1026, 1998.

TONIOLO, D., y MINETTI, C.: «Muscular dystrophies: alterations in a limited number of cellular pathwais?» *Current Opinion in Genetics & Development, 9*: 275-282, 1999.

VAN ESSEN, A. J.; KNEPPERS, A. L.; VAN DER HOUT, A. H.; SCHEFFER, H.; GINJAAR, I. B.; TEN KATE, L. P.; VAN OMMEN, G. J.; BUYS, C. H., y BAKKER, E.: «The clinical and molecular genetic approach to Duchenne and Becker muscular dystrophy: an updated protocol». *J Med Gen, 34*: 805-812, 1997.

VAN DEUTEKOM, J. C. T.; HOFFMAN, E. P., y HUARD, J.: «Muscle maturation: implications for gene therapy». *Mol Med Today, 4:* 214-220, 1998.

16

Patología mitocondrial

M. J. López Pérez y J. Montoya Villarroya

1. INTRODUCCIÓN

Las mitocondrias son organelas citoplásmicas con doble membrana cuya función consiste en producir energía para la célula. La mayor parte del ATP celular se sintetiza en las mitocondrias, en la fosforilación oxidativa (OXPHOS) en los complejos I, II, III, IV y V de la cadena respiratoria. La biosíntesis de estos complejos es el resultado de la acción complementaria del genoma nuclear y del mitocondrial (DNA mitocondrial o mtDNA). Casi todas las proteínas mitocondriales, incluyendo los péptidos integrantes de los complejos de la cadena respiratoria, están codificados por el DNA nuclear. Por el contrario, el mtDNA codifica tan sólo algunas subunidades de los complejos respiratorios y la maquinaria de RNA necesaria para llevar a cabo la biosíntesis de las proteínas mitocondriales. En 1988, se describieron por primera vez mutaciones del mtDNA que producían enfermedades en el ser humano. Desde ese momento hasta la actualidad, se han descrito numerosas mutaciones en el mtDNA, y algunas en el DNA nuclear, que son responsables de muy diversas afecciones.

2. ORGANIZACIÓN DEL DNA MITOCONDRIAL DEL SER HUMANO

El DNA mitocondrial del ser humano es una molécula circular cerrada, de 16 569 pares de bases, cuya secuencia se ha determinado totalmente. Este DNA codifica 37 genes que corresponden a dos RNA ribosómicos (rRNA), componentes de los ribosomas mitocondriales (rRNA 12S y 16S), 22 RNA de transferencia (tRNA), empleados en la traducción de los RNA mensajeros, y 13 proteínas componentes de los complejos respiratorios de la mitocondria. Como se ha señalado antes, estos complejos están formados por una serie de polipéptidos codificados, tanto por el DNA nuclear, como por el mitocondrial. Así, el complejo I (NADH: ubiquinona oxidorreductasa) está formado por unos 40 polipéptidos, de los cuales siete están codificados por el DNA mitocondrial (ND 1, 2, 3, 4, 4L, 5, 6); el complejo II (succinato:ubiquinona oxidorreductasa) contiene cuatro polipéptidos, todos ellos de origen nuclear; el complejo III (ubiquinol:citocromo c oxidorreductasa) tiene unos 11 polipéptidos, con sólo uno de ellos, el apocitocromo b (cytb), de origen mitocondrial; el complejo IV (citocromo c oxidasa) está compuesto por 13 subunidades, estando tres de ellas codificadas por el DNA mitocondrial (COI, II, III); y el complejo V (ATP sintasa) consta de dos subunidades de origen mitocondrial, de las 14 que contiene (ATPasa 6 y 8) (Fig.16-1).

Una de las características más llamativas del DNA mitocondrial es que presenta una organización genética extremadamente compacta, como se observa en la Figura 16-2, donde se muestra el mapa genético del DNA mitocondrial humano. Éste se encuentra prácticamente ocupado por genes dispuestos en las dos cadenas. La única excepción es un segmento de DNA de 1122 pb, cerca del origen de replicación de una de las cadenas, que incluye el bucle de desplazamiento (bucle D). En particular, la cadena pesada H se encuentra saturada por genes que codifican los 2 rRNA, 14 tRNA y 12 polipéptidos. La cadena ligera L contiene información únicamente para 8 tRNA y un polipéptido ND6. Todos estos genes carecen de intrones.

En la cadena pesada, los genes se disponen uno a continuación del otro, sin o con sólo de uno a tres nucleótidos intermedios, careciendo por tanto de tramos no codificantes. Además, la mayor parte de los genes que codifican proteínas carecen de un codón de terminación. En estos casos, se ha observado que estos genes presentan una T o TA después del último codón con sentido, y que estas bases preceden al extre-

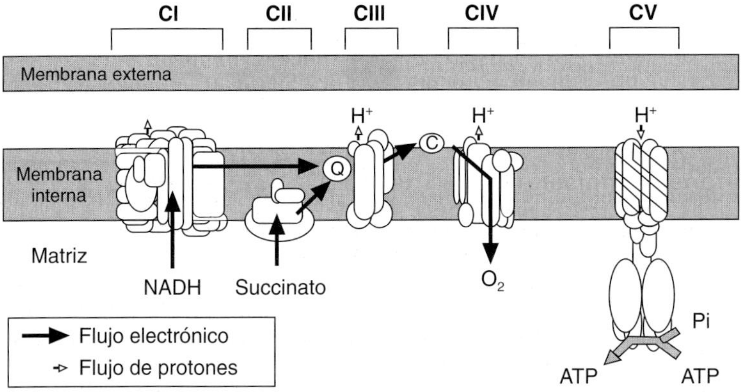

Complejo	Nombre	Subunidades	Subunidades codificadas por el mtDNA
I	NADH: ubiquinona oxidorreductasa	~40	7 (ND 1, 2, 3, 4, 4L, 5, 6)
II	Succinato: ubiquinona oxidorreductasa	4	0
III	Ubiquinol: citocromo c oxidorreductasa	11	1 (cit b)
IV	Citocromo c oxidasa	13	3 (COI, COII, COIII)
V	ATP sintasa	14	2 (ATPasa 6, 8)

Figura 16-1. Sistema mitocondrial de la fosforilación oxidativa (OXPHOS). En la parte superior, se muestra el flujo electrónico y protónico de los complejos respiratorios que producen, finalmente, la biosíntesis de ATP. La parte inferior muestra la composición de subunidades de los complejos de la cadena respiratoria y la ubicación de los genes que los codifican.

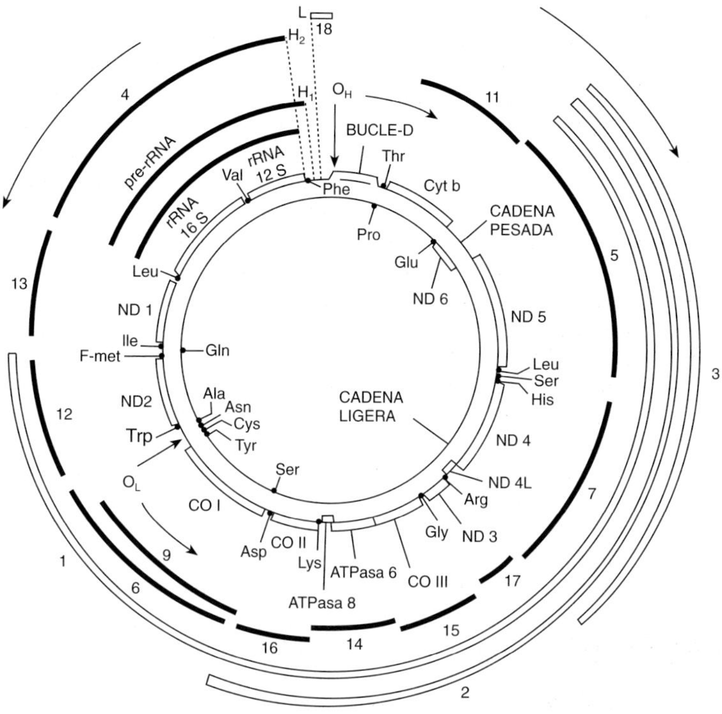

Figura 16-2. Mapa genético y de transcripción del DNA mitocondrial humano. Los dos círculos interiores representan las dos cadenas del DNA mitocondrial con los genes que codifican: RNA ribosómicos (rRNA), RNA de transferencia, señalados con la abreviatura del aminoácido específico que les corresponde, y marcos de lectura o secuencias codificantes de proteínas. Las barras del 1 al 18 representan los diferentes productos de transcripción que no son tRNA. Su numeración responde al diferente tamaño de los RNA, según se observa en su separación electroforética. 1,2 y 3 son RNA transcritos de la cadena ligera. El prRNA es el precursor de los rRNA 12S y 16S. La casi totalidad de los restantes contienen marcos de lectura de péptidos codificados en la cadena H. Las flechas superiores de la izquierda y derecha indican la dirección de la transcripción de la cadena pesada y ligera, respectivamente. O_H y O_L simbolizan el origen de síntesis de la cadena pesada y ligera. Las flechas a la derecha de O_H y debajo de O_L indican la dirección de la síntesis de la cadena pesada y ligera. CO: subunidades de citocromo c oxidasa; Cyt b: citocromo b; ND: subunidades de NADH deshidrogenasa.

mo 5' del gen adyacente. El codón de terminación UAA de los mRNA se forma tras la transcripción, por poliadenilación, del extremo 3'. A pesar de que los genes se disponen en ambas cadenas del DNA, no existe solapamiento entre ellos, excepto en la cadena pesada, donde hay un solapamiento de los patrones de traducción de las subunidades 6 y 8 de la ATPasa (46 nt) y de ND4 y 4L (7nt).

Otra de las características peculiares de la organización genética del DNA mitocondrial es la distribución más o menos homogénea de los genes de los tRNA a lo largo de la secuencia del DNA. En la cadena pesada, éstos separan casi con absoluta regularidad los genes de los rRNA y los que codifican proteínas.

El código genético utilizado por las mitocondrias para traducir sus genes presenta algunas diferencias en la lectura de codones con respecto al código universal. La comparación de la secuencia de nucleótidos del DNA mitocondrial humano con la secuencia de algunas proteínas codificadas por éste ha mostrado que el codón UGA codifica triptófano, en lugar de ser uno de los codones de terminación. Asimismo, además de AUG, la mitocondria utiliza AUA y AUU como codones de iniciación, mientras que AGA y AGG, codones de arginina en el código universal, son señales de terminación. Éstas u otras alteraciones semejantes se han encontrado en las mitocondrias de todos los organismos estudiados.

Otra de las características sorprendentes del sistema genético mitocondrial es el uso de un modelo de reconocimiento de codones diferente, que permite la lectura del código genético con un número de tRNA menor del requerido para el código universal. El análisis de la secuencia completa del mtDNA del ser humano ha de mostrado la existencia de sólo 22 genes para los tRNA, que pueden, sin embargo, leer todo el código genético mitocondrial. Este nuevo modelo de reconocimiento consiste en la interacción de dos de cada tres bases entre codón y anticodón. Este hecho permite reducir el número de tRNA necesarios, de forma que bastan 22 genes para codificar todos los tRNA necesarios para la síntesis de proteínas codificadas en la organela.

3. GENÉTICA MITOCONDRIAL

La genética mitocondrial presenta una serie de características muy particulares: responde a un modelo de herencia materna, presenta segregación mitótica, y muestra una elevada tasa de mutación y acumulación de mutaciones en su DNA.

El DNA mitocondrial se transmite con un patrón de herencia no mendeliano, heredándose exclusivamente por vía materna. La madre transmite su genoma mitocondrial a todos sus hijos. Las hijas lo hacen a todos los miembros de la siguiente generación y así sucesivamente (Fig. 16-3). Esto es una consecuencia del elevadísimo número de moléculas de DNA mitocondrial que existe en los óvulos (varios cientos de miles), mientras que el espermatozoide apenas tiene unos pocos cientos, que apenas penetran en el óvulo. Además, las mitocondrias paternas que pueden penetrar en el óvulo son finalmente eliminadas.

La segregación mitótica (Fig. 16-4) significa que el fenotipo de una línea celular determinada puede variar durante la división celular. Esta violación de las leyes de Mendel se debe a una diferente distribución de los DNA mutantes en las células hijas. Todas las células de una persona normal tienen el mismo DNA mitocondrial (idéntica secuencia), es decir, son homoplásmicas. Sin embargo, en la célula pueden aparecer moléculas de DNA mitocondrial mutadas que pueden coexistir con el DNA normal (heteroplasmia). En este caso, con la división celular, las mitocondrias se distribuyen al azar entre las células hijas, pudiendo dar lugar, a lo largo de las divisiones, a tres genotipos diferentes: homoplásmico para el DNA mitocondrial normal, heteroplásmico y homoplásmico para el

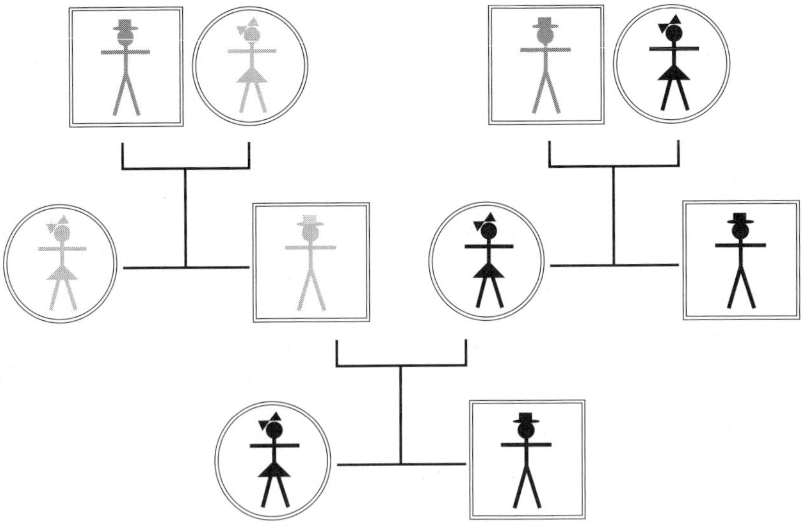

Figura 16-3. Representación de la herencia materna de caracteres ligados al mtDNA. Obsérvese que el carácter genético femenino predomina siempre sobre el masculino. Este comportamiento sólo puede responder a un carácter ligado al mtDNA.

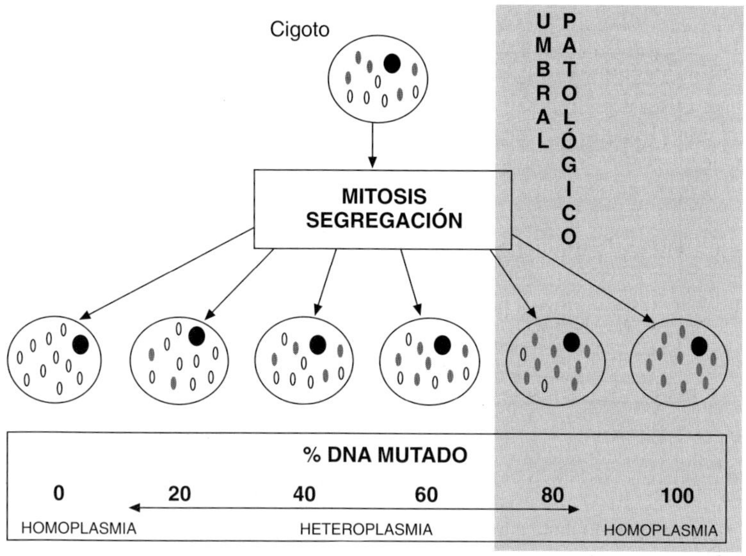

Figura 16-4. Representación de la segregación mitótica del mtDNA durante la embriogénesis. Las mitosis sucesivas durante la embriogénesis y la segregación asimétrica del citoplasma pueden hacer que exista una diferente proporción de mtDNA mutado en las diferentes líneas celulares. La coexistencia en una célula de mtDNA normal y mutado, sea cual sea su porcentaje, se denomina heteroplasmia. Por el contrario, la presencia de sólo uno u otro produce una homoplasmia.

DNA mutado. El fenotipo de una célula que posee moléculas de DNA mitocondrial mutadas depende del porcentaje de DNA defectuoso que exista en la célula, es decir, del grado de heteroplasmia. Cuando el porcentaje de moléculas de DNA mutadas es pequeño, se produce una complementación de la función con las moléculas de DNA normal y no se manifiesta el defecto genético. Sin embargo, al aumentar el DNA mutado se hace patente el fenotipo patogénico. Es decir, las mutaciones patogénicas del DNA mitocondrial se expresan de acuerdo con un efecto umbral. Cuando la disminución de la producción de ATP por la presencia de mitocondrias defectuosas llega a estar por debajo de los mínimos de energía necesarios para el funcionamiento de los tejidos, se produce la aparición de la patogenicidad. Los tejidos dependen, en diverso grado, de la energía producida por la mitocondria, y el número de organelas y de moléculas de DNA es diferente en cada tejido. Los tejidos que preferentemente se afectan son los de la visión, el sistema nervioso central, el músculo, el corazón, los islotes pancreáticos, el riñón y el hígado (Fig. 16-5). En la gravedad de las manifestaciones clínicas de la enfermedad intervienen varios factores: la naturaleza de la mutación, el grado de heteroplasmia, los requerimientos energéticos del tejido y la capacidad del tejido para compensar el daño celular.

Cada persona nace con una determinada capacidad OXPHOS. Las mutaciones somáticas que se acumulan en el mtDNA de los tejidos posmitóticos a lo largo de la vida disminuyen la capacidad bioenergética de los tejidos (sistema nervioso central, músculo, miocardio). En la población con genotipo normal, se produce la muerte de la persona antes de atravesar el umbral patológico. Sin embargo, las personas que nacen con una capacidad disminuida producida, por una serie de mutaciones heredadas, y empiezan en un nivel inferior, pueden sufrir antes las consecuencias patológicas que afectan, en primer lugar, a los tejidos con mayor requerimiento energético. De esta forma, provocan las primeras manifestaciones y la paulatina progresión de la enfermedad, a la vez que se contribuye al proceso de envejecimiento (Fig. 16-5).

Los radicales libres de oxígeno (ROS) son subproductos de la actividad OXPHOS. Su acumulación produce lesiones en las membranas, las proteínas y el DNA. Aunque los ROS son eliminados por diferentes sistemas metabólicos antioxidantes, es evidente que a lo largo de la

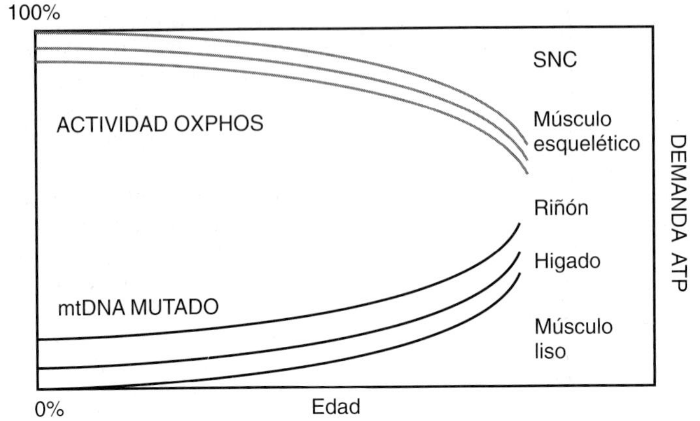

Figura 16-5. Daño genético y OXPHOS en relación con la edad. Relación entre la aparición de las mutaciones o daños en el mtDNA (representado en la parte inferior de la figura) y la disminución de la capacidad OXPHOS (representado en la parte superior de la figura) en relación con la edad.

vida celular y del organismo se va acumulando un daño oxidativo no reparable. Se sabe que el deterioro celular progresivo asociado al envejecimiento se acompaña de una caída de la función OXPHOS, y que la ausencia de histonas hace más vulnerable al mtDNA frente a esta toxicidad de los ROS. Se cree que la acumulación de lesiones en el mtDNA podría producir una disminución de la actividad OXPHOS, incrementando a su vez la producción de ROS y aumentando la lesión del mtDNA de forma redundante. Desde luego, se ha comprobado que se produce un aumento de la cantidad de deleción común del mtDNA (véase más adelante), una deleción de 4.9 Kb muy extendida en diferentes órganos y cuya proporción aumenta con la edad de las personas. Sin embargo, esta deleción se encuentra en muy baja proporción en la célula (menos del 1 % del mtDNA total) y no parece desempeñar un papel patogénico.

Recientemente, a finales de 1999, se describió por primera vez (por el grupo de Giusseppe Attardi) la aparición durante el envejecimiento de mutaciones en la región reguladora de la replicación del mtDNA. Estas mutaciones no existen en las personas jóvenes, aunque sí aparecen en los ancianos y producen deficiencias del funcionamiento OXPHOS celular. Aunque no se conoce el mecanismo molecular por el que estas mutaciones aparecen, este resultado abre un nuevo e importante aspecto en el campo de la genética mitocondrial; la aparición espontánea de mutaciones en el mtDNA durante el envejecimiento podría explicar la conocida disminución de actividad OXPHOS asociada a la edad.

Otra de las características particulares del DNA mitocondrial de los animales es que presenta una elevada tasa de mutación, que es 10 a 20 veces superior a la del DNA nuclear. Una de las consecuencias de la rapidez de la evolución es que existe una gran variación de las secuencias entre las especies e incluso entre los componentes de una misma especie. Se puede calcular que dos individuos difieren en, al menos, unos 70 nucleótidos en su secuencia. Estas diferencias permiten realizar estudios sobre la filogenia y la estructura de las poblaciones.

4. VARIANTES GENÉTICAS DEL DNA MITOCONDRIAL

Los estudios sobre la variabilidad genética del mtDNA han demostrado claramente que existe una correlación directa entre dicha variedad y el origen étnico y geográfico de cada persona. Así, las primeras investigaciones realizadas con los polimorfismos de longitud de los fragmentos de restricción del mtDNA de las personas de África, Asia, Europa y América revelaron que el 90 % de los africanos poseía un lugar de restricción en la posición 3592 (definido por el cambio G3594A), que no se encuentra en ninguno de los sujetos asiáticos, europeos o americanos analizados. Numerosos estudios posteriores han demostrado que todos los mtDNA forman parte de un único árbol filogenético de unos 150 000 años de antigüedad, y que la mayor variabilidad y la raíz más profunda del árbol se encuentran efectivamente en África (Fig. 16-6).

Cuando las mujeres africanas migraron para colonizar nuevas tierras, se produjeron mutaciones adicionales en el mtDNA, que llegaron a establecerse produciendo variaciones (polimorfismos) específicas de cada continente. De esta forma, la gran mayoría de los mtDNA pertenecientes a sujetos europeos, asiáticos, americanos y africanos están definidos por varios polimorfismos específicos de cada continente. Estos polimorfismos mitocondriales dan lugar, por tanto, a diferentes grupos genéticos (haplogrupos), característicos de cada continente (Fig. 16-7).

El mtDNA africano es el que tiene mayor diversidad y antigüedad, y como ya se ha comentado, el origen de todos los demás. En Asia, se apreció una distribución diferente de los distintos haplogrupos entre las zonas del Norte y el Sur, reflejándose una dicotomía existente en la población asiática. En América, se produjeron dos migraciones procedentes de Asia: una de los haplogrupos A, C y D, que sucedió hace 26 000-34 000 años, y otra posterior hace, 12 000-15 000 años, formada por ancestros del haplogrupo B.

La primera división de la población europea se establece por la presencia o ausencia de un sitio de corte en el nucleótido 10 394. Debido a que se encuentra la misma dicotomía en los mtDNA procedentes de África, Asia y América, se cree que este polimorfismo es muy antiguo, además de útil para datar la radiación de las poblaciones. Según esta mutación, los haplogrupos se dividen en dos grandes grupos: los que la tienen (I, J, K y M) y los que no la poseen (H, V, T, U, W y X) (Fig. 16-7). Cada uno de estos haplogrupos se define por una serie de polimorfismos estables en la región codificante del mtDNA. De esta forma, se confirman los haplogrupos encontrados anteriormente y aparecen otros adicionales.

Al buscar estos haplogrupos en poblaciones no europeas, se ha llegado a la conclusión de que al menos siete de ellos (H, I, J, K, T, V y W) están confinados exclusivamente en Europa y, probablemente, se originaron en una población ancestral caucasoide tras su separación genética de los progenitores africanos y asiáticos. El

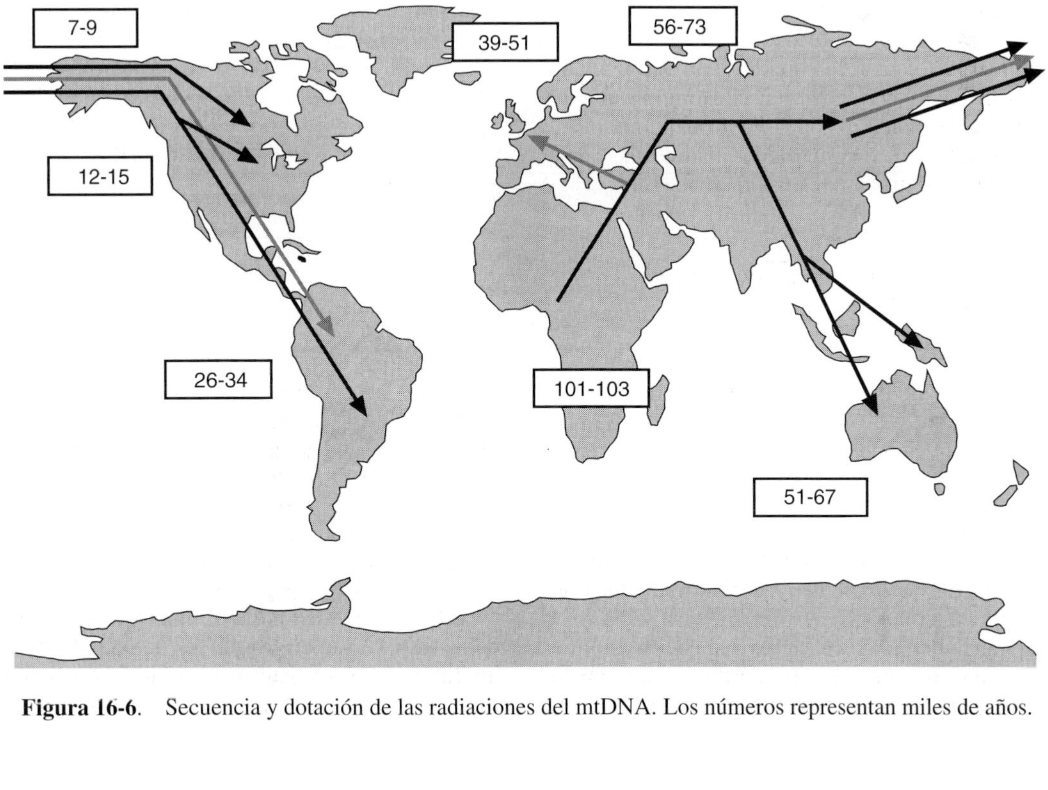

Figura 16-6. Secuencia y dotación de las radiaciones del mtDNA. Los números representan miles de años.

Continente	Haplogrupo	Mutaciones (que definen cada haplogrupo)	Población %
ÁFRICA	L	+10 394 +3592	70-100
	L1	+10 806	34
	L2	+16 389 –16 390	42
	Pro europeos	–10 394	4
ASIA	A	–10 394 –10%397 +663	12
	B	–10 394 –10 397 9-depleción	4
	F	–10 394 –10 397 –12 406	4
	C	+10 394 +10 397 –13 259 +13 262	21
	D	+10 394 +10 397 –5176	14
	E	+10 394 +10 397 –7598	
	G	+10 394 –10 397 +4830 +4831	
	«M»	+10 394 +10 397	53.6-57
AMÉRICA	A	–10 395 –10 397 +663	39
	B	–10 394 –10 397 9-depleción	24.8
	C	+10 394 +10 397 –13 259 +13 262	18.2
	D	+10 394 +10 397 –5176	17.9
EUROPA	H	–10 394 –7025	40
	I	+10 394 –1715 –4259 +8249 +10 028 +16 389	2-7.4
	J	+10 394 –13 704 –16 065	3-14.2
	K	+10 394 –9052 +12 308	4-13.5
	M	+10 394 +10 397	0-2
	T	–10 394 +13 366 +15 606 –15 925	4.4-21
	U	–10 394 +12 308	10-16
	V	–10 394 –4577	4-5
	W	–10 394 –8249 –8994	2-4
	X	–10 394 –1715	

Figura 16-7. Haplogrupos hallados en cada continente. Se muestran los haplogrupos y las mutaciones que causan los diferentes polimorfismos que se agrupan en cada haplogrupo, así como las frecuencias calculadas en cada población continental.

haplogrupo U, por el contrario, se encuentra en escasa proporción en la población africana, con la que lo comparte, y por la edad estimada parece haber surgido en África, desde donde pasaría a Europa. El haplogrupo X también lo comparten otras poblaciones de origen no caucásica, como los amerindios del norte. El haplogrupo M, característico de la población asiática, y en ocasiones, el haplogrupo L africano, sobre todo en los países del sur, también se encuentran en Europa, aunque en mucha menor proporción.

La distribución de los diez haplogrupos en la población de origen caucásico varía según la población analizada, pero, en general, se observa que el haplogrupo H es el mayoritario, englobando aproximadamente al 40 % de la población, y que los haplogrupos J, K, T y U son bastante comunes y compartidos por todas las poblaciones. El resto, los haplogrupos I, V, W y X, son menos abundantes. Destaca la gran variabilidad de la distribución de los haplogrupos T y K, de acuerdo con la zona geográfica estudiada.

5. ENFERMEDADES MITOCONDRIALES: DEFINICIÓN Y TIPOS

En primer lugar, es preciso indicar que debe considerarse como enfermedad mitocondrial a aquélla cuyo fenotipo patogénico primario consiste en un déficit de su capacidad respiratoria, del consiguiente déficit de la biosíntesis celular de ATP (déficit de la OXPHOS), o ambos (Figura 16-8). Otras enfermedades pueden presentar, de forma secundaria, un déficit de la OXPHOS, pero ésta no es la causa primaria de la enfermedad, por lo que no son, en sentido estricto, una enfermedad mitocondrial.

La mayor parte, aunque no todas estas enfermedades, presenta una serie de datos clínicos que les caracterizan. El más común de los hallazgos morfológicos consiste en la aparición de fibras rojas rotas (RRF), que son fibras musculares que acumulan mitocondrias bajo la membrana del sarcolema. Otro hallazgo común consiste en la aparición de fibras que presentan una tinción negativa para la citocromo c oxidasa (complejo IV) y muy exacerbada para la succinato deshidrogenasa (complejo II). Estos datos morfológicos son característicos de las enfermedades con disfunciones musculares cuando éstas ya se encuentran plenamente desarrolladas. Sin embargo, no se observan en la mayoría de los pacientes que son niños, ni en enfermedades sin disfunciones musculares, como la neuropatía óptica hereditaria de Leber, el síndrome de Pearson o el síndrome de Leigh.

Las enfermedades mitocondriales que se conocen hasta la fecha son todas de origen genético (Fig. 16-9). La mayor parte de ellas están causadas por mutaciones en el mtDNA, y entre éstas, casi todas responden a una herencia materna, lo que indica que se deben a mutaciones transmitidas por la madre. Se producen, fundamentalmente, por mutaciones puntuales (Fig. 16-10), aunque en algunos casos aparecen deleciones o duplicaciones del mtDNA, no heredadas por vía materna, que aparecen de forma espontánea y que se deben, por tanto, a alteraciones genéticas del mtDNA aparecidas tempranamente en la embriogénesis.

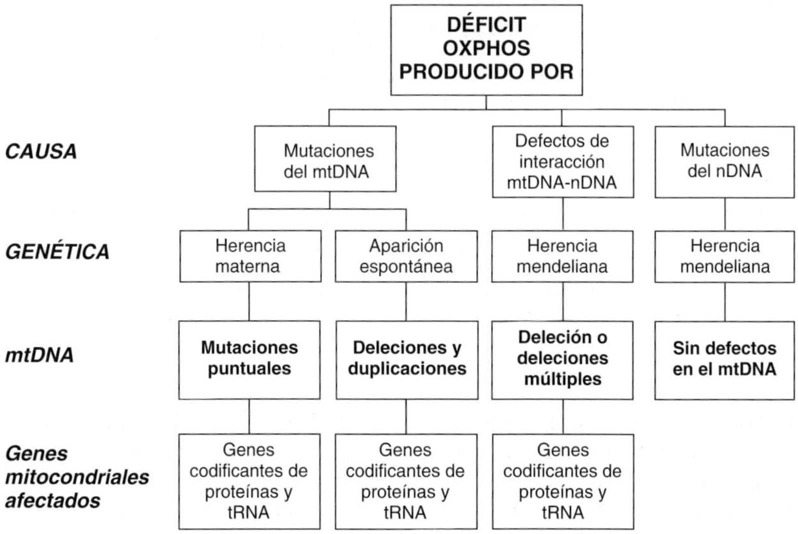

Figura 16-8. Clasificacion esquemática de las enfermedades mitocondriales.

ENFERMEDADES MITOCONDRIALES PRODUCIDAS POR MUTACIONES PUNTUALES

CPEO	OFTALMOPLEJÍA EXTERNA PROGRESIVA CRÓNICA
LHON	NEUROPATÍA ÓPTICA HEREDITARIA DE LEBER
LIMM	MIOPATÍA NITOCONDRIAL INFANTIL MORTAL
MELAS	ENCEFALOPATÍA MITOCONDRIAL, ACIDOSIS LÁCTICA Y ACCIDENTES CEREBROVASCULARES
MICM	MIOCARDIOPATÍA HEREDADA DE FORMA MATERNA
MERRF	EPILEPSIA MIOCLÓNICA CON FIBRAS ROJAS ROTAS
MILS	SÍNDROME DE LEIGH HEREDADO DE FORMA MATERNA
MIM	MIOPATÍA HEREDADA DE FORMA MATERNA
NARP	NEUROPATÍA, ATAXIA Y TETINITIS PIGMENTARIA
PEO	OFTALMOPLEJÍA EXTERNA PROGRESIVA
OTROS	

ENFERMEDADES MITOCONDRIALES PRODUCIDAS POR DELECIONES EN EL mtDNA

DIDMOAD	DIABETES INSÍPIDA, DIABETES MELLITUS, ATROFIA ÓPTICA Y SORDERA
KSS	SÍNDROME DE KEARNS-SAYRE
MM	MIOPÍA MITOCONDRIAL
MNGIE	SÍNDROME DE ENCEFALOPATÍA NEUROGASTROINTESTINAL MITOCONDRIAL
SÍNDROME DE PEARSON	

ENFERMEDADES ASOCIADAS A HAPLOGRUPOS MITOCONDRIALES

DIDMOAD	DIABETES INSÍPIDA, DIABETES MELLITUS, ATROFIA ÓPTICA Y SORDERA
MIGRAÑA ASOCIADA A ACCIDENTE CEREBRO-VASCULAR	
ESCLEROSIS MÚLTIPLE	
ASTENOZOOSPERMIA	

ENFERMEDADES MITOCONDRIALES PRODUCIDAS POR ALTERACIONES EN LA COMUNICACIÓN ENTRE LOS GENOMAS NUCLEAR Y MITOCONDRIAL

SÍNDROME CON DELECIONES MÚLTIPLES
SÍNDROME CON DEPLECIÓN DEL mtDNA

ENFERMEDADES MITOCONDRIALES PRODUCIDAS POR MUTACIONES EN EL DNA NUCLEAR

SÍNDROME DE LEIGH

ENFERMEDADES MITOCONDRIALES ASOCIADAS CON ENFERMEDADES NEURODEGERATIVAS

ENFERMEDAD DE ALZHEIMER
ENFERMEDAD DE PARKINSON

Figura 16-9. Glosario de enfermedades mitocondriales producidas por alteraciones geneticas. Se indican las abreviaturas mas utilizadas. A lo largo del texto, se ha podido comprobar que la clasificación de una enfermedad en un tipo u otro no es siempre exclusiva. Un ejemplo claro es la DIDMOAD, que presenta una genética mendeliana, está asociada en unos casos a deleciones y, además, está ligada al haplogrupo T. Por otro lado, tanto el resto del grupo de enfermedades asociadas con haplogrupos como las disfunciones mitocondriales de enfermedades neurodegenerativas no pueden considerarse aún como enfermedades mitocondriales primarias en el sentido que se indica en el texto, pero existen pruebas sugestivas de que podrían serlo.

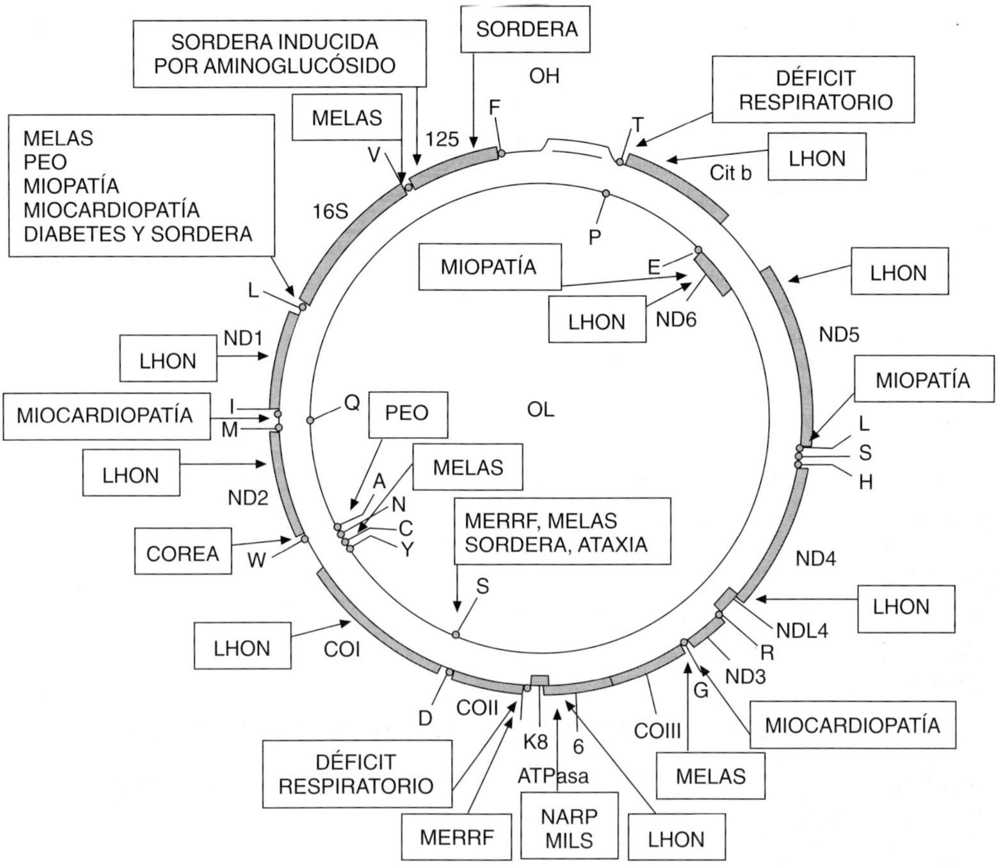

Figura 16-10. Mapa de morbilidad del mtDNA humano. Se señalan los genes en los que aparecen mutaciones puntuales responsables de enfermedades mitocondriales. Las abreviaturas de los genes son las usadas en las Figuras 16-1 y 16-2, y las de las enfermedades las usadas en la Figura 16-9.

Sin embargo, cada vez se van conociendo más enfermedades mitocondriales que obedecen a una herencia mendeliana, lo que indica que están causadas por mutaciones en el DNA nuclear. Estas mutaciones pueden producir, en algunos casos, alteraciones genéticas del mtDNA, como deleciones múltiples o disminución del número de copias del mtDNA. En estos casos, la causa evidente de la disfunción de la OXPHOS es una mutación nuclear que afecta a las proteínas mitocondriales o a su entrada en la mitocondria, que mantienen el sistema biogenético mitocondrial. Por consiguiente, se producen alteraciones genéticas del mtDNA que traen consigo un déficit de la OXPHOS.

Finalmente, también se han descrito recientemente mutaciones del DNA nuclear que afectan directamente a subunidades codificadas en el DNA nuclear de los complejos respiratorios o a su entrada a la mitocondria, y que producen déficit de la OXPHOS sin afectar al mtDNA.

6. ALTERACIONES GENÉTICAS DEL mtDNA. MUTACIONES PUNTUALES

Una variedad importante de enfermedades presenta la doble característica de responder a una herencia materna y presentar mutaciones puntuales del mtDNA. En muchos casos, el comportamiento deficiente de la OXPHOS ya se ha demostrado, y en otros, está pendiente de demostrar. Sin embrago, la doble característica antes señalada hace que sean consideradas casi con certeza como enfermedades mitocondriales. Estas mutaciones y sus enfermedades se señalan en la Figura 16-11, y las más significativas de ellas se describen a continuación.

6.1. Neuropatía óptica hereditaria de Leber (LHON)

La neuropatía óptica hereditaria de Leber es una enfermedad caracterizada por la pérdida bilateral de la visión central, debido a la atrofia del nervio óptico. La ceguera suele aparecer entre los 20 y los 30 años de edad, y afecta más a los varones que a las mujeres. Fue la primera enfermedad humana que se asoció con una mutación en el DNA mitocondrial heredada por vía materna.

Tres mutaciones puntuales del mtDNA (Figs. 16-10 y 16-11) producen el 90 % de los casos de LHON. Estas mutaciones causan por sí mismas, sin necesidad de estar asociadas a otras mutaciones, casos graves de LHON, y por ello se denominan mutaciones primarias. Se producen en los nucleótidos 11 778, 3460 y 14 484. La mutación 11 778 es la más común de las tres, aparece en un 50 % de los casos de LHON y produce la forma más grave de la enfermedad.

La mutación 3460 aparece en los pacientes de LHON con un alto porcentaje de heteroplasmia. Está distribuida de forma aleatoria en el árbol filogenético entre todos los haplogrupos que caracterizan a la población europea, comportamiento que sería el esperado en una mutación que no requiriera mutaciones adicionales para provocar la expresión de la enfermedad y que fuera eliminada rápidamente de la población, junto al mtDNA en el que apareciera, debido a la presión negativa producida por el fenotipo patológico.

La mutación homoplásmica 14 484 parece ser menos patogénica que las otras dos mutaciones primarias. Está asociada intensamente al haplogrupo J, ya que el 75 % de los pacientes con LHON para la mutación 14 484 están asociados con el haplogrupo J, y está acompañada por varias mutaciones secundarias e incluso por la 15 257 (véase más adelante).

La mutación 11 778 (heteroplasmia del 32 %) está distribuida entre todos los haplogrupos, aunque parece estar ligeramente asociada al haplogrupo J (seis veces más asociada a este haplogrupo de lo que cabría esperar en una distribución aleatoria), poniéndose así de manifiesto su origen múltiple y reciente, propio de una mutación grave. Estos resultados sugieren que en el haplogrupo J aumenta la penetrancia de las mutaciones 11 778 y 14 484, así como el riesgo de expresión de la enfermedad, más que en los otros haplogrupos.

Otras dos mutaciones que producen LHON (5744 y 15 257) se consideran mutaciones intermedias, por la gravedad de los pacientes en los que se encuentran, y son menos frecuentes. El resto de las mutaciones (mutaciones secundarias) aparecen de forma homoplásmica, asociadas entre sí o con mutaciones primarias. Probablemente, no son mutaciones patogénicas por sí mismas, sino que facilitan la penetrancia de otras mutaciones que sí lo son. Se ha comprobado que estas mutaciones secundarias (Figs. 16-10 y 16-11) no se distribuyen de forma aleatoria, sino que forman asociaciones específicas que caracterizan haplogrupos, con polimorfismos muy antiguos que siempre aparecen asociados en combinaciones bien definidas y en forma homoplásmica. Se han observado también en la población general, como corresponde a los polimorfismos neutros o de bajo riesgo. En todo caso, queda por aclarar la razón por la que estas mutaciones afectan tan específicamente a la retina. Tampoco se conoce el motivo por el que la penetrancia es mayor en los varones y, en definitiva, el mecanismo molecular de su patogenicidad.

6.2. Epilepsia mioclónica con fibras rojas rotas (MERRF)

La MERRF es una enfermedad de herencia materna que se caracteriza por epilepsia mioclónica, convulsiones generalizadas y miopatía con presencia de fibras rojas rotas. Los síntomas clínicos pueden constituir demencia, sordera, neuropatía, atrofia óptica, insuficiencia respiratoria y miocardiopatía.

Dos mutaciones en el gen del $tRNA^{Lys}$ se han asociado a la MERRF. Estas mutaciones se producen en los nucleótidos 8344 y 8356 (Figs. 16-10 y 16-11), provocando el cambio A→G y T→C, respectivamente. La primera de las mutaciones se ha asociado con la MERRF en el 80-90 % de los casos. La gravedad de la enfermedad está relacionada claramente con la edad. Las personas jóvenes que tienen alrededor del 85 % del DNA mutado son clínicamente normales, y requieren una presencia de la mutación

MUTACIONES PUNTUALES EN EL mtDNA Y ENFERMEDADES ASOCIADAS

Enfermedad	Mutación en el mtDNA	Gen afectado
LHON		
Mutaciones primarias	G3460A	ND1
	G11778A	ND4
	T14484C	ND6
Mutaciones intermedias	G5244A	ND2
	G15257A	Citocromo b
Mutaciones secundarias	T3394C	ND1
	T4160C	ND1
	T4216C	ND1
	A4917G	ND2
	G7444A	CO I
	T9101C	ATPasa 6
	G9438A	CO III
	G9804A	CO III
	G13708A	ND5
	G13730A	ND5
	G14459A	ND6
	G15812A	Citocromo b
NARP	T8993G	ATPasa 6
Leigh (MILS)	T8993G	ATPasa 6
	T8993C	ATPasa 6
MELAS	A3243G	$tRNA^{Leu(UUR)}$
	C3256T	$tRNA^{Leu(UUR)}$
	T3271C	$tRNA^{Leu(UUR)}$
	T3291C	$tRNA^{Leu(UUR)}$
	T9957C	CO III
MERRF	A8344G	$tRNA^{Lys}$
	T8356C	$tRNA^{Lys}$
Diabetes y sordera	A3243G	$tRNA^{Leu(UUR)}$
Miocardiopatía	A3260G	$tRNA^{Leu(UUR)}$
	3303T	$tRNA^{Leu(UUR)}$
	A4269G	$tRNA^{Ile}$
	A4300G	$tRNA^{Ile}$
	A4317G	$tRNA^{Ile}$
	C4320T	$tRNA^{Ile}$
	G8363A	$tRNA^{Lys}$
	T9997C	$tRNA^{Gly}$
Miopatía mitocondrial	T3250C	$tRNA^{Leu(UUR)}$
	A3302G	$tRNA^{Leu(UUR)}$
	C15990T	$tRNA^{Pro}$
Sordera inducida por aminoglucósidos	A1555G	12S rTNA
Sordera neurosensitiva	T7445C	$tRNA^{Ser (UCN)}$
Anemia sideroblástica	G12301A	$tRNA^{Leu(CUN)}$
Lipomatosis múltiple simétrica	A8344G	$tRNA^{Lys}$
PEO	A3243G	$tRNA^{Leu(UUR)}$
	A5692G	$tRNA^{Asn}$
	G5703A	$tRNA^{Asn}$
	C3256T	$tRNA^{Leu(UUR)}$
LIMM	A15923G	$tRNA^{Thr}$
Muerte súbita	A3251G	$tRNA^{Leu(UUR)}$
Necrosis bilateral del estriado	T9176C	ATPase 6
	T8851C	ATPasa 6
Multisistémicas	A3251G	$tRNA^{Leu(UUR)}$
	A3252G	$tRNA^{Leu(UUR)}$
	C3256T	$tRNA^{Leu(UUR)}$
Corea y demencia	G5549A	$tRNA^{Trp}$
LHON y distonía	G14459A	ND6
Diabetes y miopatía	T14709C	ND6

Figura 16-11. Mutaciones puntuales del mtDNA. Las abreviaturas son las indicadas en la Figura 16-9.

de más del 95 % para que aparezca un fenotipo de MERRF. Sin embargo, las personas de más de 60-70 años de edad pueden estar afectadas con la presencia de un 63 % de la mutación. Todas las mutaciones son heteroplásmicas.

Los estudios realizados con cultivos celulares (cíbridos, véase más adelante) con mitocondrias procedentes del músculo esquelético de los pacientes con la mutación 8344 han demostrado la existencia de defectos de la síntesis de proteínas mitocondriales, producidos por un defecto de la aminoacilación del $tRNA^{Lys,}$ que originan una terminación prematura de la traducción y se traducen en una disminución de la actividad de los complejos respiratorios.

6.3. Síndrome de encefalomiopatía mitocondrial con acidosis láctica (MELAS)

Los ataques y accidentes cerebrovasculares que provocan una disfunción cerebral subaguda y cambios de la estructura cerebral son alguna de las características distintivas del MELAS. Se producen a edad temprana, antes de los 40 años, y se acompañan de encefalomiopatía con convulsiones y demencia, y concentraciones elevadas de ácido láctico.

El MELAS se ha asociado a varios tipos de mutaciones en el DNA mitocondrial. Todas las mutaciones conocidas asociadas al MELAS se localizan en los genes que codifican los tRNA mitocondriales, excepto una que afecta al complejo IV. La mutación más común, que afecta a la mayor parte de los casos, se produce en el nucleótido 3243 (Figs. 16-10 y 16-11). Esta posición se encuentra en el centro de la secuencia implicada en la terminación de la transcripción, en el extremo 3' del gen del rRNA 16S. La presencia de esta mutación sugiere que, además de afectar a la síntesis de proteínas, puede alterar la relación rRNA/mRNA o producir terminaciones defectuosas del RNA. Los estudios *in vitro* con DNA mitocondrial humano con la mutación 3243 han demostrado que existe una reducción de la terminación de la transcripción y una disminución de la unión del factor de terminación mTERF por el DNA mitocondrial en el MELAS. Sin embargo, los estudios realizados con cultivos celulares (cíbridos, véase más adelante) con mitocondrias de pacientes con MELAS, no han observado diferencias en la expresión de los distintos RNA, comparados con las células normales, aunque han detectado la acumulación de un transcrito intermedio del procesamiento que está formado por los rRNA 16S-tRNA ^{Leu}-ND1.

Al igual que en la MERRF, todas las mutaciones del MELAS son heteroplásmicas y presentan un elevado porcentaje de la mutación en el músculo.

6.4. Miocardiopatías

Diversas formas de miocardiopatías, tanto hipertróficas como dilatadas, de herencia materna y acompañadas de defectos en el metabolismo oxidativo, están asociadas a mutaciones del mtDNA. También existen pacientes con miocardiopatía hipertrófica que presentan algunos de los síntomas del MELAS o de la MERRF, y que tienen las mutaciones de estos síndromes en 3243 y 8344, respectivamente.

6.5. Diabetes de herencia materna con sordera

Se ha descrito también un nuevo tipo de diabetes asociada a sordera, que no encuadra dentro de la clásica clasificación, de la Organización Mundial de la Salud, de diabetes de tipo 1 ó 2, insulinodependiente o no insulinodependiente, respectivamente, y que está asociada a una mutación en la posición 3243 del gen del $tRNA^{Leu,UUR}$. La frecuencia de diabetes y sordera de herencia materna es de alrededor de un 1.5 % de la población diabética total. Asimismo, se ha observado la presencia de una deleción de 10.4 kb y duplicaciones de herencia materna en familias con diabetes y sordera. Esta deleción elimina también el origen de replicación O_L, sin que se vea afectada la capacidad de replicación del genoma mutado. Se desconoce el mecanismo molecular por el que se mantiene la capacidad de supervivencia de la mutación, aunque el DNA carezca de uno de los orígenes de replicación.

Por otro lado, la diabetes se ha asociado con frecuencia a otras enfermedades mitocondriales, como el MELAS, la oftalmoplegía progresiva externa crónica, el síndrome de Kearns-Sayre y Pearson, y el síndrome de Wolfram (véase más adelante), caracterizado por la presencia de diabetes insípida, diabetes mellitus, atrofia óptica y sordera, que también se ha asociado con deleciones de 7670 y 8500 pb, y con mutaciones puntuales.

6.6. Sordera

Una mutación (A1555G), correspondiente al gen del rRNA 12S, es la causa de una sordera inducida por aminoglucósidos y que presenta un patrón de herencia materna. Esta posición tiene una gran analogía con el lugar en el que se unen estos fármacos a los RNA de las bacterias, por lo que es muy posible que la mutación cause la hipersensibilidad de estos pacientes a los aminoglucósidos.

Otras mutaciones en el DNA mitocondrial se han asociado con sordera sindrómica o no sindrómica de herencia materna. Son mutaciones que afectan al gen del $tRNA^{Ser(UCN)}$ en la posición 7445 (A→G).

7. ALTERACIONES GENÉTICAS DEL mtDNA. DELECIONES

La mayor parte de las deleciones observadas presentan la característica común de que están flanqueadas por repeticiones directas de longitud variable (3-13nt). En lugar de estas secuencias repetidas y el fragmento intermedio del DNA normal, en el DNA mutado aparece tan sólo una secuencia repetida. Esto hace suponer que la deleción es el resultado de errores producidos durante el proceso de replicación, dependientes de la presencia de estas repeticiones.

Generalmente, en el paciente existe un solo tipo de deleción, aunque también se han encontrado familias que presentan deleciones múltiples. El DNA mitocondrial de estos pacientes es heteroplásmico para el DNA normal y el mutado, y la gravedad de la enfermedad depende del porcentaje de DNA mutado en la persona. El tamaño de las deleciones varía mucho, pudiéndose llegar hasta la eliminación del 50 % del DNA mitocondrial. Las deleciones están localizadas en los dos segmentos del DNA mitocondrial situados entre los orígenes de replicación O_H y O_L, aunque la mayor parte se encuentran en el arco mayor, y mantienen siempre las secuencias requeridas para la replicación del DNA y los promotores de la transcripción. Entre todas las deleciones conocidas hay una denominada deleción común, que aparece en la mayor parte de los casos (hasta en un 50 %), que elimina un tramo de DNA de 4997 pb (desde el núcleótido 8483 al 13 460), comprendido entre los genes de la subunidad 8 de la ATPasa y el ND5. Existe, también, un segundo tipo de deleción relativamente común, que elimina 7436 pb (desde el nucleótido 8637 al 16 073), entre los genes de la subunidad 6 de la ATPasa y la región no codificante del bucle D. No existe una clara relación entre el fenotipo y el tipo, tamaño o porcentaje perdido, y la misma deleción puede dar lugar a varios fenotipos.

Los síndromes con deleciones únicas suelen estar generados por la aparición espontánea de las mutaciones, por lo que éstas deben producirse en el ovocito a lo largo del desarrollo precoz, y las mujeres con deleciones en el DNA mitocondrial no suelen transmitir la deleción a sus hijos. Sin embargo, también se han observado deleciones múltiples y, en algunos casos se han encontrado deleciones que aparecen en familiares relacionados por vía materna, con un patrón de herencia autosómico dominante (véase más adelante).

Todas las deleciones producen una disminución de la dosis génica intramitocondrial de varios tRNA, de diferentes genes que codifican péptidos del sistema OXPHOS y, en algún caso, de los genes de los rRNA. En consecuencia, su patogenia debe estar relacionada con una deficiente capacidad para mantener las necesidades energéticas de los tejidos afectados.

El porcentaje de moléculas de DNA mitocondrial delecionadas aumenta con la edad, por lo que se produce un agravamiento de los síntomas. Esto parece que está causado por una mayor velocidad de replicación de las moléculas de DNA mutadas más cortas. Las personas que sufren los síndromes de CPEO y Kearns-Sayre son fenotípicamente normales en la infancia, apareciendo los síntomas con el curso de los años.

Son muchos los síndromes que se han asociado a una pérdida del fragmento del DNA mitocondrial y, por consiguiente, de uno o varios genes. En la actualidad, hay descritas más de 100 deleciones distintas (Fig. 16-12). En general, se puede decir que la expresión fenotípica de las deleciones varía según se trate de niños o de adultos. Así, mientras que en los niños la enfermedad es progresiva y afecta a muchos órganos, en los adultos los trastornos suelen ser neuromusculares y progresan más despacio. Los tres tipos de síndromes más comunes que presentan deleciones se describen a continuación;

DELECIONES EN EL DNA MITOCONDRIAL

	Tamaño (pb)	Inicio-final
Deleción común	4977 7436	8483-13 460 8637-16 073
MM	2310	12 120-14 430
MM	2461	10 368-12 828
MM	2748	11 232-13980
MM	2880	8590-11 470
KSS	3512	7491-11 004
MM	3563	10 190-13 753
MM	3717	ATPase6-ND5
MM	3895	548-4442
Pearson	4192	10 676-14 868
Encefalopatía	5835	9967-15 800
MM	5902	9991-15 898
MM	6071	7778-13 794
MM	6110	8910-15 020
Encefalopatía	6220	9845-16 063
MM	6337	9238-15 575
MM	6630	8900-15 530
MM	7129	821-15338
KSS	7400	7194-14 595
Encefalopatía	7413	7620-15 031
KSS	7521	7982-15 504
DIDMOAD	7670	6465-14 135
MM	7723	6085-13 808
Encefalopatía	7830	7932-15 760
Encefalopatía	7916	7846-15 780
PEO	8079	7990-16 070
KSS	8136	5786-13 923
Diabetes	10 423	4398-14 822

Figura 16-12. Algunas deleciones del mtDNA. Las abreviaturas son las indicadas en la Figura 16-9.

sin embargo, hay otros muchos, alguno de los cuales ya se ha comentado (miocardiopatías, diabetes).

7.1. Síndrome de Pearson

El síndrome de Pearson es una enfermedad que afecta a la hematopoyesis y a la función pancreática exocrina. La característica clínica más común es una anemia sideroblástica refractaria, con vacuolización de precursores de la médula ósea, que se manifiesta por anemia macrocítica, trombocitopenia y neutropenia, que requiere una dependencia de transfusiones. La enfermedad suele aparecer en los primeros años de vida y muchos pacientes mueren antes de cumplir los 3 años. Los pacientes que sobreviven suelen presentar un fenotipo de miopatía ocular grave (Kearns-Sayre).

7.2. Síndrome de Kearns-Sayre

El síndrome de Kearns-Sayre es una enfermedad multisistémica progresiva, que se caracteriza, desde el punto de vista clínico, por oftalmoplegía progresiva externa crónica (parálisis de los músculos oculares), retinosis pigmentaria atípica, ptosis (párpados caídos), ataxia, miopatía mitocondrial, bloqueo de la conducción cardíaca, concentraciones elevadas de proteínas en el líquido cefalorraquídeo, sordera y demencia. Aparece antes de los 20 años de edad.

7.3. Oftalmoplegía progresiva externa crónica (CPEO)

Es una forma benigna del síndrome de Kearns-Sayre, que se caracteriza por debilidad de los músculos extraoculares y ptosis. Suele aparecer después de los 20 años de edad. Esta enfermedad y las dos anteriores están causadas por la aparición de deleciones mitocondriales.

8. ALTERACIONES GENÉTICAS DEL mtDNA. ASOCIACIÓN ENTRE HAPLOGRUPO Y ENFERMEDAD MITOCONDRIAL

Como se ha comentado anteriormente, los diferentes haplogrupos mitocondriales definen los distintos agrupamientos de los polimorfismos que se han ido produciendo y acumulando en la filogenia humana. Como también se ha señalado antes, particularmente en el caso de la LHON, han empezado a surgir pruebas que indican que estos haplogrupos podrían no ser neutros en cuanto a la patogenia mitocondrial. Las preguntas sobre si los haplogrupos pueden facilitar el establecimiento en la población de una determinada mutación patológica, o sobre si pueden ser por sí mismos patológicos a un nivel muy bajo y producir una patología importante en determinadas circunstancias o en un determinado tejido, no tienen aún una respuesta clara, aunque la tendrán en un futuro próximo. Sin embargo, hasta el momento, existen pruebas importantes y sugerentes de que realmente los diferentes haplogrupos no son neutros y que, de alguna manera, participan en la patogenia mitocondrial. A continuación, se señalan algunas de estas pruebas.

8.1. Síndrome de Wolfram (DIDMOAD)

Este síndrome se caracteriza por diabetes insípida, diabetes mellitus, atrofia óptica y sordera. Se la ha considerado como una enfermedad autosómica recesiva, pero, recientemente, se ha propuesto que pudiera ser una enfermedad mediada por el mtDNA, debido a que su fenotipo es compatible con un déficit de la producción de ATP, similar al encontrado en otras enfermedades mitocondriales como la LHON, la sordera y la diabetes de herencia materna, y a diversos estudios que demuestran alteraciones bioquímicas y morfológicas en las mitocondrias de los enfermos. El síndrome parece estar causado por defectos en el DNA nuclear y mitocondrial asociado, en algunos casos, con una deleción de más de 7 kb (Fig. 16-12). Sin embargo, la mayoría de los pacientes con DIDMOAD estudiados hasta el momento presenta la mutación 4216, y muestran la asociación 4216+4917, característica del haplogrupo T. Ya que este haplogrupo se encuentra en menos de un 10 % de la población y, sin embargo, esta enfermedad es muy poco frecuente, se concluye evidentemente que el haplogrupo no es suficiente para causar la enfermedad, aunque la población que lo posee muestra una mayor susceptibilidad a padecer esta afección.

8.2. Otras asociaciones

Recientemente, se ha demostrado una asociación entre el dolor de cabeza tipo migraña con accidentes cerebrovasculares (migraña asociada con accidente cerebrovascular) con el haplogrupo U, puesto que los pacientes con esta enfermedad tienen una proporción de este haplogrupo casi 5 veces mayor que la población control. Del mismo modo, también se ha observado una mayor frecuencia de los haplogrupos K y J en los pacientes con esclerosis múltiple. Asimismo, en un estudio realizado por los autores de este capítulo, con más de 600 pacientes procedentes de clínicas de reproducción asistida, se ha hallado una correlación de la pertenencia al haplogrupo T con la astenozoospermia moderada (número de espermatozoides progresivos entre el 25 y el 50 %). También, se ha encontrado una asociación entre la pertenencia al haplogrupo U y la astenozoospermia grave (número de espermatozoides progresivos inferior al 25 %). Todos estos trabajos, en conjunto, sugieren que la asociación de determinados polimorfismos entre sí, altera la capacidad funcional de la cadena respiratoria, generando, según los casos, una susceptibilidad a diferentes enfermedades, algo que tendría una gran importancia para entender la genética de las enfermedades. Si los diferentes haplogrupos favorecen la expresión de distintas afecciones, esto supone que poblaciones con una frecuencia elevada de los haplogrupos J y/o T, que parecen ser los más vulnerables, mostrarían un incremento de la penetrancia de las enfermedades, mientras que las poblaciones con un haplogrupo mayoritario H estarían relativamente protegidas.

9. ALTERACIONES DE LA COMUNICACIÓN ENTRE LOS GENOMAS MITOCONDRIAL Y NUCLEAR

Son enfermedades producidas por mutaciones que afectan al control nuclear del genoma mitocondrial. Destacan los cuadros de oftalmoplegía progresiva externa crónica debidos a deleciones múltiples del mtDNA, que surgen como consecuencia de mutaciones en genes nucleares en diversos cromosomas (10q, 3p y otros) y que se transmiten de forma autosómica dominante, así como la depleción a la que se dedicará una revisión más detallada. También pertenecen a este grupo las afecciones asociadas a duplicaciones del mtDNA, pero que por su menor frecuencia e importancia patológica, no se comentan en este capítulo.

9.1. Múltiples deleciones del mtDNA

Se han descrito familias en las que aparecen diversos síntomas característicos de enfermedades mitocondriales, como la oftalmoplegía progresiva externa crónica, la intolerancia al ejercicio, la sordera, la muerte súbita y la epilepsia mioclónica con fibras rojas rotas. Estos casos presentan dos hechos singulares: responden a un patrón de herencia mendeliana autosómica recesiva o incluso dominante y, en todos ellos, aparecen múltiples deleciones. Aunque no se sabe aún la causa patogénica molecular de estas deleciones, se ha identificado la región cromosómica 10q23 como la ubicación del gen responsable.

9.2. Reducción del número de copias del mtDNA

Se trata de una enfermedad caracterizada por la reducción del número de copias del mtDNA por célula. Hasta el momento, existen tres fenotipos clínicos principales asociados a esta alteración: hepatopatía infantil mortal, miopatía congénita con debilidad difusa, acidosis láctica, fibras rojas rotas e insuficiencia respiratoria (con una presentación en los 1-2 primeros meses de vida), y miopatía infantil, en la que los niños pueden ser normales hasta el año de vida, momento en el que desarrollan una debilidad proximal progresiva con concentraciones normales de lactato, aunque con actividades elevadas de creatina quinasa y normales de lactato deshidrogenasa.

Esta reducción del número de copias del mtDNA presenta un patrón de herencia mendeliana autosómica recesiva; en raras ocasiones, es dominante. Los tejidos afectados presentan defectos de la cadena respiratoria, ausencia de productos codificados por el mtDNA y pérdida de la actividad del complejo IV. Recientemente, se ha demostrado, mediante fusión de células ρ^0 con fibroblastos enucleados (cíbridos, véase más adelante) procedentes de pacientes con una depleción de mtDNA, la implicación del genoma nuclear en la aparición de este defecto, ya que los cíbridos resultantes (con núcleo de ρ^0 y mitocondrias inicialmente reducidas) presentaban una relación mtDNA/nDNA similar a la de los controles, lo que indica que la causa de la depleción era una mutación nuclear. Esta causa de la depleción mitocondrial reside en un factor de replicación codificado por el núcleo (probablemente el mtTFA). El uso de ratones *knockout* homocigotos y heterocigotos ha demostrado que es necesario el mtTFA para regular el número de copias del mtDNA durante la embriogénesis, lo que apoya intensamente su papel patogénico en las enfermedades.

En resumen, puede concluirse que, considerando la gran cantidad de factores implicados en la replicación mitocondrial, es lógico pensar que, en diferentes personas y tejidos, la causa generadora de la reducción pueda ser diferente, aunque algún factor, como el mtTFA, pueda desempeñar un papel más destacado en la aparición de la patología.

10. ALTERACIONES GENÉTICAS NUCLEARES

La existencia de cuadros con una herencia mendeliana y deficiencias graves de la actividad de los complejos respiratorios, aunque sin asociación a ningún daño en el mtDNA, ha demostrado que existen enfermedades mitocondriales causadas por alteraciones genéticas nucleares que afectan directamente a la actividad OXPHOS. Se han descrito diferentes cuadros con déficit de algún complejo respiratorio. En particular, se han descrito ya diversas mutaciones en genes nucleares que codifican las subunidades del complejo I, que causan enfermedades mitocondriales que cursan con una deficiente actividad de este complejo. Sin embargo, en este grupo, la enfermedad más importante y mejor caracterizada es el síndrome de Leigh.

10.1. Síndrome de Leigh (SL)

El síndrome de Leigh (SL) es la enfermedad mitocondrial más frecuente de la infancia. Consiste en una encefalomiopatía necrotizante. Los niños afectados presentan retraso psicomotor, convulsiones, falta de descoordinación del movimiento ocular, vómitos recurrentes y alteraciones respiratorias. Se observan áreas de necrosis en el tronco encefálico, el tálamo y la médula espinal.

Las causas genéticas del SL son, claramente, hererogéneas. Puede estar asociado, en algún caso, a mutaciones en el mtDNA. En particular, la mutación 8893 (Fig. 16-11) en el mtDNA produce una forma del síndrome de Leigh que se hereda por vía materna (MILS). Sin embargo, en la mayor parte de los casos, aparece como un carácter heredado de forma autosómica recesiva, lo que indica que está causado por mutaciones nucleares. La forma más frecuente de SL presenta una disminución de la actividad citocromo c oxidasa (CO), aunque no se han observado mutaciones en los genes nucleares que codifican la CO. Por el contrario, en estos casos, se han encontrado diversas mutaciones en un gen nuclear (*SURF1*) que codifica una proteína necesaria para el ensamblaje del complejo CO.

El SL ha sido, pues, la primera enfermedad mitocondrial en sentido estricto, en la que se ha identificado una mutación nuclear como la causa genética de la misma. El fenotipo patológico consiste, por lo tanto, en el deficiente transporte a la mitocondria de las subunidades CO codificadas en el núcleo, produciendo, en consecuencia, un déficit de OXPHOS. Sigue sin establecerse, como en los casos anteriormente descritos, cuál es la causa de la especificidad del fenotipo patológico. La hipótesis más razonable consiste en la existencia de diferentes isoformas tisulares para las subunidades CO, con diferentes susceptibilidades de ser afectadas por la mutación nuclear.

11. DISFUNCIONES MITOCONDRIALES EN LAS ENFERMEDADES NEURODEGENERATIVAS

Cada vez se acumulan más pruebas que demuestran la existencia de disfunciones mitocondriales asociadas al desarrollo de una serie de enfermedades neurodegenerativas, fundamentalmente en la enfermedad de Parkinson. Se ha conseguido una serie de pruebas que demuestran que, en esta enfermedad, existe una disminución de la actividad del complejo I de la cadena respiratoria en las plaquetas, el músculo y la sustancia negra. Además, debe señalarse que la 1-metil-4-fenil-1,2,3,6 tetrahidropiridina (MPTP), que es un inhibidor del complejo I, reproduce los síntomas clínicos y anatamopatológicos de la enfermedad de Parkinson cuando se administra a primates. Se ha discutido mucho sobre si la enfermedad de Parkinson puede estar producida o favorecida por la presencia de alguna mutación. Sin embargo, hasta la fecha, no existe ninguna prueba convincente a este respecto. Por el contrario, la idea más aceptada es la de admitir que el estrés oxidativo asociado al envejecimiento puede afectar al sistema respiratorio de las neuronas de la sustancia negra, lo que podría constituir la patogenia molecular de la enfermedad. Si esta hipótesis se confirma, la enfermedad de Parkinson sería la primera enfermedad mitocondrial de etiología no directamente hereditaria o congénita, abriéndose el camino de enfermedades mitocondriales directamente ligadas al envejecimiento celular estricto o ayudado por factores medioambientales o de otra naturaleza que desarrollan su patogenia.

De forma similar, se ha comprobado que en la enfermedad de Alzheimer existe un déficit del complejo IV. No existen pruebas convincentes de que existan variantes genéticas o mutaciones patológicas del mtDNA que se encuentren con mayor frecuencia en los pacientes con esta enfermedad, por lo que hasta el momento se desconoce cuál es la participación exacta de la mitocondria en esta enfermedad.

12. MÉTODOS DE ANÁLISIS

Son varios los análisis bioquímicos que pueden ayudar a comprender si nos encontramos ante una enfermedad mitocondrial. El aumento de la concentración sérica de lactato, piruvato o alanina, o un aumento generalizado de los aminoácidos séricos, pueden ser indicaciones diagnósticas de la presencia de un déficit de OXPHOS. En la mayor parte de los casos, los estudios bioquímicos necesitan una biopsia muscular. Los análisis histoquímicos y de microscopia electrónica ayudan a definir las alteraciones morfológicas del tejido o las alteraciones mitocondriales que caracterizan a las enfermedades mitocondriales. Estos hallazgos morfológicos antes citados suelen estar más asociados a alteraciones de los genes de los tRNA mitocondriales. Las enfermedades mitocondriales producidas por mutaciones con cambio de sentido en los genes que codifican proteínas no suelen presentar estas alteraciones.

La búsqueda de mutaciones puntuales o deleciones conocidas, o la cuantificación del número de copias del mtDNA, puede llegar al diagnóstico de la enfermedad. Los métodos utilizados en estos casos son los que se usan habitualmente en los laboratorios de diagnóstico genético molecular, tales como los análisis de los polimorfismos de longitud de los fragmentos de restricción, la transferencia Southern para la detección de deleciones y cuantificación del número de copias del mtDNA. Este tipo de análisis suele realizarse en leucocitos, aunque aumentan las pruebas y las sospechas de que pueden encontrarse mutaciones patogénicas del

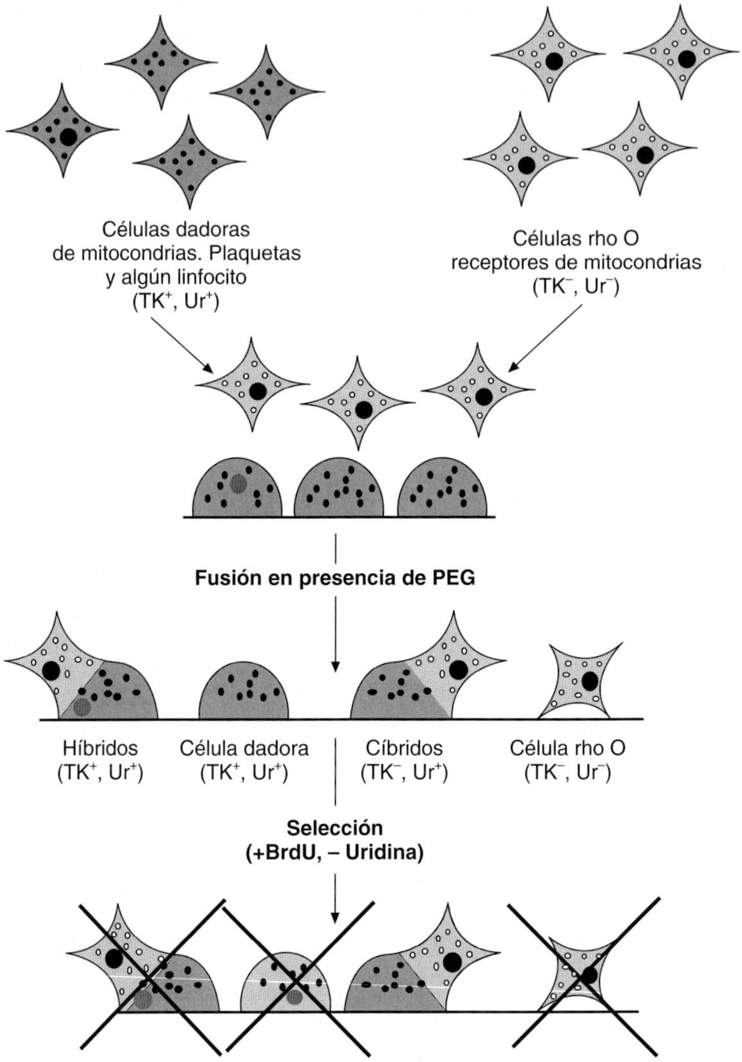

Figura 16-13. Procedimiento que se emplea para la obtención de cíbridos transmitocondriales. Los cultivos celulares ρ^o de fibroblastos se obtienen por tratamiento con bromuro de etidio, que es un agente intercalante del DNA que inhibe la replicación del mtDNA. Tras el tratamiento, se pueden recuperar células que carecen de mtDNA, pero que sobreviven mediante un activo metabolismo glucolítico. Estas células se incuban junto con plaquetas procedentes de los pacientes con mtDNA mutado, en presencia de polietilenglicol (PEG), que favorece la fusión de las células. Los híbridos celulares formados y seleccionados (cíbridos transmitocondriales) presentarán un mtDNA de las plaquetas (células sin núcleo) y un núcleo de las células ρ^o (sin mtDNA). La selección se realiza del siguiente modo: las células ρ^o llevan un marcador nuclear (TK^-, timidilato quinasa negativo); las TK^+ mueren en presencia de bromodesoxiuridina (BrdU), al fosforilar este análogo de nucleótido, tóxico, e incorporarlo en el DNA, y la ausencia de mitocondrias exige uridina en el medio para que las células crezcan (Ur^-; las mitocondrias poseen dihidroorotato deshidrogenasa, una enzima necesaria para la biosíntesis de pirimidinas). Por lo tanto, los cíbridos serán Ur^+ (llevan mitocondrias) y TK^- (llevan núcleos de las células ρ^o).

mtDNA en otros tejidos y faltar o estar casi ausentes en los leucocitos.

Cuando no se encuentren mutaciones específicas y conocidas, se debe recurrir a la cuantificación de las enzimas respiratorias. La forma más correcta para efectuar esta valoración consiste en hacerlo en las mitocondrias aisladas de biopsias recientes. Cuando esto no sea posible, se podrá recurrir al análisis enzimático en extractos de la biopsia.

No existe, hasta el momento, tratamiento alguno para estas enfermedades, debido en gran medida a la falta de comprensión, en la mayor parte de los casos, de los mecanismos moleculares por los que una determinada mutación genera un determinado fenotipo. Actualmente, el instrumento más poderoso para intentar averiguar las consecuencias moleculares de las mutaciones en el mtDNA consiste en el desarrollo de modelos celulares de estos defectos (Fig. 16-13 en la página anterior). Esta técnica consiste en la transferencia de mitocondrias enteras de muestras de tejidos tomadas de los pacientes a líneas celulares humanas inmortalizadas, a las que previamente se ha eliminado su mtDNA. De este modo, se puede disponer de líneas celulares estables que contienen el mtDNA de los pacientes, y pueden abordarse análisis más precisos para averiguar qué lesión molecular produce la mutación.

A pesar de la enorme utilidad de los modelos celulares, este enfoque sigue siendo limitado, puesto que no permite investigar la influencia de los defectos mitocondriales en un sistema animal integrado, en el que la dependencia de la funcionalidad entre distintos sistemas de órganos y la influencia de los fenómenos de diferenciación celular desempeñan un papel fundamental en la expresión fenotípica de los defectos mitocondriales. Para abordar este estudio, se considera fundamental el desarrollo de modelos animales de enfermedades mitocondriales. Esta tarea es especialmente difícil, ya que el mtDNA de los animales no puede manipularse *in vivo*, no es posible introducir DNA exógeno en estas mitocondrias y no pueden diseñarse mutaciones mediante técnicas de biología molecular. Por fortuna, muy recientemente se han desarrollado métodos de selección de mutaciones preexistentes en líneas celulares humanas y algunas formas de enriquecer los mtDNA mutantes en poblaciones celulares. Estos métodos, en combinación con las técnicas de transferencia de mitocondrias a líneas celulares carentes de mtDNA, abrirán la posibilidad de abordar el desarrollo de ratones transgénicos como modelos animales de enfermedades asociadas al mtDNA.

BIBLIOGRAFÍA

DiMauro, S., y Schon, E.A.: «Mitochondrial DNA and disease of the nervous system: The Spectrum». *Progress Clin Neurosci, 4*: 53-63., 1998.

DiMauro, S., y Bonilla, E.: «Mitochondrial Encephalomyopathics». En: *The molecular and genetic basis of neurological diseases.* Rosenberg RN, Prusiner SB, DiMauro S, Barchi RL. Butterworth-Heinemann. Boston, 201-235, 1998.

Enríquez, J. A.; Martínez-Azorín, F.; Garesse, R.; López-Pérez, M. J.; Pérez-Martos, A.; Bornstein, B., y Montoya, J.: «Sistema genético mitocondrial humano». *Rev Neurol, 26*: S21-S26. 1998.

Larsson, N. G., y Clayton, D.A.: «Molecular genetic aspects of human mitochondrial disorders». *Annu Rev Genet, 29*: 151-178, 1995.

Montoya, J.: «Sistema genético mitocondrial humano». *Prog Diagn Prenatal, 7*: 452-460, 1995.

Montoya, J.; Playán, A.; Alcaine, M. J., y Fernández-Silva, P.: «Enfermedades del DNA mitocondrial en la infancia». *Anal Esp Pediatr*, S130: 314-318. 1999.

Montoya, J.; Playán, A., y Enríquez, J. A.: «DNA mitocondrial humano y enfermedades». *Anal Esp Pediatr*, S114: 40-45, 1998.

Schapira, A. H. V., y DiMauro, S.: *Mitochondrial disorders in Neurology.* Butterworth-Heinemann. Oxford, 1994.

Shoffner, J. M., y Wallace, D. C.: «Oxidative phosphorylation diseases and mitochondrial DNA mutations: Diagnosis and treatment». *Annu Rev Nutr, 14*: 535-568, 1994.

Simon, D. K., y Johns, D. R.: «Mitochondrial disorders: Clinical and genetic features». *Annu Rev Med, 50*: 111-127, 1999.

Singh, K. K.: *Mitochondrial DNA mutations in aging, disease and cancer.* Springer. Berlin, 1998.

Wallace, D. C.: «Diseases of the mitochondrial DNA». *Annu Rev Biochem, 61*: 1175-1212, 1992.

Wallace, D. C.: «Mitochondrial DNA variation in human evolution, degenerative disease and aging». *Am J Hum Genet, 57*: 201-223, 1995.

Zeriani, M.; Tiranti, V., y Piantadosi, C.: «Mitochondrial disorders». *Rev Mol Med, 77*: 59-72, 1998.

Zeriani, M., y Antozzi, C.: «Mitochondrial disorders». *Mol Human Reprod, 3:* 133-148, 1997.

17

Enfermedades cardiovasculares

J. M. GONZÁLEZ DE BUITRAGO y I. SANTOS RODRÍGUEZ

1. INTRODUCCIÓN

El sistema cardiovascular está form-ado por el corazón y los vasos sanguíneos. El corazón es el órgano encargado de bombear la sangre, que se distribuye por las arterias a todos los tejidos y se recoge de éstos por las venas, que la devuelven al corazón. El corazón es una estructura muscular de forma cónica, del tamaño de un puño cerrado, que se encuentra situado por detrás del esternón. Está dividido en dos mitades, izquierda y derecha, de forma que actúa como una doble bomba: el lado derecho bombea sangre hacia los pulmones y el lado izquierdo lo hace hacia el resto del cuerpo. Las cavidades superiores del corazón, denominadas aurículas, reciben la sangre de los pulmones y del resto del cuerpo, mientras que las inferiores, que se denominan ventrículos, bombean la sangre hacia los pulmones y al cuerpo. Para garantizar que la sangre fluye en una dirección y evitar el flujo retrógrado, la entrada a los ventrículos y a la aorta y las arterias pulmonares está regulada por unas válvulas y que se denominan: mitral, tricúspide, aórtica y pulmonar.

El corazón ejerce su función de bombeo de la sangre gracias a su capacidad de contracción-relajación. Los miocitos cardíacos son las células musculares cardíacas que se contraen. Normalmente, contienen un único núcleo, situado en el centro, y un gran número de proteínas contráctiles, que se encuentran organizadas en las miofibrillas, formadas por sarcómeros que son las unidades de contracción. El corazón se contrae debido a un estímulo eléctrico, que se genera en el nódulo sinusal y se transmite, de forma rítmica, con una frecuencia de 60 a 100 veces por minuto.

La función del sistema vascular consiste en proporcionar oxígeno y combustibles a los tejidos, y en recoger los productos de desecho del metabolismo, transportándolos a los lugares de excreción. Sin embargo, el sistema vascular no es un mero conducto pasivo de transporte, sino que participa de forma activa en un gran número de procesos. Los componentes esenciales del sistema vascular son el endotelio y la musculatura lisa.

Existe un gran número de enfermedades hereditarias que afectan a las estructuras cardíaca y vascular. Estos trastornos pueden producir manifestaciones congénitas o pueden comenzar en la edad adulta. Las enfermedades cardiovasculares hereditarias pueden agruparse en malformaciones cardíacas estructurales congénitas, miocardiopatías hereditarias y enfermedades vasculares hereditarias.

2. MORFOGÉNESIS DEL CORAZÓN

El corazón es el primer órgano que se forma en los vertebrados, y para ello es precisa la participación de muchos tipos celulares diferentes de orígenes embrionarios diversos. Cuando el embrión tiene unos 20 días, diversas células progenitoras de la placa mesodérmica lateral anterior adquieren una finalidad cardiogénica como respuesta a una señal inductora, aún desconocida, que se supone emana del endodermo adyacente.

Los precursores cardíacos forman un «campo» cardiogénico bilateral, simétrico, que se desarrolla posteriormente en placas laterales mesodérmicas cardíacas paralelas, que se fusionan en la línea media para formar el tubo cardíaco primitivo. Este tubo cardíaco, recto, consta de un miocardio exterior y un endocardio interior, separados por una matriz extracelular denominada gelatina cardíaca.

El tubo cardíaco inicia las contracciones rítmicas alrededor del día 23, y posteriormente experimenta una torsión hacia la derecha, que es la primera indicación de la asimetría izquierda-derecha del embrión. Se desconocen los mecanismos celulares que dirigen la torsión cardíaca, pero parecen ser importantes la tasa diferencial de proliferación de los cardioblastos, las diferencias regionales de los haces de actina intracardíacos y la alteración de la adhesión celular a lo largo del tubo cardíaco.

Tras la torsión cardíaca, se pueden identificar morfológicamente las cavidades auricular y ventricular del corazón. Las células auriculares y ventriculares surgen de estirpes diferentes, que ya vienen especificadas antes de que se produzca la torsión cardíaca. Estas estirpes se diferencian de acuerdo con sus posiciones a lo largo del eje anteroposterior del embrión, de forma que el tubo cardíaco puede dividirse en segmentos que dan lugar a las aurículas, los ventrículos y al tracto de salida ventricular (*conotruncus* o *bulbus cordis*). La mayor parte de los genes que determinan las cavidades auricular y ventricular se expresan de forma homogénea a lo largo del tubo cardíaco, y su expresión queda limitada de forma regional posteriormente durante el desarrollo. La separación del tubo cardíaco en las aurículas, los ventrículos y el tracto de salida se realiza mediante crecimientos mesenquimatosos, conocidos como cojinetes endocárdicos de la gelatina cardíaca.

Las células de la cresta neural cardíaca migran, a través de la región neurofaríngea, para asentarse en los arcos cardíacos, el tracto de salida del flujo cardíaco y los grandes vasos proximales. Las células de la cresta neural también participan en la formación de los cojinetes cardíacos y la porción membranosa del tabique interventricular, la separación y el alineamiento adecuados de las grandes arterias y el desarrollo de las válvulas semilunares.

3. FACTORES DE TRANSCRIPCIÓN QUE PARTICIPAN EN LA MORFOGÉNESIS DEL CORAZÓN

Se han identificado varios factores de transcripción que participan en la regulación de la morfogénesis del corazón. En este sentido, están siendo muy útiles los estudios con la mosca *Drosophila*, el pez cebra y el ratón.

El gen *CSX*, que codifica el factor de transcripción CSX, se expresa en el corazón del ser humano recién nacido y en el adulto, y no lo hace en otros tejidos u órganos. Las mutaciones del gen homólogo en el ratón producen un déficit de la expresión del gen de la cadena ligera de la miosina específica de los ventrículos. Se produce, entonces, una torsión incompleta del tubo cardíaco, como consecuencia de un crecimiento muscular anormal.

Otro factor de transcripción que parece desempeñar una función importante en la cardiogénesis en los vertebrados es el factor 2 de potenciación de la unión de los miocitos (MEF2). Los factores MEF2 activan la transcripción por medio de una secuencia de DNA conservada con abundancia de A-T en las regiones controladoras de numerosos genes estructurales musculares. El gen *D-MEF2* controla un paso relativamente tardío de la ruta de diferenciación muscular.

Algunos miembros de la familia de factores de transcripción GATA parecen participar en la diferenciación del músculo cardíaco. El GATA4 se expresa en el mesodermo pericárdico y, posteriormente, en las capas endocárdica y miocárdica del tubo cardíaco y del corazón en desarrollo. Las regiones de control de los genes de la troponina C, la miosina cardíaca α y la troponina I del músculo cardíaco tienen lugares de unión para el factor de transcripción GATA4. Asimismo, la inhibición de la expresión de GATA4 bloquea la diferenciación de los miocitos cardíacos. Los factores GATA5 y GATA6 se unen a la misma secuencia de DNA que GATA4, y sus patrones de expresión se solapan con los de GATA4 en la estirpe cardiogénica, por lo que es probable que realicen funciones semejantes.

Dos factores de transcripción relacionados con la familia bHLH (hélice-vuelta-hélice básica), el dHAND y el hHAND, se expresan en los progenitores cardiogénicos precoces y en el tubo cardíaco que sufre torsión, así como en las células cardíacas derivadas de la cresta neural. La inhibición de la expresión de estos factores produce una detención de la morfogénesis cardíaca en el estado de torsión, lo que indica que estos factores regulan un paso crítico en esta ruta morfogenética.

4. MALFORMACIONES CARDÍACAS ESTRUCTURALES CONGÉNITAS

Numerosas enfermedades cardíacas congénitas se deben a anomalías de la morfogénesis del corazón. Aunque algunas son acontecimientos esporádicos, consecuencia de mutaciones somáticas o de novo en la línea germinal, una porción significativa representa una transmisión familiar de la enfermedad. Se han detectado malformaciones cardíacas estructurales congénitas con una transmisión autosómica dominante, autosómica recesiva y ligadas al cromosoma X.

Las malformaciones cardíacas congénitas suelen clasificarse según su disposición anatómica (Cuadro 17-1), aunque es más útil considerarlas en función de sus orígenes embriológicos. Aunque muchas malformaciones cardíacas están bien caracterizadas, desde el punto de vista anatómico y fisiológico, todavía se sabe poco acerca de las bases genéticas de estas anomalías. Sin embargo, el enorme desarrollo de la biología molecular que ha tenido lugar en los últimos años ha conducido a la identificación de muchos genes que participan en la morfogénesis cardiovascular.

4.1. Defectos de la torsión cardíaca

La torsión del tubo cardíaco recto es esencial para que las cavidades y los grandes vasos del corazón se orienten y alineen de forma adecuada. Algunos defectos de la torsión cardíaca están asociados al síndrome congénito denominado heterotaxia visceroauricular, en el que existe una inversión de parte o toda la asimetría visceral (*situs inversus, situs ambiguous*), incluyendo la torsión cardíaca hacia la izquierda.

El síndrome heterotáxico produce, en el ser humano defectos estructurales complejos del corazón, entre ellos una aurícula común, la inversión ventricular, la falta de alineación del canal auriculoventricular y del tracto de salida cardíaco, y las conexiones vasculares arteriales y venosas anormales. Los defectos aislados que no forman parte del síndrome heterotáxico, como la inversión ventricular, se relacionan, muy probablemente, a anomalías de la torsión.

Cuadro 17-1. Clasificación de las malformaciones cardíacas estructurales congénitas

- Defectos de la torsión cardíaca.
  - Síndrome heterotáxico.
- Defectos de la tabicación auriculoventricular.
  - Síndrome de Holt-Oram (12q24.1).
  - Síndrome de Ellis-van Creveld (4p16).
- Defectos del canal auriculoventricular.
  - Síndrome de Down (trisomía 21q22).
  - Retorno venoso pulmonar anómalo total familiar (4).
- Defectos de la cresta neural.
  - CATCH-22 (deleciones 22q11).
  - Síndrome velocardiofacial.
  - Síndrome de Di George (22q11).

Los defectos de la torsión cardíaca y el síndrome heterotáxico están causados por defectos génicos heterogéneos. En niños con el síndrome heterotáxico, se ha identificado una mutación en la proteína de las uniones comunicantes (*gap junctions*), la conexina 43, que es crucial para la comunicación intercelular. El gen de la conexina 43 se encuentra en el cromosoma 6, en la región 6q21-23.2.

4.2. Defectos de la tabicación auriculoventricular

Las anomalías relacionadas con la separación incompleta de las aurículas, los ventrículos o el canal auriculoventricular, que pueden dividirse en defectos del tabique muscular y del cojinete endocárdico que separa las aurículas de los ventrículos, son los defectos cardíacos congénitos más comunes en el ser humano, aunque no necesariamente los más graves. Debido a que los acontecimientos iniciales de la tabicación auriculoventricular implican la formación de un muro fenestrado entre los lados izquierdo y derecho del corazón, los defectos de los tabiques auriculoventriculares pueden representar áreas residuales de fenestración entre las cavidades.

4.2.1. Síndrome de Holt-Oram

El síndrome de Holt-Oram es una enfermedad que se transmite de forma autosómica dominante, con una incidencia de 0.95 por 100 000 nacimientos, que se caracteriza por: comunicación interauricular tipo *ostium secundum*, defectos de las extremidades superiores (que varían desde defectos mínimos hasta la ausencia de estos miembros superiores), y a veces comunicación interventricular. No se conoce la etiología de los defectos de los tabiques auriculoventriculares. Los análisis de ligamiento en los estudios familiares de enfermos con el síndrome de Holt-Oram han señalado un gen en el cromosoma 12, en la región 12q24.1. Se trata del gen *TBX5* que codifica la proteína TBX5, un miembro de la familia de factores de transcripción del tipo de «caja» T. No se conocen los genes que activa este factor de transcripción, ni los mecanismos por los que su déficit produce las malformaciones cardíacas y de los miembros. Se han detectado diversos tipos de mutaciones del gen *TBX5* que producen el síndrome de Holt-Oram. Parece que existen correlaciones genotipo/fenotipo entre las mutaciones y las malformaciones.

4.2.2. Síndrome de Ellis-van Creveld

El síndrome de Ellis-van Creveld es una enfermedad autosómica recesiva, con defectos de la tabicación cardíaca y anomalías del esqueleto. En el corazón se observan alteraciones de los tabiques auriculares y una aurícula común. El defecto se ha cartografiado en el cromosoma 4, en la región 4p16, aunque aún no se ha identificado el gen cuyas mutaciones producen este síndrome.

4.3. Defectos del canal auriculoventricular

La intensidad de los defectos del canal auriculoventricular oscila desde conexiones completas entre las cuatro cavidades a simples hendiduras en las válvulas auriculoventriculares.

4.3.1. Síndrome de Down

Los defectos del canal auriculoventricular son frecuentes en los niños con síndrome de Down, por lo que se ha buscado el gen o los genes críticos en el cromosoma 21, en la región 21q22.2-22.3. Sin embargo, es muy probable que los defectos del canal auriculoventricular, al igual que los defectos de la torsión cardíaca, sean multifactoriales, habiéndose implicado otros genes fuera del cromosoma 21.

4.3.2. Retorno venoso pulmonar anómalo total familiar

El retorno venoso pulmonar anómalo total (TAPVR) familiar se transmite de forma autosómica dominante, con una expresión muy variable y una escasa penetrancia. Los análisis genéticos han señalado que el defecto se encuentra en algunas familias en la región pericentromérica del cromosoma 4, aunque el gen alterado aún no se ha localizado.

4.4. Defectos de la cresta neural

El síndrome CATCH-22 recibe esta denominación por la presencia de defectos cardíacos, facies anormal, hipoplasia de timo, fisura palatina e hipocalcemia. Su aparición se debe a la presencia de deleciones en el cromosoma 22. Los defectos cardíacos que se observan con mayor frecuencia son: un *truncus arteriosus* persistente, debido al fracaso del único gran vaso primitivo del corazón para separarse en la aorta y la arteria pulmonar, y la interrupción del arco aórtico. Otros defectos cardíacos son la falta de alineación de la aorta con respecto al tabique ventricular (tetralogía de Fallot, doble salida del ventrículo derecho) y defectos simples del tabique ventricular membranoso, que se deben al desarrollo incompleto del conotruncus. Alrededor del 25 % de los niños con síndrome CATCH-22 poseen un arco aórtico derecho, en lugar del arco aórtico izquierdo normal. Parece probable que estas anomalías, distintas desde el punto de vista clínico, tengan una etiología común, basada en defectos de la cresta neural cardíaca. El *locus* genético responsable del síndrome CATCH-22 se ha cartografiado en una región de 1.5 Mb del cromosoma 22, en la región 22q11. Aún no se sabe si todos los defectos de este síndrome se deben a la mutación de un único gen o de múltiples genes.

4.4.1. Síndrome velocardiofacial

Alrededor de una tercera parte de los pacientes con síndrome velocardiofacial (VCFS) presenta malformaciones cardíacas estructurales, entre ellas: tetralogía de Fallot, defectos de los tabiques ventriculares y arco de la aorta derecho. El VCFS se hereda de forma autosómica dominante, con una expresión variable y una penetrancia escasa, y se ha relacionado con deleciones en el cromosoma 22, en la región 22q11.2. Aún no se ha identificado el gen cuya alteración produce este síndrome.

4.4.2. Lesiones del conotruncus y síndrome de DiGeorge

El síndrome de DiGeorge se caracteriza por retraso mental, facies dismórficas, fisura palatina, hipoparatiroidismo, hipoplasia tímica y defectos cardíacos. Estos últimos se producen como consecuencia de anomalías del desarrollo del *conotruncus*, presumiblemente como resultado, al menos en algunos casos, del desarrollo aberrante de los arcos aórticos. El síndrome de DiGeorge está ligado a una deleción en el cromosoma 22, en la región 22q11. Se han presentado varios genes candidatos, aunque en la actualidad no se sabe cuál es el gen que se altera.

5. ESTRUCTURA DEL MIOCARDIO

El miocardio está formado por células musculares estriadas que contienen un gran número de proteínas contráctiles organizadas en las miofibrillas, que están, a su vez, formadas por miles de sarcómeros. El sarcómero es pues la unidad estructural y funcional de la contracción. El sarcómero del músculo cardíaco, igual que el del músculo esquelético, está formado por dos tipos de filamentos, delgados y gruesos, que se entrecruzan. En la contracción muscular participan seis proteínas: actina, miosina, tropomiosina, troponina C (TN-C), troponina I (TN-I) y troponina T (TN-T). Estas proteínas hidrolizan ATP y, de esta manera, son capaces de liberar energía; tras hidrolizar el ATP, experimentan cambios fisicoquímicos que desarrollan tensión y acortamiento; estas interacciones están controladas por el Ca^{2+}.

5.1. Filamentos gruesos

Los filamentos gruesos están formados por la proteína miosina, que es una proteína alargada con una «cola» filamentosa y una «cabeza» globular. En los músculos, la miosina se agrega en los filamentos gruesos, en los que las colas están unidas todas juntas como un esqueleto rígido, y las cabezas se proyectan en forma de puentes cruzados que efectúan la contracción cuando interactúan con la actina. Cada molécula de miosina contiene dos cadenas pesadas, que se extienden a lo largo de la cabeza y la cola, y cuatro cadenas ligeras, denominadas esenciales y reguladoras, que están asociadas a la cabeza de la molécula. Las cadenas pesadas contienen los lugares para la hidrólisis del ATP y para la interacción con la actina. No se conoce con exactitud cuál es la función de las cadenas ligeras de la miosina cardíaca, pero parecen regular el proceso contráctil en respuesta a las cascadas de señalización, como la fosforilación dependiente de Ca^{2+}. Las cadenas pesadas y ligeras de la miosina cardíaca son distintas de las de otros músculos, y son también distintas entre diferentes regiones del corazón, de forma que hay miosinas auriculares y ventriculares.

5.2. Filamentos finos

La actina es una proteína globular, mucho menor, que forma la hélice macromolecular de doble cadena que constituye el esqueleto de los filamentos finos. El corazón contiene una actina cardíaca α que es diferente a la muscular. La tropomiosina es una molécula alargada, formada por dos cadenas peptídicas helicoidales ligadas por un único enlace disulfuro, que se une al polímero de actina en el filamento fino. La tropomiosina puede ser un homodímero o un heterodímero de dos isoformas, α y β; ambas se encuentran en las aurículas y en los ventrículos. La principal función de la tropomiosina consiste en regular las interacciones entre la actina y la miosina. La troponina comprende tres subunidades proteicas: TN-I, TN-C y TN-T. La TN-I inhibe, de forma reversible, las interacciones entre la actina y la miosina; la TN-T une el complejo de troponina a la tropomiosina, y la TN-C contiene los lugares de unión del Ca^{2+}, que reconocen la aparición de calcio en el citoplasma como la señal para iniciar el acoplamiento excitación-contracción.

6. MIOCARDIOPATÍAS HEREDITARIAS

Las miocardiopatías constituyen un grupo heterogéneo de enfermedades en las que está alterada la estructura del miocardio. Tradicionalmente, se clasifican en hipertróficas, dilatadas y restrictivas. Todas las formas de miocardiopatías pueden ser heredadas o adquiridas aunque, en cualquier circunstancia, en un gran número de casos se desconoce la causa subyacente. En los últimos años, se han encontrado varios genes cuyas mutaciones son las responsables de las miocardiopatías hereditarias.

7. MIOCARDIOPATÍAS HIPERTRÓFICAS

Las miocardiopatías hipertróficas (HCM) son enfermedades caracterizadas por un aumento de la masa ventricular izquierda que se acompaña de una disposición inadecuada de los miocitos y las miofibrillas. Habitualmente, la mayoría de los pacientes se diagnostican en la adolescencia o al inicio de la edad adulta. Sin embargo, en algunos casos, se puede manifestar en la infancia o en la vejez. La evolución clínica es bastante variable e impredecible, y las consecuencias más graves son la muerte súbita, el fallo coronario y el síncope.

Las miocardiopatías hipertróficas hereditarias se transmiten de forma autosómica dominante o surgen de forma esporádica. No son enfermedades raras, ya que su prevalencia en la población general es del 0.2 % (1 por cada 500), y no se han observado diferencias raciales ni étnicas.

Las miocardiopatías hipertróficas familiares (FHCM) son enfermedades del sarcómero, ya que las proteínas afectadas pertenecen a esta estructura de la célula muscular. Hasta la fecha, se han identificado ocho genes causantes de FHCM, y en cada caso el gen responsable codifica alguna proteína contráctil del sarcómero (Cuadro 17-2). Estos genes son: el gen de la cadena pesada de la miosina cardíaca β (CMH1), el gen de la troponina T cardíaca (CMH2), el gen de la tropomiosina α (CMH3), el gen de la proteína C de unión de la miosina cardíaca (CMH4), los genes de la cadena ligera esencial de la miosina (CMH5) y la cadena ligera reguladora de la miosina (CMH6), el gen de la troponina I cardíaca (CMH7) y el gen de la actina α cardíaca. Las alteraciones de estos genes causan entre el 60 y el 70 % de las FHCM, por lo que aún deben existir otros genes por identificar. Aunque siguen sin estár claros los mecanismos por los que las mutaciones de los genes de estas proteínas producen hipertrofia cardíaca, la elucidación de estos defectos proporciona una prueba importante de la importancia de la alteración de la generación de la fuerza en la patogenia de la hipertrofia cardíaca. El fenotipo de las FHCM es muy variable, incluso dentro de las familias, por lo que es probable que existen otros factores que ejerzan influencias importantes en las manifestaciones del síndrome.

Cuadro 17-2. Miocardiopatías hipertróficas familiares

Tipo	*Gen*	*Proteína*	*Cromosoma*	*Frecuencia %*
CMH1	*MYH7*	Miosina cardíaca β	14q11-12	30
CMH2	*TNNT2*	Troponina T cardíaca	1q32	15
CMH3	*TPM1*	Tropomiosina α	15q2	5
CMH4	*MYBPC3*	Proteína C de unión a la miosina cardíaca	11p11.2	10-15
CMH5	*MYL3*	Cadena ligera esencial de la miosina	3p	< 1
CMH6	*MYL2*	Cadena ligera reguladora de la miosina	12q23-24.3	< 1
CMH7	*TNNI3*	Troponina I cardíaca	19p13.2-q13.2	< 1
	ACTC	Actina cardíaca α	15q14	?

7.1. Mutaciones de la cadena pesada de la miosina cardíaca β (CMH1)

La cadena pesada de la miosina cardíaca β interacciona con el filamento de actina para influir en la contracción de la miofibrilla. Se observan mutaciones de la cadena pesada de la miosina cardíaca β en el 35-40 % de los pacientes con FHCM. El gen que codifica esta cadena pesada, denominado *MYH7*, se encuentra en el cromosoma 14, en la región 14q11-12, ocupa un espacio de unas 23 kb y tiene 40 exones. El mRNA de la cadena pesada de la miosina cardíaca β contiene alrededor de 6000 nucleótidos y codifica un polipéptido de unos 2000 aminoácidos.

Se han detectado más de 30 mutaciones diferentes del gen de la cadena pesada de la miosina cardíaca β que producen FHCM. Todas son mutaciones puntuales de sentido equivocado que alteran algún residuo de aminoácido de la cabeza globular de la cadena pesada de la miosina. La mayor parte de las mutaciones produce el cambio de la carga neta y, por lo tanto, es muy probable que se produzca un cambio de conformación del polipéptido. Los pacientes con estas mutaciones tienen un mayor índice de mortalidad. La mayoría de las mutaciones han surgido de forma independiente y se producen pocas diferencias fenotípicas. En general, las mutaciones conservadoras se asocian a un pronóstico mejor que las mutaciones no conservadoras. A pesar de la correlación entre la mortalidad y las mutaciones, existe una variación considerable entre la cantidad y la distribución de la hipertrofia, incluso en los pacientes de la misma familia con la misma mutación. Parece que existen también otros factores genéticos y ambientales que regulan el fenotipo hipertrófico.

No se conoce con exactitud el mecanismo por el que las mutaciones de la cadena pesada de la miosina cardíaca β producen la miocardiopatía hipertrófica. Se ha sugerido que la proteína mutada puede alterar la contractilidad y alterar la relación entre el estrés y la carga en la miofibrilla, produciendo la hipertrofia compensadora.

7.2. Mutaciones de la troponina T cardíaca (CMH2)

La troponina T cardíaca, como se ha señalado antes, es una de las subunidades proteicas que componen la troponina cardíaca, concretamente el componente de unión a la tropomiosina. Cuando aumenta la concentración intracelular de calcio, la troponina T se une a la tropomiosina y permite la unión de la miosina a la actina, lo que da lugar a la generación de una fuerza mecánica. El gen que codifica la troponina T cardíaca se encuentra en el cromosoma 1, en la región 1q32, y está formado por 17 exones que dan lugar a un mRNA de aproximadamente 1 kb. El gen de la troponina T cardíaca tiene varios lugares de corte y empalme alternativos, que dan lugar a varias isoformas.

Las mutaciones de la troponina T cardíaca representan alrededor del 15 % de todas las FHCM. Estas mutaciones comprenden pequeñas deleciones y mutaciones en los lugares de corte y empalme, además de mutaciones de sentido equivocado. El fenotipo producido por cada una de estas mutaciones es bastante semejante. La enfermedad producida por las mutaciones de la troponina T cardíaca parece estar asociada a una hipertrofia ligera o ausente, entre un 20 y un 25 % de ausencia de penetrancia y una elevada incidencia de muerte súbita prematura, que puede producirse incluso sin que exista una hipertrofia ventricular izquierda clínica significativa.

7.3. Mutaciones de la tropomiosina α (CMH3)

La tropomiosina α, en forma de dímero, actúa como puente de unión entre el complejo de troponina y el filamento fino de actina. El gen de la tropomiosina α se encuentra en el cromosoma 15, en la región 15q2, y está formado por 15 exones. Su transcripción da lugar a un mRNA de aproximadamente 1 kb. Las mutaciones del gen de la tropomiosina α son una causa rara de FHCM, y menos del 5 % de los casos están producidos por estos defectos génicos. Se conocen menos características de las relaciones genotipo/fenotipo.

7.4. Mutaciones de la proteína C de unión a la miosina cardíaca (CMH4)

La proteína C de unión a la miosina cardíaca participa en el ensamblaje de los filamentos gruesos, mediante su unión a la cadena pesada de miosina, en los filamentos gruesos, y a la titina, en los filamentos elásticos. Además, la proteína C parece regular la actividad ATPasa de la miosina y participa en la regulación adrenérgica de la contracción cardíaca.

El gen de la proteína C de unión a la miosina cardíaca, denominado *MYBPC3*, se encuentra en el cromosoma 11, en la región 11p11.2, comprende una región de 21 kb y contiene 35 exones, dos de ellos de un tamaño muy pequeño, de tan sólo tres bases, que son poco habituales. Se han descrito tres mutaciones de la proteína C de unión a la miosina cardíaca: dos de ellas alteran las señales de corte y empalme, y la tercera es una inserción de seis aminoácidos. Estas mutaciones representan entre el 10 y el 15 % de todos los casos de FHCM. Las mutaciones de esta proteína parecen estar asociadas a una penetrancia relacionada con la edad durante la vida adulta.

7.5. Mutaciones de las cadenas ligeras reguladora y esencial de la miosina (CMH5 y CMH6)

Las cadenas ligeras reguladora y esencial de la miosina se unen a la región reguladora de la cadena pesada de la miosina cardíaca β. Parecen actuar como los elementos elásticos que almacenan la energía mecánica para acomodar la acción asíncrona de los puentes cruzados entre la miosina y la actina. El gen de la cadena ligera esencial de la miosina (*MYL3*) se encuentra en el cromosoma 3, en la región 3p, mientras que el gen de la cadena ligera reguladora de la miosina (*MYL2*) se encuentra en el cromosoma 12, en la región 12q23-24.3. Se han detectado mutaciones de sentido equivocado de estos genes que producen miocardiopatía hipertrófica. Los pacientes presentan un fenotipo variable, según las mutaciones. Éstas parecen interrumpir la respuesta a la activación de la extensión de los músculos papilares cardíacos.

7.6. Mutaciones de la troponina I cardíaca (CMH7)

Recientemente, se han detectado mutaciones en el gen de la troponina I cardíaca (que se encuentra en el cromosoma 19, en la región 19p13.2-q13.2, y está formado por 8 exones), que producen miocardiopatía hipertrófica. Se conoce poco de las relaciones genotipo-fenotipo.

7.7. Mutaciones de la actina α cardíaca

A mediados de 1999 se describió una mutación (Ala-295$\rightarrow$Ser) en el gen de la actina α que produce miocardiopatía hipertrófica. La mutación descrita se encuentra en la superficie de la

Cuadro 17-3. Mutaciones génicas que producen miocardiopatía dilatada

Cromosoma	*Proteína*	*Herencia*
1p1-q21	Láminas A y C	Autosómica dominante
1q11-21	Desconocida	Autosómica dominante
1q11-23	Láminas A y C	Autosómica dominante
1q32	Desconocida	Autosómica dominante
2q11-22	Desconocida	Autosómica dominante
2q31	Desconocida	Autosómica dominante
3p22-25	Desconocida	Autosómica dominante
6q23	Desconocida	Autosómica dominante
9q13-22	Desconocida	Autosómica dominante
10q21-23	Desconocida	Autosómica dominante
10q22	Metavinculina	Desconocida
15q14	Actina	Autosómica dominante
17q12-21.3	Adhalina	Autosómica recesiva
Xq28	Emerina	Ligada al cromosoma X
Xp21	Distrofina	Ligada al cromosoma X

actina, próxima a un posible lugar de unión de la miosina. La introducción del grupo hidroxilo polar de la serina puede distorsionar la topología superficial y conducir a una alteración de la unión de la miosina, y como consecuencia, a la alteración de la generación de fuerza en el sarcómero.

7.8. Diagnóstico molecular de las FHCM

En el momento actual, los genes identificados representan sólo un 70 % de los casos de FHCM. Además, como se han observado varias mutaciones, que parecen ser específicas de cada familia, la identificación de las mutaciones es costosa y compleja. Sin embargo, los avances tan rápidos que están experimentando las técnicas de diagnóstico molecular van a hacer que, en los próximos años, pueda realizarse fácilmente el diagnóstico molecular de las FHCM.

8. MIOCARDIOPATÍAS DILATADAS

Las miocardiopatías dilatadas (DCM) se caracterizan por la dilatación del ventrículo izquierdo con aumento del volumen del mismo y disfunción sistólica. Se calcula que los factores genéticos constituyen un factor clave en la patogenia de, al menos, el 30 % de los casos de miocardiopatías dilatadas. La miocardiopatía dilatada familiar describe un grupo de enfermedades clínicamente heterogéneas; incluso dentro de una misma familia existen fenotipos variables. Los hallazgos patológicos también sugieren que la miocardiopatía dilatada familiar es heterogénea. Los estudios en las familias han demostrado que esta enfermedad se transmite con patrones de herencia ligados al cromosoma X y autosómicos dominantes. No se conoce la causa subyacente de la patología de las miocardiopatías dilatadas, si bien se ha señalado que puede producirse por el debilitamiento del citoesqueleto del miocito. Las proteínas del citoesqueleto que se supone están implicadas en el inicio de la miocardiopatía dilatada son, entre otras, la distrofina, el complejo glucoproteico asociado con la distrofina y la vinculina/metavinculina (Capítulo 15).

Se han cartografiado tres síndromes ligados al cromosoma X con miocardiopatías dilatadas asociadas y se han encontrado las mutaciones que producen la enfermedad. Se presenta miocardiopatía dilatada en los pacientes con distrofia muscular de Duchenne/Becker, y en algunos pacientes es el fenotipo clínico dominante. Se ha identificado una deleción, en la región del promotor muscular de la distrofina y del primer exón muscular, en la que no se producen transcritos de la distrofina en el músculo cardíaco. Sin embargo, en el músculo esquelético de estos pacientes están activos dos promotores alternativos, que normalmente sólo lo son en el cerebro y en las células de Purkinje; estos promotores dirigen la expresión de distrofina en cantidad suficiente como para mejorar la debilidad del músculo esquelético. Se han detectado otras mutaciones en el gen de la distrofina, tanto sustituciones de sentido equivocado, como en los lugares de corte y empalme del primer exón (Capítulo 15).

Se observó un déficit de adhalina, una de las proteínas que se asocian a la distrofina, en un niño de 13 años con distrofia muscular y miocardiopatía dilatada. El gen que codifica la adhalina se encuentra en el cromosoma 17, en la región 17q12-21.33. El déficit de adhalina presenta un patrón de herencia autosómico recesivo.

La distrofia muscular de Emery-Dreifuss también produce miocardiopatía dilatada. Existen alteraciones de una proteína denominada emerina, que se sitúa en la membrana nuclear de las células musculares, aunque se desconoce su función. El síndrome de Barth es una enfermedad infantil, a menudo mortal en la infancia, que presenta miocardiopatía dilatada. Se produce una mutación en el gen *G4.5* situado en Xq28 que codifica la proteína tafazzina. Un corte y empalme alternativo de este gen da lugar a múltiples transcritos que se expresan en diversos tejidos. La tafazzina contiene un tramo de aminoácidos hidrófobos en su extremo amino terminal que puede funcionar como un anclaje a la membrana.

Las miocardiopatías dilatadas que se transmiten de forma autosómica dominante también muestran heterogeneidad clínica y genética. Se han cartografiado seis *loci* diferentes. Las DCM «puras» se han localizado en 1q32, 2p31, 9q13 y 10q21-23, mientras que las DCM con defectos de la conducción se han cartografiado en 1p1-1q1 y 3p22-25. Se desconocen las proteínas codificadas por estos genes. La dilatación ventricular, la disfunción sistólica y la insuficiencia cardíaca son manifestaciones precoces en niños y adultos jóvenes con la enfermedad producida por los *loci* 1q32 y 9q13, mientras que en la enfermedad producida por los *loci* 1p-1q y 3p22-25, se presentan frecuentemente hacia la mitad de la vida y en la edad adulta. Las manifestaciones relacionadas con la edad son menos importantes en los fenotipos producidos por defectos de los *loci* 2p31 y 10q21-23.

Recientemente, se han identificado mutaciones de la actina cardíaca localizada en el cromosoma 15, en la región 15q14, que producen miocardiopatía dilatada. La actina α es el único caso de proteína sarcomérica en el que mutaciones distintas producen dos tipos de miocardiopatía, hipertrófica y dilatada. En el caso de la DCM, las mutaciones se encuentran en el extremo inmovilizado de la actina, que se une de forma entrecruzada con los polipéptidos de anclaje en las bandas Z. Se ha sugerido que la actina alterada deteriora la transmisión de la fuerza por un enganche defectuoso a los polipéptidos de anclaje. Como consecuencia de este hallazgo, se ha propuesto que las DCM son consecuencia de una transmisión defectuosa de la fuerza en los miocitos cardíacos, lo que conduce a la insuficiencia cardíaca.

8.1. Displasia ventricular derecha arritmogénica

La displasia/miocardiopatía ventricular derecha arritmogénica (ARVD) es, predominantemente, una enfermedad del ventrículo derecho, que rara vez afecta al ventrículo izquierdo, en la que el miocardio está muy adelgazado y con múltiples focos de tejido graso y fibroso, que sustituye al tejido normal. Se hereda de forma autosómica dominante con una penetrancia incompleta. Los estudios de ligamiento genético han identificado cinco *loci* en las regiones cromosómicas 14q23-24, 14q12-22, 1q42-43, 2q32.1-32.2 y 3p23, por lo que la ARVD es una enfermedad genéticamente heterogénea. No se conocen aún las proteínas codificadas por estos loci. Sin embargo, los *loci* 14q23-24 y 1q42-43 están estrechamente asociados a los genes estructurales de la actinina α_1 y la actinina α_2, respectivamente. Las actininas presentan una gran homología estructural con el dominio amino terminal de la distrofina, lo que indica que los genes de las actininas pueden ser candidatos de la ARVD. Un estudio ha sugerido que la ARVD puede ser consecuencia de una apoptosis aberrante del miocito.

9. ARRITMIAS CARDÍACAS

La activación del corazón se inicia en el nódulo sinoauricular, situado en la unión entre la aurícula derecha y la vena cava superior. La frecuencia sinusal normal de un adulto en reposo oscila entre 60 y 100 latidos por minuto. Las arritmias cardíacas son desviaciones, clínicamente significativas, de la tasa normal de generación de impulsos por el nódulo sinoauricular o por otro foco excitable que gana la prioridad al marcapasos normal que es el nódulo sinoauricular. Este otro foco puede encontrarse dentro del sistema de conducción especializado o dentro del propio músculo cardíaco. Las arritmias pueden producirse por alteraciones primarias de la conducción y repolarización miocárdicas, o por alteraciones secundarias a cardiopatía isquémica o hipertrofia ventricular.

Los canales iónicos son proteínas transmembrana que regulan el intercambio celular de iones. La acción coordinada de los miles de canales iónicos de cada célula produce el potencial de acción que, en última instancia, origina el ritmo cardíaco. La apertura y cierre de estos canales está regulada por cambios de voltaje a través de la membrana y por el tiempo transcurrido tras el cambio de voltaje.

9.1. Síndrome del QT largo

El síndrome del QT largo (LQTS) es una enfermedad cardíaca hereditaria en la que existe un aumento del riesgo de muerte súbita por arritmias ventriculares. El LQTS puede afectar a cualquier población, pero se observa habitualmente en personas jóvenes, por lo demás saludables. Los electrocardiogramas de las personas con el LQTS muestran una alteración de la repolarización cardíaca, conocida como un intervalo QT prolongado.

Se han caracterizado dos síndromes clínicos principales, de acuerdo con el patrón de transmisión de la enfermedad. El síndrome de Romano-Ward, que se transmite de forma autosómica dominante con un fenotipo cardíaco puro, es el más común, mientras que el síndrome de Jervell y Lange-Nielsen, que se transmite de forma autosómica recesiva, es más raro y se caracteriza por la coexistencia de anomalías cardíacas y sordera congénita.

Se han encontrado cinco *loci*, situados en los cromosomas 3,4,7,11 y 21, que dan lugar al LQTS de Romano-Ward (Cuadro 17-4). Se han identificado cuatro genes que codifican, cada uno de ellos, una proteína de canal iónico: tres son canales de potasio y uno es un canal de sodio. La mayor parte de las mutaciones identificadas hasta la fecha en los genes LQT son mutaciones de sentido equivocado, que no están confinadas en una única localización, sino que se encuentran en varias posiciones dentro de cada gen de las familias afectadas. De esta manera, en la mayoría de las familias afectadas, el LQT se debe a una mutación característica o «privada». Esta intensa heterogeneidad genética probablemente contribuye a la variabilidad de la presentación clínica. Además, incluso con la misma anomalía genética existe una sustancial heterogeneidad fenotípica, lo que indica que existe una expresión variable de genes modificadores, aún no identificados, que contribuyen a las manifestaciones clínicas de la enfermedad. Aunque todavía no se ha definido la prevalencia de cada variante de LQTS de forma precisa, el LQT1 es la forma más frecuente, mientras que los LQT3 y LQT5 son raros.

9.2. Gen y mutaciones que producen LQT1

El LQT1 está producido por mutaciones del gen *KVLQT1* situado en el cromosoma 11, en la región 11p15.5. Este gen codifica el canal de potasio KVLQT1. La secuencia de aminoácidos que predice el cDNA de *KVLQT1* revela un marco de lectura abierto, con la estructura que predice un canal de potasio con apertura de voltaje. Esta estructura incluye seis posibles dominios transmembrana, un dominio sensible al voltaje y un dominio que forma un poro para el potasio. Los análisis de la distribución tisular del mRNA del *KVLQT1* han demostrado que este gen se expresa mucho en el corazón. La mayor parte de las mutaciones puntuales descubiertas que producen el LQT1 se encuentran cerca de la región del poro (S5-pS6) y parecen tener efectos de pérdida de función, con reducción de la densidad de corriente y una actividad disminuida.

9.3. Gen y mutaciones que producen LQT2

El LQT2 está producido por mutaciones del gen *HERG* situado en el cromosoma 7, en la región 7q35-36. Los análisis del gen *HERG* han demostrado que codifica subunidades α que forman canales responsables de la I_{Kr}, una corriente de potasio rectificadora del retraso cardíaco. Los canales de potasio están formados por cuatro subunidades, bien como homodímeros (cuatro subunidades α), bien como heterodímeros (subunidades α y β). La subunidad α de HERG está formada por seis dominios transmembrana y un dominio que forma un poro. Una característica única del paso de este canal dependiente del voltaje es la activación-desactivación relativamente lenta, en comparación con la rápida inactivación. Normalmente, la activación del canal de potasio HERG contribuye a la finalización del potencial de acción cardíaco. Las mutaciones de *HERG* producen una función reducida del canal, lo que hace que se prolongue el potencial de acción. Son, al menos, dos los mecanismos moleculares que explican la función reducida de HERG. En el primero, las deleciones intragénicas asociadas al LQT pueden producir la síntesis de subunidades aberrantes que no se ensamblan con las subunidades normales en la forma tetramérica funcional. El efecto neto es una reducción del 50 % del número de canales funcionales, un mecanismo de pérdida de fun-

Cuadro 17-4. Síndrome del QT largo

Tipo	*Gen*	*Proteína*	*Cromosoma*
LQT1	*KVLQT1*	Canal de potasio KVLQT1	11p15.5
LQT2	*HERG*		7q35-36
LQT3	*SCN5A*	Canal de sodio SCN5A	3p21-24
LQT4	?		4q25-27
LQT5	*Mink*	Subunidad auxiliar del canal I_{Ks}	21q22.1-p22

ción parcial. En el segundo mecanismo, las mutaciones de sentido equivocado conducen a la síntesis de subunidades HERG con sustituciones de un único aminoácido. Los canales formados por el ensamblaje de las subunidades normales y mutantes tienen una función reducida o han perdido la función. El resultado es una reducción superior al 50 % de la función del canal HERG, un efecto negativo dominante.

9.4. Gen y mutaciones que producen LQT3

El LQT3 está producido por mutaciones del gen *SCN5A* situado en el cromosoma 3, en la región 3p21-24. El gen codifica la subunidad del principal canal cardíaco de sodio, el SCN5A, una proteína bien conocida antes de los hallazgos genéticos. El canal está formado por una única proteína de 2016 aminoácidos que contiene cuatro dominios homólogos, cada uno de los cuales contiene seis posibles segmentos transmembrana. Las mutaciones de *SCN5A* producen una ganancia de función del canal. Normalmente, este canal de sodio inicia los potenciales de acción miocelulares; luego se cierra y permanece cerrado (inactivado) durante el resto del potencial de acción. El canal mutante SCN5A se desestabiliza, lo que produce la apertura repetitiva del canal y un potencial de acción prolongado. Se han observado deleciones y mutaciones de sentido equivocado. Todas estas mutaciones se encuentran situadas en una región del *SCN5A* que codifica un dominio que se sabe es importante para la inactivación del canal de sodio.

9.5. Gen y mutaciones que producen LQT4 y LQT5

Aún no se ha identificado el gen del cromosoma 4, de la región 4q25-27, que produce el LQT4. El LQT5 está producido por mutaciones del gen *MinK*, que se encuentra en el cromosoma 21, en la región 21q22.1-p22. Este gen codifica una subunidad auxiliar del canal I_{Ks}.

9.6. Modelo celular común del LQTS

A pesar de sus diferencias moleculares, las mutaciones del LQT tienen consecuencias celulares semejantes. Una reapertura inadecuada en el tiempo de los canales de sodio o una función reducida de la función del canal de potasio conducen, ambas a un retraso de la repolarización miocelular y a un aumento de la excitabilidad celular. Estos canales iónicos que producen el LQT se expresan a niveles variables en diferentes regiones del corazón, de forma que el efecto de la disfunción del canal iónico asociada al LQT posee variabilidad regional. Una repolarización cardíaca aberrante crea un sustrato para la arritmia. En esta situación, se desconoce cuál es el desencadenante de la arritmia, pero las pruebas *in vitro* sugieren que desempeña una función importante la despolarización secundaria espontánea durante la fase de repolarización de los potenciales de acción cardíacos.

Una vez desencadenada, la arritmia se mantiene por un circuito de actividad eléctrica regenerador alrededor de un tejido relativamente excitable, un fenómeno conocido como reentrada. El desarrollo de múltiples circuitos de reentrada dentro del corazón produce fibrilación ventricular, una arritmia que causa la muerte súbita.

9.7. Correlaciones genotipo/fenotipo

La diferente dependencia del tiempo y del voltaje de las corrientes iónicas implicadas en el LQTS pueden ayudar a explicar algunos aspectos del fenotipo variable de esta enfermedad. Así, existen diferencias en los desencadenantes de los episodios cardíacos, según el gen afectado. El cuadro clínico dominante en el LQT1 son los episodios relacionados con el ejercicio, lo que se debe a que la IKs es la corriente de K^+ predominante en condiciones de estrés adrenérgico. En el otro extremo, la mayoría de los pacientes con el LQT3 sufren episodios durante el sueño o en reposo. En este caso, parece probable que la presencia de corrientes de K^+ normales producen acortamientos normales del potencial de acción durante el ejercicio, mientras que en reposo, la inactivación defectuosa de I_{Na} produce un aumento de la corriente de entrada de Na^+.

10. ENFERMEDADES VASCULARES HEREDITARIAS

Entre las enfermedades vasculares hereditarias se encuentran la hipercolesterolemia familiar, la hipobetalipoproteinemia, la homocistinuria y la hiperlipidemia de tipo III. Todas estas enfermedades se consideran en otros capítulos de esta obra. Recientemente, los estudios de genética molecular se han centrado en las enfermedades vasculares que parecen ser consecuencia de defectos primarios del desarrollo y de la función vascular. Estas enfermedades se caracterizan por ser enfermedades obstructivas, con dilataciones vasculares aneurismáticas o microvasculares.

10.1. Sistema vascular

Los principales componentes del sistema vascular son las células endoteliales y las del músculo liso. El endotelio vascular consta de una monocapa de células especializadas que desarrolla una función importante en el control del tono vasomotor. El óxido nítrico (NO) es la sustancia más importante, desde el punto de vista cuantitativo, producida por el endotelio que controla el tono vascular. El NO se forma por la oxidación de la arginina, catalizada por la enzima óxido nítrico sintasa (NOS) para dar NO y citrulina (Fig. 17-1). Existen tres isoenzimas, denominadas NOS1, NOS2 y NOS3. La NOS3 o ecNOS es la isoenzima que se encuentra en el endotelio vascular.

Las células musculares lisas se encuentran en contacto con el endotelio, organizadas en varias capas cuyo número es constante en las grandes arterias y está controlado de forma genética. Existe una gran relación entre las células endoteliales y las células musculares lisas: el endotelio sintetiza factores que impulsan o inhiben la proliferación y migración de las células musculares lisas.

10.2. Estenosis aórtica supravalvular

La estenosis aórtica supravalvular (SVAS) es una enfermedad hereditaria que generalmente produce una enfermedad vascular obstructiva. La incidencia de esta afectación es de aproximadamente 1 caso por cada 25 000 personas. Aunque la SVA puede afectar a cualquier arteria, la afección más grave se produce en la aorta ascendente. La SVAS puede heredarse como un rasgo autosómico dominante aislado o como parte de una enfermedad pleiotrópica, el síndrome de Williams. Está producida por mutaciones en el gen de la elastina en el cromosoma 7, y el síndrome de Williams es consecuencia de deleciones submicroscópicas de la región cromosómica 7q11.23 que abarcan un alelo de la elastina.

10.3. Síndrome de Osler-Rendu-Weber

El síndrome de Osler-Rendu-Weber, o telangiectasia hemorrágica hereditaria, se caracteriza por epistaxis, telangiectasia mucocutánea y anomalías de los lechos vasculares viscerales. Los lugares más frecuentes de malformaciones arteriovenosas son los lechos vasculares pulmonares, gastrointestinales, renales e intracraneales. La expresión de la enfermedad es muy variable incluso entre los miembros de la misma familia. El síndrome de Osler-Rendu-Weber se transmite de forma autosómica dominante.

Los análisis de ligamiento han cartografiado el gen de la enfermedad en el cromosoma 9, en la región 9q33-34. Los análisis de los genes candidatos han demostrado la existencia de mutaciones en el gen de la endoglina, un receptor celular endotelial para el factor transformador de crecimiento β (TGFβ). La endoglina participa en la angiogénesis, y regula la síntesis y la organización de la matriz extracelular de la célula endotelial. Los análisis de ligamiento posteriores han detectado un segundo *locus* genético del síndrome de Osler-Rendu-Weber en el cromosoma 12, en la región 12q11-14. La búsqueda de genes candidatos en este *locus* ha encontrado mutaciones en el gen de la quinasa 1, semejante al receptor de activina. Esta serina-treonina quinasa se expresa en las células endoteliales y participa en una ruta metabólica mediada por la activina. Así, las consecuencias fisiológicas de esta alteración del gen de la quinasa 1 semejante al receptor de la activina pueden ser, de alguna manera, análogas a las de las mutaciones del gen de la endoglina.

11. HIPERTENSIÓN

La hipertensión consiste en un aumento de la presión sanguínea por encima de los valores de referencia. La hipertensión es un factor de riesgo principal de enfermedad cardiovascular, así como una causa importante de insuficiencia coronaria, insuficiencia renal e ictus. Los estudios genéticos y epidemiológios han demostrado que la hipertensión tiene un componente genético. Se han descrito varias formas monogénicas de hipertensión. Sin embargo, en la

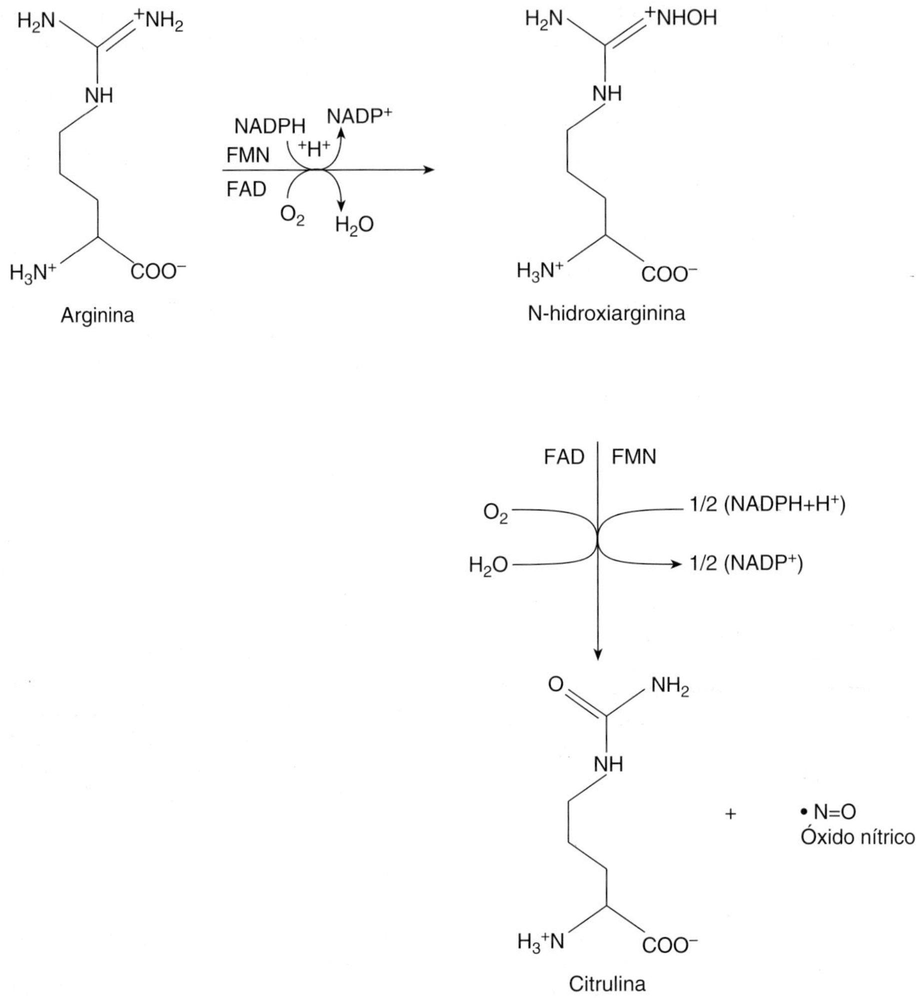

Figura 17.1. Síntesis del óxido nítrico (NO·) por la NO sintasa.

mayoría de los pacientes con una presión sanguínea elevada no se ha identificado una causa subyacente y se clasifica a estos enfermos como afectados por una hipertensión esencial. Parece probable que las enfermedades monogénicas de la regulación de la presión sanguínea de forma acumulada representen sólo una pequeña fracción de la hipertensión.

11.1. Formas monogénicas de hipertensión

Se han encontrado, hasta la fecha, tres formas monogénicas de hipertensión: la hipertensión que puede corregirse con los glucocorticoides (GSH), el síndrome de exceso aparente de mineralocorticoides (AME) y el síndrome de Liddle. Todas ellas se caracterizan por un comienzo temprano de la hipertensión, complicaciones cardiovasculares frecuentes, una herencia autosómica dominante y, normalmente, una fuerte penetrancia.

11.1.1. Hipertensión suprimible por los glucocorticoides

Este tipo de hipertensión se debe a la expresión anormal, en la zona fasciculada de las glándulas suprarrenales, de la aldosterona sintasa CYP11B2, la enzima responsable de la conversión de la corticosterona en aldosterona. El gen de la CYP11B2 en encuentra en el cromosoma 8, en la región 8q24.3. Se produce una duplicación génica por un entrecruzamiento desigual, lo que ocasiona la fusión del promotor de la 11-β hidroxilasa (CYP11B1) con la secuencia codificante de la aldosterona sintasa. El gen quimérico codifica una proteína que puede hidroxilar el cortisol en la posición 18. Este gen está controlado por la región reguladora del gen de la 11-β hidroxilasa, cuya expresión está controlada por la ACTH. Todas las alteraciones fenotípicas de la GSH pueden explicarse por esta mutación.

11.1.2. Síndrome de exceso aparente de mineralocorticoides

Este síndrome se hereda de forma autosómica recesiva. Existe un déficit de la enzima 11-β hidroxiesteroide deshidrogenasa 2, que cataliza la transformación del cortisol en el esteroide inactivo cortisona. Esta conversión suele producirse en el riñón y protege al receptor de mineralocorticoides de su ocupación por el cortisol. El defecto enzimático produce un aumento de la concentración tisular de cortisol, que actúa como un potente mineralocorticoide en las células diana de la aldosterona.

11.1.3. Síndrome de Liddle

El síndrome de Liddle se produce por mutaciones del canal de sodio epitelial (EnaC). Este canal es un heterotetrámero constituido por tres subunidades homólogas, dos subunidades α, separadas por subunidades β y γ. Se requieren todas las subunidades para que la función del canal sea normal. En la porción distal de la nefrona, el EnaC se encuentra en la membrana de la célula apical y es muy selectivo para el Na^+ y el Li^+ sobre el K^+.

El gen que codifica a la subunidad β, el *SCNN1B*, se encuentra en el cromosoma 16, en la región 16p13-12. Las mutaciones se encuentran en el extremo carboxilo terminal de las subunidades β y γ, en una región crítica para la regulación del canal. Se trata de mutaciones de sentido equivocado, sin sentido y deleciones.

11.2. Hipertensión esencial

Se está realizando una búsqueda intensa de genes cuya alteración pueda dar lugar a hipertensión esencial. Se han analizado los genes del sistema renina-angiotensina-aldosterona, ya que este sistema participa en el control de la presión sanguínea. Este sistema consta de cuatro proteínas principales: la renina, el angiotensinógeno, la enzima convertidora de angiotensina (ACE) y los receptores de angiotensina II.

Los estudios realizados hasta la fecha no han encontrado ninguna asociación entre las alteraciones del gen de la renina y de la ACE y la hipertensión. Se han observado diversos polimorfismos del gen del angiotensinógeno en pacientes con hipertensión esencial. El gen del angiotensinógeno se encuentra en el cromosoma 1, en la región 1q42.3, y está formado por 5 exones.

Los receptores de angiotensina II, que median todos los efectos biológicos y fisiológicos del sistema renina-angiotensina, son también genes candidatos para explicar la hipertensión esencial.

El papel importante de la ecNOS en la homeostasia de la presión sanguínea ha hecho que se realizaran muchas investigaciones sobre la posible asociación de defectos genéticos de esta enzima con la hipertensión. Sin embargo, hasta la fecha, no se han encontrado mutaciones del gen de la ecNOS que produzcan hipertensión.

BIBLIOGRAFÍA

BASSON, C. T., y SEIDMAN, C. E.: «Genetic studies of myocardial and vascular disease». En: *Textbook of Cardiovascular Medicine*. Topol, E. J, ed. Lippincott-Raven Publishers, Philadelphia, USA, 2429-2447, 1998.

CHIEN, K. R.: *Molecular Basis of Cardiovascular Disease. A Companion to Brawnwald's Heart Disease.* Saunders, Philadelphia, 1999.

CHIN, A. J:. «Congenital heart disease». En: *Principles of Molecular Medicine*. Jameson, J. L., ed. Humana Press, Totowa, NJ, USA, 117-125, 1998.

CORVOL, P., y JEUNEMAITRE, X.; «Genetics of hypertension». En: *Textbook of Cardiovascular Medicine*. Topol, E. J., ed. Lippincott-Raven Publishers, Philadelphia, USA, 2415-2428, 1998.

GRAHAM, R. M., y OWENS, W. A.: «Pathogenesis of inherited forms of dilated cardiomiopathy». *N Engl J Med, 341*: 1759-1762, 1999.

KEATING, M. T., y SANGUINETTI, M. C.: «Molecular genetic insights into cardiovascular disease». *Science, 272*: 681-685, 1996.

LONDON, B.: «Cardiac arrhytmias». En: *Principles of Molecular Medicine*. Jameson, J. L., ed. Humana Press, Totowa, NJ, USA, 157-160, 1998.

MARON, B. J.; MOLLER, J. H.; SEIDMAN, C. E. *et al.* «Impact of laboratory molecular diagnosis on contemporary diagnostic criteria for genetically transmitted cardiovascular diseases: Hypertrophic cardiomyopathy, long-QT syndrome, and Marfan syndrome». *Circulation, 98*: 1460-1471, 1998.

MESTRONI, L.; ROCCO, C.; GREGORI, D. *et al.*: «Familial Dilated cardiomyopathy: Evidence for genetic and phenotypic heterogenity». *J Am Coll Cardiol, 34*: 181-190, 1999.

OLSON, E. N., y SRIVASTAVA, D.: «Molecular pathways controlling heart development». *Science, 272*: 671-676, 1996.

PRIORI, S. G.; BARHANIN, J.; HAUER, R. N. W. *et al.*: «Genetic and Molecular basis of cardiac arrhytmias: Impact on clinical management». *Circulation, 99*: 518-528, 1999.

SEIDMAN, C. E.; MACRAE, C., y SEIDMAN, J.G.: «Inherited cardiomyopathies». En: *Principles of Molecular Medicine*. Jameson, J. L., ed. Humana Press, Totowa, NJ, USA, 127-132, 1998.

TOWBIN, J. A.: «The role of cytoskeletal proteins in cardiomyophaties». *Curr Opin Cell Biol, 10*: 131-139, 1998.

18

Enfermedades del tejido conjuntivo

E. Arilla Ferreiro

1. INTRODUCCIÓN

En las enfermedades del tejido conjuntivo, hay que considerar las enfermedades autoinmunitarias y las enfermedades hereditarias de dicho tejido. Las enfermedades autoinmunitarias del tejido conjuntivo constituyen un grupo heterogéneo de afecciones, que se caracterizan por tener una base etiopatogénica de naturaleza autoinmunitaria y presentar lesiones, de modo simultáneo o a lo largo de su evolución, en prácticamente todos los órganos.

Las enfermedades hereditarias del tejido conjuntivo son defectos generalizados que afectan principalmente a un componente del tejido conjuntivo, como el colágeno, la elastina, la fibrilina o los proteoglucanos, y que se transmiten según un patrón mendeliano. Algunas de estas enfermedades presentan un cuadro muy característico, aunque el fenotipo clínico varía considerablemente.

2. ENFERMEDADES AUTOINMUNITARIAS DEL TEJIDO CONJUNTIVO

Las principales enfermedades autoinmunitarias del tejido conjuntivo son la artritis reumatoide, el lupus eritematoso sistémico, las vasculitis, la dermatomiositis y polimiositis, la esclerodermia, el síndrome de Sjögren y la enfermedad mixta del tejido conjuntivo.

2.1. Artritis reumatoide

La artritis reumatoide (AR) es una enfermedad inflamatoria sistémica crónica que afecta, de manera predominante a las articulaciones y a menudo a diversos órganos.

2.1.1. Etiopatogenia del daño articular

Se desconoce la etiología de la AR. Se ha sugerido que esta enfermedad es una manifestación de la respuesta del huésped con susceptibilidad genética a un agente infeccioso, aunque no existe ninguna prueba concluyente de que dichos agentes produzcan AR. En la Fig. 18-1, se presenta un esquema etiopatogénico de la AR.

2.1.1.1. Susceptibilidad genética. Las moléculas del complejo principal de histocompatibilidad (MHC) o los antígenos leucocitarios humanos (HLA), son glucoproteínas que poseen estructuras especializadas para la presentación del antígeno a los linfocitos. Las células de Langerhans de la piel y las células interdigitantes a que dan lugar, así como las células B y los macrófagos, poseen moléculas MHC de clase II para la presentación de los antígenos. Se han identificado principalmente tres genes que codifican las de clase II, y son HLA-DR-, DP y -DQ.

Se ha demostrado claramente la susceptibilidad genética a la AR. La enfermedad se agrupa en familias y es más concordante en monocigotos (30 %) que en gemelos dicigóticos (5 %). Determinados alelos MHC de clase II presentes en las células presentadoras de antígeno se encuentran con mayor frecuencia en las personas afectadas. Entre los caucásicos originarios de Europa Occidental, el antígeno leucocitario humano DR4 (HLA-DR4) tiene lugar en un 60 a 70 % de los pacientes con AR, en compara-

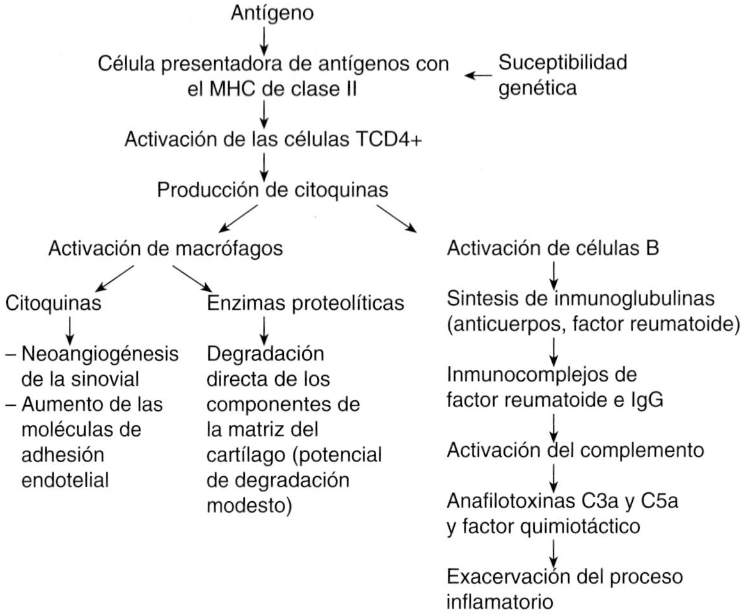

Figura 18-1. Patogenia de la inflamación crónica del tejido sinovial.

ción con el 25 al 30 % de las personas normales. El HLA-DR1 se encuentra en la mayoría de los pacientes HLA-DR4 negativos, y se relaciona mucho con la enfermedad en otros grupos étnicos diversos (israelíes, hindúes). Sólo determinados subtipos de HLA-DR4 predisponen a la AR (Dw4 ó DRB1*0401, Dw14 ó DRB1*0404 y Dw15 ó DRB1*0405), no así otros (Dw10 ó DRB1*0402 y Dw 13 ó DRB1*0403). Los subtipos HLA-DR4 son el resultado de sólo algunas diferencias en aminoácidos en la tercera región hipervariable de la cadena β del HLA-DR. El HLA-DR comparte esta misma secuencia de aminoácidos, lo mismo que la de otros varios alelos HLA que, en fecha más reciente, se han relacionado con la AR. Por consiguiente, un epítopo entre las diversas moléculas del MHC de clase II parece predisponer al trastorno. Es interesante que la susceptibilidad relacionada con los alelos DR comparte un tramo común de cuatro aminoácidos, localizados en la hendidura que se une a los antígenos de la molécula DR. Por lo tanto, parece que la relación entre determinadas moléculas DR y la AR puede explicar la capacidad de los portadores de estos determinantes DR para unirse a un antígeno generador de artritis, que a su vez activa las células T auxiliares e inicia la enfermedad.

2.1.1.2. Agentes infecciosos. Entre los diferentes agentes infecciosos propuestos se encuentran *Mycoplasma*, el virus de Epstein-Barr, el citomegalovirus, el parvovirus y el virus de la rubéola, aunque no existe ninguna prueba concluyente de que estos u otros agentes infecciosos produzcan AR, como ya se ha mencionado. El proceso por el cual el agente infeccioso podría desencadenar la artritis inflamatoria crónica es también tema de controversia. Una de las posibilidades es que el agente infeccioso o la respuesta al mismo podría inducir una reacción inmunitaria contra los componentes de la articulación, alterando su integridad y desenmascarando péptidos antigénicos. En este sentido, se ha observado una reactividad frente al colágeno de tipo II y a las proteínas de choque térmico. Al ser el cartílago un tejido avascular, sus componentes quedan ocultos al sistema inmunitario y, por lo tanto, el colágeno de tipo II propio del cartílago se puede comportar como un antígeno. Hay también pruebas de que la glucoproteína-39 del cartílago humano es un autoantígeno. Esta proteína es un producto de los condrocitos del cartílago hialino, y se ha demostrado que se une a los péptidos DR4.

Con respecto al colágeno de tipo II, se ha sugerido la hipótesis de que la tolerancia tímica a dicho colágeno es incompleta, al menos en una proporción de personas sanas. Esto no es algo inesperado, dada la restringida distribución anatómica del colágeno de tipo II al cartílago articular, y es consistente con la respuesta de la célula T a otras autoproteínas y la respuesta proliferativa de las células T al colágeno de tipo II en algunas personas sanas. La respuesta de las células T al colágeno de tipo II puede así existir en la periferia en los adultos sanos. En la mayoría de las personas, tras iniciarse una artritis inflamatoria, por diversos estímulos, estas células T se hacen tolerantes por la exposición a grandes cantidades de colágeno de tipo II liberado durante el proceso de lesión articular. Este proceso de tolerancia va seguido de activación y proliferación, que puede contribuir a las primeras etapas de inflamación sinovial en la AR. Sin embargo, en algunos pacientes con AR, que quizás dependen de determinados alelos del MHC y de repertorios de células T o variaciones en el procesamiento de antígenos, falla este proceso de tolerancia y persiste una respuesta de las células T y B al colágeno de tipo II, respuesta que desempeña, entonces, un papel en la persistencia de la inflamación local.

Se ha detectado el mRNA de la glucoproteína-39 (HCgp-39) en muestras de sinovial de cartílago de pacientes con AR, pero rara vez en el cartílago articular normal obtenido en un acto quirúrgico. La expresión de HCgp-39 no está limitada a la articulación, pues se ha demostrado que el hígado podría ser la fuente principal de esta proteína. Es posible que en la AR se pierda la tolerancia a los antígenos del cartílago como resultado de un disparador, todavía no identificado, que induce una inflamación local y altera la expresión de autoproteínas junto con un aumento del MHC de clase II. Además, la actividad de determinadas proteasas puede influir la disponibilidad de autopéptidos para la presentación a un repertorio de células T previamente ignorantes, responsables del mantenimiento de la sinovitis crónica.

Existen recientes investigaciones sobre la posible importancia de los superantígenos producidos por diversos microorganismos, entre ellos, estafilococos, estreptococos y *M. arthritidis*. Los superantígenos son proteínas con capacidad de unión a las moléculas HLA-DR y a determinados segmentos V_β del receptor heterodimérico de la célula T. Asimismo, los superantígenos estimulan determinadas células T para que expresen los productos del gen V_β. El significado de los superantígenos en la etiología de la AR continúa siendo objeto de especulación.

Se ha discutido la posibilidad de que los retrovirus fueran agentes etiológicos que modulan o disparan determinadas vías en la patogenia de la AR. Sin embargo, ninguno de los retrovirus conocidos hasta el momento se ha identificado como específico de la AR. No obstante, las características de la poliartritis crónica provocada por el virus humano linfotrópico de células T de tipo I (HTLV-I) es indistinguible de la AR idiopática. Recientemente, se ha demostrado que existe una relación epidemiológica entre la infección por HTLV-I y la AR. Además, se ha documentado una respuesta inmunitaria contra la proteína vírica del HTLV-I en pacientes con artritis crónica e infección por HTLV-I. Los pacientes infectados por el HTLV-I presentan una artropatía inflamatoria crónica y una alteración de la regulación inmunitaria. Por todo ello, a continuación se expone la patogenia de la artropatía por HTLV-I.

Se ha detectado DNA provírico de HTLV-I no sólo en células mononucleares presentes en la sangre periférica y en el líquido sinovial, sino también en el tejido sinovial fresco y en células cultivadas de estroma sinovial, pero no en linfocitos frescos. Este hallazgo fue la primera prueba directa de que el HTLV-I muestra tropismo por los sinoviocitos humanos constituidos por macrófagos (sinoviocitos de tipo A) y las células semejantes a los fibroblastos (sinoviocitos de tipo B), así como por los linfocitos.

Se ha examinado la expresión del mRNA de los genes *gag*, *pol*, *env* y *tax* del HTLV-I en células de estroma sinovial de pacientes con artropatía por HTLV-I. Los productos de los genes del HTLV-1, principalmente el mRNA del gen *tax*, se expresan notablemente en las células del estroma sinovial fresco y cultivado, aunque no en las células mononucleares de la sangre periférica o del líquido sinovial; asimismo, se detecta la expresión de la proteína tax en las células del estroma de la sinovial. Las células sinoviales en las que se ha producido la integración del HTLV-I expresan cantidades elevadas de mRNA de c-fos, IL-1β, IL-6 y tax. Estos resultados sugieren que la hiperexpresión de la proteína tax funcional en los sinoviocitos está asociada directamente con la expresión del mRNA de los genes de varias citoquinas, entre ellas IL-1β, IL-6, el factor de necrosis tumoral α (TNFα) y varios protooncogenes, por la activación de proteínas de fijación al DNA.

Es posible que el HTLV-I pueda actuar como un activador *trans* de genes celulares, a través de una integración específica de lugar en las células sinoviales. Recuérdese que el RNA genómico (+) de los retrovirus contiene la misma secuencia (llamada R) en los extremos 5' y 3'. Esta redundancia terminal desempeña un papel esencial en la síntesis de DNA dúplex por la transcriptasa inversa de la propia partícula vírica. Así, la doble hélice de DNA resultante posee extremos idénticos, denominados repeticiones terminales largas (LTR). Las LTR presentan muchas señales para la integración y la transcripción. El Tax del HTLV-I es un activador *trans*, y puede comportarse como un activador *trans* transcripcional en los sinoviocitos para aumentar el LTR y varios genes celulares, entre ellos los de varias citoquinas asociadas a la proliferación de las células sinoviales, tales como el TNFα, la IL-1β y la IL-6.

El TNFα desempeña un papel fundamental en la proliferación de las células sinoviales a través de la activación del factor nuclear kB (NF-kB), un factor de transcripción pleiotrópico que se encuentra en el núcleo. Además, un estudio similar ha sugerido que, una vez que el gen *tax* se integra dentro de las células sinoviales, existe un aumento de la producción mal regulada del TNFα y de la activación del NF-kB. No hay duda de que el *tax* contribuye a la proliferación de las células sinoviales actuando como un activador transcripcional *trans* de genes celulares.

Otra característica importante de los trastornos inmunoproliferativos asociados con el HTLV-I es la alteración de la regulación inmunitaria *in situ*. En los sinoviocitos cultivados, obtenidos de pacientes con artropatía por HTLV-I se ha confirmado la presencia de sinoviocitos portadores de Tax con una expresión aumentada de moléculas HLA de clase II sobre su superficie celular. También se ha confirmado que el gen *tax* del HTLV-I aumenta la expresión del mRNA de las moléculas HLA de clase II. Por lo tanto, se cree que el gen *tax* del HTLV-I contribuye notablemente a la hiperplasia de las células sinoviales y a la inducción de la respuesta inmunitaria, a través de una alteración de la regulación de la expresión del MHC, seguida de la inducción de una respuesta citotóxica por linfocitos T.

2.1.1.3. Linfocitos T. Los linfocitos T parecen activarse, supuestamente, por algún antígeno o antígenos desconocidos presentados por las células DR positivas (sinoviocitos de tipo A, macrófagos, células dendríticas, linfocitos B). La única función conocida de las células DR es la presentación de antígenos al receptor de las células T CD4+ (TCR), que es el primer paso para la activación de las células T. En la AR, la mayor parte de las células T CD4+ muestra una respuesta de célula Th1. La células Th1 producen, principalmente, citoquinas que estimulan la inflamación, tales como la IL-2 y el interferón α. Estas células pueden activar a los macrófagos de un modo autocrino, y a las células mesenquimatosas, de un modo paracrino. En la AR, la mayor parte de las células T de los agregados linfocíticos perivasculares expresan CD27, que son todas Th1. Las células T que entran en la sinovial no maduran a células CD27-Th2, las cuales pueden suprimir la inflamación. Se desconoce la causa de este bloqueo, pero puede estar asociado con el reconocimiento de determinados antígenos.

Los linfocitos T, como se acaba de señalar, producen diversas citoquinas, entre ellas el interferón γ y el GM-CSF, que activan a los macrófagos y aumentan, además, la expresión de las moléculas HLA. Por otro lado, los linfocitos T producen diversas citoquinas, que estimulan la proliferación y diferenciación de las células B hacia las células formadoras de anticuerpos y, por tanto, impulsan la actividad de las células B locales con la síntesis subsiguiente de inmunoglobulinas (anticuerpos), entre ellas el factor reumatoide. Algunos de los anticuerpos producidos se dirigen contra sustancias autoconstituyentes. A continuación, se expone el papel de los macrófagos y de las células B activadas por los linfocitos T.

2.1.1.4. Macrófagos. Los macrófagos sinoviales se originan a partir de las células madre de la médula ósea y migran como monocitos en la circulación, donde permanecen alrededor de cinco días. Estos monocitos entran en diversos tejidos, donde se diferencian en subpoblaciones específicas, tales como las células de la microglia, las células de Kupffer, los macrófagos intestinales y los macrófagos sinoviales. Los macrófagos poseen un amplio espectro de características funcionales, entre ellas la fagocitosis, la presentación de antígenos, la síntesis y secreción de muchas citoquinas, factores de crecimiento y sus inhibidores, y la producción de varios mediadores inflamatorios y enzimas de degradación tisulares. La intensidad de la infiltración por los macrófagos de la membrana sinovial se correlaciona con el grado de lesión articular.

Los macrófagos sinoviales de los pacientes con AR se caracterizan por un aumento de la expresión y transcripción de las principales citoquinas proinflamatorias, IL-1β y TNFα. Los macrófagos también producen enzimas proteolíticas, como la colagenasa, la estromalisina, la gelatinasa y la elastasa. Sin embargo, el potencial de los macrófagos para degradar directamente los componentes de la matriz puede ser modesto en comparación con el de los fibroblastos sinoviales. Se ha sugerido que el principal papel de los macrófagos sinoviales puede consistir en amplificar la cascada patogénica como resultado de la producción de citoquinas, mientras que los fibroblastos, a través de la secreción de enzimas proteolíticas, pueden ser el efector celular primario en la destrucción del hueso y del cartílago. Además, parece que los macrófagos desempeñan un papel fundamental en la neoangiogénesis sinovial. Así, la IL-8 procedente de los macrófagos sinoviales es un promotor muy potente de la angiogénesis, y algunas citoquinas de macrófagos aumentan las moléculas de adhesión VCAM-1 y E-selectina. Como los nuevos vasos sanguíneos proliferan y se extienden más profundamente en áreas adyacentes al cartílago y al hueso, los mediadores degenerativos, producidos por las células que se acumulan, causarían una mayor destrucción articular.

2.1.1.5. Linfocitos B. El papel de los linfocitos B en la AR se ha estudiado intensamente desde que se descubrió que la mayoría de los pacientes (80 %) con dicha enfermedad tiene anticuerpos de inmunoglobulina M (IgM), llamados factor reumatoide, contra la región Fc de la inmunoglobulina G (IgG) presente en el suero y en el líquido sinovial. Sin embargo, el factor reumatoide también se encuentra en otras enfermedades, como el síndrome de Sjögren. Todavía no se sabe de qué forma el factor reumatoide contribuye a la AR, pero la formación de inmunocomplejos de factor reumatoide e IgG puede contribuir a la actividad de la enfermedad, por activación del complemento, y la exacerbación del proceso inflamatorio, al producirse las anafilotoxinas C3a y C5a y el factor quimiotáctico C5a. En los pacientes con AR, se ha detectado un aumento del número de linfocitos B CD5+. Asimismo, se ha observado que existe una glucosilación anormal de las IgG en la AR activa, lo que puede ser importante, ya que favorece la formación de inmunocomplejos.

2.1.1.6. Leucocitos polimorfonucleares. Superpuesto a la inflamación crónica del tejido sinovial, se puede observar un proceso inflamatorio agudo en el líquido sinovial. El líquido sinovial exudado contiene más leucocitos polimorfonucleares que células mononucleares. En la estimulación de la exudación del líquido sinovial pueden intervenir los siguientes mecanismos:

1. Los inmunocomplejos producidos localmente pueden activar el complemento, y generar anafilotoxinas y factores quimiotácticos.
2. La producción local, por parte de los fagocitos mononucleares, de factores como la IL-1, el TNFα y el leucotrieno B4, así como los productos derivados de la activación del complemento, estimulan las células endoteliales de las vénulas poscapilares y aumentan su eficacia de unión a las células circulantes, mientras que el TNFα, la IL-8, el C5a y el leucotrieno B4 estimulan la migración de los leucocitos polimorfonucleares hacia el tejido sinovial.
3. Los mediadores vasoactivos, como la histamina producida por los mastocitos que infiltran la sinovial reumatoidea también pueden facilitar la exudación de las células inflamatorias hacia el líquido sinovial.
4. Finalmente, los efectos vasodilatadores de la prostaglandina E2, sintetizada localmente, también pueden facilitar la llegada de las células inflamatorias a la zona de inflamación.

Una vez en el líquido sinovial, los leucocitos polimorfonucleares pueden ingerir inmunocomplejos, con la producción de metabolitos reactivos de oxígeno y otros mediadores inflamatorios. Las citoquinas producidas localmente, como el TNFα, la IL-8 y el GM-CSF, pueden estimular de forma adicional a los leucocitos polimorfonucleares.

2.1.1.7. Mecanismo de destrucción del cartílago articular y del hueso subcondral. No se conoce el mecanismo exacto por el que se produce la destrucción cartilaginosa y ósea. No obstante, en las Figuras 18-2 y 18-3 se muestran

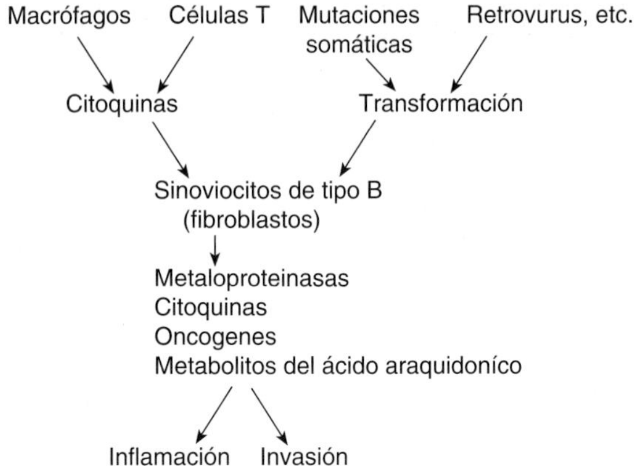

Figura 18-2. Activación de los sinoviocitos de tipo B (fibroblastos).

unos esquemas posibles. Una vez que se ha producido la destrucción del cartílago articular y del hueso subcondral, el pannus ocupa todo el espacio articular, y la fibrosis y calcificación posteriores pueden causar anquilosis permanente. Por último, aparecen nódulos reumáticos subcutáneos en casi una cuarta parte de los pacientes.

2.1.2. Patogenia de la regresión espontánea de la artritis reumatoide

La progresión de la AR, caracterizada por una hiperplasia de los sinoviocitos, principalmente los fibroblastos sinoviales, produce una destrucción del hueso y de la articulación. Sin embargo, durante la evolución de la enfermedad, se observa a veces una detención espontánea del crecimiento de la sinovial hipertrófica. El mecanismo de este fenómeno no está claro, si bien esta remisión espontánea sugiere la presencia de un fenómeno de apoptosis. Desde el punto de vista bioquímico, la apoptosis implica el corte de la cromatina entre nucleosomas. Aunque suele existir un gran número de células apoptóticas en los tejidos, estas células casi nunca inducen una reacción inflamatoria, porque los fragmentos de la células apoptóticas son fagocitados y digeridos por los macrófagos residentes o por otras células viables adyacentes. En el tejido sinovial, las células apoptóticas son captadas por macrófagos sinoviales adyacentes. En la AR, existen células sinoviales apoptóticas y este proceso apoptótico se acelera por anticuerpos monoclonales contra el receptor Fas. Se ha demostrado que existen mecanismos de apoptosis dependientes de Fas, no sólo en los fibroblastos de la sinovial, sino también en las células T activadas en la sinovial. Se ha propuesto que en la AR la apoptosis de los sinoviocitos mediada por Fas es importante para entender la evolución clínica y la patogenia de esta enfermedad (Fig. 18-4).

2.1.2.1. La vía de señales Fas en la sinovial reumatoide. Recientemente, se han identificado y caracterizado tres receptores, estructuralmente relacionados, en la superficie celular que están implicados en la transducción de señales de «muerte» en una amplia gama de tipos celulares. Estos receptores son el antígeno Fas (CD95) y dos receptores de factores de necrosis tumoral, uno de 55 kDa (TNFR1, P55) y otro de 75 kDa (TNFRII, P75). El receptor Fas es una molécula receptora de señal de apoptosis, de 45 kDa, que pertenece a la familia del receptor TNF/factor de crecimiento nervioso. El ligando Fas se ha clonado como un nuevo miembro de la familia del TNF.

2.1.2.2. El sistema receptor Fas/ligando-Fas en la sinovial reumatoide. En la AR, el tejido sinovial contiene células sinoviales y mononucleares con el receptor Fas, y células ligando Fas positivas. Por lo tanto, las interacciones moleculares entre el receptor Fas y el ligando de Fas pueden desempeñar un papel crucial en la apoptosis de la sinovial de los pacientes con esta enfermedad.

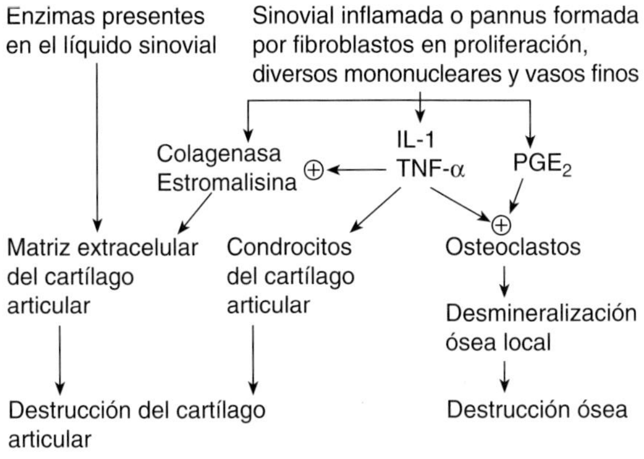

Figura 18-3. Posibles mecanismos de la destrucción del cartílago articular y del hueso subarticular. IL-1: interleuquina 1; PGE_2: prostaglandina E_2; TNFα: factor de necrosis tumoral α.

Las células T CD4+ y CD8+ que infiltran la sinovial de los pacientes con AR expresan el ligando Fas. En la AR, las células T de la sinovial se acumulan por mecanismos dirigidos por antígenos. Es posible que las células T, entre ellas las células CD4+ infiltrantes de la sinovial, se activen por estimulación antigénica, expresen el ligando Fas e induzcan una citotoxicidad no limitada al MHC, frente a los sinoviocitos proliferantes que expresan el receptor Fas. Varias células T y las células citolíticas naturales (NK, *natural killer*) activadas en la sinovial de los pacientes con AR expresan el ligando Fas. El proceso de eliminación de las células que poseen los receptores Fas, entre ellas los sinoviocitos proliferativos y las células mononucleares invasoras, puede implicar un proceso de apoptosis mediado por la interacción del receptor Fas con el ligando Fas. Por lo tanto, la interacción de las células T o de las células citolíticas naturales activadas con el ligando Fas y de los sinoviocitos y monocitos con el receptor Fas de la superficie celular puede tener un papel en la regresión espontánea de la AR proliferativa. En contraposición, en la etapa de proliferación de la sinovial en la AR, se debe considerar que existe un deterioro del sistema formado por el receptor Fas y su ligando.

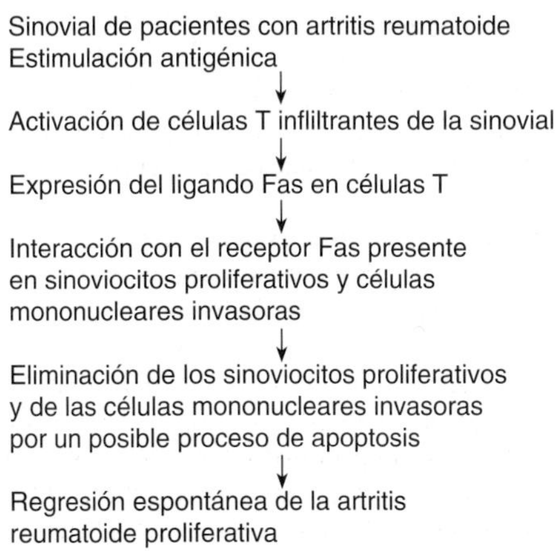

Figura 18-4. Posible mecanismo de la remisión espontánea del crecimiento de la sinovial hipertrófica.

2.1.3. Datos de laboratorio

No existe ninguna prueba específica para el diagnóstico de la AR. No obstante, los factores reumatoides se encuentran en más de las dos terceras partes de los pacientes adultos con esta enfermedad. Los factores reumatoides se pueden detectar en el 5 % de las personas sanas y en diferentes trastornos. La presencia del factor reumatoide no establece el diagnóstico de AR, aunque puede tener importancia pronóstica, ya que los pacientes con títulos elevados suelen presentar una afectación más grave y progresiva con manifestaciones extraarticulares. En la AR activa, es frecuente que exista una anemia normocrómica y normocítica. La velocidad de sedimentación globular está aumentada en casi todos los pacientes con AR activa. También están elevados otros reactantes de fase aguda, como la ceruloplasmina y la proteína C reactiva. El análisis del líquido sinovial confirma la presencia de artritis inflamatoria, aunque ninguna de las alteraciones es específica.

2.2. Lupus eritematoso sistémico

El lupus eritematoso sistémico (LES) es una enfermedad autoinmunitaria inflamatoria crónica, con remisiones y recaídas, que se caracteriza por la producción de autoanticuerpos contra el núcleo (ANA), contra el DNA de doble hebra (dsDNA) y contra los fosfolípidos (Cuadro 18-1). El LES se debe a la lesión tisular causada por subgrupos patógenos de autoanticuerpos e inmunocomplejos. Puede provocar insuficiencia renal, vasculitis, artritis, trombosis, convulsiones y otras complicaciones neurológicas. El 90 % de los casos se registra en las mujeres, habitualmente en edad fértil, aunque también se pueden afectar niños, varones y ancianos.

2.2.1. Etiopatogenia

2.2.1.1. Susceptibilidad genética. Tanto la elevada frecuencia de LES en los familiares de los pacientes, como el alto índice de concordancia para la expresión de la enfermedad en gemelos monocigotos sustentan con firmeza la participación de factores hereditarios en el desarrollo de la enfermedad. Determinados marcadores genéticos se asocian con el LES, entre ellos las moléculas MHC de clase I HLA-B8 y las moléculas MHC de clase II HLA-DR2 y HLA-DR3. Determinados déficit de componentes del sistema del complemento (moléculas MHC de clase III), en especial la ausencia de C2 o C4, o la presencia del alelo nulo C4A, constituyen otro grupo de marcadores determinados genéticamente y asociados al LES. Los estudios familiares sugieren que los genes no relacionados con HLA también intervienen en la susceptibilidad.

2.2.1.2. Otros factores de susceptibilidad. Las hormonas femeninas favorecen la hiperreactividad de las células B, en tanto que los andrógenos ejercen el efecto opuesto. La luz ultravioleta exacerba las lesiones cutáneas del lupus. Las infecciones víricas concomitantes y las tensiones psicológicas también contribuyen a la activación de la enfermedad. Determinados fármacos, como la procainamida y la hidralazina, conducen al desarrollo de un síndrome similar al lupus, aunque presenta algunas diferencias significativas con respecto al LE idiopático. No se ha observado que estos agentes exacerben las formas espontáneas de la enfermedad.

El defecto fundamental en el LES es un fracaso de los mecanismos reguladores que mantienen la autotolerancia. Como consecuencia, se produce un gran número de autoanticuerpos que

Cuadro 18-1. Autoanticuerpos en los pacientes con LES

	Incidencia, %	*Antégeno detectado*
Anticuerpos antinucleares	98	Múltiples antígenos nucleares.
Anti-DNA	70	dsDNA.
Anti-Sm	30	Complejo proteico con seis especies de RNA nuclear de pequeño tamaño.
Anti-RNP	40	Complejo proteico con U1RNA.
Anti-Ro (SSA)	30	Complejo proteico con y_1-y_5 RNA.
Anti-La (SSB)	10	Fosfoproteína.
Antihistona	70	Histonas.
Antifosfolípido	50	Fosfolípidos.
Antieritrocito	60	Eritrocito.
Antiplaquetario	–	Superficie plaquetaria.
Antilinfocito	70	Superficie linfocitaria.
Antineuronal	60	Superficie neuronal y linfocitaria.
Antirribosoma P	20	Proteína P ribosómica.

dañan los tejidos. Un paso fundamental hacia la comprensión del desarrollo de la respuesta autoinmunitaria en el LES proviene del hallazgo de que las células que sufren apoptosis constituyen un reservorio único de autoantígenos para el LES. Entre ellos, se encuentran los llamados cuerpos apoptóticos, que contienen nucleosomas junto con otras ribonucleoproteínas nucleares o citoplásmicas (Ro, La y RNP nuclear pequeña). La presencia de cantidades elevadas de oligonucleosomas en el LES sugiere que la apoptosis es la fuente de estos nucleosomas y hay pruebas de que en el LES se puede alterar la apoptosis. Los linfocitos de los pacientes con LES y de los ratones con lupus muestran una tasa aumentada de apoptosis *ex vivo*. No obstante, es posible que el aumento de la apoptosis *per se* no sea suficiente para disparar la producción de autoanticuerpos lúpicos. Hay datos que sugieren que son necesarias modificaciones cualitativas de los nucleosomas para la inducción de los autoanticuerpos.

A continuación, se exponen los posibles mecanismos que pueden actuar sinérgicamente en la producción de nucleosomas inmunogénicos en las personas susceptibles.

En primer lugar, se ha demostrado que, durante la apoptosis, una serie de modificaciones proteicas posteriores a la traducción, entre ellas la proteólisis, la fosforilación, la oxidación con metales pesados y la activación de la transglutaminasa, pueden crear autoantígenos modificados, lo que puede contribuir a la formación de los autoanticuerpos. Estos mecanismos se han identificado para los autoantígenos en el LES y en la esclerodermia, dos enfermedades autoinmunitarias que se caracterizan por la producción de anticuerpos contra los nucleosomas. En el momento actual, se desconoce si en la generación de nucleosomas durante la apoptosis celular sucede alguno de estos mecanismos.

En segundo lugar, una alteración de la eliminación de las células apoptóticas podría desempeñar un papel principal en el LES, causando una acumulación del material apoptótico de los tejidos en la circulación, induciendo la liberación de posibles proteínas inmunorreactivas que podrían, por último, disparar la producción de autoanticuerpos. Los estudios recientes indican que, en el LES, la fagocitosis de las células apoptóticas es defectuosa y que al principio hay un gran número de células mononucleares apoptóticas en la sangre periférica de los pacientes con LES. Estos resultados sugieren que esta eliminación defectuosa de las células apoptóticas podría contribuir a aumentar y/o mantener cantidades elevadas de nucleosomas.

En tercer lugar, la extracción de células apoptóticas por los fagocitos suprime una respuesta inflamatoria a través de una disminución de la producción de citoquinas proinflamatorias (factor de necrosis tumoral α [TNFα], IL-1, IL-12) y un aumento de la secreción de citoquinas antiinflamatorias e inmunorreguladoras, tales como el factor transformador de crecimiento β y la IL-10. Recientemente, se ha demostrado que la β_2-glucoproteína I (β_2GPI), una apolipoproteína que se encuentra normalmente en el suero, se une con gran eficacia a las membranas de las células del ser humano que sufren apoptosis. Asimismo, los autoanticuerpos contra los fosfolípidos se unen a las células apoptóticas, presumiblemente en dicha apolipoproteína β_2GPI. Esta opsonización de las células apoptóticas por anticuerpos contra los fosfolípidos facilita la fagocitosis de dichas células por macrófagos. La fagocitosis dispara la liberación de cantidades sustanciales de la citoquina proinflamatoria TNFα. La Figura 18-5 muestra un modelo hipotético de la etiopatogenia del lupus.

Es concebible que la liberación de especies de oxígeno por fagocitos activados pueda afectar a la inmunogenicidad de los autoantígenos. En este sentido, el DNA dañado *in vitro* por especies de oxígeno reactivas se puede hacer inmunogénico y disparar una respuesta de anticuerpos contra el DNA cuando se inyecta en conejos.

2.2.2. Datos de laboratorio

La positividad de los ANA apoya el diagnóstico de LES, aunque no es específica. La negatividad de los ANA determina que el diagnóstico sea improbable, aunque no imposible. Los anticuerpos contra el dsDNA y contra el músculo liso (Sm) son relativamente específicos del LES; los demás autoanticuerpos no lo son. Las concentraciones muy bajas de complemento hemolítico funcional (CH50) con concentraciones normales de C3 sugieren que existe un déficit hereditario de un componente del complemento que se asocia muchas veces con el LES sin ANA. Las alteraciones hematológicas son frecuentes y consisten en anemia, habitualmente normocrómica y normocítica, aunque a veces es de tipo hemolítico, leucopenia, linfopenia y trombocitopenia. Si existe una

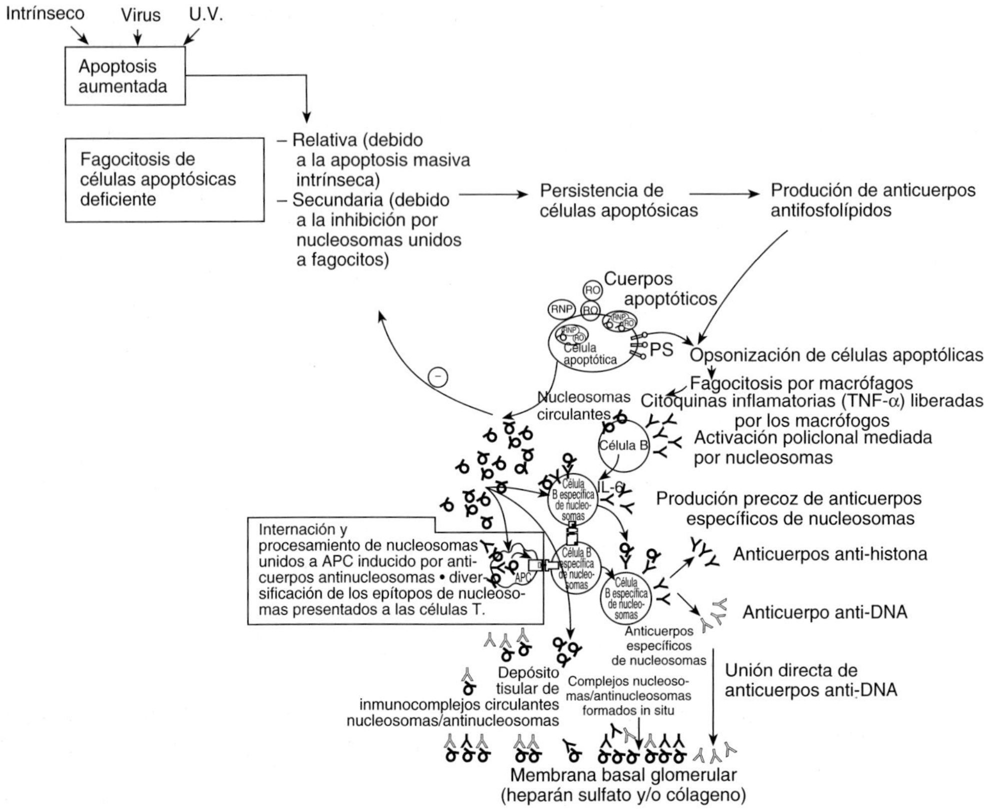

Figura 18-5. Modelo hipotético de la etiopatogenia del lupus.

Sección superior: La cantidad de nucleosomas puede aumentar de forma local y en la circulación por aumento de la apoptosis y la fagocitosis deficiente.

Sección media: La persistencia de las células apoptósicas y consecuentemente, de los nucleosomas liberados, podría estimular a las células B de una forma policlonal, seguida de la unión de los nucleosomas a las células B específicas de los nucleosomas y, a través de la interacción afín con las células T específicas de los nucleosomas, inducir la producción de anticuerpos específicos de los nucleosomas.

Sección inferior: Tanto la colaboración intramolecular e intermolecular entre las células B y T del lupus, como las mutaciones apropiadas durante la expansión de las células B, podrían inducir la producción de anticuerpos contra los componentes individuales de los nucleosomas (contra el DNA y contra las histonas). Los anticuerpos contra el DNA específicos de los nucleosomas podrían, solos, formando complejos en la circulación o in situ con nucleosomas, unirse entonces a los componentes de la membrana basal glomerular y ejercer su efecto patogénico.

PS: fosfatidilserina; UV: ultravioleta; APC: célula presentadora de antígeno; IL-6: interleuquina 6; RO y RNP: ribonucleoproteínas.

nefritis activa, en el análisis de orina se suele observar proteinuria, hematuria microscópica, y cilindros celulares o granulares. La proteinuria de 24 horas aumenta durante los períodos de actividad.

2.3. Vasculitis

La inflamación de las paredes vasculares, o vasculitis, se observa en varias enfermedades y cuadros clínicos. Puede afectar a cualquier clase de vasos de prácticamente todos los órganos.

2.3.1. Etiopatogenia

Se sabe poco acerca de los agentes etiológicos que desencadenan la cascada de fenómenos inmunológicos capaces de producir la lesión vascular. En el Cuadro 18-2, se muestran algunos agentes desencadenantes. Los distintos agentes etiológicos desencadenarían una cascada de mecanismos inmunopatogénicos que conducirían a la inflamación vascular. En algunas vasculitis, hay que tener en cuenta una predisposición genética, mientras que en otras,

Cuadro 18-2. Agentes etiológicos de las vasculitis

Fármacos	
Enfermedades bacterianas:	Tuberculosis. Sífilis. Rickettsiosis.
Enfermedades fúngicas:	Aspergiliosis (?). Candidiasis.
Infecciones víricas:	Virus de la hepatitis B. Virus de la hepatitis C. Virus de la inmunodeficiencia humana. Parvovirus B19. Virus de la varivela-zóster. Citomegalovirus.
Otros agentes ambientales no identificados.	

las hormonas sexuales podrían regular los mecanismos inmunopatogénicos.

2.3.1.1. Susceptibilidad genética. Las personas portadoras de alelos HLA-DRB1*04 del MHC tienen un riesgo relativamente mayor de padecer arteritis de la temporal. Se ha identificado una secuencia concreta, relacionada con la enfermedad, en la segunda región hipervariable de la cadena HLA-DRβ. Esta secuencia estaría situada en la zona de unión al antígeno durante la presentación antigénica, y refuerza la hipótesis de que en la arteritis de células gigantes las lesiones vasculares se producen a consecuencia de una respuesta inmunitaria específica del antígeno. En la enfermedad de Behçet, parece que existe también una predisposición genética asociada al MHC, que sería más frecuente en las personas portadoras de HLA B51.

2.3.1.2. Hormonas sexuales. Algunas vasculitis, como la enfermedad de Takayasu afectan preferentemente a las mujeres durante el período de edad fértil. Este hecho sugiere que las hormonas sexuales pueden regular los mecanismos inmunológicos que conducen a la lesión vascular o a la respuesta del propio vaso a la inflamación. Recientemente, se ha demostrado que la célula endotelial tiene receptores estrogénicos funcionales y que los estrógenos regulan las vías a través de las cuales determinadas citoquinas, como el TNFα, inducen la expresión de moléculas de adhesión endoteliales para los leucocitos. Además, los estrógenos promueven la neovascularización, lo que puede favorecer el desarrollo de infiltrados inflamatorios y la neovascularización de las vasculitis.

2.3.1.3. Mecanismos inmunopatogénicos capaces de producir lesión vascular. Entre los mecanismos inmunopatogénicos hay que considerar el depósito de inmunocomplejos, la producción de anticuerpos contra el citoplasma de los neutrófilos (ANCA), la producción de anticuerpos contra las células endoteliales y una respuesta inmunológica mediada por células T frente a antígenos propios, o extraños, presentes en la pared arterial. Estos mecanismos patogénicos no son mutuamente excluyentes, sino que probablemente actúan de manera combinada, con un protagonismo variable según la enfermedad o según el momento evolutivo (Figura 18-6). A continuación, se comentan los distintos mecanismos inmunopatogénicos capaces de producir la lesión vascular:

Inmunocomplejos

Las vasculitis leucocitoclásticas, la púrpura de Henoch-Shönlein y, probablemente, las vasculitis necrosantes del grupo de la poliarteritis nudosa son las entidades que mejor se adaptan al modelo patogénico de los inmunocomplejos. Los inmunocomplejos de tamaño intermedio pueden evitar la eliminación por el sistema mononuclear fagocítico y, ante circunstancias hemodinámicas favorables, depositarse en la pared vascular. De un modo alternativo, también pueden formarse inmunocomplejos directamente en los vasos. Allí, activan la cascada del complemento cuyos productos de activación atraen a los neutrófilos. Después, llegan estas células, que infiltran la pared del vaso, fagocitan los complejos y regurgitan sus enzimas lisosómicas, lesionando así la pared vascular. No obstante, el depósito de inmunocomplejos no explica de modo satisfactorio las lesiones observadas en otras vasculitis como la arteritis de células gigantes, la granulomatosis de Wegener o la enfermedad de Takayasu.

Anticuerpos contra el citoplasma de los neutrófilos.

Los pacientes con vasculitis del tipo de la granulomatosis de Wegener y la poliangitis micros-

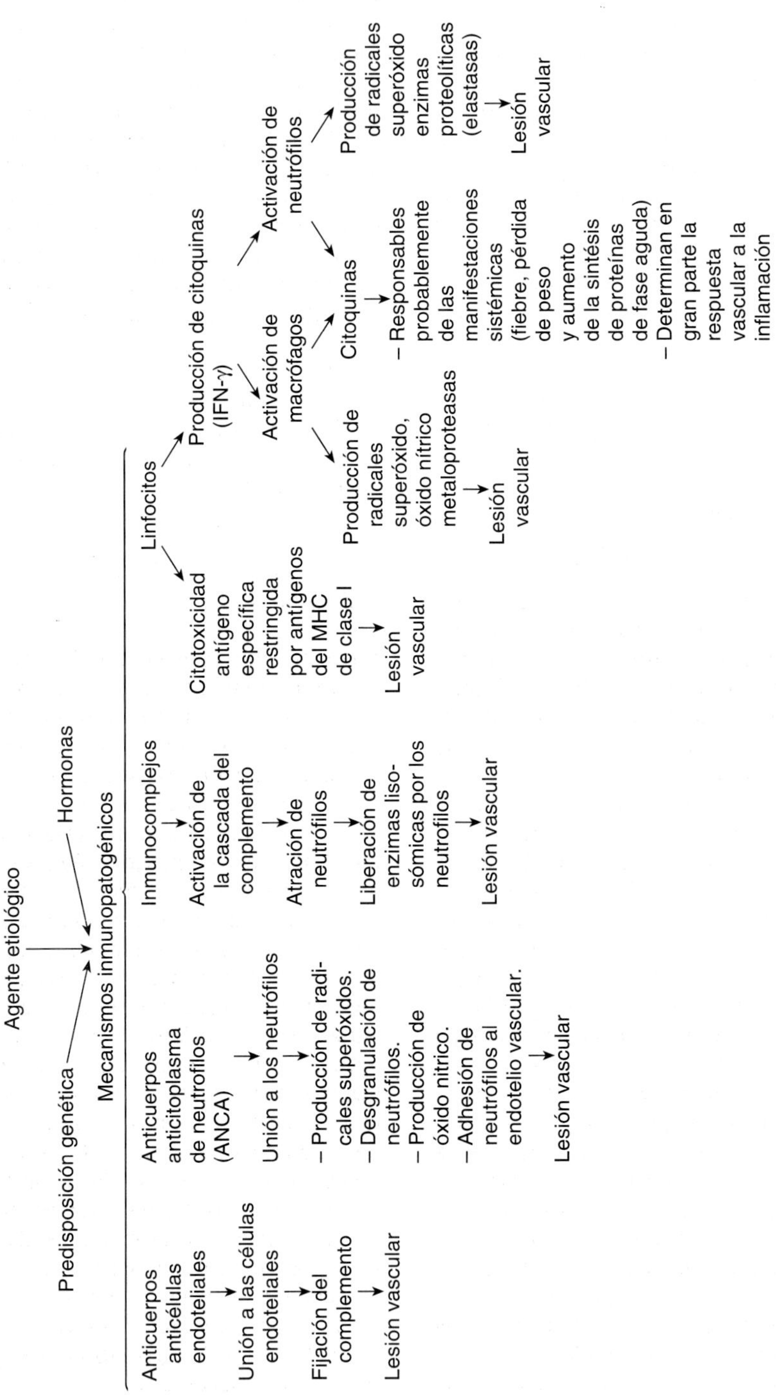

Figura 18-6. Mecanismos inmunopatogénicos de las vasculitis

cópica presentan anticuerpos contra el citoplasma de los neutrófilos (ANCA). Esta asociación sugiere que estos anticuerpos participan en el desarrollo de la inflamación vascular. Hay dos grandes grupos de ANCA basados en los distintos componentes diana de los anticuerpos. El término ANCA citoplásmico (C-ANCA) se refiere al patrón granuloso difuso de la tinción citoplásmica que se observa, con el microscopio de inmunofluorescencia, cuando los anticuerpos séricos se fijan a los neutrófilos del indicador. El principal antígeno de los C-ANCA es la proteinasa-3, una serina proteasa neutra de 29 kDa, que se encuentra en las granulaciones azurófilas de los neutrófilos. Más del 90 % de los pacientes con granulomatosis de Wegener típica y con glomerulonefritis activa tienen un título de C-ANCA positivo. El término ANCA perinuclear (P-ANCA) se refiere al tipo de tinción nuclear o perinuclear, más localizado, de los neutrófilos del indicador. El objetivo principal de los P-ANCA es la enzima mieloperoxidasa y, raras veces, la elastasa. Se ha descrito la aparición del P-ANCA en porcentajes variables de pacientes con panarteritis nudosa, síndrome de Churg-Strauss, síndrome de superposición, glomerulonefritis con formación de semilunas y síndrome de Goodpasture, así como en algunos pacientes con rasgos de granulomatosis de Wegener.

Hay observaciones *in vitro* que sugieren la existencia de mecanismos por los que seguramente estos anticuerpos pueden contribuir a la patogenia de las vasculitis. Cuando los neutrófilos se encuentran en estado de reposo, hay proteinasa-3 en las granulaciones azurófilas del citoplasma, aparentemente inaccesible a los anticuerpos séricos. Sin embargo, cuando los neutrófilos son estimulados por el factor de necrosis tumoral α (TNFα) o por otras citoquinas, como la interleuquina 8 (IL-8), transloca la proteinasa 3 y la mieloperoxidasa desde los gránulos a la membrana de los neutrófilos. Este fenómeno también se produce en los pacientes con enfermedad de Wegener, sepsis y otras infecciones graves. Cuando el organismo produce ANCA, la unión de éstos a la mieloperoxidasa o a la proteinasa 3 asociadas con la membrana de los neutrófilos estimula y amplifica la producción de radicales superóxido, así como la desgranulación de dichas células, y aumenta también la producción de óxido nítrico, la actividad quimiotáctica y la adhesión de los neutrófilos al endotelio vascular. Al parecer, tanto el reconocimiento específico de la mieloperoxidasa o de la proteinasa 3 asociadas a la membrana, como la unión de los ANCA a los receptores Fc de los neutrófilos contribuye a su efecto coestimulador. La mieloperoxidasa y la proteinasa 3 liberadas durante la desgranulación de los neutrófilos pueden unirse a la membrana de la célula endotelial. Actualmente, existe controversia sobre el hecho de que la célula endotelial pueda producir proteinasa 3. La unión posterior de los ANCA aumenta la producción de la citoquina quimiotáctica IL-8 y la expresión endotelial de moléculas de adhesión para los leucocitos. Este hecho perpetúa y amplifica la afluencia de neutrófilos, su adhesión al endotelio, su desgranulación y la producción de la lesión endotelial. En distintos modelos experimentales, se ha demostrado que los ANCA tienen la capacidad de potenciar la lesión vascular inducida por otros estímulos.

Anticuerpos contra las células endoteliales

En diversos tipos de vasculitis sistémicas, como la enfermedad de Behçet, la enfermedad de Kawasaki, la granulomatosis de Wegener, la poliangitis microscópica y la vasculitis retiniana, se han encontrado en el suero anticuerpos contra las células endoteliales. En el momento actual, se desconoce si estos anticuerpos tienen un papel patogénico primario o se producen a consecuencia de la lesión endotelial producida por otros mecanismos. Igualmente, todavía no se han caracterizado los antígenos que reconocen estos anticuerpos. Alguno de estos anticuerpos, como los detectados en la enfermedad de Kawasaki, se unen solamente a células endoteliales activadas por citoquinas, por lo que presumiblemente reconocen antígenos inducibles en un contexto inflamatorio. Sin embargo, otros anticuerpos contra las células endoteliales, como los observados en la granulomatosis de Wegener y la poliangitis microscópica, reconocen antígenos expresados por células endoteliales en reposo cuya expresión no es regulable, aparentemente, por citoquinas.

La mayor parte de los anticuerpos contra las células endoteliales son capaces de fijar el complemento y pueden ejercer citotoxicidad directa o mediar citotoxicidad celular dependiente del anticuerpo y, por lo tanto, tienen un potencial lesivo sobre la célula endotelial.

2.3.1.4. Respuesta inmunitaria mediada por linfocitos T. Son varios los estudios que sugieren que los linfocitos T activados y los macrófagos desempeñan un papel importante en el desarrollo de la lesión vascular en algunas vasculitis, como la arteritis de la temporal, la granulomatosis de Wegener, la enfermedad de Takayasu, la poliarteritis nudosa y las lesiones coronarias de la enfermedad de Kawasaki.

Mecanismos de activación de los linfocitos T

Los mecanismos de activación de los linfocitos T parecen ser heterogéneos, y pueden variar en los distintos síndromes vasculíticos, pudiéndose considerar los siguientes:

a) Activación de los linfocitos T por superantígenos.

Algunos estudios sugieren que, en algunas vasculitis, los linfocitos T se podrían activar por superantígenos, entre los que se pueden considerar algunos producidos por agentes infecciosos. Estos superantígenos se unen al receptor T por una región distinta del lugar de reconocimiento antigénico específico y tienen la capacidad de activar, de manera inespecífica, subpoblaciones linfocitarias que expresan terminados segmentos del receptor T. Los linfocitos así activados podrían incluir clones autorreactivos.

b) Activación de linfocitos T por reconocimiento antigénico específico del agente causal de la enfermedad en las vasculitis. Hay estudios que sugieren que esta activación tiene lugar en la arteritis de células gigantes.

Mecanismos de lesión vascular inducida por linfocitos T activados

a) Citotoxicidad específica del antígeno restringida por antígenos de clase I del MHC.

En la enfermedad de Takayasu, se ha demostrado la producción de perforina por los linfocitos citotóxicos. En la arteritis de Takayasu y, en menor proporción, en la arteritis de la temporal, se ha demostrado la presencia de linfocitos que expresan las variantes γ/δ del receptor T. En la enfermedad de Takayasu, se ha detectado la expresión concomitante de la proteína de choque térmico p65. Esto sugiere que el reconocimiento de proteínas de estrés celular por linfocitos ϕ/δ podría contribuir a amplificar la lesión vascular en estas entidades.

b) Activación de los macrófagos.

En la mayor parte de las vasculitis, los macrófagos activados representan la población celular más abundante. Aunque la unión de los inmunocomplejos a los receptores Fc puede contribuir a la activación de los macrófagos, actualmente se sabe que ésta se produce fundamentalmente a partir de los productos liberados por los linfocitos CD4 colaboradores con una diferenciación funcional de tipo 1 (Th1), especialmente el interferón γ (IFNγ).

Los macrófagos activados tienen un importante potencial lesivo sobre la pared vascular, a través de su capacidad de producción de radicales superóxido, óxido nítrico y metaloproteasas. Los macrófagos infiltrantes en la arteritis de la temporal producen la sintasa de óxido nítrico inducible, así como las metaloproteasas MMP-2 (gelatinasa A) y MMP-9 (gelatinasa B). Los macrófagos activados producen gran cantidad de citoquinas y factores de crecimiento. La IL-1, el TNFα y la IL-6, cuyas concentraciones se encuentran elevadas en el suero de los pacientes con vasculitis, son responsables, probablemente, de las manifestaciones generales (fiebre, pérdida de peso y aumento de la síntesis de proteínas de fase aguda), tan comunes en la vasculitis. Estas y otras citoquinas y factores de crecimiento determinan, en gran parte, la respuesta vascular a la inflamación, responsable de la mayor parte de las complicaciones de las vasculitis.

c) Activación de los neutrófilos.

En las vasculitis granulomatosas, los linfocitos T activados producen interferón γ, que tiene una gran capacidad para activar a los neutrófilos. Los neutrófilos son potentes productores de citoquinas y factores de crecimiento, y tienen una gran capacidad lesiva a través de la liberación de radicales superóxido y enzimas proteolíticas. Entre ellas, la elastasa neutrófila se encuentra en las lesiones de la arteritis de la temporal, y podría contribuir a la rotura de la lámina elástica interna, característica de esta enfermedad.

2.3.2. Respuesta vascular a la inflamación

La respuesta vascular a los productos liberados por los leucocitos infiltrantes tiene un efecto amplificador de la inflamación y, además, conduce a la oclusión de la luz, con la consiguiente isquemia de los territorios irrigados por los vasos afectados. Este último efecto es la causa de la mayor parte de las manifestaciones clínicas focales y de las complicaciones en estos pacientes. En la Figura 18-7, se muestra un esquema de la respuesta vascular a la inflamación.

2.3.3. Datos de laboratorio

En la poliarteritis nudosa clásica (PAN), no existen pruebas serológicas que configuran su diagnóstico. En más del 75 % de los pacientes, se observa leucocitosis con neutrofilia y, raras veces, eosinofilia. Puede observarse la anemia propia de las enfermedades crónicas y casi siempre existe elevación de la velocidad de sedimentación. Puede existir hipergammaglobulinemia, y hasta un 30 % de los pacientes presenta positividad para el antígeno de superficie de la hepatitis B. Los títulos positivos de ANCA, generalmente del tipo P-ANCA, se encuentran en un porcentaje variable de los pacientes con PAN clásica. La poliangitis microscópica se asocia casi siempre a unos ANCA de tipo P-ANCA, pero también se han publicado casos asociados con C-ANCA. Otros datos de laboratorio son los que reflejan la afectación concreta de algún órgano.

En la angeítis y la granulomatosis alérgica, el dato de laboratorio más característico es la eosinofilia intensa, que alcanza cifras superiores a 1000 células/μL en más del 80 % de los pacientes. Los demás datos de laboratorio son similares a los de la PAN clásica, y reflejan la afectación que sufren numerosos órganos y aparatos. La angeítis y la granulomatosis alérgica se asocian con P-ANCA.

En la granulomatosis de Wegener, los hallazgos de laboratorio característicos consisten en: velocidad de sedimentación muy elevada, anemia ligera, con leucocitosis, hipergammaglobulinemia discreta, especialmente de la IgA, y un título ligeramente elevado de factor reumatoide. Puede haber trombocitosis como reactantes de fase aguda. A pesar de que algunos pacientes tienen inmunocomplejos circulantes, no existe hipocomplementemia. En la forma típica, alrededor del 90 % de los pacientes tiene C-ANCA positivos. Sin embargo, si no existe nefropatía, la sensibilidad desciende al 70 %, aproximadamente.

En la arteritis de la temporal, los datos de laboratorio característicos son: velocidad de sedimentación elevada, anemia normocrómica o ligeramente hipocrómica, y alteraciones de la función hepática, que suele cursar con elevación de la fosfatasa alcalina. Se ha descrito un aumento de la IgG y del complemento. Las enzimas que indican lesión muscular, como la creatina quinasa, no están elevadas. En la arteritis de Takayasu, los datos de laboratorio característicos son: velocidad de sedimentación elevada, anemia ligera y concentración elevada de inmunoglobulinas. En la púrpura de Henoch-Schonlein, los datos sistemáticos de laboratorio suelen mostrar una leucocitosis ligera, una cifra normal de plaquetas y, en ocasiones, eosinofilia. Los factores del complemento en el suero son normales, y la concentración de IgA está elevada aproximadamente en la mitad de los pacientes. Por último, en las vasculitis con afectación predominantemente cutánea, no hay datos específicos de laboratorio. Es característica una ligera leucocitosis, con o sin eosinofilia, y una velocidad de sedimentación elevada. En algunos casos, hay crioglobulinas y positividad del factor reumatoide. La concentración sérica del complemento no tiene un patrón definido.

2.4. Dermatomiositis y polimiositis

La dermatomiositis y la polimiositis son procesos de etiología presuntamente inmunitaria, en los que la musculatura esquelética se lesiona por un proceso inflamatorio no supurativo, en el que predomina la infiltración linfocitaria. El término polimiositis se emplea cuando el proceso respeta la piel, y la denominación de dermatomiositis se utiliza cuando la polimiositis se asocia a una erupción cutánea muy característica. Un tercio de los casos se asocia con otras enfermedades del tejido conjuntivo, como la AR, el lupus eritematoso, la enfermedad mixta del tejido conjuntivo y la esclerosis sistémica progresiva, y uno de cada diez casos se asocia con una neoplasia maligna. La miositis por cuerpos de inclusión es una entidad anatomopatológica peculiar, que se caracteriza por la aparición, en los músculos, de inclusiones vacuoladas que contienen filamentos tubulares.

2.4.1. Etiopatogenia

Actualmente, se considera que estos fenómenos son la consecuencia de una respuesta inmunita-

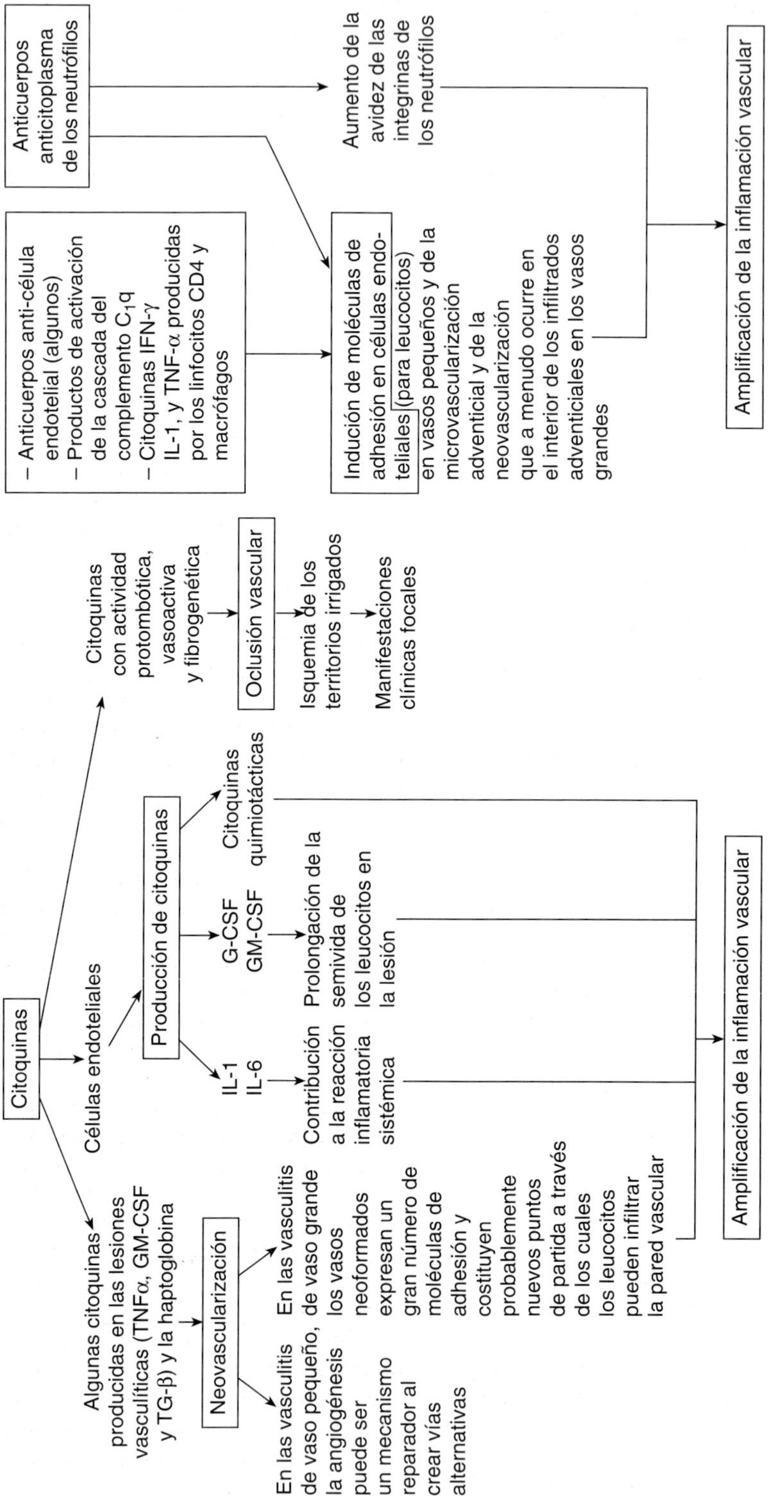

Figura 18-7. Respuesta vascular a la inflamación en las vasculitis.

ria aberrante producida en pacientes con una predisposición genética, ligada a determinados fenotipos del complejo principal de histocompatibilidad HLA, a alteraciones genéticas que impiden la eliminación de las células autorreactivas por apoptosis y desencadenada por un agente externo. Los factores genéticos probablemente desempeñan un papel importante en la dermatomiositis, aunque algunos estudios han fracasado al enlazar el haplotipo HLA con la enfermedad. Los estudios de prevalencia de los antígenos de histocompatibilidad han demostrado que HLA-B8, HLA-B14, HLA-DR3, HLA-DRw52 y HLA-DQA1 están asociados con la dermatomiositis. Se han propuesto a los agentes infecciosos y a los rayos ultravioleta como desencadenantes externos.

2.4.1.1. Agentes infecciosos. En la dermatomiositis, se ha considerado la posible relación entre la infección por los virus de Epstein-Barr, citomegalovirus y picornavirus, como el virus coxsackie B, con el desencadenamiento de dicha miopatía, aunque pocas pruebas científicas han demostrado que el factor causal sea un virus.

En la polimiositis, entre los factores considerados como candidatos para inducir el trastorno inmunológico se encuentran, aparte de los virus citados en la dermatomiositis, los retrovirus como el VIH-1 o el HTLV-1. La polimiositis se ha asociado también a infestaciones por protozoos, céstodos y nemátodos, a miositis tropicales bacterianas, y a infecciones por *Borrelia burgdorferi* o *Legionella pneumophila*.

En la miositis por cuerpos de inclusión parecen estar implicados los superantígenos; éstos (exógenos o endógenos) son un grupo de toxinas bacterianas (proteínas M del estreptococo, enterotoxinas) o retrovirus que se unen a las moléculas MHC de clase II, e interactúan con el segmento Vβ del receptor de las células T. Los superantígenos pueden estimular un gran número de células T anérgicas que expresan las cadenas Vβ de su receptor, e inducir una fuerte expansión de los clones de células T.

2.4.1.2. Rayos ultravioleta. La exposición a los rayos ultravioleta puede desencadenar brotes de la enfermedad y reactivar las lesiones cutáneas. Algunos estudios sugieren que los rayos ultravioleta tienen la capacidad de producir cambios antigénicos en los queratinocitos, modificar respuestas inflamatorias cutáneas e inducir la liberación de citoquinas dermoepidérmicas.

2.4.2. Patogenia de la dermatomiositis

En la dermatomiositis, las dianas antigénicas primarias son componentes del endotelio vascular de los capilares y los vasos sanguíneos del endomisio. Las primeras alteraciones anatomopatológicas en la dermatomiositis son los cambios en las células endoteliales. Las alteraciones de la microvascularización se producen por un proceso inmunitario. La secuencia de cambios inmunopatológicos en la dermatomiositis se muestra en la Figura 18-8, y comienza con la activación del complemento y la formación de C3 a través de la vía clásica o alternativa por anticuerpos contra las células endoteliales. El C3 activado induce la formación de los fragmentos C3b y C4b que, a su vez, inducen la formación del C3bNEO y del complejo de ataque membranolítico (MAC), los cuales se depositan en la microvascularización del endomisio. El depósito del MAC sobre los capilares intramusculares conduce, a través de la lisis osmótica de las células endoteliales, a la necrosis de los capilares, lo que reduce notablemente el número de capilares por cada fibra muscular y determina, en un esfuerzo por compensar la alteración de la perfusión, una dilatación de los capilares restantes. Los grandes vasos intramusculares también se afectan de la misma forma, lo que conduce a la destrucción de la fibra muscular. La atrofia perifascicular, observada con mayor frecuencia en etapas más crónicas, es un reflejo de la hipoperfusión endofascicular, que es prominente distalmente.

La activación del complemento por los anticuerpos contra las células endoteliales induce la liberación de citoquinas, las cuales aumentan la expresión de las moléculas de adhesión de la célula vascular (VCAM)-1 y de las moléculas de adhesión intercelular (ICAM)-1 sobre las células endoteliales. Estas moléculas sirven de ligandos para las integrinas, el antígeno de activación muy tardío (VLA)-4, el antígeno asociado con la función leucocitaria y el Mac-1 expresado sobre las células T, y los macrófagos facilitan su salida, a través de la pared del vaso sanguíneo, a los espacios perimisial y endomisial.

El análisis inmunofenotípico de los infiltrados linfocíticos demuestran la presencia de

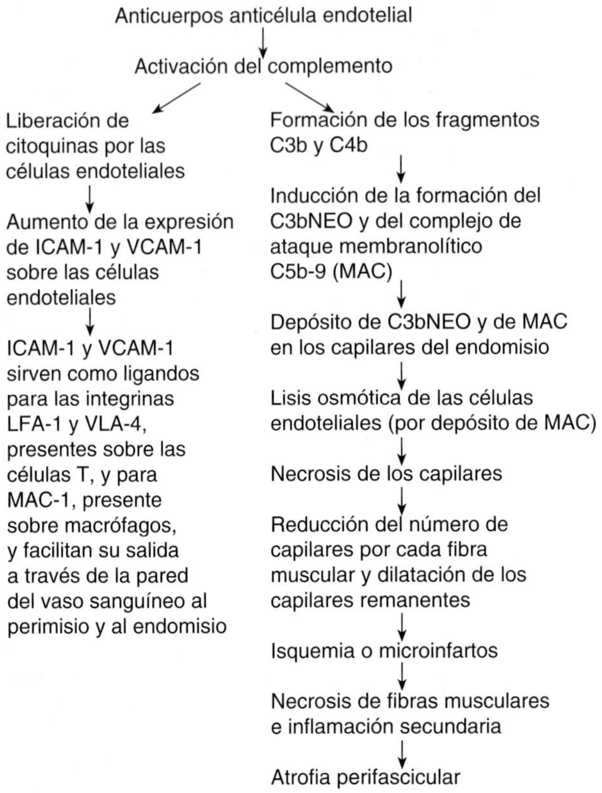

Figura 18-8. Patogenia de la dermatomiositis.

células B y CD4+ en las regiones perimisial y perivascular, lo que apoya los mecanismos humorales descritos anteriormente. En las áreas perifasciculares, los infiltrados son principalmente células CD8+ y macrófagos, que invaden las fibras musculares que expresan el antígeno MHC de clase I, un signo de la coexistencia de procesos citotóxicos mediados por células T y restringidos al MHC de clase I.

2.4.3. *Patogenia de la polimiositis y miositis por cuerpos de inclusión*

En la polimiositis y en la miositis por cuerpos de inclusión no existen pruebas de microangiopatía e isquemia muscular, como en la dermatomiositis, sino de una citotoxicidad dirigida por el antígeno y mediada por células T citotóxicas. La cuantificación de los infiltrados del endomisio demuestra que éstos consisten, en su mayor parte en células CD8+ seguidas por macrófagos y células CD4+. Únicamente determinadas células T, con un receptor específico T, son reclutadas para el músculo a partir de la circulación. Estas células están activadas, dado que expresan MHC de clase I y II, y moléculas de adhesión intercelular ICAM-1. Estas últimas también se encuentran en la superficie de las fibras musculares no necróticas, donde están notablemente inducidas y sirven de un importante ligando para las células autoagresivas que las invaden. Existen pruebas de que las células CD8+ que se encuentran en el endomisio son citotóxicas. La citotoxicidad mediada por las células CD8+ parece ser específica del antígeno, porque está asociada con la expresión del antígeno MHC de clase I, un prerrequisito para el reconocimiento del antígeno por las células CD8+. El MHC de clase I no se encuentra sobre las fibras musculares normales, aunque se expresa sobre el sarcolema de las fibras musculares de los pacientes con polimiositis y miositis por cuerpos de inclusión. La expresión del MHC de clase I probablemente está regulada positivamente por citoquinas secretadas por las células T y los macrófagos activados, o los virus. Aunque está claro que en la polimiositis la citotoxicidad mediada por las células CD8+ está restringida al antígeno MHC de clase I, se desconocen los péptidos antigénicos unidos al MHC de clase I para presentarlos a las células CD8+. Estos antígenos pueden ser antígenos endógenos del sarcolema, proteínas propias citoplásmicas sintetizadas dentro de la fibra muscular o péptidos endógenos víricos. Dado que la reacción en cadena de la polimerasa ha fracasado a la hora de amplificar los virus dentro de las fibras musculares, no sólo en los pacientes con una infección vírica, sino también en los pacientes con polimiositis clásica asociada con una infección por HIV-1 o HTLV-1, es muy improbable que este antígeno represente a péptidos de cualquiera de los virus examinados. El reordenamiento del gen del receptor T de las células T CD8+ autoinvasoras en la polimiositis y en la miositis por cuerpos de inclusión, aunque no en la dermatomiositis, permite que estas células sean seleccionadas específicamente y expandidas clonalmente *in situ* por autoantígenos específicos musculares hasta ahora desconocidos.

A continuación, se comenta la secuencia de acontecimientos que conducen al desarrollo de la polimiositis (Fig. 18-9). Las células CD8+ y los macrófagos activados, a través de sus integrinas y contrarreceptores expresados sobre las células endoteliales, atraviesan la pared endotelial pasando al músculo. Las células CD8+ reconocen, sobre la membrana de la fibra muscular, un antígeno hasta ahora desconocido y que es presentado por el MHC de clase I. Las citoquinas liberadas en la circulación, posiblemente por una infección vírica, facilitan la extravasación celular y aumentan la expresión del MHC de clase I por la fibra muscular. Las linfoquinas interleuquina-1, factor de necrosis tumoral α (TNFα) y el interferón γ (IFNγ), secretado por las células T y los macrófagos activados, aumentan la miocitotoxicidad y la expresión del MHC de clase I. Rara vez, las células T γ/δ que reconocen a la proteína de choque térmico pueden ser las células miocitotóxicas. Los macrófagos también se activan expresando receptores Fc para IgG y el complemento, y se fijan a la fibra muscular, a través de sus receptores Fc, ejerciendo probablemente un efecto citotóxico directo. En la miositis por cuerpos de inclusión, al igual que en la polimiositis, las células CD8+ también se expanden clonalmente. En estos pacientes, parece que los péptidos musculares autoantigénicos también pueden conducir a la activación de las células T de un modo similar al de la polimiositis. Estas observaciones complementan la fuerte asociación inmunogenética de la miositis por cuerpos de inclusión con los alelos HLA-DR3, así como su frecuente presentación con otras enfermedades autoinmunitarias, y las características inmunopatológicas de citotoxicidad mediada por células T y restringida al MHC de clase I. Queda por determinar la naturaleza del antígeno muscular, y si éste es diferente o igual en la polimiositis y en la miositis por cuerpos de inclusión.

2.4.4. *Datos de laboratorio*

En todas las formas de polimiositis, se observan actividades séricas elevadas de las enzimas propias del músculo esquelético, como la creatina quinasa, la aldolasa, la aspartato aminotransfe-

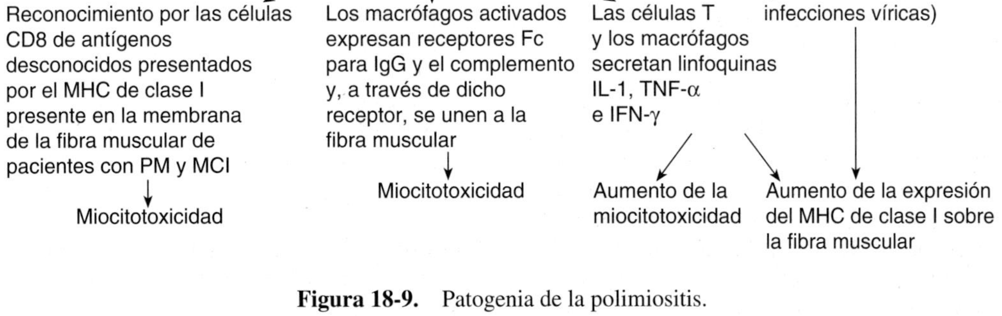

Figura 18-9. Patogenia de la polimiositis.

rasa y la alanina aminotransferasa. La velocidad de sedimentación aumenta en dos tercios de los pacientes. El factor reumatoide circulante es positivo en menos de la mitad de los casos y se detectan anticuerpos contra el núcleo en tres cuartas partes de ellos. La mayor parte del resto de los parámetros hematológicos son normales. Los anticuerpos contra Jo-1 son más frecuentes en la polimiositis, especialmente en los pacientes con neumopatía intersticial, y los anticuerpos contra snRNP se asocian con frecuencia a la polimiositis observada en el lupus eritematoso. Otros anticuerpos que se han observado en los pacientes con dermatomiositis y polimiositis asociadas con las enfermedades del tejido conjuntivo son los anticuerpos contra Scl-70 (esclerosis sistémica progresiva), los anticuerpos contra Sm (lupus eritematoso), y los anticuerpos contra Ro y contra La (síndrome de Sjögren y lupus eritematoso).

2.5. Esclerosis sistémica (esclerodermla)

La esclerosis sistémica (ES) es un proceso de etiología desconocida que se caracteriza por fibrosis de los vasos sanguíneos, la piel y órganos viscerales tales como el tracto gastrointestinal, los pulmones, el corazón y los riñones.

2.5.1. Etiopatogenia

Hasta la fecha, no se ha aceptado una hipótesis patogénica unificada, aunque se han propuesto hipótesis basadas en la reactividad inmunitaria, el daño vascular o la fibrosis. Recientemente, se ha presentado una hipótesis unitaria, aunque se admite la necesidad de que se amplíe y modifique a medida que se obtengan más datos.

La Figura 18-10 sugiere que una persona predispuesta genéticamente, al ponerse en contacto con un estímulo ambiental, sufre una activación inmunitaria o una lesión vascular. La activación inmunitaria y la liberación de mediadores puede producir, casi simultáneamente, tres efectos: la lesión vascular, la proliferación de los fibroblastos y la producción de colágeno. La lesión vascular puede causar proliferación de fibroblastos e inducir la liberación de mediadores inmunitarios. Finalmente, el colágeno, por sí mismo, puede causar una activación inmunitaria, completando así el círculo que perpetúa la enfermedad. La activación de los mastocitos puede alimentar el círculo a través de la lesión vascular y la liberación de mediadores inmunitarios, amplificando los efectos de otros factores.

2.5.1.1. Predisposición genética. Se han descrito algunos ejemplos de ES familiar, así como la presencia de otras enfermedades del tejido conjuntivo y de anticuerpos en los familiares de los pacientes afectados por la ES, lo que sugiere la posibilidad de una predisposición hereditaria. La susceptibilidad genética, que viene determinada por una mayor incidencia de antígenos HLA-DR-1, DR-3 y DR-5 en las personas afectadas por esta enfermedad, estaría implicada a través de los trastornos del sistema inmunitario.

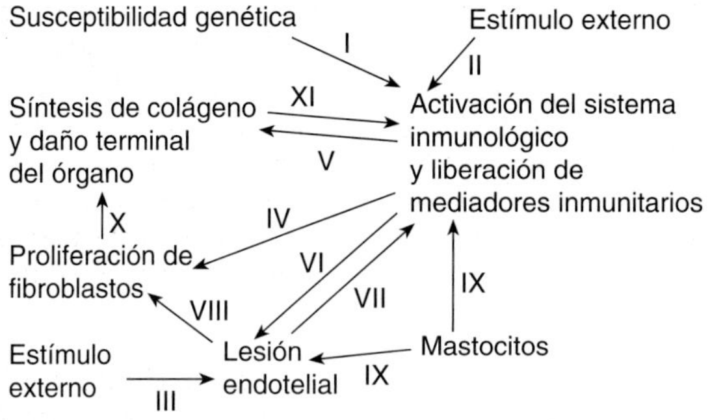

Figura 18-10. Modelo hipotético de la etiopatogenia de la esclerosis sistémica. Entre los agentes implicados en la esclerosis sistémica hay que considerar los siguientes: polvo de sílice, cloruro de polivinilo, resinas epoxi, hidrocarburos aromáticos (benceno, tolueno), aceite de colza, bleomicina, pentazocina y productos que contienen L-triptófano.

2.5.1.2. Factores ambientales. En el Cuadro 18-2, se citan los distintos agentes asociados con la ES.

2.5.1.3. Activación celular inmunitaria y liberación de mediadores inmunitarios. La hipótesis planteada señala que los estímulos ambientales y una base genética activarían el sistema celular inmunitario. La liberación del mediador inmunitario produciría la lesión endotelial, la proliferación de los fibroblastos y la síntesis de colágeno. La liberación de citoquinas endoteliales también produce una activación inmunitaria adicional. A continuación, se desarrolla cada aspecto de esta cascada por separado, aunque se produzca de forma simultánea e interactiva.

Activación inmunitaria celular

Se ha observado que se produce una migración precoz de células T CD4+ y CD8+, con una preponderancia de células CD4+ en la piel y de CD8+ en el lavado broncoalveolar de los pacientes con ES. Esto indica que existen distintas subpoblaciones de células T en diferentes órganos de los pacientes con ES. Estas células T están activadas, como se demuestra por la expresión de moléculas HLADR, receptores de IL-2 y aumento de marcadores CD4+. También está elevada la concentración sérica de adenosina desaminasa, prueba de la activación de las células T en los pacientes con ES.

Varias citoquinas y anticuerpos prueban también la activación inmunitaria observada en la ES. Entre ellos, se encuentran proteínas funcionales como IL-2, IL-4, IL-8 y el factor de necrosis tumoral α (TNFα). Asimismo, se encuentran frecuentemente autoanticuerpos contra la topoisomerasa 1 (Scl-70), contra la RNA polimerasa III y contra el centrómero, y son relativamente específicos de la ES. Esta prueba apoya la activación inmunitaria de las células T, y quizás la activación secundaria de las células B, en la ES.

La liberación de mediadores inmunitarios promueve la proliferación de los fibroblastos

La concentración sérica de IL-4 estimula la proliferación de los fibroblastos, así como la síntesis de colágeno de tipo I y de tipo III. La IL-4 actúa como una citoquina fibrogénica. Además, el TNF, liberado por los linfocitos T activados, puede producir la proliferación de los fibroblastos. Los efectos del TNFα dependen del tejido sobre el que actúe, de forma que disminuye el mRNA del colágeno tipo I en las células preadiposas y lo aumenta en los adipocitos totalmente diferenciados. En la fibrosis pulmonar inducida por bleomicina, el TNFα estimula la proliferación de los fibroblastos. El papel del TNFα en la ES humana no está absolutamente claro, aunque su secreción puede producir la proliferación de los fibroblastos.

La activación inmunitaria aumenta la síntesis de colágeno

En el ratón, el TGF-β aumenta la fibrosis por estimulación de los componentes de la matriz extracelular e inhibición de las metaloproteinasas que degradan la matriz (Fig. 18-10, vía V). El TGF-β aumenta la concentración del mRNA del colágeno en los fibroblastos y en las células procedentes del lavado alveolar de los pacientes con ES con afectación pulmonar.

In vitro, las plaquetas y los fibroblastos cutáneos tanto de la ES limitada como de la difusa, expresan cantidades aumentadas de TGF-β. Asimismo, el mRNA del TGF-β se detecta en células infiltrantes de la dermis de los pacientes con ES, al mismo tiempo que los fibroblastos expresan un aumento del mRNA del colágeno. Estos hallazgos pueden ser un epifenómeno, aunque también puede ocurrir que el TGF-β liberado por las células mononucleares infiltrantes sea importante en la producción de la fibrosis observada en la ES.

El interferón γ (IFN-γ), un potente inhibidor de la producción de colágeno estimulado por las células T, secreta en cantidades menores por las células mononucleares de la sangre periférica de los pacientes con ES que en los controles. La ausencia de esta citoquina aumenta la producción de colágeno en la ES.

La liberación de mediadores inmunitarios causa la lesión endotelial

El suero de los pacientes con ES es citotóxico para las células endoteliales venosas y arteriales en presencia de células mononucleares de la sangre periférica. Este hallazgo sugiere la existencia de una interacción entre las células mononucleares y las células endoteliales, potencialmente mediada por anticuerpos contra las células endoteliales. La granzima A, secretada por los linfocitos T y encontrada en la piel de los pacientes con ES, puede ser el factor sérico de los pacientes con ES que es citotóxico para las células endoteliales. Finalmente, los antígenos MHC de clase II, marcadores de la activación de las células endoteliales, se encuentran en la vecindad de los vasos sanguíneos durante la fase aguda de la ES.

Los mediadores citados anteriormente pueden producir lesión endotelial. La presencia de esa lesión está documentada por la concentración elevada del factor de von Willebrand en la ES. Asimismo, la activación plaquetaria que se encuentra frecuentemente cuando existe lesión endotelial se demuestra por la concentración elevada de β-tromboglobulina, factor plaquetario IV y agregados de plaquetas circulantes.

La lesión vascular induce la liberación de mediadores inmunitarios y causa activación inmunitaria (una vía autocrina) y proliferación de fibroblastos

La hipótesis planteada requiere que la lesión vascular induzca la liberación de mediadores inmunitarios, con una proliferación secundaria de fibroblastos y lesión vascular. También se propone que la lesión vascular, por sí misma, produce quimiotaxis y proliferación de fibroblastos. Los fibroblastos de los pacientes con ES producen de 6 a 30 veces más IL-6 *in vitro* que los fibroblastos controles (Fig. 8-10, vías VII y VIII). Dado que la IL-6 activa los linfocitos T y B, esta expresión produce una retroacción autocrina que estimula la actuación inmunitaria. Además, la IL-6 estimula a los fibroblastos dérmicos a producir colágeno y el inhibidor tisular de metaloproteinasa. Las IL-1α e IL-1β son productos de las células endoteliales que activan el endotelio a expresar moléculas de adhesión intracelular 1 y moléculas de adhesión endotelial. Estas moléculas, en cambio, pueden inducir la adhesión de los linfocitos al endotelio y aumentar la activación inmunitaria y la liberación de mediadores. Finalmente, la endotelina 1, producida por el endotelio vascular, induce la proliferación de fibroblastos y la producción de colágeno.

La proliferación de los fibroblastos también se puede inducir por la lesión vascular. En la superficie de la célula endotelial dañada, las plaquetas se activan, produciendo la liberación del factor de crecimiento plaquetario (PDGF). El PDGF causa quimiotaxis proliferación de fibroblastos, así como su activación.

2.5.1.4. Mastocitos. Si bien el papel de los mastocitos en la ES no está bien establecido, existe la posibilidad de que puedan estar implicados en la fibrosis (Fig. 18-10, vía IX). Los eosinófilos se encuentran en la fascitis eosinófila y en el síndrome de mialgia eosinófila, caracterizadas ambas enfermedades por fibrosis cutánea. En la piel de algunos pacientes con ES se han encontrado concentraciones elevadas de proteínas granulares de los eosinófilos. Dado que los eosinófilos activados secretan TGF-β IL-4 y una proteína básica principal, que induce la activación plaquetaria, existe la posibilidad de que los eosinófilos promuevan la fibrosis.

2.5.1.5. Síntesis de colágeno aumentada. Ya se han descrito los mediadores capaces de promover la producción de colágeno por los fibroblastos (IL-6). Además, la IL-1, producida por los macrófagos, promueve la proliferación de los fibroblastos y la fibrosis, quizás a través de la producción de PDGF. Finalmente, se ha demostrado que el TGF-β es capaz de estimular la producción de colágeno por los fibroblastos. El colágeno de tipo I y IV activa las células T de los pacientes con ES (Fig. 18-10, vía XI), autoperpetuando el ciclo.

2.5.1.6. Microquimerismo y patogenia de la esclerosis sistémica. El término quimerismo se usa para indicar que un organismo contiene poblaciones celulares procedentes de personas diferentes. El microquimerismo indica cantidades bajas de quimerismo. La aplicación de técnicas de biología molecular al estudio de la gestación humana ha demostrado la existencia de un tráfico celular bidireccional materno fetal. Después del parto, las células progenitoras fetales persisten en la sangre periférica materna durante decenios. La exposición a las células fetales representa un acontecimiento inmunológico dado que estas células expresan productos génicos heredados del padre, y por lo tanto, son extraños para la mujer embarazada. Hay observaciones que inducen a hipotetizar que este hecho está implicado en la patogenia de la ES.

2.5.2. Datos de laboratorio

La ES puede cursar con anemia de distinto origen. En la mitad, aproximadamente, de los pacientes se encuentra hipergammaglobulinemia, constituida en su mayor parte por IgG. En un 25 % de los casos, el factor reumatoide es positivo con títulos bajos. En un 95 % de los pacientes se detectan anticuerpos contra el núcleo. Los anticuerpos contra el núcleo con elevada especificidad para identificar la ES son los anticuerpos contra la topoisomerasa 1 (contra la Scl-70), los dirigidos contra el nucléolo y los dirigidos contra el centrómero. Hay varios anticuerpos contra el nucléolo que se asocian a la ES: los anticuerpos contra las RNA polimerasas I, II, y III se encuentran en los pacientes con ES cutánea difusa que tienen mayor prevalencia de afectación renal y cardíaca. Los anticuerpos contra la ribonucleoproteína (RNP) se detectan en los pacientes con ES cutánea circunscrita, y los dirigidos contra la PM-Scl, llamados anteriormente anticuerpos contra la PM1, se pueden detectar en un subgrupo de pacientes con manifestaciones mixtas de ES cutánea circunscrita y de polimiositis. Los anticuerpos contra la $RNPV_3$ (contra la fibrilarina) también son muy específicos de la ES y pueden asociarse a una afectación de la musculatura esquelética y del intestino, y a la hipertensión arterial pulmonar de esta enfermedad.

2.6. Síndrome de Sjögren

El síndrome de Sjögren (SS) es una entidad clinicopatológica que se caracteriza por sequedad de ojos (queratoconjuntivitis seca) y boca seca (xerostomía), como resultado de la destrucción, mediada inmunológicamente, de las glándulas lagrimales y salivales. La enfermedad puede presentarse aisladamente, denominándose síndrome de Sjögren o síndrome seco, o asociado con mayor frecuencia a otras enfermedades autoinmunitarias, denominándose síndrome de Sjögren secundario. Entre las enfermedades autoinmunitarias asociadas, la AR es la más común, pero algunos pacientes sufren LES, polimiositis, ES, vasculitis o tiroiditis. Un rasgo característico del SS es la aparición de un infiltrado linfocítico focal en la biopsia de glándula salival (la biopsia de una glándula salival normal carece de estos infiltrados locales). El análisis morfométrico de las biopsias procedentes de los pacientes con SS muestra que sólo aproximadamente la mitad de las células acinares están destruidas. El fracaso de los ácinos residuales en las glándulas de estos pacientes se puede deber a la interrupción de las señales neuronales que normalmente disparan la secreción de agua, proteínas y mucina.

La destrucción de la glándula parece estar mediada por el contacto directo del linfocito con ésta. Estos linfocitos T muestran CD4(+), fenotipo de memoria de célula T y pueden iniciar la apoptosis de las células glandulares a través de la producción de granzima A y perforina. El infiltrado linfocítico focal suele comenzar alrededor de una vénula endotelial alta, una estructura vascular inicialmente reconocida en los nódulos linfáticos y que expresa moléculas de adhesión que aceleran la transferencia de linfocitos.

2.6.1. Etiopatogenia

Se desconoce el origen del SS, si bien la hipótesis más aceptada actualmente, como en las demás enfermedades autoinmunitarias, propone un origen vírico. Son tres los tipos de virus que se consideran más implicados: el virus de Epstein-Barr, los retrovirus y el virus de la hepatitis C. Mariette propone el siguiente esquema etiopatogénico: la orofaringe es el reservorio de numerosos virus en estado quiescente. Estos virus podrían, en ciertos casos, infectar las células epiteliales y producir una hiperexpresión de moléculas HLA de clase I y II, y de moléculas de adhesión. Estas modificaciones podrían, en personas genéticamente predispuestas, favorecer la presentación de autoantígenos o heteroantígenos (víricos) por las células epiteliales a las células linfoides, lo que provocaría la proliferación linfocitaria y, por tanto, la destrucción de la glándula. La activación de los linfocitos T4 y T8 tras la estimulación alogénica en presencia de IL-2 conduciría a una hiperproducción de granzima y de perforina responsable de la degradación del DNA de los leucocitos. A continuación, se expone la patogenia del SS según Fox y cols. En la Figura 18-11, se muestra un esquema patogénico del SS según dichos autores.

2.6.1.1. Iniciación de la respuesta inmunitaria en el síndrome de Sjögren: tolerancia y presentación del antígeno. El primer paso en la

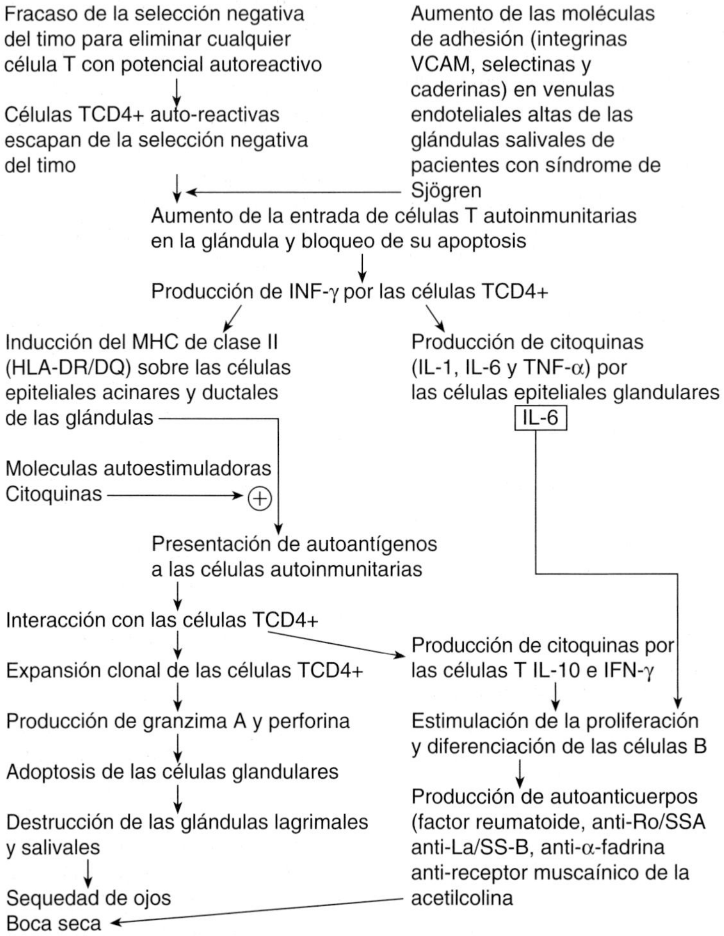

Figura 18-11. Patogenia del síndrome de Sjögren.

patogenia de una respuesta autoinmunitaria es el fracaso de la selección tímica para eliminar cualquier célula T con potencial de autorreactividad. Las células T con un receptor de antígeno (TCRA) pueden unirse con afinidad a las células epiteliales tímicas que expresan complejos MHC/autopéptidos, y habitualmente se suprimen por un proceso de selección negativa. Recientemente, se ha reconocido que determinados alelos MHC unen autoantígenos con baja afinidad (llamados antígenos crípticos) y que las células T que reaccionan con tales autoantígenos pueden escapar a la selección negativa en el timo.

Después de que un linfocito naciente con potencial de reactividad autoinmunitaria deja el timo y entra en la circulación periférica, tiene que unirse al endotelio venular para evitar la apoptosis. En las glándulas salivales de los pacientes con SS, el endotelio venular muestra un aumento de moléculas adhesivas, entre ellas integrinas, V-CAM, selectinas, y caderinas que promueven la entrada de las células T autoinmunitarias dentro de la glándula y ayudan a evitar la apoptosis. Las células T eluidas de las glándulas de los pacientes con SS reconocen antígenos proteicos ribonucleares SS-A (Ro) y SS-B (La). Estos antígenos nucleares pueden tener una expresión aberrante sobre la membrana celular de las células epiteliales de la glándula salival de dichos pacientes.

Tras la entrada de linfocitos potencialmente autoinmunitarios dentro de la glándula de estos pacientes, las células T sufren una expansión clonal. Este proceso está facilitado por la inducción de MHC de clase II (HLA-DR/DQ) sobre las células epiteliales de la glándula, probablemente por la producción local de interferón por las células T CD4 infiltrantes.

Inmediatamente después de la síntesis de las cadenas α y β del HLA-DR, cada cadena se une a una cadena li de chaperona para impedir su unión a los autopéptidos. Los complejos cadena α del HLA-DR-li y cadena β del HLA-DR-li se transportan a una vesícula citoplásmica acídica especializada. Los autopéptidos autoinmunitarios compiten con la cadena li. Si el autopéptido tiene suficiente afinidad para desplazar la cadena li, se forma un nuevo complejo que contiene HLA-DR/péptido y se transporta a la superficie celular. Las células glandulares HLA-DR positivas resultantes en las glándula salivales o lagrimales pueden presentar autoantígenos a las células T inmunitarias y perpetuar la respuesta inmunitaria.

Sin embargo, es importante indicar que la inducción de antígenos MHC de clase II (por ejemplo, HLA-DR) sobre las células epiteliales no es suficiente para la presentación del antígeno, y que la mayor parte de las células epiteliales procedentes de biopsias de pacientes con SS que son HLA-DR(+) no expresan DQ ni li. Incluso, si la célula epitelial es capaz de ensamblar el complejo MHC-péptido, se requieren otros factores tales como moléculas coestimuladoras (incluyendo ICAM) para la presentación del antígeno a las células T por las células epiteliales. Se ha descrito un aumento de moléculas ICAM en las glándulas salivales de los pacientes con SS. En resumen, las células T CD4 con autorreactividad son capaces de escapar de la selección negativa en el timo, debido a la débil unión de los antígenos crípticos al MHC, y las mismas células autoinmunitarias son capaces de experimentar una expansión clonal en los tejidos periféricos, cuando su débil unión al complejo MHC/ péptido se aumenta por otros factores coestimuladores en los tejidos periféricos, tales como un aumento de I-CAMS, citoquinas estimuladoras y factores de crecimiento.

2.6.1.2. Producción de citoquinas. En las glándulas salivales y lacrimales de los pacientes con SS, se ha demostrado la producción de citoquinas. Estos estudios demostraron que las células T CD4+ producen, principalmente, citoquinas Th1 (INFγ, TNFα, IL-2) y que las células epiteliales de las glándulas producen citoquinas, entre ellas IL-1, TNFα e IL-10. Los estudios recientes en el ser humano y en modelos de animales indican que las células epiteliales glandulares no son simples "víctimas" del ataque autoinmunitario, sino que son copartícipes activos en la patogenia. Así, una anomalía genética produce una reducción del umbral de la apoptosis en las células diana. La predisposición aumentada a la apoptosis induce la generación de nucleosomas y proteínas autoantigénicas. La autoinmunización de estos materiales produce autoanticuerpos séricos (contra Ro/SSA, contra La/SSB, contra α-fodrinas). Las células epiteliales glandulares sufren una muerte apoptótica, causando un déficit de la secreción glandular. Esta primera fase de destrucción de las células diana no requiere linfocitos.

2.6.1.3. Terminación de la respuesta inmunitaria. En el SS, al comparar los linfocitos T de la sangre periférica con los eluidos de biopsias de glándulas salivales, se observa *in vitro*, en estos últimos, una resistencia a la apoptosis mediada por Fas. Esta resistencia debe adquirirse en el microambiente de la glándula, ya que los linfocitos de la sangre periférica del mismo paciente con SS muestran una apoptosis mediada por Fas normal o acelerada después de la estimulación *in vitro* con anticuerpos contra Fas. Esta resistencia a la apoptosis mediada por Fas puede deberse a un aumento del mRNA de bcl-2 y bcl-x. Otro factor que aumenta la resistencia a la apoptosis mediada por Fas es el c-myc, que también está aumentado en las glándulas de los pacientes con SS.

2.6.1.4. La producción de citoquinas puede influir en la inervación nerviosa de las glándulas. Las pruebas inmunohistológicas indican que la inervación nerviosa de las glándulas salivales y lagrimales en el SS puede estar disminuida como un paso precoz en la patogenia. La adición de citoquinas proinflamatorias, como IL-1 o TNF-α (en cantidades similares a las encontradas en la glándula salival de pacientes con SS), a las células nerviosas en crecimiento, induce una disminución de la liberación neuronal de acetilcolina. Estos efectos sobre las preparaciones nerviosas requieren una célula no neuronal, que aparentemente libera una señal "tóxica" a la célula nerviosa productora de acetilcolina. Recientemente, se han descubierto, en pacientes con

SS, anticuerpos contra los receptores muscarínicos de acetilcolina.

2.6.1.5. Papel de la matriz extracelular y los factores de crecimiento. Los estudios recientes han demostrado la importancia de la matriz extracelular en la regeneración y función de las células epiteliales de las glándulas salivales y lagrimales. Por ejemplo, la diferenciación de las células ductales de las glándulas salivales en células acinares depende de la interacción de sus integrinas de la membrana celular con sus ligandos en la matriz extracelular. En particular, el lamimeno, el colágeno de tipo IV y la vitronectina contribuyen a la proliferación y diferenciación de las células epiteliales ductales de las glándulas salivales. Además, la respuesta a señales hormonales, citoquinas y factores de crecimiento depende de las interacciones de las células con la matriz extracelular. Así, la estimulación de las células ductales glandulares por el interferón γ, en presencia de matriz extracelular, induce la diferenciación y la expresión de HLA-DR. Sin embargo, en ausencia de la matriz, una estimulación similar induce la apoptosis. En las células en crecimiento procedentes de las glándulas lagrimales, son necesarias las interacciones de las células con la matriz extracelular para la respuesta secretora frente a agonistas muscarínicos M3. La necesidad de interacciones entre las células y la matriz extracelular para las células epiteliales de las glándulas salivales y lagrimales es similar al requerimiento de interacción célula-matriz demostrada en la glándula mamaria de la rata lactante, donde las integrinas celulares regulan la respuesta a las hormonas, los factores de crecimiento y las señales neuronales.

2.6.2. Datos de laboratorio

Los estudios sistemáticos de laboratorio demuestran una anemia normocrómica, normocítica, y en un 70 % aproximadamente de los pacientes, un aumento de la velocidad de sedimentación. Los anticuerpos contra Ro (SS-A), contra La (SS-B), asociados al SS con mayor especificidad, pueden encontrarse en un 30 a 70 % de los casos. El factor reumatoide positivo se detecta en alrededor del 50 % de los pacientes y los anticuerpos contra el núcleo son positivos en un 60 a un 80 % de los casos.

2.7. Enfermedad mixta del tejido conjuntivo

La enfermedad mixta del tejido conjuntivo (EMTC), también denominada enfermedad de Sharp, es un síndrome de superposición caracterizado por la coexistencia de las manifestaciones clínicas propias del LES, la ES, la polimiositis y la AR, así como por la presencia de títulos muy elevados de anticuerpos circulantes dirigidos contra el antígeno RNP nuclear. Este anticuerpo, llamado actualmente antícuerpo contra V1 de RNP, en títulos elevados, sirve de justificación para considerar a la EMTC como una entidad clínica distinta y separada. Así, se cuestiona a quienes consideran a la EMTC como una simple variedad del LED o de la ES. Otros autores prefieren clasificar a la EMTC como una enfermedad indiferenciada del tejido conjuntivo.

2.7.1. Datos de laboratorio

En la mayoría de los pacientes con EMTC, se observa la anemia propia de las inflamaciones crónicas, y en un 60 % de los casos existe una prueba de Coombs directa positiva, pero es rara la anemia hemolítica. Algunos enfermos presentan leucopenia, trombocitopenia, o ambas clases de citopenia. Es frecuente la hipergammaglobulinemia, y el factor reumatoide se detecta en un 50 % de los casos. Todos los pacientes, según la definición de EMTC, tienen anticuerpos contra la V_1 de la RNP. Los anticuerpos contra la V_1 de la RNP se asocian a un HLA-DR4 aunque no a los HLA-DR2 y HLA-DR3, que se encuentran en el LES. Algunos laboratorios han descubierto que existe una similitud molecular entre la V_1 de la RNP y los antígenos de los retrovirus.

3. ENFERMEDADES HEREDITARIAS DEL TEJIDO CONJUNTIVO

Las enfermedades hereditarias del tejido conjuntivo se pueden considerar atendiendo a los distintos componentes de la matriz extracelular o al patrón característico de sus manifestaciones clínicas, que afectan fundamentalmente a la piel, los huesos, las articulaciones, los vasos sanguíneos o los ojos. A continuación, se comentan las enfermedades hereditarias más características de los colágenos, la elastina, la fibrilina y los proteoglucanos.

3.1. Mutaciones en los genes del colágeno de tipo I ($[\alpha_1(I)]_2\alpha_2(I)$ y $[\alpha_1(I)]_3$). Osteogénesis imperfecta y síndrome de Ehlers-Danlos de tipo VIIA y VIIB

Se han caracterizado casi 200 mutaciones diferentes en los genes *COL1A1* y *COL1A2* que codifican las cadenas proα_1(I) y proα_2(I) del procolágeno de tipo I. La mayor parte de estas mutaciones se han identificado en pacientes con osteogénesis imperfecta (OI), aunque también se han observado en pacientes con enfermedades relacionadas. La OI constituye un grupo heterogéneo de enfermedades hereditarias que se caracterizan por fragilidad de los huesos, aunque también afecta a otros tejidos ricos en colágeno de tipo I, observándose escleróticas azules, anomalías dentales (dentinogénesis imperfecta), piel fina, tendones débiles y pérdida de la audición. En las formas más graves, los huesos y otros tejidos son tan frágiles que la muerte se produce intraútero o poco después del nacimiento. En las formas más moderadas, la enfermedad no es mortal, aunque los pacientes sufren fracturas repetidas tras un traumatismo mínimo, que pueden producir deformidades permanentes de los miembros y de otras estructuras óseas. La inmensa mayoría de los pacientes con OI tiene mutaciones que afectan a la estructura de los genes que codifican las cadenas del colágeno de tipo I.

3.1.1. Osteogénesis imperfecta de tipo I

Los alelos nulos, es decir, los alelos silenciosos, o las mutaciones que inducen la exclusión de proteínas producen la OI de tipo I. Los cultivos celulares de los pacientes con OI de tipo I sintetizan menos procolágeno de tipo I. La estructura del procolágeno de tipo I secretado es normal, y la disminución de la producción de este procolágeno se debe a que se sintetiza sólo la mitad de la cantidad habitual de cadenas proα_1 (I) del procolágeno de tipo I.

Varias mutaciones que disminuyen la síntesis de las cadenas proα_1 (I), como la pérdida de un alelo, las mutaciones del promotor y del amplificador, las mutaciones de corte y empalme del mRNA, la terminación prematura y otras mutaciones que producen una incapacidad de las cadenas proα_1 (I) para ensamblarse dentro de las moléculas, producen probablemente la misma característica bioquímica y el mismo fenotipo clínico. La mayoría de los pacientes con el fenotipo de OI de tipo I tiene mutaciones en el gen *COL1A1*. El fenotipo similar de algunas familias se cree que se debe a mutaciones en el gen *COL1A2*, aunque no está claro el criterio clínico por el que se realizó el diagnóstico de OI de tipo I. Las mutaciones estructurales en los genes *COL1A1* y *COL1A2* también pueden producir OI de tipo I, aunque es menos frecuente.

3.1.2. Osteogénesis imperfecta de tipo II

La OI de tipo II es mortal intraútero o inmediatamente después del nacimiento. La OI de tipo II es bioquímicamente heterogénea y es la enfermedad hereditaria del metabolismo del colágeno mejor estudiada. Se han identificado tres clases de mutaciones: pérdidas de varios exones o inserciones, mutaciones puntuales, probablemente en su mayor parte en el gen *COL1A1*, y una pequeña pérdida en el dominio de la triple hélice de un alelo del gen *COL1A2*.

Se han encontrado moléculas de cadenas proα_1(I) acortadas, que no se secretan, como consecuencia de la pérdida de tres exones con unos 650 pares de bases. También se han detectado inserciones de 600 pares de bases, dentro de un alelo *COL1A1*, que determinan la duplicación de una secuencia de alrededor de 60 aminoácidos, dando cadenas de proα_1 (I) más largas.

La mayor parte de las células de los niños con OI de tipo II son heterocigotas para mutaciones puntuales, lo que da como resultado la sustitución de residuos de glicina dentro de la triple hélice de cadenas proα_1 (I) o proα_2 (I). Estas mutaciones disminuyen la estabilidad de la triple hélice, e interfieren con la secreción y la formación de fibrillas en la matriz extracelular.

3.1.3. Osteogénesis imperfecta de tipo III

La OI de tipo III puede ser autosómica recesiva o autosómica dominante, aunque la forma recesiva es rara. La base molecular de la forma autosómica recesiva se ha determinado sólo en una familia. El colágeno de tipo I aislado a partir de la piel de esta familia está compuesto únicamente por cadenas α_1(I). Las células sintetizan cadenas proα_2 (I) que no se incorporan en la molécula de procolágeno. Ambos alelos del *COL1A2* contienen la misma deleción cerca del extremo del exón que codifica el extremo terminal de la cadena proα_2(I). Además, esta mutación produce la pérdida de una cisteína en la posición 245 del propéptido carboxilo terminal, que normalmente se une con una cisteína en posición 80 para estabilizar la estructura del péptido. Estos cambios en la cadena proα_2(I) alteran la capacidad de la misma para ser reconocida e incorporada en una molécula de procolágeno de tipo I. Aunque la formación de homotrímeros proα_1(I) está menos favorecida que la de los heterotrímeros que contienen las cadenas proα_1(I) y proα_2(I), se forman homotrímeros en ausencia de cadenas proα_2(I) normales. Estas moléculas se secretan más lentamente que las moléculas normales de procolágeno de tipo I. Si la estabilidad de la molécula es normal, se sintetiza y se secreta alrededor de dos tercios de la cantidad normal de procolágeno de tipo I. Esta mutación demuestra, sorprendentemente, que se puede tolerar la ausencia de cadenas α_2(I) en el colágeno de tipo I. La OI de tipo III autosómica dominante puede deberse a mutaciones en ambos genes, *COL1A1* y *COL1A2*. Las células de varios pacientes con OI de tipo III autosómica dominante sintetizan moléculas de procolágeno de tipo I con una triple hélice inestable.

3.1.4. *Osteogénesis imperfecta de tipo IV*

El fenotipo de la OI de tipo IV suele deberse a mutaciones en el gen *COL1A2* o cerca de él. Rara vez se detectan mutaciones en el gen *COL1A1*. Las células procedentes de los pacientes de una misma familia con mutaciones en el gen *COL1A2* sintetizan y secretan procolágeno de tipo I normal, y también sintetizan una población de moléculas que retienen en su interior y las degradan. Estas moléculas retenidas contienen una cadena de procolágeno α_2 (I) que presenta una pequeña deleción de 10 a 20 aminoácidos en el dominio de la triple hélice. No se ha determinado la naturaleza precisa de dicha deleción.

3.1.5. *Otras formas de osteogénesis imperfecta*

La clasificación de Sillence no describe adecuadamente todos los pacientes con OI. En miembros de una familia, se han encontrado hallazgos clínicos que representan una combinación de características de OI y síndrome de Ehlers-Danlos. La ausencia de residuos de aminoácidos codificados por el exón 11, en casi la mitad de las cadenas proα_2 (I), como resultado de una pérdida de 19 pares de bases, parece justificar algunos hallazgos fenotípicos. Otros fenotipos clínicos que comparten similitudes con la OI son el síndrome osteoporosis-glioma (que se ha descrito como una variante de la OI), la osteoporosis juvenil y la osteoporosis de comienzo en la madurez. En cualquiera de los casos, estas enfermedades se caracterizan por una intensa osteopenia de causa desconocida. Se desconoce la naturaleza de las mutaciones que producen estas enfermedades.

3.1.6. *Síndrome de Ehlers-Danlos de tipo VIIA y VIIB*

El síndrome de Ehlers-Danlos (SED) engloba un grupo de enfermedades hereditarias que se caracterizan por la hiperelasticidad de la piel y la hipermotilidad articular. El estudio de la piel de algunos pacientes mediante microscopia electrónica ha revelado una morfología no habitual de las fibras de colágeno. No obstante, en la piel normal se observan a veces características similares. Se reconocen once formas de la enfermedad, basándose en los datos clínicos, genéticos y bioquímicos. Se desconocen los defectos moleculares de los tipos I, IIA y III del SED, cuyo patrón de herencia es autosómico dominante. Algunas mutaciones en los genes del colágeno de tipo I, *COL1A1* y *COL1A2*, producen el SED de tipo VIIA y VIIB, respectivamente, de herencia autosómica dominante, que se caracteriza por hipermotilidad articular y anomalías cutáneas. La enfermedad se produce por un fracaso en el corte del propéptido N-terminal del procolágeno de tipo I, lo que implica un defecto en la conversión del procolágeno de tipo I a colágeno. La persistencia del N-propéptido en la molécula altera drásticamente la formación de la fibrilla de colágeno, de modo que las fibrillas se vuelvan delgadas y muy irregulares. El SED de tipos VIIA y VIIB se debe a mutaciones en el proceso de corte y empalme del RNA que eliminan los aminoácidos del lugar de corte del propéptido N-terminal. El subtipo VIIC se comenta en el apartado sobre los déficir de las enzimas que intervienen en las modificaciones posteriores a la traducción de la síntesis del colágeno.

3.2. Mutaciones en el gen del colágeno de tipo II $[\alpha_1(II)]_3$. Condrodisplasias y osteoartritis familiar de comienzo precoz

Se ha demostrado que más de 50 mutaciones diferentes en el gen *COL2A1* pueden causar un grupo heterogéneo de enfermedades del cartílago, que se conocen como condrodisplasias. Las mutaciones consisten en: sustituciones, pérdidas, inserciones, defectos de corte y empalme del mRNA, y terminación prematura de la traducción por la aparición de codones de terminación. Las sustituciones que dan lugar a codones de terminación se han identificado en el síndrome de Stickler, con degeneración del vítreo y desprendimiento de retina, además de la degeneración del cartílago articular. También, se encuentran mutaciones en el colágeno de tipo II en alrededor del 2 % de los pacientes con osteoartritis familiar de comienzo precoz. Además, en algunas familias se pueden encontrar, como factores que predisponen a la osteoartritis, mutaciones en otros genes de los colágenos, como los tipos IX y XI.

3.3. Mutaciones en el gen del colágeno de tipo III $[\alpha_1(III)]_3$. Síndrome de Ehlers-Danlos de tipo IV

En los pacientes con SED de tipo IV, un trastorno autosómico dominante, se han encontrado alrededor de 50 mutaciones diferentes en el gen *COL3A1*. El SED de tipo IV es la forma más grave de dicho síndrome, y causa la muerte súbita por ruptura de grandes arterias y órganos huecos, además de cambios en la piel y en las articulaciones. Las mutaciones consisten en sustituciones de glicina, pérdidas, defectos de corte y empalme del mRNA, y alelos nulos. También, se han detectado mutaciones en el gen *COL3A1* en los pacientes con aneurismas arteriales con ligera o ninguna evidencia de otra manifestación del tejido conjuntivo. Las mutaciones en el gen *COL3A1* también pueden ser un factor predisponente para la aparición de aneurismas intracraneales, aunque parece ser una causa rara de esta enfermedad. El diagnóstico se confirma demostrando que el cultivo de fibroblastos sintetiza moléculas anormales de procolágeno de tipo III, o por la identificación de una mutación en el gen del procolágeno de tipo III (*COL3A1*).

3.4. Mutaciones en los genes del colágeno de tipo IV. Síndrome de Alport

No se han identificado mutaciones en los genes *COL4A1* y *COL4A2*, que codifican las dos cadenas principales del colágeno de tipo IV, aunque sí se han descrito mutaciones en los genes que codifican los polipéptidos menores del colágeno de tipo IV. Se han observado varias mutaciones en el gen *COL4A5* en los pacientes con el síndrome de Alport (SA) clásico. Casi todas ellas son grandes deleciones o reordenamientos del gen, que probablemente determinan una disminución de la síntesis de las cadenas α_5 (IV). El SA clásico es un trastorno hereditario, ligado al cromosoma X, que se caracteriza por hematuria, sordera neurosensitiva y deformación cónica de la superficie anterior del cristalino (lenticono). Recientemente, se han caracterizado mutaciones heterocigotas en los genes *COL4A3* y *COL4A4* en formas de SA heredadas de un modo autosómico. Estas formas autosómicas producen hematuria, pero no causan sordera ni lenticono. Se han observado deleciones en los genes *COL4A5* y *COL4A6* en varios pacientes con SA, junto con leiomiomatosis esofágica difusa, un síndrome raro caracterizado por la proliferación de células musculares lisas en el esófago, el árbol traqueobronquial y el aparato genital femenino.

3.5. Mutaciones en el gen del colágeno de tipo VII $[\alpha_1(VII)]_3$. Epidermólisis ampollosa distrófica

Se han detectado alrededor de 20 mutaciones en el gen *COL7A1* de los pacientes con la forma distrófica de la epidermólisis ampollosa, una enfermedad que se caracteriza por la aparición de grandes ampollas y cicatrices de la piel tras un traumatismo mínimo. Como una consecuencia de estas mutaciones, las fibrillas de anclaje, que unen la membrana basal a las placas de anclaje en la piel, están reducidas en número o faltan por completo. Las mutaciones en el gen *COL7A1* se han observado tanto en las formas hereditarias dominantes como en las formas recesivas de la enfermedad. Las mutaciones consisten en sustituciones, inserción-pérdida y aparición prematura de codones de terminación.

3.6. Mutaciones en el gen del colágeno de tipo X $[\alpha_1(X)]_3$. Condrodisplasia metafisaria de Schmidt

Se han caracterizado más de diez mutaciones en el colágeno de tipo X en pacientes con condrodisplasia metafisaria de Schmidt. Estas mutaciones consisten en sustituciones, pérdidas y aparición de codones de terminación prematura. Todas las ellas alteran la estructura del dominio no colagenoso C-terminal del polipéptido, lo que sugiere que las cadenas mutantes son incapaces de asociarse para formar moléculas de triple hélice.

3.7. Mutaciones en los genes de otros colágenos

Se ha descubierto que la displasia epifisaria múltiple está relacionada con el gen *COL9A2*, y que la forma no ocular del síndrome de Stickler se relaciona con el gen *COL11A2*. Asimismo, varias enfermedades del cartílago no se relacionan con ningún gen del colágeno conocido, y se cree que se deben a mutaciones de genes que codifican otras proteínas de la matriz extracelular.

3.8. Alteraciones de las enzimas que intervienen en las modificaciones posteriores a la traducción del colágeno y de la elastina

3.8.1. Síndrome de Ehlers-Danlos de tipo VI

El SED de tipo VI es un trastorno autosómico recesivo. En la mayor parte, aunque no en todas las familias con SED de tipo VI, existe un déficit de la enzima lisil hidroxilasa. Este síndrome se caracteriza por hiperextensibilidad de la piel y de las articulaciones, escoliosis y fragilidad ocular. Una mutación en el gen de la enzima produce una duplicación homocigota de siete exones. Otras mutaciones incluyen un codón de terminación y varias sustituciones de aminoácidos. En estos pacientes, está muy reducida la hidroxilación posterior a la traducción de los residuos de lisina de los colágenos de tipo I y III en la piel, aunque el colágeno de tipo II del cartílago es normal o casi normal. La enzima residual parece tener una eficacia normal en la hidroxilación de los residuos de lisina del colágeno de tipo IV. El diagnóstico prenatal se puede realizar determinando la actividad enzimática lisil hidroxilasa en las células del líquido amniótico. Estas células sintetizan lisil hidroxilasa en cantidades equivalentes a los fibroblastos dérmicos.

3.8.2. Síndrome de Ehlers-Danlos de tipo VIIC

El SED de tipo VIIC es un trastorno autosómico recesivo causado por el déficit de la procolágeno de tipo I N-proteinasa, enzima que corta el propéptido N-terminal.

3.8.3. Síndrome del asta occipital y síndrome de Menkes

El déficit de lisil oxidasa, una enzima que contiene cobre, se ha observado en dos enfermedades recesivas ligadas al cromosoma X: el síndrome del asta occipital, o SED de tipo IX, y el síndrome de Menkes. Estas enfermedades están causadas por defectos del metabolismo del cobre, que produce un defecto secundario en el entrecruzamiento del colágeno y de la elastina. Sin embargo, no están claros los mecanismos productores del déficit de lisil oxidasa. Los fibroblastos cutáneos de los pacientes con estas enfermedades contienen y secretan cantidades reducidas de lisil oxidasa, y también contienen cantidades reducidas del mRNA de la lisil oxidasa. Estas observaciones sugieren que la alteración del metabolismo del cobre influye, de algún modo, sobre la síntesis o la estabilidad del mRNA de la lisil oxidasa.

3.8.4. Homocistinuria

La homocistinuria, una enfermedad autosómica recesiva, se debe a un déficit de cistationina sintetasa y se acompaña de homocistinemia. La homocisteína interfiere con la maduración de la elastina y del colágeno, probablemente por fijación del cobre, que es necesario para la actividad de la lisil oxidasa y, quizás, por combinación con los grupos aldehído de las lisinas oxidasas.

3.9. Alteraciones en la síntesis de la elastina

3.9.1. Estenosis aórtica supravalvular

Son varias las enfermedades genéticas que están asociadas a alteraciones del tejido elástico, aunque sólo un trastorno genético, la estenosis aórtica supravalvular, se ha relacionado positivamente con el gen de la elastina. Esta enfermedad parece deberse a grandes deleciones o a cortes bruscos en el extremo 3' terminal de un alelo del gen de la elastina.

3.9.2. Síndrome de Buschke-Ollendorff

El síndrome de Buschke-Ollendorff es un trastorno autosómico dominante que cursa con una gran acumulación de elastina en áreas localizadas de la dermis. Los fibroblastos de estos pacientes producen elastina en cantidades muy elevadas.

3.9.3. Queloides

Los fibroblastos procedentes de queloides producen más elastina que los normales y no responden a los glucocorticoides, disminuyendo la síntesis de elastina.

3.9.4. Progeria de Hutchinson-Gilford

En la progeria de Hutchinson-Gilford, los fibroblastos cutáneos expresan cantidades elevadas de transcritos de elastina y de colágeno de tipo IV, y no responden a la estimulación con TGF-β.

3.9.5. Cutis laxa

La cutis laxa, en su forma más grave, autosómica recesiva, se caracteriza por la escasa producción de elastina y las bajas concentraciones del mRNA de la elastina. En esta enfermedad, el TGF-β es un estímulo potente para la producción de elastina por los fibroblastos. El mecanismo del déficit de elastina en esta afección parece residir en que la tasa de degradación del mRNA de la elastina excede con creces a su tasa de transcripción.

3.10. Mutaciones en el gen de la fibrilina 1. Sindrome de Marfan

La fibrilina es una glucoproteína que es el principal componente de las microfibrillas que forman la matriz extracelular. Aunque las microfibrillas están muy repartidas por todo el organismo, abundan especialmente en la aorta, los ligamentos y las zónulas ciliares del cristalino que lo mantienen fijo. Esta glucoproteína se presenta en dos formas homólogas, fibrilina 1 y fibrilina 2, que están codificadas por los genes *FBN1* y *FBN2*, respectivamente. Las mutaciones del gen *FBN1* producen el síndrome de Marfan (SM). El análisis de las mutaciones ha revelado que, en los pacientes con SM, existen más de 70 mutaciones distintas del gen *FBN1*. La mayor parte de ellas son mutaciones de sentido equivocado que dan lugar a la producción de una fibrilina 1 anormal. El SM es un trastorno de los tejidos conjuntivos del organismo que se caracteriza por alteraciones esqueléticas, oculares y del sistema cardiovascular.

BIBLIOGRAFÍA

Amoura, Z.; Piette, J. C.; Bach, J. F., y Koutouzov, S.: «The key role of nucleosomes in lupus». *Arthritis Rheum*, *42*: 833-843, 1999.

Byers, P. H.: «Disorders of collagen biosynthesis and structure». En: *The metabolic and molecular basis of inherited diseases*, 7.ª ed. Scriver, C. R., Beaudert, A. L., Sly, W., Valle, D. McGraw-Hill, Inc., New York, 1995; 4029-4077.

Cid, M. C.: «Mecanismos patogénicos de las vasculitis sistémicas. Nuevos conceptos». *Med Clin* (Barc.), *110*: 587-597, 1998.

Dalakas, M. C.: «Molecular immunology and genetics of inflammatory muscle diseases». *Arch Neurol*, *55*: 1509-1512, 1998.

Dalakas, M. C.: «Immunopathogenesis of inflammatory myopathies». *Ann Neurol*, *37*: S74-S86, 1995.

Davidson, J. M.; Zang, M. C.; Zoia, O., y Giro, M. G.: «Regulation of elastin synthesis in pathological states. The molecular biology and pathology of elastic tissues». Wiley, Chichester (Ciba Foundation Symposium), 81-94, 1995.

De Paepe, A.: «Heritable collagen disorders: from phenotype to genotype». *Verh K Acad Geneeskd Belg*, *60*: 463-484, 1998.

Fox, R. I.: «Sjögren´s syndrome. Pathogenesis and new approaches to therapy». En: *Lacrimal gland, Tear film and Dry Eye Syndromes 2*. Sullivan y cols. Plenum Press New York, 891-902, 1998.

Furst, D. E., y Clements, P. J.: «Hypothesis for the pathogenesis of systemic sclerosis». *J Rheumatol*, (Suppl 48) *24*: 53-57, 1997.

Nelson, J. L.: «Microchimerism and the pathogenesis of systemic sclerosis». *Curr Opin Rheumatol*, *10*: 564-571, 1998.

Nishioka, K.; Sumida, T., y Hasunuma, T.: «Human T lymphotropic virus type I in arthropathy and autoimmune disorders». *Arthritis Rheum*, *39*: 1410-1418, 1996.

Nishioka, K.; Hasunuma, T.; Kato, T.; Sumida, T., y Kobata, T.: «Apoptosis in rheumatoid arthritis. A novel pathway in the regulation of synovial tissue». *Arthritis Rheum*, *41*:1-9, 1998.

Pepin, M.; Schwarze, U.; Superti-Furga, A., y Byers, P. H.: «Clinical and genetic features of Ehlers-Danlos syndrome type IV, the vascular type». *N Engl J Med*, *342*: 673-680. 2000.

Prockop, D. J., y Kivirikko, K. I.: «Collagens: molecular biology, diseases and potentials for therapy». *Annu Rev Biochem*, *64*:403-434, 1995.

19

Enfermedades con afectación respiratoria

J. M. González de Buitrago

1. INTRODUCCIÓN

Diversas enfermedades que afectan a los pulmones y al mecanismo ventilatorio tienen un origen genético. En este Capítulo, se consideran enfermedades como la fibrosis quística y el déficit de α_1-antistripsina que, aunque afectan también a otros órganos, presentan una afectación pulmonar muy importante. Asimismo, se comentará el asma, una enfermedad pulmonar con un importante componente genético.

2. FIBROSIS QUÍSTICA

La fibrosis quística (CF) es una de las enfermedades de origen genético más frecuentes; afecta principalmente a las personas de raza blanca y se transmite según un patrón de herencia autosómico recesivo. Su incidencia en esta población es de aproximadamente uno de cada 2500 nacimientos vivos, y la frecuencia de portadores de un gen mutante es de una por cada 25 personas.

La fibrosis quística es una enfermedad multiorgánica que afecta fundamentalmente a los aparatos respiratorio, gastrointestinal y reproductor. Presenta tres características distintivas: aumento de la concentración de cloro en el sudor, insuficiencia pancreática e infecciones pulmonares recurrentes. La expresión fenotípica de la enfermedad es heterogénea, y oscila desde un íleo meconial y una enfermedad respiratoria grave, en los niños, hasta síntomas pulmonares moderados sin problemas gastrointestinales, en los adultos.

En los enfermos con fibrosis quística, el desequilibrio entre el transporte de agua e iones en los epitelios secretores hace que se acumule un moco viscoso en las vías respiratorias y en los conductos pancreáticos, obstruyéndolos. Otra característica de esta enfermedad es que casi todos los varones afectados carecen de conductos deferentes en los testículos y, como consecuencia de ello, son estériles. Los síntomas de la CF aparecen en el primer año de vida, y la afectación pulmonar es la causa principal de morbilidad y mortalidad de esta enfermedad.

En 1989, se encontró el gen defectuoso de la CF, denominándose a la proteína por él codificada: regulador de la conductancia transmembrana de la fibrosis quística (CFTR), que se trata de un canal de cloro regulado por el AMP cíclico.

2.1. Estructura del gen

El gen de la CF se aisló utilizando la técnica de clonación posicional, que se basa en el análisis de ligamiento genético con marcadores cromosómicos conocidos en las familias con CF. El gen se encuentra en el brazo largo del cromosoma 7, en la región 7q34, ocupa una región de 250 kb, contiene 27 exones (Fig. 19-1), y codifica un mRNA de 6.5 kb y una proteína deducida de 1480 aminoácidos. Se han identificado varias formas de mRNA con lugares de corte y empalme alternativos.

El promotor del gen *CFTR* contiene una región con abundante G+C con múltiples lugares de comienzo de la transcripción y no contie-

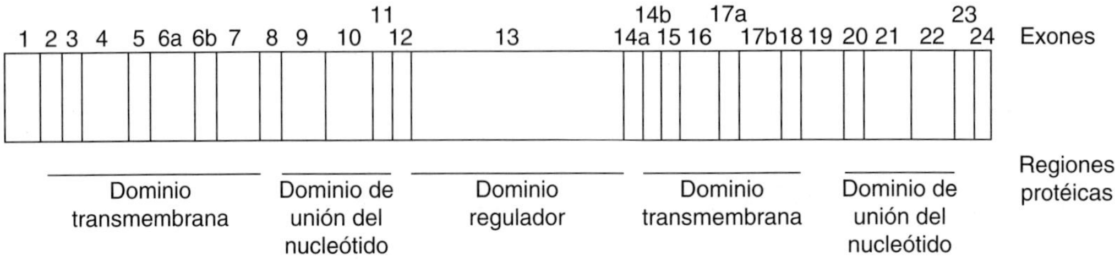

Figura 19-1. Gen *CFTR* y dominios de la proteína CFTR que codifican cada uno de los exones del gen.

ne un elemento TATA característico de iniciación de la transcripción. La actividad del promotor es relativamente débil, aunque la transcripción está muy regulada y la abundancia del transcrito varía mucho según el tipo celular. La transcripción puede regularse *in vitro* utilizando AMP cíclico, ésteres de forbol y activadores de la proteína quinasa C. Los posibles elementos de actuación en *cis* incluyen lugares para la unión de activadores transcripcionales AP1 y Sp1.

2.2. Estructura de la proteína

La proteína CFTR tiene un peso molecular de 170 kDa y contiene regiones semejantes a las proteínas de la familia de transportadores ABC (*ATP-binding cassette*) (Fig. 19.2). Es una proteína que está formada por cinco dominios principales: dos dominios que se expanden a lo ancho de la membrana, cada uno de los cuales posee seis segmentos transmembrana, dos dominios de unión de nucleótidos (NBD) y un dominio hidrófobo intracelular regulador. El dominio regulador contiene varios residuos de serina, que se supone son los que fosforilan la proteína quinasa A y la proteína quinasa C, que desarrollan una actividad central en la regulación de la función de la proteína CFTR. Los dos dominios NBD están situados en el interior de la célula y flanquean a los dominios transmembrana. Los dominios NBD representan lugares posibles para la unión y la hidrólisis del ATP.

2.3. Función de la proteína CFTR

La proteína CFTR actúa en la membrana celular apical de las células epiteliales, trasladando cloro desde la célula a la luz, mientras que otro canal capta sodio. Estas acciones hacen que el moco producido por otras células permanezca húmedo, fluido y fácil de eliminar por las vías respiratorias. Esta proteína regula también el transporte de cloro y de sodio a través de otros canales.

La proteína CFTR está regulada por la fosforilación del dominio regulador por la proteína quinasa A, regulada a su vez por el AMP cíclico. Tras la fosforilación, es esencial la unión, y la hidrólisis, del ATP al dominio NBD para la apertura y cierre del canal. El movimiento del cloro a través del canal viene determinado por el gradiente electroquímico y no necesita más energía.

2.4. Expresión de la proteína CFTR

La expresión de la proteína CFTR presenta especificidad celular y está regulada durante el desarrollo. Se expresa en las glándulas sudoríparas, la nariz, el pulmón, las glándulas salivales, los conductos biliares, la vesícula biliar, el páncreas, el intestino delgado, el colon, el riñón, el epidídimo, el útero y las trompas de Falopio.

En el pulmón normal del adulto la expresión más abundante de la proteína CFTR se produce en las células epiteliales de las glándulas submucosas, y a niveles menores en las células epiteliales bronquiales y bronquiolares. En general, el gen *CFTR* se expresa fundamentalmente en los órganos que se afectan en la fibrosis quística.

2.5. Mutaciones

Se han identificado más de 700 mutaciones que producen esta enfermedad. Sin embargo, la mutación ΔF508 representa el 66 % de todos los

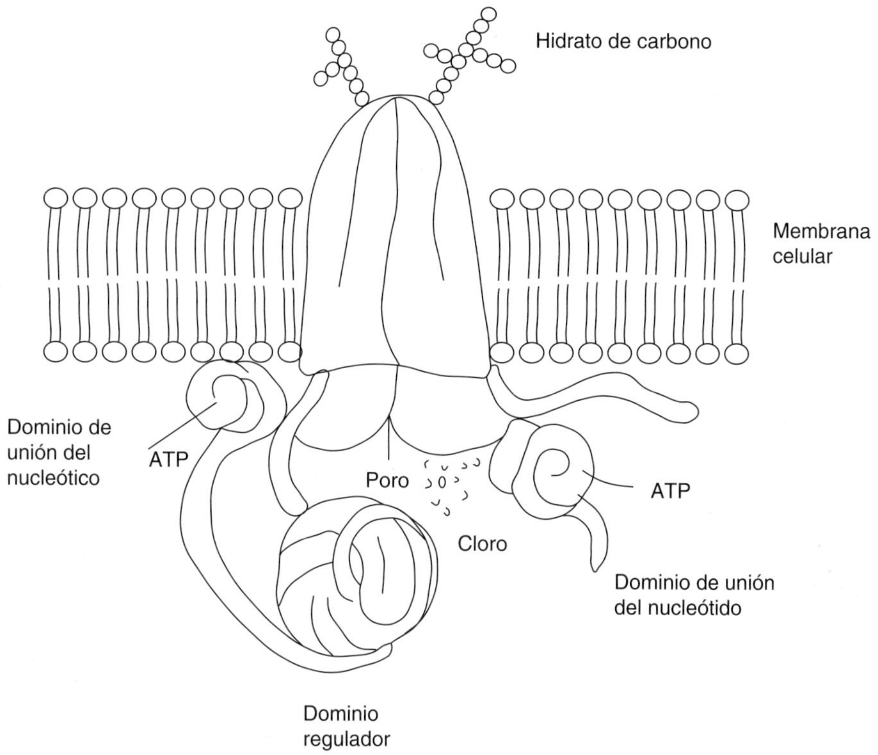

Figura 19-2. Modelo de la estructura de la proteína CFTR inserta en la membrana celular.

alelos mutantes identificados en la población mundial y el 50 % en la población española. La mutación ΔF508 consiste en una pérdida de tres nucleótidos, que da lugar a la pérdida de la fenilalanina de la posición 508 de la proteína CFTR. Parece ser de origen único y se desconoce el momento de la evolución humana en el que se produjo esta mutación.

La Cuadro 19-1 presenta la frecuencia de las mutaciones más importantes. Menos de 20 mutaciones engloban la mayor parte de los casos de fibrosis quística en España, pero independientemente de este número relativamente pequeño, es imposible excluir la enfermedad sólo por el análisis del DNA. En la mayor parte de los casos, el laboratorio de diagnóstico molecular es capaz de proporcionar una confirmación molecular del diagnóstico o, al menos, una sospecha de fibrosis quística mediante la identificación de dos alelos mutantes, bien como una única mutación en un estado homocigoto, bien como dos mutaciones diferentes en una forma heterocigota compuesta.

La distribución de las mutaciones del gen de la CF no es uniforme, ya que se produce un número desproporcionado de mutaciones de sentido equivocado en el pliegue de unión del primer nucleótido, en comparación con el segundo. Este hecho señala la importancia funcional que esta región tiene en la proteína. Además, la carencia de un grupo semejante en la región comparable del segundo pliegue de unión del nucleótido sugiere que existen diferencias en cuanto a la importancia funcional de cada región.

Las mutaciones de la proteína CFTR pueden clasificarse según el mecanismo genético, en: deleciones (4 %), sustituciones de sentido equivocado (42 %), sustituciones sin sentido (15 %), de desplazamiento del marco de lectura (23 %), y de corte y empalme del mRNA (16 %). De forma soprendente, no se han descrito reagrupamientos cromosómicos como inversiones, duplicaciones y grandes inserciones o deleciones.

De acuerdo con las consecuencias fisiológicas de la mutación sobre la función de la proteí-

Cuadro19.1. Frecuencias de las principales mutaciones de fibrosis quística en la población mundial y española. (The Cystic Fibrosis Genetic Consortium, 1994)

Mutación	*Exón*	*Población mundial*	*Población española*
ΔF508	10	66.0	50.0
G542X	11	2.4	6.6
G551D	11	1.6	0.4
N1303K	21	1.3	2.3
W1282X	20	1.2	0.6
621+1G>T	i4	0.7	0.3
R553X	11	0.7	0.1
1717-1G>A	I10	0.6	0.1
R117H	4	0.3	0.0
R1162X		0.3	1.8
G85E	3	0.2	0.8
R347P		0.2	0.0
ΔI507	10	0.2	0.5
3849+10KBC>T		0.2	0.0
711+1G>T		0.1	1.2
1078delT	7	0.1	0.1
R334W		0.1	1.1
A455E		0.1	0.0
S549N	11	0.1	0.0
R560T	11	0.1	0.0
1898+1G>T	i12	0.1	n.d.
2184delA		0.1	0.4
2789+5G>A		0.1	0.7
3659delC	19	0.1	n.d.

na CFTR, las mutaciones pueden agruparse en cinco clases (Cuadro 19-2):

Clase I. Son aquellas que producen una proteína CFTR truncada o ausente, debido a la terminación prematura de la traducción del mRNA del gen *CFTR* o a la producción de un mRNA inestable. Estas alteraciones suelen producirlas mutaciones sin sentido que dan lugar a un codón de parada prematuro, mutaciones de desplazamiento del marco de lectura, o mutaciones que dan lugar a un corte y empalme anormal del mRNA.

Clase II. Son aquellas que provocan un procesamiento defectuoso de la proteína CFTR. En estas mutaciones, la proteína CFTR se pliega de forma inadecuada y se degrada en el retículo endoplásmico. Como consecuencia de ello, no existe actividad CFTR en la membrana apical.

Clase III. Son aquellas que dan lugar a una localización adecuada de la proteína CFTR, pero a una regulación defectuosa. Esta alteración de la regulación puede oscilar desde leve a grave.

Clase IV. Son aquellas mutaciones que dan lugar a una conductancia defectuosa del canal de cloro y suelen ser mutaciones dentro de regiones que codifican los dominios transmembrana de la proteína CFTR. La reducción de la actividad del canal de cloro producida por estas mutaciones es variable.

Clase V. Son aquellas que causan una reducción de la síntesis de una proteína CFTR funcional normal y que suelen ser mutaciones que

Cuadro 19-2. Clasificación de las mutaciones de la proteína CFTR de acuerdo con las consecuencias clínicas

Clase	*Proteína*	*Ejemplo*	*Consecuencia clínica*
I	Ausente o truncada	G542X W1282X R1162X 3905insT 621+1G→T	Insuficiencia pancreática
II	Procesamiento defectuoso	ΔI507 ΔF508 S549R A559T N1303K	Insuficiencia pancreática
III	Regulación defectuosa	G551D G551S G1244E S1255P G1349D	Insuficiencia pancreática
IV	Conductancia anómala	R117H R334W R347P	Suficiencia pancreática
V	Síntesis reducida	IVS8-6(5T) 2789+5G→A	Suficiencia pancreática

producen un corte y empalme del mRNA alternativo, un procesamiento anormal de la proteína alterada o mutaciones de la secuencia promotora.

2.6. Correlaciones genotipo/fenotipo

Las manifestaciones clínicas de la fibrosis quística son múltiples, ya que la enfermedad afecta a varios órganos. La correlación entre el genotipo y el fenotipo es muy diferente según las diversas afectaciones orgánicas. Casi todos los enfermos con esta afección, independientemente de la mutación que tengan, presentan alteraciones de la concentración de cloruro en el sudor. Tan sólo algunas mutaciones específicas presentan concentraciones normales o muy próximas a la normalidad.

La correlación del genotipo con el fenotipo es buena en el caso de las manifestaciones pancreáticas. Las personas con dos de las mutaciones más graves (normalmente, de las clases I, II o III) suelen tener manifestaciones pancreáticas más graves que las que tienen mutaciones más moderadas (de las clases IV o V), en las que suele haber alguna función residual. Los enfermos heterocigotos con dos mutaciones diferentes, una grave, como la *Δ*F508, y otra moderada, como la R334W, suelen tener una función pancreática sensiblemente mejor que los enfermos con dos mutaciones graves. Alrededor de un 85 % de los enfermos tiene dos mutaciones graves e insuficiencia pancreática.

No se ha encontrado una buena correlación entre las mutaciones de la fibrosis quística y la enfermedad pulmonar, aunque, en general, los enfermos con suficiencia pancreática suelen tener una mejor función pulmonar que los que tienen insuficiencia pancreática. Sin embargo, existen grandes diferencias individuales, de forma que dos enfermos con la misma mutación en ambas copias del gen *CFTR* pueden diferir notablemente en cuanto al grado de alteración pulmonar. Estas diferencias pueden deberse a la participación de otros factores genéticos o ambientales, que actualmente se desconocen.

2.7. Análisis de las mutaciones en la CF

El análisis genético de la fibrosis quística se realiza con los siguientes fines:

a) La confirmación molecular del diagnóstico clínico de la enfermedad.
b) El análisis de portadores en los parientes de un paciente con CF, entre ellos los recién nacidos con presunta fibrosis quística, y la necesidad de establecer el estadio de enfermedad.
c) El diagnóstico prenatal exacto y rápido de la enfermedad, una vez confirmados los genotipos paternos.
d) La evaluación de resultados en la terapia génica.
e) La investigación de las correlaciones genotipo/fenotipo.

El análisis genético de la fibrosis quística es complicado, debido al amplio espectro de frecuencias de las mutaciones que se observan en las diferentes poblaciones; por lo tanto, es muy importante conocer el origen étnico. Como señala Molano, la población de enfermos españoles con fibrosis quística se distribuye entre un 26 % de homocigotos ΔF508, un 48 % de heterocigotos ΔF508/no ΔF508 y un 26 % de pacientes no ΔF508/no ΔF508. Por lo tanto, el análisis de la mutación ΔF508 sólo permite el diagnóstico directo de alrededor del 25 % de los pacientes. El análisis de seis mutaciones más, seleccionadas entre las más frecuentes en la población española, como la G542X, la N1303K, la R1162X, la R334W, la W1282X y la G551D, eleva esta cifra casi hasta el 55 %.

La base del análisis genético en la CF, como en cualquier otra enfermedad genética en la que se ha caracterizado el gen, consiste en la detección de una alteración en la secuencia del DNA. Así pues, para la detección de la mutación puede utilizarse cualquier método capaz de detectar un cambio de secuencia del DNA.

Todas las técnicas que se emplean en la actualidad para detectar las mutaciones en la fibrosis quística se basan, de una forma u otra, en la hibridación de dos cadenas de DNA y en la capacidad de alterar la cinética de hibridación de un cambio de la secuencia del DNA; todas estas técnicas utilizan la PCR. En la mayor parte de los casos, se amplifican los exones completos, junto con un fragmento corto de sus secuencias intrónicas vecinas, para dar un producto de PCR de entre 300 y 500 pares de bases. Los productos de las PCR se analizan de dos formas principales: análisis de una mutación específica o búsqueda de pruebas generalizadas de un cambio de secuencia.

2.7.1. Métodos para detectar mutaciones específicas

La mutación más común en la fibrosis quística, como ya se ha señalado, es la ΔF508, que consiste en una pérdida de tres pares de bases en el exón 10 del gen *CFTR*. La forma más simple para su detección, tras amplificar esta parte del gen, consiste en observar diferencias de tamaño de los productos de la PCR, lo que se realiza mediante electroforesis en gel de acrilamida.

Para detectar las principales mutaciones que producen fibrosis quística entre ellas la ΔF508, tras la amplificación mediante PCR multiplex con varios cebadores de las regiones del gen en que se encuentran lan mutaciones, se emplea el sistema de oligonucleótidos específicos de alelo (ASO), el sistema de mutación refractaria a la amplificación (ARMS), la digestión con endonucleasas de restricción de los productos de la PCR y el análisis de ligamiento de oligonucleótidos. Existen en el mercado equipos de reactivos que utilizan alguno de estos métodos.

2.7.2. Métodos no específicos para detectar mutaciones

Entre los métodos no específicos para detectar mutaciones se encuentran la electroforesis en gel con gradiente desnaturalizante, la técnica de polimorfismos de conformación de cadena sencilla (SSCP) y el análisis heterodúplex.

3. DÉFICIT DE alfa$_1$-ANTITRIPSINA

La α_1-antitripsina (AAT) es el principal inhibidor de las serina proteasas. Es necesaria para evitar el daño tisular proteolítico, principalmente en el pulmón, que produce la elastasa de los neutrófilos que se libera en el proceso de la fagocitosis. La elastasa reacciona con la elastina en el endotelio vascular y el árbol traqueobronquial en particular. Cuando no está inhibida la elastasa en el arbol bronquial, se puede desarrollar un enfisema. El déficit grave de AAT es el principal factor que conduce al enfisema y a las enfermedades pulmonares relacionadas, pudiendo además, producir también hepatitis y cirrosis neonatal.

El déficit de AAT es una enfermedad autosómica codominante; es decir, en el hijo se expresa el producto génico de cada padre. Tiene una prevalencia de alrededor de una por cada 3000 personas en la raza blanca.

3.1. Estructura del gen

El gen de la AAT se encuentra en el brazo largo del cromosoma 14, en la posición 14q31-31.2; ocupa una región de alrededor de 12 kb y tiene 7 exones (IA, IB, IC, II, III, IV, V) (Fig. 19.3). Tiene dos promotores, uno que es activo en los monocitos/macrófagos, y otro que lo es en los hepatocitos. Estos promotores son específicos de los tejidos, de forma que el promotor activo en los monocitos/macrófagos no es activo en los hepatocitos y viceversa. Esto sugiere la existencia de factores tisulares o factores activadores en *trans* que son necesarios para activar los promotores en cada tejido. El mRNA producido por los monocitos/macrófagos contiene más exones que el de los hepatocitos, y se encuentra en dos especies de mRNA diferentes.

Los exones IA a IC, la porción 5´ del exón 2 y la porción 3´ del exón 5 son regiones no codificantes. El intrón más largo, entre los exones IC y 2, con una longitud de 5.3 kb, contiene un marco de lectura abierto de 143 aminoácidos, una secuencia *Alu* y una región de iniciación de una pseudotranscripción. El marco de lectura abierto no parece ser una región codificante de proteína real.

En los hepatocitos, la región que se encuentra 721 kb antes del lugar de comienzo de la transcripción en el exón IC es necesaria para la expresión eficaz del gen y para la expresión específica de la célula. En los monocitos/macrófagos, se utiliza un lugar de iniciación 5´ más arriba del lugar de iniciación de los hepatocitos, y se produce un mRNA transcrito más largo. Esta forma de AAT posee un promotor separado, que incluye dos exones adicionales IA y IB. El segundo de estos dos exones adicionales de los monocitos/macrófagos (IB) se transcribe opcionalmente en la AAT de los monocitos/

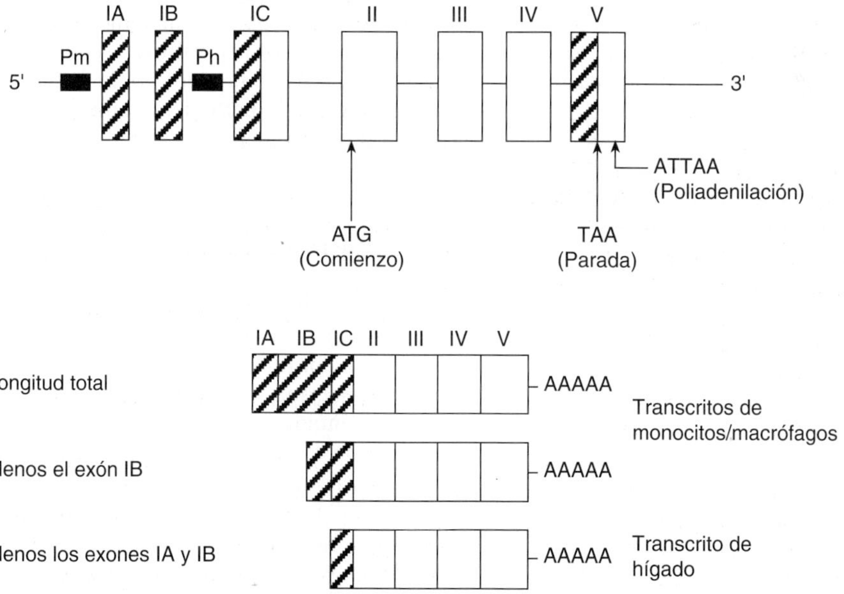

Figura 19-3. Estructura del gen de la α_1-antitripsina. Los exones están representados por cajas y los intrones por líneas. Pm y Ph son los promotores específicos de los monocitos/macrófagos y de los hepatocitos, respectivamente. En la parte inferior, se representan los RNA mensajeros de los monocitos/macrófagos y de los hepatocitos.

macrófagos, produciendo dos formas de mRNA en estas células. Parece que ambos transcritos se encuentran presentes en condiciones basales, pero la forma más pequeña predomina tras estimular los monocitos/macrófagos en cultivo con citoquinas como la interleuquina 6 (IL-6). Es probable que los exones adicionales de los monocitos/macrófagos (IA y IB) se transcriban, pero no se traduzcan a proteína. Los exones adicionales probablemente influyan sobre la tasa a la que se traduce la proteína a partir del mRNA.

El *locus* de la AAT es muy polimórfico y se han descrito más de 75 alelos diferentes. En el Cuadro 19-3, están representadas las variantes normales de la AAT. El alelo más frecuente es el M, del que se han descrito varios subtipos (M1, M2, M3 y M4). Las variantes alélicas se identificaron inicialmente mediante electroforesis y se les denominó según su movilidad: F (rápida), M (media), S (lenta), Z (la más catódica). Las variantes adicionales se denominaron con letras del alfabeto de acuerdo con su movilidad electroforética. En la actualidad, el genotipo se indica de la forma PI*M/PI*Z y el fenotipo PiMZ.

El fenotipo normal PiM existe en más del 90 % de la población, y los fenotipos PiMS y PiMZ son los siguientes en cuanto a frecuencia. Los fenotipos PiMS, PiMZ y PiSS, que presentan déficit leves de AAT (alrededor de la mitad de la concentración sérica normal), no presentan un riesgo aumentado de enfisema. En las personas con fenotipo PiMS, puede existir una frecuencia aumentada de hiperreactividad de las vías respiratorias. Debido a que las personas con fenotipo PiSZ, que tienen una media del 37 % de la concentración sérica normal de AAT, rara vez desarrollan enfisema; las concentraciones séricas por encima del 35 % del valor normal parecen ser suficientes para proporcionar protección.

Cuadro 19-3. Variantes normales de AAT

Alelo	*Exón*	*Mutación*
M1 (Ala^{213})	III	
M1 (Val^{213})	III	Ala^{213}→Val
M2	V II	Glu^{376}→Asp Arg^{101}→His
M3	V	Glu^{376}→Asp
M4	II	Arg^{101}→His
F	III	Arg^{223}→Cys
$P_{saint\ albans}$	V	Asp^{341}→Asn
V_{munich}	II	Asp^{2}→Ala
X	III	Glu^{204}→Lys
$X_{christchurch}$	V	Glu^{363}→Lys

3.2. Estructura de la proteína

La AAT es una glucoproteína de 52 kDa de peso molecular, con una única cadena polipeptídica de 394 aminoácidos y tres cadenas laterales de hidratos de carbono con un contenido del 12 %. Las tres cadenas de hidratos de carbono se encuentran unidas a residuos de asparagina de las posiciones 46, 83 y 247. El pequeño tamaño de la AAT permite su difusión a través de los líquidos corporales intersticiales y su paso a tejidos como el pulmón. El análisis de la estructura cristalina indica que es una proteína globular que se organiza en varios elementos de estructura secundaria bien definidos: tres láminas β y nueve hélices α (A-I). El centro reactivo se encuentra en el extremo carboxilo terminal, entre los residuos 358-363, y dos de estos residuos, la metionina 358 y la serina 359, parecen ser esenciales para formar un «señuelo» para la elastasa de los neutrófilos. La inhibición proteasa de la AAT se produce por la formación de un complejo 1:1 fuertemente unido entre la AAT y la proteasa diana, que suele ser la elastasa.

3.3. Síntesis de la proteína

La AAT se sintetiza principalmente en las células parenquimatosas del hígado. Esta síntesis está regulada por un mecanismo de retroinhibición, de forma que se suprime con concentraciones aumentadas de AAT en el medio. La concentración sérica de referencia para personas con el fenotipo P_iMM es de 0.9 a 2.0 g/L, (90-200 mg/dL) con una mediana de alrededor de 1.3 g/L. La producción de AAT por los monocitos y los macrófagos alveolares puede ser importante en la regulación de las lesiones tisulares locales. Aunque la cantidad de AAT producida es muy pequeña, la producción de los macrófagos podría ser importante en el sistema de defensa del pulmón.

3.4. Mutaciones

Se ha descrito un gran número de mutaciones; las principales se señalan en la Cuadro 19-4. Los alelos que producen déficit oscilan desde los que producen una cantidad plasmática semejante a la del alelo PI*Z, a los que no producen una cantidad detectable.

1. Alelos que expresan una cantidad de AAT detectable.

Son aquellos que producen una concentración sérica de entre 2 y 15 %. El fenotipo PiZ es el más común en el norte de Europa, y las personas que lo tienen presentan una concentración sérica de AAT del 15 % de la concentración normal. El fenotipo PiZ está producido por una mutación puntual, que afecta a un único nucleótido en el codón 342, que da lugar al cambio de ácido glutámico por lisina. Este cambio altera la atracción de carga entre los aminoácidos de las posiciones 342 y 290 de la forma normal de la AAT, e impide la formación de un plegado en la molécula. Este cambio de la estructura terciaria impulsa la dimerización de las moléculas de AAT. La dimerización que conduce a la agregación de la AAT en el retículo endoplásmico impide la secreción de la proteína desde la célula y causa las bajas concentraciones de AAT en el plasma y otros fluidos corporales. La forma Z de la AAT tiene también una tasa de asociación con la elastasa de los neutrófilos que es significativamente más lenta que la tasa de asociación de la AAT normal. Así, el fenotipo PiZ, además del déficit de la secreción de la proteína AAT, tiene una forma de AAT que es menos eficaz como inhibidor de la elastasa de los neutrófilos.

La PiS es la variante deficitaria más común en el suroeste de Europa, y presenta la sustitución de ácido glutámico por valina en el residuo 264. También se produce la pérdida del puente salino, con una anomalía del plegado que hace que la proteína recién sintetizada se degrade en el interior de la célula.

Cuadro 19-4. Alelos deficientes de AAT

Alelo	*Mutación (Exón)*	*Efecto sobre la estructura secundaria*
Z	Glu(342)→Lys (V)	Pérdida del puente salino
S	Glu(264)→Val (III)	Pérdida del puente salino
$M_{heerlen}$	Pro(369)→Leu (V)	Inestabilidad del punto de plegado
M_{malton}	Phe(51)/Phe(52) deleción(II)	Plegado anormal
$M_{mineral\ spring}$	Gly(67)→Glu (II)	Plegado anormal y déficit funcional
$M_{procida}$	Leu(41)→Pro (II)	Distorsión de la hélice
M_{jiyama}	Ser(53)→Phe (II)	Inestabilidad del punto de plegado
I	Arg(39)→Cys	Pérdida del puente salino
$W_{bethesda}$	Ala(336)→Thr	Plegado anormal
Nulos		
Granite falls	Tyr(160)→parada (II)	Proteína truncada
bellingham	Lys(271)→parada (II)	Proteína truncada
cardiff	Asp(256)→parada (III)	Plegado impedido
newport	Glu(342)→Lys, Gly(115)→Ser (III)	Plegado impedido
mattawa	Leu(353)→Parada(376)	Proteína truncada
isola	Exones II a V perdidos	Sin expresión
bolton	Pérdida Pro(362)→Parada (V)	Proteína truncada

2. Alelos nulos.

Se asocian con el déficit más grave, y no producen AAT o lo hacen en cantidad inferior al 1 % de la cantidad normal de AAT plasmática. El defecto más común es un nuevo codón de parada, como en la *granite falls* (Tyr(160)→ parada), la *bellingham* (Lys(217)→ parada) y la *mattawa* (Leu (353)→ parada (376)), que producen una proteína truncada, aunque se han comunicado otros mecanismos, como la degradación intracelular, la alteración de la estructura terciaria y la deleción completa de los exones codificantes de AAT.

3.5. Correlaciones genotipo/fenotipo

Las diferentes mutaciones de la AAT producen distintas manifestaciones clínicas. La lesión pulmonar se debe al descenso de la capacidad inhibidora de la elastasa, mientras que la lesión hepática se debe al efecto hepatotóxico de la molécula de α_1-antitripsina plegada de forma anormal retenida en el retículo endoplásmico. La degradación de las proteínas que se retienen en el retículo endoplásmico se produce por el proteasoma. El genotipo ZZ produce enfisema y enfermedad hepática, mientras que el genotipo SS sólo causa una mayor predisposición a la afectación pulmonar. Además, parecen existir otros factores desencadenantes de las diferentes patologías.

3.6. Análisis molecular de las mutaciones

Los datos clínicos de un posible déficit de AAT conducen a la determinación de su concentración sérica. Cuando se detectan concentraciones bajas de AAT, debe determinarse el fenotipo de AAT en suero mediante isoelectroforesis-inmunofijación. El genotipo se determina mediante la amplificación del gen por PCR y la posterior detección de la mutación por medio de algunas de las técnicas estándar de los laboratorios de diagnóstico molecular, como la hibridación con oligonucleótidos específicos de alelo (ASO), el sistema de mutación refractaria a la amplificación (ARMS) o la secuenciación de los productos amplificados.

4. ASMA

El asma es una enfermedad inflamatoria de las vías respiratorias en la que se producen síntomas respiratorios intermitentes, una respuesta bronquial excesiva y la obstrucción reversible del flujo aéreo. Se trata de una enfermedad fenotípicamente heterogénea, con expresión genética variable dentro de una misma familia y entre familias. Los patrones de agrupamiento y los análisis de segregación en las familias con asma han señalado la existencia de un componente genético en la enfermedad.

Se han detectado genes candidatos en varios cromosomas, la Cuadro 19-4 presenta los principales. En el cromosoma 5, en la región 5q23-31, se encuentran genes relacionados con el asma, como el conjunto de IL-4, el β-adrenoaceptor y el receptor de corticosteroides, así como el gen de la enzima leucotrieno C_4 sintetasa, situado en la punta de 5q. En el cromosoma 6, en la región 6p21.3-23, se encuentra el

Cuadro 19-5. Genes candidatos y regiones cromosómicas en el asma

Localización cromosómica	*Candidato(s)*	*Función*
5q23-31	IL-3, IL-4, IL-5, IL-9, IL-13, GM-CSF	Citoquinas que modifican las funciones de los mastocitos, los basófilos y los eosinófilos
6q32	Adrenoceptor β_2	Broncodilatación
6p21.3-23	TNF-α	Citoquina inflamatoria pleiotrópica
12q14-24.2	INF-γ, óxido nítrico sintasa, factor de crecimiento de los mastocitos	Mediadores inflamatorios
14q11.2-13	Complejo TCR α/γ	Activación de los linfocitos T

gen del factor de necrosis tumoral α (TNF-α), que es una citoquina inflamatoria pleiotrópica. En el cromosoma 12, en la región 12q, se encuentran genes para el interferón γ (*INF-γ*), un factor de crecimiento de mastocitos, el factor de crecimiento 1 semejante a la insulina (*IGF1*) y la forma constitutiva de la óxido nítrico sintasa (*NOS1*). En el cromosoma 14, en la región 14q11.2-13, se encuentra el gen del complejo del receptor de linfocitos T α/γ (TCR α/γ).

BIBLIOGRAFÍA

BOAT, T. F.; WELSH, M. J., y BEAUDET, A. L.: «Cystic Fibrosis». En: *The metabolic and molecular bases of inherited diseases*. Scriver, C. L, Beaudet, A. L, Sly, W. S, Valle, D. (eds.). McGraw-Hill, New York, 2649-2680, 1995.

COX, D. W.: «Alfa-1-Antitrypsin deficiency». En: *The metabolic and molecular bases of inherited diseases*. 7th ed. Scriver, C. R., Beaudet, A. L., Sly, N. S., Valle, D. (eds.). McGraw-Hill, New York, 4125-4158, 1995.

HOLGATE, S. T.: «Asthma Genetics: waiting to exhale». *Nat Genet*, *15*: 227-229, 1997.

KEREM, B.; ROMMENS, J. M., y BUCHANAN, J. A *et al.*: «Identification of the cystic fibrosis gene: genetic analysis». *Science*, *245*: 1073-1080, 1989.

LUCAS, M.; DÍAZ, P., y SOLANO, F.: «Diagnóstico molecular del déficit de alfa-1-antitripsina». En: *Diagnóstico Molecular en Genética Médica*. Lucas, M. (ed.). Sociedad Española de Bioquímica Clínica y Patología Molecular, 61-74, 1998.

MOLANO, J.: «Fibrosis quística». En: *Diagnóstico Molecular en Genética Médica*. Lucas, M. (ed.). Sociedad Española de Bioquímica Clínica y Patología Molecular, 75-85, 1998.

RIORDAN, J. R.; ROMMENS, . JM., y KEREM, B *et al.*: «Identification of the cystic fibrosis gene: cloning and characterization of complementary DNA». *Science*, *245*: 1066-1073, 1989.

ROMMENS, J. M.; IANUZZI, M. C., y KEREM, B *et al.*: «Identification of the cystic fibrosis gene: Chromosome walking and jumping». *Science*, *245*: 1059-1065, 1989.

SCHWARZ, M. J.: «DNA diagnosis of cystic fibrosis». *Ann Clin Biochem*, *35*: 584-610, 1998.

The Collaborative Study on the Genetics of Asthma (CSGA). A genome-wide search for asthma susceptibility loci in ethnically diverse polulations. *Nat Genet*, *15*: 389-392, 1997.

The Cystic Fibrosis Genetic Analysis Consortium. http://www.genet. sickkids.on.ca/cftr.

The Cystic Fibrosis Genotype-Phenotype Consortium. Correlation between genotype and phenotype in patients with cystic fibrosis. *N Eng J Med*, *329*: 1308-1313, 1993.

WELSH, M. J., y SMITH, A. E.: «Molecular mechanisms of CFTR chloride channel dysfunction in cystic fibrosis». *Cell*, *73*: 1251-1254, 1993.

WELSH, M. J., y SMITH, A. E.: *Fibrosis quística*. Investigación y Ciencia, febrero, 1996: 16-24.

ZIELENSKI, J., y TSUI, L. C.: «Cystic fibrosis: genotypic and phenotypic variations». *Ann Rev Genet*, *29*: 778-807, 1995.

20

Enfermedades neurológicas

J. M. GONZÁLEZ DE BUITRAGO y C. GONZÁLEZ RODRÍGUEZ

1. INTRODUCCIÓN

Las enfermedades neurológicas hereditarias con una localización genética conocida pueden clasificarse en enfermedades neurodegenerativas, síndromes epilépticos y enfermedades neuromusculares. El grupo de las enfermedades neurodegenerativas comprende aquéllas en las que el deterioro y la destrucción de las neuronas se produce tras el desarrollo normal. Estas enfermedades pueden afectar a cualquier porción del sistema nervioso central. Los síndromes epilépticos son enfermedades muy comunes que pueden producirse por múltiples causas diferentes; existe un grupo de síndromes epilépticos hereditarios de causa genética. En el grupo de las enfermedades neuromusculares se encuentran las que afectan a la motoneurona, las enfermedades musculares y las neuropatías periféricas. En este capítulo, se comentarán las enfermedades neurodegenerativas, los síndromes epilépticos, las enfermedades de la motoneurona y las neuropatías periféricas. Las enfermedades neuromusculares se consideran en el Capítulo 15.

2. ENFERMEDADES NEURODEGENERATIVAS

Las enfermedades neurodegenerativas constituyen un grupo heterogéneo de enfermedades crónicas progresivas, la mayor parte de las cuales son de comienzo en la vida adulta. Se caracterizan por la pérdida selectiva y simétrica de neuronas en los sistemas motor, sensitivo y cognitivo. En los últimos años, se han descubierto algunas de las causas genéticas de muchas de estas enfermedades. Se trata de afecciones que poseen mecanismos patológicos comunes y que, todas ellas, parecen estar producidas por anomalías del transporte, la agregación y la degradación de las proteínas, lo que produce cambios celulares específicos y, finalmente la muerte neuronal, probablemente por apoptosis. En la Figura 20-1, se presenta un esquema con las localizaciones patogénicas en la neurona en algunas enfermedades neurodegenerativas.

Desde el punto de vista genético, las enfermedades neurodegenerativas pueden clasificarse en dos grandes categorías: las enfermedades producidas por expansiones de repeticiones de trinucleótidos y las enfermedades producidas por depósitos de proteínas. Las enfermedades producidas por expansiones de la repetición del trinucleótido CAG son la enfermedad de Huntington, las ataxias espinocerebelosas, la atrofia dentatorrubropalidoluisiana, y la atrofia muscular espinal y bulbosa. En la ataxia de Friedreich, se produce la expansión de la repetición del trinucleótido GAA dentro de un intrón. Entre las enfermedades por depósitos de proteínas se

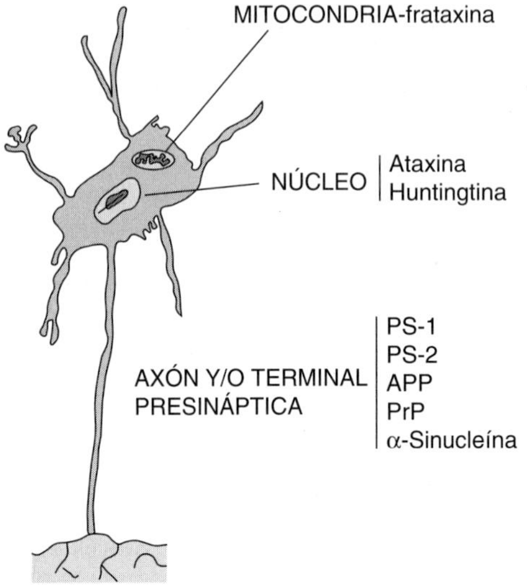

Figura 20-1. Lugares de patogenia en la neurona en algunas enfermedades neurodegenerativas.

encuentran la enfermedad de Alzheimer, la enfermedad de Parkinson y algunas formas de las enfermedades por priones. Además de estas dos grandes categorías, hay algunas enfermedades que no encajan en ninguna de ellas, como la esclerosis lateral amiotrófica producida en algunas familias por mutaciones de la enzima superóxido dismutasa.

3. ENFERMEDADES POR EXPANSIONES DEL TRINUCLEÓTIDO REPETIDO CAG

En 1991, se descubrió que la enfermedad de Kennedy, o atrofia muscular espinal y bulbosa, se debe a la expansión de la repetición del trinucleótido CAG en el gen que codifica el receptor de andrógenos. Posteriormente, se han descubierto otras siete enfermedades neurodegenerativas hereditarias graves, que se deben a la expansión de las repeticiones del trinucleótido CAG, que dan lugar a la expansión de repeticiones de glutamina en las proteínas afectadas. En el Cuadro 20-1 se presenta la situación del gen, la proteína, el número de repeticiones normales y el número de repeticiones anormales en las enfermedades por expansiones de la repetición del trinucleótido CAG. En todos los casos, las proteínas con repeticiones menores de 38 residuos de glutamina son inocuas, mientras que las que tienen más de 41 residuos de glutamina forman agregados nucleares tóxicos en las neuronas. De forma semejante, las proteínas con menos de 37 repeticiones de glutamina son solubles *in vitro*, mientras que las proteínas con repeticiones mayores de 40 residuos de glutamina precipitan en forma de fibras insolubles, debido a una transición estructural producida por el incremento de la longitud.

Una característica de las enfermedades por expansiones de trinucleótidos repetidos es la anticipación, es decir, la edad más temprana de aparición o el aumento de la gravedad de la enfermedad con las generaciones sucesivas. La base molecular de la anticipación radica en la inestabilidad meiótica de las repeticiones de trinucleótidos. Estas regiones repetidas aumentan de longitud cuando se transmiten a los hijos, y este aumento se corresponde con un aumento de la gravedad o con un comienzo más temprano. Se ha realizado un gran número de estudios para analizar el motivo de la inestabilidad de las repeticiones expandidas. Una de las posibilidades es que las repeticiones de trinucleótidos, una vez superada una determinada longitud, hacen que la maquinaria enzimática celular sea incapaz de reparar las repeticiones de esas longitudes.

4. ENFERMEDAD DE HUNTINGTON

La enfermedad de Huntington (HD) es una enfermedad neurodegenerativa autosómica dominante, que presenta una penetrancia completa. El comienzo tiene lugar en la edad adulta, alrededor de los 40 años, y su evolución es progresiva, de forma que los pacientes que la sufren suelen morir antes de que transcurran 20 años desde su comienzo. Todos los heterocigotos con enfermedad de Huntington presentan algunos síntomas si viven el tiempo suficiente. En las poblaciones europeas, su incidencia es de 1 por cada 10 000 nacimientos, y su prevalencia es de 3 a 7 por cada 100 000 habitantes. Las manifestaciones características de movimientos coreicos involuntarios, alteraciones psiquiátricas y demencia se deben a la pérdida neuronal grave, inicialmente en el núcleo neoestriado y posteriormente en la corteza cerebral. El defecto genético consiste en la expansión de la repetición del trinucleótido CAG.

Cuadro 20-1. Enfermedades neurodegenerativas producidas por la expansión de las repeticiones del trinucleótido CAG

Enfermedad	*Localización genética*	*Proteína*	*Repeticiones normales*	*Repeticiones en mutantes*
E. de Huntington	4p16.3	Huntingtina	11-34	37-120
Ataxias espinocerebelosas				
Tipo 1	6p22-23	Ataxina 1	25-36	41-81
Tipo 2	12q23-24.1	Ataxina 2	15-24	35-59
Tipo 3 (E. de Machado-Joseph)	14q32.1	Ataxina 3	13-36	62-82
Tipo 6	19p13	Ataxina 6	4-16	21-27
Tipo 7	3p12-13	Ataxina 7	7-35	37-130
Atrofia muscular espinal y bulbosa	Xq11-12	Receptor de andrógenos	11-33	40-62
Atrofia dentatorrubro-palidoluisiana	12pter-12	Atrofina 1	7-25	49-85

4.1. Estructura del gen

El gen de la enfermedad de Huntington, denominado *IT15,* se encuentra en el cromosoma 4, en la región 4p16.3; se extiende en una zona de 185 kb y contiene 67 exones. La repetición polimórfica se encuentra en el primer exón, y va seguida de repeticiones CCG, CCA y CCT, que codifican prolinas. El gen de esta enfermedad contiene un marco de lectura abierto para una proteína de más de 3000 residuos, que es una de las más largas que se conocen.

4.2. Estructura de la proteína

El gen de la HD codifica la proteína denominada huntingtina, que contiene más de 3144 aminoácidos, incluyendo el segmento variable de poliglutamina y el segmento de poliprolina adyacente. No se conoce cuál es la actividad normal de la huntingtina, pero su elevado grado de conservación de secuencia sugiere que debe realizar una función celular esencial. El segmento más divergente es el de poliglutamina/poliprolina, en el extremo amino terminal de la proteína, ya que el ser humano contiene 11-34 glutaminas, la rata 8 y el ratón 7. Esto sugiere que la composición exacta o la longitud de la secuencia de aminoácidos de esta porción del extremo amino terminal no es esencial para la actividad normal de la huntingtina.

La huntingtina se expresa en el citoplasma de muchas células, además de las neuronas, aunque lo hace predominantemente en el sistema nervioso central. La mutación no altera la transcripción del gen *IT15* ni impide la traducción del mRNA del alelo mutado, implicando a la estructura alterada de la huntingtina y su segmento ampliado de poliglutamina en la patogenia.

Esta proteína se sitúa en el citoplasma, y parece asociarse a los microtúbulos y las vesículas sinápticas. Probablemente, desempeña una función crucial durante el desarrollo embrionario precoz tras la implantación, ya que los ratones homocigotos para la mutación mueren intraútero a los pocos días de la implantación.

4.3. Mutaciones

En la población normal, la longitud de la repetición del trinucleótido CAG varía entre 11 y 28 veces. Las longitudes entre 29 y 35 son menos comunes, y se consideran mutables con potencial para expandirse a longitudes anormales. Los tamaños de repetición entre 36 y 39 son los alelos expandidos con penetrancia reducida, ya que las repeticiones de este tamaño se han observado en personas afectadas y no afectadas.

Las repeticiones superiores a 40 producen la enfermedad de Huntington.

La expansión de los alelos en esta enfermedad depende del sexo de los padres, con un 69 % de transmisión paterna de la expansión frente a un 31 % de transmisión materna. Además, el 21 % de las expansiones transmitidas por el padre aumentan más de siete repeticiones, en comparación con menos del 2 % de las que se heredan a través de la transmisión materna que se expanden más de cinco repeticiones.

4.4. Patogénesis

La degradación intracelular de muchas proteínas se produce en el proteasoma, una cámara cilíndrica que contiene peptidasas, mediante su conjugación con la ubiquitina y la ruptura enzimática a sus aminoácidos constituyentes. Se cree que las inclusiones intranucleares de la enfermedad de Huntington son el resultado de un procesamiento erróneo de proteínas, con el transporte de la huntingtina, la ubiquitina y otros componentes del proteasoma hacia el núcleo, donde forman agregados que dan lugar a las inclusiones intranucleares. Con el tiempo, este proceso conduce a la muerte celular. Aunque aún se desconce la relación entre los agregados y el mecanismo de muerte celular, las neuronas parecen destruirse por apoptosis y son eliminadas rápidamente.

4.5. Correlaciones genotipo/fenotipo

Existe una correlación inversa significativa entre el número de repeticiones CAG y la edad de comienzo de la enfermedad de Huntington, con una edad más temprana de comienzo en los casos de longitudes más largas de las repeticiones. Sin embargo, la longitud de las repeticiones no es indicativa de ningún otro fenotipo clínico particular, ya que no se ha observado ninguna relación independiente entre una característica determinada de la enfermedad y el número de repeticiones.

5. ATAXIAS ESPINOCEREBELOSAS

Las ataxias espinocerebelosas constituyen un grupo heterogéneo de enfermedades neurodegenerativas autosómicas dominantes, con una incidencia de alrededor de 1 por cada 100 000 nacimientos. Se han descrito ocho tipos de ataxias espinocerebelosas (SCA), cuyas características comunes son la ataxia progresiva, el comienzo en la mitad de la vida con grandes variaciones, la dificultad para la articulación de las palabras y, con frecuencia, parálisis ocular, pérdida de visión y demencia. Desde el punto de vista neuroanatomopatológico, se caracterizan por la pérdida de células cerebelares de Purkinje, sin embargo, los cambios anatomopatológicos van con frecuencia más allá del cerebelo, y pueden afectar también a la médula espinal, la base del cerebro, los ganglios basales, la retina y el sistema nervioso periférico. Cinco enfermedades (SCA1, SCA2, SCA3, SCA6 y SCA7) están producidas por la herencia de una expansión del trinucleótido repetido CAG, que da lugar a una secuencia de poliglutamina expandida en la proteína. Recientemente, se ha descrito una forma nueva de ataxia espinocerebelosa, denominada SCA8 con una expansión CTG, que no se traduce, en el cromosoma 13, en la región 13q21.

5.1. Genes, proteínas y mutaciones

En las afecciones SCA1, SCA2, SCA3 y SCA7, la mutación afecta a un gen que codifica una proteína de función desconocida con una expresión ubicua (Cuadro 20-1). Las proteínas resultantes no son homólogas, y se desconocen las funciones de las cuatro, que se han denominado ataxinas. En estas enfermedades, el tamaño de la repetición oscila de 6 a 34, en las personas normales, y de 35 a 135, en los alelos expandidos. En SCA6, el gen afectado codifica una subunidad del canal de Ca^{2+} dependiente del voltaje, CACNA1A, que se expresa de forma específica en las diferentes regiones cerebrales, con una expresión mayor en las células cerebelares de Purkinje. Las repeticiones del gen *CACNA1A* son mucho más cortas, con alelos normales entre 4 y 17, y los expandidos entre 21 y 30. Finalmente, sólo rara vez se observa la inestabilidad intergeneracional. En SCA8, los pacientes afectados tienen una expansión de 107-127 CTG. Los cambios intergeneracionales del tamaño de la repetición son mayores que en las otras SCA y muestran una desviación materna fuerte.

5.2. Patogénesis

Los mecanismos patogénicos que producen la neurodegeneración, como resultado de las mutaciones de los genes *SCA*, implican una nueva función deletérea de las proteínas que llevan la poliglutamina expandida (ganancia de función), más que una pérdida de función de las respectivas proteínas. La selectividad neuronal que caracteriza cada subtipo de ataxia espinocerebelosa se ha correlacionado con el grado de acumulación de componentes intranucleares con ubiquitina que contienen fragmentos de la proteína respectiva. De forma análoga a la enfermedad de Huntington, los fragmentos no degradados de la repetición de glutaminas desempeñan un papel clave en la selectividad de la muerte neuronal.

La formación de las inclusiones intranucleares, como en la enfermedad de Huntington, implica al complejo ubiquitina-proteasoma. También, igual que en la enfermedad de Huntington, los segmentos de glutamina expandidos se degradan de forma incompleta en los proteasomas, y los fragmentos de la proteína, junto con porciones del proteasoma y de la ubiquitina, se trasladan al núcleo, donde se agregan. Estas inclusiones pueden interferir con la función nuclear, quizás alterando la transcripción de otros genes y conduciendo a la apoptosis.

Como es frecuente que el médico no pueda diferenciar el gen *SCA* anormal, el análisis de un paciente con ataxia espinocerebelosa comprende el estudio de todos los genes *SCA* hasta identificar el afectado. Una vez localizado el gen, se analizan sus mutaciones en el resto de los miembros de la familia. La incapacidad de detectar expansiones CAG en algunos pacientes con ataxia indica que el defecto molecular en muchos de estos pacientes permanece todavía sin detectar.

5.3. Correlaciones genotipo/fenotipo

Como en el resto de las expansiones de trinucleótidos repetidos, las repeticiones de mayor tamaño están asociadas con un comienzo más temprano de la enfermedad, una progresión más rápida, un fenotipo más grave y una anatomopatología neuronal más extensa.

6. ATROFIA DENTATORRUBRO-PALIDOLUISIANA

La atrofia dentatorrubropalidoluisiana (DRPLA) es una rara enfermedad neurodegenerativa autosómica dominante, que se caracteriza, desde el punto de vista clínico, por demencia progresiva, epilepsia, alteraciones de la locomoción y movimientos involuntarios, y desde el punto de vista anatomopatológico, por una degeneración combinada de los sistemas dentatorrubro y palidoluisiano.

6.1. Estructura del gen y de la proteína

El gen de esta enfermedad se encuentra en el cromosoma 2, en la región 2p13.31. El cDNA está formado por 2294 nucleótidos y codifica una proteína de 1184 aminoácidos, denominada atrofina 1. La proteína, que parece encontrarse dentro del citoplasma de las neuronas, contiene motivos consistentes en una secuencia repetida de un aminoácido, una pista de homoprolina, extensiones de dipéptidos arginina-ácido glutámico y una extensión de residuos de histidina alternantes. Estos grupos de residuos cargados suelen actuar como lugares de interacción proteína-proteína en proteínas con una función reguladora.

6.2. Mutaciones y patogenia

La atrofina 1 normal contiene entre 7 y 25 glutaminas, mientras que el número de glutaminas en los enfermos se encuentra comprendido entre 49 y 85. Se ha observado que la fragmentación de la atrofina 1 por caspasas regula la toxicidad celular y la formación de agregados. La fragmentación es necesaria para la toxicidad celular, ya que la mutación del lugar de ruptura de la caspasa en la atrofina 1 suprime la formación de agregados. Se han observado agregados con ubiquitina perinucleares y muerte celular por apoptosis en las células que expresan la atrofina 1 truncada con repeticiones expandidas.

6.3. Correlaciones genotipo/fenotipo

Existe una correlación significativa entre el número de repeticiones y la edad de comienzo de la enfermedad.

7. ATROFIA MUSCULAR ESPINAL Y BULBOSA

La atrofia muscular espinal y bulbosa es una enfermedad neurodegenerativa ligada al cromosoma X, que aparece hacia la mitad de la vida, en la que el número aumentado de repeticiones CAG se produce en el gen del receptor de andrógenos. Este gen se encuentra en la región Xq12 y contiene cuatro exones. Los alelos normales contienen 11-33 repeticiones y los alelos expandidos contienen 40-62. El receptor de andrógenos es una proteína con 919 aminoácidos, reguladora de la transcripción. Se ha propuesto que la expansión de las repeticiones CAG confiere una actividad reguladora nueva, que es nociva para las motoneuronas. Los pacientes afectados tienen síntomas de pérdida de motoneuronas a lo largo del neuroeje, producidas presumiblemente por los efectos selectivos de las repeticiones CAG en las neuronas con abundantes receptores de andrógenos.

8. DIAGNÓSTICO MOLECULAR DE LAS EXPANSIONES DEL TRINUCLEÓTIDO REPETIDO CAG

El análisis molecular de las expansiones del trinucleótido repetido CAG ha aumentado en gran medida la exactitud del diagnóstico, y ha permitido el análisis presintomático exacto en los miembros de una familia de riesgo, así como el diagnóstico diferencial de aquellas enfermedades con características clínicas solapantes.

El diagnóstico de laboratorio de las expansiones del trinucleótido CAG utiliza la amplificación, mediante reacción en cadena de la polimerasa, y la posterior separación del producto amplificado, mediante electroforesis en gel. Para la amplificación mediante PCR, se emplean cebadores que flanquean la región del DNA que contiene la repetición del trinucleótido. El producto amplificado se analiza por electroforesis en gel y se determina su tamaño mediante su comparación con estándares. De esta forma, es posible determinar con exactitud hasta 200 repeticiones.

9. ATAXIA DE FRIEDREICH

La ataxia de Friedreich (FRDA) fue descrita por vez primera, en 1863, por el médico alemán Nicolaus Friedreich. Es la ataxia hereditaria de comienzo temprano más común en la población blanca, con una prevalencia de alrededor de 1 por cada 50 000 personas. Es una enfermedad neurodegenerativa autosómica recesiva, cuyos síntomas aparecen de forma típica entre los 8 y los 15 años de edad, aunque algunos pacientes desarrollan síntomas más precozmente. En casos raros, las manifestaciones de la enfermedad se producen en el tercero o cuarto decenio de la vida. La FRDA se caracteriza por una evolución progresiva y ataxia límbica, carencia de reflejos tendinosos en las piernas, pérdida del sentido de la posición y miocardiopatía hipertrófica. Las rutas neuronales afectadas en esta enfermedad son las relacionadas con los cuerpos celulares neuronales grandes y las elongaciones axonales extensas, es decir las áreas largas de las columnas dorsales, el sistema piramidal y los nervios periféricos. Es posible que la afectación del sistema nervioso central en los enfermos con FDRA se deba a defectos del metabolismo energético.

En 1996, se observó que la causa de ataxia de Friedreich es la expansión del trinucleótido GAA en el intrón 1 del gen *FRDA*. La herencia recesiva, el tipo de secuencia expandida y la situación en un intrón de la alteración convierten a esta enfermedad un caso único entre las enfermedades relacionadas con expansiones de tripletes repetidos.

9.1. Gen y proteína

El gen de la FRDA, denominado *X25*, se encuentra en el cromosoma 9, en la región 9q13-21.1, y se extiende en una región de 40 kb, con cinco exones y lugares de corte y empalme alternativos. El gen *X25* codifica una proteína de 210 aminoácidos, denominada frataxina. Su región amino terminal contiene una hélice que dirige la proteína hacia las mitocondrias, mientras que la región carboxilo terminal es el motivo activo.

9.2. Mutaciones

Las repeticiones en las personas afectadas oscilan desde 66 a más de 1000, mientras que en los cromosomas normales se encuentran menos de 38 repeticiones. Las secuencias que contienen más de 34 repeticiones GAA ininterrumpidas experimentan una gran expansión, a varios cientos de tripletes, en una única transmisión paterno-filial. Las personas afectadas sintetizan una proteína de tamaño normal, pero las repeticiones expandidas disminuyen la cantidad de proteína sintetizada. Durante la transcripción, las repeticiones expandidas inducen una estructura de hélice triple que disminuye la velocidad de la transcripción. Más del 95 % de los pacientes con ataxia de Friedreich son homocigotos para el aumento de las repeticiones GAA, y sólo algunos pocos poseen una combinación de un aumento de repeticiones GAA en un alelo y una mutación puntual en el otro alelo, confirmando que la ataxia de Friedreich es una enfermedad con pérdida de función.

9.3. Patogenia

La hipótesis actual sobre la patogenia de esta enfermedad es que la frataxina es una proteína mitocondrial importante para la producción normal de energía celular. Un defecto de su acción puede dar lugar a la acumulación anormal de hierro en las mitocondrias, seguida de la muerte de las neuronas que son más vulnerables a esta anomalía.

9.4. Correlaciones genotipo/fenotipo

Como en todas las enfermedades por expansiones de trinucleótidos repetidos, existe aquí también una correlación negativa significativa entre el tamaño de las expansiones y la edad de inicio y la gravedad de la enfermedad, de forma que las expansiones más largas presentan un inicio más temprano y generalmente son más graves.

9.5. Diagnóstico molecular

El diagnóstico molecular de la ataxia de Friedreich se realiza mediante amplificación por PCR y separación del producto por electroforesis en gel de agarosa; de esta forma, puede determinarse el número de tripletes repetidos. El análisis molecular en esta enfermedad es importante ya que permite confirmar el diagnóstico clínico, determinar la presencia de portadores y realizar un diagnóstico prenatal.

10. ENFERMEDAD DE ALZHEIMER

La enfermedad de Alzheimer (AD), descrita por vez primera por Alois Alzheimer en 1907, es una enfermedad neurodegenerativa progresiva que puede categorizarse de acuerdo con su edad de inicio o su modo de herencia. Es la causa más frecuente de demencia en las personas de edad, y el riesgo de padecerla aumenta de manera brusca a medida que avanza la edad, siendo previsible que, al aumentar la expectativa de vida, el efecto de la enfermedad tambien aumente. La enfermedad de inicio temprano tiene una edad de comienzo antes de los 65 años, y suele tratarse de casos familiares, con un patrón de herencia autosómico dominante. Este tipo de enfermedad de Alzheimer, conocido como familiar, es raro y representa alrededor del 10 % de todos los casos de la enfermedad. La mayoría de los casos de enfermedad de Alzheimer son de comienzo tardío, se producen a partir de los 65 años y son esporádicos.

Las personas con esta afección presentan una demencia progresiva en la edad adulta, con tres cambios estructurales principales en el cerebro: pérdida difusa de neuronas en el hipocampo y el neocórtex, acumulación de depósitos proteicos intracelulares, denominados ovillos neurofibrilares, con inmunorreactividades tau y ubiquitina, y acumulación de depósitos proteicos extracelulares, denominados placas seniles de amiloide, rodeadas de terminales nerviosas deformadas (neuritas distróficas). El constituyente principal de las placas de amiloide es el péptido β-amiloide, de 40-42 aminoácidos, derivado del fraccionamiento de una proteína mayor, denominada proteína precursora del amiloide.

Como se ha señalado anteriormente, la enfermedad de Alzheiner de inicio precoz presenta patrones de herencia autosómicos dominantes, debido a la presencia de genes mutados: el gen de la proteína precursora del amiloide (*APP*), el gen de la presenilina 1 (*PSEN1*) y el gen de la presenilina 2 (*PSEN2*). Las características clínicas y neuroanatomopatológicas, así como la gravedad de la enfermedad producida por las diversas mutaciones en los tres genes son relativamente uniformes. Las formas de inicio tardío se han relacionado con genes de susceptibilidad o riesgo, como el gen de la apoliproproteína E (apoE) y el gen que codifica la α_2-macroglobulina.

Como han demostrado numerosos estudios epidemiológicos, la edad es el principal factor de riesgo de padecer esta enfermedad y, aunque se han apuntado otros muchos, como el sexo femenino, los antecedentes familiares y los traumatismos craneoencefálicos, estos dos últimos parecen ser factores de riesgo más débiles de lo que inicialmente se había estimado. Probablemente, existen otros genes de riesgo que interactúan con los genes conocidos de susceptibilidad en el desarrollo de la enfermedad.

10.1. Gen y proteína precursora del amiloide

El gen de la proteína precursora del amiloide (APP) fue el primer gen que se encontró cuyas mutaciones producen enfermedad de Alzheimer familiar de comienzo temprano. El gen de la APP se encuentra en el cromosoma 21, en la región 21q21.3-22.05, se expande por una región de 400 kb, contiene 19 exones, y codifica varios mRNA de APP con lugares alternativos de corte y empalme.

La proteína APP es una proteína transmembrana con las siguientes características (Fig. 20-2):

- Un péptido señal amino terminal.
- Un ectodominio grande con lugares para glucosilaciones en N.
- Un dominio de corte y empalme alternativo del tipo inhibidor de las serina proteasas.
- Una región Aβ que comprende 28 aminoácidos del ectodominio y 11-14 aminoácidos del dominio transmembrana adyacente.
- Una sóla hélice que se expande por la membrana.
- Un corto dominio citoplásmico con señales para el tráfico de las rutas endocítica y secretora.

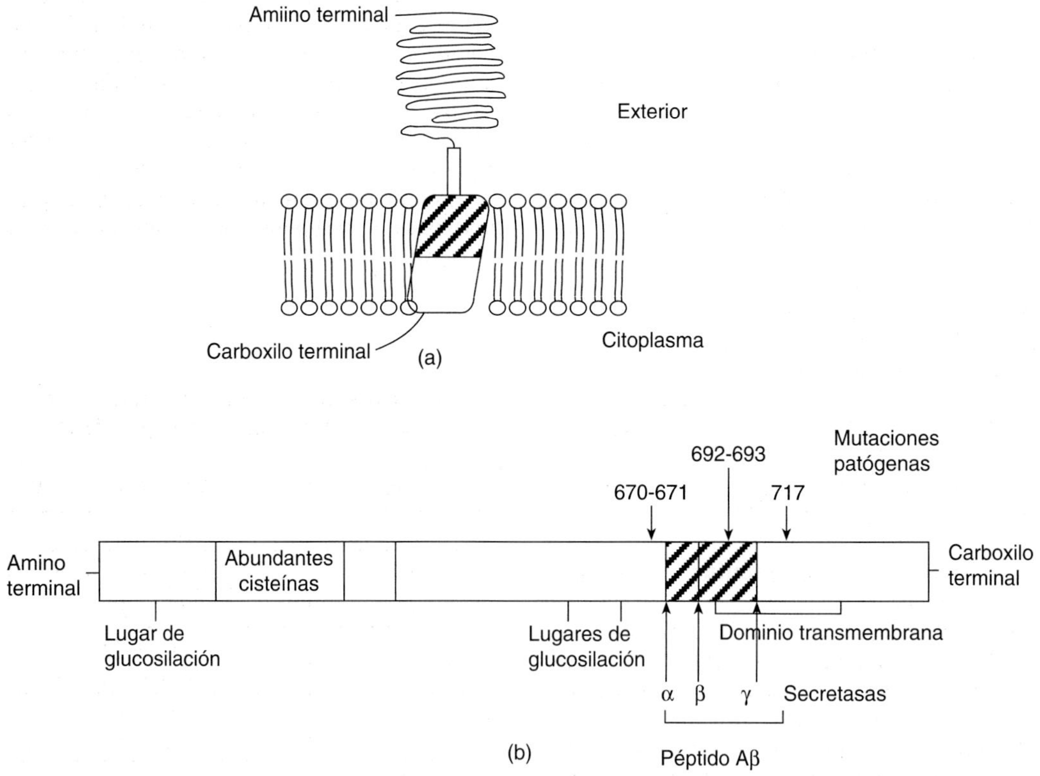

Figura 20-2. Proteína precursora del amiloide. (a) Situación en la membrana. Posee un único dominio transmembrana. La porción carboxilo terminal se dirige hacia el citoplasma, mientras que el dominio Aβ (rayado) se encuentra, en parte, inserto en la membrana y, en parte, hacia el exterior. (b) Dominios funcionales.

La isoforma más larga de APP contiene 770 aminoácidos y la isoforma más corta, con 695 aminoácidos, se forma predominantemente en el cerebro. La proteína inmadura experimenta glucosilaciones en O y en N, y fosforilaciones y un metabolismo complejo en el complejo de Golgi, antes de pasar a la superficie celular. El péptido Aβ es el producto de la fragmentación proteolítica de la proteína completa que deriva de los residuos 672 a 711, que abarca los últimos 28 residuos del dominio extracelular y los primeros 14 residuos del dominio transmembrana. Se desconoce la función de la APP, aunque se ha propuesto su participación en la adhesión celular, el crecimiento sináptico o la reparación nerviosa. La proteína APP también puede actuar como un receptor acoplado a G, ligado a través de una interacción en el carboxilo terminal de la proteína G_{0a}.

10.2. Genes y proteínas presenilinas 1 y 2

Los genes que codifican las presenilinas 1 y 2 se encuentran, respectivamente, en los cromosomas 14 y 1, el *PS1* en la región 14q24.3 y el *PS2* en la región 1q31. Las PS1 y PS2 son proteínas politópicas de 463 y 448 aminoácidos, respectivamente, con un grado elevado de homología. Además de las hélices transmembrana, las PS contienen una región bucle, ácida e hidrófila, que comprende los aminoácidos 262-407. El amino terminal, el bucle y el carboxilo terminal de la PS1 están orientados hacia el citoplasma. Aunque la PS1 se sintetiza en forma de un polipéptido de 42-43 kDa, las especies preponderantes relacionadas con la PS1, que se acumulan en el cerebro y otros tejidos, son las derivadas del amino terminal de 27-28 kDa y del carboxilo terminal de 16-17 kDa. Los fragmentos amino y carboxilo terminales se acumulan con una estequiometría 1:1. No se conocen las funciones de las presenilinas.

En los adultos, el mRNA y las proteínas PS1 y PS2 se expresan en diversos tejidos periféricos y en prácticamente todas las regiones del cerebro. En las células, las PS1 y PS2 de longitud total se encuentran en compartimientos membranosos intracelulares semejantes, entre ellos el retículo endoplásmico y, en grados variables, el complejo de Golgi. En el sistema nervioso, la PS no es abundante, pero es fácilmente demostrable en las neuronas, incluyendo los axones y las dendritas.

10.3. Mutaciones de la APP y PS1 y PS2

Las mutaciones encontradas en la APP son mutaciones de sentido equivocado. En el Cuadro 20-2 se presentan las principales mutaciones de sentido equivocado en el gen *APP*. Las mutaciones patogénicas de la APP se encuentran alrededor de los residuos que son importantes para la ruptura de la proteína completa en el péptido β-amiloide 1-42.

Se han descrito muchas mutaciones de PS1 en la enfermedad de Alzheimer de tipo familiar en varias familias de diversos orígenes étnicos, mientras que sólo se han encontrado dos mutaciones diferentes de la PS2. Con respecto a PS1, con dos excepciones, todas las anomalías genéticas son mutaciones de sentido equivocado que dan lugar a sustituciones de un único aminoácido. En tres familias con la AD familiar, se ha identificado una mutación que elimina el exón 9 de la PS1 y una deleción de un lugar donador de corte y empalme, en el intrón 4 de la PS1, que conduce a la truncación de la proteína. Las mutaciones de sentido equivocado de PS1 suponen hasta un 25-30 % de los casos de enfermedad de Alzheimer de comienzo temprano y, con una excepción, presentan penetrancia completa.

Cuadro 20-2. Principales mutaciones de sentido equivocado en el gen *APP*

Codón	*Mutación*
665	Gln→Asp
660/671	Lys-Met→Asn-Leu
692	Ala→Gly
693	Glu→Gly Glu→Gln
713	Ala→Val Ala→Thr
717	Val→Ile Val→Phe Val→Gly

10.4. Mecanismo patogénico común en la enfermedad de Alzheimer familiar

Se ha propuesto la denominada hipótesis del amiloide para explicar un mecanismo patogénico común en la AD familiar. Las mutaciones de los genes de la proteína precursora del amiloide y de las presenilinas están relacionadas con un aumento de la producción celular del β-amiloide 1-42, que es tóxico para las neuronas. Se cree que las interacciones entre las presenilinas, que se encuentran predominantemente en los endosomas del aparato de Golgi, y los productos de la degradación enzimática del β-amiloide, son las responsables del aumento de la formación de agregados de β-amiloide en el cerebro. La degradación enzimática del β-amiloide implica a tres enzimas: α-secretasa, β-secretasa y γ-secretasa. Se supone que las presenilinas pueden actuar directamente o como cofactores de la rotura del β-amiloide por la α-secretasa.

10.5. Gen y proteína apolipoproteína E

El gen que codifica la apoliproproteína E se encuentra en el brazo largo del cromosoma 19, en la región 19q13.2. Se trata de un gen polimórfico que presenta varias formas alélicas. Los tres alelos más comunes son ε2, ε3 y ε4. El alelo *apoE3* es el más común en la población general, con una frecuencia de 0.78, mientras que la frecuencia del alelo *apoE4* es de 0.14. La asociación del alelo ε4 con la enfermedad de Alzheimer se basa en el hecho de que la prevalencia del alelo en las personas con esta enfermedad con una o dos copias excede de forma significativa a la observada en la población control. El alelo ε4 se ha asociado a un comienzo más temprano de la enfermedad de Alzheimer, pero carece de efecto sobre la tasa de progresión de la demencia.

La apo E, una glucoproteína de 34 kDa, es la principal proteína sérica que participa en el almacenamiento, el transporte y el metabolismo del colesterol. La apoE3 tiene cisteína en la posición 112 y arginina en la posición 158, la apoE4 tiene arginina en ambas posiciones, y la apoE2 tiene cisteína en ambas posiciones. La función de la apoE en el cerebro se centra en el transporte y metabolismo lipídico, así como en los procesos de regeneración y crecimiento de las neuritas, que son específicos de cada isoforma.

En la enfermedad de Alzheimer, se ha observado la presencia de pequeñas cantidades de apoE en las placas seniles, que están formadas fundamentalmente por la proteína β-amiloide. La apoE4 parece actuar como una proteína chaperona que facilita la agregación de las proteínas de β-amiloide, y parece ser un factor de riesgo para acumular mayores cantidades de amiloide, influyendo en su agregación o en su depuración.

10.6. Gen y proteína α_2-macroglobulina

La α_2-macroglobulina es un ligando importante del receptor LRP-1 y un inhibidor pan-proteasa. Su expresión está aumentada en la lesión cerebral, al igual que ocurre con el receptor LRP-1. En las placas seniles de enfermos de Alzheimer, se une al β-amiloide, atenuando la formación de fibrillas y mediando su aclaramiento por endocitosis a través del receptor LRP-1. Se ha demostrado que la herencia de una deleción de cinco pares de bases en el exón 18 del gen *A2M* incrementa, de modo similar a la apoE, el riesgo de padecer la enfermedad de Alzheimer sin afectar a la edad de comienzo de la afección y sin interactuar con el genotipo de la apoE. Sin embargo, los datos iniciales no parecen confirmarse en estudios posteriores, por lo que el gen de la α_2-macroglobulina, como gen de susceptibilidad de la enfermedad, requiere nuevos estudios que lo confirmen.

10.7. Diagnóstico molecular

La detección de mutaciones en los genes de la APP y las PS1 y PS2 se realiza mediante amplificación por PCR. El genotipo del gen de susceptibilidad ApoE se determina por medio de amplificación por PCR e hibridación de oligonucleótidos específicos de alelo (ASO). Con respecto al genotipo de ApoE, debe señalarse que una declaración de consenso ha señalado que no puede utilizarse actualmente para el diagnóstico de casos presintomáticos de AD.

11. ENFERMEDAD DE PARKINSON

La enfermedad de Parkinson (PD) fue descrita por primera vez en 1817, por James Parkinson.

Es la segunda enfermedad neurodegenerativa más común, tras la enfermedad de Alzheimer, con una prevalencia del 2 % en las personas de más de 65 años. Las manifestaciones clínicas de esta enfermedad neurodegenerativa son los temblores, la rigidez muscular y la inestabilidad postural. Una característica, relativamente específica, que acompaña a la degeneración neuronal es la presencia de un cuerpo de inclusión intracitoplásmico, conocido como cuerpo de Lewy, que se encuentra en muchas regiones, entre otras la sustancia negra, el *locus ceruleus*, el núcleo basal, el hipotálamo y la corteza cerebral.

Los análisis de ligamiento en un subgrupo de familias con enfermedad de Parkinson autosómica dominante han identificado un *locus* de enfermedad en el cromosoma 4, en la región 4q21-23, y dos mutaciones de sentido equivocado (A30P y A53T) en el gen de la proteína sináptica α-sinucleína. Los estudios *in vitro* han demostrado que estas mutaciones aceleran la formación de agregados, de forma que el proteasoma pueden tener dificultades en la depuración de los mismos. En los pacientes con enfermedades de Parkinson, tanto hereditaria como esporádica, los cuerpos de Lewy contienen α-sinucleína, ubiquitina y subunidades proteasómicas. En una familia con esta enfermedad, se han encontrado mutaciones en el gen *UCH-L1* que codifica la ubiquitina carboxi terminal hidrolasa L1, una proteína que elimina ubiquitina y que se supone rompe la ubiquitina polimérica en monómeros. Estas mutaciones parecen producir aberraciones en la ruta proteolítica y la agregación de proteínas en forma de cuerpos de Lewy. El gen de una variante autosómica recesiva de la enfermedad de Parkinson codifica una proteína, la parquina, cuya función se desconoce.

12. ENFERMEDADES POR PRIONES

Los priones son patógenos infecciosos que producen un grupo de enfermedades degenerativas, todas ellas mortales. Las enfermedades por priones pueden presentarse en forma de procesos genéticos, infecciosos o esporádicos, en todos ellos con modificación de la proteína prion (PrP). Las enfermedades por priones hereditarias comprenden la enfermedad de Gerstmann-Sträussler-Scheinker (GSS), la enfermedad familiar de Creutzfeld-Jakob (CJD) y el insomnio familiar mortal. Los pacientes con estas enfermedades presentan manifestaciones clínicas y neuropatológicas características en el tercero o cuarto decenio de la vida, y sus antecedentes familiares son compatibles con un patrón de herencia autosómico dominante. Los estudios genéticos moleculares indican que estas enfermedades están producidas por mutaciones del gen de la proteína prion.

12.1. Gen y proteína prion

El gen de la proteína prion se encuentra en el cromosoma, 20 en la región 20pter-p12. Contiene un único exón, con cinco octarrepeticiones de 16, 32, 40, 48, 56, 64, y 72 tripletes en los codones 67, 75 u 83 (Fig. 20-3). Aunque el mRNA de la PrP se expresa de forma constitutiva en los cerebros de los adultos, se encuentra muy regulado durante el desarrollo.

La proteína prion celular normal, que se designa PrP^C, consta de 250 aminoácidos y está formada por una secuencia señal amino terminal de 22 residuos, una serie de repeticiones del octapéptido pro-lys-gly-gly-gly-trp-gly-gln, cuatro segmentos muy conservados en las posiciones 10-122, 129-140, 178-191 y 202-218, y una región carboxilo terminal hidrófoba. Esta cadena experimenta un proceso de maduración en el que se escinde el péptido señal, se añade un glucanfosfatidilinositol en el carboxilo terminal, se forma un enlace disulfuro intramolecular y, finalmente, una doble glucosilación en los residuos de Asn 181 y 197. La PrP^C es una proteína que puede unir Cu^{2+} de forma específica, y se ha señalado que esta proteína puede desempeñar una función activa en la homeostasis de este catión y en la regulación de la función sináptica.

La PrP^C se convierte en la forma modificada PrP^{Sc} por medio de un proceso en el que parte de su estructura de hélice se convierte parcialmente en lámina β. Esta transición estructural está acompañada por cambios de las propiedades fisicoquímicas de la proteína prion. Mientras que PrP^C es soluble en detergentes no desnaturalizantes, PrP^{Sc} no lo es, y Pr^C es fácilmente digerible por proteasas, mientras que PrP^{Sc} es parcialmente resistente. La señal principal común a todas las enfermedades por priones, ya sean esporádicas, heredadas de forma dominante o adquiridas por infección, es que suponen un metabolismo aberrante de la proteína prion.

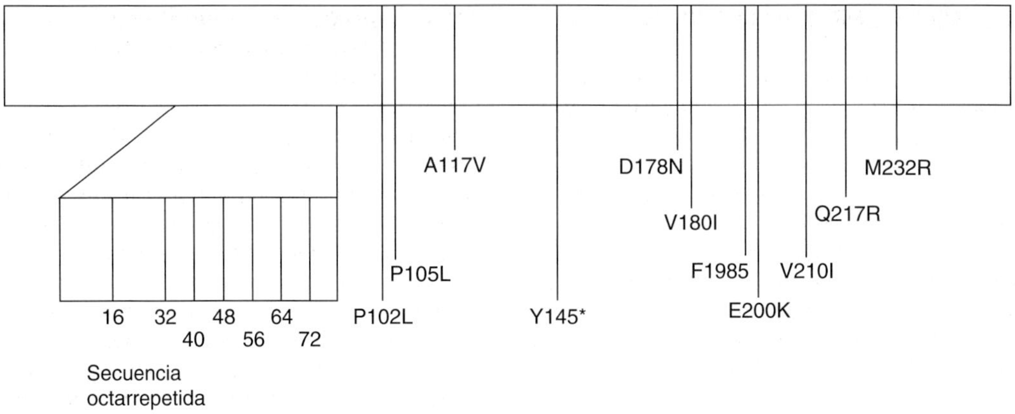

Figura 20-3. Gen de la proteína prion humana y mutaciones descritas. El gen *PrP* de tipo silvestre contiene cinco octarrepeticiones [P(Q/H)GGG(G/–)WQG] desde los codones 51 a 91. Las inserciones de octarrepeticiones de 16, 32, 40, 48, 56, 64 y 72 aminoácidos en los codones 67, 75 u 83 están indicadas por el rectángulo debajo del gen. Las mutaciones 102 (P→L), 117 (A→V), 198 (F→S) y 217 (Q→R) se encuentran en pacientes con la enfermedad de Gerstmann-Sträussler-Scheinker. Las mutaciones 178 (D→N), 200 ((E→K) y 210 (V→I) se encuentran en pacientes con la enfermedad de Creutzfeld-Jakob familiar. (Nota: Se han usado las abreviaturas de una letra para los aminoácidos.)

12.2. Polimorfismos del gen PrP

Se han identificado dos polimorfismos del gen *PrP*, uno en el codón 129 (Met→Val) y otro en el 219 (Glu→Lys). Estos polimorfismos parecen influir sobre la expresión de la enfermedad por priones, no sólo de las formas hereditarias, sino también de las formas yatrogénicas y esporádicas.

12.3. Mutaciones

Se han observado diversas mutaciones del gen *PrP* en las enfermedades por prion hereditarias (Fig. 20-3). En la enfermedad de GSS, se han detectado mutaciones puntuales que conducen a las sustituciones de los aminoácidos Pro(102)→Leu, Ala(117)→Val, Phe(198)→Ser y Gln(217)→Arg. Se ha observado también una mutación que conduce a un codón de parada, Tyr(145)→Parada.

En cuatro familias inglesas, con el mismo origen y que presentaban CJD familiar, se encontró un inserto de 144 pares de bases en el codón 53, que contiene seis repeticiones de un octeto de nucleótidos. Posteriormente, se comprobó que las personas normales contienen cinco repeticiones del octeto, mientras que en las pacientes con CJD familiar se han observado dos, cuatro, cinco, seis, siete, ocho o nueve repeticiones. También se ha observado que la pérdida de un octeto no produce enfermedad neurológica. En los pacientes con CJD familiar, se han observado también mutaciones puntuales, como las sustituciones Asp(178)→Asn, Glu(200)→Lys y Val(210)→Ile.

12.4. Patogenia

Igual que sucede con muchas enfermedades hereditarias, la patogenia de la enfermedad por priones hereditaria se debe al comportamiento aberrante de la proteína codificada por el gen *PrP* mutante. Las propiedades físicas alteradas de la PrP mutante probablemente se deben a un cambio de la conformación de la proteína mutante, relacionado con un efecto alostérico; la magnitud del cambio de conformación puede ser bastante variable.

Para explicar las enfermedades por priones hereditarias, sólo debe proponerse que la proteína puede existir en dos conformaciones distintas: una que prefiere un estado monomérico y una segunda que multimeriza cuando el tipo silvestre muestra una preferencia drástica por el estado monomérico y el mutante adopta preferentemente el estado multimérico.

13. SÍNDROMES EPILÉPTICOS

Los síndromes epilépticos se pueden clasificar según la convulsión epiléptica sea de inicio parcial y, por tanto, relacionada con la localización, o generalizada, indicando la manifestación clínica inicial que están implicados ambos hemisferios cerebrales. Otra base para la clasificación consistiría en si el síndrome epiléptico es sintomático y tiene una causa identificada, o si es idiopático, y carece de causa identificada. Son varios los síndromes epilépticos que tienen un origen genético (Cuadro 20-3); a continuación, se señalan los conocidos.

13.1. Síndromes epilépticos idiopáticos de comienzo parcial

Los principales síndromes epilépticos idiopáticos de comienzo parcial son la epilepsia del lóbulo frontal autosómica dominante y la epilepsia parcial con síntomas auditivos. La primera es una enfermedad de comienzo típico en la infancia, y que se caracteriza por convulsiones frecuentes breves y a menudo violentas, que suelen producirse durante la noche.

El gen cuya alteración produce la epilepsia frontal autosómica dominante se encuentra en el

Cuadro 20-3. Síndromes epilépticos

Tipo	*Síndrome*	*Tipo de herencia*	*Locus*	*Gen*
Epilepsia idiopática de comienzo parcial	Epilepsia del lóbulo frontal	Autosómica dominante	20q13.2-13.3	Subunidad $\alpha 4$ del receptor nicotínico de acetilcolina
	Epilepsia parcial con síntomas auditivos	Autosómica dominante	10q22-24	Desconocido
Epilepsia sintomática de comienzo parcial	Heterotopia periventricular	Dominante ligada a X	Xq28	Desconocido
	Síndrome epiléptico del norte	Autosómica recesiva	8p22-23.1	Desconocido
Epilepsia idiopática de comienzo generalizado	Epilepsia mioclónica juvenil	Complejo	6p	Desconocido
	Epilepsia de ausencias infantil	Complejo	Desconodico	Desconocido
	Epilepsia de ausencias juvenil	Complejo	Desconocido	Desconocido
	Epilepsia tónico-clónica generalizada	Complejo	Desconocido	Desconocido
Epilepsia sintomática de comienzo generalizado	Síndrome de Miller-Dieker	*De novo*	17q13.3	Acetil hidrolasa cerebral del factor de plaquetas
	E. de Unverricht-Lundborg	Autosómica recesiva	21q22.3	Cistatina B
	Epilepsia mioclónica con enfermedad de la fibra roja rasgada	Mitocondrial	Mitocondrial	$tRNA^{lys}$
	Enfermedad de Batten	Autosómica recesiva	16p	*CLN3*
	Síndrome de Angelman	La mayoría *de novo*	15q11-13	*UBE3A*
	Enfermedad de Lafora	Autosómica recesiva	6q23-25	Desconocido

cromosoma 20, en la región 20q13.2-13.3, y codifica la subunidad α4 del receptor nicotínico de acetilcolina. Se ha identificado una mutación de sentido equivocado, en la que la fenilalanina del residuo 248 está sustituida por serina en el segundo dominio transmembrana del receptor.

La epilepsia parcial con síntomas auditivos es una enfermedad autosómica dominante, que comienza entre los 8 y los 19 años de edad, que se caracteriza por convulsiones parciales simples, parciales complejas y tónico-clónicas, y en la que al menos la mitad de las personas afectadas presenta alteraciones auditivas. El gen alterado se encuentra en el cromosoma 10, en la región 10q22-24. No se conoce la proteína que codifica.

13.2. Síndromes epilépticos sintomáticos de comienzo parcial

Los principales síndromes epilépticos sintomáticos de comienzo parcial de causa genética son la heterotopía periventricular y el síndrome epiléptico del norte. La heterotopía ventricular es una enfermedad dominante, ligada al cromosoma X, de desarrollo cortical, que se caracteriza por la presencia de masas de células nerviosas que bordean los ventrículos laterales de los hemisferios cerebrales. La enfermedad se detecta sólo en las mujeres, que son mosaicos obligatorios de la mutación. La mutación probablemente es mortal para los varones en la embriogénesis o en el período neonatal. El gen se encuentra en la región Xq28 y se desconoce la proteína que codifica.

El síndrome epiléptico del norte es una enfermedad autosómica recesiva identificada en el norte de Finlandia, que se caracteriza por la aparición de convulsiones tónico-clónicas en niños, por lo demás sanos, entre los 5 y los 10 años de edad. Los análisis de ligamiento han localizado el gen en el cromosoma 8, en la región 8p22-23.1, y se desconoce la proteína que codifica y su función.

13.3. Síndromes epilépticos idiopáticos de comienzo generalizado

Se han descrito cuatro síndromes epilépticos idiopáticos de comienzo generalizado de origen genético: la epilepsia mioclónica juvenil, la epilepsia de ausencias infantil, la epilepsia de ausencias juvenil y la epilepsia tónico-clónica generalizada. Estos síndromes que representan entre el 30 y el 40 % de todas las epilepsias parecen ser enfermedades genéticas complejas, es decir, enfermedades genéticas que no siguen un patrón de herencia mendeliano simple.

13.4. Síndromes epilépticos sintomáticos de comienzo generalizado

Se han descrito seis síndromes epilépticos sintomáticos de comienzo generalizado de origen genético. El síndrome de Miller-Dieker es una enfermedad cuyas mutaciones se producen *de novo*. El gen alterado, denominado *LIS-1*, que se encuentra en el cromosoma 17, en la región 17q13.3, codifica una subunidad de la acetilhidrolasa cerebral del factor activador de las plaquetas (PAF). El factor activador de las plaquetas es un fosfolípido implicado en la plasticidad sináptica y en la expresión de los genes. La acetilhidrolasa del factor activador de las plaquetas elimina el grupo acetilo de la posición *sn*-2, inactivando el factor.

La enfermedad de Unverricht-Lundborg es una enfermedad autosómica recesiva en la que se producen mutaciones en el gen que codifica la cistatina B, un inhibidor de las cisteína proteasas. El gen se encuentra en el cromosoma 21, en la región 21q22.3, y se expresa en todos los tejidos. Se ha observado una mutación puntual en el lugar 3´de corte y empalme del intrón 1. Además, se ha observado otra mutación que genera un codón de parada. Sin embargo, la mayoría de los enfermos posee una mutación consistente en la expansión de un minisatélite repetido de 15 a 18 nucleótidos, que oscilan de 0.5 a 1.5 kb, en el promotor del gen de la cistatina B.

La epilepsia mioclónica con fibras rojas rasgadas es una enfermedad de origen mitocondrial y, por tanto, con una herencia exclusivamente materna (Capítulo 16). Se produce una mutación puntual, la transición $A \rightarrow G$, en el nucleótido 8344 del gen mitocondrial que codifica un $tRNA^{lys}$. La enfermedad se asocia a defectos de los complejos mitocondriales de la fosforilación oxidativa enriquecidos con proteínas codificadas por genes mitocondriales, es decir, los complejos I a IV. La variabilidad del defecto de la fosforilación oxidativa entre los diferentes tejidos es compatible con una distribución aleatoria de las mitocondrias que contienen DNA del tipo silvestre o mutante durante la organogénesis en el desarrollo embrionario.

La enfermedad de Batten es una anomalía autosómica recesiva en la que está alterado el gen *CLN3*, que se ha cartografiado en la región 16p y que codifica una proteína de 428 aminoácidos cuya función se desconoce.

El síndrome de Angelman es una enfermedad en la que la mayor parte de las mutaciones surgen *de novo*. Alrededor del 70 % de los casos de síndrome de Angelman está producido por deleciones que surgen de manera espontánea, de bandas q11-13 del cromosoma 15 heredado de la madre. Aproximadamente el 2 % están producidas por la herencia de ambas copias del cromosoma 15 del padre, un fenómeno denominado disomía uniparental. Otro 2 % de los casos de síndrome de Angelman está producido por mutaciones de impronta, en las que la expresión del gen del cromosoma 15 heredado de la madre sigue patrones paternos más que maternos. El 25 % restante representa los casos familiares. El gen alterado en el síndrome de Angelman se denomina *UBE3A* y codifica una proteína que participa en la proteólisis, concretamente en la orientación, por la ubiquitina, de proteínas para su degradación en el proteasoma.

La enfermedad de Lafora es una anomalía autosómica recesiva, que se caracteriza por la aparición de convulsiones generalizadas tónico-clónicas o ataques de caídas en el segundo decenio de la vida. El gen se ha localizado en el cromosoma 6, en la región 6q23-25, y codifica una proteína tirosina fosfatasa.

14. ESCLEROSIS LATERAL AMIOTRÓFICA

Las motoneuronas se extienden desde el tronco encefálico a lo largo de la espina dorsal, formando la ruta final común del control motor. Las motoneuronas inferiores inervan los músculos y las motoneuronas superiores transportan los impulsos hacia las motoneuronas inferiores para los movimientos musculares voluntarios.

La esclerosis lateral amiotrófica (ELA), la enfermedad de la motoneurona de comienzo en la edad adulta más común, se manifiesta en forma de debilidad y atrofia muscular, con parálisis espásticas ocasionales, que reflejan la afectación selectiva de las motoneuronas inferiores y, en algunos casos, las superiores. Se produce la acumulación de neurofilamentos fosforilados, inclusiones intracelulares que se tiñen con anticuerpos contra la ubiquitina e inclusiones intracitoplasmáticas que parecen cuerpos de Lewy.

La ELA es una enfermedad neurodegenerativa progresiva con una prevalencia de 4-6 casos por 100 000 habitantes y una incidencia de 0.4-1.8 casos por 100 000 habitantes. La mayor parte de los casos de ELA son esporádicos, aunque un 10 a un 15 % de los casos de tipo familiar se heredan de forma autosómica dominante. También hay casos muy raros, con un patrón de herencia autosómico recesivo. Las formas esporádica y familiar de la ELA son clínica y anatomopatológicamente idénticas. Alrededor del 15 al 20 % de los pacientes con ELA familiar posee mutaciones de sentido equivocado del gen que codifica la superóxido dismutasa 1 (SOD1).

14.1. Estructura del gen y de la proteína

El gen que codifica la superóxido dismutasa 1 (SOD1) se encuentra en el cromosoma 21, en la región 21q, y tiene cinco exones. La SOD1 es una metaloenzima de 151 aminoácidos que se expresa en todas las células eucariotas; es un homodímero, en el que cada monómero contiene un átomo de cinc, que mantiene el plegado de la enzima, y uno de cobre, que cataliza la reacción primaria de la enzima: la conversión o dismutación del anión superóxido (O_2^-) a peróxido de hidrógeno (H_2O_2). El anión superóxido puede reaccionar con óxido nítrico para formar peroxinitrito, el cual, como el H_2O_2, puede formar el radical hidroxilo, muy tóxico. De esta forma, la SOD1 participa en la regulación de la concentración de varios radicales libres intracelulares.

14.2. Patogenia

Aunque no se conoce bien el proceso o los procesos patogénicos por los que las SOD1 mutantes producen la degeneración de las motoneuronas parece que las mutaciones inducen cambios de conformación de la SOD1, que fomentan la capacidad de unir cobre para comprometerse en reacciones químicas que producen radicales hidroxilo, especies reactivas de nitrógeno u otras alteraciones de la biología de las motoneuronas.

15. NEUROPATÍAS PERIFÉRICAS

La enfermedad de Charcot-Marie-Tooth (CMT), que afecta a 1 de cada 2500 personas, es la neuropatía periférica hereditaria más común. Engloba diversas enfermedades de los nervios periféricos, que pueden heredarse de forma autosómica dominante, autosómica recesiva o ligada al cromosoma X, y además se presentan casos aislados. La neuropatía hereditaria con propensión a la parálisis por presión (HNPP) es una neuropatía periférica autosómica dominante con un fenotipo clínico más leve que la enfermedad de CMT. Finalmente, el síndrome de Déjerine-Sottas (DSS) es una neuropatía grave rara.

15.1. Alteraciones genéticas

La enfermedad de Charcot-Marie-Tooth puede estar producida por alteraciones genéticas de varios *loci* diferentes, aunque en cada familia sólo un *locus* es el responsable del fenotipo de la enfermedad. Se han observado dos formas fundamentales de enfermedad, según las características electrofisiológicas y neuropáticas: la de tipo 1 (CMT1), o forma hipertrófica, y la de tipo 2 (CMT2), o forma neuronal.

Las formas autosómicas dominantes de CMT1 se han cartografiado en el cromosoma 17 (CMT1A) y en el cromosoma 1 (CMT1B), y existen otras familias cuyos genes alterados no se encuentran en estos cromosomas (CMT1C). Las formas autosómicas recesivas de CMT1 se han cartografiado en los cromosomas 5, 8 y 11, y una forma ligada al cromosoma X se ha cartografiado en el brazo largo del comosoma X (CMTX). La forma CMT2, que es menos común que la CMT1, se ha cartografiado en los cromosomas 1, 3 y 7. Hasta el momento actual, sólo se han identificado tres de estos diez *loci*.

15.2. Duplicación CMT1A y deleción HNPP

La mayor parte de los pacientes con neuropatía periférica hereditaria tiene como base molecular de su enfermedad reagrupamientos-duplicaciones del DNA, que dan lugar a CMT1A o deleción, que da lugar a HNPP. El mecanismo de la duplicación y la deleción parece ser un entrecruzamiento meiótico desigual mediado por dos elementos repetidos con un número bajo de copias.

La duplicación CMT1A es una duplicación tándem submicroscópica de una región de DNA de 1.5 Mb (potencialmente, de 30 a 50 genes) y tiene, por tanto, un tamaño de 3.0 Mb. La región duplicada está flanqueada por una repetición de unas 30 kb, denominada CMT1A-REP. La CMT1A-REP se encuentra en dos copias en los cromosomas normales y en tres copias en el cromosoma de la duplicación CMT1A. El gen *PMP22* es el gen sensible a la dosis responsable de la CMT1A cuando se encuentra en tres copias, y da lugar a HNPP cuando se encuentra en una sola copia.

15.3. Mutaciones en el gen *PMP22*

Las alteraciones del gen *PMP22*, que se encuentra en el cromosoma 17, en la región 17p11.2-12, producen la enfermedad CMT1A. El gen *MPM22* codifica la proteína PMP22 (proteína 22 de la mielina periférica), que es una glucoproteína de membrana que se expresa de forma intensa en las células de Schwann mielinizantes. La proteína PMP22 tiene 160 aminoácidos, e incluye cuatro dominios transmembrana y un hidrato de carbono ligado por N que contiene el epítopo L2/HNK-1 implicado en el proceso de adhesión (Fig. 20-4). No se conoce la función de la PMP22 pero parece que participa en la compactación de la mielina.

Se han observado mutaciones puntuales del gen *MPM22* en pacientes con CMT1A y un gran número de pacientes con síndrome de Déjerine-Sottas. Las sustituciones de sentido equivocado en la CMT1A y el síndrome de Déjerine-Sottas se encuentran, todas ellas, dentro de los cuatro dominios transmembrana.

15.4. Mutaciones en el gen *MPZ*

Las mutaciones en el gen *MPZ*, que se encuentra en el cromosoma 1, en la región 1q21.3-23.3, dan lugar a la CMT1B. El gen *MPZ* codifica la proteína P_0, que se expresa de forma exclusiva en las células de Schwann melinizantes. La pro-

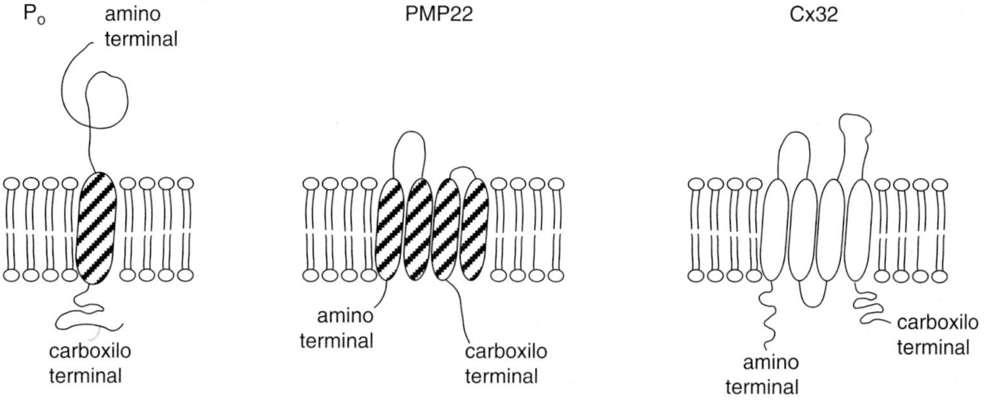

Figura 20-4. Estructura de las proteínas de la mielina.

teína P_0 consta de un único dominio transmembrana, un gran dominio extracelular glucosilado semejante a las inmunoglobulinas y un dominio intracelular básico (Fig. 20-4). P_0 participa en la formación y compactación de la mielina de los nervios periféricos. Los dominios extracelulares de P_0 emanan, desde la membrana, en forma de tetrámeros que se ligan a tetrámeros de la superficie de la membrana del apósito, lo que da lugar a la formación de una red de moléculas. Esta red de tetrámeros que interactúan proporciona una gran fuerza adhesiva que compacta la mielina multilaminada en una estructura supramolecular. Se han observado mutaciones puntuales de *MPZ* en CMT1B y en algunos pacientes con el síndrome de Déjerine-Sottas.

15.5. Mutaciones del gen *Cx32*

Las mutaciones del gen *Cx32*, que codifica la proteína conexina 32 son responsables de la enfermedad de CMT ligada al cromosoma X (CMTX). Las conexinas son proteínas que se extienden por la membrana y que se ensamblan para formar uniones laxas (*gap junctions*), que facilitan la transferencia de iones y pequeñas moléculas entre las células. El gen *Cx32* se expresa intensamente en el sistema nervioso central, y también lo hace, en menor medida, en el hígado y otros tejidos. La proteína Cx32 posee dos bucles extracelulares, cuatro segmentos transmembrana y tres dominios citoplásmicos (Fig. 20-4). Las mutaciones de *Cx32* son las alteraciones de CMT1 que se encuentran con mayor frecuencia, si se exceptuan las duplicaciones.

15.6. Correlaciones genotipo/fenotipo

La enfermedad de CMT presenta una extrema variabilidad de la expresión clínica, no sólo entre pacientes de distintas familias (debido a la heterogeneidad genética), sino también dentro de la misma familia. Se observa variabilidad clínica incluso entre gemelos idénticos con la duplicación de CMT1A. Se ha propuesto que esta variabilid clínica puede reflejar el fenómeno de dosificación génica que subyace en la CMT1A. Los pacientes con la duplicación CMT1A no poseen un producto génico anormal, sino que su enfermedad refleja una expresión anormalmente aumentada del gen *PMP22*. Los niveles de expresión génica alterada pueden ser más susceptibles a los efectos de genes modificadores o efectos ambientales que las mutaciones que dan lugar a proteínas alteradas.

En general, la gravedad de la enfermedad refleja adecuadamente el efecto de la mutación sobre la función de la proteína en la compactación de la mielina. Las mutaciones puntuales de sentido equivocado de *PMP22* y de *MPZ* suelen dar lugar a los fenotipos más graves, a continuación, vienen las duplicaciones de *PMP22*, y las deleciones de *PMP22* suelen dar lugar a los fenotipos más leves.

15.7. Diagnóstico molecular

La duplicación CMT1A y la deleción HNPP pueden detectarse directa o indirectamente, determinando el número de copias del gen *PMP22*. Puede realizarse mediante electroforesis en gel de campo pulsante que separa el DNA de peso molecular elevado. También puede determinarse por citogenética molecular, analizando con una sonda para *PMP22* mediante hibridación fluorescente *in situ* (FISH). Existen en el mercado reactivos para el análisis de la duplicación CMT1A y la deleción HNPP. Las mutaciones puntuales de los genes *PMP22*, *MPZ* y *Cx32* pueden detectarse mediante métodos estándar de laboratorio, que emplean la amplificación por PCR y la separación de los productos amplificados por electroforesis.

BIBLIOGRAFÍA

HARDY, J., y GWINN-HARDY, K.: «Genetic classification of primary neurogegenerative disease». *Science*, *282*:1075-1079, 1998.

KLOCKGETHER, T., y EVERT, B.: «Genes involved in hereditary ataxias». *Trends Neurosci*, *21*: 413-418, 1998.

LANG, A. E., y LOZANO, A. M.: «Parkinson´s disease». *N Engl J Med*, *339*:1044-1053, 1130-1143, 1998.

MARTIN, J. B.: *Molecular Neurology*. Scientific American, New York, 1998.

MARTIN, J. B.: «Molecular Basis of the Neurodegenerative Disorders». *N Engl J Med*, *340*:1970-1980, 1999.

NISHIMURA, M.; YU, G., y STGEORGE-HYSLOP, P. H.: «Biology of presenilins and causative molecules for Alzheimer disease». *Clin Genet*, *55*: 219-225, 1999.

PERUTZ, M. F.: «Glutamine repeats and neurodegenerative diseases: molecular aspects». *Trends Biochem Sci*, *24*: 58-63, 1999.

POLYMEROPOULOS, M. H.; LAVEDAN, C.; LEROY, E *et al.*: «Mutation in the a-synuclein gene identified in families with Parkinson´s disease». *Science*, *276*: 2045-2047, 1997.

PRICE, D. L.; TANZI, R. E.; BORCHELT, D. R., y SISODIA, S. S.: «Alzheimer´s disease: Genetic Studies and transgenic models». *Ann Rev Genet*, *32*: 461-493, 1998.

PRUSINER, S. B.: «Prions». *Proc Natl Acad Sci USA*, *95*: 13363-13383, 1998.

REDDY, P. S., y HOUSMAN, D. E.: «The complex pathology of trinucleotide repeats». *Curr Opin Cell Biol*, 9: 364-372, 1997.

TILLEY, L.; MORGAN, K., y KALSHERER, N.: «Genetic risk factors in Alzheimer´s disease». *J Clin Pathol: Mol Pathol*, *51*: 293-304, 1998.

21

Enfermedades inmunitarias

A. ORFAO y J. ALMEIDA

1. INTRODUCCIÓN

El sistema inmunitario está constituido por diferentes elementos celulares y solubles, que se comunican entre sí por contacto directo o a distancia. Su función principal consiste en combatir las infecciones intra o extracelulares causadas por diferentes patógenos. Para llevar a cabo su cometido, los elementos del sistema inmunitario deben reunir una serie de características que les permitan responder de forma eficaz frente a los patógenos que invadan cualquier parte del individuo. En este sentido, los elementos del sistema inmunitario están dotados de movilidad para dirigirse al foco infeccioso o a los órganos de respuesta, y cooperan entre ellos para desarrollar una respuesta específica, regulada y que guarda memoria para cada patógeno que haya entrado en contacto con el individuo. A la vez, el sistema inmunitario debe ser tolerante con las estructuras propias. La erradicación de células tumorales se podría así considerar como una función secundaria del sistema inmunitario derivada del rechazo frente a estructuras extrañas.

La alteración, bien por defecto, bien por exceso, del funcionamiento del sistema inmunitario da lugar a enfermedades de diferente índole. Las anomalías por defecto de uno o varios elementos del sistema inmunitario se conocen con el término genérico de inmunodeficiencias. A su vez, las anomalías por exceso en la respuesta inmunitaria suelen agruparse dependiendo de la estructura frente a la cual responde el sistema inmunitario. Así, las enfermedades autoinmunitarias y las alergias surgen de la alteración de la tolerancia frente a estructuras propias o antígenos inocuos como el polen, respectivamente. El rechazo frente a trasplantes constituye otro ejemplo de respuesta inmunitaria exagerada frente a estructuras inocuas. Finalmente, en las reacciones de hipersensibilidad se produce una respuesta inmunitaria excesiva frente a un patógeno que termina dañando más al huésped que al propio patógeno.

Aunque en casi todos los subgrupos de enfermedades inmunitarias anteriores se han identificado factores genéticos que se asocian con una afección concreta, el grupo de las inmunodeficiencias es, sin duda, aquél en el que de forma más evidente se ha podido establecer una relación causal entre anomalías genéticas y enfermedad. Por ello, en este capítulo, se revisarán de forma exclusiva las anomalías moleculares que existen en las inmunodeficiencias en las que se observa un patrón bien definido de alteraciones genéticas.

2. INMUNODEFICIENCIAS

En la actualidad, bajo el término inmunodeficiencias se engloban aquellas alteraciones que cursan con el defecto de uno o varios componentes del sistema inmunitario. Aunque, desde el punto de vista clínico, las inmunodeficiencias constituyen un grupo heterogéneo de enfermedades, en general suelen asociarse con una mayor susceptibilidad a padecer infecciones y determinado tipo de neoplasias. Habitualmente, las inmunodeficiencias se clasifican en primarias o congénitas, y secundarias, dependiendo de si el déficit refleja una anomalía intrínseca del sistema inmunitario o si, por el contrario, está producida por agentes ajenos al mismo. Las inmunodeficiencias primarias son enfermedades poco frecuentes (1-2 personas de cada 10 000 nacidos vivos, si se excluyen los déficit selectivos de IgA y de subclases de IgG), debidas a alteraciones genéticas que afectan al desarrollo y a la función del sistema inmunitario; por ello, su presencia puede detectarse y, con relativa frecuencia, pueden sospecharse desde etapas tempranas de la vida. Las inmunodeficiencias secundarias son mucho más frecuentes que las primarias y sus causas son múltiples, habiéndose relacionado con factores como la administración de fármacos inmunosupresores, la exposición a radiaciones, infecciones, estados de malnutrición y déficit vitamínicos, uremia, enfermedades metabólicas, neoplasias malignas o enfermedades mentales; con relativa frecuencia las inmunodeficiencias secundarias cesan cuando desaparecen las condiciones que las provocaron.

En este capítulo, se revisan los principales subtipos conocidos de inmunodeficiencias primarias, haciendo especial hincapié en los aspectos relacionados con la fisiopatogenia y las bases moleculares de las mismas.

3. CONSIDERACIONES DIAGNÓSTICAS GENERALES

El diagnóstico de presunción de una inmunodeficiencia primaria suele iniciarse ante un síndrome infeccioso de etiología y localización variable, dependiendo de la rama de la inmunidad afectada. Para la filiación diagnóstica, es importante realizar una anamnesis y exploración física detalladas, poniendo especial hincapié en la existencia de antecedentes familiares, el fenotipo del paciente, la edad de comienzo de las manifestaciones clínicas, el tipo y la localización de las infecciones, la respuesta al tratamiento, y el grado de desarrollo de los órganos linfoides primarios y secundarios. La realización de un hemograma con fórmula leucocitaria, que incluya el análisis de las subpoblaciones linfocitarias T, B y células citolíticas naturales (NK), junto con una electroforesis de las proteínas séricas con cuantificación de los diferentes isotipos de inmunoglobulinas, complementa la información inicial necesaria para orientar el diagnóstico de las inmunodeficiencias primarias.

Los estudios inmunofenotípicos y funcionales dirigidos a la identificación de defectos concretos en las diferentes subpoblaciones leucocitarias/linfocitarias son, con relativa frecuencia, de gran ayuda a la hora de clasificar las inmunodeficiencias. No obstante, el diagnóstico final de las inmunodeficiencias primarias debe completarse con el análisis molecular de los defectos genéticos subyacentes, siempre que se conozcan y que se disponga de unos métodos sensibles y específicos para su identificación.

4. SUBCLASIFICACIÓN DE LAS INMUNODEFICIENCIAS PRIMARIAS

Aunque las lesiones anatomopatológicas y las manifestaciones clínicas son muy heterogéneas, dependiendo del defecto que afecta a la respuesta inmunitaria, en conjunto, las inmunodeficiencias primarias presentan varias características comunes: 1) los pacientes presentan una mayor susceptibilidad a las infecciones, que suelen ser recurrentes y persistentes, variando el tipo de microrganismos patógenos según la anomalía concreta del sistema inmunitario; 2) con frecuencia, la aparición de los síntomas se produce en edades tempranas de la vida o en la pubertad, coincidiendo con el desarrollo del sistema inmunitario y, 3) la existencia de antecedentes familiares, que frecuentemente contribuyen a conocer el patrón de herencia de los genes implicados en estas enfermedades.

Tras la descripción de la agammaglobulinemia de Bruton en 1952, y hasta finales de los años 60, se identificaron varios subtipos diferentes de inmunodeficiencias primarias y se propusieron múltiples clasificaciones de las mismas. Sin embargo, todas estas clasificaciones eran incompletas, y a menudo poco clarificadoras, existiendo incluso diferentes nombres para una misma enfermedad. Ante esta situación, en 1969, un comité de expertos de la Organización Mundial de la Salud (OMS) y de la Unión Internacional de Sociedades de Inmunología (UISI) se reunió con el fin de proponer una clasificación de las inmunodeficiencias primarias que se actualiza de forma periódica cada 2-4 años. Además de actualizar la clasificación de las inmunodeficiencias primarias, este comité de la OMS recomienda los métodos diagnósticos más adecuados y revisa los tratamientos más idóneos para estas enfermedades.

En las últimas revisiones de la OMS (agosto de 1997) y de la UISI (octubre de 1999) de la clasificación de las inmunodeficiencias primarias, éstas se agrupan de acuerdo con los elementos celulares, o solubles, o ambos, de la respuesta inmunitaria que se encuentran alterados. Además, se tiene en cuenta la naturaleza genética de la anomalía en relación con la existencia de manifestaciones extrainmunológicas que afectan al desarrollo y a la función de otros órganos y sistemas de la persona. En la última clasificación propuesta en 1999 las inmunodeficiencias primarias se agrupan en siete subgrupos, que se recogen en el Cuadro 21-1. En los dos primeros subgrupos, se engloban aquellas alteraciones que afectan a los elementos celula-

Cuadro 21.1. Clasificación de las inmunodeficiencias primarias (1.ª parte)

1. Defectos congénitos del número o la función de los fagocitos y otras células de la respuesta inmunitaria inmediata

1.1. Neutropenias congénitas.
  1.1.1. Neutropenia congénita grave.
  1.1.2. Neutropenia cíclica.

1.2. Defectos de la movilidad.
  1.2.1. Defecto de la adhesión leucocitaria.
  *1.2.2. Déficit de CD53**
  1.2.3. Déficit de gránulos específicos.
  1.2.4. Síndrome de Shwachman.

1.3. Defectos de la actividad microbicida.
  1.3.1. Enfermedad granulomatosa crónica.
  1.3.2. Déficit de glucosa-6-fosfato-deshidrogenasa.
  1.3.3. Déficit de mieloperoxidasa.
  1.3.4. Deficiencias leucocitarias micobactericidas.
    1.3.4.1. Déficit del receptor para IFN-γ.
    1.3.4.2. Déficit de IL-12 o de su receptor.
  1.3.5. Déficit de células citolíticas naturales (NK).

2. Déficit del sistema del complemento

3. Inmunodeficiencias combinadas

3.1. Déficit de HLA de clase I.
3.2. Déficit de HLA de clase II.
3.3. Déficit de CD3.
3.4. Déficit de ZAP-70.
3.5. Inmunodeficiencia combinada grave (SCID).
  3.5.1. Déficit de las cadenas del receptor de la IL-2.
  3.5.2. Déficit de Jak-3.
  3.5.3. Déficit de RAG1 y RAG2.
  3.5.4. Síndrome de Omenn.
  3.5.5. Disgenesia reticular.
  3.5.6. Déficit de adenosina desaminasa (ADA).
3.6. Síndrome de hiper-IgM ligado al cromosoma X.
3.7. Déficit de purina-nucleósido fosforilasa (PNP).
3.8. Déficit de CD95 o inmunodeficiencia asociada a enfermedad linfoproliferativa.

* Pendiente de caracterización.

Cuadro 21.1. Clasificación de las inmunodeficiencias primarias (2.ª parte)

4. Déficit predominantemente de anticuerpos

4.1. Agammmaglobulinemia ligada al cromosoma X.
4.2. Síndrome de hiper-IgM autosómico recesivo.
4.3. Déficit selectivo de IgA.
4.4. Déficit de subclases de IgG.
4.5. Déficit selectivo de anticuerpos con niveles normales de Ig.
4.6. Deleción del gen de la cadena pesada de las Ig.
4.7. Déficit de cadena ligera kappa.
4.8. Inmunodeficiencia variable común.
4.9. Hipogammaglobulinemia transitoria de la infancia.

5. Otros síndromes de inmunodeficiencia combinada bien definidos

5.1. Síndrome de Wiskott-Aldrich.
5.2. Ataxia telangiectasia.
5.3. Síndrome de Nijmegen.
5.4. Síndrome de Di George (aplasia tímica congénita).
5.5. Síndrome de Chédiak-Higashi.
5.6. Albinismo parcial con inmunodeficiencia (síndrome de Griscelli).
5.7. Síndrome linfoproliferativo asociado al cromosoma X (síndrome de Duncan).

6. Déficit predominantemente de células T

6.1. Déficit primario de linfocitos T CD4.
6.2. Déficit de linfocitos T CD7 (asociada a SCID).
6.3. Déficit de IL-2 (asociada a SCID).
6.4. Defectos múltiples de producción de citoquinas.
6.5. Defectos en la transducción de señal.
6.6. Defectos en el flujo de calcio.

7. Inmunodeficiencias asociadas a otras enfermedades congénitas/hereditarias

res (defectos congénitos del número o de la función de los fagocitos y otras células de la respuesta inmunitaria inmediata) o solubles (déficit del sistema del complemento) de la respuesta inmunitaria inmediata. A su vez, en el tercer subgrupo, que incluye las inmunodeficiencias combinadas de linfocitos T y B, y el cuarto subgrupo, que comprende las enfermedades con déficit predominantemente de anticuerpos, se incluyen las alteraciones primarias de la respuesta inmunitaria específica que reflejan trastornos de base genética que afectan al desarrollo, la producción, la activación o la función de los linfocitos. En los tres subgrupos restantes, se incluyen inmunodeficiencias primarias en las que el defecto genético afecta, en mayor o menor medida, al desarrollo y la función de otros órganos o sistemas (otros síndromes de inmunodeficiencia bien definidos e inmunodeficiencias asociadas o secundarias a otras enfermedades hereditarias o congénitas), o bien que no se encuadran en ninguno de los grupos anteriores, como otras inmunodeficiencias primarias. A continuación, se revisa con mayor detalle cada uno de estos subgrupos de inmunodeficiencias primarias.

5. DEFECTOS CONGÉNITOS DEL NÚMERO O LA FUNCIÓN DE LOS FAGOCITOS Y OTRAS CÉLULAS DE LA RESPUESTA INMUNITARIA INMEDIATA

La mayor parte de las células que intervienen en la respuesta inmunitaria inmediata tienen en común la capacidad de fagocitar al agente patógeno, con el fin de destruirlo, procesarlo para su presentación a los linfocitos, o eliminar los restos celulares y tisulares producidos en el foco inflamatorio/infeccioso. Por ello, a los polinucleares neutrófilos, las células dendríticas y las células del sistema monocito/macrófago se las engloba genéricamente bajo el término de fagocitos. Los polinucleares basófilos y eosinófilos, los mastocitos y las células NK constituyen los demás elementos celulares que participan en la respuesta inmunitaria inmediata. Para realizar su función, estas células necesitan ser capaces de pasar a través del endotelio de los vasos sanguíneos hacia los focos donde se está produciendo el daño tisular, para fagocitar al agente patógeno, o producir citoquinas y otros mediadores inflamatorios, cuyo objetivo final es la activación de la producción de radicales libres de oxígeno y otros metabolitos tóxicos, así como la liberación del contenido de los gránulos citoplásmicos de estas células al interior de vesículas de fagocitosis o al espacio extracelular.

Desde el punto de vista fisiopatológico las enfermedades congénitas de los fagocitos se subdividen en tres subgrupos: 1) neutropenias congénitas, 2) defectos de la movilidad, y 3) trastornos de la capacidad microbicida.

5.1. Neutropenias congénitas

En este subgrupo, se incluyen dos entidades: la neutropenia congénita grave, o síndrome de Kostmann, y la neutropenia cíclica (Cuadro 21-2).

5.1.1. Neutropenia congénita grave

Aunque en la actualidad se reconoce que la neutropenia congénita puede tener diferentes causas, el síndrome de neutropenia congénita grave, caracterizado por una neutropenia intensa (< 200 neutrófilos/μL) asociada con un bloqueo de la maduración de la serie mieloide a nivel de promielocito-mielocito, se incluye en la actualidad como un subgrupo de inmunodeficiencias primarias que afectan al número de fagocitos. Aunque la mayoría de los pacientes responde al tratamiento con factor estimulador de colonias granulocíticas (G-CSF), existe un subgrupo de personas refractarias en las que se han detectado mutaciones en la porción citoplásmica (extremo carboxilo terminal) del receptor del G-CSF, responsable de la transmisión de la señal de diferenciación granulocítica en los precursores mieloides. El patrón de herencia de esta anomalía es de tipo autosómico recesivo.

5.1.2. Neutropenia cíclica

La neutropenia cíclica constituye un trastorno de los polinucleares neutrófilos, que se caracteriza por oscilaciones periódicas (de 21 días) de su número en la sangre periférica (cifras situadas entre 0 y los valores inferiores de referencia). Durante los períodos de neutropenia grave son frecuentes los episodios de infecciones por bacterias y hongos. El defecto genético exacto que origina esta anomalía sigue siendo desconocido; sin embargo, en la actualidad se sabe que esta enfermedad sigue un patrón de herencia autosómico recesivo, y responde al tratamiento con G-CSF.

5.2. Defectos de la movilidad

La movilidad representa una de las funciones esenciales de los fagocitos, necesaria para la respuesta a los estímulos quimiotácticos, la adhesión al endotelio vascular y la endocitosis. En ella participan proteínas de membrana, del citoesqueleto y del sistema contráctil de la célula. La alteración de alguno de estos elementos puede provocar un defecto funcional de los fagocitos. Hasta la fecha, se han identificado al menos cuatro entidades diferentes en las que existe una inmunodeficiencia por afectación de la movilidad de los fagocitos (Cuadro 21-2). Además, la función fagocítica puede también afectarse en otras enfermedades sistémicas de carácter hereditario como las enfermedades de acúmulo de glucógeno (glucogenosis tipo Ib).

5.2.1. Defecto de la adhesión leucocitaria (LAD)

Hasta la fecha, se ha descrito menos de un centenar de pacientes con esta inmunodeficiencia (LAD1). Su causa radica en una anomalía que afecta al gen de la cadena β1 (95 kDa) de la familia de las integrinas (CD18), que se encuentra en el cromosoma 21. En la membrana de los leucocitos, esta proteína forma heterodímeros con tres proteínas diferentes (CD11a, CD11b y CD11c), actuando como molécula de adhesión de los leucocitos a las células endoteliales y como receptor para la fagocitosis dependiente de C3b (CR3 y CR4). En este sentido, su defecto se traduce en una alteración de la migración leucocitaria al espacio extravascular y en altera-

Cuadro 21.2. Defectos congénitos en el número o función de los fagocitos y otras células de la respuesta inmunitaria inmediata

Inmunodeficiencia	*Gen/proteína afectados*	*Localización cromosómica*	*Herencia*	*Células afectadas/ función alterada*	*Características clínicobiológicas asociadas*
Neutropenia congénita grave	Receptor-G-CSF*	6	AR	N/	<200 N/μl + bloqueo de maduración mieloide.
Neutropenia cíclica	Desconocido	–	AR	Principalmente N/	Neutropenia cíclica (periodicidad: 21 días).
Defecto de adhesión leucocitaria 1	CD18	21	AR	N + M + L + NK/ Migración, adherencia, endocitosis	Infecciones graves (bacterianas, fúngicas) desde el nacimiento.
Defecto de adhesión leucocitaria 2	Desconocido	Desconocido	AR	Principalmente N + M/ Migración, adherencia	Ingecciones graves + retraso mental + estatura corta + fenotipo Bombay.
Déficit de CD53**	CD53	1	Probablemente AD	N/ Migración, adherencia	Infecciones recurrentes (bacterias, hongos, virus).
Déficit de gránulos específicos	Desconocido	Desconocido	AR	N (núcleo bilobulado, alt. granulación 2^{aria})/ Quimiotaxis	Infecciones cutáneas. Deterioro pulmonar progresivo.
Síndrome de Shwachman	Desconocido	6, 12	AR	N/ Quimiotaxis	Infecciones cutáneas y pulmonares. Citopenias + insuficiencia pancreática + condrodisplasia + hipogammaglobulinemia.
Enfermedad granulomatosa crónica (ECG)	NADPH-oxidasa	X, 16, 7, 1	LX o AR	N + M/ Actividad oxidativa	Infecciones por microorganismos catalasa +
Déficit de glucosa-6-fosfato deshidrogenasa	Glucosa-6-fosfato deshidrogenasa	X	LX	N + M/ Actividad oxidativa	Clínica = EGC ligada al cromosoma X + anemia hemolítica.
Déficit de mieloperoxidasa	Mieloperoxidasa	17	AR	N/ Actividad oxidativa	Clínicamente silentes. Menos frecuentemente: infecciones recurrentes por *Candida.*
Déficit del receptor de IFN-γ	γ-IFN-R tipo 1 (CD119)	6	AR	N + M + L + NK/ Actividad oxidativa	Infecciones por micobacterias en ausencia de granulomas.
Déficit de IL-12 o de su receptor	IL-12, IL-12R	19	AR	N + M + L + NK	Clínica similar al déficit de γ-IFN-R (CD119).

N: Neutrófilos. M: monocito/macrófagos. L: linfocitos. NK: células citolíticas naturales (*natural killer*). IL: interleuquina. IFN: interferón. G-CSF: factor estimulador de colonias granulocíticas. AR: autosómica recesiva. AD: autosómica dominante. LX: herencia ligada al cromosoma X. * En un subgrupo de pacientes. ** Pendiente de caracterización.

ciones de la fagocitosis de bacterias dependiente de C3b. Desde el punto de vista clínico, los pacientes padecen infecciones bacterianas y fúngicas graves desde el momento del nacimiento, que suelen tener un desenlace mortal, habitualmente en el primer año de vida. Esta alteración sigue un patrón de herencia autosómico recesivo.

Más recientemente, se ha descrito en niños palestinos un segundo subtipo de déficit de la adhesión leucocitaria (LAD2). Este subtipo de LAD se ha asociado a un defecto de la síntesis de fucosa a partir de GDP-manosa, lo que afecta la glucosilación de proteínas que intervienen en la adhesión mediada por selectinas. A diferencia de los casos de LAD1, estos pacientes presentan, además, retraso mental, estatura corta y grupo sanguíneo Bombay (hh). Aunque sigue sin identificarse el defecto enzimático concreto que afecta a estos pacientes y su localización cromosómica, se sabe que la enfermedad sigue un patrón de herencia autosómico recesivo.

5.2.2. Déficit de CD53

En 1997, se describió en España un síndrome familiar caracterizado por infecciones recurrentes por bacterias, hongos y virus, que presenta como única anomalía detectable una ausencia de expresión de CD53 en los neutrófilos. Esta proteína pertenece a la superfamilia de las proteínas transmembrana tipo 4, implicadas en la regulación del crecimiento, la motilidad y la adhesión celular.

5.2.3. Déficit de gránulos específicos

En algunas personas, se ha descrito una inmunodeficiencia caracterizada por infecciones cutáneas y afectación pulmonar progresiva. Aunque se desconoce la etiología de esta enfermedad, se ha constatado la presencia de neutrófilos con núcleo bilobulado que tienen una alteración de la formación de los gránulos secundarios (habitualmente con gran cantidad de lactoferrina y receptores para agentes quimiotácticos y péptidos derivados de C3b), asociada con defectos de la quimiotaxis. No obstante, se desconoce la naturaleza exacta de esta anomalía.

5.2.4. Síndrome de Shwachman

El síndrome de Shwachman constituye una enfermedad multisistémica, heredada de forma autosómica recesiva, y caracterizada por insuficiencia pancreática asociada a citopenias periféricas y déficit de la movilidad y la quimiotaxis de los neutrófilos; además, suele existir condrodisplasia metafisaria con trastornos del crecimiento. Los trastornos de los fagocitos en estos pacientes se asocian a infecciones cutáneas y pulmonares, pudiendo además presentar hipogammaglobulinemia.

5.3. Defectos de la actividad microbicida

En este subgrupo se incluyen, además de la enfermedad granulomatosa crónica, otras inmunodeficiencias relacionadas con trastornos de la capacidad lítica de las células fagocíticas (como el déficit de mieloperoxidasa, el déficit de glucosa-6-fosfato deshidrogenasa y el déficit de actividad microbicida frente a las micobacterias) y de las células citolíticas naturales (Cuadro 21-2)

5.3.1. Enfermedad granulomatosa crónica

Aunque se trata de una inmunodeficiencia rara, ya que tiene una incidencia de un caso por cada millón de nacidos vivos, en la actualidad se conoce con exactitud la causa de esta enfermedad. Se debe a la existencia de alteraciones de los genes que codifican las cuatro subunidades, dos de membrana (la p91 phox y la p22 phox) y dos citoplasmáticas (la p47 phox y la p67 phox) de la enzima nicotinamida-adenina-dinucleótido-fosfato oxidasa (NADPH oxidasa). En unas dos terceras partes de los casos se detectan mutaciones del gen que codifica la subunidad p91 phox, que se encuentra en el cromosoma X, en la región Xp21.1. En los demás pacientes, se detectan las anomalías genéticas que afectan a las demás subunidades cuyos genes se encuentran en el cromosoma 16, en la región 16q24 (p22 phox), en el cromosoma 7, en la región 7q11.23 (p47 phox), y en el cromosoma 1, en la región 1q25 (p67 phox). La NADPH oxidasa cataliza el paso de NADPH a $NADP^+$, que participa en la producción de radicales superóxido (O_2^-), peróxido de hidrógeno (H_2O_2) y singletes de oxígeno, que actúan como agentes microbicidas. Debido a este defecto, los pacientes suelen presentar, a partir del segundo año de vida, infecciones por microrganismos catalasa +, habitualmente no patógenos, y por hongos como *Candida*. Además, el defecto enzimático impide que los leucocitos reduzcan el azul de tetrazolio (NBT) y presenten valores disminuidos de quimioluminiscencia, lo que contribuye al diagnóstico de la enfermedad. Dependiendo del gen afectado, esta enfermedad puede presentar un patrón de herencia ligado al cromosoma X o autosómico recesivo.

5.3.2. Déficit de glucosa-6-fosfato-deshidrogenasa

Los defectos en el gen de la glucosa-6-fosfato deshidrogenasa (G6PDH), que se encuentra en el brazo largo del cromosoma X, en la región Xq28, se traducen en una síntesis defectuosa de NADPH. En las células fagocíticas, el NADPH representa el sustrato a partir del cual, por medio de la NADPH oxidasa, se generan radicales superóxido. Por ello, las inmunodeficiencias asociadas a anomalías de este gen, salvo su asociación con la anemia hemolítica, presentan un comportamiento clínico semejante al de la enfermedad granulomatosa crónica con herencia ligada al cromosoma X.

5.3.3. Déficit de mieloperoxidasa

El gen de la mieloperoxidasa se encuentra en el brazo largo del cromosoma 17, en la región 17q22-23. Esta enzima, especialmente abundante en los polinucleares neutrófilos, desarrolla una función importante en la lisis de los microrganismos fagocitados por estas células. Por ello, los déficit parciales o completos de esta enzima, detectables en 1-2 de cada 4000 nacidos vivos, cursan con un retraso en la lisis de microrganismos, pese a que la producción de O_2^- y H_2O_2 es normal. Desde el punto de vista clínico, suelen ser silentes, aunque en algunas personas se observan infecciones recurrentes, a veces graves, por *Candida*.

5.3.4. Déficit leucocitarios micobactericidas

En este subgrupo, se incluyen las inmunodeficiencias asociadas a anomalías de los receptores de IFN-γ y el déficit de IL-12 o su receptor (Cuadro 21-2).

Déficit del receptor del IFN-γ

La existencia de mutaciones en la cadena α del receptor de IFN-γ (receptor de tipo 1; CD119) se ha relacionado con trastornos de la función fagocítica, caracterizados por una disminución de su poder microbicida. En este sentido, en la actualidad se sabe que el IFN-γ es la citoquina con la función más importante en la activación de los macrófagos infectados por micobacterias. Las infecciones por estos microrganismos sin la presencia de granulomas constituyen dos signos característicos de este tipo de inmunodeficiencia. Recientemente, se ha descrito en un niño una inmunodeficiencia asociada a un defecto de la expresión del receptor de IFN-γ de tipo 2.

Déficit de IL-12 o de su receptor

Recientemente, se han descrito algunos casos de pacientes con inmunodeficiencias asociadas a trastornos en la producción de IL-12 (p40) o de la expresión de la cadena β-1 de su receptor. Se cree que la producción alterada de IL-12 o la expresión anómala del receptor de esta citoquina podrían estar implicadas en una disminución de la producción de IFN-γ, ya que la administración de esta citoquina produce una mejoría clínica. Los pacientes con déficit de la IL-12 o de su receptor suelen presentar un cuadro clínico similar al del déficit del receptor de IFN-γ, que se caracteriza por la presencia de infecciones de repetición causadas por patógenos intracelulares, especialmente por micobacterias.

5.3.5. Déficit de células citolíticas naturales (NK)

Aunque existen casos aislados en los que se ha descrito un déficit selectivo de células NK asociado con infecciones víricas, en la mayor parte de las ocasiones los trastornos de las NK suelen asociarse a déficit de otras células, como los fagocitos o los linfocitos T, como sucede en el síndrome de Chediak-Higashi y en algunas inmunodeficiencias combinadas graves, respectivamente.

6. DÉFICIT DEL SISTEMA DEL COMPLEMENTO

Dentro de las inmunodeficiencias del sistema del complemento se han descrito anomalías que afectan tanto a las proteínas de las vías de activación y sus receptores como a las proteínas reguladoras (Cuadro 21-3). Hasta la fecha, se han descrito defectos genéticos en los que se ha involucrado prácticamente a todas las proteínas de la vía clásica (C1q, C1r y C1s, C4 y C2) y de la vía común (C3, C5, C6, C7, C8 y C9). La mayor parte de estos defectos se heredan de forma autosómica recesiva. Debe destacarse que en los portadores heterocigotos la concentración sérica de la proteína deficitaria suele ser inferior al valor normal, situándose en cifras próximas al 50 %. Asimismo, hay que resaltar que se han descrito algunas variantes no funcionales de C1q, y que en las anomalías de C8 sólo suele afectarse una parte de las cadenas de esta molécula, ya sea la cadena β o las cadenas α y γ, hallazgos habituales en los individuos de raza blanca y de raza negra, respectivamente. Desde el punto de vista clínico, los defectos genéticos de las proteínas de la vía clásica se traducen en infecciones por bacterias piógenas, debido a una alteración de la opsonización de las mismas o de la eliminación de inmunocomplejos. A su vez, los trastornos genéticos de las proteínas de la vía común se traducen en enfermedades por inmunocomplejos e infecciones por *Neisseria*.

Los déficit de proteínas de la vía alternativa son excepcionales. Las alteraciones de la properdina muestran un patrón de transmisión de la enfermedad ligado al cromosoma X; los déficit del factor B se heredan de forma autosómica recesiva, mientras que el patrón de transmisión de los déficit de factor D sigue sin conocerse exactamente. Desde el punto de vista clínico, estos defectos suelen asociarse a infecciones por *Neisseria*.

Como ya se ha mencionado en apartados anteriores, el déficit de adhesión leucocitaria debido a anomalías de la cadena β1 de las integrinas (CD18) se asocia a anomalías antigénicas y, menos frecuentemente, a anomalías funcionales de los receptores de C3bi (CR3) y de C3dg (CR4), a alteración de la fagocitosis de bacterias y otros microrganismos mediada por C3bi y sus derivados.

En la actualidad, también se han identificado alteraciones genéticas que afectan a las proteí-

Cuadro 21.3. Déficit del sistema del complemento

Inmunodeficiencia	*Localización*	*Herencia cromosómica*	*Manifestaciones clínicas más relevantes*
Déficit de Clq	Cr. 1	AR	Síndrome afín al LES, infecciones piógenas.
Déficit de Clr*	Cr. 12	AR	Síndrome afín al LES, infecciones piógenas.
Déficit de C4	Cr. 6	AR	Síndrome afín al LES, infecciones piógenas.
Déficit de C2	Cr. 6	AR	Síndrome afín al LES, vasculitis, polimiositis.
Déficit de C3	Cr. 19	AR	Infecciones piógenas de repetición.
Déficit de C5	Cr. 9	AR	Infecciones por *Neisseria*, enfermedades por inmunocomplejos.
Déficit de C6	Cr. 5	AR	Infecciones por *Neisseria*, enfermedades por inmunocomplejos.
Déficit de C7	Cr. 5	AR	Infecciones por *Neisseria*, enfermedades por inmunocomplejos.
Déficit de C8α**	Cr. 1	AR	Infecciones por *Neisseria*, enfermedades por inmunocomplejos.
Déficit de C8β	Cr. 1	AR	Infecciones por *Neisseria*, enfermedades por inmunocomplejos.
Déficit de C9	Cr. 5	AR	Infecciones por *Neisseria.*
Déficit de factor B	Cr. 6	AR	Infecciones por *Neisseria.*
Déficit de factor D	Cr. 19	AR	Infecciones por *Neisseria.*
Déficit de properdina	Cr. X	LX	Infecciones por *Neisseria.*
Déficit del inhibidor de C1	Cr. 11	AD	Angioedema hereditario.
Déficit de factor I	Cr. 4	AR	Infecciones piógenas recurrentes.

* El déficit de Clr generalmente se asocia a déficit de Cls. ** El déficit de C8α siempre se asocia a déficit de C8γ. Cr: cromosoma. AD: autosómico dominante. AR: autosómico recesivo. LX: ligada al cromosoma X. LES: lupus eritematoso sistémico.

nas reguladoras del sistema del complemento, de las que merece destacar el déficit del inhibidor de C1, del factor I y del factor H. En condiciones normales, estas proteínas son las encargadas de evitar la activación espontánea del sistema del complemento y de mantener las concentraciones de las diferentes proteínas que lo componen. Desde el punto de vista clínico, estas enfermedades presentan dos patrones de comportamiento diferentes, según se afecten las proteínas inhibidoras de las convertasas (factor H e I) o existan anomalías de otros inhibidores (inhibidor de C1, C4bp, CD55 y CD59). En el primer caso, se produce una sintomatología similar a la de los déficit de la vía clásica y de la vía común por consumo de C3. En el segundo grupo, se produce una activación masiva del sistema del complemento, que daña a los tejidos más expuestos a los antígenos, como la piel y las mucosas. En el caso de los déficit del inhibidor de C1 (suelen estar afectados los intrones 4, 5, 6, 7 y/o 8) y de C4bp o a los que entran en contacto directo con las proteínas activadas del sistema del complemento (células sanguíneas) en las anomalías de CD55 y CD59. Un ejemplo de déficit parcial o completo de la expresión de CD55 y CD59 lo constituye la hemoglobinuria paroxística nocturna. Esta enfermedad se debe a la existencia de mutaciones adquiridas en el gen del GFI (glucosil-fosfatidil-inositol) que se encuentra en el cromosoma 20 y que sirve de anclaje a ambas proteínas en la membrana de los hematíes, las plaquetas, los leucocitos y las células de otros tejidos.

7. INMUNODEFICIENCIAS COMBINADAS

En este apartado, se incluye un amplio abanico de inmunodeficiencias primarias, con manifestaciones clínicas y biológicas diversas y una base molecular habitualmente conocida, que tienen en común afectar a la respuesta inmunitaria dependiente de las células T, con el consiguiente defecto combinado de la inmunidad celular y humoral (Cuadro 21-4).

7.1. Déficit de HLA de clase I

En 1994, se describió una familia portadora de una nueva inmunodeficiencia primaria. Se trata de una mutación en el gen que codifica la proteína TAP2, proteína transportadora asociada a la presentación de antígenos. En condiciones normales, la TAP2 forma heterodímeros con la proteína TAP1. Su función consiste en introducir, en el interior del retículo endoplásmico rugoso, los péptidos de pequeño tamaño (8 aminoácidos) originados por la degradación de las proteínas propias en el citosol, que se unen a la cadena α de las moléculas HLA de clase I, permitiendo la expresión de estas últimas en la membrana citoplasmática. Las mutaciones del gen de la TAP2 causan la ausencia del complejo transportador TAP1/TAP2 que afecta a la expresión de las moléculas HLA de clase I. Como consecuencia de esta anomalía, el número de linfocitos T CD8 capaces de reconocer péptidos en las moléculas HLA de clase I se encuentra disminuido, aunque desde el punto de vista funcional estas células son normales. Es interesante destacar que en estos pacientes las células NK, pese a ser normales en número, carecen de capacidad funcional. El gen *TAP2* se encuentra en el cromosoma 6, en la región donde se sitúan los genes que codifican las moléculas HLA (6p21.3).

7.2. Déficit de HLA de clase II

En esta inmunodeficiencia, existe un defecto de la expresión de moléculas HLA de clase II (DP, DQ, DR), que desempeñan un importante papel en la membrana de las células presentadoras de antígeno. Hasta la fecha, se han identificado cuatro anomalías genéticas diferentes como causa de esta enfermedad. Estas alteraciones afectan a los genes de las proteínas que se unen a las secuencias de DNA conservadas, responsables de la transcripción de los genes HLA de clase II: RFX5 (factor regulador X5), RFX5AP (proteína de 36 kDa asociada a RFX5), CIITA (activador de la transcripción de HLA de clase II), que se encuentran en los cromosomas 1 (1q21), 13 (13q) y 16 (16p13.1-2), respectivamente. Como consecuencia, suele existir un descenso notable de linfocitos T CD4+ y alteraciones de la presentación de antígenos a estas células T, lo que se traduce en defectos, tanto de la inmunidad celular como humoral, que suelen conducir al fallecimiento de la persona. Pese a ello, se han descrito algunas variantes benignas con expresión residual de cadenas α y β de moléculas HLA de clase II, y niveles normales de linfocitos T CD4+.

Cuadro 21.4. Inmunodeficiencias combinadas

Inmunodeficiencia	*Gen/proteína afectados*	*Localización cromosómica*	*Herencia*	*Ig séricas*	*Linfocitos B circulantes*	*Linfocitos T circulantes*	*Observaciones*
Déficit de HLA de clase I	TAP2	6	AR	Normal	Normal	CD8↓ CD4 normal	Células NK funcionalmente alteradas.
Déficit de HLA de clase II	RFX5, RFX5AP, CIITA	1, 13, 16	AR	Normal o ↓	Normal	Generalmente CD4↓	
Déficit de CD3	CD3γ o CD3ε	11	AR	Normal	Normal	Normal	Comportamiento clínico heterogéneo.
Déficit de ZAP-70	ZAP-70	2	AR	Normal	Normal	CD8↓/ausentes CD4 Normal/↑	Los linfocitos T CD4 no son funcionantes.
SCID - Déficit de las cadenas del receptor de IL2	Cadena γ IL2R (CD122)	X	LX	↓	Normal o ↑	↓↓	Infiltrado linfocitario en diferentes tejidos.
SCID - Déficit de Jak-3	Jak-3	19	AR	↓	Normal o ↑	↓↓	
SCID - Déficit de RAG1 y RAG2	RAG1 y RAG2	11	AR	↓	↓↓	↓↓	Infecciones piógenas.
SCID - Síndrome de Omenn	RAG1 y RAG2	11	AR	↓ ↑ IgE	Normal o↓	Variable	Síntomas similares a la reacción injerto contra huésped en el período neonatal.
SCID - Disgenesia reticular	Desconocido	Desconocido	AR	↓	↓↓	↓↓	Neutropenia, trombocitopenia.
SCID - Déficit de ADA	ADA	20	AR	↓	↓ progresivo	↓ progresivo	Trastornos funcionales de linfocitos T y B.
Síndrome de hiper-IgM ligado al cromosoma X	CD154 (CD40L)	X	LX	IgM e IgD↑ o normales; otros isotipos ↓	Linfocitos B IgM e IgD presentes; resto ausentes	Normal	Neutropenia, trombocitopenia, anemia hemolítica, alteraciones gastrointestinales y hepáticas.
Déficit de PNP	PNP	14	AR	Normal o ↓	Normal	↓ progresivo	Anemia hemolítica autoinmunitaria, síntomas neurológicos.
Déficit de CD95 o inmunodeficiencia asociada a enfermedad linfoproliferativa	CD95 (Fas)	10	AD*	↑	↑↑	↑ linfocitos T$\alpha\beta$ CD4$^-$/CD8$^-$	Fenómenos de autoinmunidad

Ig: inmunoglobulina. ↓: disminuido. ↑: aumentado. LX: ligada al cromosoma X. AR: autosómico recesivo. AD: autosómico dominante. SCID: síndrome de inmunodeficiencia combinada grave: PNP: purina-nucleósido-fosforilasa. HLA: antígeno leucocitario humano. NK: citolíticas naturales (*natural killer*).

* Pendiente de confirmación.

7.3. Déficit de CD3

En la actualidad, se han descrito cuatro pacientes con déficit de CD3; en tres de ellos estaba afectada la cadena γ y en el otro, la cadena ε. Desde el punto de vista diagnóstico, estos pacientes se caracterizan por presentar mutaciones de los genes que codifican ambas cadenas de la molécula CD3 en el cromosoma 11. Estas anomalías genéticas se traducen en un descenso del numero de linfocitos T circulantes, que además, tienen un defecto de la expresión y función del complejo CD3/TCR. Desde el punto de vista clínico, el comportamiento es muy variable, incluso entre las personas de una misma familia, oscilando desde la aparición de infecciones respiratorias leves hasta un cuadro de inmunodeficiencia combinada grave.

7.4. Déficit de ZAP-70

Se han descrito menos de diez casos, en los que se ha detectado la existencia de defectos del gen que codifica la proteína ZAP-70, que se encuentra en el cromosoma 2, en la región 2q12. La proteína ZAP-70 tiene actividad tirosina quinasa asociada a la cadena zeta del TCR. El defecto produce la ausencia de linfocitos T CD8, con concentraciones normales o incluso aumentadas de células T CD4 que, sin embargo, carecen de actividad funcional. Este defecto se hereda según un patrón autosómico recesivo.

7.5. Inmunodeficiencia combinada grave (SCID)

En la actualidad, la inmunodeficiencia combinada grave se subdivide en dos grandes grupos, dependiendo de la existencia de una disminución específica del número de linfocitos T, como en el déficit de las cadenas del receptor de la IL-2, o de si ésta coexiste con un descenso numérico de los linfocitos B, como en el déficit de jak-3, los déficit de RAG-1 y RAG-2, el síndrome de Omenn, la disgenesia reticular y el déficit de adenosina desaminasa (ADA) (Cuadro 21-4).

7.5.1. Déficit de las cadenas del receptor de la IL-2

Este subgrupo de inmunodeficiencias representa algo más de la mitad de las inmunodeficiencias combinadas graves. Su origen radica en la presencia de mutaciones que afectan al gen que codifica la cadena γ del receptor de la IL-2 (CD122), que se encuentra en el cromosoma X, en la región Xq13.1-13.3; se hereda, pues, según un patrón ligado al cromosoma X. Esta cadena también forma parte de los receptores de la IL4, IL-7, IL-9 e IL-15, y su déficit se traduce en un amplio abanico de alteraciones derivadas de la ausencia de receptores de alta afinidad para estas citoquinas. Entre estas anomalías, merece destacarse los trastornos de la proliferación y la expansión de las células T CD4 tras el estímulo antigénico, los trastornos de la maduración de los linfocitos T CD8, las anomalías de la diferenciación tímica, de la activación de las células NK y de la proliferación de los linfocitos B.

En 1997, se describió una nueva inmunodeficiencia primaria debida a una mutación del gen que codifica la cadena α del receptor de la IL2 (CD25). Sus manifestaciones se traducen en un descenso de linfocitos T en la sangre, una proliferación anómala de las células B y la existencia de un infiltrado linfoide en diferentes tejidos, que se acompaña de signos inflamatorios y atrofia de los mismos.

7.5.2. Déficit de Jak-3

Se trata de una enfermedad congénita, autosómica recesiva, en la que existen mutaciones en el gen que codifica la proteína Jak-3, una proteína intracelular que actúa como quinasa asociada a la cadena γ del receptor de la IL-2 (CD122). Las manifestaciones clínicas son similares a las de los pacientes con déficit de CD122. El gen que codifica la Jak-3 se encuentra en el cromosoma 19, en la región 19p13.1, y su déficit sigue un patrón de herencia autosómico recesivo.

7.5.3. Déficit de RAG1 y RAG2

La existencia de mutaciones en los genes responsables de la activación de la recombinación de los genes que codifican las inmunoglobulinas y las cadenas del TCR (genes *RAG1* y *RAG2*) constituye la base de esta inmunodeficiencia combinada grave. Desde el punto de vista clínico, los pacientes presentan infecciones piógenas, asociadas a la ausencia de linfocitos B y a un descenso variable de los linfocitos T, con cifras normales de células NK. Esta anomalía se hereda según un patrón autosómico recesivo, localizándose ambos genes en el cromosoma 11, en la región 11p12-13.

7.5.4. Síndrome de Omenn

Algunos pacientes con inmunodeficiencia combinada grave presentan síntomas semejantes a la reacción injerto contra huésped materno-fetal del período neonatal; es a lo que se ha denominado síndrome de Omenn. Aunque actualmente se sabe que este síndrome no se debe a una reacción injerto contra huésped, su causa sigue siendo desconocida.

7.5.5. Disgenesia reticular

La disgenesia reticular es un enfermedad hereditaria, autosómica recesiva, que se caracteriza por un defecto de la maduración, tanto de los precursores linfoides T, B y NK, como de los progenitores mieloides. La gravedad del cuadro suele conducir a la muerte de los pacientes en el período posnatal. Por el momento, se desconoce la base molecular de la enfermedad.

7.5.6. Déficit de adenosina desaminasa (ADA)

La enzima adenosina desaminasa (ADA) está codificada por un gen situado en el cromosoma 20, en la región 20q13-ter. Este gen codifica un monómero de 363 aminoácidos, cuya expresión es elevada en los precursores linfoides. El déficit de ADA, enzima encargada de retirar los grupos amino de la adenosina y la desoxiadenosina, se traduce en la acumulación intracelular de estos dos productos, junto con ATP, dATP y S-adenosil homocisteína. Al igual que sucede en el déficit de PNP, la acumulación de dATP inhibe la ribonucleósido-difosfato reductasa, enzima que participa en la síntesis de DNA. Por otra parte, la acumulación de adenosina inhibe la S-adenosil homocisteína hidrolasa, responsable de la acumulación de S-adenosil homocisteina, enzima que participa en la metilación del DNA dependiente de S-adenosilmetionina. La acumulación de metabolitos hace que los precursores linfoides T y B sean especialmente vulnerables, y presenten tasas de mortalidad incrementadas asociadas a trastornos funcionales de la respuesta proliferativa a los mitógenos. En los pacientes con déficit de ADA, suelen detectarse concentraciones normales e incluso elevadas, de mRNA en ausencia de la proteína. El defecto genético se hereda según un patrón autosómico recesivo, habiéndose relacionado algunas mutaciones concretas con un curso menos agresivo de la enfermedad.

7.6. Síndrome de hiper-IgM ligado al cromosoma X

Representa unas dos terceras partes de los casos conocidos como síndrome de hiper-IgM, que tienen en común la presencia de concentraciones séricas incrementadas de IgM e IgD, con un descenso de las cifras séricas de las demás inmunoglobulinas. A diferencia del resto de los pacientes con este síndrome, en los casos de hiper-IgM ligada al cromosoma X se ha identificado de forma precisa el defecto molecular de la enfermedad. Se trata de mutaciones que afectan al gen que codifica una proteína de la membrana citoplásmica de la familia del factor de necrosis tumoral e identificada como CD154, ligando de CD40 o CD40L, localizado en el cromosoma X, en la región Xq26. Actualmente, se sabe que la molécula CD154 se expresa en los linfocitos T CD4 activados, los monocitos, los mastocitos, los eosinófilos y los basófilos. Su unión a CD40, en la membrana de las células B, es esencial para que se produzca el cambio isotípico en la célula B, con producción de IgG, IgA o IgE en lugar de IgM e IgD. Por ello, los pacientes suelen presentar concentraciones séricas incrementadas de IgM e IgD, con un descenso de IgG e IgA. Además, sus linfocitos muestran exclusivamente sIgM y sIgD. En la mayor parte de las ocasiones, las concentraciones de CD154 son indetectables, si bien se han descrito casos en los que se detecta la expresión de una forma mutada de la proteína, lo que se asocia con formas clínicas menos graves.

7.7. Déficit de purina-nucleósido fosforilasa (PNP)

La enzima purina-nucleósido fosforilasa (PNP) se encuentra en todas las células de los mamíferos, en las que cataliza la fosforilación de guanosina, desoxiguanosina e inosina. En algunos pacientes con inmunodeficiencias primarias, se ha descrito la existencia de mutaciones en el gen que codifica esta enzima, en el cromosoma 14. Como consecuencia, se acumulan en la célula los sustratos de la PNP (guanosina, desoxiguanosina, GTP y dGTP). Uno de ellos, el dGTP, inhibe una enzima implicada en la síntesis de DNA, como es la ribonucleósido trifosfato reductasa. La acumulación de estos metabolitos en los precursores de los linfocitos T los hace especialmente susceptibles a su destrucción. Por eso, estos pacientes presentan un descenso importante del número de linfocitos T que, además, tienen una capacidad proliferativa disminuida. Desde el punto de vista clínico, se ve afectada tanto la inmunidad celular como la humoral. Este trastorno se transmite de forma autosómica recesiva.

7.8. Déficit de CD95 o inmunodeficiencia asociada a enfermedad linfoproliferativa

Las mutaciones puntuales del gen que codifica la proteína CD95 (Apo1/Fas) producen anomalías antigénicas y funcionales de esta proteína implicada en la señalización de la apoptosis. Como consecuencia, las personas portadoras de mutaciones en este gen tienen defectos de la selección tímica de linfocitos, con linfocitosis (aumento importante de células T CD4-/CD8-), asociadas a fenómenos de autoinmunidad y una supervivencia alargada de las células B.

8. DÉFICIT PREDOMINANTEMENTE DE ANTICUERPOS

Los déficit predominantemente de anticuerpos constituyen las inmunodeficiencias primarias más frecuentes. Todas ellas muestran en común un déficit que afecta, de forma prácticamente exclusiva, a la producción de anticuerpos por anomalías, bien de la producción de linfocitos B, bien de su función en la respuesta frente a los antígenos. Aunque en muchos casos la enfermedad cursa de forma asintomática, son frecuentes las infecciones sinopulmonares recurrentes por bacterias piógenas. Si bien en algunos casos se ha identificado la anomalía genética causante de la enfermedad, en la mayoría de los pacientes ésta sigue siendo desconocida, lo que dificulta su clasificación. A continuación, se revisan los aspectos más relevantes de los distintos subtipos de este grupo heterogéneo de inmunodeficiencias primarias (Cuadro 21-5).

8.1. Agammaglobulinemia ligada al cromosoma X

Desde la descripción, en 1952, por Bruton del primer paciente con agammaglobulinemia ligada al cromosoma X, se ha avanzado de forma notable en el conocimiento de esta entidad. En la actualidad, se sabe que el defecto genético común a estos pacientes afecta al gen que codifica la proteína btk (tirosina quinasa de la agammaglobulinemia de Bruton), que se encuentra en el cromosoma X, en la región Xq21.3-22. Como su nombre indica, la proteina btk es una tirosina quinasa ubicua que, desde el punto de vista funcional, es necesaria para la expansión de las células B entre el estadio de precursor pro-B (Tdt+/CD34+/CD19+/cIgμ-) y pre-B (Tdt-/CD34-/CD19+/cIgμ+). Por ello, en estos pacientes suele detectarse un número normal de células pro-B con muy pocas células pre-B. La incapacidad de estas últimas para diferenciarse a linfocitos B maduros da lugar a la ausencia o a una notable disminución del número de linfocitos B maduros (<0.5 % de los linfocitos de sangre periférica) y de las concentraciones séricas de las inmunoglobulinas. Este hecho se traduce, además, en el pequeño tamaño de los órganos linfoides secundarios, como las amígdalas, y en trastornos histológicos de los mismos, como la ausencia de los centros germinales. En un pequeño subgrupo de pacientes, se detectan mutaciones en el gen de la cadena pesada μ o en el gen l5/14.1, y no en el gen *btk*, siendo la sintomatología idéntica. Al ser una enfermedad ligada al cromosoma X, no suele manifestarse en las mujeres portadoras, mientras que en los varones la enfermedad se desarrolla a partir del quinto mes de vida, una vez que descienden las concentraciones séricas de inmunoglobulinas de origen materno. Desde el punto de vista clínico, la enfermedad se manifiesta con infecciones bacterianas de repetición. A veces pueden desarrollarse también infecciones víricas en las que las inmunoglobulinas suelen desempeñar un importante papel defensivo, como la varicela, las paperas, la poliomielitis y la encefalitis progresiva.

Cuadro 21.5. Inmunodeficiencias predominantemente de anticuerpos

Inmunodeficiencia	*Gen/proteína afectados*	*Localización cromosómica*	*Herencia*	*Ig séricas*	*Linfocitos B circulantes*	*Características asociadas*
Agammaglobulinemia asociada al cromosoma X	btk	X	LX	Todos los isotipos ↓↓	Ausencia o ↓↓ del número de linfocitos B maduros	
Síndrome de hiper-IgM autosómico recesivo	Desconocido	Desconocido	AR	IgM e IgD ↑ o normales Otros isotipos	Linfocitos B IgM e IgD presentes Resto ausentes	Neutropenia, trombocitopenia, anemia hemolítica, alteraciones gastrointestinales y hepáticas.
Déficit selectivo de IgA	Desconocido	Desconocido	Variable	IgA ↓ Otros isotipos ↓ normales	Linfocitos sIgA normal o ↓ Resto normal	Enfermedades autoinmunitarias y alérgicas.
Déficit de subclases de IgG	Desconocido	Desconocido	Desconocido	↓ de uno o más isotipos de IgG	Normal o inmaduros	
Déficit selectivo de Ac con niveles normales de Ig	Desconocido	Desconocido	Desconocido	Normal	Normal	
Deleción del gen de la cadena pesada de las Ig	Genes C de la cad. H de las Ig	14	AR	IgG1 o IgG2, IgG4 ausentes. En algunos casos IgE e IgA2 ausentes	Normal o ↓	
Déficit de cadena ligera κ	Cad. ligera κ	2	AR	Ig(κ) ↓: respuesta de Ac normal o ↓	Linfocitos kappa normal o ↓	
Inmunodeficiencia común variable (CVID)	Desconocido	Desconocido	Variable	↓ múltiples isotipos de Ig	Normal o ↓	Citopenias enfermedades autoinmunitarias, enfermedades intestinales. Mayor incidencia de tumores.
Hipogammaglobulinemia transitoria de la infancia	–	–	Desconocido	IgG e IgA ↓	Normal	Frecuente en familias con otras inmunodeficiencias.

Ig: inmunoglobulina. Ac: anticuerpo. ↓: disminuido. ↑: aumentado. LX: ligada al cromosoma X. AR: autosómico recesivo. AD: autosómico dominante. C: constante. H: cadena pesada de las sIg. Ig: inmunoglobulinas de superficie.

8.2. Síndrome de hiper-IgM autosómico recesivo

En realidad, este subgrupo de inmunodeficiencias con trastornos de la producción de inmunoglobulinas presenta un comportamiento clínico y biológico semejante al síndrome de hiper-IgM ligado al cromosoma X, siendo su causa, por el momento, desconocida.

8.3. Déficit selectivo de IgA

El déficit de IgA sérica (< 5 mg/dL), a veces unido al de IgG2, constituye la inmunodeficiencia primaria más frecuente entre las personas de raza blanca, con una incidencia de 1:700. Pese a su elevada prevalencia, en la actualidad sigue sin conocerse con exactitud su etiología, que presumiblemente estaría asociada a un defecto de la maduración de los linfocitos B sIgA+ a células plasmáticas productoras de anticuerpos. Desde el punto de vista genético, la mayor parte de los casos son de aparición esporádica, aunque en algunas familias se ha detectado un patrón de herencia autosómico, a veces recesivo y en otras ocasiones dominante. El hecho de que, con relativa frecuencia, estos pacientes compartan haplotipos asociados a la inmunodeficiencia variable común podría indicar que ambas entidades comparten mecanismos patogénicos. El número de linfocitos B y T, así como la concentración de las demás inmunoglobulinas son normales. Ello se traduce en que, en muchos casos, la enfermedad es silente, probablemente por el incremento compensador de la concentración de IgM en las mucosas, estableciéndose el diagnóstico en un análisis sistemático. En otras ocasiones, los pacientes presentan infecciones sinopulmonares e intestinales, tanto bacterianas como víricas.

8.4. Déficit de subclases de IgG

En algunas familias, se han descrito déficit selectivos de algún isotipo de IgG, con una concentración global de IgG dentro de la normalidad. En algunos casos, se detecta un déficit combinado de inmunoglobulinas: los déficit de IgG2 e IgG4 se asocian a un déficit selectivo de IgA. Aunque en algunos casos se han detectado deleciones de los genes de las cadenas pesadas de las inmunoglobulinas, en la mayoría de los pacientes sigue sin conocerse la causa de la enfermedad. Desde el punto de vista clínico, la enfermedad puede ser asintomática o cursar con infecciones sinopulmonares de repetición por microrganismos piógenos.

8.5. Déficit selectivo de anticuerpos con concentraciones normales de inmunoglobulinas

Se trata de un grupo de pacientes en los que pese a la existencia de concentraciones normales de los diferentes isotipos de las inmunoglobulinas, se detecta una respuesta deficitaria frente a determinados antígenos. Las células B no responden *in vitro* a los polisacáridos con capacidad antigénica. Las bases moleculares de esta anomalía siguen siendo desconocidas. Desde el punto de vista clínico, la enfermedad cursa de forma asintomática y, en algunos pacientes, con infecciones sinopulmonares recurrentes.

8.6. Deleción del gen de la cadena pesada de las inmunoglobulinas

En alrededor del 5-10 % de las personas de raza blanca se detectan anomalías que consisten en mutaciones, deleciones o duplicaciones en el cromosoma 14, en la región 14q32, donde se encuentran los genes que codifican la región constante de la cadena pesada de las inmunoglobulinas. En los homocigotos, las deleciones en 14q32 se asocian a un déficit selectivo del isotipo o subclase de inmunoglobulina correspondiente. Como se ha comentado anteriormente, se han detectado también deleciones y mutaciones en los genes que codifican la cadena μ, que se asocian no sólo a un defecto de la producción de IgM, sino también, en ocasiones, a agammaglobulinemia, por trastornos del desarrollo y producción de los linfocitos B (véase Agammaglobulinemia ligada al cromosoma X).

8.7. Déficit de la cadena ligera kappa

Aunque hasta la fecha esta anomalía se ha descrito únicamente en dos familias, se sabe que se debe a mutaciones puntuales del gen que codifica las cadenas ligeras κ de las inmunoglobulinas, que se encuentra en el cromosoma 2, en la región 2p11. Desde el punto de vista biológico, el número de linfocitos B es normal, si bien sus sIg expresan de forma exclusiva cadenas ligeras λ. Es una afección que cursa de forma asintomática.

8.8. Inmunodeficiencia variable común

Bajo el término inmunodeficiencia variable común (CVID) se incluye un grupo relativamente heterogéneo de pacientes que tienen en común una incapacidad para producir anticuerpos, que clínicamente se traduce en infecciones sinopulmonares de repetición en las que están involucrados agentes piógenos. En estos pacientes, son frecuentes las citopenias, otras enfermedades autoinmunitarias y enfermedades intestinales, existiendo una mayor incidencia de tumores, habitualmente linfomas no hodgkinianos. Su etiología se desconoce y es presumiblemente diversa, lo que probablemente contribuye a que ésta sea, tras el déficit selectivo de IgA, la segunda inmunodeficiencia primaria de mayor frecuencia (1-5 de cada 50 000 personas). En muchas ocasiones, el diagnóstico se realiza por exclusión de otras entidades. La enfermedad suele afectar por igual a varones y mujeres, y puede manifestarse a cualquier edad. Aunque los casos esporádicos son los más habituales, se han descrito patrones de herencia autosómica (dominante y recesiva) y ligada al cromosoma X. La existencia de anomalías en la inmunidad mediada por células T en alrededor de las dos terceras partes de los casos ha puesto sobre la pista de la posible existencia de un defecto T, al menos en estos pacientes.

9. OTROS SÍNDROMES DE INMUNODEFICIENCIA COMBINADA BIEN DEFINIDOS

En este subgrupo de inmunodeficiencias primarias, se incluye una serie de enfermedades en las que la inmunodeficiencia, aunque habitualmente no constituye la única manifestación de la enfermedad, sí es la más relevante (Cuadro 21-6).

9.1. Síndrome de Wiskott-Aldrich

El síndrome de Wiskott-Aldrich es una inmunodeficiencia combinada, con alteraciones tanto de la inmunidad celular como de la inmunidad humoral, que se produce por alteraciones del gen *WASp* (*Wiskott-Aldrich syndrome protein*). Este gen se encuentra en el brazo corto del cromosoma X, en la región Xp11-22, y codifica una proteína de 502 aminoácidos con abundantes residuos de prolina. Aunque se sabe que la herencia sigue un patrón ligado al cromosoma X, la detección de heterocigotos se hace difícil por la selección negativa del gen durante la diferenciación de las células hematopoyéticas. En la actualidad, sigue sin conocerse la función exacta de la proteína; sin embargo, se cree que desempeña un importante papel en la activación linfocitaria y plaquetaria, al actuar como factor de transcripción o como ligando de proteínas, que participan en la transducción de señal a nivel citoplasmático, relacionadas con la organización del citoesqueleto. En este sentido, se detectan anomalías morfológicas llamativas asociadas a trastornos del citoesqueleto, tanto en los linfocitos T, como en las plaquetas. Merece destacarse que, en muchas personas, esta anomalía está ligada a defectos de la expresión, glucosilación y función de diversas proteínas de la membrana celular, entre las que se encuentran CD43 y CD42 (gpIb), en los linfocitos T y las plaquetas, respectivamente.

Desde el punto de vista clínico, la enfermedad se caracteriza por la presencia de eccema, infecciones recurrentes por microrganismos no habituales y que no responden al tratamiento, y trombocitopenia. La respuesta proliferativa de las células T a través de CD3 suele estar disminuida y la producción de anticuerpos frente a polisacáridos suele estar alterada. A lo largo de la evolución de la enfermedad, los pacientes suelen desarrollar linfopenia progresiva, a expensas fundamentalmente de los linfocitos T, y un descenso de la concentración sérica de IgM. Algunos casos se asocian a enfermedades de tipo autoinmunitario como vasculitis graves y glomerulonefritis. La evolución suele ser mortal, con el desarrollo de neoplasias linfoides que terminan con la vida del paciente entre el segundo y el cuarto decenio de la vida.

Cuadro 21.6. Otros síndromes de inmunodeficiencia combinada bien definidos

Inmunodeficiencia	*Gen/proteína afectados*	*Localización cromosómica*	*Herencia*	*Ig séricas*	*Linfocitos B circulantes*	*Linfocitos T circulantes*	*Observaciones*
Síndrome de Wiskott-Aldrich	WASp	X	LX	IgM ↓ frecuente ↑ IgA e IgE	Normal	progresivo ↓	Trombocitopenia, trombocitopatía, eccema, linfomas, enfermedades autoinmunitarias.
Ataxia - telangiectasia	ATM	11	AR	IgA, IgE y subclases de IgG ↓ frecuentemente ↑ IgM monomérica	Normal	↓	Ataxia, telangiectasias, ↓ α-fetoproteína, neoplasias.
Síndrome de Nijmegen	NBS1/nibrina	7, 14	AR	↓	Normal	↓	Retraso mental, microcefalia sensibilidad ↑ a las radiaciones, neoplasias.
Síndrome de DiGeorge	Defecto de genes que afecta al desarrollo tímico	22 (90 %) 10 (10 %)	de novo AD	Normal o ↓	Normal	Normal o ↓	Malformaciones de la tercera y cuarta bolsas faríngeas
Síndrome de Chédiak-Higashi	Lyst	1	AR	Normal	Normal	Normal	Albinismo oculocutáneo, neutropenia, alt. quimiotaxis, actividad NK anómala, lisosomas/gránulos gigantes.
Albinismo parcial con inmunodeficiencia (síndrome de Griscelli)	Miosina Va	15	AR	Normal	Normal	Normal	Albinismo, encefalopatía progresiva en casos graves. Ausencia de gránulos gigantes.
Síndrome linfoproliferativo asociado al cromosoma X	SAP	X	LX	Normal ↓ (raro)	Normal o ↓	Normal	Infecciones por EBV, anemia aplásica, linfomas.

Ig: inmunoglobulina. ↓: disminuido. ↑: aumentado. LX: ligada al cromosoma X. AR: autosómico recesivo. AD: autosómico dominante. EBV: virus de Epstein-Barr.

9.2. Ataxia-telangiectasia

La ataxia-telangiectasia es una enfermedad neuroendocrina, progresiva y hereditaria que se transmite de forma autosómica recesiva. Desde el punto de vista etiopatogenético, la enfermedad se caracteriza por la existencia de mutaciones de las que hasta la fecha se han identificado más de 150 variantes únicas del gen *ATM* que se encuentra en el cromosoma 11, en la región 11q23.1. El gen *ATM* (ataxia-telangiectasia mutated), codifica una proteína que participa en la reparación del DNA durante el ciclo celular. Actualmente, se cree que la proteína ATM, que se caracteriza por poseer actividad quinasa y una gran homología con la PI3-quinasa, es necesaria para regular la concentración de la proteína p53 en la transición entre las fases G1 y S (síntesis de DNA) del ciclo celular. Como consecuencia del defecto de la reparación del DNA, en las células de estos pacientes se acumulan mutaciones y roturas cromosómicas, con translocaciones, inversiones, o ambas. Estas anomalías cromosómicas suelen ser aleatorias en algunas células, como los fibroblastos, mientras que en los linfocitos afectan de forma preferente a los genes que codifican el receptor de la célula T y/o las cadenas pesadas de las inmunoglobulinas, que están en los cromosomas 7 y 14, respectivamente.

Desde el punto de vista clínico, la enfermedad suele manifestarse, a partir de los dos años de vida, con ataxia cerebelosa progresiva, telangiectasias en los ojos y las orejas, e infecciones sinopulmonares recurrentes. Desde el punto de vista inmunológico, no existe un patrón uniforme. Habitualmente, los pacientes presentan alteraciones funcionales de los linfocitos T y, en casi la mitad de los casos, se detectan alteraciones de la inmunidad humoral, que consisten en defectos de IgA, IgG2, IgG4 e IgE. A nivel sérico, se detecta una concentración aumentada de α-fetoproteína en el 95 % de los casos. Debido al aumento de la susceptibilidad a las radiaciones, alrededor del 40 % de los pacientes termina desarrollando tumores, frecuentemente de estirpe linfoide, falleciendo en los primeros decenios de la vida.

9.3. Síndrome de Nijmegen

El síndrome de roturas cromosómicas de Nijmegen constituye una inmunodeficiencia combinada, con características superponibles a las de la ataxia-telangiectasia, a excepción de la ausencia de manifestaciones neurológicas (ataxia) y de las telangiectasias. Por el contrario, estos pacientes suelen presentar retraso mental y microcefalia. Desde el punto de vista genético, se ha descrito recientemente la existencia de mutaciones del gen *NBS1*, que codifica una proteína, denominada nibrina, que participa en la reparación del DNA y cuya función exacta se desconoce. Desde el punto de vista clínico, además de los trastornos neurológicos e inmunológicos, esta enfermedad se caracteriza por un incremento de la sensibilidad a las radiaciones y una predisposición elevada a padecer neoplasias.

9.4. Síndrome de Di George (aplasia tímica congénita)

En la gran mayoría (80-90 %) de los pacientes con aplasia congénita del timo se detectan deleciones (habitualmente microdeleciones) en el brazo largo del cromosoma 22 (22q11-ter). En el resto de los pacientes, se detectan alteraciones en el brazo corto del cromosoma 10. En ambos casos, la enfermedad se manifiesta con malformaciones de la tercera y cuarta bolsa faríngea, que se refleja en aplasia o hipoplasia de las glándulas paratiroides y del timo, alteraciones cardíacas y rasgos faciales característicos. Desde el momento del nacimiento, se detecta hipocalcemia y tetania, por el desarrollo defectuoso de las glándulas paratiroideas. La aplasia/hipoplasia tímica da lugar a una ausencia o descenso importante del número y la función de las células T. En aquellos casos que sobreviven al período neonatal, son habituales las infecciones recurrentes o crónicas, tanto de origen bacteriano como vírico, y la función de los linfocitos T suele mejorar o permanecer estable.

9.5. Síndrome de Chédiak-Higashi

Hasta la fecha, se han descrito alrededor de 100 casos de pacientes que presentan una enfermedad autosómica recesiva, caracterizada por infecciones piógenas recurrentes y persistentes, albinismo oculocutáneo, alteraciones del sistema nervioso central, e infiltración linfocitaria en diferentes órganos y tejidos, conocida como síndrome de Chédiak-Higashi. Estos pacientes tienen en común una anomalía del gen que codifica la proteína Lyst, que participa en el transporte citoplásmico de lisosomas a través de los microtúbulos.

9.6. Albinismo parcial con inmunodeficiencia (síndrome de Griscelli)

Se trata de una enfermedad autosómica rara, que cursa con albinismo parcial debido a la migración anómala de melanocitos a queratinocitos. Desde el punto de vista clínico, los pacientes presentan, además, infecciones bacterianas, fúngicas y víricas de repetición, a veces asociadas a una reacción linfoproliferativa similar a la detectada en el síndrome de Chédiak-Higashi. Sin embargo, a diferencia de lo que sucede en este último, en los pacientes con síndrome de Griscelli no se detectan gránulos gigantes a nivel celular.

9.7. Síndrome de Duncan

El síndrome de Duncan recibe también el nombre de síndrome linfoproliferativo ligado al cromosoma X o XLP. Se trata de una enfermedad que se ha caracterizado recientemente como una alteración que afecta al gen que codifica la proteína SAP (*signalling lymphocyte activation molecule (SLAM o CD150) associated protein*; proteína asociada a la molécula de activación de la señalización de los linfocitos). La proteína SAP es específica de las células T y se asocia, a nivel intracelular, a CD150, que constituye una proteína de membrana citoplásmica que participa en la cooperación entre los linfocitos T y B en la respuesta inmunitaria. Desde el punto de vista clínico, esta anomalía se traduce en una excepcional susceptibilidad de las células de estas personas a las infecciones por el virus de Epstein-Barr, con cuadros de mononucleosis grave, linfoma, o ambos. Se cree que esta susceptibilidad a la infección por el virus de Epstein-Barr podría estar relacionada con defectos de la interacción de las células T para eliminar los linfocitos B infectados.

10. DÉFICIT PREDOMINANTEMENTE DE CÉLULAS T

Además de las inmunodeficiencias de células linfoides, enumeradas en los apartados anteriores, en los últimos años se ha acumulado información sobre otras inmunodeficiencias. Se trata de enfermedades descritas en casos aislados, y sólo parcialmente conocidas desde el punto de vista genético y fisiopatológico (Cuadro 21-7). En términos generales, en estos pacientes se afectan preferentemente los linfocitos T. Entre estas entidades se incluyen los déficit primarios de los linfocitos T CD4 en ausencia de infección por el virus de la inmunodeficiencia humana (HIV), que desde el punto de vista clínico, se manifiestan por la existencia de infecciones oportunistas. Asimismo, se han descrito casos de inmunodeficiencia combinada grave unida al déficit de los linfocitos T CD7 o defectos aislados de la producción de IL2, sin que por el momento se pueda asegurar su carácter hereditario. En niños con inmunodeficiencia combi-

Cuadro 21.7. Déficit predominantemente de células T

Inmunodeficiencia	*Patrón de herencia*	*Observaciones*
Déficit primario de linfocitos T CD4+	Desconocido	En ausencia de infección por VIH.
SCID asociada a déficit de linfocitos T CD7+	Carácter hereditario sin demostrar	
SCID asociada a déficit de IL-2	Carácter hereditario sin demostrar	
Defectos múltiples de producción de citoquinas	Desconocido	Descrito en niños con SCID.
Defectos en la trasducción de señal	Desconocido	Descrito en niños con SCID.
Defectos en el flujo de calcio	Desconocido	

En este grupo de inmunodeficiencias se desconoce la lesión genética. SCID: síndrome de inmunodeficiencia combinada grave. VIH: virus de la inmunodeficiencia humana. IL: interleuquina.

nada grave, se han descrito defectos combinados de la producción de varias citoquinas (IL2, IL-4, IL-5 y IFN-γ) en ausencia del factor nuclear activador de células T (NFAT), sin que por el momento se conozcan las características genéticas de esta enfermedad. Finalmente, en los últimos años se han descrito también otros dos grupos de anomalías del sistema inmunitario que afectan a la activación de los linfocitos. En el primer caso, se trata de defectos de la transducción de señal a nivel citoplásmico en niños con inmunodeficiencia combinada grave (SCID), en los que no se observa un incremento transitorio de la concentración citoplasmática de calcio libre o de diacilglicerol tras el estímulo antigénico de sus células T, aunque sí se produce tras la activación en presencia de PMA o de tetrafluoruro de aluminio (AlF_4). El segundo grupo de pacientes lo constituyen niños en los que se detecta un defecto del flujo de calcio desde el medio extracelular al interior de los linfocitos. Aunque la anomalía afecta a todos los tipos celulares la enfermedad se manifiesta como una inmunodeficiencia combinada grave.

11. INMUNODEFICIENCIAS ASOCIADAS O SECUNDARIAS A OTRAS ENFERMEDADES CONGÉNITAS/HEREDITARIAS

Se trata de un amplio grupo de enfermedades congénitas, de naturaleza diversa, en las que se observan inmunodeficiencias en el contexto de

Cuadro 21.8. Inmunodeficiencias asociadas o secundarias a otras enfermedades congénitas/hereditarias

Inestabilidad cromosómica o alteraciones en la reparación del DNA
- Síndrome de Bloom
- Xerodermia pigmentaria
- Anemia de Fanconi
- Síndrome ICF
- Síndrome de Seckel

Alteraciones cromosómicas estables
- Síndrome de Down
- Síndrome de Turner
- Deleciones o anillos del cromosoma 18

Anomalías esqueléticas
- Displasia esquelética *short-limbed*
- Condrodisplasia metafisaria

Síndromes con retraso generalizado del crecimiento
- Displasia inmunoósea de Schimke
- Síndrome de Dubowitz
- Displasia quifomélica con SCID
- Enanismo de Mulibrey
- Retraso del crecimiento con anomalías faciales e inmunodeficiencia
- Progeria

Defectos dermatológicos
- Displasia ectodérmica
- Inmunodeficiencia con ausencia de pulgares, ansomía e ictiosis
- Disqueratosis congénita
- Síndrome de Netherton
- Síndrome de Papillon-Lefèvre
- Ictiosis congénita

Trastornos hereditarios del metabolismo
- Acrodermatitis enteropática.
- Déficit de trascobalamina 2
- Aciduria orótica hereditaria de tipo 1
- Síndrome de Stankler
- Acidosis metilmalónica
- Déficit de carboxilasa dependiente de biotina
- Manosidosis
- Glucogenosis de tipo Ib

Hipercatabolismo de las Ig
- Hipercatabolismo familiar
- Linfangiectasia intestinal

Otras
- Síndrome de Hiper-IgE (síndrome de Job)
- Candidiasis mucocutánea crónica
- Hipoesplenia o anesplenia hereditaria o congénita
- Síndrome de Ivermark
- Poliatresia intestinal familiar
- Inmunodeficiencia asociada a timoma

Cr: cromosoma.

un cuadro clínico más amplio asociado a: 1) inestabilidad cromosómica o alteraciones de la reparación del DNA, 2) alteraciones cromosómicas estables, 3) anomalías del esqueleto, 4) síndromes que cursan con un retraso generalizado del crecimiento, 5) displasia ectodérmica y otros defectos dermatológicos, 6) trastornos hereditarios del metabolismo y, 7) hipercatabolismo de las inmunoglobulinas. Además de las entidades incluidas en estos subgrupos y recogidas con mayor detalle en el Cuadro 21-8, en este apartado se engloban también las inmunodeficiencias asociadas a enfermedades como el síndrome de hiper-IgE, la candidiasis mucocutánea crónica, la hipoesplenia o agenesia esplénica hereditaria, el síndrome de Ivemark, la poliatresia intestinal familiar y la inmunodeficiencia asociada a timoma.

BIBLIOGRAFÍA

FONTAN CASARIEGO, G.: «Inmunodeficiencias: una visión general y algunos problemas diagnósticos». *Sangre*, *44*: 101-106, 1999.

GARCÍA-CABANILLAS, J. A.; PACHECO, A., y REGUEIRO, J. R.: «Fisiopatogenia y bases moleculares de las inmunodeficiencias primarias». *Sangre*, *44*: 107-122, 1999.

IUIS «Scientific Committee: Primary immunodeficiency diseases». *Clin Exp Immunol*, 118, suppl 1: 1-28, 1999

MOLLINEDO, F.; FONTÁN, G.; BARASOAIN, I., y LAZO, P. A.: «Recurrent infectious diseases in human CD53 deficiency». *Clin Diag Lab Immunol*, *4*: 229-231, 1997.

WHO «Scientific Group: Primary immunodeficiency diseases». *Clin Exp Immunol*, 109, suppl. *1*: 1-28, 1997.

22

Bases moleculares del cáncer

R. GONZÁLEZ SARMIENTO

INTRODUCCIÓN

Los seres pluricelulares están constituidos por un conjunto de células que proliferan, se diferencian y mueren, dando lugar al desarrollo y mantenimiento de los diferentes tejidos y órganos. Este proceso está controlado por un complejo mecanismo molecular de señales intracelulares y extracelulares, cuya estricta regulación es fundamental para el mantenimiento de la vida. La proliferación incontrolada de una célula, al competir con las células normales adyacentes por espacio y nutrientes, produce un daño en el órgano en el que crece, que puede conducir a la pérdida de sus funciones.

Cuando una célula pierde la capacidad de controlar su crecimiento y diferenciación, prolifera de manera indiscriminada, y da lugar a un tumor o neoplasia. En general, este tipo de alteraciones son benignas y su extirpación quirúrgica resuelve el problema. No obstante, las células tumorales pueden adquirir nuevas propiedades, como la de sobrepasar los límites del tejido en el que crecen, e invadir y dañar otros tejidos y órganos que los circundan, o incluso penetrar en el torrente circulatorio y colonizar regiones distantes, en un proceso que se conoce como metastatización. En este caso, los tumores son malignos, su tratamiento es más complejo y pueden conducir a la muerte de la persona.

La palabra cáncer procede del término griego *Karkinoma* y su equivalente latino *cancer,* que se empleaban para denominar a los tumores de mama que infiltraban los tejidos adyacentes adquiriendo una forma que recordaba al cuerpo de un cangrejo.

Las células cancerosas se diferencian de las células normales por presentar alteraciones en los procesos que controlan la proliferación y diferenciación celular, como consecuencia de alteraciones cualitativas y cuantitativas de las proteínas que regulan estos procesos. Las anomalías proteicas, presentes en todas las células cancerosas, se deben a cambios en las secuencias nucleotídicas de los genes que las codifican, de manera que actualmente se considera que el cáncer es una enfermedad genética.

Los estudios epidemiológicos llevados a cabo en animales de experimentación y en el ser humano han puesto de manifiesto que, salvo excepciones, antes de que una célula normal se transforme en una célula cancerosa son necesarios, al menos, cuatro o cinco cambios en genes que codifican proteínas que participan en el control de la proliferación y diferenciación celular, y que estas alteraciones aparecen de manera secuencial a lo largo del tiempo. Dado que se ha calculado que la posibilidad de que una célula somática sufra tres mutaciones a lo largo de su vida es de una por cada 100 personas vivas, y que la posibilidad de que se acumulen cuatro mutaciones en una misma célula es mucho menor que la incidencia de cánceres detectada, todo parece indicar que las alteraciones genéticas iniciales que transforman una célula normal hacen que éstas sufran una selección positiva. De acuerdo con este modelo, las primeras mutaciones hacen que las células crezcan más rápidamente que sus vecinas o que vivan durante un período más prolongado, como resultado de lo cual aparece una población de células portadoras de las mismas alteraciones genéticas, que se denomina clon tumoral. La acumulación sucesiva de mutaciones hace que vayan apareciendo nuevos clones tumorales, con nuevas alteraciones genéticas, que tienen ventajas proliferativas sobre los que tienen menos alteraciones genéticas, que son sustituidos de manera paulatina. De esta manera, el clon tumoral va acumulando mutaciones somáticas que le confieren, no sólo la capacidad de proliferar indiscriminadamente, sino también la capacidad de metastatizar y adquirir resistencia a los fármacos que se emplean para tratar la enfemerdad (Fig. 22-1).

La acumulación de nuevas mutaciones en las células tumorales puede deberse a que el tejido esté expuesto de manera continuada a agentes mutágenos, a que haya un defecto en los mecanismos reparadores del DNA secundarios a alteraciones en los genes encargados de controlar este proceso, o a que haya un defecto de la capacidad de reconocer y responder al daño genético.

La mayor parte de las mutaciones responsables de la aparición de células cancerosas se producen en las células somáticas. No obstante, la existencia de cánceres en los que se demuestra una predisposición hereditaria a padecerlos pone de manifiesto que las mutaciones en las células germinales también están implicadas en el desarrollo del cáncer. Estas mutaciones pueden contribuir, bien directamente a través de mutaciones que se transmiten normalmente de padres a hijos y que son compensadas por la existencia de un alelo normal (como ocurre en el caso del retinoblastoma), bien porque las mutaciones heredadas se producen en genes que intervienen en la corrección de errores de la

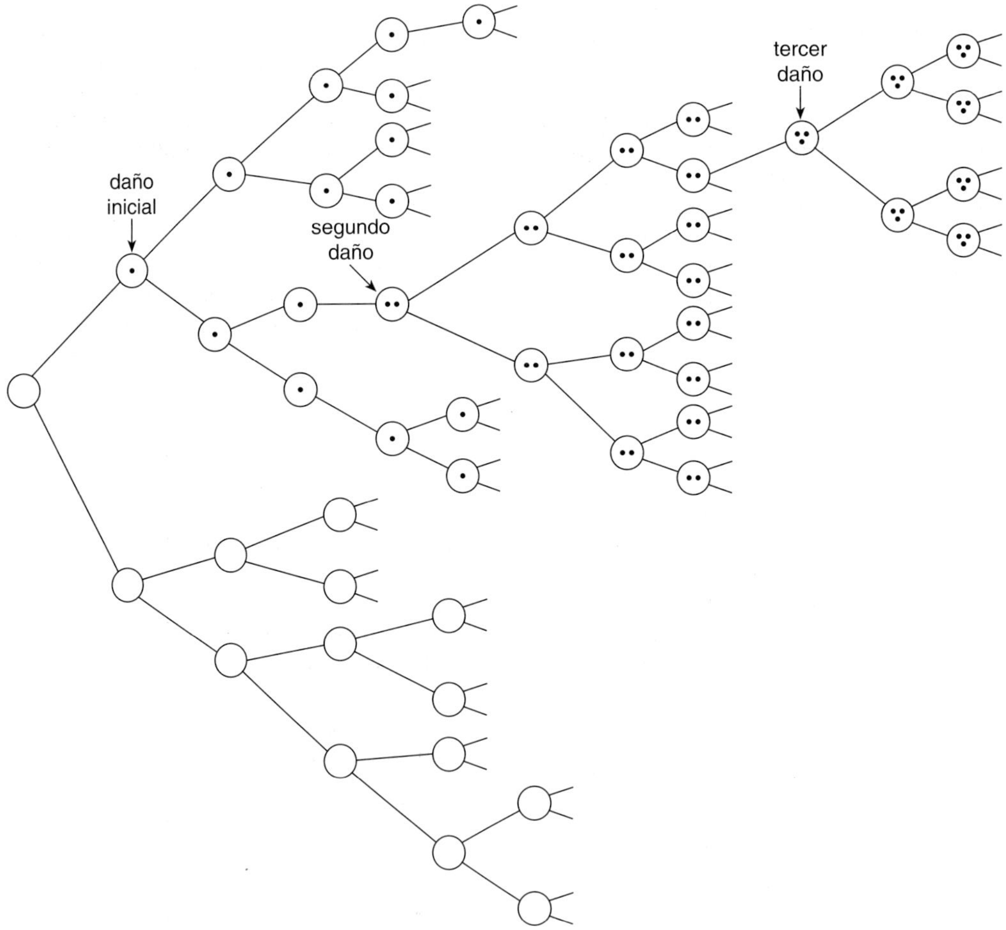

Figura 22-1. La acumulación de mutaciones da lugar al crecmiento canceroso.

replicación del DNA y se favorece la acumulación de mutaciones, como es el caso del adenocarcinoma de colon hereditario no polipósico.

2. ONCOGENES

Los primeros genes descritos implicados en el desarrollo de los tumores se denominaron oncogenes, y su descubrimiento se produjo al estudiar los virus que producían tumores en animales. Estos virus se dividieron en dos grupos, virus RNA y virus DNA, y pueden producir tumores tras un largo período de latencia, como en el caso de la mayor parte de los virus DNA, o tras un período corto, como en los virus RNA (Cuadro 22-1). El primer virus capaz de producir tumores de forma rápida fue descrito por Peyton Rous, en 1911, y producía sarcomas en los pollos. En los años siguientes, se han descrito hasta una cincuentena de nuevos virus que producen diferentes tipos de tumores en distintas especies. Aunque los virus RNA pueden inducir cáncer en los primates, no se ha observado ninguna conexión entre estos virus y la aparición de cáncer en el ser humano, con la excepción de los virus HTLV-1 y VIH. El estudio de los retrovirus oncogénicos permitió descubrir que su genoma incluía secuencias que no existen en los virus normales. A estos genes víricos capaces de inducir tumores se les denominó oncogenes retrovíricos.

Estudios de hibridación pusieron de manifiesto que las secuencias oncogénicas de los retrovirus se encuentran en las células somáticas normales, de donde son secuestradas por los retrovirus, en el curso del proceso de replicación de virus no tumorigénicos. Se concluyó así que los oncogenes retrovíricos son genes mutados procedentes de las células somáticas. A los oncogenes de los retrovirus se les denominó precedeciéndolos con la letra v- (p. ej., *v-sis*), mientras que a los genes no transformantes presentes en las células somáticas, también denominados protooncogenes, se les denominó precediéndolos con la letra c- (p. ej., *c-sis*); la mayor parte de estos genes participa en la regulación de la proliferación y la diferenciación celular.

Aunque los primeros protooncogenes se descubrieron por homología con los oncogenes retrovíricos, posteriormente se han descrito nuevos protooncogenes que no forman parte del genoma de los retrovirus oncogénicos, principalmente por estar implicados en translocaciones cromosómicas. En general, estos genes codifican proteínas que pueden englobarse en alguna de las categorías incluidas en el Cuadro 22-2.

Los protooncogenes se encuentran en todas las células del organismo y son imprescindibles para el crecimiento, la proliferación y la supervivencia de las células no tumorales. Cuando uno de los alelos de estos genes se altera, como

Cuadro 22.1. Virus implicados en el desarrollo tumoral

VIRUS DNA	
Papovavirus	
Papilomavirus (PHV6-11)	Tumores cutáneos benignos.
Papilovirus (HPV16, 18)	Carcinoma de cuello uterino.
Hepadnavirus	
Virus de la hepatitis B	Carcinoma hepatocelular.
Virus de la hepatitis C	Carcinoma hepatocelular.
Herpesvirus	
Virus de Epstein Barr	Carcinoma nasofaríngeo.
	Linfoma de Burkitt.
Herpesvirus tipo 8 (HHV8)	Sarcoma de Kaposi.
Herpes simple tipo 2 (HSV2)	Carcionma de cuello uterino.
VIRUS RNA	
Retrovirus	
HTLVI, HTLVII	Leucemia, linfoma T.
VIH	Sarcoma de Kaposi.

Cuadro 22-2. Clasificación de los oncogenes celulares

Factores de crecimiento.
Receptores de factores de crecimiento con actividad tirosina quinasa.
Receptores de factores de crecimiento sin actividad tirosina quinasa.
Proteínas G e intercambiadores de guanina.
Transductores de señales citoplásmicas.
Proteínas adaptadoras.
Serina/treonina quinasas.
Factores de transcripción.
Proteasas nucleares.
Proteína quinasas nucleares.
Proteínas del ciclo celular.

consecuencia de una mutación puntual, una deleción, una inserción, una amplificación o una translocación cromosómica, se produce, bien un incremento de la función de la proteína mutada, bien la generación de proteínas mutadas con funciones diferentes y, como consecuencia, se altera la vía metabólica en la que participan, produciéndose así una alteración de la regulación de los mecanismos normales de proliferación, diferenciación y supervivencia celular, que favorece la aparición de tumores (Fig. 22-2). El hecho de que sea suficiente la alteración de uno de los dos alelos de los protooncogenes para que le favorezca el desarrollo tumoral hace que las alteraciones de estos genes se consideren dominantes.

Los estudios epidemiológicos y moleculares han demostrado que algunos virus DNA también están ligados al desarrollo del cáncer, como en el caso del papilomavirus y el cáncer de cuello uterino, el virus de Epstein Barr y el carcinoma de orofaringe (Cuadro 22-1). Los experimentos realizados en cultivos celulares con estos virus han puesto de manifiesto que, tras la infección, los virus DNA estimulan la síntesis del DNA de la célula hospedadora, con el fin de activarla y favorecer su propia replicación. Para ello, los virus DNA codifican genes cuyas proteínas activan otros genes, que son clave para el desarrollo de la transformación tumoral al interactuar con proteínas codificadas por otros genes de las células infectadas. Así, se demostró que uno de los genes del virus SV40 interactúa con una proteína que se encuentra en el núcleo de las células, denominada p53, y que esta interacción es la responsable de la aparición del fenotipo tumoral.

El descubrimiento de los oncogenes y los protooncogenes supuso un importante avance en el conocimiento de las bases moleculares del cáncer, aunque no todos los tumores presentan alteraciones en estos genes y, en general, los tumores hereditarios no tienen alteraciones en

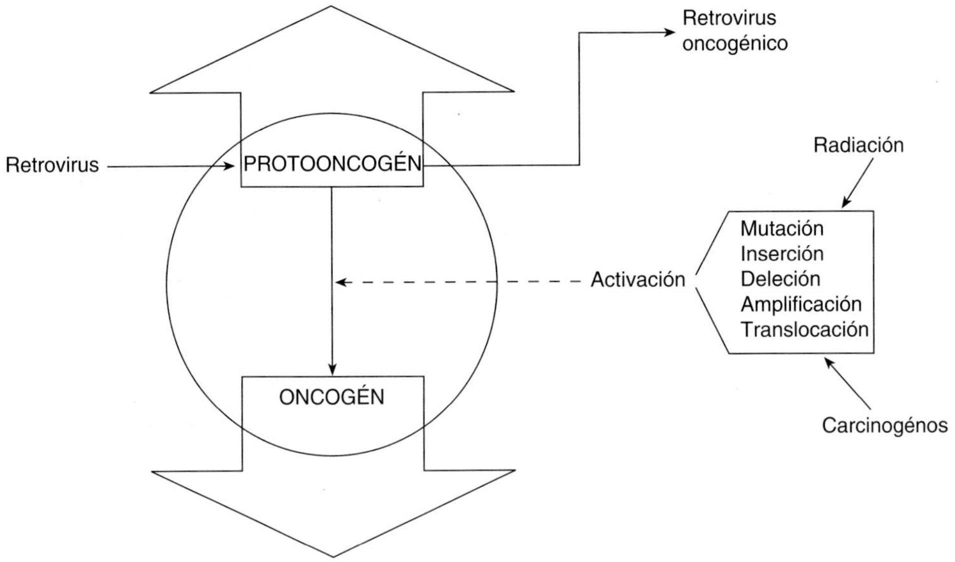

Figura 22-2. Mecanismo de activación de los protooncogenes.

los protooncogenes, por lo que había que buscar otra explicación molecular.

3. GENES SUPRESORES DE TUMORES

Los tumores pueden desarrollarse como consecuencia de alteraciones en genes que estimulan la proliferación celular, como es el caso de los protooncogenes, pero también pueden ser el resultado de la pérdida de función de genes que codifican proteínas que frenan la proliferación celular. La existencia de cánceres hereditarios (principalmente los estudios llevados a cabo en los pacientes con retinoblastoma), la demostración de pérdidas de alelos (pérdida de heterocigosidad) en las células tumorales, la constatación de que la fusión de las células tumorales con las células normales puede invertir el fenotipo tumoral y, más recientemente, la observación de que los ratones que carecen de determinados genes desarrollan tumores con más facilidad, han puesto de manifiesto la existencia de genes que, en condiciones normales, ejercen una función represora de la proliferación celular, y cuya pérdida de función favorece el desarrollo del fenotipo tumoral. Inicialmente, a estos genes se les denominó erróneamente antioncogenes, pero actualmente se les conoce como genes supresores de tumores.

Como se ha señalado anteriormente, los estudios iniciales con el virus SV40 pusieron de manifiesto que este virus ejerce su acción tumorigénica al interactuar con la proteína nuclear p53 que, incialmente, se consideró estaba codificada por un protooncogén, ya que al mutar activaba la capacidad transformante. Los estudios posteriores pusieron de manifiesto que esta hipótesis era incorrecta, dado que la célula en la que se realizaron los estudios iniciales era un clon que presentaba un alelo del gen p53 mutado. Posteriormente, se demostró que un elevado número de tumores humanos no sólo son portadores de mutaciones somáticas en el gen p53, sino que, en algunos de ellos, hay deleciones en el otro alelo. Hoy se sabe que el gen p53 germinal no tiene ninguna actividad transformante, sino que, al contrario, es inhibidor de la transformación celular. De forma que, actualmente, se considera que el gen p53 pertenece a la familia de genes supresores de tumores y que las proteínas de los virus DNA favorecen el desarrollo de los tumores, al secuestrar la proteína p53 y evitar que ejerza su acción inhibidora del desarrollo tumoral. La proteína p53 es una proteína nuclear que interviene en el control del ciclo celular, en la replicación del DNA y en la reparación del mismo, manteniendo la estabilidad del genoma y, además, regula la apoptosis (Fig. 22-3).

Los genes supresores de tumores presentan mutaciones somáticas en los tumores esporádi-

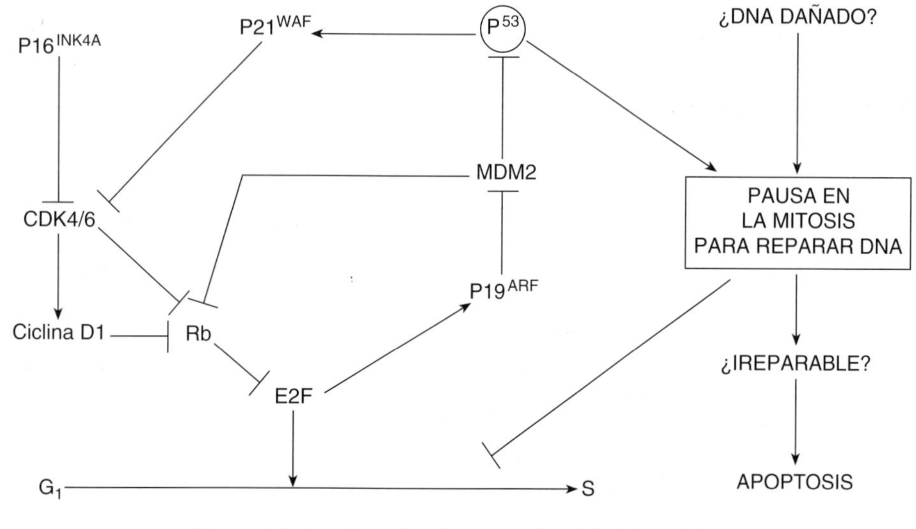

Figura 22-3. Control de la progresión del ciclo celular.

cos y mutaciones germinales en los tumores hereditarios. Estos genes se aislaron, en un principio, usando métodos de clonación posicional clásicos; no obstante, la utilización de nuevos métodos, basados en la técnica de PCR o en los *microarrays*, está permitiendo caracterizar una gran cantidad de nuevos genes que se inactivan en diferentes etapas del proceso de transformación tumoral. Así pues, actualmente, la familia de genes supresores de tumores incluye genes que codifican proteínas implicadas en diferentes funciones relacionadas con la diferenciación y la proliferación celular, la apoptosis y la reparación del daño celular (Cuadro 22-3). Para que los genes supresores de tumores favorezcan el desarrollo tumoral, es necesario que las proteínas codificadas por ellos no sean funcionales, lo que supone, bien que se alteren los dos alelos, bien que la mutación de uno de los alelos dé lugar a una proteína que inactive la proteína del alelo normal, por lo que las alteraciones de estos genes se consideran recesivas.

4. CAMBIOS GENÉTICOS IMPLICADOS EN EL DESARROLLO TUMORAL

El enorme avance que supuso la caracterización de los oncogenes y los genes supresores de tumores, y el cada vez mayor número de genes descritos que intervienen en el desarrollo del fenotipo tumoral, ha hecho que se intenten elaborar modelos simplificados de desarrollo del cáncer. Así, en un intento de sistematización de todas las alteraciones moleculares descritas en los más de 100 tipos de cánceres que se conocen, Hanahan y Weinberg han sugerido recientemente que el fenotipo de todas las células tumorales se debe a las alteraciones de seis mecanismos básicos de la homeostasis celular, con variación de los genes alterados dependiendo del tipo de tumor (Fig. 22-4).

4.1. Capacidad de proliferación en ausencia de señales mitógenas

Habitualmente, la proliferación celular está sometida a un férreo control por señales extracelulares e intracelulares. La alteración de genes que codifican proteínas que actúan como factores de crecimiento, componentes de la matriz extracelular, o moléculas de adhesión e interacción intercelular, rompería este control y favorecería la aparición del fenotipo tumoral.

El crecimiento y la proliferación de células tumorales en cultivo es el paradigma de esta capacidad de la célula tumoral, y pone de manifiesto su potencia para generar sus propias señales mitógenas, haciéndose independientes del medio ambiente tisular como consecuencia de mutaciones en protooncogenes que codifican factores de crecimiento que se expresan en exceso; receptores, principalmente de la familia

Cuadro 22-3. Algunos de los genes supresores de tumores implicados más frecuentemente en el desarrollo del cáncer

Rb	Factor de transcripción/regulador ciclo celular	13q14
APC	Regulación de la transcripción	5q21
p16/p15/p19ARF	Inhibidor del ciclo celular	9p21
p53	Factor de transcripción/reparación del DNA	17q12
WT1	Factor de transcripción	11q13
NF1	Intermediario en vías de señalización	17q11.2
NF2	Componente estructural	22q7-8
BRCA1	Reparación del DNA	17q21
BRCA2	Reparación del DNA	13q12
MSH2	Reparación del DNA	2p22
MLH1	Reparación del DNA	3p21
PMS1	Reparación del DNA	2q31
PMS2	Reparación del DNA	7p22
VHL	Regulación del procesamiento del RNA	3p25
PTEN	Homólogo de fosfatasa	10q23
ATM	Activación de p53	11q22

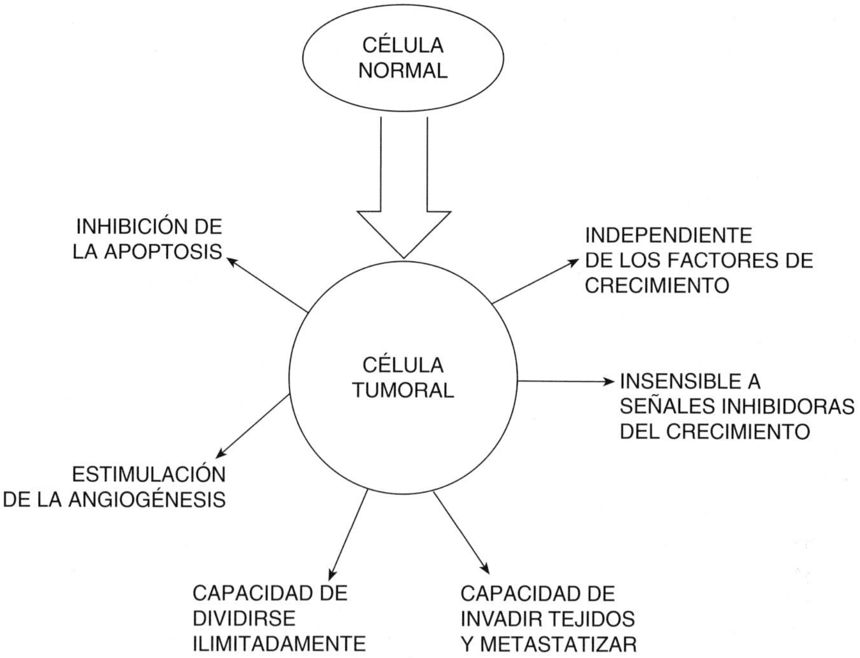

Figura 22-4. Capacidades adquiridas por las células cancerosas.

de las tirosina quinasa, que se activan constitutivamente o presentan una respuesta aumentada a las concentraciones normales de factores de crecimiento, etc. No obstante, aunque tradicionalmente se ha considerado a los tumores como clones de células portadoras de las mismas alteraciones genéticas, hoy debe superarse esta visión simplista y tener en cuenta la interacción con el ambiente que les rodean, de manera que los tumores progresarán si son capaces de inducir la liberación de factores que estimulen su proliferación por las células del estroma. En este sentido, las células cancerosas pueden modificar la expresión de los receptores de unión a la matriz extracelular, como las integrinas, alterando la motilidad celular, induciendo la apoptosis o deteniendo el ciclo celular. Tanto los receptores de factores de crecimiento como las integrinas de membrana actúan activando vías de transmisión de señales al núcleo de la célula, como la vía SOS-Ras-Raf-MAP quinasas. También pueden ser responsables de la adquisición de autonomía celular y, en consecuencia, de la aparición del cáncer, las alteraciones en los genes que codifican las proteínas integradas en estas vías.

4.2. Capacidad para no responder a señales inhibidoras del crecimiento

Entre las señales que inhiben el crecimiento celular se encuentran los factores solubles y otros que existen en la matriz extracelular. Estas señales pueden inhibir el crecimiento por dos mecanismos diferentes, haciendo que las células entren en el estado G0 del ciclo celular o manteniéndolas en estados posmitóticos. La mayor parte de las proteínas responsables de esta función están asociadas al ciclo celular y, a nivel molecular, casi todas las señales antiproliferativas implican a la proteína del retinoblastoma (pRb). De esta forma, cuando está hipofosforilada, bloquea la proliferación secuestrando la proteína E2F, un factor de transcripción que controla genes, como *myc*, esenciales para la transición de la fase G1 a la fase S del ciclo celular. La alteración del gen *Rb*, libera E2F y favorece la proliferación celular. La pérdida de función de otros genes supresores de tumores implicados en el control del ciclo celular, como *p15* y *p16*, también favorecería la adquisición de esta capacidad por las células tumorales.

4.3. Capacidad de evitar la apoptosis

El crecimiento tumoral está determinado, no sólo por el aumento de la capacidad de proliferación de las células tumorales, sino también por la capacidad de las mismas de entrar o no en apoptosis. La maquinaria apoptótica puede dividirse en dos tipos de componentes: *a*) Proteínas que actúan como sensores, que reciben señales del interior celular o del ambiente extracelular, como los receptores para IGF e IL-3, que envían señales de supervivencia, o Fas y TNF-α, que envían señales que inducen la muerte celular. Estas señales acaban en las mitocondrias, donde se procesan las señales proapoptóticas y se induce la liberación de citocromo c, proceso que está regulado por los miembros de la familia de proteínas Bcl-2. La proteína p53 induce la apoptosis regulando la expresión del gen *Bax*. *b*) Proteínas efectoras, entre las que se encuentra un conjunto de proteasas intracelulares, denominadas caspasas, que intervienen en la destrucción de las organelas celulares.

Las células tumorales pueden adquirir resistencia a entrar en apoptosis por varios mecanismos, siendo el más común el asociado con la inactivación de la proteína p53, aunque pueden ser responsables de la aparición del fenotipo tumoral las alteraciones en cualquiera de los genes que codifican proteínas implicadas en la apoptosis.

4.4. Capacidad para reproducirse sin limitación

Todas las células del organismo tienen un programa intrínseco que limita el número de veces que pueden dividirse y que opera independientemente de las señales intracelulares y extracelulares que regulan la proliferación celular. Parece razonable considerar que, para que un clon de células tumorales pueda expandirse, es necesaria la pérdida de esta limitación. De hecho, cuando se cultivan *in vitro* células normales, éstas pueden propagarse un número limitado de veces (entre 60 y 70) antes de entrar en un proceso de envejecimiento que les conduce a la muerte. Este fenómeno, que no se observa en las células tumorales en cultivo, puede invertirse por mutaciones de los genes *Rb* y *p53*. Otro mecanismo por el que las células limitan el número de veces que pueden dividirse está relacionado con el acortamiento de los telómeros por la pérdida de actividad de una enzima denominada telomerasa. Recientemente, se ha demostrado que las células tumorales mantienen la actividad de la telomerasa, lo que facilita su proliferación ilimitada.

4.5. Adquisición de la capacidad para generar angiogénesis

Debido a la necesidad de aporte de oxígeno y nutrientes para sobrevivir, todas las células del organismo se encuentran a una distancia mínima de 100 μm de un capilar sanguíneo. La organogénesis se asocia de manera indisoluble con la angiogénesis, que es el resultado de un equilibrio entre los estímulos favorables, como la producción de factores solubles (como VEGF y FGF1/2), que actúan sobre receptores tirosina quinasa de las células endoteliales estimulando su proliferación, y los estímulos negativos como el mediado por la trombospondina-1. Actualmente se conocen más de dos docenas de factores inductores e inhibidores de la angiogénesis. En este proceso de vascularización, también desempeñan un papel central algunas proteínas, como las integrinas, implicadas en la interacción intercelular y con las células del estroma. Actualmente, está aceptado que, para que las células tumorales puedan expandirse, es necesario que controlen los mecanismos de angiogénesis, proceso que se adquiere durante la progresión tumoral como consecuencia de mutaciones en los genes encargados de regular este proceso.

4.6. Capacidad de invadir los tejidos y metastatizar

Durante su evolución, la mayor parte de los tumores adquiere la capacidad, no sólo de invadir los tejidos adyacentes, sino también de invadir órganos distantes de aquél en el que se desarrolla el tumor primario. Este proceso se denomina metastatización. La invasión tisular y la metastatización son procesos muy complejos y no muy bien comprendidos en los que están implicadas diferentes proteínas que intervienen en la interacción con la matriz extracelular, como las integrinas, la β-catenina y la E-cadherina, cuya función se pierde en la mayor parte de las células tumorales, y proteasas extracelulares, como las metaloproteasas, cuya alteración favorece la diseminación tumoral.

La adquisición de estas seis capacidades, por parte de las céluals tumorales, es consecuencia de la acumulación de mutaciones en diferentes genes, pero esta acumulación supone la alteración de los mecanismos reparadores encargados de reparar el DNA, entre los que se encuentra el gen *p53* que, como ya se ha señalado anteriormente, está alterado en la mayor parte de los tumores, y otros genes, como *MHS2* y *MLH1*, que intervienen directamente en la reparación del DNA.

En definitiva, el cáncer se debe a la acumulación de alteraciones en genes que codifican proteínas implicadas, no sólo en el control de los mecanismos de proliferación y diferenciación celular, sino también en la interacción entre diferentes tipos celulares y con proteínas de la matriz extracelular.

BIBLIOGRAFÍA

HABER, D., y HARLOW, E.: «Tumor-supressor genes: evolving definitions in the genomic age». *Nature Genet, 16*: 320-322, 1997.

HANAHAN, D., y WEINBERG, R. A.: «The hallmarks of cancer». *Cell, 100*: 57-70, 2000.

HARRIS, C. C.: «p53 tumor supressor gene: from the basic research laboratory to the clinic- an abridge historical perspective». *Carcinogenesis, 17*: 1187-1198, 1996.

HUNTER, T.: «Oncoproteins network». *Cell, 88*: 333-346. 1997.

KINZLER, K. W., y VOGELSTEIN, B.: «Lessons from hereditary colorectal cancer». *Cell, 87*: 159-170, 1996.

KORSMEYER, S. J.: «Chromosomal translocations in lymphoid mallignancies reveal novel proto-oncogenes». *Annu Rev Immunol, 10*: 785-807, 1995.

LENGAUER, C.; KINZLER, K. W., y VOGELSTEIN, B.: «Genetic instabilities in human cancers». *Nature, 396*: 643-649, 1998.

MUÑOZ, A.: *Cáncer. Genes y nuevas terapias*. Ed Hélice. Madrid, 1997.

SHAY, J. W., y BACCHETI, S.: «A survey of telomerase activity in human cancer». *Eur J Cancer, 33*: 787-791, 1997.

VARNER, J. A., y CHERESH, D. A.: «Integrins and cancer». *Curr Opin Cell Biol, 8*: 724-730, 1996.

23

Hemopatías malignas

M. GONZÁLEZ y R. GARCÍA-SANZ

1. INTRODUCCIÓN

Tras un cuarto de siglo de rápidos avances, la investigación sobre el cáncer ha generado una rica y compleja maraña de conocimientos que revelan que estamos ante una enfermedad que implica cambios dinámicos en el genoma. Las hemopatías malignas constituyen uno de los grupos donde las aportaciones han sido más numerosas, como lo demuestra la gran cantidad de aberraciones citogenéticas observadas en estas enfermedades y la identificación del sustrato molecular en muchas de ellas. De hecho, las neoplasias hematológicas han sido una de las principales fuentes de hipótesis sobre carcinogénesis, ofreciendo algunas entidades en las que se pueden ir viendo los diversos pasos que dan lugar al desarrollo de la neoplasia clínicamente evidente. En la actualidad, la hipótesis más aceptada sobre el origen del cáncer se basa en que en muchos, si no todos, los tumores, las células tumorales adquieren diversas funciones durante su desarrollo: 1) autosuficiencia de las señales positivas de crecimiento, 2) insensibilización a las señales negativas de crecimiento, 3) escape de la apoptosis, 4) potencial de replicación ilimitado, 5) inducción de la angiogénesis, y 6) invasión tisular, metástasis, o ambas.

Este modelo, originado en la investigación de todo tipo de neoplasias, debe adaptarse en las hemopatías malignas. Así, el potencial de replicación ilimitado es una de las características principales de la célula madre pluripotencial, supuesta célula efectora tumoral en las hemopatías, como los síndromes mielodisplásicos y mieloproliferativos. De igual modo, aunque hay datos de que la angiogénesis puede participar en la etiopatogenia de muchas hemopatías malignas, es obvio que no desempeña un papel principal en el desarrollo de enfermedades como las leucemias, aunque este aspecto está siendo sometido a revisión, ya que podría ser un mecanismo de escape tumoral frente a los mecanismos de defensa antineoplasia. En cualquier caso, lo cierto es que en la mayor parte de las hemopatías malignas se pueden identificar todas y cada una de esas propiedades en las células que constituyen la neoplasia, y en algunas enfermedades, como el mieloma múltiple y los síndromes mielodisplásicos, se puede identificar la adquisición de cada una de esas propiedades paso a paso, incluso desde un estado premaligno, hasta los últimos estadios de la evolución de la enfermedad.

Para poder contar con cada una de las seis capacidades enumeradas, es necesario que la mayor parte de ellas se adquieran durante la progresión de la neoplasia mediante cambios en el genoma de las células tumorales. Sin embargo, la alteración puntual de genes específicos no suele ser suficiente para dar lugar a la aparición de la neoplasia, debido a la existencia de un complejo entramado de enzimas que controlan, monitorizan y reparan el DNA, siendo, en suma, el encargado del mantenimiento de la integridad genómica. Otro grupo importante de genes son los que actúan controlando los denominados «puntos de comprobación», que son esenciales en la vida celular, en especial, durante la mitosis. Así, cuando una célula presenta alteraciones potencialmente tumorales, éstas se detectan en los puntos clave, haciendo que los genes controladores actúen promoviendo la apoptosis celular que evita su perpetuación. Todos estos sistemas aseguran que las mutaciones sean raras, tanto que es muy improbable que a lo largo de la vida humana se produzcan todas las mutaciones que están presentes en el genoma de las células neoplásicas. Por ello, se cree que una de las primeras anomalías de las células cancerosas debe ser la presencia de una inestabilidad y variabilidad genómicas que permitan la generación de células mutantes consecutivas con ventajas selectivas. Una de las posibilidades para crear esta inestabilidad genómica podría ser la pérdida de función de algunos de los componentes de los sistemas de mantenimiento de la integridad genómica, como las alteraciones del p53 u otros sistemas cuidadores del genoma (genes supresores de tumores). Por otro lado, en el caso específico de las hemopatías malignas, y en especial en las neoplasias linfoides, existe la denominada «inestabilidad genómica regulada» o fisiológica. Este concepto deriva de un aspecto específico de la diferenciación linfoide, como es el reordenamiento de los genes de los receptores antigénicos (véase más adelante).

La inmunidad adaptativa de los mamíferos requiere que las células linfoides reordenen los genes de las inmunoglobulinas, en el caso de los linfocitos B, o bien los genes de las distintas cadenas del receptor de las células T, en el caso de los linfocitos T. Ello obliga a estas células a ir en contra de todos los paradigmas del mantenimiento de la integridad genómica, ya que durante la recombinación V(D)J rompen su DNA y lo vuelven a unir para permitir el ensamblaje de los diversos segmentos genómicos que forman la región variable de los receptores antigénicos. Más aún, en el caso de las células B, la ruptura del DNA se vuelve a producir repetidamente, en los centros germinales, durante los procesos de cambio de clase e hipermutación somática. Dado el vigor con el que estas células rompen el DNA y lo vuelven a unir, poseen numerosos mecanismos de vigilancia para que esta inestabilidad genómica esté perfectamente regulada, así como un umbral muy bajo para entrar en apoptosis. Entre los mecanismos de control se pueden enumerar tres: 1) regulación específica de la señalización de los puntos de ruptura del DNA, que además se hace por pares, 2) control de los extremos de DNA resultantes, facilitando los mecanismos de reunificación apropiada basados en reglas de obligado cumplimiento, y 3) impedimento de la reparación indiscriminada del DNA. Actualmente, se sabe que estos mecanismos pueden fallar, permitiendo que esta inestabilidad fisiológica se transforme en patológica, constituyendo una de las principales vías etiopatogénicas de las neoplasias linfoides. Esto, además, permite justificar la frecuente participación de los genes de los receptores antigénicos en las traslocaciones cromosómicas, que típicamente caracterizan a estas enfermedades, así como la presentación precoz, desde el punto de vista de la edad, de algunas de estas enfermedades (típicamente la leucemia aguda linfoblástica), ya que la existencia de una mayor inestabilidad genómica permite a las células tumorales ahorrar tiempo en su desarrollo.

La hipótesis planteada en el desarrollo de las neoplasias hematológicas implicaría que la inestabilidad genómica de la célula tumoral permitiría ir adquiriendo las seis funciones antes señaladas. La ganancia de funciones por la inestabilidad genómica se puede producir mediante activación de protooncogenes, que favorecen la función específica que se precisa adquirir, o mediante la eliminación de genes supresores, que promueven la función contraria.

Los avances en las técnicas moleculares han permitido, no sólo reconocer muchos de estos mecanismos en las hemopatías malignas, sino también aprovecharlos para mejorar su diagnóstico y seguimiento, proporcionar factores pronósticos e incluso facilitar estrategias terapéuticas. A continuación, se repasarán los conocimientos actuales sobre la biología molecular de las hemopatías malignas, comenzando por los mecanismos que permiten a las células neoplásicas adquirir nuevas funciones, y siguiendo por una valoración de las posibilidades diagnósticas, pronósticas y de seguimiento que ofrecen las alteraciones moleculares en las distintas hemopatías.

2. GENES IMPLICADOS EN LAS HEMOPATÍAS MALIGNAS

2.1. Genes de los receptores antigénicos

Los linfocitos presentan en la membrana unas moléculas de carácter proteico, denominadas receptores del antígeno, que son los responsables del reconocimiento antigénico característico de la inmunidad específica. Este tipo de moléculas puede ser de dos tipos, inmunoglobulinas (Ig) y receptores de la célula T (RCT), que definen los dos subtipos celulares linfoides, B y T, respectivamente. Estas moléculas actúan como receptores específicos de los diferentes antígenos que circulan por el organismo y, aunque todas las células humanas tienen la dotación genética necesaria para la síntesis de tales proteínas, sólo se expresan en las células linfoides. Son siete los genes que codifican la información necesaria para sintetizar estas moléculas, localizados en diferentes *loci* cromosómicos. El gen que codifica la cadena pesada de las Ig (IgH) se sitúa en el brazo largo del cromosoma 14 (14q32), y los genes de las cadenas ligeras κ y λ, en el brazo corto del cromosoma 2 (2p12) y el brazo largo del cromosoma 22 (22q11), respectivamente. El RCT cuenta con cuatro genes que codifican cuatro cadenas diferentes: α, que se localiza en el brazo corto del cromosoma 14 (14q11), β, en el brazo largo del cromosoma 7 (7q35), γ, en el brazo corto del cromosoma 7 (7p15), y δ, en el brazo corto del cromosoma 14 (14p11). Se da la circunstancia de que el gen de la cadena δ del RCT es un gen «intragénico», localizado dentro del gen de la cadena α del RCT. En estos genes, se pueden distinguir varias (3 ó 4) regiones genéticas, denominadas V (variable), D (diversidad, cuando existe), J (unión, *joining*) y C (constante), constituidas a su vez por un elevado número de segmentos genómicos, que son responsables de la síntesis de cada una de las partes proteicas de las moléculas receptoras.

Tanto las moléculas de Ig como del RCT poseen una estructura básica constante (zona efectora), asociada con otra variable (zona de reconocimiento o de unión al antígeno), que posee una gran diversidad, capaz de reconocer todas la moléculas antigénicas existentes en la naturaleza (>10^{10} antígenos distintos). La región constante de estos receptores antigénicos se sintetiza por los segmentos génicos C, mientras que la unión variable de los diferentes segmentos genéticos V(D)J es la responsable de la región variable específica de cada célula linfoide madura. De este modo, la gran diversidad proteica se genera con tan sólo siete genes, gracias a que cada linfocito B o T reordena sus segmentos genéticos de una manera única y diferente a la de los demás. Así, los diferentes segmentos genéticos que codifican la región variable –V(D)J– de cada molécula receptora se unen de forma aleatoria, dando lugar a una combinación diferente y específica para cada clon de linfocitos B o T. Este mecanismo de reordenamiento genético explicaría cómo una gran cantidad de receptores específicos del antígeno diferentes pueden estar codificados por un número relativamente pequeño de segmentos de DNA, con el consiguiente ahorro de material genético. Por otra parte, la probabilidad de que dos células tengan el mismo reordenamiento es prácticamente nula y, por tanto, proporciona una base teórica muy fiable para poder distinguir unos linfocitos de otros.

Todas las neoplasias linfoides se originan por la transformación de una célula linfoide, que limita su diferenciación hasta un determinado estadio de maduración en el que generalmente ya ha reordenado alguno de los genes de los receptores antigénicos. Cuando esto sucede y se genera una proliferación incontrolada, se produce un incremento de células que derivan todas de una misma célula, fenómeno conocido como expansión clonal. Por ello, todas estas células tienen el mismo patrón de reordenamiento de alguno o varios de los genes de los receptores antigénicos, constituyendo lo que se denomina una población clonal, que generalmente suele predominar sobre el resto de linfocitos normales. Gracias a ello, el análisis molecular de los genes de los receptores permite identificar patrones de reordenamiento comunes a muchas células, ayudando a establecer el diagnóstico de clonalidad en la mayor parte de los síndromes linfoproliferativos.

2.2. Genes de las inmunoglobulinas

Hay cinco tipos de moléculas proteicas de inmunoglobulinas, denominadas IgG, IgA, IgD, IgE e IgM. Su diferencia estriba en el tamaño, en la carga y en la composición de aminoácidos, así como en el contenido de hidratos de carbono. La estructura básica de las inmunoglobulinas está formada por dos cadenas polipeptídicas ligeras idénticas y otras dos pesadas, también idénticas, unidas entre sí por puentes disulfuro. Ambos tipos de cadenas están formadas por dos regiones distintas: una constante (C), en la región carboxilo terminal, y otra variable (V), en el extremo amino terminal. El nombre de la inmunoglobulina se debe al tipo de zona constante que lleve la cadena pesada: μ, δ, α_1, α_2, γ_1, γ_2, γ_3, γ_4 y ε. Tales zonas están formadas por dominios de unión a proteínas, denominados C_H (1, 2, 3 y/o 4), y en algunos casos, regiones bisagra (h), que proporcionan movilidad para adaptarse mejor al antígeno, ya que posibilitan el funcionamiento independiente de las dos regiones variables. Por su parte, las cadenas ligeras también tienen pequeñas variaciones en la región constante (C_L), que dan lugar a dos tipos diferentes de cadenas: kappa (κ) y lambda (λ). La molécula de inmunoglobulina de superficie (sIg) se asocia con un heterodímero (CD79) que desempeña un papel esencial en la transmisión de señales transmembrana (Fig. 23-1).

Desde el punto de vista funcional, las regiones variables son las implicadas en el reconocimiento antigénico (región F_{ab}), mientras que las regiones constantes participan en funciones efectoras celulares (región F_c), como señales de transducción transmembrana, siendo las encargadas de unir las inmunoglobulinas a tejidos, células del sistema inmunitario y a proteínas del sistema del complemento. En las zonas variables existen, además, unas pequeñas regiones denominadas hipervariables o CDR (regiones determinantes de complementariedad), dentro de las cuales se pueden distinguir tres: CDR I, CDR II y CDR III. Esta última es la más variable de todas, y corresponde a la región génica de unión entre los segmentos VDJ o VJ.

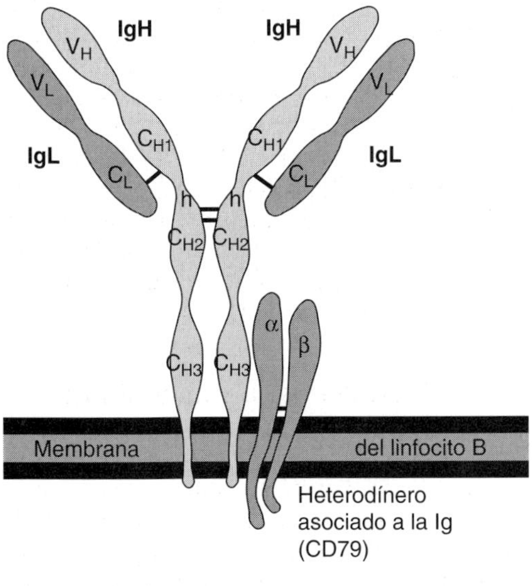

Figura 23-1. Estructura básica de una IgG_1. Está constituida por las regiones variables (V) en el extremo amino terminal y las regiones constantes (C) en el extremo carboxilo terminal de cada una de las cadenas pesadas (H) y ligeras (L). En las cadenas pesadas, las regiones constantes tienen tres dominios glogulares (CH11, CH2 y CH3) unidos por enlaces disulfuro. Además, existe la región bisagra (h) que permite que las dos regiones de unión al antígeno funcionen independientemente.

Desde el punto de vista estructural, los genes de las inmunoglobulinas, como la mayor parte de los genes de las células eucariotas, están formados por exones separados por intrones. Cada dominio de las cadenas de las inmunoglobulinas está codificado por un exón separado. Así, la región variable de las cadenas de las inmunoglobulinas está codificado por un exón formado por la combinación de un segmento genético V, D y J, en el caso de la cadena pesada, y por la unión de un segmento V y J, en el caso de las cadenas ligeras. Durante el proceso de diferenciación linfoide B, estos segmentos se unen mediante un proceso de reordenamiento genético. La región constante de las inmunoglobulinas está codificada por los segmentos génicos C de cada gen. Cada uno de los *loci* correspondientes a la cadena pesada de las inmunoglobulinas contiene un gran número de regiones V (se han descrito más de 100, pero funcionales sólo 56), al menos 27 segmentos D (sólo 25 funcionales) y 6 genes J funcionales. Finalmente, para cada uno de los isotipos de cadena pesada (M, D, G_{1-4}, $A_{1,2}$ o E) existe un segmento C diferente (μ, δ, γ_{1-4}, $\alpha_{1,2}$ o ε) constituido, a su vez, por varios exones y por uno o más segmentos génicos, que codifican las regiones H (*hinge* o bisagra) (Fig. 23-2). Además, todos los segmentos C, excepto el gen constante $C\delta$, van precedidos (zona 5') por un segmento génico S (*switch* o conmutador), que es necesario para el cambio de isotipo de cadena pesada que tiene lugar a lo largo de la diferenciación linfoide B.

El gen de la cadena ligera κ está formado por 40 a 80 regiones V_κ, 5 J_κ y una sola región C_κ, mientras que el gen de la cadena ligera λ consta de 40 a 80 regiones V_λ y 7 regiones J_λ, que preceden a 7 regiones C que son prácticamente idénticas entre sí, dos de las cuales son genes no funcionales (pseudogenes) (Fig. 23-2). Como ya se ha mencionado, los genes de las cadenas ligeras κ y λ no poseen regiones D.

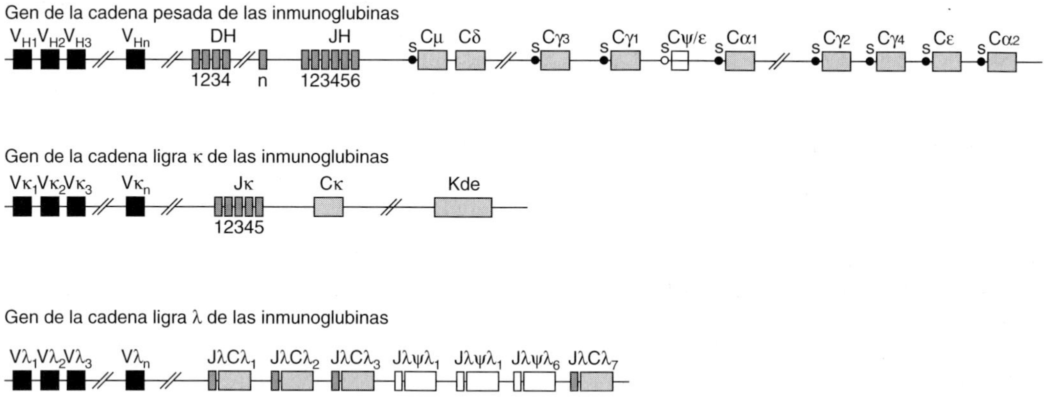

Figura 23-2. Estructura de los genes de las inmunoglobulinas.

2.3. Genes del receptor de las célula T

El receptor de las células T (RCT) está formado por dos cadenas unidas por enlaces disulfuro, distinguiéndose dos tipos de RCT: a) el clásico, formado por la unión de las cadenas α y β, que se expresa en la mayor parte de los linfocitos T maduros de sangre periférica (85-95 %) y de los ganglios linfáticos, y b) el RCT alternativo, formado por las cadenas γ y δ, que se expresa en una minoría de linfocitos T maduros. A diferencia de las moléculas de Ig, las cuatro cadenas del RCT no se asocian entre sí de forma aleatoria, sino que los dímeros son siempre $\alpha\beta$ y $\gamma\delta$. Por ello, no se han identificado RCT $\alpha\gamma$ o $\beta\gamma$ en linfocitos normales; incluso en linfocitos de líneas celulares transformadas que son capaces de producir cadenas α, γ y δ de forma completa, en la superficie sólo se expresa el RCT $\gamma\delta$. En la superficie celular, el RCT está unido a la molécula CD3, formando el complejo RCT/CD3, que desarrolla una importante función en la transducción de señales transmembrana cuando se produce la unión Ag/RCT (Fig. 23-3).

El RCT está formado por dos dominios, uno variable y otro constante. De forma análoga a las moléculas de Ig, el dominio variable está formado por tres regiones hipervariables. Dos de ellas (CDR I y CDR II) están constituidas por secuencias de cada segmento V, y la tercera (CDR III) corresponde a la región de unión V(D)J. De forma semejante a como sucede en los genes de las Ig, las regiones variables de los genes del RCT se forman por la combinación de segmentos VDJ, en el caso de las cadenas β y δ, y por la combinación de segmentos V y J, en el caso de las cadenas α y γ. El número de regiones V de las cadenas α y β es elevado (>50 y >70, respectivemente), siendo mucho menor para las cadenas γ y δ (8 y 6, respectivamamante). Igualmente, los segmentos J son más numerosos para los genes α y β (55 y 15, respectivamente) que para los genes γ y δ (5 y 3, respectivamente). Los segmentos D sólo existen para las cadenas β y δ (2 y 3 segmentos, respectivamente) (Fig. 23-4). Las regiones constantes están codificadas por genes C, existiendo un gen C para las cadenas α y δ, y dos genes C para las cadenas β y γ. Ambas regiones C_β están precedidas por un segmento D_β y 6 ó 7 segmentos J_β, mientras que las dos regiones C_γ están precedidas por 3 y por 2 segmentos J divididos en $J_{\gamma 1}$ y $J_{\gamma 2}$ (Fig. 23-4).

2.4. Mecanismos de diversidad

Teniendo en cuenta la enorme diversidad que existe entre los receptores antigénicos desde el punto de vista proteico (10^7-10^9), no es posible que la selección natural pueda mantener un sistema inmunitario en el que haya un gen específico para cada receptor antigénico dirigido frente a cada antígeno existente en la naturaleza, sobre todo si también se incluyen las nuevas sustancias y los productos artificiales. Esta limitación obliga a que exista otro mecanismo capaz de proporcionar una enorme diversidad, a la par que una gran eficacia, al sistema inmunitario, pero con un número limitado de genes, con una cantidad limitada de DNA.

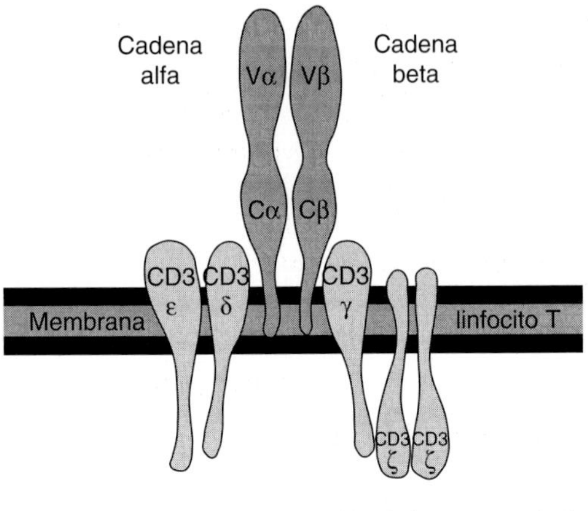

Figura 23-3. Estructura básica del receptor de la célula T$\alpha\beta$. El receptor de la célula T (RCT) está constituido por una cadena α y otra β, cada una de ellas con una región constante ($C\alpha$ y $C\beta$) y otra variable ($V\alpha$ y $V\beta$). Una vez en la membrana, el complejo $\alpha\beta$ se asocia con la molécula CD3, que puede emplearse para identificar el origen T de las células.

Los primeros pasos para solucionar este problema los dieron Jerne y Burnet, al proponer la teoría de la selección clonal, según la cual cada linfocito produce un receptor diferente. Así, un antígeno concreto selecciona y estimula únicamente aquellas células portadoras del receptor específico de dicho antígeno. Posteriormente, se demostró que la enorme diversidad de los receptores antigénicos linfoides se consigue sólo a partir de siete genes, al descubrir que cada uno de ellos está formado por regiones genéticas V(D)J diferentes, formadas a su vez por distintos segmentos génicos. El reordenamiento aleatorio de cada uno de estos segmentos da lugar a un receptor de especificidad diferente y única, ya que estos segmentos codifican los dominios variables de las moléculas de Ig y RCT.

La gran diversidad antigénica de estos receptores viene determinada principalmente por dos mecanismos. Uno de ellos sería la diversidad condicionada por el número de combinaciones posibles de los diferentes segmentos de las regiones V, D y J, cuyo número está determinado por la cantidad de segmentos V, D y J de cada uno de los receptores (Fig. 23-5). El reordenamiento de estos segmentos se produce durante la diferenciación linfoide B y T, y está mediado por un sistema enzimático común de recombinasa, codificado por los genes *Rag-1* y *Rag-2*, que reconoce y corta secuencias específicas de unión formadas por secuencias palindrómicas heptámero-nonámero separadas por regiones de 12 ó 23 pares de bases (Fig. 23-6). Estas secuencias, comenzando por el heptámero, están situadas en la región 3' de cada segmento V y D, y en la región 5' de cada segmento D y J (Fig. 23-7). Al cortar el DNA, se generan dos tipos de extremos, codificante y señal. Estos extremos se reunifican después, generando un bucle, al reunificar los extremos señal, y la unión de los distintos segmentos V, D (si existe) y J, al reunificar los extremos codificantes (Fig. 23-7). Este proceso se lleva a cabo gracias a la participación de la proteína quinasa de DNA (DNA-PK), compuesta por la subunidad catalítica (DNA-PKcs), las proteínas Ku-70 y Ku-86, encargadas de garantizar la

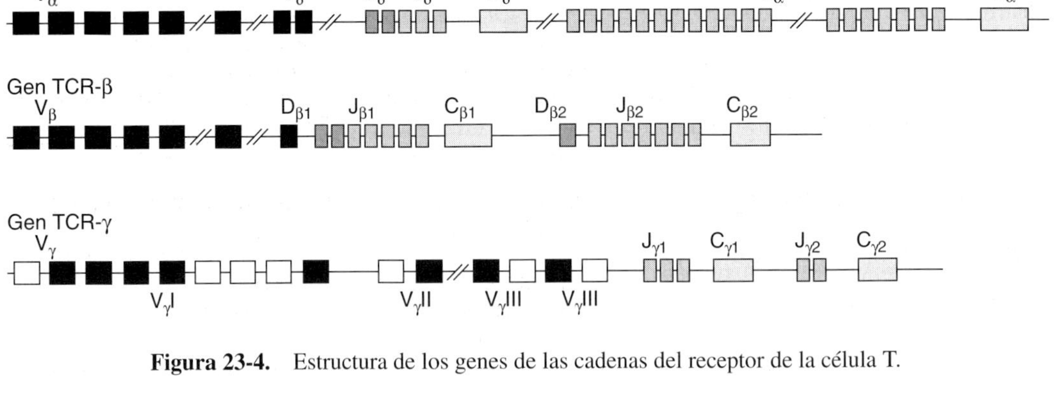

Figura 23-4. Estructura de los genes de las cadenas del receptor de la célula T.

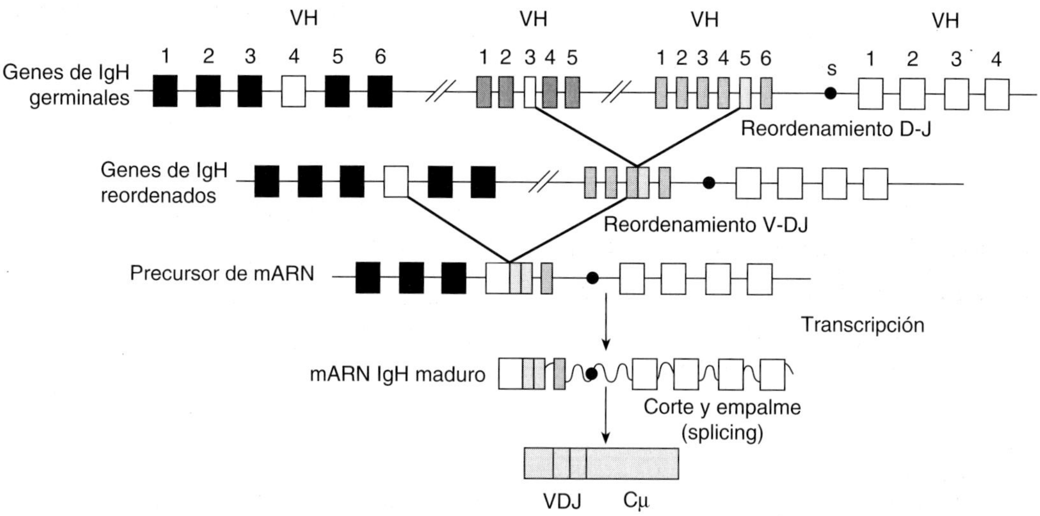

Figura 23-5. Diagrama esquemático del reordenamiento y la transcripción de los genes de las IgH. Un mecanismo similar ocurre en los otros genes de Ig y RCT.

reunificación correcta de los extremos, así como la XRCC4, encargada de reclutar la DNA-ligasa IV, que sintetiza la unificación final (Cuadro 23-1). Así, se genera diversidad por un mecanismo que depende del número de combinaciones aleatorias posibles entre los distintos segmentos genéticos de cada región V(D)J que se puede formar. Además, este número de combinaciones posibles se incrementa cuando se produce la unión de las distintas cadenas para dar lugar a la molécula antigénica completa (cadenas pesadas y ligeras, para las inmunoglobulinas, y de los heterodímeros α-β ó γ-δ para el RCT) (Cuadro 23-2). De este modo, el número de receptores antigénicos diferentes que se pueden formar por este mecanismo sería del orden de $2\text{-}4\cdot10^6$, para las inmunoglobulinas, de 5.10^6, para el RCT-$\alpha\beta$, y de más de 3000, para el

Cuadro 23-1. Genes implicados en los mecanismos de reordenamiento linfoide B y T

Gen	*Propiedad*	*Papel en la recombinación V(D)J*	*Otras funciones*
Rag-1	Endonucleasa	Iniciación	Ninguna conocida.
Rag-2	Endonucleasa	Iniciación	Ninguna conocida.
DNA-PKcs	Proteína quinasa	Reúne extremos codificantes	Recombinación de «swith»; reparación de DNA.
Ku70	DNA de unión a extremos; estimula la DNA ligasa	Reúne extremos codificantes y señal	Recombinación de «swith»; reparación de DNA; crecimiento.
Ku86	DNA de unión a extremos; estimula la DNA ligasa; recluta TdT	Reúne extremos codificantes y señal	Recombinación de «swith»; reparación de DNA; crecimiento.
XRCC4	Recluta DNA ligasa	Reúne extremos codificantes y señal	Reparación de DNA; desarrollo cerebral.
DNA ligasa IV	Unión de extremos	Reúne extremos codificantes y señal	Reparación de DNA; desarrollo cerebral.
TdT	Adición de bases independiente de molde	Diversifica uniones codificantes	Ninguna conocida.

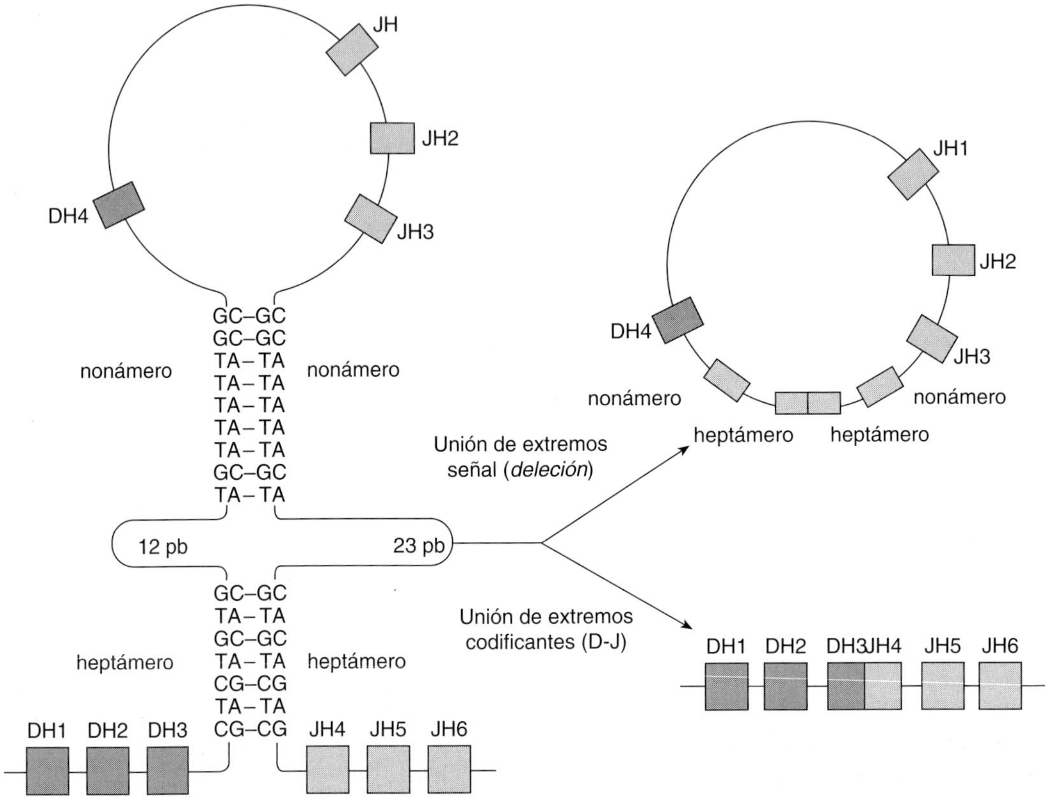

Figura 23-6. Diagrama esquemático de la función de las secuencias de unión durante el reordenamiento genético. Las secuencias heptámero-nonámero DH3 3' y JH4 5' se fusionan, seguido de la unión de los segmentos DH3 y JH4, y la deleción del producto circular.

RCT-$\gamma\delta$. Otro importante mecanismo de producción de diversidad se debe a que la unión de las regiones V, D, y J es imprecisa, lo que da lugar a la pérdida de nucleótidos y a la inserción de otros nuevos, originándose la diversidad denominada de unión o región N. La inserción de nuevos nucleótidos está mediada por la enzima desoxinucleotidil transferasa terminal (TdT), que se encuentra en los linfocitos T y B inmaduros, que es capaz de incorporar nucleótidos en el extremo 3' del punto de ruptura del DNA sin necesidad de molde y que participa en la reunificación de los extremos codificantes (Cuadro 23-1). El tamaño de la región N es variable, oscilando entre algunos nucleótidos y más de nueve. Este mecanismo aumenta el repertorio antigénico de los diferentes genes, principalmente de γ y δ (del orden de 10^3 y 10^9, respectivamente), así como de los genes β (10^4), α (10^2) y cadena pesada de las inmunoglobulinas (10^4), mientras que es limitado o está ausente en las cadenas ligeras de las inmunoglobulinas. Así pues, el total de posibles moléculas antigénicas producidas mediante la suma de estos dos mecanismos sería del orden de $>10^{10}$, $>10^{12}$ y $>10^{15}$, para las moléculas de las inmunoglobulinas, del RCT-$\alpha\beta$ y del RCT-$\gamma\delta$, respectivamente (Cuadro 23-2).

Otros mecanismos de producción de diversidad son los reordenamientos secundarios. Las uniones V(D)J son aleatorias, por lo que, con frecuencia (2 de cada 3), la secuencia de DNA que se forma es incorrecta y queda fuera del marco de lectura, y el mRNA que se produce no puede luego transcribirse en proteína completa. La elevada frecuencia de este fenómeno explica por qué muchos linfocitos B y T tienen reordenamientos bialélicos, ya que uno de ellos sería improductivo. La existencia de reordenamientos secundarios, además del reordenamiento bialélico, sería el otro mecanismo para rescatar linfocitos B y T precursores que presentan reor-

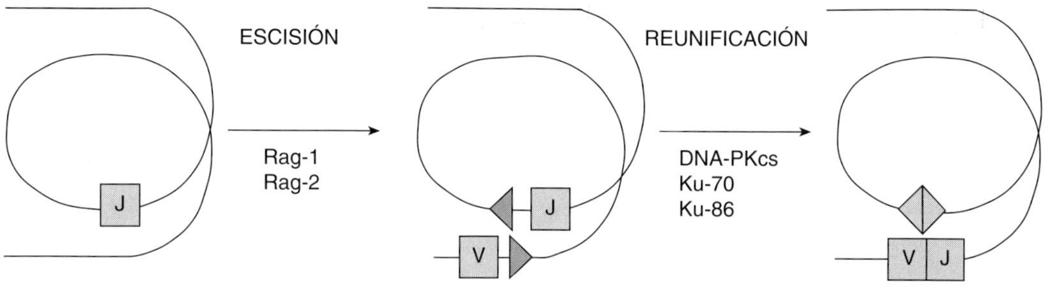

Figura 23-7. Mecanismo de escisión y reunificación durante el reordenamiento de los segmentos V y JH

denamientos no productivos y que, de otro modo, entrarían en apoptosis. En los linfocitos B se han descrito dos tipos de reordenamiento secundario. Uno sería el reemplazamiento de los segmentos (D)J preexistentes por una nueva unión (D)J, empleando segmentos (D)J diferentes, si no fueron delecionados en el reordenamiento primario. El otro reordenamiento secundario sería el reemplazamiento de la V existente por una nueva V, dando lugar a un nuevo V(D)J. En los linfocitos T, se ha descrito el reemplazamiento de la región VJ preexistente, en los genes RCTα, y el reemplazamiento de segmentos V, en los genes del RCTβ.

Por último, otro mecanismo de diversidad consiste en la presencia de mutaciones somáticas en los segmentos V inducidas por el antígeno. Este tipo de fenómeno sólo se ha descrito en linfocitos B posfoliculares, localizándose fundamentalmente en las regiones CDR I y CDR II. Estas mutaciones se producen tanto en las cadenas pesadas como en las ligeras de los genes de las inmunoglobulinas, con una frecuencia de una base mutada por cada 1000 bases y división celular durante la respuesta inmunitaria, hecho que supone una incidencia miles de veces superior a la frecuencia de mutaciones en otros genes, lo que indica que es

Cuadro 23-2. Estimación del «potencial» repertorio primario de inmunoglobulinas y del RCT

Moléculas	*Ig*			*RCT αβ*		*RCT γδ*	
	IgH	*Igκ*	*Igλ*	*RCTα*	*RCTβ*	*RCTγ*	*RCTδ*
Diversidad germinal (número de genes)							
Genes V (familias)	51 (7)	80 (7)	40 (9)	>50 (19)	>70 (20)	8 (4)	>6 (6)
Genes D	30	–	–	–	2	–	3
Genes J	6	5	4	~55	13	5	3
Genes C	9	1	4	1	2	2	1
Diversidad combinatoria:							
Por cadena	82 000	400	640	>2750	>1820	40	>7500
Por molécula		>2-4×106		>5 × 106		> 3000	
Diversidad de unión							
Números de sitios de unión	2	1	1	1	2	1	1-4
Existencia de región N	++	–	–	+	++	++	++++
Aumento de la diversidad (estimado)	$\times 10^4$	$\times 10^2$	$\times 10^4$	$\times 10^3$	$\times 10^9$		
Estimación del repertorio primario total de receptores		$>10^{10}$		$>10^{12}$		$>10^{15}$	

* Las lesiones V se agrupan en familias por su homología. Entre paréntesis número de familias.

un fenómeno específico de los genes de las inmunoglobulinas.

2.5. Reordenamiento de los genes de Ig y RCT durante la diferenciación linfoide B y T

Los estudios realizados en modelos de ratón y en casos de leucemias linfoides humanas han permitido establecer una jerarquía en la secuencia de los reordenamientos de los genes de los receptores antigénicos. Así, en la diferenciación linfoide B, el reordenamiento de la cadena pesada precede al de las cadenas ligeras. El primer reordenamiento que se produce es la unión DJ_H, seguido de la unión de un segmento V_H al reordenamiento DJ_H (Fig. 23-5). Este reordenamiento se inicia en un estadio muy precoz de la diferenciación B (célula pre-pre-B), y ya está completo en la célula pre-B. Posteriormente, se produce el reordenamiento de la cadena ligera κ. Si es funcional en alguno de los dos alelos (si falla el primero, se reordenaría el segundo), la célula expresará un receptor antigénico funcional (IgM/Dκ) en la superficie, presente ya en los linfocitos B inmaduros. Si el reordenamiento κ no fuera productivo en ninguno de los dos alelos, comenzaría el reordenamiento de la cadena ligera λ y, en caso de éxito en al menos un alelo, haría que el linfocito B expresara en la superficie una molécula de Ig completa λ. Si el reordenamiento λ no fuera tampoco productivo, la célula B entraría en apoptosis. En los linfocitos B, se produce un segundo reordenamiento, correspondiente al proceso de cambio de isotipo de cadena pesada de la inmunoglobulina (Figura 23-8). Así, el linfocito B inmaduro, pero inmunológicamente competente, expresa la cadena pesada μ o μ y δ; esta coexpresión se explica por un corte y empalme alternativo. Al avanzar la diferenciación linfoide, se puede producir un cambio de isotipo en el que intervienen las regiones génicas de cambio que preceden a cada segmento C. Así, la región S que precede al isotipo elegido, como $C_{\gamma 3}$, se reordena con la región S que precede a los segmentos $C\mu$-δ, produciéndose posteriormente la unión del isotipo elegido al reordenamiento VDJ_H. En los linfocitos T, también existe una jerarquía de reordenamiento, produciéndose en primer lugar el reordenamiento de la cadena δ, seguido de la γ, hecho que sucede en etapas muy tempranas de la ontogenia T, estando ya presente en timocitos que carecen del antígeno CD3 de superficie. Igualmente, el reordenamiento de la cadena β es precoz (en un estadio casi similar a la cadena γ), hecho que explica que la mayor parte de los linfocitos $\gamma\delta$ tengan también la cadena β reordenada. Probablemente, el reordenamiento de la cadena γ del RCT afecta primero a la región $J_{\gamma 1}$ (1 a 3) y, si éste no es funcional, se produce el reordenamiento de $J_{\gamma 2}$ (1 ó 3). La transcripción funcional de los genes γ y δ da lugar a linfocitos T que expresan el RCT $\gamma\delta$. Si el reordenamiento γ o δ no es funcional o es incompleto, la célula entra en apoptosis. Sin embargo, lo más frecuente es que estas células T o precursores T nuevamente formados pierdan uno o dos genes δ, y reordenen la cadena α que, por tanto, siempre va precedida de la deleción de los segmentos D, J y C del gen δ. Cuando los reordenamientos de α y β son eficaces, se produce la expresión del RCT $\alpha\beta$ por parte de los linfocitos T maduros.

Las células citolíticas naturales (NK) se consideran una subpoblación de los linfocitos T, ya que expresan los antígenos pan-T CD2 y CD7, además de los antígenos propios de las NK (CD16, CD56). Sin embargo, la mayor parte de

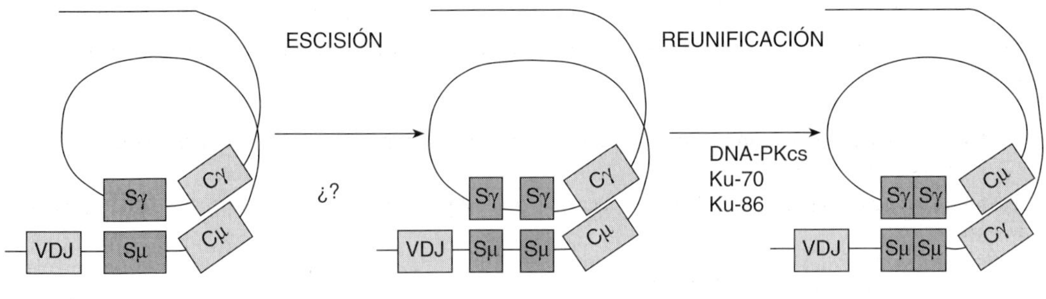

Figura 23-8. Mecanismo genético de cambio de clase de subtipo de cadena pesada de las Ig.

los estudios demuestran que las células NK no presentan el complejo CD3 completo en la superficie y, en todos los casos, los genes de las cadenas del RCT están en configuración germinal. Estos datos apuntan hacia un origen celular para las células NK independiente de la línea T o, en caso contrario, se trataría de células procedentes de precursores T carentes de reordenamiento de los genes del RCT.

2.6. Protooncogenes

Las neoplasias hematológicas pueden definirse como una proliferación incontrolada de células hematopoyéticas que tienen bloqueados los mecanismos de diferenciación celular, así como los de muerte celular programada (apoptosis). En términos generales, el control de la proliferación celular es un conjunto armónico que exige la sincronización de diferentes funciones celulares. Así, se precisa que una citoquina o factor de crecimiento o diferenciación se una a su receptor específico en la membrana, y que se genere una señal que se transmita desde el receptor, a través de una cadena de proteínas citoplásmicas, hasta los factores de transcripción nuclear. Posteriormente, estos factores de transcripción activan o inhiben la expresión de genes específicos según el sentido de la señal recibida. El conjunto de genes que codifican las proteínas que controlan estas funciones celulares básicas reciben el nombre genérico de protooncogenes, ya que se ha demostrado que su versión alterada, u oncogén, está implicado en la aparición o progresión de tumores de diferente estirpe celular, entre ellos los hematopoyéticos. Los protooncogenes constituyen, por tanto, un conjunto muy heterogéneo de genes, que pueden agruparse de diferentes formas según la función celular en la que intervengan de forma predominante (proliferación, diferenciación, apoptosis), según la actividad de la proteína que codifican (factores de crecimiento, receptores tirosina quinasa, etc.) o según la actividad en la que intervengan fundamentalmente (transducción de señales mitógenas o control de la transcripción génica). Un listado parcial, pero representativo de los oncogenes según la actividad en la que participan está representado en los Cuadros 23-3 y 23-4.

Cuadro 23-3. Protooncogenes implicados en la transducción de señales

Factores de crecimiento: su alteración provoca crecimiento autónomo
- Familia del factor de crecimiento derivado de plaquetas (PDGF): C/SIS.
- Factores de crecimiento hematopoyéticos: IL-2, IL-3, GM-CSF,... etc.
- Otros: familias FGF, WNT, EGF, etc.

Receptores tirosina quinasa: alteración de la fosforilación proteica
- erb-B: receptor del factor de crecimiento epidérmico (EGFR).
- erb-B2/neu: receptor del factor de crecimiento de células gliales.
- c-Kit: receptor del factor de crecimiento de células troncales (stem CF).
- Otros: fms, met, etc.

Receptores sin actividad tirosina quinasa
- Receptores de factores de crecimiento de células hematopoyéticas: son proteínas transmembrana sin actividad fosforilante, asociadas a otras moléculas con actividad tirosina quinasa (JAK y TYK): IL-2R, IL-3R, GM-CSFR, EPO-R.
- Otros: mas, receptores adrenérgicos muscarínicos, SHT1c de la serotonina, etc.

Proteínas citoplásmicas que transducen la señal mitógena: son proteínas no receptoras, con actividad tisosina quinasa
- Proteínas src, v-yes, c-abl, c-FGR.

Proteínas con actividad serina-treonina quinasa, que fosforilan residuos de serina y treonina
- Familia raf, mos, PKC, etc.

Proteínas G: proteínas que se activan por su unión a GTP y se inactivan con la desfosforilación de GTP a GDP
- Superfamilia ras:
  - Familia ras: H-ras, K-ras, N-ras, TC21.
  - Familias rho, rac, R-ras.

Cuadro 23-4. Protooncogenes implicados en la transcripción génica, proteínas nucleares y otros protooncogenes

Factores de transcripción: proteínas nucleares que reconocen y unen secuencias reguladoras específicas de DNA y estimulan o reprimen la transcripción

- Frecuente en neoplasias hematológicas:
  Protooncogenes: c-myc, RARα, PML, AML-1, CBFβ, DEK/CAN, MLL, TAL-1, TAL-2, HOX-11, RBTN-1, EA2, PBX1, BCL-6.
  Protooncogenes que interactúan con genes supresores: mdm2, E2F1, etc.
  Genes supresores: p53, Rb, etc.
- Frecuente en otras neoplasias: erb-A.
  Familia Jun: c-Jun, Jun-B, Jun-D.
  Familia fos: c-fos, fos-B.
  Familia Rel, etc.

Proteína quinasas nucleares

- Abl: se encuentra en el citoplasma y el núcleo. Posee actividad tirosina quinasa y dominios de unión a DNA y a proteínas del citoesqueleto, como la actina. Es un nexo de unión entre el ciclo celular y la transcripción. Su expresión normal inhibe el crecimiento celular normal, mientras que su sobreexpresión mutada sin actividad tirosina quinasa lo acelera.
- Otros: fps, fse, fer, rak.

Protooncogenes que codifican proteínas del ciclo celular

Gen de la ciclina D1: PRAD1/BLC-1.
VIN-1: ciclina D2.
Fosfatasas que activan quinasas dependientes de ciclina (CDKs): cdc25A, cdc25B.

Protooncogenes implicados en la apoptosis

Familia Bcl-2: situada en la membrana mitocondrial, retículo endoplásmico y núcleo:
Inhibidores de la apoptosis: Bcl-2, Bcl-X_L.
Estimuladores de la apoptosis: bax, Bcl-X_S, bad, bak.

La actividad oncogénica de estas proteínas se debe a que su alteración–activación provoca la pérdida de sus funciones normales, dando lugar a la estimulación autocrina del crecimiento celular (factores de crecimiento), al envío continuo de señales de transducción mitógena al núcleo (familia *Ras*, tirosina quinasas, etc.) o a la activación permanente de los receptores de los factores de crecimiento (receptores de tirosina quinasas, receptor de IL-6, etc.). De igual manera, los factores de transcripción, al estar alterados por mutaciones o translocaciones cromosómicas modifican la regulación de la expresión de los genes que controlan. Por último, las aberraciones que activan los oncogenes que participan en el control del ciclo celular (p. ej., ciclina D1) o la apoptosis (p. ej., Bcl-2) pueden provocar la aparición o progresión de neoplasias hematológicas, al desequilibrarse la regulación normal en la que están involucrados estos genes.

2.7. Genes supresores de tumores

Estos genes codifican proteínas que son necesarias para el adecuado control del crecimiento celular, por lo que la pérdida de su función puede favorecer la aparición de tumores. A diferencia de los protooncogenes, que inducen un fenotipo tumoral de forma dominante, los genes supresores de tumores se consideran oncogenes recesivos. En el caso de los primeros, basta con que un único gen esté alterado para que el crecimiento celular normal se altere, mientras que en los segundos se precisa que exista una pérdida de función en ambos alelos. Los mecanismos por los que se produce esta pérdida funcional son varios, habiéndose descrito distintos mecanismos (mutación puntual, deleción, reordenaiento y metilación), algunos de los cuales son característicos de cada gen. Así, en el caso de p53, la alteración más frecuente es la mutación puntual, mientras que la inactivación más frecuente en p16 es la metilación de su isla CpG.

Estos genes supresores de tumores participan en la aparición tanto de tumores esporádicos como de tumores familiares (Cuadro 23-5). En las neoplasias hematológicas, los implicados con mayor frecuencia son los genes p53, MTS-1 (p16/p14), MTS-2 (p15) y el gen del retinoblastoma (Rb), que intervienen en funciones

Cuadro 23-5. Genes supresores de tumores

Gen	*Localización cromosómica*	*Neoplasias esporádicas*	*Síndromes hereditarios o cáncer familar*
p53	17p13	Mama, pulmón, colon, astrocitoma, linfoma, leucemias, sarcoma osteogénico	Síndrome de Li-Fraumeni.
MTS1[1]	9p21	Melanoma, pulmón, gliomas, esófago, vías biliares, mieloma, leucemias	Melanoma, páncreas.
MTS2[2]	9p21	Gliomas, leucemias, linfomas	Gliomas.
Rb1	13q14	Retinoblastoma, vejiga, mama, pulmón, sarcoma osteogénico, linfoma, mieloma	Retinoblastoma bilateral.
APC[3]	5q21	Cáncer colorrectal, estómago, páncreas	Poliposis adenomatosa familiar
DCC[4]	18p21	Cáncer colorrectal, páncreas, mama	No descrita.
MCC[5]	5q21	Cáncer colorrectal	No descrita.
WT1[6]	11p13	Tumor renal de Wilms	Tumor renal de Wilms.
NF1	17q11	Colon, astrocitoma, neurofibromas	Neurofibromatosis de tipo 1 o enfermedad. de von Recklinhausen.
BRCA1[7]	17q21	Ovario, mama	Cáncer de mama y ovario.
BRCA[2]	13q12	Mama, páncreas, colon, uretra, cuello uterino, ovario	Cáncer de mama.
VHL	3p25	Carcinoma de células renales	Síndrome de von Hippel-Lindau.
FHIT	3p14	Pulmón	No descrita.
MEN-1	¿?	Paratiroides, hipófisis, páncreas, suprarrenal	Neoplasia endocrina múltiple de tipo 1.

1: Multitumor Supressor 1 (p16/p14); 2: Multitumor Supressor 2 (p15); 3: Adenomatous Polyposis Coli; 4: Deleted Colorectal Cancer; 5: Mutated Colorectal Cancer; 6: Wilms Tumor 1; 7: Breast Cancer Susceptibility.

biológicamente tan importantes como la regulación del ciclo celular, los procesos de apoptosis y el mantenimiento de la integridad genómica frente a agentes externos.

2.7.1. Gen p53

El *p53* es el gen supresor de tumores mejor conocido y más estudiado en los últimos años. La proteína que codifica (p53) tiene múltiples funciones, pudiendo actuar a través de vías dependientes o independientes de la transcripción genética. Este gen participa en los procesos de reparación del DNA y, aunque no es esencial para la progresión del ciclo celular, puede regular de forma negativa el mismo por dos mecanismos: a) bloqueando el ciclo, mediante la inducción de p21 (inhibidor del complejo ciclina D/CDK4), y b) favoreciendo la apoptosis, al intervenir en la síntesis de Bcl-2 y Bax. La importancia de p53 en la regulación del ciclo celular se explica por los genes cuya expresión induce, entre los que destacan: i) gen *p21*, que inhibe el ciclo celular, ii) gen *gadd45* (*growth arrest and DNA damage 45*, daño de DNA y detención del crecimiento), iii) gen de la ciclina G (que bloquea el ciclo celular en fase G1), iv) gen *mdm2*, que regula negativamente la transcripción de p53, v) genes *Bax* y *Fas*, que favorecen la apoptosis, vi) gen de la trombospondina, que inhibe la angiogénesis y por tanto controla la aparición de metástasis, y vii) gen *hic-1* (*hypermthylated in cancer-1*), que codifica un factor de transcripción génomico, cuya expresión resulta inhibidada por la hipermetilación del promotor de células tumorales, y que puede ser que también actúe como un gen supresor de tumores. Así, una proteína p53 normal controla la proliferación celular, la apoptosis fisiológica y la integridad del genoma, e inhibe la proliferación, el crecimiento y la propagación de los tumores. Por el contrario, una p53 alterada y sin función provoca un aumento de la proliferación, de la inhibición de la apoptosis y de la inestabilidad genómica, así como una potenciación de la angiogénesis. En resumen, el gen *p53* codifica un proteína clave en la regulación del ciclo celular, así como en la prevención de la transformación celular y la aparición de tumores.

En las neoplasias humanas, la inactivación bialélica del *p53*, generalmente por mutación de un alelo y pérdida del otro, es muy frecuente en tumores sólidos muy diversos (cáncer de mama, colorrectal, de pulmón, etc.) y relativamente frecuente en neoplasias hematológicas, tanto linfomas no hodgkinianos (LNH) como leucemias agudas mieloides y linfoides. Varios estudios clínicos han mostrado, además, que la inactivación del *p53* en diversos tumores se asocia con una supervivencia más corta. Específicamente, en los linfomas no hodgkinianos, su inactivación bialélica se correlaciona con la progresión histológica (transformación de LNH de bajo a alto grado de malignidad), una peor respuesta a la quimioterapia y una menor supervivencia. Igualmente, también se han relacionado sus alteraciones con la transformación a formas agresivas o terminales de discrasias de células plasmáticas (leucemia de células plasmáticas, mieloma en fase terminal), leucemia mieloide crónica (transformación a crisis blástica) y leucemias agudas.

2.7.2. Genes MTS-1 (p16/p14) y MTS-2 (p15)

Estos genes codifican proteínas que inhiben la proliferación celular al inhibir los complejos ciclina D/CDK4 y ciclina D/CDK6, que son activadoras del ciclo celular. Estos genes, en especial el *p16*, y en menor medida el *p15*, se han descrito alterados en un gran número de neoplasias humanas, tanto sólidas como hematológicas. El mecanismo de inactivación de estos genes es variado (deleción de ambos alelos, deleción de uno, y metilación o mutación del otro, reordenamiento genético, etc.), si bien el tipo de mecanismo depende en parte del tipo de neoplasia hematológica. Así, en la leucemia linfoblástica aguda predomina la deleción bialélica (a veces, deleción monoalélica con reordenamiento asociado), mientras que en el mieloma múltiple (MM) predomina la inactivación por hipermetilación de la isla CpG. Al igual que ocurría con el p53, la inactivación del p16 se relaciona con un peor pronóstico en linfoma no Hodgkin y mieloma múltiple, así como con la progresión clínica y la transformación histológica de los LNH de bajo grado a alto grado de malignidad.

2.7.3. Gen del retinoblastoma (Rb)

La proteína Rb actúa sobre el ciclo celular controlando la transcripción de diversos genes que codifican proteínas nucleares, de las que las más importantes son las pertenecientes a la familia de factores de transcripción E2F. La asociación entre pRb y E2F impide que las proteínas de la familia E2F activen la transcripción de una serie de genes que intervienen favoreciendo la replicación del DNA durante la fase S del ciclo celular. Así pues, la unión pRb/E2F impide la progresión del ciclo celular. La proteína Rb está regulada por un mecanismo de fosforilación, siendo la forma activa la hipofosforilada, que es la que secuestra proteínas E2F e impide el inicio de la fase S.

Se han descrito alteraciones del gen *Rb* por deleciones y mutaciones en numerosos tipos de tumores, en especial tumores sólidos (retinoblastoma, osteosarcoma, carcinoma microcítico de pulmón, etc.). En las neoplasias hematológicas, su implicación directa parece menos trascendente, aunque en ocasiones está alterado en leucemias y linfomas. Sin embargo, indirectamente, su acción puede ser mayor, dado que controla la transcripción de genes implicados en la oncogénesis, como *mdm2* y *c-abl*. Además, su deleción monoalélica es muy frecuente en los mielomas de mal pronóstico y las leucemias de células plasmáticas.

3. MECANISMOS MOLECULARES ONCOGÉNICOS PRESENTES EN LAS NEOPLASIAS HEMATOLÓGICAS

Las alteraciones moleculares presentes en las neoplasias suelen afectar a genes clave en la biología de la célula tumoral, generalmente implicados en el control del ciclo celular o en los mecanismos de apoptosis, o bien fusionar genes normales para generar genes nuevos, que dan lugar a proteínas con características oncogénicas. El resultado final es un desequilibrio en el ciclo celular, que favorece su estimulación o inhibe su supresión, o bien una abolición de los mecanismos apoptóticos, que causan una prolongación de la vida celular. Los mecanismos por los que se produce la alteración/activación de los protooncogenes o la inactivación/pérdida de función de los genes supresores de tumores son variados, y entre ellos se incluyen: 1) traslocaciones cromosómicas, 2) deleción de material genético, 3) mutaciones puntuales, y 4) amplificación génica. Estos mecanismos de activación oncogénica se encuentran en la mayor parte de las neoplasias, si bien en los tumores hematológicos tienen algunas peculiaridades, como el hecho de que las traslocaciones cromosómicas sean un mecanismo de activación muy frecuente, habiéndose identificado en muchas de ellas los genes involucrados.

3.1. Traslocaciones cromosómicas

Dentro de las alteraciones cromosómicas que se encuentran en los pacientes con hemopatías malignas, las mejor caracterizadas son, sin duda, las traslocaciones cromosómicas. Algunas traslocaciones son específicas de un determinado tipo de leucemia o linfoma, lo que sugiere su importancia en la patogenia de las mismas. Además, el análisis molecular de estas traslocaciones ha permitido identificar nuevos protooncogenes y genes supresores importantes en la aparición y la progresión de las neoplasias hematológicas. Por otro lado, el conocimiento del tipo y la función del protooncogén/gen supresor afectado en la traslocación puede explicar el comportamiento clínico de la misma, como por ejemplo la afectación del gen *Bcl-2* en las linfomas no hodgkinianos de bajo grado, donde predomina la acumulación tumoral por falta de apoptosis, o incluso puede tener repercusiones terapéuticas, como por ejemplo la eficacia del tratamiento con ácido *todo*-trans retinoico (ATRA) en las leucemias promielocíticas con la traslocación PML/RARα.

La traslocación cromosómica puede dar lugar a la activación oncogénica por dos mecanismos fundamentales:

A) *Activación de un gen crítico* en los procesos celulares de supervivencia o ciclo celular (protooncogén). En este caso, la traslocación yuxtapone secuencias activadoras al lado de dicho gen, respetando su integridad, de modo que el gen queda funcionante, aunque activado. En este mecanismo de activación suelen estar implicados los genes de los receptores antigénicos. Así, la traslocación afecta a un protooncogén que se yuxtapone a un gen de inmunoglobulina o RCT, quedando así bajo la influencia de los promotores de éstos, que lo activan y desregulan, aumentando su expresión. El ejemplo típico de este mecanismo es la t(14;18), en la que el gen *bcl-2* queda activado por secuencias procedentes del gen de la cadena pesada de las inmunoglobulinas. Aunque no se conocen con exactitud los mecanismos responsables de estas traslocaciones, los estudios moleculares sugieren que su aparición se puede deber a una alteración en el sistema de recombinasa, ya que se ha demostrado que la traslocación se produce en secuencias heptámero-nonámero empleadas en el reordenamiento de estos genes durante la diferenciación linfoide normal. En ocasiones, estos protooncogenes también se desregulan al yuxtaponerse a otros promotores, como por ejemplo el gen *Tal-1*, que se yuxtapone al gen *Sil* en el caso de la deleción del cromosoma 1 (p32).

B) *Generación de un gen híbrido.* En este caso, la traslocación corta dos genes diferentes, modificando su estructura y función, y los fusiona generando un gen híbrido funcionante, es decir, capaz de ser traducido en RNA y generar, posteriormente, una proteína nueva que, dependiendo de los dominios que conserve, mantiene propiedades de las dos proteínas que producen los dos genes originarios. Este tipo de proteínas tiene propiedades oncogénicas, generalmente porque mantienen dominios que les permiten unirse al DNA y actuar como factores de transcripción. Dicha actividad hace que se desequilibre la regulación del ciclo celular y la diferenciación. Éste es el mecanismo más frecuente de las traslocaciones que se observan en las leucemias, y su ejemplo típico, por motivos históricos, es la t(9;22)[Bcr-Abl] de la leucemia mieloide crónica (LMC), aunque también es el caso de las t(15;17)(PML-RARα), t(12;21)[TEL-AML1], t(8;21)[AML1-ETO], inv(16) [CBFβ/MYH11], etc., bien conocidas por su presencia en distintos tipos de leucemias.

En los Cuadros 23-6 y 23-7, se muestra un listado de las principales traslocaciones cromosómicas en hemopatías malignas, según el mecanismo de activación oncogénica producido por la traslocación.

Además de activar los oncogenes por los mecanismos anteriormente revisados, las traslocaciones también pueden provocar otras alteraciones por la simple rotura de genes. En tal caso, la traslocación rompe un gen y modifica de tal forma su estructura que destruye su función. Esto resulta especialmente crítico en el caso de los genes supresores de tumores, de modo que, al eliminar su función, se rompe el equilibrio del ciclo celular en favor de la proliferación. Sin embargo, para que esto tenga efecto, la alteración debe afectar a los dos alelos del gen o combinarse con otro mecanismo que

Cuadro 23-6. Traslocaciones que activan oncogenes

Traslocación	*Enfermedad*	*Gen afectado (tipo)*
a) Traslocaciones a genes de las inmunoglobulinas *		
t(8;14) (q24;q32)		
t(2;8) (p12;q24)	LLA-B (L3), LNH-Burkitt	c-myc, factor de transcripción (hélice–lazo–hélice).
t(8;22) (q24;q11)		
t(11;14) (q13;q32)	LNH del manto/"LLC-B"	bcl-1 (CCND1/PRAD1) (ciclina).
t(14;18) (q32;q21)	LNH foliculares (80 %) y célula grande (30 %)	bcl-2 (apoptosis).
t(14;19) (q32;q13)	LLC-B	bcl-3 (¿ciclina?).
t(3;14) (p27;q32)		
t(2;3) (p12;q27)	LNH células grandes	bcl-6 (dedo de cinc).
t(3;22) (q27;q11)		
t(5;14) (q31;q32)	LLA-pre B	IL-3 (citoquina).
b) Traslocaciones a genes del RCT **		
t(1;14) (p32;q11)		Tal-1(hélice–lazo–hélice), SIL (homología a topoisomerasa I).
t(1;7) (p32;q35)	LLA-T	
del (1) (p32) (SIL)		
t(7;9) (p34;q32)	LLA-T	Tal-2 (hélice–lazo–hélice).
t(10;14) (q24;q11)	LLA-T	TCL-3 (Hox11) homeótico.
t(11;14) (p15;q11)	LLA-T	Rhombotina 1 (dominio LIM).
t(11;14) (p13;q11)	LLA-T	Rhombotina 2 (TCL-2) (dominio LIM).
t(7;11) (p35;p13)	LLA-T y LNH-T	?
t(7;9) (q34;q34.3)	LLA-T y LNH-T	TAN-1 (homólogo al gen Notch de Drosophila).
t(8;14) (q24;q11)	LLA-T	C-myc (hélice–lazo–hélice).
t(1;7) (p34;q34)	LLA-T	LCK (tirosina quinasa).
t(7;19) (q34;p13)	LLA-T	LYL1 (hélice–lazo–hélice).

* Yuxtaposición a genes de Ig (pesada:14q32, κ: 2p12, λ:22q11).
** Yuxtaposición a genes de RCT (β: 7q34; δ:14q11; α: 14q10).
LLA: leucemia linfoblástica aguda; LNH: linfoma no hodgkin; LLC: leucemia linfática crónica.

lesione el otro alelo. Estadísticamente, este mecanismo debe ser más frecuente de lo que se ha descrito, aunque por el momento sólo se ha postulado para la t(12;21)[TEL-AML1], que se encuentra en la tercera parte de las leucemias linfoblásticas agudas (LLA) pediátricas de línea B, en la que dicha traslocación afecta a un alelo del gen *TEL*, mientras que el otro sufre una deleción. Este hallazgo ha hecho que se considere al gen *TEL* como un posible gen supresor de tumores, aunque no se sabe realmente si en la patogenia de la leucemia linfoblástica aguda con t(12;21) tiene más importancia la lesión del gen *TEL* o la generación del producto híbrido TEL-AML1.

3.1.1. Aspectos generales de las traslocaciones cromosómicas

En este apartado, se revisarán de forma resumida las características generales de la activación oncogénica producida por la traslocación cromosómica, así como por el valor de su estudio en el diagnóstico y en el seguimiento de la enfermedad residual mínima en las hemopatías malignas.

Los protooncogenes afectados en las traslocaciones son de diferente tipo (transducción de señales *–abl–*, apoptosis *–bcl2–* etc.), pero sin duda, los genes que codifican factores de transcripción constituyen un grupo característico, frecuentemente implicado. Los factores de transcripción son proteínas nucleares que tienen tres dominios característicos (un dominio de activación de la transcripción, un dominio de unión al DNA y un dominio de dimerización), y que se agrupan, según el dominio de dimerización, en diferentes tipos: hélice–lazo–hélice, cremallera de leucina, dedos de cinc, homeótico y dominio LIM (dos regiones ricas en cisteína). Estos factores se unen a secuencias reguladoras específicas del DNA,

Cuadro 23-7. Traslocaciones que generan genes híbridos

Traslocación	*Enfermedad*	*C/cromosoma: gen afectado (tipo)*
T(9;22) (q34;q11)	LMC; LLA del adulto	C9:abl (tirosina quinasa). C22:bcr (guanosina trifosfatasa).
T(15;17) (q22;q21)		C15:PML (dedo de cinc).
T(11;17) (q23;q21)	LMA-M3	C17:RARa (receptor ácido retinoico).
T(5;17) (q35;q21)		C11:PLZF (dedo de cinc); C5:NPM (fosfoproteína).
T(8;21) (q22;q22)	LMA-M2	C8:ETO (dedo de cinc); C21:AML1 (factor de transcripción).
I_{nv}(16) (p13,q22)	LMA-M4Eo	C16p13:MYH (gen de la miosina); C16q22: CBFB (factor de transcripción).
T(6;9) (p23;q34)	LMA, LMA-TdT+	C6: DEK ??; C9: CAN (hélice–lazo–hélice).
Inv (3) (q21q26)	LMA-M1	C3: EVI1 (dedo de cinc).
T(3;3) (q21;q26)	LMA-M1	C3: EVI1 (dedo de cinc).
T(1;19) (q23;q13)	LLA-pre B	C1: PBX1 (homeótico). C19:E2A (hélice–lazo–hélice).
T(12;21) (p13;q22)	LLA-precursores B infantiles	C12:TEL (hélice–lazo–hélice); C21: AML1 (factor de transcripción).
T(2;5) (p23;q35)	LNH-anaplásico	C2 ALK: (tirosina quinasa); C5 NPM:(fosfoprot).
Afectación región 11q23		
T(4;11) (q21;q23)	LLA-pre pre B	C4:AF4 (transducción de señal); C11:ALL (dedo de cinc).
T(1;11) (p32;q23)	LMA	C1: AF1P (fosfoproteína citoplásmica).
T(6;11) (q27;q23)	LMA	C6: AF6 (transducción de señal).
T(9;11) (p21;q23)	LMA-M5, LLA-prec. B	C9:AF9 (transducción de señal).
T(11;17) (q23;q21)	LMA	C17:AF*17* (cremallera de leucina).
T(11;19) (q23;p13)	LMA, LLA-prec. B	C19:ENL(transducción de señal).

LMC: leucemia mieloide crónica; LLA: leucenia linfoblástica aguda; LMA: leucemia mieloblástica aguda; LLA: leucemia linfoblástica aguda; LNH: linfoma no hodgkin.

controlando positiva o negativamente la transcripción de diversos genes. Así, la desregulación de los factores de transcripción por la traslocación daría lugar a la expresión anormal de los genes que regulan. Un ejemplo característico de dicho mecanismo lo constituyen las traslocaciones que afectan al factor de transcripción "*core binding factor*" (CBF). Este factor es una proteína heterodimérica constituida por una subunidad α (CBFα o AML-1), para unirse directamente al DNA, y otra β (CBFβ), que facilita dicha unión (Figura 23-9). La subunidad α está codificada por el gen *AML-1* (8q22), y la subunidad β por el gen *CBF*β (16q22), y ambas están implicadas en dos traslocaciones cromosómicas frecuentes en la LMA. Así, en la t(8;21)(q22;q22), típica de la LMA con maduración, el gen *AML1* se une al gen *ETO*, y en la inv(16/t(16;16)(p13;q22), característica de la leucemia mieloblástica aguda (LMA) con maduración mieloide y monocitoide con exceso de eosinófilos, el gen *CBF*β se une al gen *MYH11*, que codifica la cadena pesada de la miosina del músculo liso.

Un aspecto interesante, con posibles implicaciones terapéuticas, es que, independientemente de los factores de transcripción afectados en cada traslocación, la vía final efectora es idéntica (trastornos de la transcripción) y puede modificarse farmacológicamente. Así, en condiciones fisiológicas, los factores de transcripción normalmente funcionan como un activador de la transcripción, reclutando enzimas del tipo de la acetilasa de histonas nucleares y todo el aparato coactivador de transcripción (Fig. 23-10). Por el contrario, cuando se ha modificado el factor de transcripción por la traslocación cromosómica, se produce la unión de la proteína híbrida, producto del gen de fusión, con el aparato represor de la transcripción. Este sistema represor de la transcripción está formado por la unión del complejo NcoR/Sin3 con las enzimas del tipo de la desacetilasa de histonas (HDAC), produciendo una represión en la expresión de los

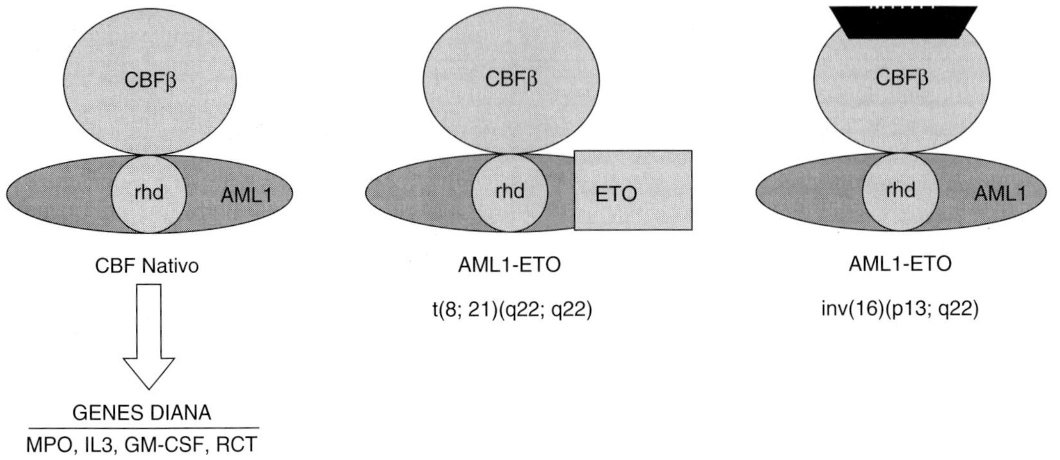

Figura 23-9. Factor de unión al core (CBF). El CBF normal tiene dos componentes: el AML1 (subunidad α), que contacta directamente con el DNA, y el CBFβ, que se une al AML1 a través de un dominio de homología *runt* (rhd) facilitando la unión al DNA. Ambas unidades se pueden reordenar por traslocaciones en leucemias. Por ejemplo, el gen *AML1* se fusiona con el gen *ETO* en la t(8;21), propia de la LAM M2, y el gen *CBF*β se une al gen *MYH11*, que codifica la cadena pesada de la miosina, en la inv(16) que se ve en la LAM M4 con eosinofilia.

genes diana que controlan. Una estrategia terapéutica para evitar este fenómeno común a muchas traslocaciones cromosómicas en las LMA y las LLA sería el empleo de inhibidores de las enzimas desacetilasas de histonas, como el butirato, que revertiría la inhibición de la transcripción. En la actualidad, ya existen protocolos terapéuticos que emplean dicho fármaco, y que han mostrado cierta eficacia en las LMA con traslocación PML/RARα y AML1/ETO. Sin embargo, la experiencia es todavía limitada y habrá que esperar a que se analice un mayor número de pacientes.

Durante los últimos años, el número de traslocaciones cromosómicas que se han caracterizado a nivel molecular ha aumentado de forma considerable (Cuadros 23-6 y 23-7). Estas traslocaciones constituyen un marcador tumoral específico que permanece estable durante la evolución de la enfermedad, lo que hace que su estudio tenga valor, no sólo para el diagnóstico, sino también para el seguimiento de la enfermedad mínima residual (EMR). La EMR se define como las células tumorales residuales que no son detectadas por los métodos citológicos/citoquímicos convencionales (sensibilidad 1-5 %) y que serían responsables de la recaída tumoral. El estudio de las traslocaciones cromosómicas al diagnóstico se puede realizar mediante transferencia Southern y la PCR. En la transferencia Southern, se utilizan sondas que reconocen los genes afectados, y en a PCR, se amplifica la región de unión que se produce en la traslocación cromosómica empleando cebadores que reconocen cada uno de los genes implicados. Sin embargo, en algunas traslocaciones en las que la zona de rotura es muy variable y puede afectar a una zona muy extensa, por ejemplo, la región m-bcr de la t(9;22)), el estudio mediante transferencia Southern no es posible en la práctica, ya que habría que emplear un gran número de sondas para detectar todas las traslocaciones. El estudio mediante PCR se puede realizar, bien a partir de DNA, cuando el punto de rotura es preciso y el fragmento que se va a amplificar es menor de 2 kb, bien a partir de mRNA, tras su transformación a cDNA mediante una transcriptasa inversa seguida de PCR (RT-PCR) (Cuadro 23-8). Al igual que sucede con la transferencia Southern, no todas las traslocaciones pueden analizarse mediante PCR (como las que afectan al *C-myc*), ya que la zona de rotura es variable y no se produce un gen de fusión con mRNA específico. Además, en otras ocasiones, la región en la que se trasloca un protooncogén es variable (p. ej., el gen *MLL* (11q23) que tiene varios genes para poder traslocarse; Cuadro 23.7), por lo

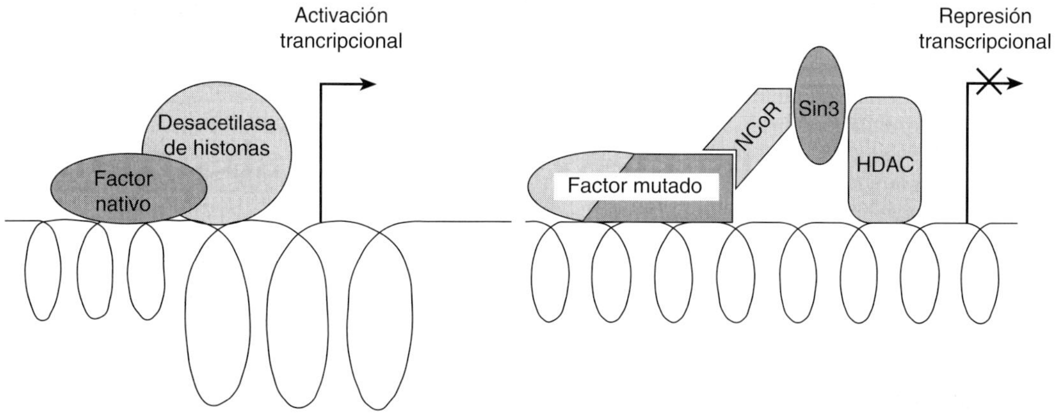

Figura 23-10. Mecanismos comunes para la desregulación transcripcional en la LAM. La forma nativa de algunos factores de transcripción funciona como activadora transcripcional mediante el reclutamiento de acetilasas de histonas y el aparato transcripcional coactivador. Cuando estos factores están mutados, como, por ejemplo, en las traslocaciones cromosómicas, los factores mutantes con frecuencia reclutan al aparato de represión transcripcional, incluyendo las desacetilasas de histonas (HDAC), conduciendo a la represión transcripcional de genes diana.

que es preciso utilizar diferentes parejas de cebadores para detectar todas las posibles traslocaciones.

En la práctica clínica, desde el punto de vista molecular, el estudio de las traslocaciones se realiza casi siempre mediante PCR, ya que es una técnica más rápida y menos costosa. Además, la transferencia Southern sólo se puede emplear para el diagnóstico, ya que no tiene sensibilidad suficiente para estudiar la enfermedad mínima residual (EMR). En la actualidad, ya existen datos que analizan el valor diagnóstico y predictivo del estudio mediante PCR de estas traslocaciones en la detección de la EMR. En general, en la mayor parte de las traslocaciones, los estudios de PCR realizados en las fases precoces de tratamiento muestran la persistencia de células tumorales, sin que ello conlleve necesariamente la aparición de recaídas. Por el contrario, las determinaciones posteriores, durante la fase de mantenimiento o tras el tratamiento de intensificación, tienen valor clínico, si bien su valor pronóstico es diferente según la traslocación analizada; por ejemplo, es útil para la t(15; 17) y no para la t(8; 21). Sin embargo, los datos de que se dispone no son totalmente concluyentes, ya que son contradictorios para algunas traslocaciones. Un aspecto que hay que tener en cuenta son las variaciones metodológicas entre estos estudios, que podrían explicar la obtención de resultados discrepantes. Por ello, es imprescindible la estandarización de la técnica y el empleo de controles adecuados, así como una evaluación de la sensibilidad en cada experimento. Otra posible explicación para estas discrepancias es que, hasta la fecha, la mayor parte de los estudios se realizaba mediante RT-PCR cualitativa o, a lo sumo, semicuantitativa, y el análisis del producto de la PCR era a tiempo final; esto impedía conocer con exactitud el número de células tumorales presentes en la muestra de estudio de la EMR. Por esta razón, y para mejorar la capacidad de predicción de los estudios de RT-PCR, se han desarrollado nuevas técnicas cuantitativas para definir con mayor precisión el número de células tumorales residuales. Los primeros estudios cuantitativos con PCR competitiva sugieren que la cuantificación de la EMR puede ser útil para definir los pacientes con pronóstico diferente. Sin embargo, la técnica de PCR competitiva es muy laboriosa, con un porcentaje elevado de contaminación cruzada y de difícil estandarización, lo que hace que sea una técnica de difícil aplicación sistemática en los laboratorios clínicos. Por este motivo, ha despertado un notable interés el desarrollo de una nueva tecnología de PCR cuantitativa, denominada tecnología TaqMan o PCR cuantitativa en tiempo real. Este método se basa en la actividad nucleasa 5'-3'de la *Taq* polimerasa y el empleo de una sonda TaqMan fluorescente específica de la secuencia diana que se estuviera analizando. Si la reacción de PCR es específica, en cada ciclo la Taq polime-

Cuadro 23-8. Estudios de EMR mediante PCR en hemopatías malignas

Criterio guía	*Muestra* *	*Enfermedad (% de casos aplicables)*
Reordenamiento Ig y RCT (γ y δ)	DNA	LLA B y T (90 %); LNH-B y MM(80-90 %); LMA (10 %).
Alteraciones cromosómicas: genes implicados		
		LLA
SIL-TAL1, del 1p32	DNA	LLA-T (30 % de LLA-T)
TAL1-RCT, t(1;14)	DNA	LLA-T (1 % de LLA-T)
PBX-EA2, t(1;19)	RNA	LLA-pre-B (30 % de LLA pre-B, 6 % de todas las LLA de linea B).
TEL-AML1, t(12;21)	RNA	LLA (30 % de las LLA pediátricas de línea B).
AF4-ALL 1, t(4;11)	RNA	LLA pre-pre-B (10 % de todas las LLA de línea B).
HOX 11-RCT, t(10;14)	DNA	LLA-T (5 % de las LLA-T).
Alteraciones 11q23 (MLL) t(11; 19) (ENL)	RNA	LLA (1 % del total de las LLA).
		LMA
PML-RARa, t(15;17)	RNA	LMA-M3 (90 % de las LMA-M3).
ETO-AML1, t(8;21)	RNA	LMA-M2 (10 % del total de LMA).
CBFB/MYH11, inv(16)	RNA	LMA-M4eo (3-5 % del total de LMA).
DEK-CAN, t(6;9)	RNA	LMA-TdT+ (1 % del total de LMA).
Alteraciones 11q23 (MLL) t(1;11) (AF1), t(6;11) (AF6) t(9;11) (AF9), t(11;17) (AF19) t(11;19) (ELL)	RNA	LMA (5 % del total de las LMA que tienen alterado 11q23).
		LMC/LLA
BCR-ABL, t(9;22)	RNA	LMC (98 %); 5 % de las LLA infantiles; 40 % de las LLA adulto.
		LNH
IgH-BCL2, t(14;18)	DNA	LNH-B (85 % de los LNH foliculares, 30 % de los LNH difusos).
BCL1-IgH, t(11;14)	DNA	LNH-B (50 % de los LNH del manto).
NPM-ALK, t(2;5)	RNA	LNH anaplásico, (3 % del total de LNH).
API2/MLT , t(11;18)	RNA	LNH MALT, (30-50 %).

LLA: leucemia linfoblástica aguda; LMA: leucemia mieloblástica aguda; LMC: leucemia mieloide crónica; LNH: linfoma no hodgkininano. * La técnica sería PCR simple o anidada, si la muestra es DNA, o bien técnica de transcripción inversa seguida de PCR (RT-PCR), si la muestra es RNA.

rasa degradaría la sonda TaqMan, dando lugar a una señal de fluorescencia que se acumula durante la reacción de PCR y que es proporcional a la cantidad de producto de PCR específico que se produce. Además, la señal de fluorescencia puede ser medida en cada ciclo (*real time*) y proporciona información dinámica de la forma en que se produce la reacción. El método es rápido, exacto y no necesita el procesamiento ulterior del producto de PCR, lo que reduce el riesgo de contaminación. Los estudios preliminares han demostrado que esta tecnología es útil en la detección de EMR, empleando traslocaciones cromosómicas específicas como diana de la reacción de PCR [p. ej., t(9,22), t(14,18) y t(8,21)]. Sin embargo, el número de pacientes analizado es escaso y, por tanto, la utilidad exacta se desconoce. Además, la tecnología TaqMan necesita ser optimizada y estandarizada para su aplicación clínica.

3.2. Otros mecanismos de activación oncogénica

3.2.1. Deleción de material genético

En este caso, se produce una pérdida de material genético que conduce a la eliminación de genes críticos, generalmente genes supresores de tumores, con la consiguiente pérdida de su función. Dada la duplicidad del DNA, se necesita que la pérdida de material genético sea doble o se asocie con otros mecanismos en el segundo alelo, tales como una traslocación, una mutación puntual, la metilación o la lionización, ya que de otro modo el alelo residual es capaz de mantener la función del gen. La deleción es el mecanismo típico de alteración del gen *p16* (MTS1), que se encuentra en un porcentaje elevado de LLA de línea T, así como en algunos casos de línea B. La deleción de este gen suele detectarse también mediante citogenética convencional en uno de los dos alelos, del (9)(p21), pero la pérdida del otro suele ser submicroscópica. Otros ejemplos de deleciones son las que afectan al gen *p53*, de las que se han observado algunos casos en crisis blásticas de LMC, y otras deleciones citogenéticas presentes en las leucemias pueden tener el mismo sustrato molecular, aunque todavía no se han identificado completamente los genes implicados.

3.2.2. Mutaciones puntuales

Esta alteración molecular consiste en la pérdida o sustitución de una base en la cadena del DNA. El material genético se ve afectado muy frecuentemente por este tipo de alteraciones, aunque generalmente no tienen consecuencias, bien por afectar a un intrón, bien por dar lugar a un cambio de código que no causa variación en el aminoácido codificado o porque dicho aminoácido no es crítico en la proteína. Sin embargo, a veces, puede causar alteraciones que lesionan por completo la función de un gen. En este caso, la mutación puede condicionar la aparición de un codón de finalización, con lo que la proteína queda truncada. También puede dar lugar a un cambio del marco de lectura, con lo que, a partir de la mutación, el resto proteico que se sintetiza no tiene sentido. Por último, también puede dar lugar a la codificación de un aminoácido distinto en un punto que tiene mucha importancia para la función de la proteína. El ejemplo típico de estas mutaciones en las leucemias lo constituye el gen *p53*, cuya mutación puntual se ha descrito en casos de crisis blástica de la LMC y en casos de LLA-L3/LNH de Burkitt. El mecanismo más frecuente es la sustitución de una base, que da lugar a la codificación de un nuevo aminoácido en un punto que altera las propiedades fisicoquímicas de la proteína, que forma multímeros y precipita, sin poder ejercer su función supresora.

3.2.3. Amplificación génica

Mediante este mecanismo, se produce un aumento del número de copias de DNA de un protooncogén, lo que conduce a una sobreexpresión de la proteína que codifica. En estos casos, se ha producido un error en la replicación génica, dando lugar a múltiples duplicaciones del gen. La proteína producida en estos casos es normal y el mecanismo oncogénico se debe al aumento de expresión de la misma. Este tipo de mecanismo se ha descrito principalmente en los genes de la familia *MYC*. Así, se ha descrito amplificación de *c-myc*, *l-myc* y *n-myc* en la LLA y la LMA, el carcinoma microcítico de pulmón y el retinoblastoma, respectivamente. Este mecanismo de amplificación también se ha observado para el oncogén *Neu*, sobreexpresado en el carcinoma de mama.

3.3. Resumen de los mecanismos de activación oncogénica. Origen multifásico de los tumores

El conjunto de mecanismos de activación oncogénica, anteriormente descrito, se puede resumir en dos grandes mecanismos:

1) *Expresión de una proteína anormal con actividad bioquímica de protooncogén/gen supresor*. Esta proteína aberrante puede generarse, bien por fusión de dos genes mediante una traslocación, bien por mutaciones puntuales que dan lugar a cambios de aminoácidos en su secuencia.

2) *Expresión desregulada de un gen normal*. En este caso la proteína producida es idéntica a la de las células normales, pero se expresa en cantidades elevadas o su expresión no responde a señales inhibidoras fisiológicas. Aunque, clásicamente, la alteración de un determinado protooncogén o gen supresor se ha relacionado con la aparición de un fenotipo tumoral, en la realidad el desarrollo de un tumor tiene un mecanismo más complejo. Así, existen numerosas pruebas que demuestran que la carcinogénesis es un

proceso multifásico que exige la activación de varios protooncogenes y genes supresores. Incluso en aquellas enfermedades que se asocian constantemente con una determinada alteración cromosómica, como por ejemplo la alteración de PML/RAR, BCR/ABL y *c-myc*, característicos de la LMA promielocítica, LMC y LNH con células de Burkitt, respectivamente, se ha demostrado que, además de esta alteración, hay otros protooncogenes activados. Estos datos sugieren que la alteración oncogénica característica de estas enfermedades puede ser un evento específico necesario para el desarrollo de un fenotipo tumoral concreto, pero puede no ser suficiente para el desarrollo tumoral completo. Además, desde el punto de vista clínico hay enfermedades, como los síndromes mielodisplásicos (SMD) o la LMC, en las que, tras una fase crónica más o menos larga, se produce una progresión constante hacia formas clínicas más agresivas con fenotipo de leucemia aguda (crisis blásticas). Otro ejemplo clásico lo constituyen las gammapatías monoclonales (gammapatía monoclonal de significado incierto, mieloma quiescente, mieloma múltiple y leucemia de células plasmáticas), en las que se produce un primer evento oncogénico, que sería una traslocación, que afecta a la región de cambio de los genes de la cadena pesada de las inmunoglobulinas (Fig. 23-11). Como resultado de la traslocación, se altera la expresión del oncogén yuxtapuesto (por ejemplo, ciclina D1, *c-myc*, etc.), ya que su expresión pasa a depender de las secuencias reguladoras del gen *IgH*, hecho que da lugar a la inmortalización del clon mielomatoso. Tras la inmortalización, las células mielomatosas establecen en la médula ósea un ambiente adecuado para su mantenimiento, mediado por la secreción de citoquinas, moléculas de adhesión y otras interacciones con células del estroma. Posteriormente, se pueden producir nuevas mutaciones/deleciones, que afectan a otros oncogenes (p. ej., *N-ras*, *Rb*, *p16*, etc.) que intervienen en la expansión clonal tumoral. Por último, pueden alterarse otros genes (p. ej., *p53*) que contribuyen a la proliferación tumoral independiente del microambiente medular y de la resistencia del clon neoplásico al tratamiento.

4. VALOR PRÁCTICO DE LAS ALTERACIONES MOLECULARES EN LAS HEMOPATÍAS MALIGNAS

A continuación, se describirán, de forma breve y agrupada por enfermedades, los estudios moleculares (análisis de los genes de las inmunoglobulinas y del RCT, y las traslocaciones cromosómicas, principalmente) que tienen mayor utilidad práctica como método de diagnóstico o de estudio de la enfermedad mínima residual.

En este sentido, y a modo de aclaración, en este resumen sólo se describirán aquellas traslocaciones cromosómicas en las que se conocen los genes implicados y, por tanto, en las que se pueden emplear técnicas moleculares para su detección. Por el contrario, no se des-

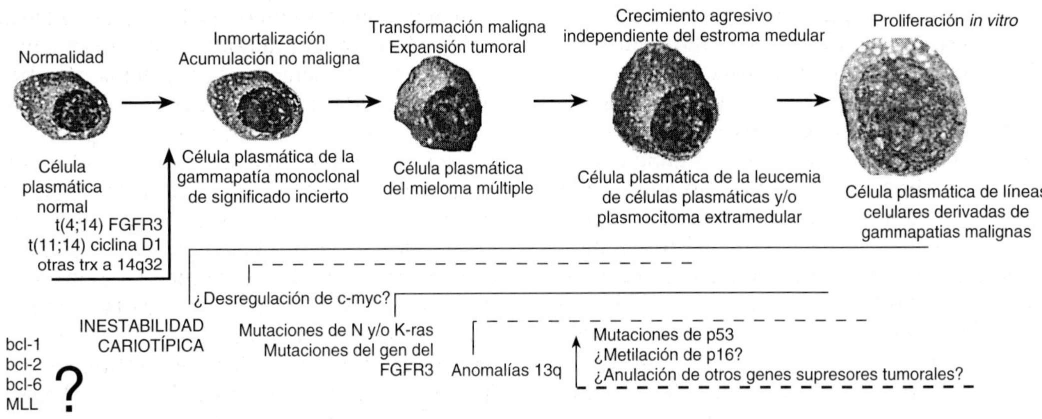

Figura 23-11. Hipótesis multifásica de desarrollo del mieloma múltiple.

cribirán otras alteraciones cromosómicas, algunas con gran repercusión clínica o pronóstica, como +12 en la LLC, 7q– en la LMA y –13 en el MM.

4.1. Leucemia linfoblástica aguda

4.1.1. Reordenamiento de los genes de las inmunoglobulinas y del RCT

Aunque no constituye una anomalía genética en sí misma, el reordenamiento de los genes de las inmunoglobulinas (Ig) y de los receptores de las células T (RCT) presenta diversas posibilidades aplicables al diagnóstico y seguimiento de los enfermos con leucemia linfoblástica aguda. Entre sus aplicaciones clínicas se puede señalar el diagnóstico de la clonalidad, la definición de línea celular y estadio de maduración, y la detección de EMR.

Estudio de clonalidad

El estudio de estos genes por transferencia Southern o PCR permite establecer si una proliferación linfoide es clonal o policlonal y, por lo tanto, el carácter neoplásico o reactivo de la misma. Clásicamente, estos estudios se han realizado mediante transferencia Southern, aunque actualmente cada vez se emplea más la técnica de la PCR, que es más rápida y simple. Aunque hay diferentes estrategias, la más usada es la que amplifica la región V(D)J, específica de cada clon celular, mediante PCR con cebadores de consenso de los segmentos V y J. Así, este marcador sería no sólo específico de la leucemia, sino también específico del paciente.

Desde el punto de vista práctico, en la mayor parte de las leucemias linfoides no es preciso realizar el estudio de estos genes para detectar monoclonalidad, ya que la morfología, y el inmunofenotipo son suficientes para establecer el diagnóstico. Sin embargo, existen algunas situaciones clínicas en las que está indicado su análisis. En las LLA, su estudio es recomendable, principalmente en dos situaciones de difícil diagnóstico: cuando hay una cifra elevada de células linfoides CD10+ de forma reactiva (caso de muchos niños) y cuando hay una leucemia con un porcentaje pequeño (<25 %) de células tumorales entre una mayoría de células normales.

Definir la línea celular y el estadio de maduración

El estudio de estos genes permite establecer la estirpe celular de la proliferación, ya que el reordenamiento de los genes de las inmunoglobulinas o del RCT indica el origen B o T, respectivamente. En las leucemias agudas, su estudio está indicado en aquellas en las que existen dificultades de filiación fenotípica o citoquímica, como en las LMA-M0 con expresión aberrante de antígenos linfoides. Sin embargo, y al igual que ocurre con los antígenos de membrana, también existen reordenamientos promiscuos, por lo que la utilidad de los estudios de genética molecular para definir la línea celular no es del todo precisa. Así, el 60-80 % de las LLA de precursores B presenta reordenamiento aberrante de los genes γ y δ del RCT, siendo más raro el de la cadena β (30 %); en las LLA de precursores T, el 10 % presenta reordenamiento JH y, más rara vez reordenamiento κ o λ (<1 %). Más aún, aproximadamente el 15 % de las leucemias mieloblásticas agudas presenta reordenamiento anómalo de estos genes. Por último, también hay que considerar que un 5 % de las LLA inmaduras no presenta ningún tipo de reordenamiento, siendo más precoz la aparición de antígenos linfoides T (CD7, CD3c) o B (CD19) que la presencia de un reordenamiento genético.

El análisis molecular del reordenamiento también puede servir para establecer el grado de madurez de una leucemia linfoide, debido al régimen jerárquico que tanto los genes de la inmunoglobulinas como las diferentes cadenas del RCT presentan durante su diferenciación. Así, las proliferaciones B inmaduras sólo tienen reordenada la cadena pesada, mientras que los síndromes linfoproliferativos B a partir del linfocito B inmunocompetente (SIg+ - linfocito B virgen → linfocito B centro folicular → célula plasmática) presentan reordenamiento de la cadena pesada y la ligera (bien κ, bien λ). Igualmente, en las linfoproliferaciones T inmaduras sólo hay reordenamiento de la cadena δ y/o γ y/o β, por este orden y según el grado de inmadurez. En cambio, las linfoproliferaciones T maduras $\alpha\beta$ tendrán, además de reordenado el gen de la cadena α, la deleción de al menos uno de los dos alelos del gen de la cadena δ.

Detección de enfermedad mínima residual

La sensibilidad de la transferencia Southern es similar a la de las técnicas citomorfológicas, por lo que no debe considerarse como una técnica de estudio de EMR. En la actualidad, todas las estrategias basadas en el estudio de estos genes se realizan mediante PCR, que consigue una sensibilidad mayor (10^{-5}-10^{-6}). La detección de DNA tumoral mediante PCR se basa en la amplificación de las regiones de unión de estos genes. Desde el punto de vista metodológico, esta estrategia es aplicable a los genes JH, γ y δ, aunque todavía no se ha desarrollado para los otros genes. La estrategia consiste en amplificar la región de unión clonoespecífica (región CDRIII) del DNA tumoral en el momento del diagnóstico, empleando oligonucleótidos de consenso de las regiones V y J. El producto de PCR obtenido puede emplearse posteriormente en los estudios de EMR como sonda específica de leucemia. Otros grupos secuencian el producto de PCR y diseñan un oligonucleótido específico de la región hipervariable CDRIII, que luego utilizan como sonda clonoespecífica del producto de una reacción de PCR con cebadores de consenso o bien con un cebador específico de alelo en una PCR anidada. En estas complejas técnicas, todavía están por aclarar algunas limitaciones biológicas y metodológicas. Por ejemplo, el reordenamiento de los genes de las inmunoglobulinas o del RCT puede no ser estable en algunos pacientes, por lo que, en estos casos, se pueden producir recaídas con un patrón de reordenamiento diferente al del diagnóstico y, por tanto, indetectable durante los estudios de seguimiento (generación de falso negativo). Recientemente, se ha demostrado que más del 50 % de las LLA presenta cambios en el reordenamiento durante su evolución o recaída, especialmente aquellos casos en los que en el momento del diagnóstico presentaban más de un clon tumoral. Sin embargo, el reordenamiento de, al menos, uno de estos genes se mantiene estable, por lo hay que seguir la EMR mediante todos los genes posibles. El estudio de la EMR mediante PCR de los genes de las inmunoglobulinas y del RCT se ha explorado en la LLA, tanto de la línea B como de la línea T, siendo aplicable en la mayoría (>80 %) de los enfermos. Desde el punto de vista clínico, hay datos que sugieren la validez de esta estrategia tanto en el diagnóstico de EMR como en la evaluación de la respuesta al tratamiento y su capacidad de predecir la recaída morfológica. Así, se sabe que, en la LLA, la presencia de muestras PCR(+) en inducción o mantenimiento tiene poco valor predictivo, ya que un 30-40 % de los pacientes en remisión completa (RC) son PCR(+), sin que ello implique necesariamente su recaída; por el contrario, la positividad al finalizar el tratamiento indica una elevada probabilidad de recaída al cabo de unas semanas o meses. No obstante, hay grupos que han encontrado pacientes en RC que son PCR(+), incluso después de 36 meses de finalizar el tratamiento. Además, todavía se desconoce si la negatividad de la PCR al final del tratamiento asegura la curación del paciente, o si la rapidez en alcanzar un resultado PCR(–) tiene algún valor pronóstico.

4.1.2. Traslocaciones cromosómicas en la LLA de precursores B

En este tipo de leucemias, se han descrito múltiples alteraciones genéticas (Cuadros 23-6 y 23-7). Las traslocaciones cromosómicas t(9;22)(q34;q11) y t(4;11)(q21;q23) tienen un especial interés clínico, ya que identifican LLA de mal pronóstico. La t(9;22) es la traslocación más frecuente en la LLA del adulto (30-40 %), con una incidencia aún mayor (55 %) si se trata del subtipo LLA común (CD10+); por el contrario, su frecuencia en los niños es muy baja (5-8 %). En el 30 % de estas leucemias, el punto de ruptura de la t(9;22)[bcr-abl] se sitúa en la misma zona que en el caso de la LMC, pero el 70 % restante tiene el punto de ruptura localizado en otro lugar, que se denomina *minor* bcr. Además del valor diagnóstico y pronóstico que tiene esta alteración, la mayor parte de los estudios le otorgan un valor similar al que se mencionará más adelante para la LMC, en el caso de los estudios de EMR.

La t(4; 11) se encuentra presente en el 5 % de las LLA y suele presentarse en niños menores de un año, con intensa leucocitosis y fenotipo B pre-pre-B (CD19+, CD10-) con coexpresión de antígenos mieloides (CD15, CD62). Son pocos los estudios que han analizado el valor de la detección de estas traslocaciones mediante PCR durante el seguimiento de los pacientes, aunque los datos preliminares sugieren que los pacientes que alcanzan RC tras una quimioterapia agresiva o trasplante se vuelven PCR(–), y que su detección tras alcanzar la remisión puede ser un factor de predicción de una recaída. Otras traslocaciones susceptibles del estudio molecular mediante RT-PCR son la t(1;19)(q22; p13), que se asocia al 5-8 % de las LLA, generalmente de tipo pre B (Cμ+), y la t(12;21)(p13;q22), que es la traslocación más frecuente en las LLA pediátricas de la línea B (35 %), y que identifica un subgrupo de pacientes con pronóstico excelente.

4.1.3. Traslocaciones cromosómicas en la LLA de precursores T

En estos casos, la alteración cromosómica más común (15-20 % de los casos) es una deleción de 90 kb en la región p32 del cromosoma 1, que da lugar a la yuxtaposición de los genes *Tal-1* y *Sil*. Además, durante la deleción, se produce la incorporación o deleción de nucleótidos mediante un mecanismo similar al que sucede durante el reordenamiento de los genes de las inmunoglobulinas y del RCT. Esto implica, por tanto, que esta deleción no es sólo un marcador leucémico específico, sino que también es diferente en cada enfermo, lo que hace que sea un punto ideal para la detección de enfermedad mínima residual, con importantes implicaciones clínicas, como lo demuestra el reciente estudio del grupo BFM. Otras traslocaciones en LLA-T subsidiarias de estudio molecular son las que yuxtaponen la cadena δ del RCT junto a diversos oncogenes, como los genes de la rhombotina-1, *tal-1* y *HOX11*, que se han descrito en el 3-5 %, 1-3 % y 1-3 % de estas leucemias, respectivamente (Cuadro 23-6).

4.2. Leucemia mieloblástica aguda

En la LMA, la traslocación cromosómica más analizada es la t(15;17)(q32;q11-12), característica de la LMA promielocítica (M3), que conlleva la fusión del oncogén *PML* (*promyelocytic leukemic gen*, 15q32) con el gen del receptor α del ácido retinoico (RARα), situado en el cromosoma 17q11-12. Según el punto de ruptura del gen PML, se identifican tres puntos de corte: bcr-1 (forma larga), bcr-2 (forma variable) y bcr-3 (forma corta). El subtipo bcr-3 se asocia a una morfología M3 variante, expresión del antígeno CD2 y un posible peor pronóstico. Sin embargo, en otros estudios, no se ha confirmado la asociación de esta forma con el antígeno CD2 ni con un peor pronóstico. La t(15;17) puede detectarse mediante técnicas de citogenética e hibridación *in situ*, aunque cada vez se utiliza más el estudio mediante RT-PCR, porque identifica específicamente la existencia del transcrito PML-RARα en todos los casos de LMA-M3 que responden al tratamiento con ATRA, ya que las otras variantes citogenéticas de leucemia aguda promielocítica (t(11;17) y t(5;17)) no responden a dicho tratamiento. Por otro lado, al tener un 100 % de sensibilidad, evita el problema que supone el hecho de que hasta un 10 % de LAM-M3 con t(15;17) no sean detectables con citogenética convencional. Además, el estudio de esta traslocación mediante RT-PCR tiene un importante valor predictivo, ya que los pacientes persistentemente negativos tras finalizar el tratamiento tienen un pronóstico favorable, en tanto que los PCR(+) recaen de forma casi constante en 3-12 semanas.

Desde el punto de vista diagnóstico, la t(8;21) se relaciona con la LMA-M2, ya que se encuentra en el 10-15 % de las del adulto y en un porcentaje algo superior (30-40 %) de las de los niños. También tiene implicaciones pronósticas, ya que se suele observar en pacientes con larga supervivencia. En cuanto a su valor en el seguimiento de la EMR mediante RT-PCR, los estudios iniciales le adjudicaron un escaso valor, ya que era posible detectar células PCR(+) en pacientes en RC mantenida durante más de 10 años. Sin embargo, los datos más recientes sugieren que sí tiene valor, ya que su negatividad se asocia con RC y su positividad predice la recaída clínica. Además, los estudios con técnicas cuantitativas sugieren que un elevado número de transcritos se asocia a una elevada probabilidad de recaída, y que los pacientes que llevan mucho tiempo sin recaer tienen una PCR(–) o un número de transcritos muy bajo.

La tercera traslocación importante en la LMA es la inv(16)(p13;q32) y su variante, la t(16;16)(p13;q32), ambas generadoras del mismo transcrito [CBFB/MYH11]. Tiene un notable valor diagnóstico, ya que es específica de la LMA-M4 con eosinofilia, si bien también se encuentra presente en un pequeño porcentaje de casos con LMA-M4 que, aunque tienen cierta eosinofilia medular, no llegan a cumplir los criterios que el grupo FAB exige para asignar el diagnóstico de LMA-M4*eo*. Su mayor utilidad práctica radica en su asociación a la LMA de buen pronóstico, lo que ha llevado a excluir a estos pacientes de algunos programas de trasplante, en tanto que su valor en el seguimiento de los pacientes está todavía por determinar. No obstante, datos muy preliminares parecen indicar que sólo los pacientes con una larga supervivencia sin enfermedad (mayor de 18 meses) tienen resultados RT-PCR negativos.

Se han descrito otras muchas traslocaciones en la LMA, pero por su frecuencia sólo merece la pena destacar las que afectan al cromosoma 11, en la región q23, donde se localiza el gen *MLL* implicado en todas estas traslocaciones, que se presentan como LMA generalmente monoblásticas y de mal pronóstico, aunque su baja frecuencia (5-10 %) y la elevada variabilidad del otro gen participante en la traslocación han hecho que todavía no se pueda definir su verdadero valor en el diagnóstico, el pronóstico y la monitorización de las LMA.

También se han descrito otras anomalías genéticas de nivel molecular en pacientes con LMA (deleciones, mutaciones, etc.), pero son poco frecuentes y no se conocen bien ni en cuanto a su estructura ni en cuanto a su valor clinicobiológico, por lo que no merecen ser reseñadas. No obstante, merece la pena destacar el dato, ya mencionado anteriormente de que el 10-15 % de las LMA tienen reordenados los genes de las inmunoglobulinas o del RCT. A pesar de que la presencia de este reordenamiento puede sugerir que se trata de leucemias con rasgos híbridos, tales como la presencia de antígenos linfoides o comportamientos clínicos diferentes, lo cierto es que la mayor parte de los estudios no han encontrado ninguna relación clinicobiológica para esta anomalía, aunque un estudio reciente indica que pueden tener un peor pronóstico. Por último, la existencia de algún estudio con un elevado porcentaje de LMA con reordenamiento de estos genes (hasta el 35 % en algún caso) motivó la consideración de esta anomalía en estrategias de EMR, pero revisiones más recientes, que corroboran su baja frecuencia, han hecho que se haya desestimado este aspecto.

4.3. Leucemia linfática crónica

Las leucemias linfáticas crónicas (LLC) presentan con frecuencia anomalías genéticas siendo algunas de ellas características. Así el 50 % de la LLC de línea B presentan alteraciones cromosómicas específicas que presentan además importante valor pronóstico (La trisomía del 12 y las deleciones del cromosoma 11 y 17 presentan un pronóstico desfavorable). Por el contrario, el número de traslocaciones en las que se han identificado los genes implicados es escaso. Un ejemplo lo constituye la t(14;18), sobre la que se hicieron amplios estudios debido a la existencia de una sobreexpresión de la proteína Bcl-2 en los linfocitos tumorales. En la mayor parte de los estudios, se observó que esta traslocación no se encuentra en este tipo de leucemias, pero la definición molecular de las traslocaciones variantes de la t(14;18) (t(2;18)[$J_{\kappa\text{-bcl-2}}$] y t(18;22)]$J_{\lambda\text{-bcl-2}}$) hizo que se revisaran este tipo de anomalías. Así, en series amplias de LLC-B, se ha observado que hasta el 5 % de las mismas tiene la forma variante de esta traslocación. Otro ejemplo es la t(11;14), que se encuentra en algunos casos inicialmente diagnosticados como LLC-B con determinadas características clínicas, biológicas y pronósticas peculiares; sin embargo, revisiones posteriores, que han definido mejor el linfoma del manto folicular, entidad a la que se asocia esta traslocación, han hecho que este tipo de leucemias deban reconsiderarse casi siempre como leucemizaciones de linfomas del manto.

A veces, se han descrito otras traslocaciones cromosómicas en las LLC, pero su frecuencia es muy baja o su significado clínico y biológico se desconoce. Únicamente merece la pena destacar el valor que los estudios moleculares pueden tener a la hora de establecer el diagnóstico de clonalidad. Pocas veces es necesario recurrir a este tipo de estudios en el diagnóstico de las LLC-B, ya que los estudios inmunofenotípicos son suficientes para establecer la línea celular, y son más rápidos, sencillos y baratos. Sin embargo, siempre hay algún pequeño número de casos en los que el estudio fenotípico puede plantear dudas que pueden ser resueltas mediante el estudio molecular (por ejemplo, en muestras conservadas), que además puede ayudar a mejorar la definición del estadio de maduración. Algo muy distinto sucede con las LLC de línea T o NK, en las que los estudios citomorfológicos e inmunofenotípicos suelen ser insuficientes para establecer un diagnóstico de línea o de clonalidad, ya que con frecuencia hay gran cantidad de linfocitos T reactivos en la muestra y no se puede recurrir al criterio de restricción de cadena ligera que se emplea en casos de clonalidad linfoide B. Esto suele tener una especial relevancia en las leucemias de estirpe NK, que requieren la ausencia de reordenamiento del

RCT, y en la entidad conocida como linfocitosis T crónica, que requiere la existencia de reordenamiento clonal del RCT, en la que con frecuencia el porcentaje de células linfoides monoclonales es bajo. Además, el estudio del reordenamiento de los genes de las inmunoglobulinas y del RCT en la leucemia linfoide crónica ha permitido desarrollar estrategias de detección de EMR en estos pacientes, similares a las que ya se han comentado en las LLA, aunque la posibilidad de aplicación de estas técnicas está limitada a aquellos casos que pueden recibir un tratamiento intensivo y que alcanzan reducciones importantes de la masa tumoral. Dada la elevada edad de los pacientes en los que estas leucemias inciden y las características de la respuesta que se suele obtener, es muy limitado el número de pacientes en los que esta tecnología es aplicable.

4.4. Linfoma no hodgkiniano

4.4.1. Estudio de los genes de las Ig y RCT

La aplicación clínica del análisis de estos genes en el estudio de los LNH de células B o T es similar a la descrita anteriormente para las leucemias linfoides agudas y crónicas. Así, los estudios de clonalidad son más útiles en los LNH de origen T que en los de origen B, en los que el estudio de la restricción de cadena ligera proporciona mucha información de clonalidad B. Su aplicación como marcador para el estudio de EMR es útil tanto en los LNH de origen B como T. Sin embargo, la mayor parte de la información disponible se restringe, fundamentalmente, a los pacientes sometidos a tratamientos con dosis altas de quimioterapia (trasplante), tanto para evaluar la calidad de la remisión clínica obtenida, como para la determinación de la posible contaminación de los productos de infusión por células tumorales residuales. Los estudios iniciales demuestran que estos estudios de EMR son útiles, pero su metodología es compleja y, por tanto, de difícil implantación en la práctica clínica diaria.

4.4.2. Traslocaciones cromosómicas

La traslocación t(14;18) es la más frecuente en los LNH de origen B, con una incidencia del 60-80 % en los LNH foliculares, y de un 30 %, en los LNH de células grandes. Su incidencia en otros tipos histológicos está menos analizada, pero según nuestra experiencia, es inferior al 10 %. El punto de ruptura del cromosoma 18 afecta al gen *bcl-2* en dos zonas concretas, la región mbr (*major breakpoint region*), que es la que afecta con mayor frecuencia (80 %), y la región mcr (*minor cluster region*). La ruptura en el gen de la cadena pesada de las inmunoglobulinas (cromosoma 14) también está limitada a una zona precisa (región JH), lo que permite su análisis mediante PCR a partir de muestras de DNA. Diferentes estudios han demostrado la utilidad de su análisis, tanto en el diagnóstico de extensión de la enfermedad, como en la monitorización tras el tratamiento. En algunos casos, la presencia de células bcl2+ en el producto de infusión o su detección tras el trasplante autólogo se asocia a un mayor riesgo de recaída. Igualmente, su negativización precoz tras la quimioterapia convencional se asocia a un mayor tiempo de supervivencia sin recaídas. Sin embargo, esta traslocación puede detectarse en pacientes que están en RC durante más de 10 años sin que se produzca la recaída; igualmente, pueden detectarse linfocitos B con esta traslocación en el 30-40 % de las personas sanas sin que desarrollen linfoma. Según nuestra experiencia, la negativización de la PCR se asocia a una remisión completa clínica e histológica, y la quimioterapia convencional consigue negativizar la PCR, aunque en ocasiones se precisa mayor número de ciclos. No obstante, en pacientes en RC continuada, es posible detectar células Bcl2+, por lo que la presencia de estas células en la aparición de recaídas posteriores sigue por determinar.

El 75 % de los LNH de la zona del manto presenta la t(11;14)(q13;q32), que afecta al gen *CCND4* (el punto de rotura se denomina bcl-1), que se yuxtapone a la región promotora de los genes de las inmunoglobulinas que se encuentra en el cromosoma 14. Esta traslocación altera la regulación del gen *CCND1* (BCL1/PRAD1), que es un miembro de la familia de los genes de las ciclinas D1, lo que da lugar a la alteración del ciclo celular en el paso de fase G1 a S, contribuyendo así al desarrollo del tumor. Aunque la experiencia con esta traslocación es más reducida que con la t(14;18), en la actualidad ya se disponen de estudios de EMR que emplean esta traslocación como marcador guía. Los resultados son contradictorios, aunque existen datos que indican que su estudio puede ser útil, tanto en el diagnóstico, como en el tratamiento clínico de estos linfomas.

El 50-60 % de los pacientes con LNH anaplásicos de células grandes CD30 positivos presenta una alteración cromosómica característica, la t(2;5)(p23;q35), en la que están implicados los genes *NPM/ALK*. Su determinación se realiza, generalmente, a partir de RNA mediante RT-PCR y su estudio es útil para establecer el diagnóstico diferencial con el linfoma de Hodgkin de tipo depleción linfocítica. Aún no se ha analizado su utilidad en la monitorización de estos pacientes, dada la escasa experiencia. Recientemente, se ha clonado la traslocación t(11;18)(q21;q21), característica de los linfomas MALT; se han identificado los genes implicados en dicha traslocación y se ha comunicado una estrategia de RT-PCR para su detección, por lo que su estudio se podría emplear en la monitorización de la EMR de estos pacientes. Por último, en otras alteraciones cromosómicas características de algunos subtipos de linfomas, como las t(8;14), t(2;8) ó t(8;22), presentes en el linfoma de Burkitt, o las traslocaciones del gen *bcl-6* (3q27), presentes en los linfomas difusos de células grandes, aún no se ha identificado la estrategia adecuada para su identificación mediante PCR de forma sistemática.

4. 5. Leucemia mieloide crónica

La alteración que subyace a la traslocación recíproca t(9;22)(q34;q11) que caracteriza a la LMC es la formación del gen híbrido *bcr/abl*. En la mayor parte de los casos, el punto de rotura del gen *bcr* se encuentra en la región M-bcr (*major-break-point cluster region*). Esta anomalía se puede detectar mediante amplificación del transcrito de fusión, mediante RT-PCR a partir de mRNA. El valor diagnóstico de su detección molecular es relativo, ya que esta anomalía puede observarse casi siempre por citogenética convencional (cromosoma Ph'), pero puede ser imprescindible para diagnosticar hasta un 5 % de las LMC que presentan la traslocación de forma submicroscópica. No obstante, la mayoría de los estudios se han realizado para evaluar la enfermedad mínima residual en pacientes en aparente remisión tras un trasplante alogénico. Casi todos estos enfermos suelen ser PCR+ durante los seis primeros meses tras el trasplante, y después se negativizan si permanecen en remisión. Por el contrario, los pacientes que después de un año mantienen una PCR(+) o que, después de haber sido PCR(–), vuelven a ser positivos tienen un alto riesgo de recaída. No obstante, sigue habiendo un elevado porcentaje de pacientes que se mantienen libres de la enfermedad y con estudios citogenéticos negativos que son PCR(+) durante largo tiempo. Si a esto se le suma el hecho de que el transcrito puede detectarse en personas normales cuando se trabaja con grandes volúmenes celulares, hay que reconocer que el valor de predicción de una PCR(+) es limitado. Por ello, se ha intentado incrementar la capacidad de predicción de este método mediante el empleo de técnicas cuantitativas que valoran más exactamente la masa tumoral.

En la LMC puede haber otras alteraciones moleculares, tales como alteraciones en el gen *p53* y deleciones de *p16*, cuyo aspecto clínico más valorable es el hecho de que se asocian a fases de aceleración y transformación a crisis blástica de la enfermedad.

BIBLIOGRAFÍA

DREXLER, H. G.; MACLEOD, R. A. F.; BORKHARDT, A., y JANSSEN, W. G.: «Recurrent chromosomal translocations and fusion genes in leukemia-lymphoma cell lines». *Leukemia*, *9*: 480-500, 1995.

GONZÁLEZ, M., y GONZÁLEZ-SARMIENTO, R.: «Biología Molecular en Hemopatías Malignas». *Tratado de Medicina Interna*. Farreras/Rozman (14.ª edición), 2000.

GONZÁLEZ, M.; GARCÍA-SANZ, R.; CHILLÓN, M. C.; BALANZATEGUI, A.; VARGAS, M.; GARCÍA, M. F., y SAN MIGUEL, J. F.: «Biología molecular en hemopatías malignas. Aspectos metodológicos: Técnicas de Southern-Blot y de la rección en cadena de la polimerasa (PCR)». *Sangre*, *41*: 311-319, 1996.

GONZÁLEZ, M.; GARCÍA-SANZ, R.; VARGAS, M.; BALANZATEGUI, A.; CHILLÓN, M. C.; MATEOS, M. V., y SAN MIGUEL, J. F.: «Biología molecular en hemopatías malignas. Aplicaciones clínicas. Estudio de los genes de las inmunoglobulinas(Igs) y receptor de celula T (RCT) y análisis molecular de las traslocaciones cromosómicas». *Sangre, 41*: 321-333. 1996.

HANAHAN, D., y WEINBERG, R. A.: «The hallmarks of cancer». *Cell*, *100*: 57-70, 2000

PONGERS-WILLEMSE, SERIU, T.; STOLZ, F.; D'ANILLO, E.; GAMEIRO, P.; PISA, P.; GONZÁLEZ, M.; BARTRAM, C. PANZER-GRMAYER, E. R.; BIONDI, A.; SAN MIGUEL, J. F., y VAN DONGEN, J. J. M.: «Primers and protocols for standardized detection of minimal residual disease in acute lymphoblastic leukemia using immunoglobulin and T cell receptor gene rearrangements and TAL 1 deletions as PCR targets». *Leukemia*, *13*: 110-118, 1999

RABBITTS, T. H.: «Chromosomal translocations in human cancer». *Nature*, *372*:143-149, 1994.

San Miguel, J. F.; González, M., y Orfao, A.: «Minimal residual disese in myeloid malignancies». En: *Textbook of malignant Haematology*. Editores: Degos, L.; Herrman, F.; Linch, B.; Lowemberg, B.; Martín Dunitz. Ldt. *99*: 871-891, 1999.

Van Dongen, J. J. M.; Macintyre, E. A.; Delabesse, E.; Gabert, J. A.; Biondi, A.; Cazzaniga, G.; Saglio, G.; Gottardi, E.; Rambaldi, A.; Dotti, P.; Griesinger, F.; Parreira, A.; Gameiro, P.; González, M.; Malec, M.; Langerak, A. W., y San Miguel, J. F.: «Standardized RT-PCR analysis of fusion gene transcripts from chromosome aberrations in acute leukaemia for detection of minimal residual disease. Report of the BIOMED-1 Concerted Action investigation of minimal residual disease in acute leukemia». *Leukemia, 13*: 1901-1928, 1999.

Van Dongen, J. J. M., y Wolvers-Tettero, I. L. M.: «Analysis of immunoglobulin and T cell receptor genes. Part I. Basic and technical aspects. Part II. Possibilities and limitations in the diagnosis and management of lymphoproliferative disease and related disorders». *Clinica Chimica Acta, 198*: 1-174, 1991.

24

Nutrición y expresión génica

J. R. Viña y L. Torres

1. Generalidades: variación genética y nutrición. 2. Expresión génica, envejecimiento y aporte calórico. 3. La disponibilidad de aminoácidos regula la expresión génica. 4. La D-glucosa como regulador de la expresión génica. 5. La grasa de la dieta como regulador de la expresión génica. 6. Nutrición y aterosclerosis. 7. Administración de folatos durante la gestación y prevención de los defectos del tubo neural. 8. Nutrición y cáncer. 9. Tecnología bioquímica para el estudio diferencial de la expresión génica regulada por la nutrición. Bibliografía.

1. GENERALIDADES: VARIACIÓN GENÉTICA Y NUTRICIÓN

La biología molecular y la genética han demostrado que la salud y la enfermedad dependen de las interacciones que se establecen entre el genotipo de una persona, su medio ambiente y su tipo de nutrición (Fig. 24-1). Los cambios más importantes producidos en la nutrición humana han tenido lugar en los últimos 10 000 años, desde el inicio de la agricultura y la selección de las razas animales para el consumo humano hasta nuestros días. Sin embargo, durante todo este tiempo el genotipo de la especie humana no ha sufrido cambios importantes. La tasa de mutación espontánea del DNA nuclear se estima en el 0.5 % por cada 10^6 años, por lo que, durante el período de tiempo antes mencionado, no se han producido cambios importantes de nuestro genotipo. De hecho, nuestros genes son muy semejantes a los de nuestros antepasados del Paleolítico hace 40 000 años, cuando, al parecer, nuestro genotipo quedó fijado. Por lo tanto, los seres humanos del presente, fundamentalmente los de las sociedades desarrolladas, viven en un ambiente y tienen un tipo de nutrición que difiere sustancialmente de aquel en el que se estableció nuestra configuración genética. En los últimos decenios, el mayor aporte energético con respecto al gasto energético ha supuesto un incremento espectacular de la obesidad, ya que la prevalencia de la obesidad (IMC> 30 kg/m^2) en los varones de los países europeos en 1980 era del 7 % y en 1994 estaba próxima al 15 %; en las mujeres las cifras son ligeramente mayores.

Parece que el hombre del Paleolítico Superior tenía una alimentación con mayores cantidades de proteínas, calcio, potasio y ácido ascórbico, y con menor cantidad de sodio que la alimentación que ingiere el hombre de las sociedades industrializadas. Esta alimentación actual se caracteriza por un exceso energético, un aumento del consumo de ácidos grasos saturados, ω-6 y *trans*, junto con una notable disminución del gasto energético y del consumo de glúcidos complejos, fibra y ácidos grasos ω-3. En la alimentación actual la relación $\omega 6/\omega 3$ oscila entre 14:1 y 20:1, en lugar de la relación 1:1 que presentan las alimentaciones de los animales salvajes y, probablemente, la del hombre primitivo. Por lo tanto, esta forma de alimentación moderna puede conducir a la aparición de enfermedades en las personas genéticamente predispuestas. Actualmente, se sabe que las interacciones de los genes con los nutrientes, junto con los factores ambientales, son las que determinan el desarrollo y el fenotipo de las personas. Los cambios importantes sufridos en nuestra alimentación, sobre todo en los últimos 150 años, han provocado la aparición de enfermedades crónicas muy importantes, como la aterosclerosis acelerada, la hipertensión arterial, la obesidad, la diabetes y muchos tipos de cánceres.

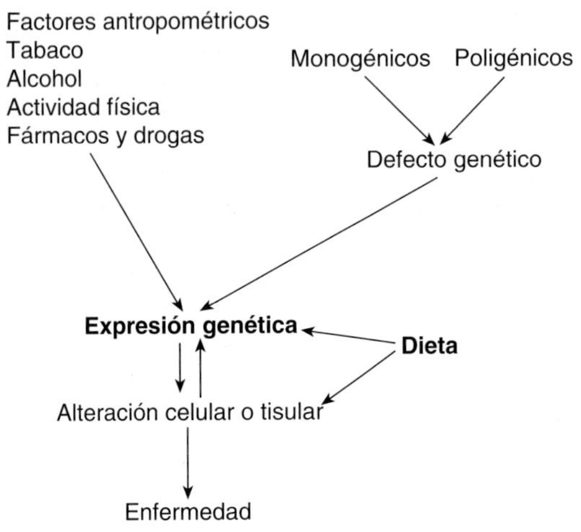

Figura 24-1. Interrelación entre genes, ambiente y dieta.

Además, junto con los cambios experimentados en nuestra alimentación, el estilo de vida y la exposición a sustancias tóxicas también producen una interferencia importante con nuestros procesos bioquímicos controlados genéticamente, lo que favorece la aparición de dichas enfermedades crónicas.

En 1908, en la Conferencia Croonian, Archibald Garrod destacó la importancia de la diversidad genética para explicar la variabilidad en cuanto a las necesidades nutricionales de los seres humanos, y abrió el campo de la interrelación entre la genética y la nutrición. El concepto anteriormente mencionado ha llevado a la sugerencia de que existen diferentes necesidades nutricionales específicas para diferentes grupos de personas. Estas variaciones, como las debidas al sexo, están determinadas genéticamente y deben diferenciarse de las variaciones causadas por el ciclo vital (gestación, lactancia, crecimiento y envejecimiento). El uso de técnicas de biología molecular nos permite conocer los genes implicados en los procesos de la absorción de los nutrientes, en el de su metabolismo y excreción, así como los que participan en los procesos de percepción del sabor y de la sensación de saciedad/hambre.

En la actualidad, se conoce bastante bien la forma en que las citoquinas, los factores de crecimiento y los factores específicos de los tejidos regulan los promotores de los genes, y por lo tanto su transcripción. Sin embargo, sólo recientemente se ha iniciado el estudio de la influencia que ejercen los componentes de la alimentación sobre la expresión génica y, posiblemente, sobre el desarrollo de determinados tumores.

Algunos constituyentes del alimento son capaces de influir directamente sobre la expresión de los genes, mediante su interacción con los elementos reguladores que se encuentran en sus promotores, modulando de esta manera la tasa de transcripción de los mismos, bien activándolos bien silenciándolos. Ése es el modo de actuación del ácido retinoico (un derivado de la vitamina A), el calcitriol (un derivado de la vitamina D), los ácidos grasos y el cinc. Por el contrario, otros componentes del alimento, como la fibra, regulan indirectamente la expresión de los genes a través de mediadores tales como los metabolitos producidos por la flora intestinal, los cambios de las señales hormonales, los estímulos mecánicos y las modificaciones posteriores a la traducción de las proteínas. Por ejemplo, el butirato, producto de la fermentación bacteriana de la fibra parcialmente digerida, puede influir sobre la expresión de los genes a través de las proteínas G, la interacción con los elementos reguladores y la inhibición de las histonas desacetilasas.

2. EXPRESIÓN GÉNICA, ENVEJECIMIENTO Y APORTE CALÓRICO

La única intervención en los adultos que retrasa el envejecimiento es la restricción calórica. El estudio de la tasa de transcripción de 6347 genes en el músculo de ratón jóven y viejo demuestra que sólo 58 genes (0.9 %) se expresaron más en los viejos que en los jóvenes, mientras que 55 genes (0.9 %) se expresaron menos en los viejos que en los jóvenes. Entre los genes que se expresan más con la edad destacan los genes que median en la respuesta al estrés oxidativo, los genes activados por las alteraciones del DNA y los involucrados en la reinervación de los músculos para compensar la pérdida de motoneuronas que se produce con el envejecimiento. Entre los genes que se expresan menos, destacan los relacionados con el metabolismo energético, con especial énfasis en la función mitocondrial, en los procesos de biosíntesis y en el recambio de las proteínas.

Una restricción calórica de un 25 % atenúa de forma muy clara el patrón de expresión génica explicado anteriormente, ya que un 73 % de los genes cuya expresión se ve afectada por el envejecimiento no lo hace cuando este proceso se asocia con la restricción calórica. Por lo tanto, este hecho apoya la hipótesis de que la disminución de la tasa basal metabólica, la menor modificación oxidativa de las proteínas, y el aumento de la biosíntesis de macromoléculas y del recambio proteico ayudan a alargar la vida cuando el aporte calórico se reduce, y pone de manifiesto la gran relación que existe entre los genes y la nutrición. Sin embargo, es importante destacar el escaso margen que existe entre una restricción calórica beneficiosa y los efectos contraproducentes que la malnutrición tiene sobre la salud.

3. LA DISPONIBILIDAD DE AMINOÁCIDOS REGULA LA EXPRESIÓN GÉNICA

La concentración plasmática de aminoácidos depende de varios factores: la cantidad y composición de las proteínas de la dieta, el metabolismo hepático, la tasa de disponibilidad hacia los tejidos, la cinética de los sistemas de transporte, el destino intracelular, y la síntesis y degradación de las proteínas, así como la interconversión de los aminoácidos. La relación de todos estos factores entre sí en los diversos tejidos establece un flujo intertisular de aminoácidos y regula su concentración arterial. Por lo tanto, cuando hay un déficit de uno o más aminoácidos esenciales, un desequilibrio alimenticio o una ingestión insuficiente de proteínas, la concentración plasmática de aminoácidos cambia. La disminución de la L-arginina o la L-cistina en cultivos de HepG2 da lugar a un aumento del mRNA de la IGFBP-1 (*insulin growth factor binding protein-1*, proteína 1, de unión al factor de crecimiento insulínico) y de la cantidad de proteína. Se han obtenido resultados semejantes cuando se incuban estas células con las concentraciones de aminoácidos similares a las que se encuentran en la vena porta cuando se ingiere una dieta con pocas proteínas. El aumento se debe tanto a la mayor expresión como a la mayor estabilidad del mRNA.

El caso de la L-cisteína en la unidad madre-neonato es un buen ejemplo de interrelación nutrición-genes. Así, la glándula mamaria de la rata no expresa la γ-cistationasa, que es necesaria para sintetizar la L-cisteína a partir de la L-metionina. Sin embrago, la L-cisteína es uno de los aminoácidos más abundantes en la leche de rata, y procede del glutatión captado por la glándula mamaria debido a su alta actividad γ-glutamil transferasa. El hígado es el tejido responsable de la producción y liberación de GSH a la sangre y, durante la lactancia, libera más GSH por gramo, debido a una mayor expresión de la γ-cistationasa que, junto con la hipertrofia hepática que se produce en la rata, hace que la liberación total de GSH sea muy elevada. La señal responsable de la mayor expresión y actividad de la γ-cistationasa durante la lactancia es la mayor ingestión proteica y no la prolactina. Tiene una gran importancia poder garantizar una cantidad suficiente de L-cisteína en la leche, ya que los neonatos no expresan totalmente la γ-cistationasa en los primeros momentos de vida y necesitan abastecerse de ese aminoácido a través de la leche.

4. LA D-GLUCOSA COMO REGULADOR DE LA EXPRESIÓN GÉNICA

Las alimentaciones con abundantes hidratos de carbono producen cambios de la expresión de diferentes genes, de forma directa o a través de los cambios del cociente glucagón/insulina. En el hígado, una vez que se han repuesto los depósitos de glucógeno, el exceso de azúcares se transforma en ácidos grasos mediante la lipogénesis *de novo*, que se regula en dos niveles. El primer nivel es una rápida activación de las enzimas reguladoras, mediante hormonas y señales metabólicas que modulan la actividad de estas enzimas por mecanismos alostéricos y modificaciones posteriores a la traducción, lo que sucede a los pocos minutos de ser captado el azúcar por el hígado a través del sistema GLUT-2. El segundo nivel de regulación implica aumentos comprendidos entre el 25 y el 100 % de la concentración de las enzimas y de proteínas reguladoras mediante cambios de la expresión génica. El exceso de hidratos de carbono incrementa la tasa de transcripción de la acetilCoA carboxilasa, el complejo ácido graso sintasa y la ATP-citrato liasa. También, aumenta el mRNA de las enzimas que participan en el abastecimiento de NADPH-H^+: la glucosa-6-fosfato deshidrogenasa, la 6-fosfogluconato deshidrogenasa y la enzima málica. Las enzimas reguladoras de la glucólisis también aumentan su tasa de expresión, aunque el incremento es mucho más modesto, cercano al 5-10 %.

En el hígado, el efecto de la D-glucosa sobre la transcripción de determinados genes se produce una vez que ha entrado en la célula y se ha fosforilado a glucosa-6-P mediante la acción de la glucoquinasa, que requiere insulina para su transcripción. Dentro de los efectos directos, se han localizado, en los promotores de los genes que codifican algunas enzimas de la glucólisis (glucoquinasa y piruvato quinasa) y de la lipogénesis *de novo* (complejo ácidos graso sintasa), elementos de respuesta a la glucosa/hidratos de carbono, formados por dos cajas E con la secuencia palindrómica de consenso CACGTG, a las que se unen diferentes factores de transcripción que parecen ser necesarios para la respuesta a la D-glucosa. Para que los hidratos de carbono ejerzan los efectos anteriormente comentados, la alimentación tiene que tener muy pocas grasas, lo que en los países occidentales no ocurre habitualmente.

5. LA GRASA DE LA DIETA COMO REGULADOR DE LA EXPRESIÓN GÉNICA

Las dietas ricas en grasas inhiben las enzimas reguladoras de la lipogénesis *de novo*, por lo que la incorporación de precursores (D-glucosa) a lípidos está disminuida. Esta inhibición ocurre a nivel transcripcional para la piruvato-kinasa, acetil-CoA-carboxilasa, complejo ácido graso sintasa, S14, y enzimas implicadas en la disponibilidad de $NADPH^+$, como la glucosa-6-fosfato deshidrogenasa. Esta última enzima también se inhibe a nivel post-traduccional. Por lo tanto, la dieta que se sigue en los países occidentales y que son muy ricas en grasa hacen que esta vía metabólica esté inhibida. Esto se ha comprobado en humanos mediante estudios de resonancia magnética nuclear.

Dietas ricas en ácidos grasos poliinsaturados producen cambios importantes en la regulación hepática de los lípidos: *a*) inhiben la síntesis de lípidos, *b*) aumentan la β-oxidación en la mitocondria, *c*) aumentan la formación de cuerpos cetónicos, y *d*) a través del PPARα (receptor activador de la proliferación peroxisomal) aumentan la β-oxidación peroxisomal y diferentes mRNA de los peroxisomas.

6. NUTRICIÓN Y ATEROSCLEROSIS

La aterosclerosis es una enfermedad inflamatoria. Las lesiones afectan a algunas arterias de tamaño mediano y grande, lo que puede causar isquemia cardíaca, del cerebro y de las extremidades, y producir zonas de infarto. Las arterias que con mayor frecuencia se afectan son la aorta, la femoral, las poplíteas, las tibiales, las coronarias, las carótidas y las cerebrales. Los primeros cambios que preceden a la formación de las lesiones ateroscleróticas tienen lugar en el endotelio, y constituyen la llamada etapa de disfunción endotelial. Esta fase se caracteriza por el incremento de la permeabilidad endotelial a las lipoproteínas y otros compuestos plasmáticos, el incremento de las moléculas de adhesión de origen leucocitario y endotelial, así como la migración leucocitaria. Los factores responsables de la disfunción endotelial que produce la aterosclerosis son múltiples, entre ellos el aumento del colesterol-LDL, la diabetes mellitus, las elevaciones de la concentración plasmática de L-homocisteína, la hipertensión, los radicales libres generados por el consumo de tabaco, las infecciones por microorganismos, como el virus del herpes o *Chlamydia pneumoniae*, y la combinación de éstos u otros factores.

Posteriormente, se forman las estrías grasas, que afectan a la íntima y que se caracterizan por la presencia de macrófagos cargados de lípidos, preferentemente colesterol, linfocitos activados, preferentemente CD8, migración y proliferación de la musculatura lisa, y un incremento de la adherencia y agregación plaquetaria. Las estrías grasas progresan y se forman lesiones intermedias o avanzadas, que se caracterizan por una respuesta fibrosa, denominada placa fibrosa, que también se encuentra en la íntima. Este estadio consiste en una mezcla de leucocitos, lípidos y restos celulares que forman un cuerpo necrótico que se calcifica, y un aumento de la actividad proteolítica y de la acumulación de lípidos.

6.1. Influencia de la alimentación sobre el patrón lipídico plasmático

La composición de la alimentación es el principal factor exógeno que modifica la cantidad y la composición de las lipoproteínas plasmáticas. La ingestión de alimentos con contenidos muy elevados de hidratos de carbono y bajos de grasas hace que el exceso de los hidratos de carbono se convierta en triglicéridos mediante la activación de la lipogénesis *de novo* y la posterior esterificación del glicerol-3-fosfato con las acilCoA para formar los triglicéridos. En estas circunstancias, el número de VLDL liberadas por el hígado no aumenta, aunque sí lo hace su tamaño por el exceso de triglicéridos, lo que explica la hipertriacilglicerolemia de estas personas. El elevado contenido calórico de la alimentación influye sobre la tasa de lípidos circulantes, pues estimula la producción y liberación hepática de triglicéridos en forma de VLDL. Esto conlleva una elevación plasmática de los triglicéridos y del colesterol, por un aumento del número de las partículas de VLDL secretadas por el hígado. Por lo tanto, cuando las personas obesas pierden peso, se produce también un descenso del colesterol y los triacilgliceroles plasmáticos, así como una elevación del HDL-colesterol.

El colesterol de la alimentación eleva la colesterolemia en el hombre, aunque la absorción intestinal está limitada a un 40 % del colesterol ingerido, por término medio, ya que existen diferencias interindividuales en cuanto a la absorción intestinal de colesterol. Esto ha llevado a proponer un valor umbral dietético de 100 mg/día y un valor techo dietético de 500 mg/día, lo que explica que las personas con una elevada ingestión de colesterol (> 500 mg/día) no varían su colesterolemia aunque aumenten su ingestión. Sin embargo, si reducen ésta a 100 mg/día, se produce una disminución del colesterol plasmático del orden de 60 mg/dL. Es interesante indicar que las hipercolesterolemias monogénicas tienen una frecuencia de un caso por cada 500 nacimientos; en las poligénicas, es de 17 casos por cada 500 nacimientos, lo que resalta la importancia en estos pacientes de las alimentaciones con poco colesterol.

Los ácidos grasos saturados 12:0 (ácido láurico), 14:0 (ácido mirístico) y 16:0 (ácido palmítico) son los únicos ácidos grasos saturados cuya ingestión elevada es capaz de elevar la colesterolemia (Fig. 24.2). El mecanismo de acción consiste en la disminución de la expresión del receptor de las LDL, fundamentalmente en el hígado, lo que reduce el aclaramiento plasmático de las LDL, con la consiguiente elevación de esta fracción en el plasma. El principal ácido graso monoinsaturado es el oleico (ω-9, 18:1) y las dietas con abundante ácido oleico elevan el HDL-colesterol y reducen la tasas de LDL-colesterol.

Los ácidos grasos poliinsaturados (PUFA) son nutrientes esenciales. De la serie ω-6, el más importante es el linoleico, mientras que de la serie ω-3, el más representativo es el linolénico. La ingesta de estos ácidos grasos poliinsaturados, tiene un efecto hipolipidemiante debido a la mayor actividad del receptor de las LDL y a la menor producción de VLDL. Se recomienda que el aporte de PUFA sea de un 10 % de las calorías totales, en lugar del 6 % de las alimentaciones de los países desarrollados. Sin embargo, los estudios realizados en los seres humanos han demostrado que las alimentaciones en las que los PUFA suponen un 15 % de las calorías totales ingeridas pueden tener efectos no recomendables.

La fibra dietética, constituida por los hidratos de carbono que no puede utilizar el ser humano al no poder digerirse y la lignina, pueden producir descensos de la colesterolemia de alrededor de un 5 %, debido al descenso del colesterol LDL, sin producirse cambios en el colesterol HDL. La ingestión de alcohol produce un aumento de la concentración plasmática de triglicéridos, por el aumento del tamaño de las VLDL liberadas por el hígado, aunque no aumente el número de las partículas liberadas.

6.2. Variabilidad individual de los cambios plasmáticos de lipoproteínas en respuesta a la dieta. Estudio del componente genético

A continuación, se comentan las interacciones que existen entre los genes de las apolipoproteí-

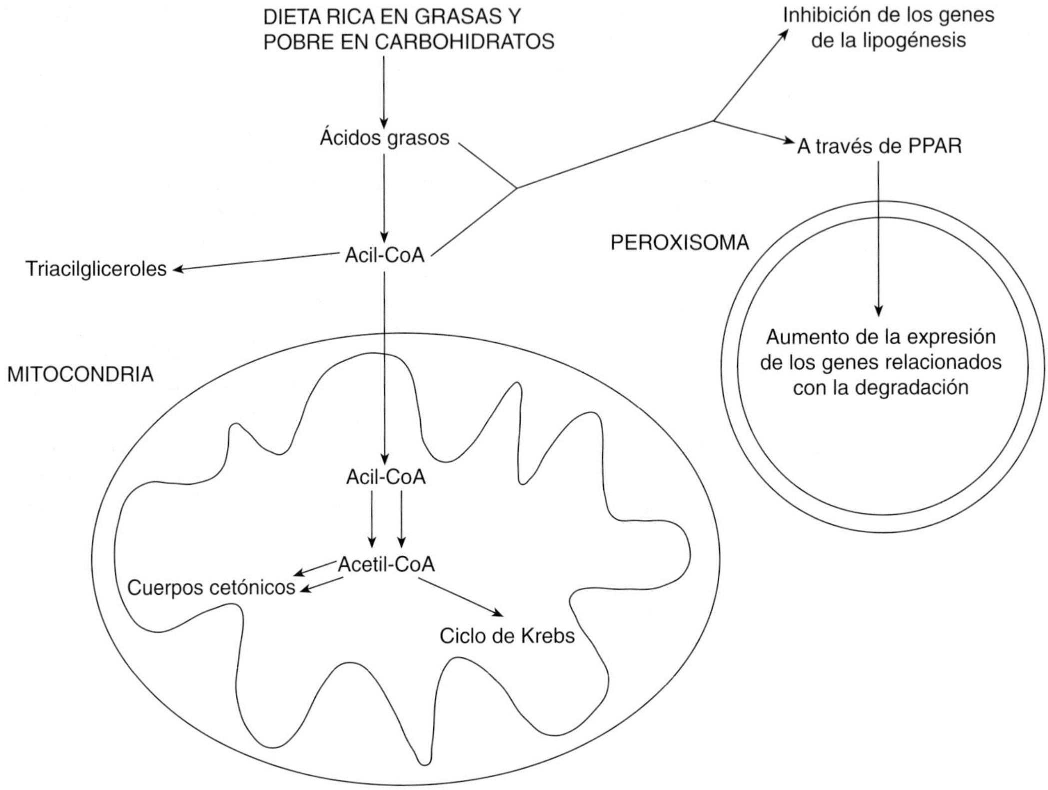

Figura 24-2. Metabolismo hepático de los ácidos grasos: efecto de la dieta con abundantes grasas.

nas apo E y apo AI y la alimentación. La apo E es una proteína de 299 aminoácidos cuya ausencia produce un incremento plasmático de las lipoproteínas de densidad superior a 1006 g/mL y a lesiones ateromatosas graves, incluso con una ingestión moderada de grasa y colesterol. El gen de la apo E se encuentra en el cromosoma 19 y es polimórfico, con tres alelos (E4, E3 y E2) que codifican moléculas distintas de apo E, con seis genotipos diferentes, tres homocigotos (E4/4, E3/3 y E2/2) y tres heterocigotos (E4/3, E3/2 y E4/2). El genotipo E3/3 es el más frecuente en la población de raza caucasiana, lo que hace que se considere como el genotipo normal. La apo E4 tiene una afinidad de unión a los receptores de LDL superior a la de la apo E3, lo que favorece un incremento de la depuración de las partículas VLDL que tienen una cantidad elevada de esta apolipoproteína. Esto aumenta el colesterol intracelular, con disminución del número de receptores para LDL activos y un incremento de la colesterolemia. En el ser humano, existe una asociación entre el alelo E4 y la respuesta del LDL-C a los cambios de la cantidad de grasa y colesterol ingeridos en la alimentación. Cuanto mayor sea la ingestión de ambos nutrientes, mayor será la colesterolemia.

La apo AI es muy abundante en las HDL y es una proteína de 243 aminoácidos que sirve como activador de la lecitina-colesterol acil transferasa, que esterifica el colesterol en el plasma y activa la salida del colesterol de las células. La concentración plasmática oscila entre 100 y 150 mg/dL y, en términos generales, las concentraciones bajas de apo AI dan lugar a una reducción de las HDL y a un aumento del riesgo de enfermedad vascular. El gen que codifica esta apoproteína se encuentra en el cromosoma 11, y se han descrito veinte mutaciones en el *locus* del gen de la apo AI con respuesta desigual a la variación observada en la respuesta a una alimentación con abundante grasa y colesterol. Una mutación común e interesante es la variante G→A en la zona del promotor, que se debe a un cambio de guanina por adenina en la posición –75 pb del comienzo del gen. Esta mutación se encuentra en un 15-20 % de las personas de raza caucasiana y se correlaciona, en algunos estudios, con las concentraciones elevadas de HDL-colesterol en plasma.

6.3. Relación entre las vitaminas B_6, B_{12} y los folatos con las hiperhomocisteinemias

El aumento de la L-homocisteína en el plasma es un factor independiente en la patogenia de la aterosclerosis, calculándose que un 40 % de los pacientes con aterosclerosis cerebrovascular, coronaria o periférica tienen hiperhomocistenemias. La L-homocisteína se encuentra en una bifurcación metabólica, ya que se puede volver a metilar a L-metionina o metabolizarse a L-cisteína, por medio de la vía de la transulfuración (Fig. 24-3). Es importante destacar que, en la población general, las hiperhomocisteinemias heterocigotas leves son muy frecuentes, con una prevalencia de un caso por cada 70 personas. Los estudios realizados en poblaciones grandes, y en especial en grupos de personas de edad avanzada, han demostrado que las hiperhomocisteinemias cursan con un déficit de folatos, vitamina B_6 y vitamina B_{12}, pero que la suplementación con estas vitaminas reduce o normaliza la elevación de este aminoácido. Por lo tanto, la relación entre un exceso de ingestión de proteínas, que supone un flujo mayor de L-homocisteína en la vía de la transulfuración, junto con un déficit de folato y vitaminas B_6 y B_{12} en los pacientes con una alteración heterocigota de la cistationina-β-sin-

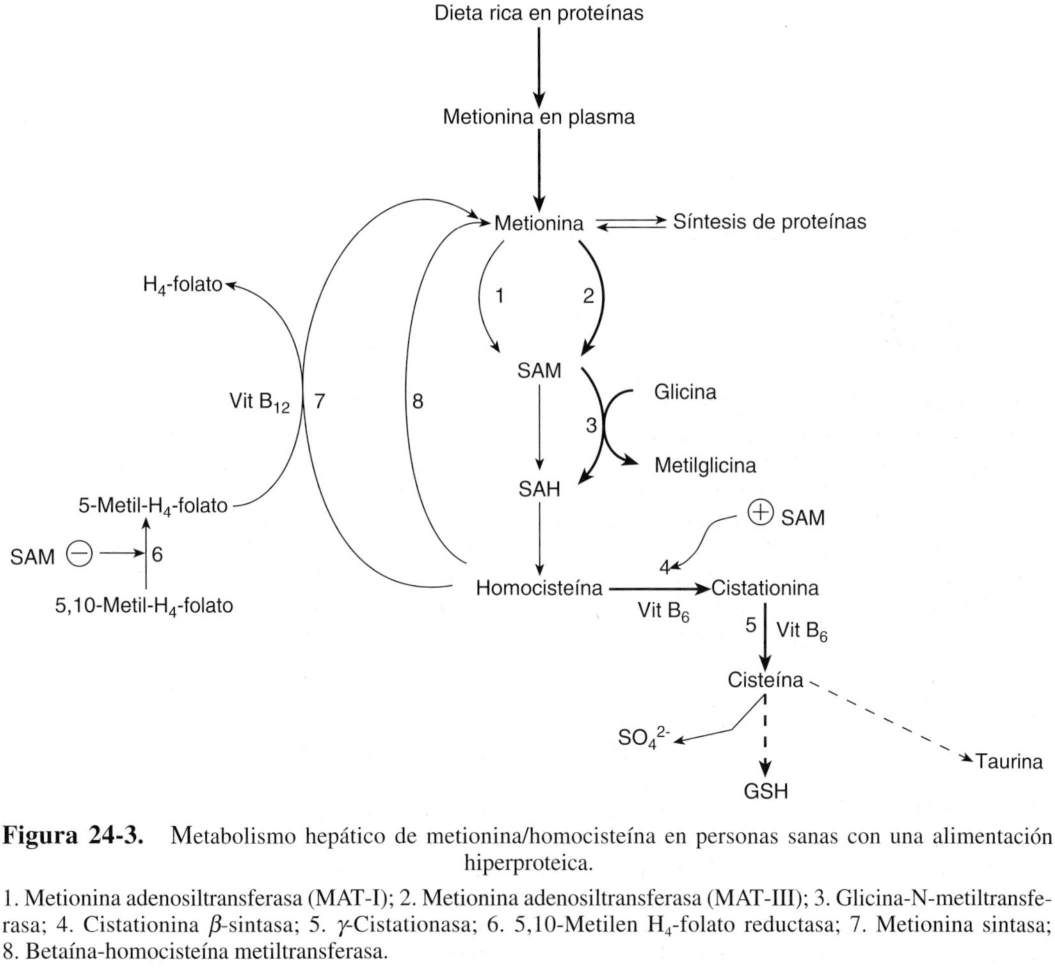

Figura 24-3. Metabolismo hepático de metionina/homocisteína en personas sanas con una alimentación hiperproteica.

1. Metionina adenosiltransferasa (MAT-I); 2. Metionina adenosiltransferasa (MAT-III); 3. Glicina-N-metiltransferasa; 4. Cistationina β-sintasa; 5. γ-Cistationasa; 6. 5,10-Metilen H_4-folato reductasa; 7. Metionina sintasa; 8. Betaína-homocisteína metiltransferasa.

tasa, incrementa la concentración plasmática de L-homocisteína y colabora en el desarrollo de la aterosclerosis.

6.4. Síndrome X o plurimetabólico en los pacientes con diabetes de tipo 2

La diabetes mellitus de tipo 2 forma parte de un síndrome más amplio, conocido como síndrome X o plurimetabólico. Se caracteriza por la resistencia a la insulina, la disminución de la captación de glucosa por el sistema GLUT-4 que requiere insulina, la hiperinsulinemia, la obesidad, el aumento de las VLDL, la disminución del HDL-colesterol, la hipertensión arterial y la enfermedad cardiovascular (Fig. 24-4). La resistencia a la insulina y el hiperinsulinismo compensador son fenómenos primarios, y la relación entre la acción defectuosa de la insulina y el desarrollo de la hipertensión se puede explicar, en parte, por el aumento de la actividad simpática.

Existen muchas diferencias entre las distintas razas y los diversos componentes del síndrome X, ya que las personas de raza negra tienen una menor prevalencia de resistencia a la insulina que las de raza blanca, mientras que la hipertensión y la obesidad son significativamente mayores en las de raza negra. Los indios Pimas tienen una prevalencia elevada de diabetes de tipo 2, resistencia a la insulina y obesidad, aunque la hipertensión y las alteraciones cardiovasculares son menores que en la raza blanca. La hipertensión es significativamente mayor en la población mexicana-americana que en los indios Pima, a pesar de la alta frecuencia de resistencia a la insulina en estos últimos. Asimismo, la frecuencia de la enfermedad cardiovascular es mayor en las personas de raza blanca que en los mexicanos-americanos, los negros y los indios Pima.

7. ADMINISTRACIÓN DE FOLATOS DURANTE LA GESTACIÓN Y PREVENCIÓN DE LOS DEFECTOS DEL TUBO NEURAL

Los defectos del tubo neural, como la anencefalia y la espina bífida, se pueden prevenir con la administración de ácido fólico en un 50-75 % de los casos. Por lo tanto, las alteraciones de las enzimas que requieren folato desempeñan un papel primordial en la fisiopatología de estas alteraciones. Existen unas dos docenas de enzimas que necesitan folato, aunque en los casos con defectos del tubo neural (DTN) también existe una elevación significativa de la concentración de L-homocisteína y, además, existen pruebas que demuestran que la vitamina B_{12} es un factor de riesgo independiente. Esto hace que se reduz-

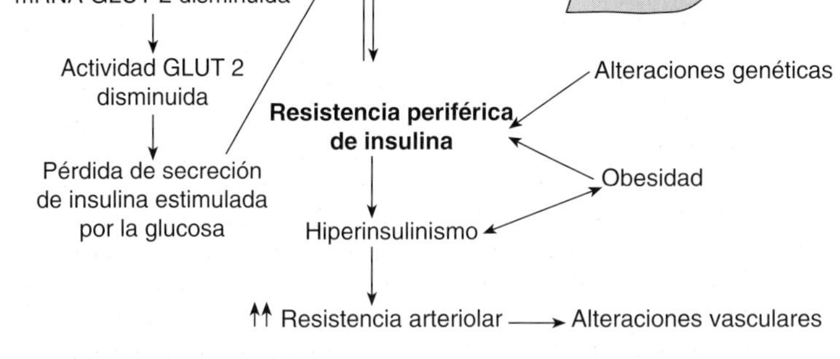

Figura 24-4. Síndrome plurimetabólico en la diabetes de tipo 2.

ca el número de enzimas cuya alteración colabora en la aparición de los DTN a tan sólo cinco.

El riesgo de padecer DTN es muy elevado cuando la concentración de folatos en los hematíes de la madre es inferior a 150 μg/L. El riesgo sigue siendo elevado incluso con valores normales, aunque en la franja baja (200 μg/L). La incidencia es menor y la protección máxima cuando la concentración es de 400 μg/L, no aumentando la protección cuando los valores de folato son superiores a esta cifra. Por lo tanto, la administración de ácido fólico a las mujeres gestantes es necesaria para reducir el riesgo de aparición de DTN. Existen dos tendencias para garantizar que la cantidad de ácido fólico ingerido durante la gestación es la adecuada. Una propuesta consiste en administrar un suplemento diario de ácido fólico desde antes de la gestación y durante los primeros meses de la misma. Otra tendencia es de un carácter más general, ya que supone un enriquecimiento de los productos obtenidos de cereales con ácido fólico. Esta última opción es obligatoria en EEUU desde 1998. El único riesgo del enriquecimiento de los cereales con ácido fólico es la posibilidad de enmascarar un déficit de vitamina B_{12}, si bien esto es muy improbable. Los centros para el control y la prevención de las enfermedades de EEUU recomiendan que las embarazadas ingieran 0.4 mg diarios de ácido fólico.

8. NUTRICIÓN Y CÁNCER

Las causas principales que propician la aparición de cáncer son: 1) el tabaco, responsable de la tercera parte de los cánceres y del 90 % del cáncer de pulmón; 2) los desequilibrios nutricionales, principalmente las alimentaciones con carencias en frutas y verduras; 3) las infecciones crónicas, y 4) los factores hormonales. La naturaleza multifactorial del cáncer es, probablemente, la causa de su larga latencia y la dificultad de su curación. Es muy difícil asociar el riesgo de contraer cáncer con una exposición determinada, ya que un factor concreto contribuye de manera débil a la formación de cáncer. Actualmente, muchos de los cánceres no atribuibles al tabaco son originados por la combinación de varios factores de riesgo determinados por el estilo de vida, y muchos de estos factores son de naturaleza nutricional.

Determinados componentes presentes en los alimentos tienen la capacidad potencial de afectar a la carcinogénesis, bien porque son propiamente carcinógenos o promotores de tumores, bien porque son capaces de modificar la acción de tales agentes. Aunque la adición deliberada de agentes carcinógenos está prohibida por la ley, algunas sustancias producidas por la cocción de los alimentos, fundamentalmente los productos pirolíticos, y los resultantes del almacenamiento de los alimentos, como las grasas oxidadas, son potencialmente cancerígenos. Sin embargo, afortunadamente, muchas sustancias que se encuentran en la alimentación parecen actuar en contra de la formación de tumores. Algunas de estas sustancias actúan como agentes desintoxicantes de sustancias carcinógenas, como los antioxidantes, que impiden la oxidación del DNA, o potenciando los propios mecanismos antitumorales presentes en las células.

El estudio de los mecanismos moleculares del cáncer ha puesto de manifiesto la existencia de un reducido número de genes que parecen constituir dianas de los mutágenos químicos. Estos genes que, al sufrir mutación, actúan promoviendo la inducción de cánceres reciben el nombre de oncogenes. Los estudios realizados sobre estos genes han confirmado el origen múltiple del cáncer al poner de manifiesto tanto la sinergia existente entre determinados pares de oncogenes, como *ras* y *myc*, como la insuficiencia de una única actividad oncogénica para transformar una célula normal en una neoplásica. También se ha observado otro conjunto de genes que, cuando reducen su actividad debido a algún tipo de mutación parecen inducir la transformación neoplásica de las células. Esos genes cuya actividad normal impide dicha transformación reciben el nombre de genes supresores de tumores.

Los oncogenes codifican proteínas que participan en el proceso de transducción de señales y en los procesos de regulación génica, mientras que los genes supresores de tumores participan en el control del ciclo celular, la regulación de la expresión génica y el control de la inestabilidad génica. Una de las razones por las que existen tantas vías de control es que las células están reguladas tanto hacia la replicación como hacia la diferenciación. Esta regulación compleja puede ser consecuencia de una protección contra el cáncer o constituir una parte esencial del mecanismo del desarrollo embrionario. El concepto de que los agentes carcinógenos ejercen su acción a través de procesos mutágenos abre el camino hacia la prevención del cáncer mediante una alimentación adecuada que actuaría en los oncogenes, los genes supresores de tumores y las señales mitógenas.

Se ha estimado que los desequilibrios nutricionales son el origen de la tercera parte de los cánceres. Un escaso consumo de frutas y verduras es uno de los factores de riesgo más importantes. También tienen gran interés los estudios que parecen sugerir que una restricción calórica disminuye el riesgo de padecer cáncer. Los cambios del tipo de alimentación o la utilización de suplementos alimenticios son dos tipos de enfoques que merecen un importante esfuerzo investigador para la consecución de un objetivo ideal: la prevención del cáncer en la población general. Los estudios realizados en modelos experimentales parecen indicar que los ácidos grasos ω-3, que se encuentran en muchos alimentos de origen marino, protegen contra la aparición del cáncer de colon, probablemente a través de la ruta de los eicosanoides. Los antioxidantes, como las vitaminas E y C, y los polifenoles también protegen contra la aparición de diversos cánceres. Por lo tanto, el consumo de frutas y vegetales reducen, de forma importante el riesgo de sufrir cáncer.

El déficit nutricional intenso y crónico de folatos es una causa que puede contribuir a la desestabilización de los cromosomas y, por tanto, a la aparición de cáncer. El mecanismo por el que se causa el daño en los cromosomas se debe a un déficit de metilos, que conlleva una deficiente metilación del uracilo a timina y la subsiguiente incorporación de uracilo en el DNA. Durante la reparación del DNA, se producen mellas transitorias y cuando aparecen dos opuestas se produce la ruptura cromosómica. La presencia de uracilo en el DNA humano y la ruptura de los cromosomas se puede evitar administrando dosis elevadas de folatos.

La niacina contribuye a la reparación del DNA mediante el mantenimiento de una concentración elevada de NAD^+, necesaria para la respuesta mediada por la poli ADP-ribosa a la lesión del DNA. Como consecuencia, las alimentaciones con déficit de niacina, folatos y antioxidantes pueden causar, de manera sinérgica, una síntesis y reparación del DNA deficientes. Las dietas con escasez de frutas y verduras suelen presentar déficit de folatos, antioxidantes y otros micronutrientes, lesionando el DNA y causando una alta incidencia de cáncer.

9. TECNOLOGÍA BIOQUÍMICA PARA EL ESTUDIO DIFERENCIAL DE LA EXPRESIÓN GÉNICA REGULADA POR LA NUTRICIÓN

En la actualidad, existen dos poderosas técnicas para el estudio del perfil de expresión génica en diferentes situaciones: la técnica del *differential display* y la tecnología de los *microarrays* o biochips.

La técnica del *differential display* permite el estudio de la expresión diferencial de genes específicos como respuesta a diferentes estímulos, entre ellos los nutricionales (Fig. 24-5). El procedimiento se inicia con el aislamiento del RNA total procedente de una biopsia humana o de una muestra de tejido animal. Mediante la utilización de la transcriptasa inversa y diferentes conjuntos de oligonucleótidos aleatorios, el RNA se transcribe a DNA, que se amplifica mediante la PCR, empleando para ello un segundo conjunto de oligonulcleótidos aleatorios en combinación con el primer conjunto de ellos. En esta etapa, uno de los dexosirribonucleótidos empleados debe ser radiactivo. Posteriormente, se realiza un análisis mediante electroforesis en geles de poliacrilamida en condiciones desnaturalizantes, seguida de una autorradiografía de las diferentes subpoblaciones de cDNA. Tras el revelado de la autorradigrafía, se seleccionan los genes cuya tasa de expresión ha cambiado con respecto al control. Los DNA seleccionados se secuencian para su identificación. Una vez identificados los genes, se debe comprobar la tasa diferencial de expresión, observada en la técnica del *differential dysplay*, mediante transferencia Northern. Por lo tanto, esta técnica, que se puede aplicar tanto a modelos animales como humanos, permite identificar aquellos genes, conocidos o nuevos, que se encuentran regulados por diferentes factores nutricionales.

La tecnología de los biochips o *microarrays* (Fig. 24-6) permite el estudio global de la expresión de un gran número de genes en diferentes circunstancias. En la actualidad, la tecnología permite empaquetar entre 5000-10 000 genes en un único soporte y no tardará mucho en permitir el empaquetamiento de 100 000 genes. En un futuro próximo, esto hará posible que, mediante un único biochip, se pueda estudiar, de manera global y en un solo experimento, los cambios de la expresión génica de un tipo celular concreto,

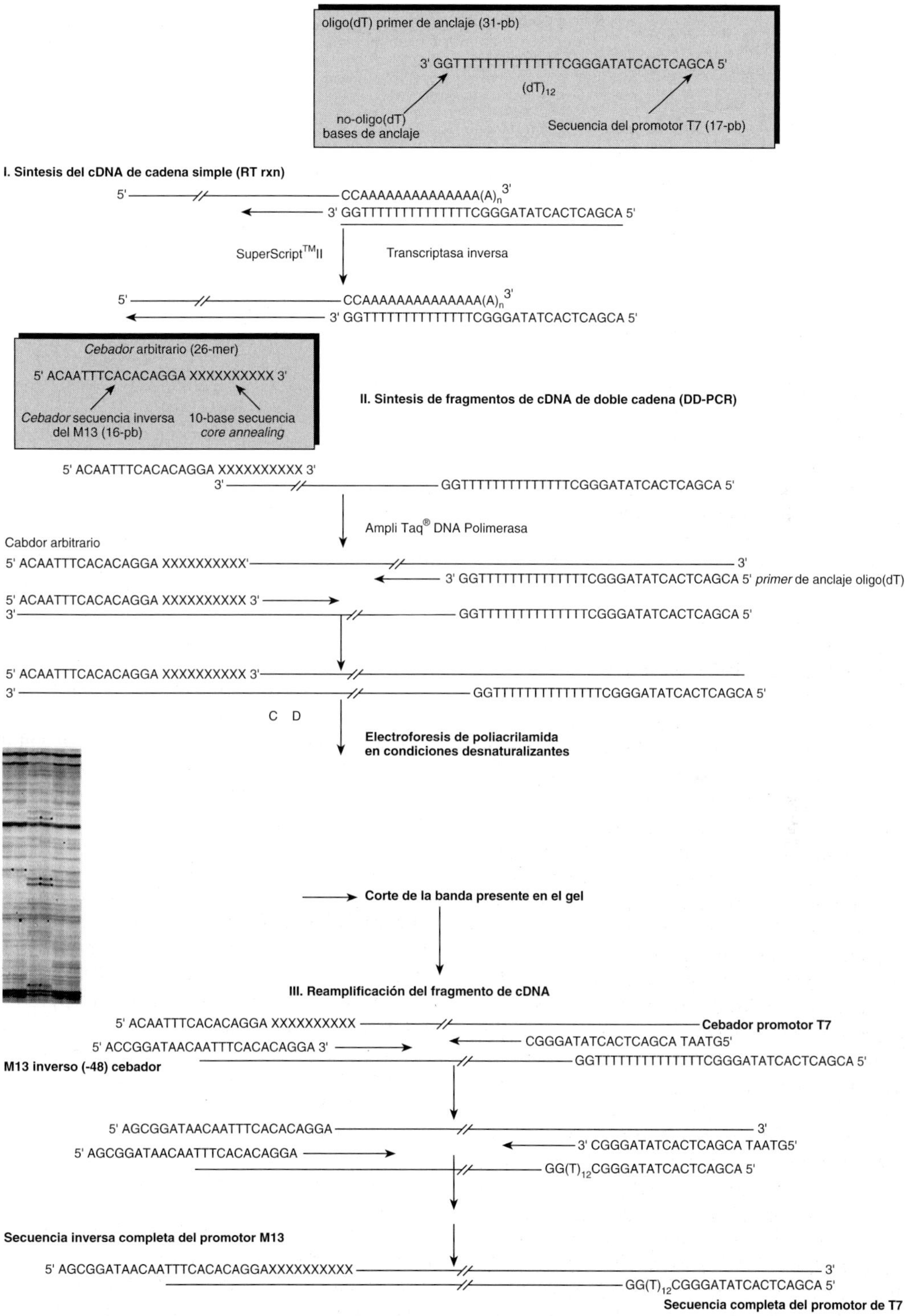

Figura 24.5. Estudio diferencial de la expresión génica regulada por la nutrición.

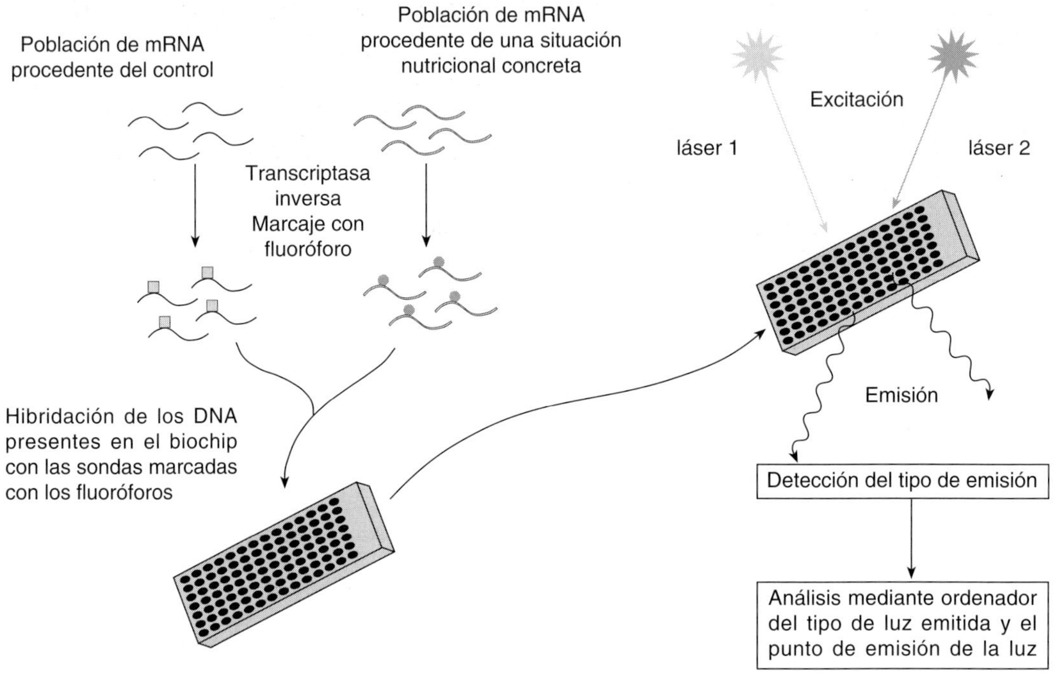

Figura 24-6. Estudio diferencial de la expresión génica diferencial mediante la técnica de los biochips o arrays.

un tejido o un órgano en diferentes condiciones nutricionales, de desarrollo o patológicas. En esencia, la técnica consiste en depositar en un soporte, mediante la utilización de un robot, cDNA de genes específicos obtenidos mediante PCR. Los soportes pueden ser diferentes tipos de membranas de las utilizadas en la transferencia Northern o un cristal. Una variante más sofisticada de esta técnica utiliza biochips que contienen oligonucleótidos sintetizados mediante técnicas fotolitográficas. A continuación, a partir del conjunto completo de RNA presentes en un tipo celular control y en el mismo tipo celular en unas condiciones experimentales concretas, se obtienen cDNA marcados mediante transcripción inversa utilizando cebadores con un compuesto fluorescente diferente para el control y el experimento. Estos cDNA fluorescentes se hibridan con los cDNA o los oligonucleótidos presentes en el *microarray*. Después, el *microarray* se ilumina con dos láseres de longitud de onda diferente, con lo que cada sonda hibridada emite una luz característica (roja o verde), que es analizada en un microscopio confocal; después, un programa informático analiza las imágenes y las presenta con un color virtual. Este programa, además, analiza la intensidad de la emisión, la normaliza con respecto al control, y genera un informe que describe cada uno de los genes presentes en el *array* y su nivel de expresión relativa con respecto al control.

BIBLIOGRAFÍA

ASHENDEL, C. L.: «Diet, signal transduction and carcinogenesis». *J Nutr*, *125* (3 suppl): 686-691, 1995.

AMES, B. N., y GOLD, L. S.: «Enviromental Pollution, Pesticides and the Prevention of Cancer: Misconceptions». *FASEB J*, *13*: 1041-1053, 1997.

BARBER, T.; TRIGUERO, A.; MARTÍNEZ-LÓPEZ, I.; TORRES, L.; GARCÍA, C.; MIRALLES, V. J., y VIÑA, J. R.: «Elevated expression of liver γ-cystathionase is required for the maintenance of lactation in rats». *J Nutr*, *129*: 928-933, 1999.

BRUHAR, A.; JOUSEE, C., y FAFOURNOUX, P.: «Amino acid limitation regulates gene expression». *Proc Nutr Soc*, *58*: 625-632, 1999.

COUSINS, R. J.: «Nutritional regulation of gene expression». *Am J Med*, *106*(1A): 20S-23S, 1999.

DUGGAN, D. J.; BITTNER, M.; CHEN, Y.; MELTZER, P., y TREMNT, J. M.: «Expression profiling using cDNA microarrays». *Nature Genet* 1999; (Suppl.) 21:10-14.

EATON SB, KONNER M.: «Paleolithic Nutrition». *New Engl J Med, 31*: 283-289, 1995.

FAFOURNOUX, P.; BRUHAT, A., y JOUSSE, C.: «Amino acid regulation of gene expression». *Biochem J, 351*: 1-12, 2000.

JEBB, S. A.: «Obesity: From molecules to man». *Proc Nutr Soc, 58*: 1-14, 1999.

LEE, CH.; KLOPP, R. G.; WEINDRUCH, R., y PROLL, T. A.: «Gene expression profile of aging and its retardation by caloric restriction». *Science, 285*: 1390-1393, 1999.

MCCULLY, K. S.: «Homocysteine and vascular disease». *Nature Med, 2*: 386-389, 1996.

ORDOVÁS, J. M.: «The genetics of serum lipid responsiveness to dietary interventions». *Proc Nutr Soc, 58*: 171-187, 1999.

REAVEN, G. M.; LITHELL, H., y LANDSBERG, L.: «Hypertension and associated metabolic abnormalities- The role of insulin resistance and the sympathoadrenal system». *New Engl J Med, 34*: 374-381, 1996.

ROSS, R.: «Aterosclerosis: An inflammmatory disease». *New Engl J Med, 340*: 115-126, 1999.

SELHUB, J.: «Homocysteine Metabolism». *Annu Rev Nutr, 19*: 197-217, 1999.

Apéndice A

Abreviaturas de 1 y 3 letras de los aminoácidos y tripletes que los codifican.

Nombre	*Símbolo*	*Tripletes*					
Ácido aspártico	Asp D	GAC	GAU				
Ácido glutámico	Glu E	GAA	GAG				
Alanina	Ala A	GCA	GCC	GCG	GCU		
Arginina	Arg R	AGA	AGG	CGA	GCG	CGG	CGU
Asparagina	Asn N	AAC	AAU				
Cisteína	Cys C	UGC	UGU				
Fenilalanina	Phe F	UUC	UUU				
Glutamina	Gln Q	CAA	CAG				
Glicina	Gly G	GGA	GGC	GGG	GGU		
Histidina	His H	CAC	CAU				
Isoleucina	Ile I	AUA	AUC	AUU			
Leucina	Leu L	CUA	CUC	CUG	CUU	UUA	UUG
Lisina	Lys K	AAA	AAG				
Metionina	Met M	AUG					
Prolina	Pro P	CCA	CCC	CCG	CCU		
Serina	Ser S	AGC	AGU	UCA	UCC	UCG	UCU
Treonina	Thr T	ACA	ACC	ACG	ACU		
Triptófano	Trp W	UGG					
Tirosina	Tyr Y	UAC	UAU				
Valina	Val V	GUA	GUC	GUG	GUU		

Apéndice B

Glosario de términos

J. M. González de Buitrago

Aberración cromosómica. *Chromosome aberration*. Alteración del número o de la forma de los cromosomas.

Ácido desoxirribonucleico. *Deoxyribonucleic acid (DNA)*. Polímero lineal de desoxirribonucleótidos, que contiene la información de las células y los virus.

Ácido nucleico. *Nucleic acid*. Polímero de nucleótidos unidos covalentemente mediante enlaces fosfodiéster entre el grupo hidroxilo 3' del azúcar de un nucleótido y el grupo fosfato 5' del nucleótido siguiente.

Ácido ribonucleico. *Ribonucleic acid (RNA)*. Polímero de ribonucleótidos con funciones diversas. Existen tres clases fundamentales, de acuerdo con su función: mensajeros (mRNA), de transferencia (tRNA) y ribosómicos (rRNA).

Ácido ribonucleico mensajero. *Messenger ribonucleic acid (mRNA)*. Es el encargado de llevar la información contenida en el DNA, desde el núcleo hasta el citoplasma, para la síntesis de proteínas.

Ácido ribonucleico ribosómico. *Ribosomal ribonucleic acid (rRNA)*. Molécula que se une a proteínas para formar los ribosomas. Los rRNA constituyen la fracción más abundante de los ácidos ribonucleicos celulares.

Ácido ribonucleico de transferencia. *Transfer ribonucleic acid (tRNA)*. Molécula que actúa como transportadora y activadora de los aminoácidos en el proceso de biosíntesis de las proteínas. En cada célula hay uno o más tRNA específicos para cada aminoácido.

Adenina. *Adenine*. Base nitrogenada derivada de purina que forma parte de los nucleótidos.

Alelo. *Allele*. Versión específica de un gen que ocupa una localización determinada en el genoma. Se diferencia de otros alelos del mismo gen por ser distinta su secuencia de nucleótidos.

Alelo mutado. *Mutated allele*. Alelo menos frecuente en la población.

Alelo silvestre. *Wild allele*. Alelo que predomina en la población.

Alineación. *Annealing*. Proceso por el que dos polinucleótidos de cadena sencilla de secuencias complementarias se asocian para formar una doble cadena.

Aminoacil-tRNA. *Aminoacyl-tRNA*. Molécula formada por un aminoácido y su tRNA específico, que es la forma activada en la que los aminoácidos se incorporan a la cadena en crecimiento durante la síntesis de las proteínas.

Aminoacil-tRNA sintetasa. *Aminoacyl-tRNA synthetase*. Enzima específica que sintetiza cada aminoacil-tRNA. Existe una sintetasa diferente para cada aminoácido.

Amplicón. *Amplicon*. Fragmento de DNA que se amplifica, que sirve, a su vez, como molde para los siguientes ciclos de amplificación en un proceso de reacción en cadena de la polimerasa.

Amplificación de DNA. *DNA amplification*. Proceso por el que se generan copias de un fragmento de DNA. Puede producirse *in vivo* o realizarse *in vitro* mediante diversas técnicas.

Amplificación específica de alelo. *Allele-specific amplification (ASA)*. Modificación del proceso de reacción en cadena de la polimerasa en el que se amplifican de forma selectiva alelos específicos, utilizando cebadores que se aparean de forma precisa.

Amplificación génica. *Gene amplification*. Proceso de generación de muchas copias de un gen. Un posible proceso de transformación de un protooncogén en oncogén.

Amplímero. *Amplimer*. Oligonucleótido pequeño, de 15 a 25 nucleótidos, que sirve de cebador para la amplificación del DNA en el proceso de reacción en cadena de la polimerasa.

Análisis conformacional de cadena única. *Single-stranded conformational analysis (SSC)*. Técnica para detectar mutaciones con alteración de una única base.

Análisis de ligamiento. *Linkage analysis*. Estudio de la asociación entre la herencia de una enfermedad en una familia y un *locus* cromosómico particular.

Análisis heterodúplex. *Heteroduplex analysis (HA)*. Técnica para detectar sustituciones puntuales. Si en una reacción en cadena de la polimerasa se encuentran simultáneamente las secuencias silvestre y mutada, pueden formarse heterodúplex entre las dos especies de DNA diferente durante los últimos ciclos.

Aneuploidía. *Aneuploidy*. Aumento o disminución del número de cromosomas en una célula o un organismo.

Anticodón. *Anticodon*. Triplete de nucleótidos del tRNA que aparea con el codón en el mRNA, que especifica un determinado aminoácido.

Antioncogén. *Antioncogene*. (Véase Gen supresor de tumor.)

Antiparalelas. *Antiparallel*. Orientación de los enlaces fosfodiéster en las dos cadenas de DNA de una doble hélice, una en la dirección 3´ → 5´ y la otra en la dirección 5´ → 3´.

Antisentido. *Antisense*. Una de las dos cadenas de DNA de doble cadena, normalmente aquella que tiene la misma secuencia que el mRNA, es decir, la cadena no transcrita. Oligonucleótido endógeno o producido de forma semisintética complementario de un mRNA que puede aparearse y fijarse a este mRNA e impedir su traducción.

Apareamiento de bases. *Base pairing*. Formación de enlaces de hidrógeno entre las bases de dos cadenas de ácido nucleico complementarias. La adenina y la timina forman dos enlaces de hidrógeno, mientras que la guanina y la citosina forman tres enlaces de hidrógeno.

Apoptosis. *Apoptosis*. Autodestrucción de las células de forma programada, codificada genéticamente. Diversos factores modulan la inducción de la apoptosis, entre los que se encuentran factores de crecimiento, mediadores intracelulares de transducción de señales, y proteínas nucleares reguladoras de la expresión genética, la replicación del DNA y el ciclo celular.

Aterrizaje cromosómico. *Chromosome landing*. En la técnica de clonación posicional, una alternativa al paseo cromosómico para encontrar un gen.

Autorradiografía. *Autoradiography*. Procedimiento en el que se expone una placa radiográfica a una membrana que contiene una sonda marcada radiactivamente para localizar su posición.

Autosoma. *Autosome*. Cada uno de los cromosomas distintos de los cromosomas sexuales.

Autosómico. *Autosomal*. Perteneciente a cualquiera de los 22 cromosomas, exceptuando el X y el Y.

Autosómico recesivo. *Autosomal recessive*. Carácter genético no ligado al sexo que debe heredarse de ambos padres para que se exprese fenotípicamente.

Banco de genes. *Gene bank*. (Véase Biblioteca genómica.)

Bandas cromosómicas. *Chromosome bands*. Patrón de bandas claras y oscuras característico de cada cromosoma, que se produce cuando se tratan los cromosomas con diversos colorantes.

Bandeo cromosómico. *Chromosomal banding*. Proceso de generación de bandas cromosómicas que se produce cuando se tratan los cromosomas con diversos colorantes.

Base. *Base*. En los ácidos nucleicos, compuesto nitrogenado (purinas o pirimidinas) que se incorpora en nucleósidos, nucleótidos y ácidos nucleicos. Las principales bases son la adenina (A), la guanina (G), la citosina (C), la timina (T) y el uracilo (U).

Biblioteca de cDNA. *cDNA library*. Colección de células, normalmente *E. coli*, transformadas por vectores de DNA, que contienen, cada una de ellas, un cDNA inserto diferente sintetizado a partir de moléculas de mRNA utilizando la transcriptasa inversa.

Biblioteca de DNA recombinante. *Recombinant DNA library*. (Véase Biblioteca de cDNA.)

Biblioteca genómica. *Genomic library*. Colección de células transformadas, cada una de ellas con un fragmento de DNA. La biblioteca contiene todos los genes del organismo y el resto del DNA no codificante.

Cadena antisentido. *Antisense strand*. Cadena de un DNA de doble cadena que no se transcribe y que tiene la misma secuencia que el mRNA.

Cadena codificante. *Coding strand*. Cadena de un DNA de doble cadena que se transcribe.

Cadena conductora. *Leading strand*. Cadena que se sintetiza de forma continua durante la replicación del DNA, cuya dirección de síntesis es la misma que la del movimiento de la horquilla de replicación.

Cadena con sentido. *Sense strand*. Cadena de un DNA de doble cadena que contiene la información genética. Cadena molde o cadena codificante.

Cadena retardada. *Lagging strand*. Cadena que se sintetiza de forma discontinua durante la replicación del DNA, cuya dirección de síntesis es la opuesta a la del movimiento de la horquilla de replicación.

Caja TATA. *TATA box*. Secuencia de bases del DNA, situada a -25 pares de bases de un promotor en las células eucariotas, que señala el lugar de unión de la RNA polimerasa II.

Caperuza. *Cap*. Nucleósido de guanina metilado unido, mediante un enlace trifosfato, al extremo 5' de los ácidos ribonucleicos mensajeros y que los protege del ataque de las exonucleasas en su camino hacia el citoplasma para la traducción.

Cariotipo. *Karyotype*. Dotación cromosómica de una célula nucleada. En el hombre, conjunto de los 46 cromosomas en mitosis que muestra el tamaño y la forma de los diferentes cromosomas, así como las posiciones de los centrómeros y los patrones característicos de bandas.

Cartografiado. *Mapping*. Proceso por el que se obtiene la posición de los genes en los cromosomas. Existen mapas de diferente resolución.

Cartografiado de restricción. *Restriction mapping*. Localización de las posiciones de rotura de una endonucleasa de restricción sobre una molécula de DNA. Implica el análisis del tamaño de los fragmentos de restricción producidos por varias enzimas de restricción individualmente y en combinación.

Cartografiado de un gen de enfermedad. *Disease gene mapping*. Localización de un gen específico de una enfermedad en un cromosoma, generalmente mediante estudios de ligamiento.

Cartografiado génico. *Gene mapping*. Término general utilizado para describir la posición de los genes en los cromosomas. Puede también significar el ordenamiento de las partes de un gen.

Cebador. *Primer*. En la replicación del DNA, secuencia corta de RNA que se aparea con una región de una de las cadenas de DNA y proporciona un extremo 3' terminal libre, al que se une la DNA polimerasa para sintetizar el fragmento de desoxirribonucleótidos. Recibe también este nombre el oligonucleótido corto que se utiliza en los procesos de amplificación de ácidos nucleicos, como la reacción en cadena de la polimerasa.

Célula somática. *Somatic cell*. Célula con un número par de cromosomas homólogos. Cualquier célula de un organismo multicelular que no sean los gametos o las células germinales de las que se ha desarrollado.

Centimorgan. *Centimorgan (cM)*. Unidad utilizada en la cartografía de los cromosomas. Medida genética de la distancia que separa a marcadores en el mismo cromosoma. Un centimorgan equivale a un 1 % de recombinación.

Ciclo celular. *Cell cycle*. Conjunto de acontecimientos de la vida de una célula. Abarca dos períodos bien diferenciados: la división celular y la interfase o período de crecimiento celular. Consta de cuatro fases: fase G1 (primer intervalo), fase S (síntesis), fase G2 (segundo intervalo) y fase M (mitosis)

Cis. En genética, indica marcadores ligados.

Cistrón. *Cistron*. Segmento de DNA que contiene toda la información necesaria para la producción de una cadena polipeptídica y que incluye las señales de comienzo y de terminación.

Citosina. *Cytosine*. Base nitrogenada derivada de la pirimidina que forma parte de los nucleótidos.

Clon. *Clone*. Conjunto de células o material genético idénticos que derivan de la reproducción de una única célula o material genético, respectivamente.

Clon de cDNA. *cDNA clone*. Número elevado de moléculas iguales de cDNA que se obtienen mediante el cultivo de una célula huesped que contiene una molécula de DNA complementario.

Clon genómico. *Genomic clone*. Número elevado de moléculas iguales de DNA genómico que se obtienen por el cultivo de una célula húesped que contiene un fragmento de DNA genómico.

Clonación celular. *Cell cloning*. Proceso por el que se desarrolla una colonia de células iguales a partir de una sola célula.

Clonación de DNA. *DNA cloning*. Proceso de generación de un número grande de copias idénticas de un fragmento de DNA que se obtiene a partir de uno original. Para la clonación, primero se aísla el fragmento, y luego se une a un plásmido y se introduce en la célula húesped por transfección. Se cultivan las células que llevan el plásmido, se aísla éste de las células del cultivo y se obtiene el DNA clonado.

Clonación posicional. *Positional cloning*. Proceso de localización de un gen, cuyo producto no se conoce, en un cromosoma por medio de análisis de ligamiento con otros caracteres genéticos o polimorfismos en regiones no codificantes.

Código genético. *Genetic code*. Código mediante el cual la secuencia de nucleótidos de una molécula de DNA o de RNA especifica la secuencia de aminoácidos de un polipéptido. Está formado por codones de tres nucleótidos que especifican un aminoácido determinado o indican al ribosoma que detenga la traducción y que desprenda el polipéptido.

Codominancia. *Codominance*. Relación entre alelos, de forma que el fenotipo heterocigoto muestra la expresión individual de cada alelo.

Codón. *Codon*. Triplete de nucleótidos del mRNA que codifica un determinado aminoácido. Existen 64 codones diferentes que codifican los 20 aminoácidos presentes en las proteínas.

Codón con sentido. *Sense codon*. Codón que codifica un aminoácido.

Codón de iniciación. *Initiation codon*. Codón AUG que codifica metionina en las células eucariotas y que es la señal de inicio de la cadena polipeptídica.

Codón de terminación. *Termination codon*. Codón que no codifica ningún aminoácido y que representa la señal para terminar la síntesis de la proteína. Hay tres codones de terminación que son UAA, UAG y UGA.

Codón sin sentido. *Nonsense codon*. Codón que no codifica ningún aminoácido y que es, por tanto, una señal de parada.

Cola de poli A. *Poly A tail*. Conjunto de 30 a 150 ribonucleótidos de adenina que se añaden al extremo 3' de los mRNA recién formados, en un proceso catalizado por la enzima poli A polimerasa en las células eucariotas. Tiene como función participar en el transporte de los mRNA fuera del núcleo.

Complementariedad. *Complementarity*. Correspondencia entre las bases del DNA en la doble hélice: adenina con timina y guanina con citosina.

Conjugación. *Conjugation*. Transferencia directa de DNA desde una célula a otra tras el contacto entre ambas.

Constitucional. *Constitutional*. Referente al genotipo heredado, presente en todos los tejidos, incluyendo las células germinales.

Contenido informativo de un polimorfismo. *Polymorphism information content*. Información de un polimorfismo de longitud de fragmentos de restricción que puede utilizarse para marcar los alelos de un *locus* determinado y permite localizar genes; también es una herramienta para el diagnóstico de una enfermedad.

Conversión génica. *Gene conversion*. Fenómeno que combina procesos de recombinación general y síntesis limitada de DNA, mediante el cual, durante la meiosis, se produce un cambio del alelo materno por el paterno o viceversa.

Corrección de malapareamiento. *Mismatch proofreading*. Sistema de reparación del DNA en el que se elimina un nucleótido de un par que no puede formar enlaces de hidrógeno, y se reemplaza por otro que puede formarlos y cuya presencia ha escapado a la corrección de pruebas.

Corrección de pruebas. *Proofreading*. En la replicación, actividad 3´ → 5´ exonucleasa de la DNA polimerasa que elimina los nucleótidos incorrectos. En la síntesis de proteínas, hidrólisis de un aminoacil-tRNA seleccionado de forma incorrecta por la aminoacil tRNA sintetasa. Se trata, pues, de mecanismos de corrección de los procesos de replicación y traducción, que eliminan los errores inmediatamente después de producirse.

Corte y empalme alternativo. *Alternative splicing*. Proceso de corte y empalme de un RNA transcrito eucariota que se produce de forma diferente, de manera que incluye o excluye determinados exones del mRNA final.

Corte y empalme de RNA. *RNA splicing*. Proceso de unión de los exones y supresión de los intrones en los mRNA transcritos primarios. Este proceso tiene lugar en el núcleo asociado con estructuras ribonucleoproteicas denominadas espliceosomas.

Cósmido. *Cosmid*. Tipo de vector híbrido capaz de replicarse como un plásmido y que puede empaquetarse *in vitro* en estructuras del fago λ.

Cromatina. *Chromatin*. Complejo de DNA y proteínas que se encuentra disperso por el núcleo de las células eucariotas durante la fase de reposo del ciclo celular.

Cromosoma. *Chromosome*. Estructura del núcleo, formada por la asociación de DNA y proteínas, en la que se encuentran los genes que contienen toda la información de la célula y sus caracteres hereditarios.

Cromosoma artificial de levaduras. *Yeast artificial chromosome (YAC)*. Cromosoma artificial. Se utiliza como vector para la clonación de segmentos muy largos de DNA. Estos segmentos se emplean luego para construir mapas complejos de genomas de eucariotas.

Dalton. Unidad de medida de masa molecular que se expresa en g/mol. Se abrevia Da.

Degeneración del código genético. *Genetic code degeneracy*. Se denomina así a la existencia de varios codones para algunos aminoácidos.

Deleción. *Deletion*. Mutación del DNA en la que se produce la pérdida de uno o más pares de bases. Pérdida de material genético.

Deriva genética. *Genetic drift*. Fenómeno en el que las secuencias de determinados genes funcionales que se han duplicado se modifican con el tiempo.

Desenrollamiento de la hélice de DNA. *DNA helix unwinding*. Proceso por el que se desenrolla el DNA de doble cadena durante la replicación, para que pueda sintetizarse una cadena complementaria de cada una de las dos cadenas del DNA.

Desequilibrio de ligamiento. *Linkage disequilibrium*. Dos alelos de *loci* diferentes que se encuentran juntos en una persona con mayor frecuencia que la que predice el azar.

Desnaturalización. *Denaturation*. Alteración de la estructura de macromoléculas (DNA, proteínas), la mayor parte de las veces de forma irreversible, producida por el calentamiento intenso, la modificación del pH o el tratamiento químico.

Desoxinucleótido. *Deoxynucleotide*. Nucleótido que tiene como pentosa la desoxirribosa.

Desoxirribonucleasa (DNasa). *Deoxyribonuclease*. Enzima que rompe los enlaces azúcar-fosfato en el DNA, originando oligonucleótidos o nucleótidos.

Desoxirribonucleósido. *Deoxyribonucleoside*. Molécula formada por una base nitrogenada y desoxirribosa. Las bases nitrogenadas derivan de los compuestos heterocíclicos purina (adenina y guanina) y pirimidina (citosina y timina).

Desoxirribonucleótido. *Deoxyribonucleotide*. Éster fosfórico de un desoxirribonucleósido. Puede poseer una, dos o tres moléculas de fosfato.

Desplazamiento alélico. *Allele displacement*. Movimiento de un alelo de un lugar a otro.

Desplazamiento del marco de lectura. *Reading frameshift*. Cuando se produce la pérdida o la inserción de uno o más nucleótidos en una región codificante del DNA, tiene lugar una mutación que altera el marco de lectura de esa región, de forma que se modifica cada triplete a partir del lugar de la inserción o la pérdida.

Diploide. *Diploid*. Representación duplicada de cada cromosoma.

Distancia de recombinación. *Recombination lenght*. Medida de la distancia entre dos genes ligados, que se calcula observando el número de entrecruzamientos que se producen entre los genes durante la meiosis.

DNA. (Véase Ácido desoxirribonucleico.)

DNA complementario. *Complementary DNA (cDNA)*. DNA que se sintetiza a partir de un mRNA utilizando una transcriptasa inversa. Equivale a los exones unidos sin las secuencias interpuestas.

DNA espaciador. *Spacer DNA*. DNA que separa las unidades de transcripción que producen las proteínas.

DNA de doble cadena. *Double stranded DNA (dsDNA)*. (Véase Doble hélice.)

DNA genómico. *Genomic DNA*. DNA aislado de una célula y que por tanto, contiene intrones, a diferencia del cDNA.

DNA híbrido. *Hybrid DNA*. DNA de doble cadena cuyas cadenas tienen distinto origen.

DNA mitocondrial. *Mitochondrial DNA*. DNA que se encuentra en las mitocondrias en forma de doble hélice circular.

DNA no repetitivo. *Non-repetitive DNA*. DNA de secuencia única en el genoma.

DNA nucleosómico. *Core DNA*. Fracción de DNA de 145 pares de bases que forma dos vueltas de superhélice a izquierdas, rodeando un grupo de ocho histonas.

DNA polimerasa. *DNA polymerase*. Enzima que cataliza la polimerización de nucleótidos en el DNA dúplex en dirección 5' → 3'. La mayor parte de las polimerasas poseen actividad exonucleasa 3' → 5' o función de corrección de pruebas. Alguna DNA polimerasa también contiene actividad de degradación 5' → 3', que permite a la enzima sustituir nucleótidos en la cadena creciente de DNA.

DNA recombinante. *Recombinant DNA*. Molécula de DNA formada por la unión de dos fragmentos de DNA de especies diferentes.

DNA repetitivo. *Repetitive DNA*. Secuencia de DNA que se encuentra repetida en el genoma, hasta miles de veces.

DNA satélite. *Satellite DNA*. Secuencia corta de DNA que se repite muchas veces. Su tamaño es variable, dividiéndose en microsatélites (menos de 5 pb) y minisatélites (hasta 200 pb).

DNasa. *DNase*. (Véase Desoxirribonucleasa.)

Doble hélice. *Double helix*. Disposición espacial de dos cadenas de DNA en la que cada una de las cadenas está enrollada alrededor de la otra, para formar dos espirales antiparalelas. Cada una de las cadenas se aparea con la otra mediante enlaces de hidrógeno, adenina frente a timina y guanina frente a citosina.

Dominante. *Dominant*. Alelo que se expresa incluso en los heterocigotos.

Dominio homeótico. *Homeodomain*. Secuencia de polinucleótidos de 180 pares de bases, que se ha conservado a lo largo de la evolución, que controla la expresión de muchos genes durante el desarrollo.

Duplicación génica. *Gene duplication*. Proceso por el que se genera una copia adicional de un gen.

Edición del RNA. *RNA editing*. Cambio del contenido de información del RNA después de la transcripción por procesos diferentes a los de corte y empalme.

Electroforesis. *Electrophoresis*. Técnica para separar moléculas iónicas mediante la migración diferencial en un soporte sólido de acuerdo con el tamaño y la carga iónica de las moléculas en el campo eléctrico. Las moléculas separadas se localizan mediante su tinción o revelado.

Electroforesis en gel con gradiente desnaturalizante. *Denaturing gradient gel electrophoresis (DDGE)*. Técnica para detectar sustituciones de una sola base en fragmentos de DNA. Las dos cadenas de DNA se disocian al aumentar la concentración de un agente desnaturalizante como la urea, comenzando por las regiones que están unidas más débilmente. Como la unión entre el par AT es más débil que la del par GC, las regiones con abundante AT tienden a separarse antes en estas condiciones desnaturalizantes. Cuando se somete a un DNA de doble hélice a una electroforesis en gradiente desnaturalizante, en el punto en el que las cadenas comiencen a separarse la velocidad de migración se reduce bruscamente, debido a la configuración más relajada del dúplex. Si el fragmento de DNA contiene un mal apareamiento en una región de la molécula que se desnaturaliza pronto, se altera el perfil electroforético cuando se compara con el de un homodúplex de cadenas perfectamente complementarias.

Electroforesis en gel con campo pulsante. *Pulse-field gel electrophoresis (PFGE)*. Técnica que se emplea para separar moléculas de DNA de tamaño superior a 20 kb. Se utilizan alteraciones frecuentes de la dirección del campo eléctrico. Existen diferentes formas prácticas para esta técnica; las dos más generales son: 1) electroforesis de gradiente en gel con campo pulsante (*pulse field gradient gel electrophoresis*), que utiliza al menos dos campos eléctricos alternativos que se cruzan en el plano del gel, y. 2) electroforesis en gel con inversión de campo (*field inversion gel electrophoresis*), que utiliza un solo campo eléctrico cuya polaridad se invierte periódicamente.

Electrotransferencia. *Electroblotting*. Proceso de traslado a una membrana, mediante la acción de un campo eléctrico, de proteínas o ácidos nucleicos que previamente se han separado por electroforesis.

Elemento genético móvil. *Mobile genetic element*. Secuencia de polinucleótidos que se mueve de un cromosoma o de un plásmido a otro cromosoma u otro plásmido. También denominado transposón o secuencia de inserción.

Elemento transponible. *Transposable element*. (Véase Transposón.)

Empaquetamiento del DNA. *DNA packaging*. Proceso por el que el DNA se dobla y enrolla en estructuras supercondensadas, formando superhélices. De esta manera, la enorme molécula de DNA se encuentra encerrada dentro del núcleo celular.

Endonucleasa. *Endonuclease*. Enzima que hidroliza moléculas de DNA de doble cadena, atacando en lugares del interior de la molécula.

Endonucleasa de restricción. *Restriction endonuclease*. Enzima bacteriana que reconoce una secuencia palindrómica específica de nucleótidos en un DNA de doble cadena, rompiendo ambas cadenas. La rotura se produce dentro del lugar de reconocimiento.

Enfermedad monogénica. *Monogenic disease*. Enfermedad en la que se encuentra afectado un solo gen.

Enfermedad poligénica. *Poligenic disease*. Enfermedad causada por la herencia y acción de más de un gen.

Enlace fosfodiéster. *Phosphodiester bond*. Enlace diéster que une dos nucleótidos entre sí (entre el ácido fosfórico y los azúcares), para formar los polímeros de nucleótidos DNA y RNA.

Enlazamiento de DNA. *DNA looping*. Estructuras empaquetadas del DNA de las células eucariotas. La formación de lazos de DNA permite a las proteínas activadoras unirse a potenciadores distantes, para interactuar con los factores de transcripción.

Entrecruzamiento. *Crossing-over*. Proceso de intercambio de fragmentos de cromosomas homólogos durante la meiosis.

Entrecruzamiento desigual. *Unequal crossing-over*. Recombinación general entre regiones homólogas no alélicas, de forma que uno de los productos de la recombinación pierde DNA, mientras que el otro lo gana.

Enzima de restricción. *Restriction enzyme*. (Véase Endonucleasa de restricción.)

Epigenético. *Epigenetic*. Referente a las alteraciones del fenotipo que no pueden atribuirse a una mutación genética, como las producidas por «impronta» o factores ambientales.

Espliceosoma. *Spliceosome*. Complejo de RNA y proteínas en el que se produce el proceso de corte y empalme en la maduración del mRNA en las células eucariotas.

Esporádico. *Sporadic*. Referente a un hecho atribuible a cambios del DNA somático, no heredables.

Eucariota. *Eukaryote*. Tipo de organismo celular cuyo material genético se encuentra encerrado en una estructura, rodeada por una membrana, denominada núcleo.

Escisión. *Excision*. Eliminación de un trozo de DNA de doble cadena defectuoso debido a una mutación o a una replicación incorrecta.

Exón. *Exon*. Segmento del gen que se expresa en el mRNA. Generalmente, son las secuencias que se traducen en proteína.

Exonucleasa. *Exonuclease*. Enzima que elimina el nucleótido terminal en una cadena por rotura del enlace fosfodiéster terminal. Los nucleótidos se pueden eliminar uno a uno sucesivamente.

Extensión del cebador. *Primer extension*. Método para marcar moléculas de DNA usando un fragmento polI y una mezcla de hexanucleótidos aleatorios (cebadores). También se conoce como marcaje de cebado aleatorio. (Véase Marcaje aleatorio del cebador.) Método utilizado también para detectar mutaciones. El método también se denomina minisecuenciación.

Extremo cohesivo. *Cohesive end*. Extremo de cadena sencilla, de unos cuatro nucleótidos de longitud, que se forma tras el corte de un DNA de doble cadena por algunas endonucleasas de restricción.

Extremo romo. *Blunt end*. Extremo de doble cadena de DNA que se forma por el corte de algunas endonucleasas de restricción. Ninguna de las cadenas sobresale ni es más larga que la otra.

Extremo saliente. *Overhanging end*. Extremo de un DNA de doble cadena que no tiene los nucleótidos complementarios correspondientes de una cadena y, por lo tanto, los extremos están formados por uno o varios nucleótidos de cadena sencilla.

Extremos solapantes. *Overlapping ends*. Extremos 3' ó 5', salientes y complementarios entre ellos, de un DNA de doble cadena.

Factor de transcripción. *Transcription factor*. Proteína que se une a determinados lugares en las regiones reguladoras de un gen e induce su transcripción por la enzima RNA polimerasa.

Fenotipo. *Phenotype*. Apariencia o alguna otra característica de un organismo, resultante de la interacción de su constitución genética con el ambiente. Manifestación externa del genotipo.

Fragmento Klenow. *Klenow fragment*. El mayor de los dos fragmentos que se producen en la ruptura proteolítica con subtilisina, de la DNA polimerasa I de *E. coli*.

Fragmento de Okazaki. *Okazaki fragment*. Fragmento de 100 a 200 nucleótidos que se forma, unido a los RNA cebadores, en la síntesis de la cadena retardada en la replicación del DNA en las células eucariotas.

Fragmentos de restricción. *Restriction fragments*. Fragmentos que se producen tras la actuación de una endonucleasa de restricción sobre una molécula de DNA de doble cadena.

Gameto. *Gamete*. Célula germinal que contiene sólo un componente de cada par de cromosomas homólogos.

Gen. *Gene*. Secuencia de nucleótidos del DNA que codifica un producto proteico. Incluye regiones anteriores y posteriores a la región codificante, así como secuencias interpuestas (intrones) entre segmentos codificantes (exones).

Gen constitutivo. *Constitutive gene*. Gen estructural no regulado que se transcribe continuamente a una velocidad más o menos constante.

Gen estructural. *Structural gene*. Gen que codifica una proteína.

Gen gobernante. *Housekeeping gene*. Gen que codifica una proteína esencial para la viabilidad celular y que se expresa en muchas células.

Gen homeótico. *Homeotic gene*. Gen que controla el desarrollo del patrón corporal.

Gen indicador. *Reporter gene*. Gen que da cuenta de la eficacia de la transfección de un plásmido.

Gen saltador. *Jumping gene*. Gen que pasa de una localización a otra dentro del genoma.

Gen supresor de tumor. *Tumor supressor gene*. Gen que normalmente actúa inhibiendo la proliferación celular excesiva. Su alteración o supresión da lugar a una proliferación celular incontrolada, característica del cáncer. La mutación de un gen supresor de tumor tiene un efecto recesivo, ya que es necesario que se alteren o pierdan las dos copias del gen.

Genes fragmentados. *Split genes*. La mayor parte de los genes en las células eucariotas superiores son discontinuos. Las secuencias codificantes (exones) se encuentran separadas por secuencias interpuestas (intrones), que se eliminan en la conversión del transcrito primario en el mRNA y otras moléculas de RNA funcionales maduras. Los genes fragmentados, como los genes continuos, son colineales con sus productos polipeptídicos.

Genes solapantes. *Overlapping genes*. Dos o más genes en los que todo un gen o parte del mismo es coextensivo con parte de otro. El fenómeno de solapamiento de genes aumenta al máximo la capacidad codificante de un genoma y puede también proporcionar un medio de regulación de la expresión de los genes.

Genética inversa. *Reverse genetics*. Proceso de identificación de un gen según su localización cromosómica. En la actualidad, este término se ha sustituido por el de clonación posicional.

Genoma. *Genome*. Conjunto completo de factores hereditarios de un organismo representado por su DNA.

Genoteca. *Genoteque*. Conjunto de fragmentos clonados que incluyen el genoma completo de una célula.

Genotipo. *Genotype*. Conjunto de genes de una persona que pueden o no expresarse. Constitución genética de un organismo.

Grupo de genes. *Gene cluster*. Conjunto de genes funcionalmente relacionados, cada uno de los cuales codifica una proteína separada.

Grupo de ligamiento. *Linkage group*. Conjunto de genes que se supone están localizados juntos en un único cromosoma debido a su patrón de herencia.

Grupo génico de homeosecuencia. *Homeobox gene cluster*. (Véase Homeodominio.)

Guanina. *Guanina*. Base nitrogenada derivada de la purina que forma parte de los nucleótidos.

Hacia abajo. *Downstream*. En una cadena de polinucleótidos, hacia el extremo 3´.

Hacia arriba. *Upstream*. En una cadena de polinucleótidos, hacia el extremo 5´.

Haploide. *Haploid*. Célula u organismo con una única copia de cada cromosoma.

Haplotipo. *Haplotype*. Combinación de alelos de genes ligados que se heredan en bloque en el mismo cromosoma.

Heredabilidad. *Heritability*. Proporción de la varianza de un carácter en la población, atribuible a la segregación de un gen o genes. Puede ser específica de un *locus* o para todos los *loci* combinados.

Heterocigoto. *Heterozygote*. Individuo en el que los cromosomas paterno y materno llevan alelos diferentes de un gen determinado.

Heterodúplex. *Heteroduplex*. Molécula de ácido nucleico de doble cadena en la que cada cadena tiene un origen parental o hereditario diferente.

Heterogeneidad genética. *Genetic heterogeneity*. Diferentes alelos en los mismos o diferentes *loci*, que originan independientemente la misma enfermedad genética.

Hibridación. *Hybridization*. Proceso de formación de la doble cadena de un ácido nucleico por apareamiento de bases de cadenas sencillas derivadas normalmente de orígenes diferentes; en algunos casos, se refiere específicamente a la asociación RNA-DNA.

Hibridación cruzada. *Crossed hybridization*. Unión de una sonda de DNA específica con otro DNA diana, como consecuencia de la homología entre la diana y la sonda.

Hibridación en filtro. *Filter hybridization*. Hibridación que se realiza incubando un DNA desnaturalizado inmovilizado sobre un filtro de nitrocelulosa o nilón con una solución de RNA o DNA marcado.

Hibridación *in situ*. *In situ hybridization*. Técnica que utiliza sondas de DNA o RNA marcadas para localizar secuencias complementarias dentro de una célula.

Hibridación *in situ* fluorescente. *Fluorescence in situ hybridization (FISH)*. Técnica para visualizar un marcador genético sobre un cromosoma, utilizando una sonda marcada con un compuesto fluorescente.

Histona. *Histone*. Proteína básica presente en el núcleo celular asociada con el DNA.

Homeodominio. *Homeobox*. Secuencia de unos 180 pares de bases que se encuentra en todos los genes homeóticos, que regula varios procesos del desarrollo en casi todas las especies eucariotas.

Homocigoto. *Homozygote*. Individuo en el que los cromosomas paterno y materno llevan el mismo alelo de un gen determinado.

Homodúplex. *Homoduplex*. Cualquier ácido nucleico de doble cadena en el que cada cadena es totalmente complementaria de la otra.

Homología de secuencia. *Sequence homology*. Semejanza de la secuencia de nucleótidos de dos genes.

Homólogo. *Homologous*. Semejante en cuanto a forma y estructura, aunque no necesariamente en cuanto a función.

Huella genética. *Genetic fingerprinting*. Patrón de bandas característico de cada individuo, que se produce por restricción o por otro tipo de polimorfismo, cuando se trata el DNA con una enzima de restricción y se someten los fragmentos a electroforesis en gel.

Impronta genómica. *Genomic imprinting*. Expresión diferencial de un alelo, dependiendo del origen paterno o materno del cromosoma. Proceso mediante el cual la herencia de algunas enfermedades depende de si el gen se hereda del padre o de la madre.

Inductor. *Inducer*. Efector que se combina con los represores para disminuir su afinidad de unión al DNA.

Informativo. *Informative*. Indica que puede determinarse el origen paterno o materno de un carácter heredado.

Ingeniería genética. *Genetic engineering*. Conjunto de técnicas que permiten alterar el material genético, unirlo a otras secuencias de DNA e insertarlo en otras células.

Inserción. *Insertion*. Mutación del DNA en la que se produce la entrada de uno o más nucleótidos.

Inserto. *Insert*. Fragmento de DNA que se liga al vector de inserción, para introducir las moléculas del DNA recombinante resultante en las células adecuadas para su amplificación por replicación.

Intrón. *Intron*. Porción de un gen que no se traduce a proteína, aunque se transcriba a RNA. Secuencia interpuesta, no codificante.

Inversión. *Inversion*. Cambio de parte de un cromosoma.

Islas CpG. *CpG Islands*. Regiones del DNA con abundante C y G, que rodean a los promotores de los genes gobernantes. El genoma humano contiene alrededor de 30 000 islas CpG, cada una de las cuales tiene alrededor de 1000 pares de bases. La mayor parte de las islas marcan los extremos 5' de la unidad de transcripción y, por tanto, probablemente de un gen.

Kilobase (kb). 1000 bases de DNA o de RNA.

Kilodalton (kDa). Unidad de masa igual a 1000 dalton.

Kilopar de bases (kpb). *Kilobase pair*. 1000 pares de bases de DNA.

Ligamiento. *Linkage*. Transmisión conjunta de los genes que se encuentran en el mismo cromosoma. Cuanto más juntos están los genes, más estrechamente ligados se encuentran. Se mide en forma de porcentaje de recombinación entre *loci*.

Locus. Posición de un gen determinado en un cromosoma. Plural *loci*.

***Locus* complejo**. *Complex locus*. Lugar de un cromosoma con propiedades genéticas que no concuerdan con la función de un gen que represente una única proteína.

Lugar de restricción. *Restriction site*. Secuencia de la molécula de ácido nucleico donde corta la enzima de restricción.

Lugar secuenciado marcado. *Sequence-tagged site (STS)*. Secuencia de 200-500 pares de bases, de las que se han determinado un número elevado, que se utiliza como una marca referencial en el genoma.

Maduración del RNA. *RNA processing*. Proceso de modificación del RNA transcrito primario, por rotura y empalme, por el que se forma el RNA maduro que se utiliza para la síntesis de proteínas.

Malapareamiento. *Mismatch*. Apareamiento incorrecto de nucleótidos en un dúplex.

Mapa cromosómico. *Chromosomal map*. Localización de los caracteres genéticos en los cromosomas, mediante estudios de ligamiento o por hibridación *in situ* con sondas fluorescentes.

Mapa de ligamiento. *Linkage map*. Descripción del genoma, para lo cual se han rastreado muchos fenotipos para determinar la frecuencia con la que se encuentran juntos los genes.

Mapa de restricción. *Restriction map*. Situación en el DNA de los lugares donde rompen diversas enzimas de restricción.

Mapa físico. *Physical map*. Caracterización en cada cromosoma de hitos, lugares de secuencia marcada y secuencias contiguas, entre los que dan detalles más finos los mapas de restricción.

Mapa genético. *Gene map*. Localización de las posiciones de los genes en los cromosomas.

Marca. *Label*. Modificación química o sustitución isotópica que permite identificar una molécula.

Marcador genético. *Genetic marker*. Secuencia de DNA conocida que puede emplearse para caracterizar.otra secuencia de DNA.

Marcaje aleatorio del cebador. *Random primer labelling*. Método de marcaje en el que primero se desnaturaliza el DNA y luego se renaturaliza en presencia de una mezcla de muchas secuencias diferentes de hexanucleótidos. Estos hexanucleótidos se aparean con secuencias complementarias, de forma que el DNA adquiere muchos hexanucleótidos dispersados aleatoriamente, cada uno de estos hexanucleótidos actúan como cebadores para la síntesis de una cadena de DNA marcada, en un proceso catalizado por una DNA polimerasa.

Marco de lectura. *Reading frame*. Secuencia de nucleótidos de un mRNA, que comienza con el codón de iniciación y que termina con un codón de parada, en que los codones entre ellos especifican los aminoácidos

Marco de lectura abierto. *Open reading frame*. Marco de lectura que no incluye codones de terminación.

Meiosis. *Meiosis*. Segregación de genes y cromosomas, con reducción de un número diploide, a un número haploide en la formación de las células germinales (espermatozoide y óvulo).

Mendeliano. *Mendelian*. Gen con una correspondencia unívoca o casi unívoca entre genotipo y fenotipo.

Microsatélite. *Microsatellite*. Secuencia de DNA pequeña (menos de 5 pares de bases) que se repite en el genoma, como por ejemplo $(TG)_n$ o $(AAT)_n$. Se encuentran muy dispersas en los genomas eucariotas. Pueden ser muy polimórficas, debido a la variación del número de unidades que se repiten. Sirven como hitos durante el cartografiado físico.

Minisatélite. *Minisatellite*. Repetición en tándem de unidades que pueden tener hasta 200 pares de bases. El tamaño de los alelos puede ser de hasta 50 kb. Las sondas minisatélites proporcionan medios poderosos para detectar diferencias de secuencia en el genoma de las personas, ya que las diferencias generalmente reflejan la presencia u otra clase de lugares de reconocimiento de enzimas de restricción específicas. Las sondas minisatélites se usan en medicina forense.

Mitosis. *Mitosis*. Proceso de división celular. En él, el contenido del núcleo se condensa, dando lugar a cromosomas visibles que, por medio de una serie de movimientos, se separan en dos grupos iguales. Posteriormente, la célula se divide en dos células hijas, cada una de las cuales recibe uno de los dos grupos de cromosomas.

Molde. *Template*. Polinucleótido que codifica la información a partir de la cual se sintetiza otro polinucleótido de secuencia complementaria. En la replicación del DNA, cada cadena de la doble hélice actúa como molde para la síntesis de una nueva cadena.

Mosaicismo. *Mosaicism*. Expresión de una mutación en unas células somáticas, y no en otras, en un órgano o tejido.

Mutación. *Mutation*. Cambio estable de la secuencia de nucleótidos de un ácido nucleico genómico (DNA o RNA en algunos virus), que se hereda y que, típicamente, produce la generación de un alelo nuevo y un fenotipo nuevo.

Mutación con desplazamiento de marco. *Frame-shift mutation*. Mutación en la que la adición o la eliminación de una base produce un desplazamiento del marco de lectura del mRNA.

Mutación con inserción. *Insertion mutation*. Mutación en la que se insertan uno o más nucleótidos en la secuencia de DNA, lo que puede producir un desplazamiento del marco de lectura.

Mutación con pérdida de sentido. *Missense mutation*. Mutación puntual en la que el cambio de base produce un codón que codifica otro aminoácido.

Mutación conservadora. *Conservative mutation*. Mutación que produce la sustitución de un aminoácido que conserva una característica química esencial del original.

Mutación con deleción. *Deletion mutation*. Mutación en la que se pierden uno o más nucleótidos en la secuencia de DNA.

Mutación descendente. *Down mutation*. Mutación en un promotor que origina un mayor nivel de transcripción desde ese promotor.

Mutación espontánea. *Spontaneous mutation*. Mutación que se produce de forma natural, en ausencia de un claro mutágeno externo.

Mutación hacia delante. *Forward mutation*. Mutación en la que hay un cambio de un alelo normal o de tipo silvestre por un alelo modificado, lo que produce un fenotipo modificado.

Mutación inversa. *Reverse mutation*. Mutación que invierte el resultado de una mutación hacia delante. Pasa el fenotipo modificado al tipo silvestre.

Mutación letal. *Lethal mutation*. Mutación que causa la muerte de los individuos afectados antes de que alcancen la edad reproductora.

Mutación multilugar. *Multisite mutation*. Mutación que altera dos o más nucleótidos contiguos.

Mutación nula. *Null mutation*. Mutación en la que el cambio de base produce un codón que codifica el mismo aminoácido.

Mutación perjudicial. *Deletereous mutation*. Mutación muy perjudicial, de forma que los individuos portadores se eliminan por selección natural.

Mutación pleiotrópica. *Pleiotropic mutation*. Mutación del promotor o del operador que afecta a todo el grupo de cistrones en un operón.

Mutación polar. *Polar mutation*. Mutación que afecta a la expresión de genes adyacentes en una sola molécula de mRNA.

Mutación puntual. *Point mutation*. Mutación que implica cambios mínimos, normalmente de una sola base, en el DNA. Pueden ser inserciones, supresiones o sustituciones.

Mutación restauradora. *Back mutation*. (Véase Mutación inversa.)

Mutación rezumante. *Leaky mutation*. Mutación que origina una inactivación parcial de la secuencia en la que se produce.

Mutación silenciosa. *Silent mutation*. Mutación que no tiene efectos aparentes en el fenotipo.

Mutación sin sentido. *Nonsense mutation*. Mutación puntual en la que el cambio de base conduce a un codón de terminación.

Mutación somática. *Somatic mutation*. Mutación que se produce en una célula no gameto y que, por tanto, no pasa a la progenie, sino sólo a las células hijas generadas por mitosis.

Mutación supresora. *Suppressor mutation*. Mutación que restaura, totalmente o parcialmente, los efectos de una mutación previa en otra localización. Puede ser en el mismo gen (supresión intragénica) o en un gen diferente (supresión intergénica).

Mutagénesis. *Mutagenesis*. Proceso de generación de mutaciones.

Mutágeno. *Mutagen*. Agente químico o físico que induce la generación de mutaciones. La mayor parte de los mutágenos interactúan directamente y alteran el DNA, aunque la mutagénesis requiere la participación de la propia célula. Los principales agentes físicos que producen mutagénesis, en al menos algunos organismos, son las radiaciones ionizantes, la radiación ultravioleta y el calor. Entre los principales mutágenos químicos, se encuentran los agentes alquilantes, los análogos de las bases, la hidroxilamina, el ácido nitroso y los agentes intercalantes.

Mutante. *Mutant*. Referido a un organismo, población, gen o cromosoma que difiere del correspondiente tipo silvestre por una o más mutaciones.

Nendeliano. *Non mendelian*. Gen que carece de una correspondencia unívoca entre el genotipo y el fenotipo.

Nucleasa. *Nuclease*. Enzima que degrada los ácidos nucleicos.

Núcleo. *Nucleus*. Estructura de las células eucariotas, limitada por membranas, que contiene la cromatina y que es el lugar de la síntesis del DNA y del RNA.

Nucleósido. *Nucleoside*. Molécula formada por una base nitrogenada y una pentosa. Las bases derivadas de purina, la adenina y la guanina, dan lugar a los nucleósidos adenosina (A) y guanosina (G), mientras que las pirimidinas citosina, timina y uracilo, dan lugar a citidina (C), timidina (T) y uridina (U).

Nucleosoma. *Nucleosome*. Unidad repetitiva del DNA con segmentos de doble hélice asociados con histonas.

Nucleótido. *Nucleotide*. Éster fosfórico de un nucleósido. Puede esterificarse con una, dos o tres moléculas de fosfato, dando lugar a nucleótidos monofosfato, difosfato y trifosfato.

Número de copias. *Copy number*. Hace referencia al número de copias por célula de un gen o de otra secuencia de DNA.

Número variable de repeticiones en tándem. *Variable number of tandem repeat (VNTR)*. Unidades de varios nucleótidos cabeza-cola que se repiten un número de veces variable. El número de repeticiones es característico de cada persona. Pueden ser minisatélites o microsatélites.

Oligonucleótido. *Oligonucleotide*. Polímero de un número pequeño de nucleótidos.

Oligonucleótido antisentido. *Antisense oligonuclotide*. Oligonucleótido no codificante.

Oligonucleótido específico de alelo. *Allele-specific oligonucleotide (ASO)*. Oligonucleótido de unos 20 nucleótidos específico de un alelo. Difieren en cuanto a su composición en un solo nucleótido. Los nucleótidos distintos en los diferentes alelos se encuentran generalmente en el centro del oligonucleótido. Para su uso, se eligen condiciones de hibridación, de forma que sólo los oligonucleótidos sonda con un perfecto apareamiento hibridan con las muestras diana. De esta forma, es posible distinguir mediante hibridación alelos que difieren en un único nucleótido.

Oligosonda. *Oligoprobe*. Sonda de oligonucleótido.

Oncogén. *Oncogene*. Gen que se encuentra en las células normales y que, cuando se altera, puede transformar la célula normal en una célula cancerosa. La alteración puede dar lugar a la sobreproducción de un producto génico o a una función defectuosa.

Palíndromo. *Palindrome*. Segmento de DNA de doble cadena en el que la secuencia de bases en las cadenas complementarias se lee igual desde un punto central de simetría. Frecuentemente, los lugares de reconocimiento y ruptura de las enzimas de restricción (endonucleasas) son palindrómicos.

Par de bases (bp). *Base pair*. Par de A con T o C con G, en una doble hélice de DNA, que interactúan mediante enlaces de hidrógeno.

Paseo cromosómico. *Chromosome walking*. Técnica para identificar y aislar secuencialmente clones de DNA.

Patrón de bandas. *Banding pattern*. Distribución de líneas paralelas coloreadas, que se observan en cada cromosoma cuando se tiñen con determinados colorantes.

PCR. (Véase Reacción en cadena de la polimerasa.)

PCR anidada. *Nested PCR*. Proceso de reacción en cadena de la polimerasa que utiliza dos conjuntos de cebadores, uno de los cuales aparea con una secuencia interior a la del otro conjunto. Amplificando primero el fragmento mayor y luego el menor, más específico, se reducen las uniones inespecíficas.

PCR específica de alelo. *Allele-specific PCR (ASPCR)*. Adaptación de un cebador de reacción en cadena de la polimerasa para que se seleccione una única variante de secuencia. Se diseña el extremo 3′ del cebador, de forma que sea complementario de una única secuencia alélica, y la aparición de un producto PCR indica la presencia de la secuencia variante.

PCR multiplex. *Multiplex PCR*. Técnica para detectar varias mutaciones que se producen en lugares concretos de un gen (puntos calientes). Se realizan simultáneamente varios procesos de reacción en cadena de la polimerasa con varios cebadores.

Penetrancia. *Penetrancy*. Frecuencia de la expresión fenotípica de un alelo en las personas. La penetrancia es completa cuando todas las personas portadoras del alelo mutado están afectadas, mientras que es incompleta cuando alguna de las personas portadoras del alelo mutado no manifesta la enfermedad.

Plásmido. *Plasmid*. Pequeño fragmento de DNA de doble cadena, circular, extracromosómico y autorreplicante, que se encuentra en algunas bacterias, con un tamaño entre dos y varios cientos de kilobases, y que se utiliza como vector para la transfección.

Polimorfismo. *Polymorphism*. Existencia simultánea de genomas que muestran variaciones alélicas en la población.

Polimorfismo de secuencia de DNA. *DNA sequence polymorphism*. Variaciones alélicas de secuencias de DNA que se encuentran en la población.

Polimorfismos conformacionales de cadena única. *Single-strand conformational polymorphisms (SSCP)*. Técnica para detectar mutaciones en una secuencia de DNA definida. Las moléculas de DNA de cadena única que difieren en una sola base pueden adquirir conformaciones diferentes en un ambiente no desnaturalizante. Estas conformaciones diferentes permiten separar las dos especies mediante electroforesis en condiciones no desnaturalizantes. Este hecho se utiliza para la detección de mutaciones puntuales.

Polimorfismos de longitud de fragmentos de restricción. *Restriction fragment length polymorphism (RFLP)*. Segmentos característicos de DNA que se crean por medio de enzimas de restricción y que varían de tamaño en la población. Son consecuencia de las mutaciones que modifican los lugares de reconocimiento de estas enzimas, suprimiéndolos o creando nuevos.

Polimorfismo de un solo nucleótido. *Single nucleotide polymorphism*. Variación de la secuencia de DNA por el cambio de un único nucleótido.

Potenciador. *Enhancer*. Secuencia de DNA que aumenta la actividad de la transcripción de un promotor eucariota localizado en la misma molécula de DNA y que se encuentra situado hacia arriba o hacia abajo del promotor en la cadena de DNA. Parecen intervenir en el control diferencial de la expresión genética de los distintos tejidos.

Probando. *Proband*. Miembro afectado de una familia que se selecciona como sujeto representativo para su estudio.

Promotor. *Promoter*. Secuencia de DNA, rica en T y A, y localizada unos 30 nucleótidos antes del comienzo del gen estructural a la que se une la RNA polimerasa y que se utiliza para comenzar a transcribir el DNA molde en RNA.

Protooncogén. *Protooncogene*. Gen celular normal cuya mutación o sobreexpresión produce un oncogén capaz de dar lugar a un cáncer. Los protooncogenes codifican proteínas celulares implicadas en la regulación del crecimiento o factores de transcripción que regulan la expresión de genes específicos.

Punto caliente. *Hot spot*. Zona de una molécula de DNA en la que se producen muchas mutaciones.

Rastreo de malapareamiento genómico. *Genomic mismatch scanning*. Método para detectar y aislar secuencias de DNA en las que se encuentran genes candidatos de enfermedades hereditarias en las que se desconoce el producto del gen, que se basa en la ausencia de malapareamiento en las secuencias de DNA entre una persona afectada y un progenitor heterocigoto o portador.

Reacción en cadena de la ligasa. *Ligase chain reaction (LCR)*. Proceso de amplificación de DNA que utiliza dos pares de sondas complementarias, de tamaño comprendido entre 50 y 60 nucleótidos, y una ligasa termófila. Los pares de sondas se diseñan de forma que se alínean con la secuencia diana con un hueco de un par de bases entre ellos. Sólo se ligan las sondas que se unen de esta forma. Tras ligarse y desnaturalizarse, los fragmentos unidos sirven como moldes para posteriores ciclos de amplificación que proceden exponencialmente. En las pruebas clínicas, los ligandos de captura y detección se unen a los extremos opuestos de los fragmentos sonda, de forma que sólo los productos ligados se capturan y se detectan.

Reacción en cadena de la polimerasa. *Polymerase chain reaction (PCR)*. Técnica enzimática de amplificación para crear entre 10^7 y 10^9 copias de una secuencia de DNA de doble cadena. Utiliza la enzima DNA polimerasa termófila *Taq*, para copiar las secuencias diana identificadas por pares de cebadores complementarios de dos secuencias que flanquean la región que quiere amplificarse. La reacción se impulsa utilizando un exceso de cebadores que se alínean a 60-65 °C. La secuencia diana de DNA y el amplicón (la copia PCR) se desnaturalizan por calentamiento a 94 °C, de ahí la necesidad de un equipo de termociclado. Cada ciclo se realiza en menos de tres minutos. Los amplicones sirven como dianas para los siguientes ciclos de amplificación, por lo que el proceso es exponencial.

Reacción de la replicasa Qβ. *Qβ replicase reaction.* Técnica de amplificación de RNA que utiliza la RNA polimerasa del bacteriófago Qβ. Los amplicones sirven como moldes, de forma que la reacción es exponencial hasta que se alcanza el equilibrio entre el número de moléculas de RNA y el de polimerasa.

Reagrupamiento. *Rearrangement.* Modificación de la situación de los genes.

Reasociación de DNA. *DNA reassociation.* Apareamiento de cadenas sencillas para formar una doble hélice.

Recesivo. *Recessive.* Alelo que no se expresa en los heterocigotos.

Recombinación. *Recombination.* Proceso en un organismo en el que dos moléculas de DNA parentales dan lugar a un DNA hijo que combina segmentos de ambas moléculas parentales. Puede implicar la integración de una molécula de DNA en otra, la sustitución de un segmento de DNA por un segmento homólogo de otra molécula de DNA, o el intercambio de segmentos homólogos entre dos moléculas de DNA.

Redundancia genética. *Genetic redundancy.* Repetición de una secuencia en el genoma.

Renaturalización. *Renaturation.* Proceso de reasociación de cadenas sencillas complementarias desnaturalizadas, para dar de nuevo el DNA de doble cadena.

Reparación del DNA. *DNA repair.* Proceso, catalizado por enzimas, mediante el cual se corrigen las lesiones sufridas por el DNA. La capacidad de reparación del DNA dañado es fundamental en todos los procesos biológicos, ya que los lugares dañados pueden convertirse en mutaciones permanentes durante la replicación del DNA.

Repetición trinucleótido. *Trinucleotide repeat.* Mutación en la que se repite un trinucleótido hasta cientos de veces. Característica de determinadas enfermedades.

Replicación. *Replication.* Proceso por el que se sintetiza una molécula de DNA, utilizando como molde el propio DNA celular.

Represor. *Repressor.* Proteína que puede regular la transcripción al unirse al operador e inhibir la transcripción de un gen.

Restricción. *Stringency.* Condiciones de hibridación que aumentan la especificidad de la unión entre una sonda y el fragmento inmovilizado. El aumento de la temperatura o el descenso de la fuerza iónica producen un aumento de la restricción. Las condiciones de elevada restricción requieren el apareamiento de todas las bases entre un polinucleótido y el complementario, mientras que las condiciones de baja restricción permiten que algunas bases no se apareen.

Reversión. *Reversion.* Recuperación del fenotipo original de un mutante por una segunda mutación.

RNA. *RNA.* (Véase Ácido ribonucleico.)

Salto cromosómico. *Chromosome jumping.* Técnica de localización de genes en los cromosomas.

Secuencia alfa. *Alpha sequence.* Secuencia de unos 170 pares de bases muy repetitiva en el genoma.

Secuencia *Alu*. *Alu sequence.* Pequeño elemento repetitivo intercalado. Secuencia repetitiva del DNA de mamíferos que se encuentra en algunos intrones y está caracterizada por lugares de restricción *Alu*. Representan alrededor del 3-6 % del genoma, las secuencias son de unos 300 nucleótidos y normalmente se encuentran como repeticiones en tándem cabeza-cola.

Secuencia de flanqueo. *Flanking sequence.* Secuencia de DNA adyacente a un gen, bien hacia el extremo 3´, bien hacia el extremo 5´.

Secuencia de inserción. *Insertion sequence.* Transposón más simple con una longitud de alrededor de 1 kb. Secuencia que consta de un gen para una transposasa, flanqueado por repeticiones terminales invertidas.

Secuencia de replicación autónoma. *Autonomous replicating sequence (ARS).* Secuencia de los cromosomas de levaduras que, cuando se incorpora a un plásmido artificial, permite replicarse al plásmido de forma eficaz en las células de levaduras.

Secuencia espaciadora. *Spacer sequence*. Secuencia de nucleótidos no codificante entre segmentos codificantes de un mRNA policistrónico o entre genes en el DNA.

Secuencia guía. *Guide sequence*. En el proceso de corte y empalme del RNA, la región rica en purinas del intrón que se une a la región rica en pirimidinas del exón, hacia arriba en el lugar donde tiene lugar la transesterificación.

Secuencia interpuesta. *Intervening sequence*. (Véase Intrón.)

Secuencia líder. *Leader sequence*. Región de una molécula de mRNA desde el extremo 5' hasta el comienzo de la secuencia codificante. Algunas veces, contiene secuencias reguladoras.

Secuencia palindrómica. *Palindromic sequence*. Conjunto de nucleótidos cuya secuencia es la misma leída en cualquiera de las dos direcciones. Ejemplo:

5' ——— 3'
C G A T C G
G C T A G C
3' ——— 5'

Secuencia potenciadora. *Enhancer sequence*. Secuencia de DNA separada del gen a la que se unen factores proteicos que afectan a la transcripción del gen. Es posible que los enlazamientos de DNA aproximen las proteínas unidas a los potenciadores al promotor del gen.

Secuencias repetidas. *Repeated sequences*. Segmentos de DNA que se repiten más de 20 veces. El DNA humano contiene más del 30 % de secuencias repetidas.

Secuenciación. *Sequencing*. Proceso mediante el cual se determina el orden de los nucleótidos o de los aminoácidos en una molécula de ácido nucleico o de proteína.

Pseudogén. *Pseudogene*. Segmento de genoma semejante en su estructura a un gen funcional específico, pero que ni es alelo ni es capaz de generar un producto génico funcional.

Sistema de mutación refractario a la amplificación. *Amplification refractory mutation system*. Técnica en la que se utilizan dos cebadores para analizar cada mutación. Uno se diseña para cebar sólo la reacción de amplificación cuando forme un molde perfecto con el DNA genómico, mientras que el segundo es un cebador común que hibrida con el DNA normal y el mutado, para formar el otro extremo del fragmento amplificado.

Sonda. *Probe*. Fragmento o secuencia de DNA o RNA que hibrida con una secuencia complementaria de nucleótidos, en otro ácido nucleico o molécula diana de cadena sencilla.

Sonda de oligonucleótidos específica de un alelo. *Allele-specific oligonucleotide probe (ASO)*. Sonda corta, de 20 a 25 nucleótidos de cadena sencilla, que puede diferir y así reconocer un único nucleótido y que reconoce una mutación puntual en un DNA diana.

Sustitución. *Substitution*. Mutación en el DNA en la que se cambia una base por otra. Puede ser una transición o una transversión.

Tasa de mutación. *Mutation rate*. Probabilidad de que se produzca una nueva mutación en un *locus* determinado, ya sea por gameto o por generación. Probabilidad de que una célula, en una población en crecimiento, pueda sufrir expontáneamente una mutación específica durante un ciclo de división.

Termociclador. *Termalcycler.* Aparato automático que cambia rápidamente la temperatura para la realización de la reacción en cadena de la polimerasa.

Timina. *Tymine*. Base nitrogenada derivada de la pirimidina que forma parte de los nucleótidos.

Traducción. *Translation*. Proceso de síntesis de proteínas en el que la información contenida en el DNA se traslada a una secuencia de aminoácidos.

Trans. En genética, indica marcadores separados.

Transcripción. *Transcription*. Proceso por el que se sintetizan los ácidos ribonucleicos utilizando como molde una secuencia complementaria de DNA.

Transcripción inversa. *Reverse transcription*. Proceso de síntesis de moléculas de DNA de cadena sencilla a partir de moléculas de RNA.

Transcriptasa inversa. *Reverse transcriptase*. DNA polimerasa que cataliza la polimerización de DNA utilizando como molde DNA, RNA o híbridos RNA:DNA. Requiere un cebador, así como Mg^{2+} o Mn^{2+}.

Transcrito primario. *Primary transcript*. Molécula de RNA que se forma por acción de la RNA polimerasa en las células eucariotas, y que incluye los intrones y los exones. Posteriormente, debe procesarse para producir el RNA maduro.

Transducción. *Transduction*. Proceso mediante el cual se transfieren secuencias de DNA entre genomas de diferentes células, utilizando virus.

Transfección. *Transfection*. Proceso de incorporación de un DNA de un bacteriófago o un virus en células eucariotas, con la adquisición de nuevos marcadores genéticos.

Transferencia por adsorción. *Blotting*. Transferencia a una membrana por adsorción de una molécula de ácido nucleico o proteína.

Transferencia genética. *Genetic transfer*. Paso de información de DNA a DNA en la replicación, de DNA a RNA en la transcripción y de RNA a proteínas en la traducción. Esta transferencia siempre tiene esta dirección, con excepción de la transcripción inversa.

Transferencia Northern. *Northern blot*. Técnica para detectar moléculas específicas de RNA. Los RNA de la muestra se desnaturalizan, se separan por electroforesis y se transfieren a una membrana, donde quedan fijados de forma covalente. Se añaden para hibridar fragmentos de DNA de cadena sencilla, marcados radiactivamente, complementarios del RNA que se busca. Si éste se encuentra presente, se produce la hibridación, que se detecta por autorradiografía.

Transferencia puntual. *Dot blotting*. Método para calcular la concentración de una solución de un polinucleótido. Tras hibridar con una sonda marcada, se comparan las intensidades del problema con las de diversos estándares.

Transferencia Southern. *Southern blot*. Técnica en la que se transfiere el DNA, previamente separado por electroforesis, a un soporte inmóvil y se liga al soporte en forma de cadena sencilla, manteniendo su posición electroforética. Se incuba el soporte con fragmentos de DNA de cadena sencilla marcados radiactivamente con secuencias complementarias a las de las moléculas que se buscan. Si se produce la hibridación, se detecta por autorradiografía.

Transferencia Western. *Western blot*. Técnica por la que las proteínas separadas por electroforesis se llevan a un soporte sólido en el que mantienen su posición electroforética. En el soporte, se hacen reaccionar con otra molécula marcada.

Transformación. *Transformation*. Modificación del genotipo de una célula por la captura de DNA del medio circundante.

Transgénico. *Transgenic*. Organismo cuyo genoma contiene una o más secuencias de DNA de una especie diferente (transgenes).

Transición. *Transition*. Mutación que consiste en la sustitución en el DNA de una purina por otra purina o de una pirimidina por otra pirimidina.

Translocación. *Translocation*. Movimiento de material genético de un cromosoma a otro.

Transposición. *Transposition*. Movimiento de un gen desde un cromosoma a otro o desde un lugar a otro diferente en el mismo cromosoma.

Transposón. *Transposon*. Secuencia de DNA que puede moverse de un lugar a otro del cromosoma, insertar copias adicionales de ella misma en otros puntos o pasar de un cromosoma a otro. Tramo de DNA que puede incorporarse en otras moléculas de DNA en lugares donde no hay homología de secuencia. Su tamaño oscila entre 1 y 40 kb. Codifican todas las enzimas necesarias para su inserción. Pueden desplazarse dentro de un cromosoma o entre cromosomas.

Transversión. *Transversion*. Mutación que consiste en la sustitución, en el DNA, de una base púrica por una pirimidínica o de una pirimidínica por una púrica.

Triplete. *Triplet*. Codón de tres nucleótidos del código genético.

tRNA. (Véase Ácido ribonucleico de transferencia.)

Uracilo. *Uracil*. Base nitrogenada derivada de la pirimidina que forma parte de los nucleótidos.

Vector. *Vector*. Molécula de DNA que puede replicarse en una célula y que puede servir como vehículo para transferir a esa célula el DNA que se ha insertado.

Apéndice C

Direcciones de Internet útiles en los estudios de Patología Molecular

National Center for Biotechnology Information (NCBI)	http://www.ncbi.nlm.nih.gov/
Banco de genes (Genebank)	http://www.ncbi.nlm.nih.gov/Web/Search/
Mapa genético (Genemap)	http://www.ncbi.nlm.nih.gov/genemap/
Herencia mendeliana en el hombre on line (OMIN)	http://www.ncbi.nlm.nih.gov/OMIN/
Homología ser humano-ratón	http://www.ncbi.nlm.nih.gov/Homology/
Información sobre genes y enfermedad	http://www.ncbi.nlm.nih.gov/disease
Hoja informativa del NCBI	http://www.ncbi.nlm.nih.gov/Web/Newsltr/
BLAST (búsquedas de semejanzas DNA y proteína)	http://www.ncbi.nlm.nih.gov/BLAST/
Medline	http://www.ncbi.nlm.nih.gov/PubMed/
Laboratorio Europeo de Biología Molecular (EMBL)	http://www.embl-heidelberg.de/
Center for Information Biology (opera CCDJ)	http://cib.nig.ac.jp/Welcome.html
National Human Genome Research Institute	http://www.ncbi.nhgri, nih.gov
Base de datos del genoma	htttp://gdbwww.gdb.org/
Programas de análisis de ligamiento (Universidad Rockefeller)	http://linkage.rockefeller.edu/
Genethon	http://www.genethon.fr/genethon_en.thml
Base de datos de localización genética	http:/cedar.gentics.soton.ac.uk/publichtml/

Índice analítico